D. Illy (Hrsg.)

Diagnostik und Therapie psychischer Erkrankungen in der Kinder- und Jugendpsychiatrie – State of the Art 2026/2027

Daniel Illy (Hrsg.)

Diagnostik und Therapie psychischer Erkrankungen in der Kinder- und Jugendpsychiatrie

State of the Art 2026/2027

1. Auflage

Mit Beiträgen von: Marc Allroggen, Manuel Ambrosch, Sandra Dehning, Caroline Engel, Katrin Eysenbach, Doris Freiberger, Michael Frey, Anja Görtz-Dorten, Tobias Hellenschmidt, Leonie Hofmann, Andrea Hüfner, Daniel Illy, Julia Jaščenoka, Philine Jascha Köln, Inge Kamp-Becker, Josephine Kliewer, Karen Krause, Stefanie Krüger, Karolina Leopold, Stefanie Leopold, Anja Lepach-Engelhardt, Verena Pflug, Luise Poustka, Cedric Sachser, Eliza Schlinzig, Kristin Schneider, Silvia Schneider, Gerd Schulte-Körne, Jan Schwendowius, Alexander von Gontard, Susanne Walitza

ELSEVIER

Elsevier GmbH, Bernhard-Wicki-Str. 5, 80636 München, Deutschland
Wir freuen uns über Ihr Feedback und Ihre Anregungen an kundendienst@elsevier.com

ISBN 978-3-437-21237-6 eISBN 978-3-437-05795-3

Aus Gründen der Barrierefreiheit sind die Bilder in elektronischen Ausgaben dieses Buches mit Alt-Text-Beschreibungen (Alternativ-Text) versehen, die von Elsevier bereitgestellt werden. Mehr Informationen erhalten Sie unter https://www.elsevier.com/about/accessibility.

Bücher und Zeitschriften, die von Elsevier veröffentlicht werden, entsprechen den geltenden Produktsicherheitsanforderungen. Für etwaige Bedenken oder Fragen zur Produktsicherheit wenden Sie sich bitte an unseren autorisierten Vertreter, Elsevier B.V., productsafety@elsevier.com.

Elsevier nimmt eine neutrale Position in Bezug auf territoriale Meinungsverschiedenheiten oder Zuständigkeitsansprüche in seinen veröffentlichten Inhalten ein, einschließlich Landkarten und institutionellen Zugehörigkeiten.

1. Auflage 2026

Wichtiger Hinweis: Die medizinischen Wissenschaften unterliegen einem sehr schnellen Wissenszuwachs. Der stetige Wandel von Methoden, Wirkstoffen und Erkenntnissen ist allen an diesem Werk Beteiligten bewusst. Sowohl der Verlag als auch die Autorinnen und Autoren und alle, die an der Entstehung dieses Werkes beteiligt waren, haben große Sorgfalt darauf verwandt, dass die Angaben zu Methoden, Anweisungen, Produkten, Anwendungen oder Konzepten dem aktuellen Wissensstand zum Zeitpunkt der Fertigstellung des Werkes entsprechen.
Der Verlag kann jedoch keine Gewähr für Angaben zu Dosierung und Applikationsformen übernehmen. Es sollte stets eine unabhängige und sorgfältige Überprüfung von Diagnosen und Arzneimitteldosierungen sowie möglicher Kontraindikationen erfolgen. Jede Dosierung oder Applikation liegt in der Verantwortung der Anwenderin oder des Anwenders. Die Elsevier GmbH, die Autorinnen und Autoren und alle, die an der Entstehung des Werkes mitgewirkt haben, können keinerlei Haftung in Bezug auf jegliche Verletzung und/oder Schäden an Personen oder Eigentum, im Rahmen von Produkthaftung, Fahrlässigkeit oder anderweitig übernehmen.

Für die Vollständigkeit und Auswahl der aufgeführten Medikamente übernimmt der Verlag keine Gewähr.
Geschützte Warennamen (Warenzeichen) werden in der Regel besonders kenntlich gemacht (®). Aus dem Fehlen eines solchen Hinweises kann jedoch nicht automatisch geschlossen werden, dass es sich um einen freien Warennamen handelt.

Bibliografische Information der Deutschen Nationalbibliothek
Die Deutsche Nationalbibliothek verzeichnet diese Publikation in der Deutschen Nationalbibliografie; detaillierte bibliografische Daten sind im Internet über https://www.dnb.de abrufbar.

26 27 28 29 30 5 4 3 2 1

In ihren Veröffentlichungen verfolgt die Elsevier GmbH das Ziel, genderneutrale Formulierungen für Personengruppen zu verwenden. Um jedoch den Textfluss nicht zu stören sowie die gestalterische Freiheit nicht einzuschränken, wurden bisweilen Kompromisse eingegangen. Selbstverständlich sind **immer alle Geschlechter** gemeint.

Planung: Ursula Jahn; Projektmanagement: Cornelia von Saint Paul
Redaktion: Karin Beifuss, Ohmden
Rechteklärung: David Seeliger, Brannenburg
Satz: Thomson Digital, Noida/Indien
Druck und Bindung: Drukarnia Dimograf Sp. z o.o., Bielsko-Biała/Polen
Umschlaggestaltung: SpieszDesign, Neu-Ulm
Titelbild: © iStockphoto

Aktuelle Informationen finden Sie im Internet unter **www.elsevier.de**

Vorwort

Die State-of-the-Art-Reihe hat in diesem Verlag bereits eine große Tradition. Pünktlich zum Ende des Jahres in Berlin stattfindenden DGPPN-Kongress erscheint jährlich aktualisiert unter der Herausgeberschaft des Kollegen Voderholzer eine umfangreiche und aktuelle Übersicht zu den wichtigsten Neuerungen in der Erwachsenenpsychiatrie. Dieses Buch war mir, ganz persönlich, auf dem Weg zum ersten Facharzt und darüber hinaus ein wichtiger Begleiter.

Was also lag näher, als ein solches Buch auch für die Kinder- und Jugendpsychiatrie auf den Weg zu bringen? Wir schmiegen uns an den zweijährig stattfindenden DGKJP-Kongress an, haben jedoch die gleichen Ambitionen wie das jährlich erscheinende „erwachsene" Vorbild: aktualisiert die wichtigsten Neuerungen in unserem Fach praxisnah und anschaulich aufbereitet zu präsentieren und Kolleginnen und Kollegen ein unverzichtbares Nachschlagewerk zur Verfügung zu stellen – ein Nachschlagewerk, das wirklich das komplette Kapitel psychischer Erkrankungen im Kindes- und Jugendalter nach ICD-11 abdeckt.

Dieses Projekt wäre natürlich nicht umsetzbar gewesen ohne die vielen Beiträge der hier versammelten Autorinnen und Autoren, die allesamt als ausgewiesene Expertinnen und Experten in ihrem Themenbereich gelten dürfen. Ein herzliches Dankeschön dafür! Mein Dank gilt ferner dem Elsevier-Verlag, allen voran Uschi Jahn, die die Vision dieses Projekts von Anfang an geteilt hat, und Cornelia von Saint Paul, sowie der Redakteurin Frau Karin Beifuss für die kompetente Umsetzung in die Praxis.Ich bin sehr stolz, dass wir eine so vielschichtige und umfassende Expertise zusammenstellen konnten und hoffe, das Ergebnis gefällt auch den Leserinnen und Lesern dieses Buches.

Möge es Ihnen wie uns ein unverzichtbarer Begleiter in der täglichen Arbeit mit psychisch erkrankten Kindern, Jugendlichen und ihren Familien sein.

Berlin, im Winter 2025/2026
Dr. med. Daniel Illy

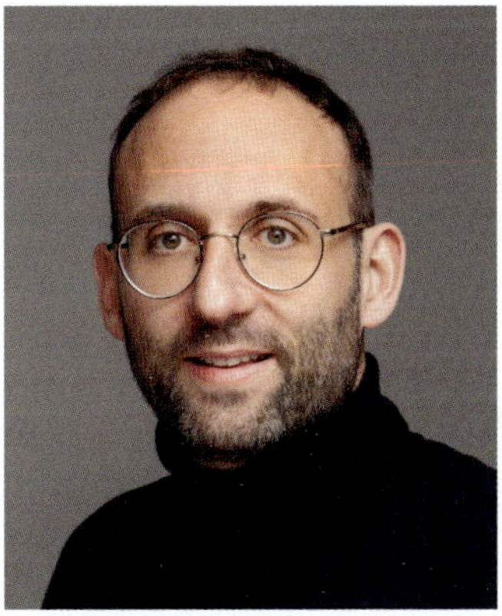

Mehr zum Herausgeber und seinen in diesem Verlag veröffentlichten Büchern unter www.daniel-illy.de

Adressen

Herausgeber

Dr. med. Daniel Illy
Klinik für Kinder- und Jugendpsychiatrie
Asklepios Fachklinikum Brandenburg
Brandenburg an der Havel

Weitere Autorinnen und Autoren

Prof. Dr. med. Marc Allroggen
Universitätsklinikum Ulm
Klinik für Kinder- und Jugendpsychiatrie/
Psychotherapie
Ulm

Dr. med. Manuel Ambrosch
Tagesklinik Waldfriede
Berlin-Steglitz

PD Dr. med. Sandra Dehning
Ludwig-Maximilians-Universität
Klinik und Poliklinik für, Kinder- und Jugend-
psychiatrie, Psychotherapie und Psychosomatik
München

Caroline Engel
Vivantes Netzwerk für Gesundheit GmbH
Standort Klinikum Neukölln
Klinik für Kinder- und Jugendpsychiatrie,
Psychotherapie und Psychosomatik
Stationsäquivalente Behandlung
Berlin

Dr. med. Katrin Eysenbach
Praxis für Psychiatrie und Psychotherapie des
Kindes-, Jugend- und Erwachsenenalters
München

Doris Freiberger, Mag.
KiZ- Kind im Zentrum
Praxis für Entwicklungsförderung im
Kindes- und Jugendalter
Sollenau (Österreich)

Prof. Dr. med. Michael Frey
Technische Hochschule Deggendorf
Fakultät Angewandte Gesundheitswissenschaften
Deggendorf

Prof. Dr. rer. medic. Dipl.-Psych., Dipl.-Heilpäd.
Anja Görtz-Dorten
Uniklinik Köln
Ausbildungsinstitut für Kinder- und Jugendlichen-
psychotherapie
Köln

Tobias Hellenschmidt
Klinik für Kinder- und Jugendpsychiatrie,
Psychotherapie und Psychosomatik –
Zentrum für Abhängigkeitserkrankungen
des Kindes- und Jugendalters Berlin
Vivantes Netzwerk für Gesundheit GmbH Berlin
Klinikum im Friedrichshain
Berlin

Leonie Hofmann, M.Sc. Psych.
Uniklinik Köln
Ausbildungsinstitut für Kinder- und Jugendlichen-
psychotherapie
Köln

Dr. med. Andrea Hüfner
Klinikum Frankfurt (Oder)
Klinik für Kinder- und Jugendpsychiatrie,
Psychotherapie und Psychosomatik
Frankfurt (Oder)

Dr. phil. Julia Jaščenoka
Universität der Bundeswehr Hamburg
LS für Entwicklungspsychologie und Pädagogische Psychologie
Hamburg

Dr. med. Philine Jascha Köln
Charité - Universitätsmedizin Berlin
Standort Campus Virchow-Klinikum
Klinik für Psychiatrie, Psychosomatik und Psychotherapie des Kindes- und Jugendalters
Konsildienst
Berlin

Prof. Dr. med. Inge Kamp-Becker
Universitätsklinikum Heidelberg
Klinik für Kinder- und Jugendmedizin
Heidelberg

Dr. phil. Josephine Kliewer-Neumann
Ruhr-Universität Bochum
Forschungs- und Behandlungszentrum für psychische Gesundheit (FBZ)
Zentrum für Kinder- und Jugendpsychotherapie
Bochum

Dr. Dipl.-Psych. Karen Krause
Ruhr-Universität Bochum
Forschungs- und Behandlungszentrum für psychische Gesundheit (FBZ)
Zentrum für Kinder- und Jugendpsychotherapie
Bochum

Prof. Dr. med. Stefanie Krüger
Vivantes Humboldt-Klinikum
Department für seelische Gesundheit
Zentrum für seelische Frauengesundheit
Berlin

PD Dr. med. habil. Karolina Leopold
Vivantes Klinikum am Urban und im Friedrichshain
Klinik für Psychiatrie, Psychotherapie und Psychosomatik
mit FRITZ und Soulspace
Berlin

Dr. med. Stefanie Leopold
Vivantes Klinikum im Friedrichshain
Klinik für Kinder- und Jugendpsychiatrie, -psychotherapie und -psychosomatik
Zentrum für Abhängigkeitserkrankungen
Berlin

Prof. Dr. Anja Lepach-Engelhardt
PFH Private Hochschule Göttingen
Göttingen

Dr. rer. nat. Verena Pflug
Ruhr-Universität Bochum
Fakultät für Psychologie
AE Klinische Kinder- und Jugendpsychologie
Bochum

Prof. Dr. med. Luise Poustka
Universitätsklinikum Heidelberg
Klinik für Kinder- und Jugendmedizin
Heidelberg

Prof. Dr. Cedric Sachser, M.Sc.-Psych.
Otto-Friedrich-Universität Bamberg
Lehrstuhl für Klinische Kinder- und Jugendlichenpsychologie
Bamberg

Dipl.-Psych. Eliza Schlinzig
Vivantes Klinikum im Friedrichshain
Berlin-Friedrichshain

Kristin Schneider
Zentrum für Verhaltenssucht Berlin
Caritas Berlin
Berlin

Prof. Dr. rer. nat. Silvia Schneider
Ruhr-Universität Bochum
Fakultät für Psychologie
AE Klinische Kinder- und Jugendpsychologie
Bochum

Prof. Dr. med. Gerd Schulte-Körne
Ludwig-Maximilians-Universität
Klinik und Poliklinik für, Kinder- und Jugendpsychiatrie, Psychotherapie und Psychosomatik
München

Dr. med. Jan Schwendowius
Charité – Universitätsmedizin Berlin
Klinik für Psychiatrie, Psychosomatik und Psychotherapie des Kindes- und Jugendalters
Berlin

Prof. Dr. med. Alexander von Gontard
Governor Kremers Centre
Department of Urology
Maastricht University Medical Centre
Maastricht (Niederlande)

Prof. Dr. med. Susanne Walitza
Psychiatrische Universitätsklinik
Kinder- und Jugendpsychiatrie und Psychotherapie
Zürich (Schweiz)

Abkürzungen

AACAP	American Academy of Child and Adolescent Psychiatry
ABR	akute Belastungsreaktion
ABS	akute Belastungsstörung
ADH	antidiuretisches Hormon
ADHS	Aufmerksamkeitsdefizit- und Hyperaktivitätsstörung
ADS	Aufmerksamkeitsdefizitstörung
AN	Anorexia nervosa
APA	American Psychiatric Association
ARFID	avoidant-restrictive food intake disorder (vermeidend-restriktive Ernährungsstörung)
ASS	Autismus-Spektrum-Störung
AVT	apparative Verhaltenstherapie
AWMF	Arbeitsgemeinschaft der Wissenschaftlichen Medizinischen Fachgesellschaften
BBD	bladder and bowel dysfunction
BDZ	Benzodiazepin
BES	Binge-Eating-Störung
BGB	Bürgerliches Gesetzbuch
BiÖg	Bundesinstitut für öffentliche Gesundheit (früher: BzgA)
BMI	Body-Mass-Index
BN	Bulimia nervosa
BPS	Borderline-Persönlichkeitsstörung
BSG	Blut(körperchen)senkungsgeschwindigkeit
bspw.	beispielsweise
BtM(G)	Betäubungsmittel(gesetz)
BZgA	Bundeszentrale für gesundheitliche Aufklärung
bzgl.	bezüglich
cCT	kranielle Computertomografie
CDC	Child Dissociative Checklist
CFTSI	Child and Family Traumatic Stress Intervention
cMRT	kranielle Magnetresonanztomografie
COVID	Corona virus disease
CRP	C-reaktives Protein
CT	Computertomografie
CY-BOCS	Children's Yale-Brown Obsessive-Compulsive Scale
d. h.	das heißt
DBT	Dialektisch-behaviorale Therapie
DD	Differenzialdiagnose
DGPPN	Deutsche Gesellschaft für Psychiatrie und Psychotherapie, Psychosomatik und Nervenheilkunde e. V.
DJKP	Deutsche Gesellschaft für Kinder- und Jugendpsychiatrie, Psychosomatik und Psychotherapie e. V.
DSM	Diagnostic Statistical Manual of Mental Disorders
DTI	Diffusion Tensor Imaging
DUP	duration of untreated psychosis
EEG	Elektroenzephalografie/-gramm
eGFR	*estimated* glomeruläre Filtrationsrate
EKG	Elektrokardiografie/-gramm
EKT	Elektrokonvulsionstherapie
EMDR	Eye Movement Desensitization and Reprocessing
EMG	Elektromyografie/-gramm
EOS	Early-onset-Schizophrenie
EPMS	extrapyramidal-motorische Störungen
FASD	fetal alcohol dpectrum disorder (fetale Alkoholspektrumstörung)
FBT	Familienbasierte Therapie
FDA	Food and Drug Administration
FGA	first-generation antipsychotics
fKVT	familienbasierte Kognitive Verhaltenstherapie
fMRT	funktionelle Magnetresonanztomografie
GABA	gamma-amino butyric acid (Gamma-Aminobuttersäure)
GAF	Global Assessment of Funtioning
GAS	generalisierte Angststörung
ggf.	gegebenenfalls
GGT	Gamma-Glutamyl-Transferase
GHB	Gamma-Hydroxybuttersäure
GPT	Glutamat-Pyruvat-Transaminase
GWAS	genomweite Assoziationsstudie
HEE	High Expressed Emotions
HIV	humanes Immundefizienzvirus
HNO	Hals-Nasen-Ohren
i. v.	intravfenös
ICCS	International Children's Continence Society
ICD	International Classification of Diseases and Related Health Problems
ICF	Internationale Klassifikation der Funktionsfähigkeit, Behinderung und Gesundheit
iKVT	internetbasierte Kognitive Verhaltenstherapie
IM	Intelligenzminderung
inkl.	inklusive
IPT	Interpersonelle Psychotherapie
IQ	Intelligenzquotient
J.	Jahre

KG	Körpergewicht
KI	Konfidenzintervall
KJP	Kinder- und Jugendpsychiatrie
KKP	Klinischer Konsenspunkt
KM	Kindsmutter
kPTBS	Komplexe posttraumatische Belastungsstörung
KVT	Kognitive Verhaltenstherapie
LRS	Lese-Rechtschreib-Störung
LSD	Lysergsäurediethylamid
m	männlich
MAB-C	Movement Assessment Battery for Children
MAS	Multiaxiales Klassifikationsschema
max.	maximal
MBSR	Mindfulness Based Stress Reduction
MD(M)A	Methylendioxy(meth)amphetamin
MDT	multidisziplinäre Therapie
mind.	mindestens
Mio.	Million
MNS	malignes neuroleptisches Syndrom
MPH	Methylphenidat
MRT	Magnetresonanztomografie
ms	Millisekunde
Ncl.	Nucleus
NICE	National Institute for Health and Care Excellence Guidelines
NMDA	N-Methyl-D-Aspartat
NpSG	Neue-psychoaktiove-Stoffe-Gesetz
NSSV	nichtsuizidales selbstverletzendes Verhalten
o. g.	oben genannt
PANDAS	pediatric autoimmune neuropsychiatric disorders associated with streptococcal infections
PANS	pediatric acute-onset neuropsychiatric syndrome
PANSS	Positive and Negative Syndrome Scale
Pat.	Patient*in
PCP	Phencyclidin
PEPP	Pauschalierendes Entgeltsystem für psychiatrische und psychosomatische Einrichtungen
PRS	polygener Risikoscore
PTBS	posttraumatische Belastungsstörung
RCT	randomized controlled trial (randomisierte kontrollierte Studie)
RR	Relatives Risiko
RRS	Ruminations- oder Regurgitationsstörung
rTMS	repetitive transkranielle Magnetstimulation
SD	standard deviation (Standardabweichung)
SES	Sprech- oder Sprachentwicklungsstörungen
SGA	second-generation antipsychotics
SGB	Sozialgesetzbuch
SHT	Schädel-Hirn-Trauma
SIPS	substanzinduzierte psychotische Störungen
sog.	sogenannt
SPACE	Supportive Parenting for Anxious Childhood Emotions
SSRI	selektiver Serotonin-Wiederaufnahmehemmer
SSV	Störungen des Sozialverhaltens
ST	Systemische Therapie
TDM	therapeutisches Drug-Monitoring
TE	tiefgreifende Entwicklungsstörung
TENS	transdermale elektrische Neurostimulation
TF-KVT	Trauma-fokussierte Kognitive Verhaltenstherapie
THC	Tetrahydrocannabinol
TMS	transkranielle Magnetstimulation
TSH	Thyreoidea-stimulierendes Hormon
u. a.	unter anderem
UAW	unerwünschte Arzneimittelwirkung
UN-BRK	UN-Behindertenrechtskonvention
V. a.	Verdacht auf
VEOS	very-early-onset schizophrenia
VRAG	Violence Risk Appraisal Guide
vs.	versus
w	weiblich
WHO	World Health Organization
z. A.	zum Ausschluss
z. B.	zum Beispiel
z. T.	zum Teil
ZNS	zentrales Nervensystem

Abbildungsnachweis

Der Verweis auf die jeweilige Abbildungsquelle befindet sich bei allen Abbildungen im Werk am Ende des Legendentextes in eckigen Klammern.

E1474	Visser L, Kalmar J, Linkersdörfer J, u. a. Comorbidities Between Specific Learning Disorders and Psychopathology in Elementary School Children in Germany. Frontiers in Psychiatry. 2020;11. doi:10.3389/fpsyt.2020.00292
F974-002	Henningsen, P./ et al.: Management of Functional Somatic Syndromes and Bodily Distress. In: Psychotherapy and Psychosomatics, Volume 87, Issue 1, Pages 12- 31. Karger, Januar 2018.
G1493	Rehbein F. Computerspielabhängigkeitsskala CSAS: ein Verfahren zur Erfassung der Internet Gaming Disorder nach DSM-5. Göttingen: Hogrefe 2015.
G1494	Görtz-Dorten A, Döpfner M. Therapieprogramm für Kinder mit aggressivem Verhalten (THAV) (2.). Göttingen: Hogrefe 2019.
L231	Stefan Dangl, München
M1193	Prof. Dr. med. Gerd Schulte-Körne, München
P492	Prof. Dr. med. Michael Frey, Tutzing
P1641	Prof. Dr. Inge Kamp-Becker, Heidelberg
P1642	Dr. med. Manuel Ambrosch, Berlin
P1643	Dr. med. Stefanie Leopold, Berlin
P1644	Prof. Dr. med. Cedric Sachser, Bamberg
T1595	Klinikum der Universität München, ich-bin-alles.de
V1078	Meister Cody GmbH, Ein Unternehmen der Klett Gruppe, Düsseldorf
W1196	DGBS e.V. und DGPPN e.V.: S3-Leitlinie zur Diagnostik und Therapie Bipolarer Störungen. Langversion, 2019.
W1375	EMCDDA – European Monitoring Centre for Drugs and Drug Addiction. European Drug Report 2024: Trends and Developments; https://www.emcdda.europa.eu/publications/european-drug-report/2024_en
W1376	Universitätsklinikum Hamburg-Eppendorf, Deutsches Zentrum für Suchtfragen des Kindes- und Jugendalters

Fehler gefunden?

An unsere Inhalte haben wir sehr hohe Ansprüche. Trotz aller Sorgfalt kann es jedoch passieren, dass sich ein Fehler einschleicht oder fachlich-inhaltliche Aktualisierungen notwendig geworden sind.

Sobald ein relevanter Fehler entdeckt wird, stellen wir eine Korrektur zur Verfügung. Mit diesem QR-Code gelingt der schnelle Zugriff.

https://else4.de/9783437212932

Wir sind dankbar für jeden Hinweis, der uns hilft, dieses Werk zu verbessern. Bitte richten Sie Ihre Anregungen, Lob und Kritik an folgende E-Mail-Adresse: kundendienst@elsevier.com

Inhaltsverzeichnis

I Neuromentale Entwicklungsstörungen

KAPITEL **1**

Katrin Eysenbach

Störungen der Intelligenzentwicklung (6A00)

Wichtige Neuigkeiten auf einen Blick

- Die ICD-11 löst die psychiatrische Diagnose der Intelligenzminderung (IM) nach ICD-10 (F70–79) mit der Kategorie der „Störungen der Intelligenzentwicklung" (6A00) unter der Hauptkategorie **neuromentale Entwicklungsstörungen** ab.
- Die **entwicklungsdynamische Ausrichtung** der Diagnosekriterien in der ICD-11 beschreibt ähnlich wie das DSM-5 einen Paradigmenwechsel in der medizinisch-psychiatrischen Sicht auf die Beeinträchtigungen kognitiver Funktionen, mit einer Abkehr von primär defektorientierten Denkmodellen.
- Sie berücksichtigen neben dem möglichen **Entwicklungsprozess über die Lebensspanne** uch die **Heterogenität** der Beeinträchtigungen kognitiver Funktionen und unterschiedliche **adaptive Kompetenzen bei gleichem Intelligenzquotienten.**
- Der Begriff „intellektuelle Behinderung" wird nicht mehr verwendet, da er im Widerspruch zu den internationalen Klassifikationssystemen der WHO steht, die Gesundheitszustände (ICD) und deren Folgen im Sinne von Funktionseinschränkungen (ICF) unterscheiden.
- Zur Diagnoseerstellung wird eine umfassende Erhebung des adaptiven Funktionsniveaus in den Bereichen der **kognitiv- konzeptionellen, sozialen und alltagspraktischen Fähigkeiten** gefordert.
- Bei **Kindern unter 4 Jahren,** bei denen es Hinweise auf eine Störung der intellektuellen Entwicklung gibt, aber noch unklar ist, ob die beobachtbaren oder messbaren Beeinträchtigungen eine vorübergehende Verzögerung darstellen, sieht die ICD-11 die Kategorie **„vorläufige Störung der Intelligenzentwicklung"** (6A00.4) vor.
- Die kinder- und jugendpsychiatrische sowie -psychotherapeutische Diagnostik erfordert **spezifische Expertise.** Somatische und psychische komorbide Erkrankungen bei Kindern und

Jugendlichen mit Intelligenzstörungen treten häufiger auf als in der Allgemeinbevölkerung. Die Symptomatik psychiatrischer Erkrankungen präsentiert sich oft atypisch, was die Diagnose erschwert und ein anderes Bild ergibt.
- Durch eine frühzeitige Diagnostik kann vor allem der schädigende Einfluss von Stoffwechselstörungen vermieden werden. Alle anderen Betroffenen profitieren von einer **frühen, gezielten Förderung.**
- Die **Behandlung komorbider psychiatrischer Störungen** erfolgt grundsätzlich nach den Leitlinien der Fachgesellschaften, die jedoch in der Anwendung individuell z. T. deutlich modifiziert werden müssen. Die **Behandlung von Verhaltensstörungen** erfordert häufig eine Anpassung des Versorgungssettings auf Grundlage der Verhaltensanalyse, der Bestimmung von Kompetenzen und Bedarfen, auch unter Berücksichtigung der emotionalen Entwicklungsstufe der Betroffenen.
- Unter der Annahme einer Assoziation zwischen dem deutlich **erhöhten Risiko für das Auftreten psychotischer Störungen** bei Kindern und Jugendlichen mit Störungen der Intelligenzentwicklung und der allgemein **erhöhten traumabedingten Morbidität** ergibt sich eine besondere Notwendigkeit für den Einsatz **traumafokussierter psychotherapeutischer Interventionen.**

Eine Übersicht zum Störungsbild ist ➤ Tab. 1.1 zu entnehmen.

Tab. 1.1 Störungen der Intelligenzentwicklung – Übersicht

Definition	Ätiologisch unterschiedliche und heterogene Beeinträchtigungen intellektueller Fähigkeiten und adaptiver Kompetenzen in den Bereichen konzeptioneller, sozialer und alltagspraktischer Fähigkeiten
Manifestationsalter	Meist in der ersten Lebensdekade, bis 16. Lebensjahr
Diagnostik	• Anamnese • Körperliche Untersuchungen mit entwicklungsneurologischem Status und individueller Zusatzdiagnostik mit Labortests (Stoffwechseldiagnostik), EEG, MRT, Sprach-, Hör-, Sehprüfung, frühzeitige genetische Stufendiagnostik • Entwicklungs- und Intelligenzdiagnostik • Erhebung des adaptiven Verhaltens und der sozialen Teilhabe • Psychopathologische Beurteilung und Verhaltensdiagnostik • Integration medizinischer, psychologischer und pädagogischer Befunde
Komorbiditäten	Deutlich erhöhte Komorbiditätsraten für somatische und psychische Erkrankungen, genetische Syndrome, Verhaltensstörungen und Traumafolgestörungen
Therapeutische Optionen	• Medizinisch-pharmakologisch vor allem bei Komorbiditäten wie ADHS, Angststörungen etc. Bei schweren Verhaltensstörungen/Aggressivität kann nach Ausschöpfen nichtmedikamentöser Maßnahmen ein zeitlich begrenzter Einsatz von Antipsychotika erfolgen • Psychotherapeutische Verfahren in Form angepasster, (visuell) unterstützter Methoden, traumafokussierter Interventionen in vereinfachter Form, sozialer Kompetenztrainings sowie Eltern- und Bezugspersonenarbeit • Pädagogisch-therapeutische Interventionen in Form heil- und sonderpädagogischer individueller Lernpläne, strukturierter Alltagsgestaltung mit Routinen und kontingenter Verstärkung, Sprach- und Ergotherapie sowie unterstützter Kommunikation • Systemische und sozialraumorientierte Ansätze zur Stärkung und Entlastung der Familien, Schulen und Wohngruppen durch multiprofessionelle Kooperation, Hilfeplanung nach § 35a SGB VIII, Schulbegleitung, familienzentrierte Hilfen, inklusive und traumasensible Strukturen und Institutionen • Transition ins Erwachsenenalter in Form frühzeitiger Planung und Netzwerkaktivierung für Übergang in Werkstätten, betreutes Wohnen, Erwachsenenpsychiatrie

Tab. 1.1 Störungen der Intelligenzentwicklung – Übersicht *(Forts.)*	
Wichtige Leitlinien	• S2k-Praxisleitlinie Intelligenzminderung. AWMF-Registernummer 028-042. Stand: 03.06.2021; gültig bis: 02.06.2026; https://www.awmf.org/leitlinien/detail/ll/028-042.html • NICE-Guidelines NG11 – Challenging behaviour and learning disabilities: prevention and interventions; NG93 – Learning disabilities and behaviour that challenges: service design and delivery; NG54 – Mental health problems in people with learning disabilities: prevention, assessment and management; NG213 – Disabled children and young people up to 25 with severe complex needs: integrated service delivery and organisation; QS142 – Learning disability: identifying and managing mental health problems; https://www.nice.org.uk/guidance/ng11.html

1.1 Epidemiologie

Die Prävalenz der Intelligenzstörungen in der Allgemeinbevölkerung variiert in epidemiologischen Studien je nach Schweregrad **zwischen 0,6 % und 1,8 %** (David et al. 2014; Maulik et al. 2011). Aktuelle Untersuchungen ergaben für **3- bis 17-Jährige eine Prävalenz von 1,1–3 %** (McGuire et al. 2019; Reichenberg et al. 2016).

Dabei ist das männliche Geschlecht etwas häufiger betroffen als das weibliche („male gender ratio“: 1,2–1,8) (Maenner et al. 2016).

1.2 Diagnostik und Komorbidität

1.2.1 Diagnostik

Die Diagnostik der Störung der Intelligenzentwicklung und der begleitenden Störungen erfordert spezielle **Kenntnisse** und **Erfahrung** sowie eine **interdisziplinäre Herangehensweise.**

Klassifikation

Die **ICD-11** löst die psychiatrische Diagnose der Intelligenzminderung nach ICD-10 (F70–79) unter der Hauptkategorie der **neuronalen Entwicklungsstörungen** als **Störungen der Intelligenzentwicklung (6A00)** ab (WHO 2025).

Bei **Kindern unter 4 Jahren,** bei denen es Hinweise auf eine Störung der intellektuellen Entwicklung gibt, aber noch unklar ist, ob die beobachtbaren oder messbaren Beeinträchtigungen eine vorübergehende Verzögerung darstellen, sieht die ICD-11 die Kategorie **„vorläufige Störung der Intelligenzentwicklung“** (6A00.4) vor.

Die Symptome einer begleitenden **Verhaltensstörung** (die nicht Teil einer in der ICD-11 aufgeführten Störung ist) wird nicht mehr als Teil der Intelligenzentwicklungsstörung, sondern **zusätzlich** im Kapitel 21: Psychische oder verhaltensbezogene Symptome, Anzeichen oder klinische Befunde kodiert. Hier können die Symptome genau spezifiziert werden, z. B. aggressives Verhalten: MB23.0, Zwänge: MB23.4.

Komorbide psychische und/oder körperliche Störungen werden **zusätzlich** über die entsprechenden Schlüsselnummern kodiert. Falls die Störung der Intelligenzentwicklung als direkte pathophysiologische Folge einer Erkrankung mit Beginn in der pränatalen oder frühkindlichen Entwicklungsphase als spezifische, genetische (Fragiles-X-Syndrom, Trisomie 21), aber auch als erworbene Ursachen (Geburtskomplikationen, immunologische Enzephalopathien) bewertet wird, kann **sowohl eine Störung der intellektuellen Entwicklung als auch die entsprechende neurobiologische Erkrankung** diagnostiziert werden. Falls jedoch in diesem Fall die diagnostischen Kriterien einer Störung der intellektuellen Entwicklung **nicht vollständig erfüllt** sind (z. B. Einschränkungen der intellektuellen Funktionen, aber keine Beeinträchtigungen der adaptiven Fähigkeiten), dann kann stattdessen die Diagnose eines **sekundären neuronalen Entwicklungssyndroms (6E60)** gestellt werden.

Die Diagnosekriterien der ICD-11 stimmen nahezu vollständig mit der Kategorie „Intellektuelle Beeinträchtigung“/„Intellektuelle Entwicklungsstörung“ im **DSM-5** der American Psychiatric Association überein.

Die **Internationale Klassifikation der Funktionsfähigkeit, Behinderung und Gesundheit (ICF) bzw. für Kinder und Jugendliche** die **ICF-CY** erweitert und integriert das medizinische Modell, das die Beeinträchtigungen als Problem der Person, verursacht durch eine Krankheit/Störung, auffasst, mit dem **sozialen Modell,** das die **Beeinträchtigung der Partizipation (Teilhabe) der Person als gesellschaftlich verursachtes Problem und Zuschreibungsprozesse (Kontextfaktoren) beschreibt.** Dies wird der individuellen Situation der Betroffenen und ihrer Komplexität aus Krankheit, Aktivität, Teilhabe, Körperfunktionen sowie umwelt- und personenbezogenen Kontextfaktoren am ehesten gerecht und fördert transdisziplinäre Prozesse, indem sie alle **medizinischen, psychologischen, sozialen und pädagogischen Befunde in verständlicher Sprache und umfassend integriert.**

Diagnosekriterien

An die Diagnose einer Störung der Intelligenzentwicklung stellt die ICD-11 folgende Anforderungen:

- **Manifestation während der Entwicklungsperiode (vor dem 16. Lebensjahr)**
- **Deutlich unterdurchschnittliche Leistungen in verschiedenen Bereichen, die zum Intelligenzniveau beitragen, wie Kognitionen, Sprache, motorische und soziale Fertigkeiten.** Dabei liegen die intellektuellen Leistungen und das adaptive Verhalten **zwei oder mehr Standardabweichungen (IQ-Wert < 70)** unter dem Mittelwert, möglichst basierend auf angemessenen normierten, individuell durchgeführten, standardisierten Tests. Das heißt: 97,5 % der Menschen gleichen Alters und gleicher Kultur erreichen einen höheren Wert.
- **Eingeschränkte adaptive Funktionen:** d. h. eine deutlich unterdurchschnittliche Fähigkeit, Informationen auf praktische, anpassungsfähige Weise anwenden und in situativ angemessenes Verhalten umsetzen zu können, und der damit verbundenen **Einschränkung der altersgemäß selbstständigen, unabhängigen und verantwortungsbewussten Lebensbewältigung.** Bei Menschen mit schweren adaptiven Defiziten kann das Funktionsniveau trotz eines IQ > 70 so deutlich eingeschränkt sein, dass hier ggf. die Diagnose einer Störung der Intelligenzentwicklung gerechtfertigt ist, insbesondere wenn der ermittelte IQ-Wert im Rahmen des Messfehlers liegt.

Das adaptive Funktionsniveau zeigt sich in drei Bereichen:

- **Konzeptioneller Bereich** mit Sprache, Lesen, Schreiben, Mathematik, Urteilen, Denken, Wissen und Gedächtnis
- **Sozialer Bereich** mit Empathie, Spielverhalten, interpersonellen Kommunikationsfähigkeiten, Fähigkeiten zur Beziehungsaufnahme und deren Aufrechterhaltung, sozialem Urteilsvermögen
- **(Alltags-)Praktischer Bereich** mit Fertigkeiten in Selbstmanagement, Hygiene, beruflicher Verantwortlichkeit, Umgehen mit Geld, Freizeitverhalten, Schulbesuch und anderen Arbeitsaufgaben

CAVE

Bei Kindern und Jugendlichen mit einer Störung der Intelligenzentwicklung können sich unterschiedliche Bereiche der geistigen und adaptiven Fähigkeiten (emotional, sozial, kognitiv …) unterschiedlich schnell entwickeln und entwickelt sein und somit leicht zu einer Über- oder Unterschätzung ihrer Fähigkeiten mit entsprechender Über- oder Unterforderung in Teilbereichen führen.

Die **ICD-11** klassifiziert **vier Schweregrade** entsprechend den für das jeweilige Entwicklungsalter intellektuellen und adaptiven Fähigkeiten. Am häufigsten findet sich die leichtgradige Störung der Intelligenzentwicklung mit absteigender Häufigkeit zu den höheren Schweregraden (➤ Tab. 1.2). Unter einem IQ von 50 ist in der Regel die Durchführung eines standardisierten Intelligenztests nicht mehr möglich. Die Unterscheidung zwischen der mittelgradigen, schweren und tiefgreifenden Störung der Intelligenzentwicklung basiert dann auf den adaptiven Verhaltensfunktionen.

Diagnostischer Prozess

Der diagnostische Prozess ist eine ganzheitliche, multiprofessionelle und multimodale Aufgabe, in der medizinische, psychologische und pädagogische

Tab. 1.2 Schweregrad mit Häufigkeit, IQ-Kriterien und adaptiven Fähigkeiten (ab 6 Jahren) (WHO 2025)

Schweregrad (Häufigkeit)	IQ	Adaptive Fähigkeiten der betroffenen Kinder
Leicht (80 %)	69–50	**Konzeptionell:** • Aufmerksamkeitsspanne beim Zuhören 15 Minuten, benötigen Hilfe bei längerer Aufmerksamkeit • Folgen 2-Schritt-Anweisungen, brauchen Unterstützung bei komplexeren Aufforderungen • Können eigenen Namen, Alter, enge Familienmitglieder benennen, Wortschatz von 100 Wörtern, stellen W-Fragen, benötigen Hilfe bei Pronomen und Zeitformen • Verstehen grundlegende Konzepte wie Zeit und Raum, können ihre Erfahrungen jedoch nicht detailliert beschreiben • Erwerben keine Lese- oder Schreibfähigkeiten, erkennen jedoch Buchstaben oder den eigenen Namen **Sozial:** • Können grundlegende soziale Fähigkeiten wie Nachahmung, Zuneigung, Freundschaft suchen, Emotionen ausdrücken, einfache Fragen beantworten • Zeigen höfliches Verhalten („bitte", „danke"), benötigen Unterstützung beim Entschuldigen, im Umgang mit Fremden und beim Sprechen im richtigen Moment, beim Perspektivenwechsel, gemeinsamen Interessen, bei der Anpassung an veränderte soziale und neue Routinen • Können mit minimaler Aufsicht spielen, benötigen Hilfe bei Abwechseln, Regeln und Teilen **Praktisch:** • Lernen grundlegende Selbstständigkeit beim Essen, Waschen, Toilettengang; sind unabhängig beim Anziehen • Brauchen Unterstützung bei komplexeren Aufgaben wie Baden, Besteckgebrauch, Zähneputzen • Helfen bei einfachen Haushaltsaufgaben • Verstehen das Konzept von Geld, können bis 10 zählen und einfache Regeln befolgen, lernen keine Wochentage oder Telefonnummern
Mittel (12 %)	49–35	**Konzeptionell:** • Zeigen auf Objekte, folgen 1-Schritt-Anweisungen, benötigen Unterstützung bei 2-Schritt-Anweisungen • Können den eigenen Namen nennen, verwenden Ein-Wort-Anfragen oder einfache Sätze, brauchen Hilfe beim vollständigen Namen • Sprechen mind. 50 Wörter, benennen/zeigen 10 Objekte • Haben Schwierigkeiten mit Vergangenheitsformen, Pronomen, W-Fragen • Erwerben keine Lese- oder Schreibfähigkeiten, wissen aber, wie man mit Stiften markiert **Sozial:** • Können grundlegende soziale Fähigkeiten ausführen, brauchen Hilfe bei Freundschaften, sozialen Fragen und Emotionen • Können mit anderen spielen, benötigen Unterstützung bei kooperativem Spiel, Abwechseln, Regeln • Haben Schwierigkeiten mit komplexeren sozialen Fähigkeiten wie Empathie oder Perspektivwechsel **Praktisch:** • Erwerben grundlegende Essfähigkeiten, benötigen mehr Hilfe bei Toiletten- und Anziehfähigkeiten • Können um Hilfe bitten, mit Löffel essen, tagsüber trocken bleiben • Benutzen mit Unterstützung einfache Haushaltsgeräte, erledigen einfache Aufgaben. • Verstehen Gefahr, benötigen Hilfe bei scharfen Gegenständen • Helfen bei sehr einfachen Haushaltsaufgaben, verstehen Konzepte wie Geld oder Zeit nicht

Tab. 1.2 Schweregrad mit Häufigkeit, IQ-Kriterien und adaptiven Fähigkeiten (ab 6 Jahren) (WHO 2025) *(Forts.)*

Schwer (7 %)	35–20	**Konzeptionell:** • Verstehen grundlegende Fähigkeiten wie Winken, Zeigen von Objekten, „ja" und „nein" • Benötigen Hilfe bei 1-Schritt-Anweisungen, bei Anfragen, einfachen Phrasen und Aufrechterhaltung der Aufmerksamkeit • Sprechen weniger als 50 Wörter, verfügen über grundlegende Kommunikationsfähigkeiten • Erwerben keine Lese- oder Schreibfähigkeiten **Sozial:** • Benötigen Hilfe bei sozialen Fähigkeiten wie Nachahmung und Zeigen von Interesse, bei kooperativem und symbolischem Spiel, bei komplexeren Interaktionen, bei sozialen Höflichkeitsformen („bitte", „danke") und Regeln • Können einfaches Spiel zeigen • Einige zeigen einfache soziale Fähigkeiten (Lächeln, Blickkontakt) **Praktisch:** • Benötigen Unterstützung bei allen grundlegenden Aufgaben (Essen, Ankleiden, Baden) und bei der Nutzung von Haushaltsgeräten; können keine selbstständige Hygiene entwickeln • Verstehen Gefahr nicht, benötigen ständige Aufsicht in gefährlichen Bereichen
Tiefgreifend (< 1 %)	< 20	**Konzeptionell:** • Verfügen über grundlegende Kommunikationsfähigkeiten wie Blickausrichtung, Reaktion auf den Namen und Ausdruck von Bedürfnissen • Können mit Unterstützung einfache Gesten wie Winken ausführen oder Objekte zeigen • Zeigen an, wenn sie hungrig oder nass sind, drücken Freude oder Traurigkeit durch Geräusche oder Lächeln aus • Haben Schwierigkeiten, effektiv durch Kommunikation Aufmerksamkeit zu erlangen • Erwerben keine Lese- und Schreibfähigkeiten **Sozial:** • Benötigen Unterstützung bei grundlegenden sozialen Fähigkeiten wie Zeigen von Interesse und Teilnahme an sozialen Interaktionen • Einige können Nachahmung, Interesse an Gleichaltrigen oder Empathie zeigen • Haben Schwierigkeiten beim Übergang zwischen sozialen Kontexten, benötigen Unterstützung • Können nicht an kooperativem sozialem Spiel teilnehmen und brauchen viel Hilfe bei der Anpassung an soziale Signale **Praktisch:** • Benötigen außergewöhnliche Unterstützung bei Hygiene, Aufräumen, Sicherheit in der Küche und Umgang mit heißem Wasser • Können keine Lebensmittel zubereiten oder einfache Haushaltsgeräte nutzen • Lernen keine Haushaltsregeln oder sicheren Verhaltensweisen • Benötigen viel Aufsicht, um bei einfachen Aufgaben fokussiert zu bleiben

Befunde integriert werden, um einen teilhabeorientierten Behandlungs- bzw. Maßnahmenplan zu erschließen. Die AWMF-Leitlinie (DGKJP 2021) bietet eine evidenzbasierte Übersicht über den Prozess der Diagnosestellung bei Störungen der Intelligenzentwicklung, die auf verschiedenen multiprofessionellen Ebenen durch speziell qualifizierte Ärzt*innen, Psycholog*innen und Pädagog*innen erfolgt:

- Erhebung der **Anamnese** unter Einbezug der Betroffenen und vorzugsweise fremdanamnestisch unter Einbeziehung mehrerer unabhängiger Quellen (Eltern, Betreuungspersonen, Therapeut*innen, Lehrkräfte).
  Erhoben werden: Familienanamnese, Schwangerschaft, Geburt, Neonatalperiode, Erreichen der Meilensteine und Verlauf der frühkindlichen Entwicklung, Krankheits- und Medikamentenanamnese, soziokultureller Hintergrund, kognitive und adaptive Fähigkeiten, soziale Kompetenz und

Integrationsleistung, störungsrelevante Kontextfaktoren, bisherige Förderkonzepte.

- **Körperliche Untersuchung** mit entwicklungsneurologischem Status. Bei spezifischen Hinweisen auf eine bestimmte Ätiologie: Auswahl **individueller Zusatzdiagnostik** zur spezifischen organischen Diagnostik mit Labortests (Stoffwechseldiagnostik), EEG, MRT, Sprach-, Hör-, Sehprüfung u. a.
- Eine frühzeitige **genetische Stufendiagnostik mit zyto- und molekulargenetischen Untersuchungen** bei Störung der Intelligenzentwicklung wird nicht nur beim Verdacht auf Vorliegen eines genetischen Syndroms empfohlen, z. B. einer charakteristischen Morphologie, sondern spätestens beim Auftreten von komorbiden Erkrankungen, die im Verlauf mit Progredienz und Symptomatik einhergehen (z. B. Epilepsie, Bewegungsstörung, orthopädische Probleme, Psychosen), um präventive und kurative Maßnahmen rechtzeitig zu ergreifen.
- **Entwicklungs- und Intelligenzdiagnostik** und **Erhebung des adaptiven Verhaltens** mit möglichst standardisierten Testverfahren und speziell für Kinder mit intellektuellen Entwicklungsstörungen, also mit geeigneten Normen. Falls standardisierte Intelligenztests – aufgrund des Alters (bei IM können Intelligenztests mit Normen für 3-Jährige **ab einem Alter von ca. 5 Jahren** eingesetzt werden), der Kooperationsfähigkeit, Aufmerksamkeitsleistung, Sinnes- oder motorischen Beeinträchtigungen etc. – nicht durchführbar sind, kommen standardisierte Entwicklungstests, Verhaltensbeobachtung mit Abgleich der entwicklungspsychologischen Meilensteine sowie Fragebögen zur Selbstständigkeit und sozialen Anpassung zur Anwendung:
  - **Intelligenztests,** z. B.:
    - ***Wechsler Intelligence Scale for Children* (WISC-V oder WPPSI-IV)**
    - ***Kaufman Assessment Battery for Children* (KABC-II):** Dieser Test wurde speziell entwickelt, um auch Kindern mit besonderen Bedürfnissen gerecht zu werden.
    - ***Raven's Progressive Matrices*:** Screeningverfahren vor allem zur Feststellung von schlussfolgerndem Denken und allgemeiner Intelligenz. Die Version *Raven's Coloured Progressive Matrices* (CPM) ist speziell normiert ab 4;0 Jahren oder IQ = 40 und eignet sich somit für Kinder mit sprachlichen Einschränkungen oder Intelligenzstörungen.
    - ***SON-R 2–8*:** Der sprachfreie Test misst im unteren Leistungsbereich mit Normen ab 2;0 Jahren.
  - **Entwicklungstests,** z. B.:
    - ***Bayley Scales of Infant and Toddler Development* (BSID-III):** Eignung für sehr junge Kinder (zwischen 1 und 42 Monaten), misst die Entwicklung in den Bereichen kognitive, sprachliche, motorische und soziale Fähigkeiten
    - ***Denver Developmental Screening Test* (DDST-II):** Screening-Instrument zur Beurteilung der Entwicklung von Kindern im Alter von 0 bis 6 Jahren. Umfasst Bereiche wie motorische Fähigkeiten, Sprache und soziale Entwicklung.
    - ***Skala der emotionalen Entwicklung* (SEED-2):** Das SEED-2 ist ein teilstrukturiertes Interview und beruht auf dem Phasenmodell der emotionalen Entwicklung nach Anton Došen, das fünf Entwicklungsphasen im Referenzalter von 0–12 Jahre und die zugehörigen zentralen Bedürfnisse beschreibt. Auch im Jugendalter zum vertieften Verständnis von Verhaltensstörungen und zur entwicklungssensiblen, individuellen Therapieplanung hilfreich (Sappok et al. 2023).
- **Adaptives Verhalten:** Neben der Befragung wird das adaptive Verhalten ebenfalls mit standardisierten, kulturell angemessenen und speziell für Kinder mit intellektuellen Entwicklungsstörungen **geeigneten Fragebögen** erfasst (z. B. mit den deutschsprachigen Versionen des ***Disability Assessment Schedule* (DAS 2.0**) und der ***Vineland Adaptive Behavior Scales*:** Fremdbeurteilungsverfahren zur Erfassung des adaptiven Verhaltens von Kindern, Jugendlichen und jungen Erwachsenen.
- **Arbeitsproben und Verhaltensbeobachtungen:** Durch z. B. **Beobachtungen bei Spiel- und Malaktivitäten** können Verhalten und Fähigkeiten von Kindern, bei denen eine standardisierte Testung schwierig ist, durch gezielte Beobachtungen während freier oder strukturierter Aktivitäten

wie Spielen oder Malen erfasst werden. Diese Aktivitäten ermöglichen es, kognitive, soziale und motorische Fähigkeiten in einer für das Kind weniger belastenden Situation zu beurteilen. Der Abgleich von beobachteten Fähigkeiten mit den **entwicklungspsychologischen Meilensteinen** kann helfen, Entwicklungsverzögerungen oder -störungen frühzeitig zu identifizieren.

- **Zusätzliche Fragebogendiagnostik für spezielle Fragestellungen,** z. B. ***Child and Adolescent Scale of Participation*** **(CASP):** ermöglicht die **systematische Erfassung der sozialen Teilhabe** bei Kindern mit hoher Krankheitslast.

Psychopathologische Beurteilung und Verhaltensdiagnostik

Grundlage der psychopathologischen Beurteilung ist die Exploration der Eltern und der Bezugspersonen und, falls möglich, auch des Kindes/Jugendlichen, sowie die Verhaltensbeobachtung, möglichst in einer natürlichen Umgebung, z. B. in der Schulklasse. Die möglichst genaue Kenntnis bzw. Einschätzung der Intelligenz, der adaptiven Fähigkeiten und des sozioemotionalen Entwicklungsstandes ist für das Verständnis z. B. von Überforderung in bestimmten Situationen wichtig. Die Erhebung des **psychopathologischen Befunds** ist zentraler Bestandteil der klinischen Untersuchung im Rahmen der Diagnostik und des Verlaufs. Setting, Strukturierung des Gesprächs, Einsatz von Visualisierung (Timer, Bildkarten, Modelle) sollten sorgfältig gewählt werden.

Ergänzende standardisierte Fragebogenverfahren können hinzugezogen werden bei leichten Intelligenzstörungen, z. B. die ***Child Behavior Checklist*** **(CBCL)**. Bei mittelgradigen oder schweren Intelligenzstörungen kann der ***Verhaltensfragebogen bei Entwicklungsstörungen*** **(VFE)** eingesetzt werden; er enthält Subskalen zu disruptiv-antisozialem, selbstabsorbiertem Verhalten, Kommunikationsstörungen, Angst und sozialer Beziehungsstörung. Eine Alternative bietet der ***Nisonger Beurteilungsbogen für das Verhalten von Kindern*** **mit** ***Behinderung*** **(NCBRF)** mit Subskalen zu oppositionell-aggressivem Verhalten, sozialer Unsicherheit, Hyperaktivität, zwanghaftem, selbstverletzendem Verhalten, Reizempfindlichkeit (Sarimski und Häßler 2023).

Grundlage für die Behandlungsplanung problematischer Verhaltensweisen (z. B. selbstverletzendes Verhalten) ist die genaue Verhaltensdiagnostik mit funktionaler Analyse der auslösenden, aufrechterhaltenden und verstärkenden Bedingungen anhand der Verhaltensbeobachtung und differenzierten Explorationen. Hierfür können **ABC[1]-Protokolle** Verwendung finden.

EXKURS

1: Bedeutung von Früherkennung

Diagnostische Verfahren werden erst mit zunehmendem Alter des Kindes immer zuverlässiger. Dagegen sind **Frühinterventionen,** die bereits **während der sensiblen Entwicklungsphasen der einzelnen Bereiche** erfolgen, ganz besonders effektiv. Sie beinhalten spezifische Behandlungsansätze sowie Förder-, Beratungs- und Unterstützungsangebote für die Bezugspersonen und können direkt aus den Befunden der **Früherkennung** abgeleitet werden.

Die frühe und präzise diagnostische Erfassung von Symptomen – einschließlich des Ausprägungsgrades der betroffenen Funktionsebenen sowie interpersoneller Schwierigkeiten, Risiken und auch Ressourcen – ist entscheidend, um **erste Anzeichen von Entwicklungsabweichungen** rechtzeitig zu erkennen. Ein Beispiel hierfür ist das ausgeprägte Zurückbleiben in der rezeptiven und expressiven Sprachentwicklung, das sehr häufig das erste Anzeichen einer Störung der Intelligenzentwicklung ist.

Diese ersten diagnostischen Hinweise auf Entwicklungsabweichungen sind einerseits erforderlich, um im Weiteren anhand von organischen Markern behandelbare Erkrankungen zu identifizieren und rechtzeitig gezielt **kurativ zu behandeln.** Andererseits ermöglichen sie die rechtzeitige Einleitung eines individuellen, ganzheitlichen und **teilhabeorientierten Förder- und Therapieansatzes.** Dazu zählen **Frühförderung, Heilpädagogik, Elternberatung und entwicklungsfördernde Milieugestaltung.**

Neben der gezielten Förderung des Kindes können hierdurch auch sekundäre Fehlentwicklungen, wie die Ausbildung und Fixierung von inadäquaten Verhaltensmustern und psychischen Störungen, vermieden und begrenzt werden.

Frühdiagnostik bildet damit die Schnittstelle zwischen medizinischer Evaluation, therapeutischer Intervention und entwicklungsorientierter **Prävention,** was eine nachhaltige Unterstützung der kindlichen Entwicklung ermöglicht.

---

[1] Antecedent-Behavior-Consequences

Differenzialdiagnosen

Differenzialdiagnostisch sind abzugrenzen:

- Niedrige Intelligenz oder „Lernbehinderung" (IQ 84–70: In der ICD-11 entspricht dies keiner Störung mehr, ehemals ICD-10: F81.9)
- Autismus-Spektrum-Störung ohne IM
- Sprachentwicklungsstörungen, auch andere umschriebene Entwicklungsstörungen
- Kommunikations-, sensorische oder motorische Beeinträchtigungen
- Erworbene Beeinträchtigung der intellektuellen Fähigkeiten, z. B. kindliche Demenzen (Heller), schwere kognitive Störungen nach Komplextraumatisierung, kognitive Basisstörung bei Schizophrenie
- Verhaltensstörungen
- Niedriges Alphabetisierungsniveau
- Mangelnde Beherrschung der Landessprache

1.2.2 Komorbidität

Die Vulnerabilität bei Kindern und Jugendlichen mit einer Störung der Intelligenzentwicklung ist besonders hoch für das Auftreten komorbider somatischer und psychischer Erkrankungen sowie für Verhaltensstörungen. Hierzu tragen im Sinne des biopsychosozialen Modells genetische, körperliche, psychische und soziale Faktoren bei. Letztere begründen sich auf dem Boden der meist eingeschränkten kommunikativen, emotionalen und sozialen Kompetenzen der Betroffenen, fehlender protektiver Faktoren und Problemen bei der Bewältigung schwieriger Lebensereignisse. Stressinduzierende Lebensereignisse, Traumatisierungen und Stigmatisierungen spielen somit bei der Genese und der Ausprägung komorbider Symptomatik und Störungen eine große Rolle.

MERKE

Eine sorgfältige Diagnostik der begleitenden somatischen und psychischen Erkrankungen und die klinische Beurteilung und Abgrenzung von Symptomen, Verhaltensauffälligkeiten bzw. -änderungen und deren möglichen Ursachen erfordert eine besondere Expertise und ein Verständnis des Kontextes, da sie schwerer zu erfassen sind und oft von typischen Manifestationsmustern abweichen (Luckasson et al. 2015).

Somatische Erkrankungen

Bei Kindern und Jugendlichen mit einer Störung der Intelligenzentwicklung zeigen sich einige **somatische Krankheitsbilder** häufiger; dieses Risiko nimmt mit der Schwere der IM und dem Vorhandensein einer körperlichen Beeinträchtigung zu. Sie leiden ca. 25-fach häufiger an einer Epilepsie (30–50 % vs. 0,5 % in der Allgemeinbevölkerung; Robertson 2015) als Folge einer frühkindlichen Hirnschädigung oder im Rahmen eines genetischen Syndroms als gemeinsame pathophysiologische Grundlage. Deutlich häufiger als bei Menschen mit regelhafter Intelligenzentwicklung treten andere neurologische Erkrankungen, Schmerzsyndrome, gastrointestinale, orthopädische, kardiovaskuläre Erkrankungen, Zahnprobleme und weitere auf. Einige dieser Erkrankungen sind Folge eines geringeren Gesundheitsbewusstseins oder mangelnder somatischer Versorgung; orthopädische Probleme sind häufig die Folge von neurologischen Bewegungs- oder Haltungsstörungen.

Schmerzsyndrome können Ausdruck chronischer Schmerzen oder erhöhter Schmerzsensitivität nach Ausbildung eines „Schmerzgedächtnisses" sein, z. B. nachdem starke, akute Schmerzen nicht erkannt und somit nicht ausreichend behandelt werden konnten. Hierfür besteht bei Kindern und Jugendlichen mit einer Störung der Intelligenzentwicklung ein deutlich erhöhtes Risiko, da bei ihnen aufgrund eingeschränkter kognitiver und körperlicher Integrationsfähigkeit und teils unzureichender Mitteilungsfähigkeit akute Schmerzen leicht übersehen werden können.

CAVE

Bei neu auftretenden, meist expansiven Verhaltensstörungen sollte ursächlich immer an eine Schmerzsymptomatik gedacht werden, vor allem bei starken Einschränkungen in der Kommunikationsfähigkeit und Wahrnehmung.
Vor und während schmerzhaften Zuständen oder Eingriffen sind neben der ausreichenden Analgesie eine gute Vorbereitung und Begleitung durch angepasste, z. B. visualisierte, Erklärungen und die Einordnung der Situation unbedingt notwendig.

Psychische Erkrankungen

Kinder und Jugendliche mit einer Störung der Intelligenzentwicklung leiden **3- bis 4-mal häufiger** als gleichaltrige, durchschnittlich intelligente Kinder und Jugendliche an komorbiden psychischen Störungen (Sarimski und Häßler 2023).

Die **Prävalenz** behandlungsbedürftiger Störungen des Verhaltens und Erlebens bzw. psychopathologischer Symptomatik liegt bei ca. 30–40 % (Einfeld et al. 2011). Im Erwachsenenalter leiden dann 10,8 bis über 33 % der Betroffenen an psychischen Störungen (Mazza et al. 2020). Die Angaben zur Prävalenz psychischer Erkrankungen bei Kindern und Jugendlichen mit einer Störung der Intelligenzentwicklung variieren in den internationalen Studien (Totsinka 2022; Bucley et.al. 2020). Dies ist begründet durch unterschiedliche Diagnoseverfahren, durch unterschiedliche Auslegung der Diagnosekriterien und unterschiedliche Merkmale der Stichprobe (z. B. Einschluss genetischer Syndrome, tiefgreifender Entwicklungsstörungen; Schweregrad der Intelligenzentwicklungsstörung). Erkrankungsrisiko und Phänomenologie psychischer Störungen sind vom Schweregrad der Intelligenzentwicklungsstörung sowie von ihrer Ätiologie und Komorbidität abhängig.

MERKE

Die diagnostische Einordnung psychischer Störungen ist bei Kindern und Jugendlichen mit einer Störung der Intelligenzentwicklung erschwert.
Einschränkungen ihrer Introspektionsfähigkeit und begleitende Kommunikations- und Sprachstörungen erschweren die Berichterstattung über innere Zustände und führen zu **Underreporting.** Richtungweisende Verhaltensauffälligkeiten können als Ausdruck der IM fehlgedeutet werden („**diagnostic overshadowing**"), was dazu führt, dass psychische Erkrankungen unterdiagnostiziert bleiben.
Umgekehrt können Verhaltensstörungen **auch zu einer Überdiagnostizierung** bestimmter Störungen führen. So kommt es z. B. zu untrennbaren Überschneidungen zwischen den Kernsymptomen der ADHS und dem häufigen Erscheinungsbild der Intelligenzentwicklungsstörung an sich. Auch ist die **Psychopathologie** bei einem niedrigeren intellektuellen Funktionsniveau und deutlich jüngerem mentalen Entwicklungsalter weniger differenziert und charakteristisch, und lässt sich den Leitsymptomen und Diagnosekriterien psychiatrischer Störungsbilder nicht eindeutig und valide zuordnen.

Die häufigsten diagnostizierten psychischen Störungen sind **Aufmerksamkeitsdefizit- und Hyperaktivitätsstörung (ADHS),** Angststörungen wie **generalisierte Angststörung** und **soziale Phobie** sowie **Probleme mit Gleichaltrigen** bzw. Störungen des Sozialverhaltens (Bucley et al. 2020). Bei **leichten und mittelgradigen Störungen** der Intelligenzentwicklung zeigt sich das gleiche Spektrum psychischer Erkrankungen wie in der Allgemeinbevölkerung.

Affektive Störungen treten entsprechend der Entwicklungspsychopathologie bei zunehmender Schwere der Intelligenzentwicklungsstörung mit untypischer Symptomatik (z. B. Agitation, Fremdaggression bei depressiver Störung) in Erscheinung.

Bei **schwereren Störungen** der Intelligenzentwicklung zeigen sich insbesondere **Pica, Ausscheidungs-, Fütter-** und **Regulationsstörungen.**

Spezifische Phobien, eine **Panikstörung** und auch eine **Autismus-Spektrum-Störung** (ASS) treten schweregradunabhängig auf (Tonnsen et al. 2016). Bei 4,5–25,1 % der betroffenen Kinder wird eine ASS diagnostiziert (Totsinka 2022).

Kinder und Jugendliche mit einer Störung der Intelligenzentwicklung erkranken bis zu 50-mal häufiger an **psychotischen Störungen** als gleichaltrige, durchschnittlich intelligente Kinder und Jugendliche (Stanfield und Hassiotis 2023). Ein besonders hohes Risiko für **Impulskontrollstörungen** und **psychotische Störungen** besteht bei komorbider Epilepsie und bestimmten genetischen Syndromen.

Kinder und Jugendliche mit Störung der Intelligenzentwicklung haben ein zu 25–75 % erhöhtes Risiko für **Traumatisierungen.** Bei entsprechenden abhängigen und symbiotischen Beziehungen oder (beidseitig) erschwerter Ablösung können Trennungserlebnisse bereits zu **reaktiven Störungen** führen.

Auch im alltäglichen und begleiteten Umgang erleben sie häufiger **Ereignisse, die für sie mit grenzüberschreitenden Handlungen** verbunden sind. Solche Erfahrungen können traumatisierend wirken, da Situationen oft nicht richtig erfasst, verstanden und meist auch nicht aktiv beeinflusst werden können. Zudem sind die Kinder und Jugendlichen oft besonders gutgläubig und leichter verführ- und manipulierbar.

Ein besonders hohes Traumatisierungsrisiko in der psychosozialen Entwicklung besteht aber darin, dass sie in alarmierend hohem Ausmaß von Gewalt betroffen sind. Die weltweite Prävalenz von Gewalt (physisch, emotional, sexuell und Vernachlässigung) bei Kindern mit kognitiven Beeinträchtigungen liegt bei über einem Drittel (33 %). Damit haben sie, verglichen mit nicht beeinträchtigten Gleichaltrigen, ein mehr als doppelt so hohes Risiko, Opfer von Gewalt zu werden (Fang et al. 2022). Das Risiko, **Opfer sexueller Gewalt** zu werden, ist 3,5-mal höher als das nicht betroffener Mädchen und Jungen (Daigneault et al. 2023). Zudem werden sie nicht nur häufiger Opfer von Viktimisierung, sondern sind mit höherer Wahrscheinlichkeit wiederholter Viktimisierung ausgesetzt, weil der Missbrauch oft nicht gemeldet oder ignoriert wird.

Daraus erklärt sich die 4-fach erhöhte Lebenszeitprävalenz für die Entwicklung einer **posttraumatischen Belastungsstörung** und anderer (komplexer) Traumafolgestörungen, aber auch für **psychotische Störungen** (Schipper-Eindhoven et al. 2024; McNally et al. 2021).

MERKE

Besonders wichtig ist bei Kindern und Jugendlichen mit Störung der Intelligenzentwicklung eine **traumasensible Betreuungsgestaltung** und Begleitung, insbesondere in Situationen, die sexualisierte Grenzüberschreitungen erleichtern, wie pflegerische Handlungen, medizinische Maßnahmen etc., oder bei Hinweisen auf Überforderung bei den Betreuungspersonen.

Weniger häufig als in der Allgemeinbevölkerung, aber psychosozial und für die Prävention im Kindes- und Jugendalter höchst relevant, liegt bei ca. 0,5–2 % aller Erwachsenen mit einer Störung der Intelligenzentwicklung ein **meist in der Adoleszenz beginnender Substanzmissbrauch** vor (van Duijvenbode und VanDerNagel 2019; Pålsson-Notini et al. 2024).

Verhaltensstörungen

Sozial oder kulturell unangemessenes Verhalten, das die Betroffenen selbst oder andere belastet oder gefährdet und deren Integration in die Gemeinschaft einschränkt und das mit der Störung der Intelligenzentwicklung in Zusammenhang steht und nicht Teil einer psychischen Störung ist, liegt **bei 17–24 % der Kinder und Jugendlichen mit Störung der Intelligenzentwicklung** (Einfeld et al. 2011) und bei bis zu 45,3 % der erwachsenen Betroffenen vor (Schützwohl et al. 2016) und ist somit um das 10-Fache häufiger als bei Nichtbetroffenen.

Neben den Einschränkungen der **intellektuellen Fähigkeiten** spielen bei der Entstehung teils schwerster Verhaltensauffälligkeiten das **Vorhandensein komorbider Störungen** (z. B. wenn zusätzlich eine Epilepsie, Traumafolge- oder Autismus-Spektrum-Störung vorliegt; Tonnsen et al. 2016) und die **adaptive Störung** durch Beeinträchtigung von Kommunikation, Partizipation und (sozio-)emotionaler Reife eine wichtige Rolle. Begünstigt wird die Entwicklung von Verhaltensstörungen, wenn **zusätzlich ungünstige soziale Entwicklungsbedingungen,** psychosoziale Belastungen wie dysfunktionale Familienbeziehungen, soziale Isolation, psychische Störungen oder Krankheiten der Eltern (Robinson et al. 2018) oder zusätzlich somatische oder psychische Erkrankungen vorliegen.

Besonders gravierend, da sie Inklusion und Teilhabe verhindern können, sind **sozial exkludierende Verhaltensauffälligkeiten** wie Einnässen, Einkoten und Kotschmieren; Sich-öffentlich-Entkleiden, sexuell unangemessenes Verhalten; Rumination (Essen wieder hochwürgen), Pica (Essen von Nichtessbarem), oppositionell-verweigerndes Verhalten sowie **expansiv-aggressive Verhaltensauffälligkeiten** wie sach-, verbal-, fremdaggressives und selbstverletzendes Verhalten, Spucken, Hyperaktivität und Impulsivität.

Darüber hinaus liegen bei bestimmten genetischen Syndromen oft charakteristische Verhaltensmerkmale vor.

EXKURS

2: Verhaltensphänotypen als Ursache von Verhaltensauffälligkeiten und psychische Störungen

Genetisch bedingte Störungen führen häufig zu Syndromen mit Störungen der Intelligenzentwicklung, charakteristischen Fehlbildungen, Multiorganerkrankungen, Krankheitsvulnerabilität und insbesondere zu **charakteristischen Verhaltensauffälligkeiten und psychischen Störungen,** deren Auftreten weitgehend unabhängig von äußeren Bedingungen oder Komorbiditäten ist.

Beispiele für genetische Syndrome und deren Verhaltensphänotypen und häufige psychische Erkrankungen:

- **Trisomie 21 (Down-Syndrom):** meist freundliches, sozial offenes Verhalten, Defizit im verbalen Kurzzeitgedächtnis, Anpassungsschwierigkeiten, psychomotorische Unruhe, Aufmerksamkeitsprobleme, ADHS, Autismus-Spektrum-Störung, im Alter häufig Demenz
- **Fragiles-X-Syndrom:** ADHS- und Autismus-ähnliche Verhaltensweisen. Wiederholungen von Worten, Sätzen oder Bewegungen, mangelnde Impulskontrolle, Selbstverletzungen, Probleme in der Informationsver-

arbeitung, bei Mädchen auch Depression und Rückzug
- **Prader-Willi-Syndrom:** ab dem 3. Lebensjahr extreme Hyperphagie mit aggressiver Nahrungssuche, psychotische Symptome und Tagesschläfrigkeit, zwanghaftes Verhalten, Selbstverletzungen
- **Williams-Beuren-Syndrom:** distanzlose Freundlichkeit, auch Fremden gegenüber, allgemein vermehrte Ängstlichkeit
- **Angelman-Syndrom:** puppenartige Bewegungen, eine heitere bis fröhliche Grundstimmung mit häufig situationsinadäquatem Lachen, Epilepsie
- **Cornelia-de-Lange-Syndrom:** stereotypes Verhalten, Situationsverharren, Beißen (auch in die eigenen Gliedmaßen)
- **Cri-du-Chat-Syndrom:** Schaukeln des Körpers, Echolalie, selbstverletzendes Verhalten
- **Smith-Magensis-Syndrom:** Objekte zum Mund führen, eingeschränkte Interessen, Perseverationen, in die Hand beißen, Schlafstörungen
- **Turner-Syndrom:** Antriebslosigkeit, Aufmerksamkeitsprobleme, Dyskalkulie, Probleme mit visuell-räumlichem Arbeitsgedächtnis
- **Mikrodeletionssyndrom 22q11:** affektive Störungen und Psychosen

Bei den Betroffenen sind eine sorgfältige kinder- und jugendpsychiatrische **Diagnostik** und Verhaltensanalyse angezeigt, auch wenn sie zu dem charakteristischen Verhaltensphänotyp gehören.

Insbesondere bei selbst- und fremdschädigenden Verhaltensstörungen stehen zwar **Schutzmaßnahmen** im Vordergrund der Intervention (z. B. Helm, Schutzkleidung, Polsterungen). Oft können aber verstärkende Situationsbedingungen oder soziale Konsequenzen identifiziert und durch ein spezifisches **Kontingenzmanagement** modifiziert werden, sodass hierdurch die Auftretenswahrscheinlichkeit reduziert werden kann. Dies konnte in einer Studie von Paclawskyi (2010) bei Kindern mit Stereotypien und selbstverletzenden Verhaltensweisen im Zusammenhang mit Cornelia-de-Lange-Syndrom, Smith-Magenis-Syndrom, Prader-Willi-Syndrom, Rett-Syndrom und Down-Syndrom gezeigt werden.

1.3 Ätiologie

In ca. **50–60 %** aller Fälle lässt sich **keine** eindeutige **Ursache** für die Störung der Intelligenzentwicklung feststellen. Dies betrifft insbesondere die häufigste Form, die leichtgradige Intelligenzminderung. Sie kann in vielen Fällen als eine **häufige Variation innerhalb der normalen Intelligenzverteilung** angesehen werden, was darauf hindeutet, dass Intelligenzminderung nicht immer auf eine krankhafte oder pathologische Ursache zurückzuführen ist.

Schädigende psychosoziale und soziokulturelle Einflüsse spielen bei den leichtgradigen Intelligenzminderungen und in 32–55 % aller Fälle ursächlich auch eine Rolle, z. B. als Vulnerabilitäts- oder als Risikofaktor für die Ausprägung des Schweregrades. Das sind bspw. frühkindliche Traumatisierung, schwere soziale, motorische oder sensorische Deprivation (z. B. durch körperliche Einschränkungen wie Lähmungen, Blind- oder Taubheit oder auch durch schädliche soziale und familiäre Interaktion wie Überbehütung, fehlende Stimulation des Kindes oder Absonderung), fehlendes Lernangebot von Copingstrategien, adaptiven Fähigkeiten und Bewertungssystemen und medizinisch-pädagogischen Versorgungsstrukturen.

Als Ursache **mittelgradiger und schwerer Intelligenzstörungen** werden überwiegend **biologisch-genetisch-organische Einflüsse** angesehen, wobei diese in verschiedenen Studien mit unterschiedlichen Prozentsätzen angegeben werden. Wie eine aktuelle Untersuchung von Genç et al. (2023) verdeutlicht, stehen genetische Variationen mit spezifischen **Hirneigenschaften** (z. B. Volumen des präfrontalen Kortex, Organisation von Hirnnetzwerken [vor allem solcher, die mit exekutiven Funktionen, Gedächtnis und Sprachfähigkeit assoziiert sind], neuronale Plastizität, weiße und graue Substanz) in Verbindung, welche die Intelligenz beeinflussen können. Diese Studie hebt hervor, dass genetische Faktoren einen signifikanten Einfluss auf die Hirnstruktur und Hirnfunktion haben, was die kognitiven Fähigkeiten beeinflussen kann (Genç et al. 2023). Darüber hinaus kommen noch **viele unterschiedliche exogene Ursachen** mit schädigendem Einfluss auf das Zentralnervensystem infrage: **Pränatal** kommen bspw. chemische Noxen wie Nikotin, Medikamente, Strahlen und andere Umweltbelastungen, Infektionen während der Schwangerschaft und angeborene Fehlbildungen des Gehirns in Betracht. **Perinatal** können Geburtstraumata, Sauerstoffmangel, Frühgeburtlichkeit, Infektionen, eine unbehandelte angeborene Stoffwechselstörung oder **postnatal** Schädel-Hirn-Traumata, Entzündungen oder Tumoren eine intellektuelle Entwicklungsstörung zur Folge haben.

1.4 Behandlung

Psychopharmakologische und psychotherapeutische Interventionen erfolgen im Zusammenhang mit psychischen Störungen oder Verhaltensstörungen bei Kindern und Jugendlichen mit Intelligenzminderung. **Multimodale Ansätze** als Kombination aus verschiedenen therapeutischen Maßnahmen, einschließlich sozialer Unterstützung und pädagogischer Förderung, wird als effektiv angesehen, um den individuellen Bedürfnissen der Betroffenen gerecht zu werden. Die Leitlinie unterstreicht zudem die Bedeutung einer engen und kooperativen interdisziplinären Zusammenarbeit und die Berücksichtigung des sozialen und institutionellen Umfelds bei der Planung und Durchführung therapeutischer Maßnahmen im Sinne eines biopsychosozialen Modells. Ziel ist es, die gesellschaftliche Teilhabe der Betroffenen zu fördern und ihre Lebensqualität zu verbessern.

1.4.1 Pharmakotherapie

Die Psychopharmakotherapie kann zur Behandlung komorbider psychiatrischer Störungen oder zur Beeinflussung von Verhaltensauffälligkeiten als Teil eines individuellen, multimodalen Gesamtbehandlungskonzepts ergänzend eingesetzt werden. Zu den häufig verabreichten Medikamenten gehören **Stimulanzien, Antipsychotika, Antidepressiva, Anxiolytika** und **Phasenprophylaktika.**

Komorbide psychiatrische Erkrankungen werden grundsätzlich **nach den Leitlinien der Fachgesellschaft** behandelt. Handlungsleitend ist die richtige Diagnose auf der Grundlage einer vielschichtigen und zeitaufwendigen Diagnostik.

CAVE

Bei **Verhaltensstörungen** sollten sich die Interventionen aufgrund der fehlenden Zulassung und Evidenz der meisten Psychopharmaka im Kindes- und Jugendalter auf psychotherapeutische Behandlungsalternativen und entwicklungsangemessene Milieugestaltung beschränken.

Aufgrund der erhöhten Sensitivität und Vulnerabilität von Kindern und Jugendlichen mit Intelligenzentwicklungsstörungen ist zu empfehlen, bezüglich der Initialdosis und der Aufdosierungsschritte nach dem Prinzip **„start slower, go lower"** vorzugehen. Der langsame Start ermöglicht ein besseres **Monitoring.** Die Wirkung und Nebenwirkungen des Medikaments müssen sorgfältig überwacht und die Dosierungen individuell angepasst werden. Neben einer **langsameren Anpassung** an Medikamentenaufnahme und -verstoffwechselung ist zu berücksichtigen, dass aufgrund der eingeschränkten Fähigkeit, auf Veränderungen schnell zu reagieren, auch eine veränderte innere Homöostase durch zu schnelle Dosissteigerung zu Überforderung, Verwirrung, Angst oder anderen stressbedingten Reaktionen führen kann. Daher sollte ein langfristig verordnetes Medikament in den kleinstmöglichen Schritten **über Monate ausgeschlichen** werden.

Auch ist eine **geringere Erhaltungsdosis** bei Kindern und Jugendlichen mit Intelligenzentwicklungsstörungen häufig **effektiver und sicherer** als bei nicht betroffenen Altersgenossen. Die **erhöhte Empfindlichkeit gegenüber Medikamenten** bei Kindern- und Jugendlichen mit Intelligenzentwicklungsstörungen führt dazu, dass sie im Gegensatz zu nicht betroffenen Gleichaltrigen bei gleicher Dosis **stärkere Nebenwirkungen** erfahren können. Bei zusätzlichen Kommunikationsstörungen kann es auch hier zu einem **„diagnostic overshadowing"** (➤ Kap. 1.2.2) kommen, indem z. B. EPS mit okulogyrer Krise als Stereotypien fehlgedeutet oder Akathisien mit ungerichteter Hyperaktivität verwechselt werden. Andererseits kann aufgrund anders verlaufender Verstoffwechselung der Psychopharmaka (**veränderte Pharmakokinetik**) eine niedrigere Dosis oft ausreichend sein, um die gewünschte therapeutische Wirkung zu erzielen.

Die gleichzeitige Anwendung mehrerer Psychopharmaka (**Polypharmazie**) bei Menschen mit Intelligenzstörungen, insbesondere bei Verhaltensstörungen und bei nicht oder fehldiagnostizierten psychiatrischen Störungen, und die Verordnung von Antipsychotika ohne diagnostizierte psychische Erkrankung sind häufig. Studien hierzu liegen für das Erwachsenenalter vor. Die Medikation sollte daher regelmäßig und kritisch auf ihre Notwendigkeit und Wirksamkeit überprüft werden.

Darüber hinaus muss stets berücksichtigt werden, dass die meisten Psychopharmaka bei Kindern und Jugendlichen mit Intelligenzentwicklungsstörungen **dreifach „off-label"** eingesetzt werden: Sie werden oft nicht nur außerhalb der **Alterszulassung,** sondern auch häufig außerhalb der zugelassenen **Indikationen** und zudem ohne spezifische Zulassung für die Behandlung von Verhaltensstörungen bei Störungen der Intelligenzentwicklung angewendet. Dies bedeutet, dass für das betreffende Medikament keine Zulassungsstudien für diese **Patientengruppe** vorliegen.

Dies erfordert neben einer sorgfältigen Abwägung von Nutzen und Risiken sowie einer umfassenden Aufklärung der Sorgeberechtigten auch die gemeinsame, genaue Festlegung und im Idealfall Operationalisierung der **Zielsymptomatik.**

Die Datenlage zur Anwendung einzelner Substanzen bei Kindern und Jugendlichen mit Intelligenzstörungen ist insgesamt begrenzt. Die vorhandenen Studien sind oft klein angelegt und weisen methodische Einschränkungen auf.

Die **aktuelle Leitlinie** (AWMF-Registernummer 028-042; Stand: 2021) empfiehlt den **Einsatz von Psychopharmaka** als Ergänzung zu nicht-medikamentösen Interventionen vor allem bei einem hohen Risiko für **Selbst- und Fremdgefährdung.** Zu den Zielsymptomen gehören:

- Fremd- und eigenaggressives Verhalten
- Stereotypien
- Hyperaktivität
- Schwere Affektregulationsstörungen

Antipsychotika/Neuroleptika

Atypische Antipsychotika bei Verhaltensproblemen

Das **einzige** zur Behandlung von Verhaltensauffälligkeiten bei Kindern und Jugendlichen mit Intelligenzstörungen **zugelassene Antipsychotikum für die Kurzzeitbehandlung (bis zu 6 Wochen)** ist **Risperidon: (0,25–2 mg/Tag).**

Es konnten signifikant positive Effekte von Risperidon bei Verhaltensauffälligkeiten wie Reizbarkeit, Aggression sowie disruptiven und selbstverletzenden Verhaltensweisen bei Kindern mit Entwicklungsstörungen belegt werden. Nebenwirkungen wie Gewichtszunahme, erhöhter Appetit und Sedierung sind jedoch relevant; extrapyramidal-motorische Nebenwirkungen traten nur vereinzelt auf (Maneeton et al. 2018).

Zuclopenthixol bei aggressivem Verhalten ist bei Minderjährigen nicht zugelassen und ein typisches Antipsychotikum mit kombinierter D_1/D_2-Rezeptor-Antagonistenwirkung. Eine offene Studie mit 15 Kindern und Jugendlichen im Alter von 5 bis 18 Jahren zeigte nach einer 12-wöchigen Behandlung mit Zuclopenthixol (bis zu 26 mg/Tag) eine signifikante Reduktion von Verhaltensauffälligkeiten wie Hyperaktivität, Aggression und Wutausbrüchen. Die Behandlung wurde insgesamt gut vertragen (Spivak et al. 2001). In einer weiteren Untersuchung wurden 39 Jungen mit Lernbehinderungen über einen Zeitraum von 6 Wochen mit Zuclopenthixol behandelt. Bei denjenigen, die positiv auf die Behandlung ansprachen, führte ein abruptes Absetzen des Medikaments zu einer Zunahme aggressiven Verhaltens, während die Fortsetzung der Therapie stabile Verbesserungen zeigte. Die durchschnittliche Dosis lag unter 10 mg/Tag (Hässler et al. 2014).

Eine systematische Übersichtsarbeit hebt hervor, dass **Antipsychotika** zur kurzfristigen Reduktion von Verhaltensstörungen bei Kindern mit Entwicklungs- und Intelligenzstörungen wirksam sein können. Allerdings wird betont, dass die Evidenzbasis schwach ist und weitere qualitativ hochwertige Studien erforderlich sind, um fundierte Empfehlungen aussprechen zu können (Bowring et al. 2015).

Stimulanzien/Nichtstimulanzien

Die Behandlung von ADHS bei Kindern mit Intelligenzentwicklungsstörungen ist häufig komplex. Eine Metaanalyse zeigt, dass **Methylphenidat** (MPH) grundsätzlich wirksam ist, jedoch mit reduzierter Effektstärke und eingeschränkter Verträglichkeit im Vergleich zu Kindern ohne Störungen der Intelligenzentwicklung (Sturmey et al. 2019).

Sheehan et al. (2020) zeigen, dass MPH und Atomoxetin bei ADHS-Symptomatik auch bei Intelligenzentwicklungsstörungen wirksam sind, teils jedoch in höheren Dosierungen. Zu Alternativen wie Guanfacin oder Clonidin ist die Datenlage derzeit noch unzureichend.

Die systematische Übersichtsarbeit von Tarrant et al. (2018) untersuchte die Wirksamkeit von MPH bei der Behandlung von ADHS bei Kindern und Jugendlichen mit intellektuellen Beeinträchtigungen. Es wurden 15 Artikel aus 13 Studien analysiert. Die Ergebnisse zeigten, dass etwa 40–50 % der Kinder und Jugendlichen mit Intelligenzentwicklungsstörungen positiv auf MPH ansprachen, im Vergleich zu einer Ansprechrate von 70–80 % bei nicht betroffenen Kindern.

Antidepressiva

- **Selektive Serotonin-Wiederaufnahmehemmer:** Der Effekt von SSRIs auf Verhaltensstörungen bei Menschen mit Intelligenzstörungen ist nicht belegt.
- **Clomipramin und Paroxetin:** In kleinen Studien zeigten diese Medikamente bei Erwachsenen positive Effekte bei der Behandlung von Verhalten sauffälligkeiten.

Stimmungsstabilisierer

Berichte weisen auf positive Effekte von **Valproat** und **Topiramat** bei Verhaltensauffälligkeiten hin, es fehlen jedoch kontrollierte Studien.

Weitere Substanzen

Der Opioidantagonist **Naltrexon** reduzierte selbstverletzendes Verhalten in wenigen Studien in fast 50 % der Fälle. Gleichzeitig wird in Übersichtsarbeiten betont, dass die Evidenzbasis weiterhin begrenzt ist und kontrollierte Studien mit größeren Stichproben fehlen. Daher wird Naltrexon bisher nur in Einzelfällen und bei fehlendem Ansprechen auf verhaltenstherapeutische Interventionen als Off-Label-Option in Erwägung gezogen. Keine Evidenz liegt für die Anwendung bei Kindern und Jugendlichen vor.

1.4.2 Psychotherapie

Mit den **basalen Voraussetzungen** für die Arbeit mit Menschen mit Intelligenzstörungen sind Kinder- und Jugendpsychiater*innen und Kinder- und Jugendpsychotherapeut*innen aufgrund ihres Fachprofils bereits bestens vertraut. Sie ist im Kern **entwicklungssensibel.** Neben der diagnostischen Einschätzung richten sich Therapieplanung, Sprache und therapeutische Maßnahmen **stets nach dem individuellen kognitiven und emotionalen Entwicklungsstand der Patienten.** Die Gesprächsführung wird individuell angepasst, indem die Kommunikation durch den gezielten Einsatz von Objekten, Visualisierungen und erfahrungsorientierten Elementen unterstützt und vereinfacht wird. Die psychotherapeutische Arbeit erfordert oft eine aktivere und stärker direktiv-strukturierende Vorgehensweise, eine Vereinfachung und Anpassung einzelner therapeutischer Grundelemente des jeweiligen psychotherapeutischen Verfahrens und **kurze therapeutische Einheiten in möglichst hoher Frequenz.**

Charakteristisch sind zudem die **multiperspektivische** Herangehensweise und die **Kontexteinbindung:** Neben der Verhaltensbeobachtung und Exploration fließen Informationen aus dem Umfeld – insbesondere von Eltern, Lehrkräften und weiteren Bezugspersonen gleichermaßen in die klinische Beurteilung ein, und **Bezugspersonen werden häufig aktiv cotherapeutisch in die Behandlung eingebunden.** Bei der Planung und Durchführung der therapeutischen Maßnahmen werden Belastungen, Risikofaktoren sowie vorhandene Ressourcen und der **individuelle Unterstützungsbedarf** im sozialen und institutionellen Umfeld systematisch einbezogen.

Therapiematerialien

Trotz der entscheidenden methodischen Flexibilität und Anpassungsnotwendigkeit der Therapeutinnen und Therapeuten an die individuellen Gegebenheiten können vorgefertigte Therapiematerialien hilfreich sein. Es stehen einige deutschsprachige Therapiematerialien zur Verfügung, die für die psychotherapeutische Arbeit mit Jugendlichen und jungen Erwachsenen mit einer Störung der Intelligenzentwicklung geeignet sind:

- **Verhaltenstherapie bei jungen Menschen mit kognitiven Einschränkungen** (Bergmann 2019)
  Die **Besonderheiten** der Psychotherapie mit Kindern und Jugendlichen mit einer Störung der Intelligenzentwicklung werden vor einem verhaltenstherapeutischen Hintergrund aufgegriffen. **Interventionsmöglichkeiten** werden dargestellt. Darüber hinaus wird die **spezifische Psychotherapie ausgewählter Störungsbilder** ausführlich erläutert.
- **DBToP-gb-Manual für die Gruppenarbeit** (Elstner et al. 2012)

Es handelt sich um ein Fertigkeitentraining zur **Behandlung emotionaler Instabilität bei Menschen mit Störungen der Intelligenzentwicklung,** das sich aus der Dialektisch-Behavioralen Therapie (DBT) nach Marsha Linehan ableitet. Es ist in seiner Komplexität stark vereinfacht und an die Bedürfnisse von Menschen mit Störungen der Intelligenzentwicklung angepasst worden. Die Arbeitsblätter sind überwiegend illustriert und sprachfrei. Das Manual besteht aus den Einheiten **Stresstoleranz, Innere Achtsamkeit, Emotionsregulation und Interpersonelle Kompetenzen** und enthält eine Einheit zur Information der Bezugspersonen.

Da für die therapeutische und cotherapeutische Arbeit mit Jugendlichen und jungen Erwachsenen mit Angst und depressiven Syndromen keine altersspezifisch grundlegend abweichenden Interventionen erforderlich sind, lassen sich viele der in den zwei nachfolgenden störungsspezifischen Therapietools enthaltenen Informations- und Arbeitsmaterialien, die sich vorwiegend an Therapeutinnen, Therapeuten und Bezugspersonen richten auch in dieser Altersgruppe gut einsetzen. Altersbezogene, spezifisch erforderliche Anpassungen können in der Praxis durch die Fachkräfte vorrangig auf kontextuell-thematischer, kommunikativer und pädagogischer Ebene erfolgen. Die Arbeitsmaterialien für die Patientinnen und Patienten sind in leichter Sprache verfasst und eher bei leichter IM geeignet:

- **Therapietools Depressionen bei Menschen mit geistiger Behinderung** (Erretkamps et al. 2017)
  Es handelt sich um Arbeitsmaterialien zu den Themen **Diagnostik,** Besonderheiten zu **Beginn der Therapie** und bei **Therapiebeendigung, Aktivitätenaufbau,** Umgang mit **alltäglichen Anforderungen** und **Tagesstrukturierung,** Arbeiten mit **Emotionen** und Steigerung von **Selbstwirksamkeit.**
- **Therapietools Angst bei Menschen mit geistiger Behinderung** (Braun et al. 2023)
  Das Tool enthält Arbeitsmaterialien für die psychotherapeutische Behandlung von Angststörungen bei Menschen mit einer Störung der Intelligenzentwicklung zu den Themen **Diagnostik,** Besonderheiten zu **Therapiebeginn und -abschluss, Psychoedukation, Expositionsübungen, Achtsamkeits-, Sinnes- und Körperwahrnehmungsübungen** und **soziales Kompetenztraining.**

EXKURS

3: Behandlung von posttraumatischer Belastungsstörung (PTBS) bei Kindern und Jugendlichen mit Intelligenzentwicklungsstörung

Weil Menschen mit Intelligenzstörungen, die traumatische Erlebnisse erfahren haben, ein höheres Risiko für die Entwicklung einer PTBS aufweisen, sind das frühzeitige Erkennen und die **gezielte Behandlung** entscheidend für den Behandlungserfolg. Um die Symptome zu identifizieren und gezielte therapeutische Maßnahmen einzuleiten, ist eine enge Zusammenarbeit zwischen Psychotherapeut*innen, Pädagog*innen und Betreuungspersonen notwendig. Die Forschung zur Traumatherapie bei Kindern und Jugendlichen mit Intelligenzentwicklungsstörungen zeigt, dass **Traumafokussierte kognitive Verhaltenstherapie (TF-KVT)** eine vielversprechende Option zur Behandlung von posttraumatischen Symptomen darstellt: Eine Pilotstudie von Ooms-Evers et al. (2021) untersuchte die Anwendung einer intensiven traumafokussierten Behandlung für Kinder und Jugendliche mit **leichter Intelligenzminderung** oder unterdurchschnittlicher Intelligenz. Wie die Ergebnisse zeigen, bewirkte eine speziell angepasste Version der TF-KVT, die **visuelle Hilfsmittel und einfachere Sprache** integrierte, signifikante Verbesserungen der posttraumatischen Symptome. Diese Studie unterstreicht, dass für diese Gruppe eine intensive und differenzierte Therapie erforderlich ist, die **an die kognitiven Fähigkeiten und das emotionale Erleben der Kinder und Jugendlichen angepasst** wird, um eine effektive Traumabehandlung zu gewährleisten.

In der Studie von **Elspeth und Kelleher (2010)** wurde TF-KVT bei Kindern **mit milder bis moderater IM** angewendet und führte zu signifikanten Verbesserungen in der Verarbeitung traumatischer Erlebnisse. Besonders hilfreich waren **visuelle Hilfsmittel und eine vereinfachte Sprache,** die es den Kindern ermöglichten, ihre Traumata besser zu verstehen und zu bearbeiten.

In der Pilotstudie von Kurtz et al. (2017) wurde TF-KVT bei Jugendlichen mit **moderater bis schwerer IM** eingesetzt. Dabei führte eine angepasste Form der TF-KVT, die auf bildbasierte und verhaltensorientierte Techniken zurückgriff, zu einer Reduktion von posttraumatischen Symptomen. Auch hier war eine maßgeschneiderte Therapie entscheidend für den Erfolg.

Hoover et al. (2024) untersuchten die erforderlichen Anpassungen der TF-KVT speziell für traumatisierte Kinder mit IM. In ihrer Studie wurde TF-KVT für diese besonders vulnerable Gruppe angepasst, indem die Therapie mit **visuellen Hilfsmitteln und einer schrittweisen Vorgehensweise** versehen wurde. Die Ergebnisse dieser

Untersuchung bestätigen, dass eine speziell angepasste Form der TF-KVT bei dieser Zielgruppe signifikante Verbesserungen der posttraumatischen Symptome bewirken kann. Die Autoren betonten, dass die **Therapie nicht nur kognitiv, sondern auch emotional und verhaltensorientiert gestaltet werden muss,** um den Bedürfnissen von Kindern und Jugendlichen mit IM gerecht zu werden.

Trotz der positiven Ergebnisse ist **weitere Forschung erforderlich,** um die Langzeitwirkung und die besten Praktiken für die Traumatherapie bei dieser Zielgruppe zu evaluieren. Keesler (2020) hebt hervor, dass es an größeren, methodisch robusteren Studien mangelt, die die Wirksamkeit der verschiedenen traumafokussierten Ansätze eindeutig belegen können. Dennoch sind die bisherigen Ergebnisse vielversprechend und zeigen, dass es möglich ist, Menschen, insbesondere Kindern und Jugendlichen, mit IM durch maßgeschneiderte therapeutische Interventionen zu helfen, ihre traumatischen Erlebnisse zu verarbeiten und ihre Lebensqualität zu verbessern. Für die Umsetzung ist die **Implementierung solcher Ansätze in klinische und schulische Settings notwendig,** um den Zugang zu den spezialisierten Therapien zu ermöglichen.

Behandlung spezifischer Verhaltensstörungen

LEITLINIEN

Empfehlungen zur Behandlung spezifischer Verhaltensstörungen bei Menschen mit einer Störung der Intelligenzentwicklung

Die **S2k-Leitlinie Intelligenzminderung** (Häßler 2016) gibt detaillierte Empfehlungen zur Behandlung spezifischer Verhaltensweisen bei Menschen mit IM, da diese häufig mit der Störung assoziiert sind und sowohl die Lebensqualität der Betroffenen als auch die ihrer Umgebung erheblich beeinflussen können. Die Behandlung dieser Verhaltensweisen erfordert eine sorgfältige biopsychosoziale Diagnostik sowie entsprechend maßgeschneiderte therapeutische Strategien, die auf die individuellen Bedürfnisse und das kognitive Niveau der betreffenden Person abgestimmt sind.

1. Selbstverletzendes Verhalten

Selbstverletzendes Verhalten (SVV) ist eine häufige und belastende Erscheinung bei Kindern und Jugendlichen mit IM. Die AWMF-Leitlinie empfiehlt die Behandlung in mehreren Phasen:

- **Verhaltensanalyse:** Eine gründliche Analyse des selbstverletzenden Verhaltens ist notwendig, um dessen Auslöser und Funktionen zu verstehen. (Nicht selten entstehen sie aus zunächst funktionalem stereotypem Verhalten als Ausdruck früher, unreifer Affektregulation.) Dabei sollten sowohl Umweltfaktoren als auch innere (z. B. emotionale) Faktoren berücksichtigt werden. Dies kann durch direkte Beobachtungen, Interviews und die Anwendung spezifischer Fragebögen erfolgen.
- **Verhaltenstherapie:** Die Interventionen sollten sich auf verhaltenstherapeutische Techniken stützen, um das unerwünschte Verhalten zu reduzieren. Hierzu gehören das Erlernen alternativer Verhaltensweisen und die Verstärkung von positivem Verhalten. Methoden wie die **positive Verstärkung** und die **differenzielle Verstärkung von inkompatiblem Verhalten (DRI)** haben sich als wirksam erwiesen.
- **Pharmakotherapie:** In schwereren Fällen kann der Einsatz von **Antidepressiva** oder **Antipsychotika** erwogen werden, insbesondere wenn andere therapeutische Ansätze nicht ausreichend wirksam sind. Die AWMF-Leitlinie rät jedoch zu einer sorgfältigen Nutzen-Risiko-Abwägung.
- **Multimodale Behandlung:** Die Leitlinie betont auch den Nutzen einer multimodalen Behandlung, inkl. milieutherapeutischer und pädagogischer Maßnahmen, die auf die spezifischen Bedürfnisse der betroffenen Person und ihres sozialen Umfelds abgestimmt wird. Dies umfasst schulische und soziale Integration, therapeutische Programme sowie Unterstützung der Familienangehörigen.

2. Aggressives Verhalten

Aggressives Verhalten stellt eine weitere häufige Verhaltensstörung bei Kindern und Jugendlichen mit Intelligenzminderung dar. Die AWMF-Leitlinien empfehlen einen strukturierten Ansatz:

- **Frühzeitige Intervention:** Das frühzeitige Erkennen von Aggressionsmustern und deren Ursachen ist entscheidend. Oftmals steht aggressives Verhalten im Zusammenhang mit Frustration, Missverständnissen, unerfüllten Bedürfnissen oder der Unfähigkeit, mit Stress umzugehen.
- **Deeskalationstechniken:** Eine wichtige Maßnahme ist die Schulung des Umfelds in Deeskalationstechniken. Die Betroffenen sollten in einem sicheren Umfeld lernen, Konflikte gewaltfrei zu lösen, und erhalten Unterstützung dabei, ihre Emotionen zu regulieren.
- **Verhaltenstherapeutische Ansätze:** Auch bei aggressivem Verhalten kommen verhaltenstherapeutische Techniken zum Einsatz, die auf eine Verstärkung von ruhigem Verhalten und die Entwicklung der sozioemotionalen Kompetenzen abzielen.
- **Pharmakotherapie:** Bei sehr aggressiven Verhaltensweisen, die nicht durch andere Interventionen

kontrollierbar sind, wird der Einsatz von **Antipsychotika** oder **Stimmungsstabilisatoren** wie **Lithium** oder **Valproinsäure** erwogen. Es ist jedoch entscheidend, dass die Medikation mit regelmäßigen Verlaufskontrollen und einer engen Überwachung des Therapieerfolgs einhergeht.

3. Substanzmissbrauch

Substanzmissbrauch tritt bei Kindern und Jugendlichen mit IM seltener auf, kann jedoch, wenn er vorkommt, zu erheblichen Gesundheits- und Verhaltensproblemen führen. Die AWMF-Leitlinie empfiehlt:

- **Individuelle Therapie:** Die Behandlung sollte individuell angepasst werden und sowohl die psychologischen Ursachen des Substanzmissbrauchs als auch die sozialen und familiären Umstände einbeziehen. Es wird geraten, auf spezialisierte Programme zurückzugreifen, die auf die speziellen Bedürfnisse von Menschen mit IM ausgerichtet sind.
- **Psychotherapie:** KVT und andere therapeutische Ansätze zur Verhaltensmodifikation sind auch bei Menschen mit IM oft wirksam. Es wird empfohlen, die Therapie in einem sozialen Umfeld durchzuführen, das Unterstützung bietet, etwa durch Selbsthilfegruppen oder betreutes Wohnen.

4. Impulsivität und Hyperaktivität

Impulsives Verhalten und Hyperaktivität sind häufige Symptome bei Kindern und Jugendlichen mit IM, die in der Behandlung besondere Aufmerksamkeit erfordern:

- **Strukturierte Tagesabläufe und klare Grenzen:** Ein strukturierter Alltag, klare Regeln und feste Abläufe sind hilfreich, um den Betroffenen zu helfen, ihre Impulse besser zu kontrollieren. Es ist wichtig, dass die Betroffenen lernen, ihre Impulse in sozialen Situationen zu kontrollieren.
- **Pädagogische Interventionen:** Programme zur Förderung von Selbstregulation und sozialer Kompetenz, die sich in einem sicheren und förderlichen Umfeld abspielen, können die Kontrolle über impulsives Verhalten fördern.
- **Medikamentöse Therapie:** Auch hier können Medikamente wie **Stimulanzien** (z. B. **MPH**) in Kombination mit anderen therapeutischen Maßnahmen erwogen werden, insbesondere wenn das Verhalten die Lebensqualität stark beeinträchtigt. Jedoch wird auf die möglichen Nebenwirkungen der Medikation hingewiesen, die regelmäßig überprüft werden sollten.

1.5 Ausblick und Fallbeispiel

Angesichts der großen Bedeutung einer frühzeitigen Diagnose, insbesondere im Bereich der kognitiven Entwicklung, gewinnen digitale und KI-gestützte Verfahren zunehmend an Relevanz. Moderne Ansätze der Künstlichen Intelligenz (KI) bieten neue Möglichkeiten, Entwicklungsstörungen bereits in einem sehr frühen Lebensalter zuverlässig zu erkennen bzw. vorherzusagen (Song et al. 2024) und so gezielte Interventionen während der wesentlichen Entwicklungsphasen (meist zwischen 3,5 und 6 Jahren) einzuleiten. Auch Fortschritte in der Gen- und Zelltherapie, etwa beim Rett-Syndrom (Rastegar et al. 2019), wecken die Hoffnung, dass bestimmte genetisch bedingte Entwicklungsstörungen zukünftig behandelbar sein könnten – vorausgesetzt, sie werden frühzeitig erkannt. Diese Perspektiven werfen einerseits, zumindest für einige Ätiologien, einen optimistischen Blick in die Zukunft, andererseits wird gegenwärtig der Großteil der Entwicklungsstörungen **nach** Abschluss der Entwicklungsphase diagnostiziert und beeinflusst dann wesentlich den weiteren Entwicklungsverlauf der Betroffenen über die Lebensspanne – unter diesen speziellen und erschwerten Bedingungen.

Gleichzeitig zeigt sich vielfältiger **Forschungsbedarf:** Trotz wachsender Aufmerksamkeit sind die systematischen Daten zur **gesundheitlichen Versorgungslage** und **psychischen Gesundheit** von Kindern und Jugendlichen mit IM noch spärlich. Auch zu **wirksamen psychotherapeutischen und psychopharmakologischen Maßnahmen** liegen bislang nur wenige kontrollierte Studien vor, was eine bedarfsgerechte, evidenzbasierte Behandlung erschwert.

Andererseits muss es in einer modernen inklusiven Gesellschaft heute darum gehen, die Bedürfnisse von Kindern und Jugendlichen mit einer Störung der Intelligenzentwicklung in **allen** Lebensbereichen aktiv mitzudenken und strukturelle Verbesserungen der medizinischen, psychiatrischen und psychotherapeutischen Versorgung sowie anderer Lebensbereiche zu erreichen. **Artikel 19 der UN-Behindertenrechtskonvention (UN-BRK),** die 2009 in Deutschland in Kraft trat (UN-BRK 2006), betont das **Recht auf uneingeschränkte Teilhabe am Leben in der Gemeinschaft.** Integration gilt dabei als Schlüssel zur Inklusion – nicht nur im sozialen Miteinander, sondern auch in der konkreten Versorgungsstruktur und im Bildungssystem. Daraus ergibt sich die Notwendigkeit, das Thema **Intelligenzminderung stärker in die Ausbildungscurricula** von Ärzten und Ärztinnen, Psycholog*innen, Therapeut*innen, Pädagog*innen und anderen relevanten Berufsgruppen zu integrieren, einschließlich **praxisnaher, erfahrungsbezogener Lernangebote,** die Begegnungen mit betroffenen Menschen ermöglichen und so eine kompetente und barrierefreie Haltung fördern.

Fallbeispiel

Mit Problemanalyse nach ICF

Der 9;2-jährige Tom wird der Kinder- und Jugendpsychiaterin des mobilen Dienstes der kinder- und jugendpsychiatrischen Versorgungsklinik bei ihrer Visite im staatlichen Förderzentrum, Förderschwerpunkt geistige Entwicklung, von der Schulpsychologin vorgestellt. Tom zeigt deutliche Lernschwierigkeiten und ein ausgeprägtes impulsives Verhalten in der Schule. Er hat Probleme, sich an Regeln zu halten, reagiert aggressiv auf Frustration und hat Schwierigkeiten im sozialen Miteinander.

Bei Tom liegt eine in seinem 4. Lebensjahr diagnostizierte leichte Intelligenzminderung vor, und er befindet sich im 3. Schulbesuchsjahr im Förderzentrum.

Es erfolgt eine **Verhaltensbeobachtung** des **Jungen in seinem vertrauten Umfeld** (Schulklasse) während einer Schulstunde, eine kurze **Kontaktaufnahme** während der Pause auf dem Schulhof und eine anschließende **Exploration des Lehrers** zu Toms Lern- und Sozialverhalten in der Klasse. Im Anschluss werden **gemeinsam** mit der Schulpsychologin die Beobachtungen und Lehrerinformationen sowie weitere **Informationen aus der Elternarbeit, dem psychosozialen Umfeld und dem Fördergutachten** zusammengetragen. Daraus lassen sich die Komponenten von Toms Teilhabe und die Umweltfaktoren nach der **International Classification of Functioning, Disability and Health (ICF)** wie folgt klassifizieren.

Kognitive Fähigkeiten & Lernverhalten

(ICF-Bereich: Körperfunktionen – b117, b140, b164)

- Leichte Intelligenzminderung:
  - Gesamt-IQ (SON-R): 55. Das bedeutet, dass Tim Lerninhalte langsamer aufnimmt und länger braucht, um Wissen zu speichern.
  - Schwierigkeiten mit logischem Denken, Problemlösung und Planen
  - Eingeschränktes Verständnis für abstrakte Begriffe
- Schulische Schwierigkeiten:
  - Lesen und Schreiben: Schwierigkeiten, Texte zu verstehen, verwechselt ähnliche Buchstaben
  - Mathematik: Probleme mit Mengenverständnis und Grundrechenarten
  - Arbeitsgedächtnis: vergisst Anweisungen schnell und benötigt wiederholte Erklärungen
  - Konzentration: leicht ablenkbar, kann sich nur kurz auf Aufgaben fokussieren
  - Vergisst Gelerntes schnell und braucht regelmäßige Wiederholungen
  - Schwierigkeiten, Anweisungen zu verstehen und umzusetzen
  - Hat oft Angst vor Anforderungen und neuen Aufgaben

2. Verhaltensauffälligkeiten

(ICF-Bereich: Emotionale und Verhaltensregulation – b125, b130, b152)

- Impulsives Verhalten:
  - Unterbricht oft den Unterricht, ruft laut dazwischen
  - Kann schwer abwarten und reagiert impulsiv mit Wut oder Frustration
  - Schwierigkeit, Konsequenzen seines Handelns abzuschätzen
- Aggressives und oppositionelles Verhalten:
  - Wird bei Frustration schnell wütend, schubst Mitschüler oder wirft Gegenstände
  - Verweigert Anweisungen von Lehrern oder Eltern („Mach ich nicht!")
  - Reagiert auf Kritik oft trotzig oder mit Rückzug

1

- Emotionale Probleme:
  - Geringes Selbstwertgefühl: sagt oft „Ich kann das sowieso nicht!"
  - Angst vor Misserfolgen, gibt bei Herausforderungen schnell auf
  - Vermeidet neue Aufgaben, um Fehler zu vermeiden
- Soziale Schwierigkeiten:
  - Wird von Mitschülern teilweise ausgeschlossen oder provoziert, was zu starkem Ärger führt
  - Hat wenige Freunde, da andere Kinder ihn „nervig" finden
  - Kann sich schwer in Gruppen einfügen, da er oft Konflikte auslöst
  - Schwierigkeiten, nonverbale Signale und soziale Regeln zu verstehen

3. Umweltfaktoren

(ICF-Bereich: Unterstützung & Barrieren – e310, e355, e410, e460)

- Positive Faktoren:
  - Angemessenes, förderndes Schulumfeld.
  - Lehrer zeigt Verständnis und gibt klare, strukturierte Anweisungen.
  - Die Klassenassistentin ist involviert, um bei Konflikten mit Mitschülern zu unterstützen.
  - Eltern bemühen sich um Unterstützung (beziehen ihn bei praktischen Tätigkeiten mit ein, fördern die Anwendung der zu erlernenden Kulturtechniken) und nehmen an Fördergesprächen teil.
- Negative Faktoren:
  - Mitschüler meiden Tim wegen seines Verhaltens.
  - Neue Lerninhalte in der Schule verstärken seine Unsicherheit.
  - Fehlende Struktur zu Hause (Eltern verwöhnen Tom und haben Schwierigkeiten, klare Regeln durchzusetzen).

4. Personenbezogene Faktoren

- Tom ist neugierig und hat Interesse an praktischen Tätigkeiten (z. B. Handwerk, Sport).
- Er freut sich bei Lob und positiver Verstärkung.
- Tom zeigt ein hohes Durchhaltevermögen, wenn ihn ein Thema interessiert.
- Er hat Schwierigkeiten, eigene Emotionen zu regulieren.

Auf dieser Grundlage können folgende Therapie- und Unterstützungsmaßnahmen abgeleitet und geplant werden:

5. Therapie & Unterstützungsmaßnahmen

- **Ziel:** Förderung der kognitiven Fähigkeiten, der Verhaltenssteuerung und der sozialen Integration
- **Schulische Maßnahmen:**
  - Anpassung des individuellen Förderplans mit vereinfachten Aufgaben und mehr visueller Unterstützung
  - Lernstrategien für Gedächtnis und Struktur (z. B. visuelle Schritt-für-Schritt-Anleitungen)
  - Sitzplatz nahe der Lehrerin, um Ablenkung zu reduzieren
  - Motivationsaufbau durch kleine, erreichbare Lernziele, um Erfolgserlebnisse zu schaffen (z. B. nach 3 Aufgaben gibt es eine kurze Pause oder visualisierte Verstärker). Einbezug Schulassistenz erforderlich
  - Individuelle Verhaltensregeln in der Klasse erstellen (z. B. auf dem Platz sitzen bleiben und die anderen Kinder nicht berühren) und visualisieren (z. B. Ampelsystem, Tauschverstärker).
- **Psychotherapeutische und pädagogische Maßnahmen:**
  - Verhaltenstherapie: Schwerpunkt Emotionsregulation und Impulskontrolle
  - Sozialtraining: Rollenspiele zur Förderung sozialer Kompetenzen
  - Kunsttherapie: Ausdruck von Emotionen über kreative Methoden
  - Elterncoaching & Erziehungsberatung: Strategien zur konsequenten Erziehung und positiven Verstärkung
- **Freizeit und soziale Förderung:**
  - Sport oder handwerkliche Hobbys, um Erfolgserlebnisse zu schaffen
  - Gruppenaktivitäten mit festen Regeln, vorübergehend mit enger Betreuung und zeitnahen Rückmeldungen

Fazit

Tom ist wegen seiner leichte Intelligenzminderung und starken Verhaltensprobleme (oppositionelles Trotzverhalten, emotionale Dysregulation) mit erheblichen Herausforderungen in der Schule und im sozialen Umfeld konfrontiert. Ohne gezielte Unterstützung besteht das Risiko von Schulangst, sozialem Rückzug und anhaltenden Aggressionsproblemen. Ein ganzheitlicher Förderansatz mit schulischer Unterstützung, Verhaltenstherapie und klarer Struktur zu Hause kann ihm helfen, seine **Stärken zu nutzen und seine Schwächen auszugleichen.**

LITERATUR

Balogh R, Bretherton K, Whibley S, Berney T, Graham S, Richold P, et al. Sexual abuse in children and adolescents with intellectual disability. J Intellect Disabil Res 2001; 45(3): 194–201.

Bergmann F. Verhaltenstherapie bei jungen Menschen mit kognitiven Einschränkungen. Weinheim: Beltz 2019.

Bowring DL, Totsika V, Hastings RP, Toogood S, McMahon M. Pharmacological interventions for challenging behaviour in children with intellectual disabilities: a systematic review and meta-analysis. BMC Psychiatry 2015; 15: 303.

Braun D, Helmes A, Bengel J, Herausgeber. Therapie-Tools Angst bei Menschen mit geistiger Behinderung. Weinheim: Beltz 2023.

Buckley N, Glasson EJ, Chen W. Prevalence estimates of mental health problems in children and adolescents with intellectual disability: a systematic review and meta-analysis. Aust N Z J Psychiatry 2020; 54: 970–984.

David M, Dieterich K, Billette de Villemeur A, et al. Prevalence and characteristics of children with intellectual disability in a French county. J Intellect Disabil Res 2014; 58: 591–602.

Einfeld SL, Ellis LA, Emerson E. Comorbidity of intellectual disability and mental disorder in children and adolescents: a systematic review. J Intellect Dev Disabil 2011; 36(2): 137–143.

Elspeth H, Kelleher M. Trauma-focused cognitive-behavioral therapy for children with intellectual disabilities: a clinical review. J Child Adolesc Trauma 2010; 3(2): 167–175.

Elstner S, Schade C, Diefenbacher A, Herausgeber. DBToP-gB-Manual für die Gruppenarbeit: an der Dialektisch Behavioralen Therapie orientiertes Programm zur Behandlung emotionaler Instabilität bei Menschen mit geistiger Behinderung. Bielefeld: Bethel-Verlag 2012.

Emerson E. Prevalence of psychiatric disorders in children and adolescents with and without intellectual disability. J Intellect Disabil Res 2003; 47: 51–58.

Erretkamps A, Schmid S, Kufner K, Bengel J, Herausgeber. Therapie-Tools Depression bei Menschen mit geistiger Behinderung. Weinheim: Beltz 2017.

Fang Z, Cerna-Turoff I, Zhang C, Lu M, Lachman JM, Barlow J. Global estimates of violence against children with disabilities: an updated systematic review and meta-analysis. Lancet Child Adolesc Health 2022; 6(5): 313–323.

Genç E, Metzen D, Fraenz C, et al. Structural architecture and brain network efficiency link polygenic scores to intelligence. Hum Brain Mapp 2023; 44(8): 3359–3376.

Häßler F (Hrsg.). Intelligenzminderung. S2k-Leitlinie; AWMF-Register-Nr. 028-042. Berlin: Medizinisch Wissenschaftliche Verlagsgesellschaft 2016.

Hässler F, Dück A, Jung M, Reis O. The treatment of aggressive behavior problems in boys with intellectual disabilities using zuclopenthixol. J Child Adolesc Psychopharmacol 2014; 24: 579–581.

Hodgdon H, McGillivray L, McKinnon M, et al. Trauma-focused cognitive behavioral therapy for children and adolescents with intellectual disabilities: a review and case study. J Intellect Dev Disabil 2015; 40(4): 330–340.

Hoover DW, Fleming TC, Khan M. Treating traumatized children with intellectual disabilities: tailoring Trauma-Focused Cognitive Behaviour Therapy for a vulnerable population. J Appl Res Intellect Disabil 2024; 37(4): e13243.

Keesler JM. Trauma-specific treatment for individuals with intellectual and developmental disabilities: a review of the literature from 2008 to 2018. J Policy Pract Intellect Disabil 2020; 17(4): 332–345.

Kurtz J, McGillivray L, McKinnon M, et al. Pilot study of trauma-focused cognitive-behavioral therapy for adolescents with intellectual disabilities. Cogn Behav Pract 2017; 24(2): 235–245.

Luckasson R, Schalock RL. Standards to guide the use of clinical judgment in the field of intellectual disability. Intellect Dev Disabil 2015; 53: 240–251.

Maenner MJ, Blumberg SJ, Kogan MD, et al. Prevalence of cerebral palsy and intellectual disability among children identified in two U.S. national surveys. J Dev Behav Pediatr 2013; 34(3): 180–188.

Maneeton N, Maneeton B, Putthisri S, Woottiluk P, Narkpongphun A, Srisurap systematic t M. Risperidone for children and adolescents with autism spectrum disorder: a systematic review. Neuropsychiatr Dis Treat 2018; 14: 1811–1820.

Maulik PK, Mascarenhas MN, Mathers CD, et al. Prevalence of intellectual disabilities: a meta-analysis of population-based studies. Res Dev Disabil 2011; 32: 419–436.

Mazza MG, Rossetti A, Crespi G, Clerici M. Prevalence of co-occurring psychiatric disorders in adults and adolescents with intellectual disability: a systematic review and meta-analysis. J Appl Res Intellect Disabil 2020; 33(2): 126–138.

McNally P, Taggart L, Shevlin M. Trauma experiences of people with an intellectual disability and their implications: a scoping review. J Appl Res Intellect Disabil 2021; 34(4): 927–949.
McGuire DO, Tian LH, Yeargin-Allsopp M, Dowling NF, Christensen DL. Prevalence of cerebral palsy, intellectual disability, hearing loss, and blindness, National Health Interview Survey, 2009–2016. Disabil Health J 2019; 12(3): 443–451.
Ooms-Evers M, van der Graaf-Loman S, van Duijvenbode N, Mevissen L, Didden R. Intensive clinical trauma treatment for children and adolescents with mild intellectual disability or borderline intellectual functioning: a pilot study. Res Dev Disabil 2021; 117: 104030.
Paclawskyi T. Functional behavioral assessment: its value in the treatment of maladaptive behaviors in individuals with neurogenetic syndromes. In: Shapiro B, Accardo P (eds.), Neurogenetic Syndromes. Behavioral issues and their treatment. Baltimore: Brookes 2010; 135–152.
Pålsson-Notini A, Liu S, Tideman M, et al. Substance use-related problems in mild intellectual disability: a Swedish nationwide population-based cohort study with sibling comparison. JCPP Adv 2024; 4(2): e12225.
Peckham NG. The vulnerability and sexual abuse of people with learning disabilities. Br J Learn Disabil 2007; 35: 131–137.
Rastegar GC, McGillivray L, McKinnon M, et al. AAV-mediated gene therapy for Rett syndrome. Sci Transl Med 2019; 11(497).
Reichenberg A, Cederlot M, McMillan A, Trzaskowski M, Kapra O, Fruchter E, et al. Discontinuity in the genetic and environmental causes of the intellectual disability spectrum. PNAS 2016; 113: 1098–1103.
Robertson J, Hatton C, Emerson E, Baines S. Prevalence of epilepsy among people with intellectual disabilities: a systematic review. Seizure 2015; 29: 46–62.
Robinson S, Hastings RP, Weiss JA, Pagavathsing J, Lunsky Y. Self-compassion and psychological distress in parents of young people and adults with intellectual and developmental disabilities. J Appl Res Intellect Disabil 2018; 31(3): 454–458.
Sappok T, Zepperitz S, Morisse F, Barrett BF, Došen A. SEED-2. Skala der emotionalen Entwicklung – Diagnostik 2. Bern: Hogrefe 2023.
Sarimski K, Häßler F. Intelligenzminderung im Kindes- und Jugendalter. In: Fegert JM, Resch F, Plener PL, Kaess M et al. (Hrsg.), Psychiatrie und Psychotherapie des Kindes- und Jugendalters. Berlin, Heidelberg: Springer 2023; 1–17.
Schipper-Eindhoven SM, de Knegt NC, Mevissen L, van Loon J, de Vries R, Zhuniq M, Bekker MHJ. EMDR treatment for people with intellectual disabilities: a systematic review about difficulties and adaptations. Front Psychiatry 2024; 14: 1328310.
Schützwohl M, Koch A, Koslowski N, et al. Mental illness, problem behaviour, needs and service use in adults with intellectual disability. Soc Psychiatry Psychiatr Epidemiol 2016; 51(5): 767–776.
Sheehan R, Hassiotis A, Walters K, Osborn D, Strydom A. Attention-deficit hyperactivity disorder in intellectual disability. Curr Opin Psychiatry 2020; 33(2): 93–100.
Song Z, Li J, Lai S, Huang S. Case-based reasoning approach for diagnostic screening of children with developmental delays. arXiv 2024. DOI: 10.48550/arXiv.2408.02073.
Spivak B, Mozes T, Mester R, Kodelik M, Weizman A. Zuclopenthixol treatment of behavioral disturbances in mentally retarded children and adolescents: an open-label study. J Child Adolesc Psychopharmacol 2001; 11(3): 279–284.
Stanfield A, Hassiotis A. Schizophrenia in children, adults and older people with intellectual disabilities. BMJ Open 2023; 37(6): e101673.
Sturmey P, Didden R, Lang R, O'Reilly M. Methylphenidate for children with attention-deficit hyperactivity disorder and borderline intellectual functioning or intellectual disabilities: a meta-analysis. Dev Neurorehabil 2019; 22(3): 199–207.
Tarrant N, Tsiouris JA, Vargas M, Ferrari M, Shankar R. The effectiveness of methylphenidate in the management of attention deficit hyperactivity disorder (ADHD) in people with intellectual disabilities: a systematic review. Res Dev Disabil 2018; 83: 217–232.
Tonnsen BL, Boan AD, Bradley CC, Charles J, Cohen A, Carpenter LA. Prevalence of autism spectrum disorders among children with intellectual disability. Am J Intellect Dev Disabil 2016; 121: 487–500.
Totsika V, Liew A, Absoud M, Adnams C, Emerson E. Mental health problems in children with intellectual disability. Lancet Child Adolesc Health 2022; 6(6): 432–44.
UN-BRK – Vereinte Nationen. Übereinkommen über die Rechte von Menschen mit Behinderungen, 2006. In Kraft in Deutschland seit 26. März 2009. Verfügbar unter: https://www.un.org/development/desa/disabilities/convention-on-the-rights-of-persons-with-disabilities.html (letzter Zugriff: 27.08.2025).
Van Duijvenbode N, VanDerNagel JEL. A systematic review of substance use (disorder) in individuals with mild to borderline intellectual disability. Eur Addict Res 2019; 25(6): 263–282.
WHO (Weltgesundheitsorganisation). (2025). Internationale Klassifikation der Krankheiten (ICD). Verfügbar unter: https://icd.who.int/browse/2025-01 (letzter Zugriff: 27.08.2025).
Zhang J, Li H, Huang S, et al. Rare copy number variations in chromosomal loci associated with schizophrenia risk. Springer Genet 2018; 46(3): 215–229.

KAPITEL

2

Katrin Eysenbach

Störungen der Sprech- oder Sprachentwicklung (6A01)

Wichtige Neuigkeiten auf einen Blick

Die wichtigsten Neuerungen in Bezug auf die **Klassifikation und Terminologie** der Sprech- und Sprachentwicklungsstörungen in der ICD-11 sind:

- Es wird zwischen primären und sekundären Sprach- und Sprechstörungen differenziert.
- Andere, ehemals **„umschriebene" Entwicklungsstörungen** (z. B. die motorische) können parallel verschlüsselt werden.
- Es wird zwischen Sprach-, Lautbildungs- und Redeflussstörung unterschieden.
- Stottern und Poltern werden als Entwicklungsstörung des Sprechens anerkannt und unter „Redeflussstörung" kategorisiert.

- **Neu** ist die Diagnose: soziale (pragmatische) Kommunikationsstörung (6A01.22) als Unterkategorie der entwicklungsbedingten Sprachstörungen.
- Die auditive Verarbeitungs- und Wahrnehmungsstörung wurde **nicht** als Diagnose aufgenommen.
- **Intelligenzminderung (IQ < 70) ist kein generelles Ausschlusskriterium** mehr.
- **Digitale, KI-unterstützte Tools** unterstützen die patholinguistische Diagnostik und die Erfassung von Sprach- und Sprechstörungen und helfen, gezielte weitere interdisziplinäre Maßnahmen zu planen und einzuleiten. Spezielle Software, linguistische Analysetools und Apps helfen bei der Analyse phonologischer und sprachentwicklungsbezogener Auffälligkeiten und bei der detaillierten Auswertung von Sprachproben und unterstützen die Sprachstandserhebung und Therapieplanung.
- Aktuelle Studien zur Ätiologie von ***Sprach*****entwicklungsstörungen** (SES) beleuchten insbesondere **neurobiologische** und **genetische** Faktoren (➤ Kap. 2.4). So spielen spezifische Gene wie **FOXP2** eine zentrale Rolle bei der Sprachentwicklung, indem sie neuronale Netzwerke regulieren, die für den Spracherwerb notwendig sind.
- Die aktuelle, umfassende **S3-Leitlinie zur Therapie von Sprachentwicklungsstörungen** bietet evidenzbasierte Empfehlungen, insbesondere aus einem **sprachwissenschaftlichen Blickwinkel,** zur Behandlung von SES. Sie fasst wichtige Forschungsergebnisse zusammen und gibt praxisnahe Handlungsempfehlungen. Die abgelaufene AWMF-Leitlinie zur Diagnostik wird überarbeitet und als S3-Leitlinie mit dieser zusammengeführt.
- Die Forschung zu den ***Sprech*****störungen Stottern und Poltern** hat bedeutende Fortschritte gemacht, sowohl in Bezug auf das Verständnis der Störung als auch auf die Behandlungsmöglichkeiten. Die Störungen sind hauptsächlich auf eine genetische Prädisposition zurückzuführen. Bedeutender genetischer Marker ist das ***GNPTAB*****-Gen,** das mit der Entwicklung von **Sprachmotorikstörungen** in Verbindung gebracht wird.
- Zahlreiche neurobiologische Studien replizieren und erweitern die Kenntnisse der hirnstrukturellen und hirnfunktionellen Anomalien bei Betroffenen mit persistierenden Störungen insbesondere in Netzwerken, die in Sprech-, Sprach- und auditive Prozesse einbezogen sind.
- Technologien wie akustische Analyse, automatisierte Fluenzbewertung, Echtzeit-Biofeedback und KI-gestützte Spracherkennung unterstützen eine genauere Diagnose und wirksamere Therapie von Poltern (➤ Kap. 2.3.2). Neuere Technologien wie künstliche Intelligenz und maschinelles Lernen haben das Potenzial, Sprechstörungen noch präziser zu erfassen und individualisierte Therapieansätze zu entwickeln.
- Bei den ***Sprech*****störungen** sind inzwischen **ganzheitliche Therapieansätze** aus Sprachtherapie und Kognitiver Verhaltenstherapie etabliert, wobei der Fokus auf der Verbesserung der **Sprechflüssigkeit** und der **Reduktion der Angst** liegt. Die Therapie hat sich ebenfalls durch den Einsatz innovativer Technologien wie **Neurostimulation** und **digitale Anwendungen** weiterentwickelt.

2.1 Überblick zu den Störungen der Sprech- oder Sprachentwicklung

Eine Übersicht zum Störungsbild ist ➤ Tab. 2.1 zu entnehmen.

2.1.1 Epidemiologie

Die Gesamtprävalenz variiert je nach untersuchter Population, Alter und diagnostischen Kriterien. Es wird davon ausgegangen, dass **5–10 % der Kinder im Vorschul- und Schulalter** von Sprech- und Sprachstörungen betroffen sind, die damit die häufigsten Entwicklungsstörungen darstellen. Die Prävalenzraten

Tab. 2.1 Störungen der Sprech- und Sprachentwicklung – Übersicht

Definition	Umschriebene oder generalisierte Entwicklungsabweichungen, die den Erwerb, die Verarbeitung oder die Anwendung von Sprache und Sprechvermögen betreffen und die nicht allein durch Intelligenzminderung, sensorische Defizite, neurologische Erkrankungen oder unzureichende sprachliche Anregung erklärbar sind
Manifestationsalter	• Typischerweise zwischen dem 2. und 5. Lebensjahr • Während der sensiblen Entwicklungsphase des Spracherwerbs
Diagnostik	Umfassende Ausschlussdiagnostik entsprechend den jeweiligen Diagnosekriterien, kombiniert mit differenzierender und differenzieller interdisziplinärer Diagnostik unter Berücksichtigung des individuellen Entwicklungsstandes (kognitiv, sprachlich, emotional, sozial) und Alters Befundintegration nach diagnostischer Erhebung folgender Aspekte: • Anamnesen (biologische Risikobelastungen, sprachliche Modelle im Entwicklungsverlauf, störungsspezifische Entwicklungsgeschichte, Familienanamnese u. a.) • Störungsrelevante Umgebungsfaktoren (familiäre Förderung, Mehrsprachigkeit, psychosoziale Bedingungen) • Symptomatik: Spontansprache, Sprachverständnis, Wortschatz, Grammatik, Artikulation, Kommunikationsverhalten im sozialen Kontext und strukturierte Verhaltensbeobachtung • Psychopathologie und psychiatrische Komorbidität sowie sekundäre Nachfolgeprobleme (Schulleistungsstörungen, Beeinträchtigung der sozialen Kommunikation) • Körperliche Untersuchungen mit entwicklungsneurologischem Status und individueller Zusatzdiagnostik mit Labortests (Stoffwechseldiagnostik), EEG, MRT, ggf. Humangenetik, Sehprüfung, neuropädiatrische Diagnostik, HNO-ärztliche Untersuchung inkl. Pädaudiologie • Psychologische Entwicklungs- und Intelligenzdiagnostik • Logopädische/Sprachtherapeutische Diagnostik inkl. standardisierter Sprachtests
Komorbiditäten	• Weitere Entwicklungsstörungen: besonders häufig andere Entwicklungsstörungen des Sprechens und der Sprache und motorische Entwicklungsstörungen (z. B. Dyspraxie, grob- und feinmotorische Defizite) • Lern- und Leistungsstörungen (Lese-Rechtschreib-Störung, Rechenschwäche) im Schulalter • Psychische Störungen: am häufigsten Aufmerksamkeitsdefizit- und Hyperaktivitätsstörung (ADHS), gefolgt von emotionalen Störungen (Angststörungen, Depression) und Störungen des Sozialverhaltens • Sekundäre psychische Nachfolgebeeinträchtigungen als Risikofaktor für oder sekundäre psychische Störung, z. B. Redefluss- und Kommunikationsstörungen, Schulleistungsstörungen, negatives Selbstkonzept (z. B. erlernte schulische Hilflosigkeit), Verhaltensstörungen (z. B. aggressives Verhalten, Rückzug, Tagträumen, selektiver Mutismus)
Therapeutische Optionen	Primärtherapie: • Logopädie/Sprachtherapie (frühzeitig, individuell) • Behandlung ursächlicher/aufrechterhaltender Faktoren (z. B. Hörstörung) • Verlaufsuntersuchungen der Sprachentwicklung • Behandlung von Komorbiditäten, ggf. multiaxialer Therapieplan • Psychotherapie bei Sprachhemmung/psychoreaktiven Störungen Eltern- und psychosoziale Unterstützung: • Elternberatung bzgl. Störungsbild, Behandlungsnotwendigkeit, sprachförderliches Umfeld • Anleitung zur sprachlichen Förderung durch Bezugspersonen • Frühförderung: interdisziplinär (Sprache, Heilpädagogik, psychologische Begleitung), Kita oder sprachheilpädagogische Einrichtungen Zusatz- und schulische Maßnahmen: • Schulisch-pädagogische Maßnahmen bei Therapieresistenz, hohem Schweregrad oder ungünstigen sozialen Bedingungen, z. B. Integrationshilfe, Schulbegleitung, Nachteilsausgleich, inklusive/sonderpädagogische Förderung
Wichtige Leitlinien	• S3-Leitlinie Therapie von Sprachentwicklungsstörungen AWMF-Registernummer 049-015. Stand: 21.12.2022; https://www.awmf.org/leitlinien/detail/ll/049-015.html Überarbeitung und Zusammenführung mit der S2k-Diagnostikleitlinie wird für Ende 2025 erwartet. https://register.awmf.org/de/leitlinien/detail/049-006#anmeldung • S3-Leitlinie Redeflussstörung, Pathogenese, Diagnostik und Behandlung AWMF-Registernummer 049-013. Stand: 31.08.2016 (in Überarbeitung); https://register.awmf.org/de/leitlinien/detail/049-013

der einzelnen Störungsformen unterscheiden sich und werden in den jeweiligen Unterkapiteln angegeben.

Gemäß dem Heilmittelbericht 2023/2024 der Allgemeinen Ortskrankenkassen (AOK) war die **sprachtherapeutische Einzelbehandlung** mit einem Anteil von 47 % die **häufigste therapeutische Maßnahme,** die 2022 für Kinder bis 14 Jahre insgesamt abgerechnet wurde. Am häufigsten wurden die sprachtherapeutischen Maßnahmen bei 6-jährigen Kindern eingesetzt. 52,3 % entfielen dabei auf die umschriebene Entwicklungsstörung des Sprechens und der Sprache bzw. die kombinierte umschriebene Entwicklungsstörung (ICD-10: F80 bzw. F83) und 4 % auf andere Verhaltens- und emotionale Störungen mit Beginn in der Kindheit und Jugend (ICD-10: F98), einschließlich Stottern und Poltern (Waltersbacher 2024).

2.1.2 Klassifikation

Sprache ist ein flexibles Kommunikationssystem, das sich aus Subsystemen wie **Phonetik und Phonologie** (Sprachlaute), **Morphologie** (Wortstrukturen), **Syntax** (Satzstrukturen), **Semantik** (Wort-/Satzbedeutung) und **Pragmatik** (Kommunikation) zusammensetzt.

Die **Sprachentwicklung** bei Kindern verläuft in Phasen, wobei verschiedene sprachliche Bereiche zu unterschiedlichen Zeiten erworben werden, indem sie aufeinander aufbauen und sich gegenseitig beeinflussen. Bis zum 5. Lebensjahr können Kinder komplexe Satzstrukturen und grammatikalische Regeln anwenden und machen, einhergehend mit der kognitiven Entwicklung, dann vor allem Fortschritte im Sprachgebrauch.

Entwicklungsstörungen des Sprechens und der Sprache beginnen also im Kleinkindalter und sind eng mit der biologischen Reifung des Nervensystems verknüpft. Sie werden daher in der ICD-11 den Neuroentwicklungsstörungen zugeordnet, somit als psychische Erkrankung über die Lebensspanne („lifespan approach") betrachtet und unter den **Störungen der Sprech- und Sprachentwicklung (6A01)** klassifiziert (➤ Tab. 2.2).

Tab. 2.2 Unterkategorien der Störungen der Sprech- und Sprachentwicklung (SES; Hölzel und Berger 2025)

ICD-11	Bezeichnung in ICD-11	ICD-10	Bezeichnung in ICD-11
6A01.0	Entwicklungsstörung der Lautbildung	F80.0	Artikulationsstörung
6A01.1	Entwicklungsstörung des **Sprechflusses**	F98.5 F98.6	**Stottern** **Poltern**
6A01.2	Entwicklungsstörung der Sprache	F80	
6A01.20	Expressive Sprachentwicklungsstörung	F80.1	Expressive Sprachstörung
6A01.21	Rezeptive Sprachentwicklungsstörung	F80.2	Rezeptive Sprachstörung
6A01.22	Pragmatische Sprachentwicklungsstörung	F80.8	Sonstige Sprachentwicklungsstörung
6A01.23	Sprachentwicklungsstörung Mit einer sonstigen näher bestimmten Sprachstörung	F80.8	Sonstige Sprachentwicklungsstörung
6A01.Y	Sonstige **näher bezeichnete** Störungen der Sprech- und Sprachentwicklung	F80.8	Sonstige Entwicklungsstörungen des Sprechens und der Sprache
6A01.Z	Störungen der Sprech- und Sprachentwicklung, **nicht näher bezeichnet**	F80.8	Sonstige Entwicklungsstörungen des Sprechens und der Sprache
6E60.0	**Sekundäres Sprach- und Sprechsyndrom**	F06.8	Sonstige näher bezeichnete **organische psychische Störungen** aufgrund einer Schädigung oder Funktionsstörung des Gehirns oder einer körperlichen Krankheit
8A62.2	Erworbene epileptische Aphasie	F80.3	Landau-Kleffner-Syndrom

Gemäß **ICD-10** beinhaltet diese Gruppe: Expressive Sprachstörung (F80.1), Rezeptive Sprachstörung (F80.2), Sonstige Sprachentwicklungsstörung (F80.8), Stottern (F98.5) und Poltern (F98.6).

Die **ICD-11** unterscheidet drei Unterkategorien, und die Entwicklungsstörungen der Sprache werden weiter untergliedert.

- **Neu** in der ICD-11 ist **die pragmatische Sprachentwicklungsstörung** (6A01.22), die anders als im DSM-5 als eigene Störung der Sprachentwicklung klassifiziert wird und die teilweise dem ersten Hauptkriterium der Autismus-Spektrum-Störung entspricht. Differenzialdiagnostisch entscheidend ist die Sprachfokussierung der Symptomatik. Nonverbale Kommunikation, Blickkontakt und Prosodie sind bei den Betroffenen altersentsprechend entwickelt (Hölzel und Berger 2025).
- Das **Landau-Kleffner-Syndrom** (ICD-10: F80.3) wird in der ICD-11, entsprechend aktuellen wissenschaftlichen Erkenntnissen, als erworbene epileptische Aphasie, also als **neurologisches Krankheitsbild,** unter 8A62.2 ausgegliedert (Hölzel und Berger 2025).
- Die Kategorie „Auditive Verarbeitungs- und Wahrnehmungsstörung" wird nicht als Diagnose klassifiziert.
- Sprech- oder Sprachstörungen, die behandlungsbedürftig sind und **ausschließlich durch eine organische Erkrankung pathophysiologisch bedingt sind** (z. B. Erkrankungen des akustischen Nervs, genetische Taubheit), werden unter der Kategorie **Sekundäres Sprech- oder Sprachsyndrom** als Zusatzdiagnose zur zugrunde liegenden organischen Erkrankung diagnostiziert und verschlüsselt **(6E60.0)** (➤ Tab. 2.2).

MERKE

Wenn eine Entwicklungsstörung der Lautbildung (Artikulation) in Kombination mit einer Entwicklungsstörung der Sprache auftritt, wird **nur** Letztere, also 6A01.2, kodiert. Tritt eine Entwicklungsstörung der Lautbildung oder Sprache in Kombination mit einer Entwicklungsstörung des Sprechflusses auf, können beide **Störungen,** also 6A01.0 oder 6A01.2 **und** 6A01.1, kodiert werden (Hölzel und Berger 2025).

Klassifikatorisch verwirrend ist, dass es **keine anerkannte professionsübergreifende Klassifikation** gibt, obwohl bzw. weil zahlreiche Professionen wie Logopädie/Sprachtherapie/Linguistik und Pädiatrie, Kinder- und Jugendpsychiatrie, Pädaudiologie sowie Kinder- und Jugendlichenpsychotherapie, Entwicklungspsychologie und Humangenetik mit Menschen mit Sprach- und Sprechproblemen befasst sind.

Die ICD-11 verbessert zwar im Vergleich zur ICD-10 die Möglichkeit zur Integration der spezifischen linguistischen Ebenen, stellt aber im Hinblick auf die interdisziplinäre Versorgungnotwendigkeit von Kindern und Jugendlichen laut Sprachwissenschaft keine ausreichend linguistisch und entwicklungspsychologisch differenzierte Subkategorisierung zur Verfügung (Freitag et al.2021). Vor diesem Hintergrund wurde die S3-Leitlinie zur Therapie von SES unter Federführung der Deutschen Gesellschaft für Phoniatrie und Pädaudiologie zusammen mit zahlreichen anderen Fachgesellschaften in Kooperation mit Sprachwissenschaftler*innen und Sprachtherapeut*innen entwickelt und 2022 veröffentlicht.

LEITLINIEN

Es liegt eine **gültige S3-Leitlinie zur Therapie von Sprachentwicklungsstörungen** vor (DGPP 2022) vor. Der erste Teil der Leitlinie ist nach **vier linguistischen Unterkategorien** aufgebaut, die von denen der Subkategorisierung in der ICD-11 abweichen, aber laut Leitlinie für die Indikation des effektivsten individuellen therapeutischen Ansatzes notwendig sind (➤ Tab. 2.3):

1. **Aussprachestörungen,** die in phonetisch und phonologisch differenziert werden
2. **Lexikalisch-semantische Störungen**
3. **Morphologisch-syntaktische Störungen**
4. **Pragmatisch-kommunikative Störungen**

Die Therapieempfehlungen unterscheiden nicht grundsätzlich zwischen den primären und sekundären Störungen, die in der ICD-11 in anderen Hauptkategorien klassifiziert werden und eine wichtige Differenzialdiagnose darstellen.

Darüber hinaus stellt die Leitlinie evidenzbasierte und konsentierte Empfehlungen zu SES bei Mehrsprachigkeit, zur stationären Rehabilitation und im zweiten Teil zur Therapie von **Sprachentwicklungsstörungen bei Komorbiditäten** und mit anderen Störungen, bei denen häufig SES komorbide auftreten (Intelligenzminderung, Hörstörungen, Syndrome und Mehrfachbehinderungen, Autismus-Spektrum-Störung, selektiver Mutismus), zudem ein Kapitel zu alltags- und unterrichtsintegrierten Interventionen und Prävention (Freitag 2024).

Tab. 2.3 Linguistische Unterkategorisierung von SES

Störungskategorie	Betroffener Bereich	Erscheinungsbild	Beispiel
Phonetisch	Motorische Bildung von Sprechlauten	Schwierigkeiten, bestimmte Laute korrekt zu artikulieren, trotz des Wissens, welcher Laut gemeint ist	Laut / s / kann nicht korrekt gebildet werden, es entsteht „Lispeln"
Phonologisch	Verständnis und Anwendung der Regeln des Lautsystems einer Sprache	Laute werden inkonsequent verwendet oder durch andere Laute ersetzt. Sie können aber korrekt ausgesprochen werden	Laut / k / wird durch / t / ersetzt, sodass „Kuh" als „Tuh" ausgesprochen wird. Ein / k / kann aber ausgesprochen werden
Lexikalisch-semantisch	Wortschatz und Verständnis von Wortbedeutungen	Eingeschränkter Wortschatz und Schwierigkeiten, passende Wörter zu finden oder Wortbedeutungen zu verstehen	Umschreibende Formulierungen oder Verwendung ungenauer Begriffe wie „Dings"
Morphologisch-syntaktisch	Grammatik einer Sprache, also die Regeln zur Wortbildung und Satzstruktur	Schwierigkeiten, grammatikalische Strukturen korrekt anzuwenden	Verwendung falscher Verbformen, Probleme mit der Pluralbildung oder fehlerhafte Satzstellung wie bei „Ich gehet in die Hause"
Pragmatisch-kommunikativ	Verwendung von Sprache in sozialen Kontexten	Schwierigkeiten, Sprache situationsangemessen einzusetzen, Gesprächsregeln einzuhalten oder nonverbale Signale zu verstehen	Schwierigkeiten, Blickkontakt zu halten, Themenwechsel im Gespräch zu erkennen, zwischen formeller und informeller Sprache zu unterscheiden

2.1.3 Diagnostik

Diagnosekriterien

Die **Diagnosekriterien** der **Entwicklungsstörung der Sprache und des Sprechens nach ICD-11** sind (Freitag et al. 2021):

- **Beginn der Symptome in der frühen Kindheit,** typischerweise zwischen dem 2. und 5. Lebensjahr, also während einer sensiblen Entwicklungsphase des Spracherwerbs. In diesem Zeitraum werden grundlegende Fähigkeiten wie Lautbildung, Wortschatzaufbau und Grammatik erworben, und es gehen keine Phasen normaler Sprech- und Sprachentwicklung voraus.
- Prinzipiell können alle **Bereiche des Sprachsystems** betroffen oder Teilbereiche jeweils auch selektiv gestört sein (Heterogenität).
- Die **Sprach- und Sprechentwicklung** im Kindesalter zeigt relevante zeitliche und inhaltliche **Abweichungen von der normalen Variabilität** auf einer oder mehreren linguistischen Ebenen (mind. **1,5 Standardabweichungen unterhalb der Altersnorm**).
- Die Symptomatik darf **nicht ausschließlich** auf komorbide somatische Störungen (genetisch, anatomisch, neurologisch, entzündlich etc.), nicht auf komorbide psychische Störungen oder soziale oder kulturelle Hintergründe (Zweisprachigkeit, Zweitsprache, Migration, Dialekt, Deprivation, fehlende Förderung etc.) zurückzuführen sein.
- In der ICD-11 ist eine **Intelligenzminderung** (IQ < 70) im Gegensatz zur ICD-10 für die Sprachentwicklungsstörung **kein Ausschlusskriterium** mehr, aber für die Störung der Lautbildung und des Redeflusses.

Für eine umfassende Beschreibung des Gesundheitszustandes von Kindern mit SES kann **ergänzend** die **ICF** (Internationale Klassifikation der Funktionsfähigkeit, Behinderung und Gesundheit) mit ihrem biopsychosozialen Modell **als gemeinsame Sprache für alle Fachkräfte** verwendet werden.

Diagnostisches Vorgehen

Die Diagnostik ist eine ärztliche, sprachtherapeutische und psychologische Aufgabe. Die Zusammenführung der jeweiligen fachspezifischen Diagnostik erlaubt es, eine SES zu diagnostizieren oder auszuschließen.

Insbesondere ist die interdisziplinäre Abklärung zum Vorliegen und Ausschluss einer generalisierten Entwicklungsstörung, von Komorbiditäten, verursachenden Erkrankungen, vor allem einer Hörstörung immer erforderlich.

Die **allgemeine Diagnostik** erfolgt durch:

- **Erhebung der Symptomatik und strukturierte Verhaltensbeobachtung:**
  - Beobachtung des Sprechverhaltens des Kindes während der Exploration, insbesondere der Motivation bzw. Resignation des Kindes, sich verständlich zu machen, und dessen Narration frei oder nach Anregung durch Spiel- oder Bildmaterial, Nachsprechen, Lesen. Ggf. Rückgriff auf Tonbandaufnahmen.
  - Exploration der Bezugspersonen kann teils unzuverlässig sein, da diese sich in die Sprechgewohnheiten des Kindes eingehört haben.
- **Umfassende Anamnese:**
  - Erhebung der **störungsspezifischen Entwicklungsgeschichte:** kein Verlust früherer regelrechter Lautbildungs-, Sprach- oder Redeflussfähigkeiten
  - Erhebung **störungsrelevanter Rahmenbedingungen**
  - Erhebung von Sprechweise und **Sprachen im Umfeld des Kindes**
  - Bei **Mehrsprachigkeit** genaue Erhebung, seit wann, wo, mit wem und wie das Kind mit der jeweiligen Sprache in Kontakt kommt und insbesondere ob die Sprach- und Sprechentwicklung in allen Sprachen gleich betroffen ist
  - Feststellen aktueller **psychosozialer Belastungen** wie z. B. Hänseleien durch Mitschüler*innen, negative Reaktionen auf die eingeschränkte Verständlichkeit, Auswirkungen auf die psychosoziale Integration, vor allem in die Gruppe Gleichaltriger
  - **Familienanamnese** bzgl. Hörstörungen und SES
- **Kinder- und jugendpsychiatrische Untersuchung:** Beurteilung der psychischen und emotionalen Entwicklung des Kindes
- **Körperliche und entwicklungsneurologische Untersuchung**
- **HNO-ärztliche Untersuchung inkl. Pädaudiologie**

EXKURS

Auditive Verarbeitungs- und Wahrnehmungsstörung

Der Befund der pädaudiologischen Untersuchung kommt häufig mit der Beschreibung einer **„auditiven Verarbeitungs- und Wahrnehmungsstörung"** zurück. Irreführenderweise ist dies **keine diagnostische Entität.** Vielmehr bedeutet dies, dass keine periphere Hörstörung vorliegt, jedoch Auffälligkeiten der auditorischen Wahrnehmung und Verarbeitung, denen unspezifisch und nicht abgrenzbar ein breites Spektrum von Faktoren wie Aufmerksamkeitsdefizite, SES, psychosoziale Probleme, sensorische Integrationsprobleme u. a. zugrunde liegen kann.

- **Indikativ:** EEG oder cCT/cMRT und **humangenetische Abklärung** bei Koinzidenz von Dysmorphiezeichen, Intelligenzminderung, Epilepsie, Hörstörungen und anderen wegweisenden Symptomen
- **Testdiagnostik:**
  - Standardisierte und normierte Feststellung des Entwicklungsstandes der Sprache und des Sprechens, z. B. *Sprachentwicklungstest SETK 3–5* bzw. *SETK 4–5,* der Aussagen zu den rezeptiven und expressiven Sprachfähigkeiten und auch zu Komponenten der Aussprachequalität zulässt
  - Standardisierte und normierte Bestimmung der nonverbalen Intelligenz bzw. des nonverbalen Entwicklungsalters anhand entsprechender Entwicklungs- oder Intelligenztests

  → Darauf basierend kann die **Diskrepanz zwischen Sprachentwicklung und nonverbaler kognitiver Entwicklung** bzw. Alter bestimmt werden.
- Zusätzlich Screeningverfahren zu anderen Entwicklungsstörungen oder psychischen Störungen
- **Logopädische/Sprachwissenschaftliche Diagnostik:** linguistische Analysen, standardisierte und normierte Testverfahren zur Beurteilung der Oralmotorik. Die konkrete Auswahl und Kombination der Screening- und Testverfahren richtet sich stets nach dem individuellen Entwicklungsstand, dem Alter und den spezifischen Fragestellungen des Kindes und wird der demnächst fertiggestellten S3-Leitlinie zur Diagnostik zu entnehmen sein (siehe Leitlinien-Kasten).

2

EXKURS

Digitale Instrumente

Digitale und KI gestützte Tools unterstützen die patholinguistische Diagnostik und ermöglichen eine präzise Erfassung von Sprach- und Sprechstörungen bei Kindern. Software wie z. B. **PLAKSS-II Digital** und **PDSS** hilft bei der Analyse phonologischer und sprachentwicklungsbezogener Auffälligkeiten. Linguistische Analysetools wie **CLAN** oder **ELAN** ermöglichen eine detaillierte Auswertung von Sprachproben.

Für **mehrsprachige Kinder** gibt es speziell angepasste Verfahren wie **LiSe-DaZ** (Linguistische Sprachstandserhebung – Deutsch als Zweitsprache) oder **S-INV** (Sprachinventar für mehrsprachige Vorschulkinder), die Diagnostik für Kinder mit **Deutsch, Türkisch oder Arabisch** ermöglichen.

Apps wie **LingoBooster, Komm!ASS** und **MotiLex** unterstützen die Sprachstandserhebung und Therapieplanung. Diese digitalen Lösungen unterstützen bei Screening und Diagnosestellung und helfen, gezielte therapeutische Maßnahmen individuell zu veranlassen.

LEITLINIEN

Die interdisziplinäre **S2k-Leitlinie zur Diagnostik von Sprachentwicklungsstörungen** (SES) unter Berücksichtigung umschriebener Sprachentwicklungsstörungen (USES), zuletzt 2006 überarbeitet (AWMF-Registernummer 049-006), ist abgelaufen und nicht mehr gelistet. Die Überarbeitung und die Zusammenführung mit der S3-Therapieleitlinie werden bis 6/2025 erwartet.

2.1.4 Behandlung

Entsprechend Art und Schweregrad der SES ist in jedem Fall die **umfassende Beratung der Eltern** zum Störungsbild, zur Behandlungsnotwendigkeit und zur Gestaltung eines **sprachförderlichen Lebensumfelds für das Kind** sowie die Anregung und Ermutigung zum Sprechen durch die **Imitation** alltäglicher sprachlicher Interaktionen notwendig. Die weiterführende Anleitung der Bezugspersonen, wie sie das Kind sprachlich unterstützen und fördern können, kann dann im Rahmen der logopädisch-sprachtherapeutischen Behandlung erfolgen.

MERKE

Bei Kindern mit Sprachauffälligkeiten aufgrund fehlender sprachlicher Expertise durch zu wenig Kontakt mit einer bestimmten Sprache wird eine **pädagogische Sprach*förderung,*** z. B. im Rahmen einer Förderung im Kindergarten empfohlen, im Unterschied zu spezifischen **sprach*therapeutischen*** Interventionen, die bei SES indiziert sind.

Ferner sind **Verlaufsuntersuchungen** zur weiteren Sprachentwicklung des Kindes erforderlich. In den meisten Fällen ist der rasche Beginn einer **Sprachtherapie/Logopädie** indiziert. Bei Vorliegen einer (mit-)verursachenden Erkrankung wie einer Hörstörung (6E60) ist deren Behandlung vorrangig bzw. parallel einzuleiten.

Bei jüngeren Kindern kann eine **Frühförderung indiziert** sein, z. B. interdisziplinäre Frühförderung (IFF) mit Sprachtherapie, Heilpädagogik und psychologischer Begleitung, Förderung in inklusiven Kindertagesstätten oder sprachheilpädagogischen Einrichtungen.

Therapiebegleitende **psychotherapeutische Maßnahmen** sind nur indiziert bei Vorliegen eines erheblichen Störungsbewusstseins mit Sprachhemmung oder psychoreaktiven emotionalen oder Verhaltensstörungen (Achse-1-Diagnose). Komorbide **psychiatrische Störungen** müssen **gleichzeitig behandelt** und bei der Planung und Durchführung der Sprachtherapie berücksichtigt werden; ggf. muss ein **multiaxialer Gesamttherapieplan** erstellt werden.

Bei Therapieresistenz, hohem Schweregrad mit erheblicher Einschränkung der Verständlichkeit der Sprache oder ungünstigen sozialen Entwicklungsbedingungen und/oder erheblicher psychischer Belastung sind ggf. **schulisch-pädagogische Maßnahmen** erforderlich, und der Behandlungsplan erfolgt nach Aspekten der Teilhabe.

Schulische Unterstützungsmaßnahmen könnten sein:

- **Integrationshilfe/Schulbegleitung** zur sprachlich kommunikativen Unterstützung und Förderung der sozialen Integration,
- **Nachteilsausgleich** (evtl. Zeitzuschlag oder Notenschutz für mündliche Prüfungen/Mitarbeit) oder
- **inklusive oder sonderpädagogische Förderung,** ggf. ist die Betreuung in einer Fördereinrichtung (z. B. Sprachheilkindergarten, -klasse, Schule mit Förderschwerpunkt Sprache) indiziert

CAVE

Kinder mit reinen Entwicklungsstörungen des Sprechens und der Sprache gehören **nicht automatisch** zum **Personenkreis des § 35a SGB VIII**[1]. Falls aber durch die Störung eine erhebliche psychische Belastung oder Teilhabebeeinträchtigung nachweisbar ist, kann eine **Eingliederungshilfe** bewilligt werden.

[1] Eingliederungshilfe für Kinder und Jugendliche mit seelischer Behinderung oder drohender seelischer Behinderung

2.2 Entwicklungsstörung der Lautbildung (6A01.0)

2.2.1 Epidemiologie

Die Entwicklungsstörung der Lautbildung als funktionelle (d. h. ohne nachweisbare organische Ursache) Aussprachestörung ist die **häufigste Form der Sprech- und Sprachentwicklungsstörungen.**

Da erst die ICD-11 dieser Störungskategorie explizit **sowohl** phonetische Störungen, die sich auf eine **periphere sprechmotorische Problematik (Lautartikulation)** beziehen (Sprechstörung), **als auch** phonologische Störungen, die den systematischen Gebrauch der Laute betreffen (Sprachstörung), zurechnet, ist zu beachten, dass sich die Prävalenzangaben auf die Störungskategorie F80.0 nach ICD-10: „Artikulationsstörungen“ beziehen.

Die Häufigkeit nimmt mit zunehmendem Alter ab und liegt bei **3,8–16 %.** Jungen sind etwa 3-mal häufiger betroffen (Broomfield und Dodd 2004; Campbell et al. 2003). Etwa 7 % aller 5-jährigen Jungen und 2 % der 5-jährigen Mädchen weisen eine entwicklungsbedingte Lautbildungsstörung auf (Mall et al. 2019).

2.2.2 Diagnostik und Komorbidität

Diagnosekriterien

Entwicklungsstörungen der Lautbildung sind durch folgende **Diagnosekriterien** (nach ICD-11) gekennzeichnet:

- Es finden sich Fehler in der Lautbildung, die außerhalb der Norm in Bezug auf das Entwicklungsalter liegen.
- Einzelne Laute oder auch ganze Lautklassen werden fehlgebildet, ausgelassen oder ersetzt.
- Sie sind nicht durch falsche Sprachvorbilder und nicht symptomatisch durch motorische, sensorische, organische oder neurologische Störungen entstanden.
- Das für das Sprechen notwendige sprachliche Wissen (phonologisches Regelsystem) und die Sprachentwicklung auf der morphologisch-syntaktischen, lexikalisch-semantischen, satzsemantischen und pragmatisch-sozialen Ebene sind altersgemäß entwickelt (bei kombinierten Störungen wird nur die SES diagnostiziert s. u.).
- Die **Intelligenzentwicklung** liegt **im Normbereich.**

Die Diagnose wird durch eine Störung der Intelligenzentwicklung (IQ < 70) und in (der häufigen) Kombination mit einer Entwicklungsstörung der Sprache **ausgeschlossen,** die Symptomatik geht jeweils dann in diesen Diagnosen auf (➤ Kap. 2.1). Auch müssen die entwicklungsphysiologisch auftretenden phonologischen Abweichungen, die während der Sprachentwicklung normal sind, abgegrenzt werden.

Die Entwicklungsstörungen der Lautbildung werden nach linguistischen Kriterien in phonetische (Sprechstörung) und phonologische Störungen (Sprachstörungen) differenziert (➤ Tab. 2.2).

Sind nur einzelne Laute betroffen, wird die jeweilige Störung mit der griechischen Bezeichnung des fehlerhaften Lautes und der Endung *-tismus* oder *-zismus* bezeichnet. Beim **Sigmatismus** z. B. ist der Laut / **s** / betroffen, beim **Kappazismus** der Laut / **k** / und beim **Rhotazismus** der Laut / **r** /.

In der S3-Therapieleitlinie wird zur **Schweregradeinteilung der Entwicklungsstörung der Lautbildung** der quantitative Aspekt der Lautausfälle/-fehlbildungen empfohlen (DGPP 2022) (➤ Tab. 2.4).

Es erfolgt die allgemeine interdisziplinäre **Diagnostik** (➤ Kap. 2.1.3).

Zur spezifischen sprachtherapeutischen Diagnostik von Aussprachestörungen werden u. a. **Artikulationstests und Testverfahren zur phonologischen Bewusstheit** (zur Differenzialdiagnostik zwischen artikulatorischen (motorischen) und phonologischen Störungen) eingesetzt.

Tab. 2.4 Schweregradeinteilung der Störungen der Sprech- und Sprachentwicklung

Schweregrad	Anzahl der falsch realisierten oder fehlenden Laute	Verständlichkeit
Isolierte Artikulationsstörung	1	kaum eingeschränkt
Partielle Artikulationsstörung	1–2	noch gut
Multiple Artikulationsstörung	> 2	deutlich erschwert
Universelle Artikulationsstörung	> 5	sehr schwer

Differenzialdiagnose

Differenzialdiagnostisch müssen die entwicklungsbedingten Lautbildungsstörungen gegen sekundäre, symptomatische Lautbildungsstörungen abgegrenzt werden, z. B.:

- Folge einer **Hörstörung** (auch vorübergehende, wiederholte Schallleitungsstörungen, z. B. infolge einer rezidivierenden Mittelohrentzündung [Otitis media], Schallempfindungsstörungen u. a.)
- Morphologische Veränderungen von für das Sprechen relevanten anatomischen Strukturen (z. B. Gaumenspalte, Erkrankungen und Fehlbildungen der Artikulationsorgane wie Zahn- und Kieferanomalien, Veränderungen infolge einer Operation)
- Neurologische und motorische Störungen (verbale Entwicklungsdyspraxie, Sprechapraxie, erworbene Aphasie infolge einer erworbenen Hirnschädigung, Paresen, frühkindliche Zerebralparese mit motorischen Störungen, zerebrale Störungen: prä-, peri- oder postnatale Hirnschädigung)
- **Soziokulturell** bedingte Aussprachestörungen, z. B. geringe Sprechanlässe, Kommunikationsarmut, ungünstige Sprachvorbilder

Komorbidität

Die Forschung zeigt, dass Kinder mit Entwicklungsstörungen der Lautbildung häufig auch zusätzliche sprachliche oder lernbezogene Probleme aufweisen, z. B. **Schwierigkeiten bei der phonologischen Bewusstheit** – eine Fähigkeit, die eng mit dem Erwerb von Lese- und Rechtschreibkompetenzen verknüpft ist. Schätzungen gehen davon aus, dass solche Schwierigkeiten bei bis zu 40 % der betroffenen Kinder nachweisbar sind (Shriberg et al. 2001). Etwa 20–30 % der betroffenen Kinder entwickeln **Lese-Rechtschreib-Schwierigkeiten oder -Störungen** (Tambyraja et al. 2020). Laut aktueller S3-Leitlinie beeinflussen **isolierte phonetische Störungen** die Sprachentwicklung und den Schriftspracherwerb nicht (Konsensbasiertes Statement 17, DGPP 2022, S. 63).

Zwischen 20 und 50 % der Kinder mit Artikulationsstörungen weisen komorbide Verhaltens- oder emotionale Auffälligkeiten auf, insbesondere **ADHS** oder Merkmale von Aufmerksamkeitsproblemen und Impulsivität, **Angststörungen, insbesondere soziale Angststörungen und internalisierende Probleme** (Wren et al. 2023).

2.2.3 Ätiologie

Die Entwicklungsstörungen der Lautbildung (Aussprachestörungen) treten meist als funktionelle Störungen auf, d. h. ohne nachweisbare organische Ursache. Genetische Befunde (z. B. Untersuchungen zu *FOXP2;* Watkins et al. 2002) und neurobiologische Studien (mithilfe von fMRT und DTI; Giraud und Poeppel 2012) deuten darauf hin, dass eine abweichende neuronale Vernetzung und genetische Prädispositionen wesentliche Faktoren sind, die sowohl Artikulationsstörungen als auch Schwierigkeiten in der phonologischen Bewusstheit (➤ Kap. 4.5) bedingen können.

2.2.4 Behandlung

Die Behandlung erfolgt mit den allgemeinen, in ➤ Kap. 2.1.4 beschriebenen Interventionen.

Gemäß S3-Leitlinie zur Therapie von Sprachentwicklungsstörungen werden **folgende spezifische sprachtherapeutische Therapieansätze** empfohlen:

- Bei **rein phonetischen Störungen** ist laut Leitliniengruppe die „klassische Artikulationstherapie" wirksam und soll nicht bei kombinierten Formen als alleiniger Therapieansatz durchgeführt werden (Statement 15, 17; DGPP 2022, S. 63 f.)
- Bei **phonologischen Störungen** wird aufgrund der signifikanten negativen Auswirkungen auf Schulerfolg, Schriftspracherwerb und psychosoziale Entwicklung die frühzeitige Behandlung bereits ab dem 4. Lebensjahr empfohlen (Empfehlung 18, DGPP 2022, S. 75). Der spezifische Therapieansatz für diese Störungen richtet sich nach den weiteren linguistischen Untergruppen.
- **Nicht-sprachliche mund- und zungenmotorische Übungen** sind in Empfehlung 21 (DGPP 2022, S. 76) als **nicht effektiv** konsentiert.

2.3 Entwicklungsstörung des Sprechflusses (6A01.1)

Bei den ***Sprech*störungen** handelt es sich um Störungen des Sprechablaufs (Redefluss). Es können Einschränkungen der Sprechmotorik und der Koordination sowie eine pathologische Atemtechnik vorliegen.

LEITLINIEN

Deutsche Gesellschaft für Phoniatrie und Pädaudiologie e.V. (DGPP) (Hrsg.). **S3-Leitlinie** Redeflussstörungen, Pathogenese, Diagnostik und Behandlung. AWMF-Registernummer 049-013. Stand: 31.08.2016 (**in Überarbeitung**); https://register.awmf.org/de/leitlinien/detail/049-013

Redeflussstörungen werden in Stottern und Poltern eingeteilt.

- **Stottern** bezeichnet Störungen des Sprechablaufs mit Hemmung und Unterbrechungen. Laute, Silben und Wörter können dabei häufig wiederholt, gedehnt oder unterbrochen werden. Als Begleitsymptome treten vegetative, motorische und emotionale Reaktionen, auch assoziierte Mitbewegungen auf.
- **Poltern** bezeichnet Störungen des Redeflusses mit hoher fehlerhafter, unrhythmischer und ruckartiger Sprechgeschwindigkeit.

MERKE

Beim **Poltern bessert** sich das Sprechverhalten oft bei Aufmerksamkeitszuwendung oder Sprechen vor fremden Menschen, **Stottern verschlechtert** sich eher in diesen Situationen.

Stottern und Poltern treten auch gleichzeitig auf.

CAVE

Allgemeine Sprechunflüssigkeiten sind im Alter zwischen 3 und 5 Jahren noch entwicklungsgerecht und Teil der normalen Sprachentwicklung (physiologische Sprechunflüssigkeit). Diese können aber **qualitativ** von stottertypischer Unflüssigkeit, die nicht zur normalen Sprachentwicklung eines Kindes gehört, unterschieden werden. Gemäß Leitlinie (DGPP 2016) soll also der Begriff „Entwicklungsstottern" nicht länger verwendet werden; ebenso ist die Einteilung in klonisches und tonisches Stottern obsolet.

2.3.1 Stottern

Epidemiologie

In den meisten Fällen tritt Stottern in der frühen Kindheit auf, typischerweise zwischen dem 2. und 5. Lebensjahr. Die Prävalenz bei Kindern und Jugendlichen zwischen 2 und 18 Jahren wird auf 1,4 % geschätzt. Im Vorschulalter sind 5 % der Jungen und 2 % der Mädchen betroffen. Beträgt das Verhältnis männlich : weiblich zu Beginn der Symptomatik noch ungefähr 3 : 2, so erhöht sich der Anteil männlicher Betroffener aufgrund einer **geschlechterdifferenten Remissionsrate** in der Folgezeit auf bis zu 4–5 : 1 (Månsson 2000). Zu **Remissionen** kommt es bei **70–80 %** der Kinder meist innerhalb der ersten 2 Jahre nach Störungsbeginn und in der Regel bis zur Pubertät; danach spricht man von **persistierendem Stottern.** Bei Erwachsenen sind die Prävalenzraten mit 0,8 % (Männer) bzw. 0,2 % (Frauen) dann deutlich niedriger (Craig und Tran 2005).

Diagnostik und Komorbidität

Diagnosekriterien

Das Stottern ist durch folgende **Diagnosekriterien** (nach ICD-11) gekennzeichnet:

- **Kernsymptome:** Wiederholungen (z. B. „da-da-das Haus"), Dehnungen (z. B. „sssssuper") oder Blockaden (Pausen bei Lautbildung) von Lauten, Silben oder Wörtern.
- **Unfreiwillige Sprechabbrüche:** Schwierigkeiten beim Beginn eines Wortes oder Satzes.
- **Sprechangst oder Vermeidungsverhalten:** Betroffene vermeiden schwierige Wörter oder Situationen.
- **Sekundärsymptome:** Mitbewegungen (z. B. Augenblinzeln, Muskelanspannung) oder Ersatzstrategien.
- **Beeinträchtigung der Kommunikationsfähigkeit:** Stottern verursacht erhebliche Einschränkungen im Alltag.

Nach ICD-11 beginnt die Störung als „neuromentale Entwicklungsstörung" in der frühen Kindheit, meist im Vorschulalter, und hat **keine neurologische oder**

2

medizinische Ursache. Das begleitende Vorliegen einer SES ist **kein Ausschlusskriterium.**

Diagnostisches Vorgehen

Es erfolgt die allgemeine interdisziplinäre **Diagnostik** (➤ Kap. 2.1.3). Besonders wichtig ist zur **spezifischen Diagnostik** der Störungen des Sprechflusses die **Beobachtung des Sprechverhaltens in der Spontansprache** in verschiedenen Kontexten (während der Exploration, beim freien Erzählen oder im Spiel, in der Interaktion mit den Eltern, beim Nachsprechen, Lesen und Flüstern).
Beispiele für stottertypische Symptome sind:

„Da Da Da Danke"; „A a also"	→ Wiederholungen einzelner Laute oder Silben
„Gummi........stiefel"	→ Wortunterbrechung
„Vvvversprich es mir"	→ Lautdehnung
„Ich---**k**omme schon" mit angespanntem, gepresstem / k /	→ Hörbare oder stumme Blockierungen

Begleitsymptome, insbesondere **psychische Reaktionen,** können beobachtet werden: physische Anspannung mit gepresster Stimme, Zittern, vegetative Symptome wie Erröten, Schwitzen, motorische Mitbewegungen, Kommunikationsabbruch, Umschreibungen, Einschiebungen, Veränderung von Intonation und Sprechweise (Flüstern, Singsang). Vermeiden von Sprechanlässen, Sprechangst, Scham und Wut können auftreten.

Psychosoziale Auswirkungen können sich z. B. in der Vermeidung von sozialen Situationen, Isolation, Selbstwertproblemen, aber auch Ausgrenzung und anderem zeigen.

Bei der **Exploration der Bezugspersonen** in Bezug auf Beginn, Häufigkeit, Intensität und Situationsabhängigkeit ist bei Eltern mit eigener Stotteranamnese eine **besonders sensible Herangehensweise** erforderlich.

Daneben sollten insbesondere die **psychosozialen Belastungen,** die sich aus der Symptomatik ergeben (Achse 5) erhoben werden, z. B. Hänseleien oder Ablehnung durch das Umfeld, chronische Konflikte, Motivation oder Resignation des Kindes und der Familie, Befürchtungen und Bewältigungsstrategien in der Familie, Integration und Akzeptanz in der Peergroup.

Standardisierte Diagnosetests zur Erfassung der Schwere und der Art des Stotterns sowie zur Ergänzung der Einschätzung der emotionalen Belastung durch das Stottern können eingesetzt werden, z. B.:

- **Stuttering Severity Instrument – 4th Edition (SSI-4)**
  → ab 6–7 Jahren: bewertet Häufigkeit, Dauer und Begleitsymptome des Stotterns
- **KiddyCAT (für Kinder)**
  → im Alter zwischen 4 und 10 Jahren: misst die emotionale Einstellung zum eigenen Sprechen
- **Overall Assessment of the Speaker's Experience of Stuttering (OASES)**
  → ab 12 Jahre: Erfasst die individuelle Stottererfahrung und deren Auswirkungen auf das Leben

Differenzialdiagnostisch müssen ausgeschlossen werden:

- **Poltern** (➤ Kap. 2.3.2)
- **Neurogene syndromale Sprechstörung** (z. B. bei genetischen Syndromen wie der Trisomie 21 oder einer neurologischen Erkrankung, die zur Störung des Sprechrhythmus führt, z. B. bei infantiler Zerebralparese)
- **Erworbene neurogene Sprechstörung** (Auftreten zeitnah zu einer Hirnschädigung)
- **Psychogene Sprechstörung** (Auftreten zumeist nach der Pubertät, ausgelöst durch eine psychische Belastung, ein Psychotrauma oder eine psychiatrische Grunderkrankung)

Komorbidität

Kinder, die stottern, weisen häufig **auch Sprachentwicklungsstörungen** auf, was bedeutet, dass eine differenzierte logopädische/sprachtherapeutische Diagnostik erforderlich ist (➤ Kap. 2.1.3).

Zu den häufigsten Komorbiditäten gehören verschiedene Angststörungen, insbesondere die **soziale Angststörung,** da stotternde Personen oftmals negative Selbstwahrnehmungen entwickeln und soziale Situationen meiden. Studien zeigen, dass etwa 30–50 % der stotternden Erwachsenen auch unter Angststörungen leiden (Chang et al. 2025). Eine weitere häufige Begleiterkrankung ist die **Depression,** die sich aufgrund der sozialen, schulischen und beruflichen Herausforderungen im Zusammenhang mit dem Stottern entwickeln kann.

Darüber hinaus zeigen neurobiologische Studien, dass Stottern auch mit dem **Tourette-Syndrom** oder **ADHS** assoziiert sein kann, was die Komplexität der Behandlung erhöht (Chang et al. 2025).

Ätiologie

Das nicht-syndromale Stottern ist eine zentralnervöse Störung des Sprechens und seiner motorischen Planung, die zu 70–80 % durch genetische Disposition entsteht (Polikowsky et al. 2022). Genetische Studien haben eine familiäre Häufung des Stotterns gezeigt, was auf eine **genetische Prädisposition** hinweist. Es wurde eine Vielzahl von **Genen** identifiziert, die mit Stottern assoziiert sind, insbesondere Gene, die an der **Sprache und Sprachmotorik** beteiligt sind. Neben Mutationen in Genen wie ***GNPTAB,*** das mit der Entwicklung von **Sprachmotorikstörungen** in Verbindung gebracht wird, wurden *GNPTG und NAGPA* – die in der lysosomalen Lys-Enzym-Targeting-Kaskade involviert sind –als genetische Marker für persistierendes Stottern identifiziert (Frigerio-Domingues und Drayna 2017).

Aktuelle Forschung hat neue Einsichten in die **neurobiologischen Grundlagen** des Stotterns geliefert. Mit funktionellen Bildgebungstechniken wie **fMRT** und **Diffusion Tensor Imaging (DTI)** wurden bei stotternden Personen Veränderungen in der **weißen Substanz** des Gehirns nachgewiesen, die mit einer eingeschränkten Konnektivität zwischen den Sprachzentren und anderen Regionen des Gehirns verbunden sind (Chang et al. 2025). Ferner wurde gezeigt, dass Stottern mit **Veränderungen in den Netzwerkbereichen des Gehirns,** die für die Sprachproduktion verantwortlich sind (z. B. **Basalganglien** und **Broca-Areal**) assoziiert ist. Diese Veränderungen beeinträchtigen die **Koordination der Sprachmotorik** und führen zu den charakteristischen **Sprechblockaden** (Theys et al. 2024; Chang et al. 2019).

Psychischen Belastungen, einer „falschen Erziehung" oder dem sprachlichen Umgang mit dem Kind wird kein primärer Ursachenanteil an der Entstehung des Stotterns zugerechnet.

Behandlung

Der Therapiebedarf und die **Therapie des Stotterns** richten sich nach dem Alter, der Schwere der Symptomatik und den individuellen Bedürfnissen, wie Beeinträchtigung und Leidensdruck des Betroffenen. Sie ist ein multidisziplinärer Prozess, der in erster Linie **logopädische/sprachtherapeutische,** aber auch ggf. **psychotherapeutische** Interventionen umfasst.

Logopädie/Sprachtherapie

Die **logopädische/sprachtherapeutische Therapie** arbeitet mit unterschiedlichen Methoden, die darauf abzielen, die **Sprechflüssigkeit** zu verbessern, **Vermeidungsverhalten und Sprechangst zu reduzieren** und die **kommunikative Selbstsicherheit** zu stärken.

Bei Kindern **bis etwa 6 Jahren** verbessert eine geeignete Therapie die Chance auf ein dauerhaft flüssiges Sprechen. Für die Altersgruppe ab 3 Jahren wird in der S3-Leitlinie empfohlen:

- **Direkte Therapie** bedeutet: Flüssiges Sprechen verstärken, z. B. nach dem **Lidcombe-Konzept,** einer verhaltenstherapeutischen Methode, die Eltern in den Therapieprozess einbindet.
  - Eltern schaffen Situationen, in denen ihr Kind leichter flüssig sprechen kann, geben positives Feedback für flüssiges Sprechen und ermutigen das Kind sanft, sich zu korrigieren.
  - Das Kind lernt aktiv Strategien zur besseren Sprechflüssigkeit unter Nutzung von **Rhythmusübungen, langsamem Sprechen, Dehnungen.** Es handelt sich um eine spielerische Methode zur Desensibilisierung.
- **Indirekte Therapie bedeutet:** Die Umgebung verändern und das Kind stärken. Die Logopädin/Sprachtherapeutin findet gemeinsam mit den Eltern heraus, unter welchen Umständen ihr Kind (verstärkt) stottert und zeigt den Eltern, wie sie im Alltag mit dem Kind so umgehen können, dass diese Auslöser verringert werden.

Zur Behandlung von stotternden Kindern **im Schulalter** können die Hauptmethoden der Stottertherapie angewendet werden:

- **Fluency Shaping Therapy (FST):** Die Kinder lernen, durch langsames und rhythmisches Sprechen ihre Sprachflüssigkeit zu verbessern. Techniken wie gedehntes Sprechen, sanfter

Stimmeinsatz und kontrollierte Atmung helfen, flüssiger zu sprechen werden. Diese Methode wird oft spielerisch vermittelt, z. B. durch Lieder, Reime oder Sprechübungen mit Bildern.
- **Stuttering Modification Therapy (SMT) (ab ca. 7 Jahren):** Die Kinder lernen, ihr Stottern bewusst wahrzunehmen und die Symptome zu verändern. Techniken wie *Pull-outs* (langsames Herausgleiten aus dem Stottern) oder *Cancellations* (bewusstes Wiederholen von gestotterten Wörtern in flüssiger Form) werden geübt. Dieser Ansatz ist besonders geeignet für Kinder, die bereits Ängste oder Vermeidungsverhalten entwickelt haben.

Am wirkungsvollsten ist meist ein **Kombinationsansatz** aus Fluency Shaping und Stottermodifikation.

Psychotherapie

Psychotherapie wie z. B. **Kognitive Verhaltenstherapie** (KVT) kann bei der Behandlung von psychischen Begleiterscheinungen von Stottern wie etwa Angst und Scham durchgeführt werden. Studien deuten darauf hin, dass KVT signifikante Verbesserungen in der emotionalen Bewältigung **und** der Sprechflüssigkeit bewirken kann.

Insbesondere scheinen Patienten von einer **ganzheitlichen Behandlung** zu profitieren, die **sowohl die sprachliche als auch die psychische Seite** des Stotterns anspricht. Der psychotherapeutische Fokus richtet sich auf:
- **Angstabbau & Stärkung des Selbstbewusstseins**
- **Affektkontrolle**
- **Entspannungstechniken** (z. B. Achtsamkeit, progressive Muskelentspannung)

Johnson et al. (2023) untersuchten in einer systematischen Übersichtsarbeit verschiedene Interventionen zur Reduktion des Stotterns bei Schulkindern im Alter von 6 bis 12 Jahren. Kombinierte Ansätze wie die Integration von Sprechrestrukturierung mit operanten Methoden oder KVT zeigten vielversprechende Ergebnisse.

Neuere Ansätze

Neue Entwicklungen in der Stottertherapie umfassen **Neurostimulationstechniken** und den Einsatz nichtinvasiver **neuromodulatorischer Interventionen,** wie die **repetitive transkranielle Magnetstimulation (rTMS)** und die **transkranielle Gleichstromstimulation (tDCS),** die in klinischen Studien vielversprechende Ergebnisse gezeigt haben, indem sie die **neuronale Aktivität** in den Sprachzentren des Gehirns modulieren. So konnte z. B. die Sprechflüssigkeit durch neuronavigierte rTMS des supplementärmotorischen Areals (SMA) und durch tDCS über dem linken inferioren Frontallappen signifikant verbessert werden, insbesondere wenn die Stimulation mit Sprechtraining und auch mit verzögertem auditorischem Feedback kombiniert wurde (Bakhtiar et al. 2025; Busan et al. 2022).

Ein weiterer innovativer Ansatz ist der Einsatz von **digitalen Anwendungen** und **Apps,** die stotternden Personen helfen, ihre Sprechfähigkeiten zu überwachen und zu verbessern (Thompson et al. 2023). **Biofeedback-Technologien** wie die **SpeechEasy-Prothese** bieten Unterstützung bei der Modulation der Sprachflüssigkeit und haben vor allem beim lauten Lesen positive Ergebnisse gezeigt (Pollard et al. 2009). Digitale Anwendungen und Biofeedback-Technologien könnten für Kinder ergänzend nützlich sein, da sie spielerische Ansätze bevorzugen.
- Apps wie **FluencyCoach** oder **DAF/FAF** (Delayed Auditory Feedback) helfen Kindern, ihr Sprechen spielerisch zu üben.
- Die kleine Hörhilfe **SpeechEasy** kann das Sprechen verlangsamen und erleichtern.

Einschränkend empfiehlt die Leitliniengruppe (DGPP 2016), Software zur Stotterintervention nur im Rahmen der empfohlenen Stottertherapien und mit therapeutischer Begleitung sowie nach therapeutischer Ein- und Anweisung einzusetzen.

Der Einsatz **technologischer Hilfsmittel** in der Stottertherapie erscheint vielversprechend. Almudhi (2020) diskutiert in einer Übersichtsarbeit die positiven Auswirkungen von technischen Geräten, Tele-Rehabilitation und mobilen Apps zur Behandlung von Stottern. Diese Technologien können die Therapie zugänglicher machen und bieten innovative Ansätze zur Unterstützung von Menschen, die stottern.

2.3.2 Poltern

Epidemiologie

Poltern ist zwar seltener als Stottern, dennoch betrifft es eine signifikante Zahl von Menschen. Poltern tritt häufig in der Kindheit ab ca. 10 Jahren auf, verstärkt sich in der Pubertät und persistiert im Erwachsenenalter. Die Prävalenz bei Kindern wird mit 1–1,8 % angegeben (DGPP 2016).

Diagnostik und Komorbidität

Diagnostische Merkmale sind:

- **Kognitive und sprachliche Merkmale:** Poltern wird mit einer schlechten sprachlichen Organisation und mangelnder Planung des Sprechens in Verbindung gebracht.
- **Sprechgeschwindigkeit:** Poltern äußert sich in einer sehr schnellen, oft unverständlichen Sprechweise, bei der die Person Schwierigkeiten hat, Wörter zu artikulieren. Es kommt zu einem Zusammenziehen oder Auslassen von Silben, Abnormalitäten von Pausen, Silbenbetonung und Sprechrhythmus sowie stärkeren Unflüssigkeiten.
- Die Symptomatik ist kontextabhängig.
- Dies führt häufig zu einem Verlust der Klarheit und Struktur des Gesagten. Die Sprechflüssigkeit wird nicht wie beim Stottern durch Blockaden und Wiederholungen beeinträchtigt.
- **Zusätzliche Symptome:** Von Poltern betroffene Personen zeigen oft Anzeichen von innerer Unruhe oder Schwierigkeiten bei der Sprachkoordination, wohingegen Menschen, die stottern, typischerweise durch Ängste oder Blockaden während des Sprechens belastet sind.

Differenzialdiagnostisch zu bedenken sind:

- **Stottern,** aber auch eine Kombination aus Stottern und Poltern ist möglich und häufig.
- **Erworbene neurogene Sprechstörung** (Auftreten zeitnah zu einer Hirnschädigung)

Es erfolgt die allgemeine interdisziplinäre **Diagnostik** (➤ Kap. 2.1.3). Wichtig sind:

- **Audiovisuelle Aufnahmen:** Aufzeichnungen des Sprechverhaltens bieten eine präzise Grundlage, um die Sprachflüssigkeit und das Sprechtempo objektiv zu analysieren.
- **Psychologische Tests:** Tests zur Messung von Stress und sozialer Ängstlichkeit, die häufig mit Poltern einhergehen, sind wichtig, um die zugrunde liegenden Faktoren zu erkennen.

MERKE

Die Diagnostik von Poltern bleibt eine Herausforderung, da viele Symptome mit anderen Sprach- oder Aufmerksamkeitsstörungen wie ADHS verwechselt werden können.

Bei der Diagnostik und differenzialdiagnostischen Abgrenzung zum Stottern kann der Einsatz moderner **Sprachanalyse-Technologie** unterstützen. Sie kann helfen, die Störung zu identifizieren, indem sie Sprachgeschwindigkeit und -genauigkeit misst und die Dysfluenzmuster detailliert analysiert (van Zaalen-op't Hof et al. 2009). **Beispiele** sind:

- **Akustische Sprachanalyse-Software:** misst Parameter wie Sprechgeschwindigkeit, Pausenstruktur und Lautbildung und zeigt ggf. Unregelmäßigkeiten auf, z. B. *Praat.*
- **Automatisierte Dysfluenzanalyse:** misst die Anzahl und Art der Sprechstörungen in einer Aufnahme, z. B. *Stuttering Severity Instrument* (SSI-4), das zwar primär für Stottern genutzt wird, aber auch bei Poltern angewendet werden kann, um ungewöhnliche Pausen oder Silbenwiederholungen zu analysieren.
- **Künstliche Intelligenz (KI) und maschinelles Lernen:** Neue Forschungsprojekte untersuchen den Einsatz von KI-gesteuerten Sprachanalysetools, um Cluttering besser zu diagnostizieren, z. B. *DeepSpeech & Whisper* (OpenAI), neuronale Netze, die Sprachmuster erkennen und analysieren können.
- **Eye-Tracking und motorische Untersuchungen:** Da Poltern oft mit Planungs- und Koordinationsproblemen im Gehirn zusammenhängt, können Eye-Tracking-Systeme eingesetzt werden, um zu untersuchen, wie Menschen mit Poltern ihre Aufmerksamkeit steuern, während sie sprechen.

Komorbidität

Poltern tritt häufig in Verbindung mit anderen psychischen und sprachlichen Störungen auf:

- **Angststörungen:** Ein erheblicher Anteil der polternden Patienten zeigt Symptome von sozialer Angst oder generalisierter Angststörung. Oftmals resultiert das schnelle Sprechen aus dem Versuch, die sprachlichen Blockaden zu überwinden.
- **ADHS:** Kinder mit Poltern weisen oft zusätzliche Symptome von Impulsivität und Unaufmerksamkeit auf, was die Therapie erschwert.

- **Sprachentwicklungsstörungen:** Poltern kann auch zusammen mit anderen sprachlichen Defiziten wie Artikulationsstörungen oder phonologischen Störungen auftreten.
- **Depressive Störungen:** In einigen Fällen kann Poltern auch mit depressiven Symptomen einhergehen, insbesondere bei Erwachsenen, die sich durch die Sprachstörung sozial isoliert fühlen.

Ätiologie

Die genauen Ursachen des Polterns sind noch nicht vollständig geklärt. Aus Genanalysen und aufgrund familiärer Häufungen wird von einer vorwiegend genetischen Disposition ausgegangen, ähnlich wie beim Stottern, und Poltern mit zerebralen Auffälligkeiten in Verbindung gebracht. Ein mögliches Modell ist eine Neurotransmitterstörung mit einem Dopaminüberschuss, der die motorische Steuerung der Sprache und die Hemmung der Sprechgeschwindigkeit beeinträchtigt. Poltern zeigt zudem Parallelen zu Sprachentwicklungsstörungen, Aphasien und Sprechapraxien.

Behandlung

Sprachtherapie

Die **Sprachtherapie** des Polterns orientiert sich an Ansätzen aus der Stottertherapie, insbesondere **Fluency-Shaping-Strategien.** Eine vollständige Heilung ist nicht möglich, jedoch können durch gezielte Maßnahmen Verbesserungen erzielt werden, die situationsabhängig variieren. **Therapieziele** werden individuell festgelegt und sollen den **Transfer** in den Alltag einschließen.

Kernpunkte der Therapie:

- **Sprechtempo & Flüssigkeit:** Anpassung der Sprechgeschwindigkeit und Umstrukturierung des Sprechens.
- **Artikulation & Prosodie:** gezieltes Training zur Verbesserung von Aussprache, Betonung und Satzstruktur.
- **Selbstwahrnehmung & Pragmatik:** Nutzung von Spiegelarbeit, Audio-/Videoanalysen und nonverbalen Kommunikationsstrategien.
- **Einbindung des Umfelds:** Angehörige werden aktiv in die Therapie einbezogen.

Regelmäßiges Üben und Monitoring sind entscheidend für den Therapieerfolg.

Neuere Ansätze sind der Einsatz von **digitalen Anwendungen** und **Sprachtherapie-Apps.** Diese digitalen Tools ermöglichen es den Betroffenen, ihre Sprechfähigkeiten zu überwachen und in Echtzeit zu verbessern. Dies ist besonders nützlich, da die kontinuierliche Selbstüberwachung und das Üben in der täglichen Kommunikation die Sprechweise nachhaltig verbessern können.

Ein weiteres therapeutisches Modell ist die Integration von **Biofeedback-Technologien** in die Sprachtherapie. Die sofortige Rückmeldung über die eigene Sprachleistung kann die Lernmotivation und die Therapieeffektivität erhöhen (Gandadjaja und Weber 2017).

Psychologische Unterstützung und soziale Integration

Neben der sprachtherapeutischen Arbeit ist es auch wichtig, den **psychischen** und **sozialen** Aspekt von Poltern nicht zu unterschätzen. Viele Menschen mit Poltern erleben aufgrund ihrer unverständlichen Sprache soziale Isolation und **Selbstwertprobleme.** Daher wird zunehmend auf eine ganzheitliche Behandlung gesetzt, die auch psychologische Unterstützung umfasst. Eine Kombination aus **KVT** und Sprachtherapie hat gezeigt, dass sie die sozialen Ängste und das **Selbstbewusstsein** von Betroffenen signifikant verbessern kann. Dies ist besonders bei Jugendlichen von Bedeutung, da Poltern häufig erst spät erkannt wird, wenn sie bereits jahrelang mit den psychischen Auswirkungen der Störung zu kämpfen hatten.

2.4 Entwicklungsstörung der Sprache (6A01.2)

2.4.1 Epidemiologie

Epidemiologische Studien schätzen die Prävalenz klinisch signifikanter Sprachentwicklungsstörungen (SES) unbekannter Ursache bei Kindern, die in die

(Regel-)Schule kommen, auf etwa 7 %, weitere 2,3 % sekundäre SES kommen hinzu (Norbury et al. 2016). Somit gehört sie **zu den häufigsten Störungsbildern im Kindesalter.** Das Geschlechterverhältnis bei primären SES wird mit 1,22 : 1 (m/w) angegeben. Da sich die Studien zumeist auf die ICD-10-Klassifikation „Umschriebene Entwicklungsstörungen der Sprache" beziehen, ist aufgrund der Aufgabe des Exklusionskriteriums IQ < 85 in der nun gültigen ICD-11 eine hieraus vermutlich resultierende Prävalenzerhöhung zu erwarten.

2.4.2 Diagnostik und Komorbidität

Primäre SES **treten während der Entwicklung des Kindes bzw. im Zeitfenster des Spracherwerbs auf** und können bis ins Jugend- und Erwachsenenalter bestehen. Die sprachkommunikativen Leistungen liegen deutlich unter dem Niveau, das angesichts des Lebens- und mentalen Alters von Kindern zu erwarten wäre, und die Störungen lassen sich nicht durch neurologische, sensorische, intellektuelle Beeinträchtigungen oder Umweltfaktoren erklären. Sie betreffen den Lauterwerb, den Wortschatz, die Grammatik und auch die nonverbale Kommunikation. Ein Kind mit einer SES hat Schwierigkeiten, sich auszudrücken. Es sagt oft „Dings" oder Sätze wie „Die Oma Kuchen macht" oder hat es schwer, andere zu verstehen. Letzteres kann dazu führen, dass es Aufforderungen nicht folgt, unkonzentriert wirkt oder unangemessen reagiert.

Für die **Diagnosekriterien** (nach ICD-11) wird auf ➤ Kap. 2.1.3 verwiesen.

EXKURS

Spätsprecher („Late Talker") und Früherkennung

Erste Sprachprobleme deuten sich bereits im Alter zwischen 2 und 3 Jahren an. Eine zuverlässige Diagnose ist vor einem Alter von 3 Jahren indes nicht möglich, da in diesem Alter noch nicht entschieden werden kann, ob es sich nur um eine Entwicklungs*verzögerung* oder um eine Entwicklungs*störung* im Bereich Sprache handelt.
Kinder, die mit 24 Monaten weniger als 50 Wörter sprechen oder keine Wortkombinationen bilden, ohne dass eine eindeutige Ursache feststellbar ist, sind sog. Late Talker. Dies betrifft 15 % aller Kinder. Etwa die **Hälfte** dieser Kinder kann diesen **Rückstand** bis zum 3. Geburtstag **aufholen,** die andere Hälfte entwickelt eine Sprachentwicklungsstörung. Schließlich haben dann 40–80 % der Kinder, die im Vorschulalter mit einer SES diagnostiziert werden, 4–5 Jahre später noch Symptome. Die meisten Sprachtherapien bei Kindern erfolgen bei 5- bis 9-Jährigen, wenn der grundlegende Spracherwerb bereits abgeschlossen ist (Kühn et al. 2016).
Ab dem 2. Lebensjahr können bei „Late Talker"-Risikokindern pädiatrischerseits **Screening-Instrumente zur Frühdiagnostik** eingesetzt werden. Ein auffälliger Sprachtest allein sagt noch wenig aus. Es kann sein, dass das Kind nicht gut mitgemacht hat, oder mehrsprachige Kinder schneiden in Tests, die nicht in ihrer Muttersprache erfolgen, schlechter ab. Eine SES lässt sich erst nach weitergehenden Untersuchungen – meist in einem sozialpädiatrischen Zentrum – feststellen, einschließlich der Beurteilung der Gesamtentwicklung. Bei Verdacht auf eine Grunderkrankung müssen weitere Untersuchungen (z. B. ein EEG, Schlaf-EEGs oder eine genetische Untersuchung) durchgeführt werden.
Das frühzeitige Erkennen und Behandeln der Sprachschwierigkeiten ist also nicht nur für die sprachlichen Fähigkeiten, sondern auch für die soziale, emotionale und schulische Entwicklung eines Kindes prognoseentscheidend.

Abklärungsdiagnostik

Kinder mit Sprachauffälligkeiten benötigen neben einer Sprachdiagnostik auch eine **interdisziplinäre** medizinische und psychologische **Abklärungsdiagnostik** zur Aufdeckung verursachender Faktoren (zumindest Hör- und Intelligenzminderung, auch Autismus, neurologische Erkrankungen etc.) sowie ungünstiger psychosozialer Umweltfaktoren und psychosozialer Folgeprobleme oder psychischer Erkrankungen (➤ Kap. 2.1).

Zur spezifischen sprachtherapeutischen Diagnostik von SES werden u. a. **standardisierte Testverfahren** eingesetzt, die sprachliche Bereiche wie **Aussprache, Wortschatz, Grammatik, Sprachverständnis** und **phonologische Bewusstheit** erfassen.

Differenzialdiagnosen

Differenzialdiagnostisch ist zu beachten, dass 80 % der Kinder mit einer Störung der Intelligenzentwicklung primär durch eine verzögerte Sprachentwicklung auffallen und bei Kindern mit auffälliger Sprachentwicklung insbesondere stets auch das Hörvermögen überprüft werden sollte, da Hörstörungen ursächlich sehr häufig sind (Mall et al. 2019). Symptomabhängig ist dann ggf. die Behandlung einer zugrunde liegenden Erkrankung (z. B. der Hörstörung) vor einer Sprachtherapie vordringlich. Belastbare Kriterien für eine differenzialdiagnostische Abgrenzung der pragmatischen Sprachentwicklungsstörung zur Autismus-Spektrum-Störung sind aktuell noch Gegenstand der Forschung.

Komorbidität

Aufgrund der **hohen Komorbiditätsraten** von SES mit anderen Entwicklungsstörungen und psychischen Auffälligkeiten ist eine frühzeitige und umfassende kinder- und jugendpsychiatrische Diagnostik entscheidend, um betroffenen Kindern eine gezielte Behandlung anbieten zu können.

Am häufigsten (zwischen 30 und 70 %) weisen Kinder mit SES gleichzeitig Symptome einer **ADHS** auf (Zwirnmann et al. 2022).

Lernstörungen: Ungefähr 40–75 % der Kinder mit einer SES entwickeln im Schulalter Schwierigkeiten im Schriftspracherwerb **wie eine Lese-Rechtschreib-Störung (Legasthenie). Rechenstörungen (Dyskalkulie)** treten ebenfalls gehäuft auf.

Von zusätzlichen **motorischen Entwicklungsstörungen** sind 5–6 % der Kinder betroffen. Häufig treten diese gemeinsam mit SES, ADHS oder Teilleistungsstörungen auf (Mall et al. 2019).

Häufig sind auch **emotionale und soziale Beeinträchtigungen.** Etwa die Hälfte der von einer SES betroffenen Kinder weist auch internale (z. B. Depression, Rückzug, Ängstlichkeit, Tagträumen) und/oder externale (z. B. aggressives Verhalten, Störung des Sozialverhaltens) Verhaltensauffälligkeiten auf (Zwirnmann et al. 2022).

Bei jüngeren Kindern mit SES finden sich auch häufig Tic-Störungen, sekundäre Enuresis und Enkopresis (➤ Kap. 17).

2.4.3 Ätiologie

Die ursächlichen Faktoren für die spezifischen SES sind nicht vollständig identifiziert. Aktuelle Studien und Übersichtsarbeiten beleuchten insbesondere **neurobiologische** und **genetische** Faktoren.

Untersuchungen mittels bildgebender Verfahren haben gezeigt, dass bei Kindern mit SES strukturelle und funktionelle Abweichungen in bestimmten Hirnregionen vorliegen, die für die Sprachverarbeitung entscheidend sind. Diese Unterschiede betreffen häufig den **linken inferioren Frontallappen (Broca-Areal), den superioren Temporallappen (Wernicke-Areal) sowie Verbindungen zwischen diesen Regionen.** In einer Längsschnittstudie von Müller et al. (2022) wurden Kinder mit und ohne SES über mehrere Jahre hinweg beobachtet. Die Ergebnisse zeigen, dass spezifische neuroanatomische Unterschiede im frühen Kindesalter prädiktiv für die spätere Sprachentwicklung sein können.

Genetische Risikofaktoren und Gene, die an der neuronalen Entwicklung beteiligt sind, scheinen Sprech- und Sprachentwicklungsstörungen entweder direkt oder in ihrer Ausprägung zusammen mit Umweltfaktoren zu beeinflussen (Smith et al. 2021; Zhang et al. 2023; Verhoef et al. 2021). Insbesondere das ***FOXP2*-Gen** wurde mit Sprachstörungen in Verbindung gebracht. Mutationen in diesem Gen können zu Beeinträchtigungen in der Sprachproduktion und der Sprachverarbeitung führen (Enard et al. 2002).

CAVE

Insbesondere **Sprach- und Sprechprobleme bei mehrsprachigen Kindern** können Folge von noch nicht ausreichenden Deutschkenntnissen, fehlerhaftem Sprachangebot und von Interferenzen mit der Muttersprache sein. Diese Kinder können aber, wie jedes monolinguale Kind auch, Entwicklungsstörungen der Sprache und der Artikulation haben. Diese treten dann in allen Sprachen gleichermaßen auf.

2.4.4 Behandlung

Bei jedem Kind mit einer diagnostizierten SES besteht Handlungsbedarf und die Indikation für eine individuelle **Sprachtherapie.** Es erfolgen zudem die allgemeinen Interventionen (➤ Kap. 2.1.4).

Gemäß der S3-Leitlinie zur Therapie von Sprachentwicklungsstörungen (DGPP 2022) werden nachfolgend die wichtigsten Empfehlungen **spezifischer sprachtherapeutischer und wirksamer Interventionen** bei SES **für die einzelnen linguistischen Domänen** und für das Late-Talker-Risikostadium zusammengefasst:

- Bei **lexikalisch-semantischen und morphologisch-syntaktischen** Störungen weist die aktuelle Studienlage auf eine hohe Effektivität von gezielter Sprachtherapie ab 3 Jahren hin und soll durchgeführt werden (Empfehlung 26 + 31, S. 100 und 102). Es sollte eine an der individuellen Symptomatik ausgerichtete, vielfältige Auswahl an Methoden zum Aufbau von Basisfähigkeiten, sogenannten impliziten und expliziten Methoden angewendet werden (Empfehlung 28 + 30; S. 100 und 101). Die Leitliniengruppe **empfiehlt in Kombination mit der Therapie** ein reichhaltiges Sprachangebot und **unterstützende Sprachfördermaßnahmen** in Bildungseinrichtungen und zu Hause (Empfehlung 32, S.102).
- Bei **morphologisch-syntaktischen** Störungen weist die aktuelle Studienlage auf eine hohe Effektivität von gezielter Sprachtherapie ab 3 Jahren hin und soll durchgeführt werden. (Empfehlung 35, S.125). Es sollte eine an der individuellen Symptomatik und am Alter ausgerichtete Kombination aus impliziten und expliziten Methoden angewendet werden (Empfehlung 39 + 40; S. 126). Einen starken Konsens bekommt die Empfehlung 36, S.125, dass sich **die Konzeption einer sprachtherapeutischen Intervention** an den sprachlichen Störungsschwerpunkten und Symptomen sowie **an der kommunikativen Teilhabe des Kindes ausrichten** sollen.
- Für die Therapie **pragmatisch-kommunikativer** Störungen können derzeit keine evidenzbasierten Empfehlungen abgeleitet werden (Statement 21, S. 137). **Therapieschwerpunkte** können auf das Verstehen und Erkennen pragmatisch-kommunikativer Informationen beim Kommunikationspartner und/oder auf das eigene Produzieren und Anwenden pragmatisch kommunikativer Signale gelegt werden (Empfehlung 41, S.138).
- Für **Late Talker (Alter 24–36 Monate)** wird bei **expressiver Sprachverzögerung** ein strukturiertes Elterntraining, bei zusätzlicher **rezeptiver Sprachverzögerung** oder anderen Risikofaktoren Sprachtherapie empfohlen.

2.5 Sonstige Störungen der Sprech- und Sprachentwicklung

Die ICD-11-Codes **6A01.Y** („Sonstige näher bezeichnete Störungen der Sprech- oder Sprachentwicklung") und **6A01.Z** („Nicht näher bezeichnete Störungen der Sprech- oder Sprachentwicklung") sind vor allem für **untypische oder gemischte Sprachentwicklungsstörungen** vorgesehen, die nicht genau in die anderen spezifischen Diagnosen der ICD-11-Kategorie **6A01** passen.

2.5.1 Sonstige näher bezeichnete Störungen der Sprech- und Sprachentwicklung (6A01.Y)

Hierbei handelt es sich um Sprach- oder Sprechstörungen, die nicht unter die Hauptkategorien fallen, aber dennoch genauer beschrieben werden können, **oder** eine Sprachstörung bei einer Subgruppe von Kindern und Jugendlichen mit Störungsbildern, welche die Diagnose 6A01 eigentlich ausschließt (z. B. Autismus-Spektrum-Störung oder selektiver Mutismus), die aber eine über die Diagnosekriterien hinausgehende Sprachstörung aufweisen (z. B. expressive Sprachstörung bei ASS).
Beispiele für 6A01.Y sind:

- **Late-Onset-Sprachentwicklungsstörung:** verzögerter Beginn des Spracherwerbs ohne erkennbare Ursache, aber ohne die typischen Merkmale einer spezifischen SES
- **Selektive mutistische Sprachentwicklungsstörung:** Kombination aus SES und selektivem Mutismus
- **Sprachentwicklungsstörung bei sozialer Deprivation:** Sprachprobleme, die durch mangelnde sprachliche Anregung (z. B. Vernachlässigung) entstehen
- **Psychogenes Stottern** (➤ Kap. 2.3.1)

2

2.5.2 Störungen der Sprech- und Sprachentwicklung, nicht näher bezeichnet (6A01.Z)

Die genaue Art der Störung ist nicht spezifiziert oder bleibt noch unklar:

- **Unklare Sprachentwicklungsprobleme im frühen Kindesalter:** Ein Kind zeigt deutliche sprachliche Auffälligkeiten, aber es fehlen ausreichende diagnostische Informationen, um eine spezifischere Störung zu benennen.
- **Vorläufige Diagnose einer SES:** bei Unsicherheiten in der frühen Diagnostik, wenn weitere Untersuchungen nötig sind
- **Mischformen ohne eindeutige Hauptsymptomatik:** wenn sowohl phonologische, lexikalisch-semantische und morphologisch-syntaktische Probleme bestehen, aber keine der typischen SES genau zutrifft

2.6 Ausblick und Fallbeispiel

Störungen der Sprech- und Sprachentwicklung gehören zu den häufigsten und am häufigsten behandelten Störungen im frühen Kindesalter. Sie wirken sich bis ins Jugend- und Erwachsenenalter hinein negativ auf den Bildungserfolg, die psychosoziale Situation, die psychische Gesundheit und letztlich die Teilhabe der Betroffenen aus.

Dennoch ist es nicht selten, dass Kinder, längst nach Abschluss der Sprachentwicklung, zur diagnostischen Abklärung einer Lese-Rechtschreib-Störung oder psychischer Probleme **kinder- und jugendpsychiatrisch vorgestellt** werden, die geschilderten Probleme aber bereits eine Entwicklungskomorbidität einer bis dahin undiagnostizierten Sprech- oder Sprachentwicklungsstörung darstellen (s. Fallbeispiel). Dieser Umstand verlangt eine große diagnostische und sprachsensible Aufmerksamkeit. Darüber hinaus ist eine gute interdisziplinäre Vernetzung erforderlich, um die Kinder, die Auffälligkeiten im Sprechen und der Sprache haben, rasch einer interdisziplinären Diagnostik und schließlich einer spezifischen Behandlung zuführen zu können.

Die diagnostische Validität der neuen Diagnose Soziale (Pragmatische) Kommunikationsstörung muss zukünftig noch besser in Abgrenzung zur Autismus-Spektrum-Störung aufgeklärt werden. Darüber hinaus bedarf es im Rahmen zunehmender Mehrsprachigkeit entsprechende Normen für diese Subgruppe. Hier richtet sich der Blick auch auf **digitale** und **KI gestützte** Sprachdiagnostik bzw. **Sprachscreenings** in deutscher Sprache sowie verschiedenen anderen Sprachen. Kinder mit Sprach- und **Sprech**störungen und deren Familien benötigen aufgrund der Risikos einer ungünstigen psychosozialen und sozioökonomischen Entwicklung eine erhöhte kinder- und jugendpsychiatrische sowie -therapeutische Aufmerksamkeit. Insbesondere zum Poltern besteht im Hinblick auf Epidemiologie, Diagnostik und Therapie noch umfassender Forschungsbedarf.

Fallbeispiel

Vorstellungsanlass und geschilderte Symptomatik

Der 7 Jahre und 4 Monate alte Arif besucht die 2. Klasse der Grundschule und wird von seinem Vater auf Anraten der Schulpsychologin zur Diagnostik in der kinder- und jugendpsychiatrischen Praxis vorgestellt. Anlass sei, dass Arif aufgrund häufiger und teils tätlicher Wutausbrüche gegenüber den Mitschüler*innen derzeit für die Schule „nicht mehr tragbar" sei. Er werde „immer gereizter und sensibler". Der **Vater** berichtet, dass Arif zu Hause viel und sehr ausgelassen mit seinem kleinen Bruder spiele, meist Tobe- und Rangelspiele, ansonsten gerne male und schon früh durch eine sorgfältige Schrift aufgefallen sei. Seit Mitte der 1. Klasse sei aufgefallen, dass er sich oft zurückziehe, leicht zu weinen anfange, oft „keine Lust" und häufig Bauchschmerzen habe. Die **Lehrerin** melde aus der Schule ein gutes Leistungs- und Lernverhalten, Sozialverhalten sei schwierig mit niedriger Frustrationstoleranz, vielen Konflikten; er habe einen Freund. Da er manchmal gar nicht reagiere, wenn er angesprochen werde, habe sie schon daran gedacht, ob er vielleicht schlecht hört.

Die im Verlauf kontaktierte **Schulpsychologin** berichtet, dass Arif im Kontakt mit den Mitschülern „häufig sehr stark in Bedrängnis" komme, sich oft ungerecht behandelt fühle und die Mitschüler*innen schubse, wenn diese ihn ansprechen. Er werde nicht ausgegrenzt, aber es würden immer weniger Kinder mit ihm spielen wollen. Zuletzt habe er nach einem Erzieher der Mittagsbetreuung gehauen, der ihn wegen einer Lappalie ermahnt habe. Eigentlich kenne man ihn als eher stillen und im Einzelkontakt lieben und kooperativen Schüler. Schwierig sei für Arif, dass er, wenn er aufgeregt sei, sich gar nicht mehr verständlich machen könne; er bekomme dann nur „unverständliche Sätze" heraus.

Anamnese

Arif lebt zusammen mit seinen Eltern und seinem 2 Jahre jüngeren Bruder in einer kleinen Wohnung. Der Vater arbeitet als Industriemechaniker im Drei-Schichten-Dienst, die Mutter ist in Teilzeit als Verkäuferin angestellt und arbeitet oft auch samstags. Mit der Betreuung und Erziehung wechsele man sich daher ab, und es gebe wenig gemeinsame Zeit. Beide Eltern, die fast akzentfrei und fließend Deutsch sprechen, sprechen untereinander meist in ihrer arabischen Muttersprache. Mit den Kindern sprechen sie meist **Arabisch,** aber zunehmend auch **Deutsch,** die Brüder untereinander ausschließlich Deutsch.

Die Schwangerschaft sei unauffällig ohne psychische Belastung der damals 34-jährigen Kindsmutter verlaufen. Spontane, unkomplizierte Geburt in der 40. SSW. Arif sei ein ruhiges und unkompliziertes Baby gewesen. Er sei bereits mit 1,5 Jahren in eine Montessori-Krippe gekommen. Die Sprachentwicklung habe verzögert erst mit 3 Jahren begonnen, dies sei von Erziehern und Eltern auf das bilinguale Sprachangebot zurückgeführt worden. Mit 3 Jahren habe er in einen Kindergarten wechseln müssen, dort sei er von den anderen Kindern geärgert, ausgegrenzt und sogar mit Steinen beworfen worden. In der Schule habe er auch keinen Anschluss gefunden, habe sich oft versteckt. Inzwischen habe er einen Freund.

Diagnostik

In der **informellen Untersuchung mit Verhaltensbeobachtung und Exploration des Kindes** wird rasch deutlich, dass Arif häufig Anweisungen nicht genau versteht, diese dann aber sofort imitiert, wenn sie ihm vorgemacht werden, und dass er vorwiegend eine einfache Sprache ohne Nebensätze verwendet. Präpositionen benutzt und versteht er nur fehlerhaft. Arif schildert traurig und oft nach Worten ringend und mit lebhafter Gestik, er habe „heute Ärger in der Schule" gehabt. Nachfragen, was die Lehrerin zu ihm gesagt habe, beantwortet er mit „habe ich vergessen", und die Frage, was er mit „streng" meine, als er schilderte, er habe mit den anderen Kindern „streng" gesprochen, beantwortet er mit: „Ich habe mich versprochen." Allgemein gibt er ungenaue Antworten, sagt häufig „ja" und vermeidet das weitere Gespräch. Bei der Malaufgabe äußert er mehrfach: „Ich kann das nicht" oder „Ich male schlecht", malt dann aber freudig, kreativ und altersgemäß. Beim anschließenden Spielen mit der Untersucherin hat er Spaß und zeigt ein hohes Interesse an geteilter Freude; er spielt kooperativ und zeigt auch beim Verlieren keinen Frust oder Ärger.

Die **Eltern** werden über die beobachteten Sprachprobleme von Arif aufgeklärt und **nach den sprachlichen Fähigkeiten im Arabischen befragt.** Zunächst berichtet die Mutter, sie hätten keine Probleme, ihn zu verstehen, zu Hause frage er auch immer nach. Erst in der vertieften Exploration ergibt sich ein ähnliches Bild: Arif spricht offenbar auch im Arabischen nur einfache Sätze, oft ohne korrekte Grammatik und mit einem geringen Wortschatz, und orientiere sich eher visuell. Die Eltern hätten sich darüber wegen seiner Zweisprachigkeit und des inzwischen deutlich geringeren arabischen Sprachangebots keine Sorgen gemacht. Sie stimmen einer multiprofessionellen Diagnostik zu.

Die **pädiatrisch-neurologische Untersuchung** einschließlich Zungen-Mund-Motorik erbringt keine Auffälligkeiten. Der durchgeführte **Intelligenztest** (WISC-V) ergibt einen IQ-Gesamtwert von 111 mit einem leicht unterdurchschnittlichen Ergebnis im Sprachverständnis.

Die in einer HNO-Praxis durchgeführte Untersuchung inkl. **Pädaudiologie** ergibt ebenfalls einen unauffälligen Befund.

Die hinzugezogene **Logopädin** führt folgende **spezifische Untersuchungsmaßnahmen zur Feststellung des Sprachentwicklungsstands** durch: TROG-D, HSET, „Mäusegeschichte" (Textverständnis), WWT 6–10, PET sowie die Verbalisierung einer Bildergeschichte mit psycholinguistischer Beurteilung längerer zusammenhängender Sätze. Hier zeigt sich **folgender Befund:**

- „Schwächen im Verständnis komplexerer Satzstrukturen, die sich unter Zeitdruck verstärken, leichte Schwächen im Textverständnis
- Schwächen im expressiven Wortschatzspeicher und Wortabruf sowie
- Schwächen in der Versprachlichung komplexer Inhalte und Narration."

Zusammenfassend wird die Diagnose einer rezeptiven Sprachentwicklungsstörung (**ICD-11: 6A01.20**) gestellt. Zusätzlich ergibt die weiterführende kinder- und jugendpsychiatrische Diagnostik eine leichte depressive Störung (**ICD-11: 6A70**).

Therapie und Fördermaßnahmen

Nach intensiver Aufklärung der Eltern, dass Arifs Sprachentwicklungsstörung sowohl seinen schulischen Erfolg als auch sein Sozialverhalten beeinträchtigt und ihn inzwischen auch psychisch belastet, wird eine Kombination aus Logopädie sowie schulischer und elterlicher Unterstützung empfohlen, damit er seine sprachlichen Fähigkeiten verbessern und mehr Selbstvertrauen in der Kommunikation gewinnen kann. Zugleich kann in der Praxis zeitnah eine verhaltenstherapeutische Kurzzeittherapie aufgrund der leichten depressiven Störung angeboten werden.

Es erfolgt die Überweisung in die **einzellogopädische Behandlung.** Als Ziele werden zunächst die Steigerung des Selbstbewusstseins in Sprechsituationen, Verbesserung der Grammatik und des Satzbaus und die Förderung des Sprachverständnisses festgelegt. Ein besonderer Fokus soll sich auf aktivitätsorientierte, spielerische Sprachübungen mit Bezug auf den Schulalltag richten. Im Verlauf ist zum Erfahrungsaustausch und gemeinsamen Üben von Gesprächen im sicheren Umfeld mit Gleichaltrigen die längerfristige Teilnahme an der **therapeutischen Gruppe für Kinder mit Sprachstörungen** geplant. Die Eltern werden beraten, wie sie Arif sowohl in seiner sprachlichen Entwicklung als auch in der **Mehrsprachigkeit** gezielt unterstützen können. Empfohlen wird die **klare Sprachtrennung und die Förderung der Familiensprache Arabisch,** z. B. mit Büchern, Spielen, Liedern, Reimen und Gesprächen.

Nach einer gemeinsamen Videokonferenz mit der Mutter, der Schulpsychologin und der Lehrerin kann als **Unterstützung in der Schule** etabliert werden, dass Arif nach Aufnahme von Blickkontakt klare, kurze Anweisungen bekommt und bei Bedarf wiederholt, dass die Lehrerin Geduld zeigt und ihm Extrazeit zum Antworten gibt und somit auch als Modell für die Mitschüler wirkt, dass er per Nachteilsaugleich Notenschutz für mündliche Leistungen bekommt und dass visuelle Unterstützung (z. B. Piktogramme für Abläufe im Unterricht) etabliert wird, um ständige Korrekturen im Unterricht zu vermeiden. Die Pausensituation verbringt er unter Aufsicht der Lehrkraft. Die soziale Integration soll durch Patensysteme verbessert werden. Über die Kontaktaufnahme zum **Jugendamt** erhält Arif kurzfristig einen Integrationsplatz im Hort.

In der **Verhaltenstherapie** erfährt Arif, wie er negative Gedanken („Ich bin dumm") erkennen und positiv umwandeln kann („Ich kann es schaffen"). Durch schrittweise Annäherungen lernt er, die Angst vor Sprechsituationen zu reduzieren, übt funktionale Interaktionen durch Rollenspiele ein und lernt Entspannungsverfahren zur Stressbewältigung.

In der **Elternberatung** lernen die Eltern, wie sie ihr Kind ohne Druck unterstützen können, und Strategien zur Förderung eines positiven Selbstbildes, z. B. **„Du hast das toll erzählt!"**

LITERATUR

Almudhi A. Technological advancements in the treatment of stuttering: a systematic review. J Fluency Disord 2020; 64: 105767.

Bakhtiar M, Mohammadi M, Wheeler G, Alqattan B, van Donkelaar P, Nitsche MA, et al. Efficacy of noninvasive brain stimulation techniques in managing stuttering behaviors: a systematic review and meta-regression analysis. J Speech Lang Hear Res 2025; 68(4): 1803–1820.

Broomfield J, Dodd B. The nature of referred subtypes of primary speech disability. Child Lang Teach Ther 2004; 20(2): 135–151.

Brown S, Ingham RJ, Ingham JC, Laird AR, Fox PT. Stuttered and fluent speech production: an ALE meta-analysis of functional neuroimaging studies. Hum Brain Mapp 2005; 25(1): 105.

Busan P, Moret B, Masina F, Del Ben G, Campana G. Speech fluency improvement in developmental stuttering using non-invasive brain stimulation: insights from available evidence. Front Hum Neurosci 2021; 15: 662016.

Campbell TF, Dollaghan CA, Rockette HE, Paradise JL, Feldman HM, Shriberg LD, et al. Risk factors for speech delay of unknown origin in 3-year-old children. Child Dev 2003; 74(2): 346–357.

Chang SE, Garnett EO, Etchell A, Chow HM. Functional and neuroanatomical bases of developmental stuttering: current insights. Neuroscientist 2019; 25(6): 566–582.

Chang SE, Below JE, Chow HM, Guenther FH, Hampton Wray AM, et al. Stuttering: our current knowledge, research opportunities, and ways to address critical gaps. Neurobiol Lang (Camb) 2025 Apr 2: 6:nol_a_00162. DOI: 10.1162/nol_a_00162.

Craig A, Tran Y. The epidemiology of stuttering: the need for reliable estimates of prevalence and anxiety levels over the lifespan. Adv Speech Lang Pathol 2005; 7: 41–46.

Craig A, Blumgart E, Tran Y. Situational embarrassment and its relationship to social anxiety in adults who stutter. J Speech Lang Hear Res 2021; 64(10): 3759–3768.

DGPP – Deutsche Gesellschaft für Phoniatrie und Pädaudiologie e.V. (Hrsg.). S3-Leitlinie Redeflussstörungen, Pathogenese, Diagnostik und Behandlung. AWMF-Registernummer 049-013. Stand: 31.08.2016 (in Überarbeitung); https://register.awmf.org/de/leitlinien/detail/049-013 (letzter Zugriff: 4.6.2025).

DGPP – Deutsche Gesellschaft für Phoniatrie und Pädaudiologie e.V. (Hrsg.). S3-Leitlinie Therapie von Sprachentwicklungsstörungen. AWMF-Registernummer 049-015. Stand: 21.12.2022; gültig bis: 21.12.2027; https://register.awmf.org/de/leitlinien/detail/049-015 (letzter Zugriff: 4.6.2025).

Enard W, Przeworski M, Fisher SE, Lai CSL, Wiebe V, Kitano T, et al. Molecular evolution of FOXP2, a gene involved in speech and language. Nature 2002; 418(6900): 869–872.

Freitag CM. Die S3-Leitlinie zur Therapie von Sprachentwicklungsstörungen: Zusammenfassung der Empfehlungen. Z Kinder Jugendpsychiatr Psychother 2024; 52(4): 227–235.

Freitag CM, Noterdaeme M, Snippe K, Schulz P, Kim Z, Teufel K. Entwicklungsstörungen des Sprechens oder der Sprache nach ICD-11. Z Kinder Jugendpsychiatr Psychother 2021; 49(6): 468–479.

Frigerio-Domingues C, Drayna D. Genetic contributions to stuttering: the current evidence. Mol Genet Genomic Med 2017; 5(4): 288–295.

Gandadjaja S, Weber C. Einsatz von Biofeedback-Technologien in der Sprachtherapie: Eine Untersuchung der Wirksamkeit und Akzeptanz. Journal of Speech Therapy 2017; 34(2): 45–52.

Giraud AL, Poeppel D. Cortical oscillations and speech processing: emerging computational principles and operations. Nat Rev Neurosci 2012; 13(4): 246–258.

Hölzel L, Berger M (Hrsg.). ICD-11 – Psychische Störungen: Innovationen und ihre Bewertung. Berlin, Heidelberg: Springer 2025.

Johnson G, Onslow M, Horton S, Kefalianos E. Reduced stuttering for school-age children: a systematic review. J Fluency Disord 2023; 78: 106015.

Knox AD, Yairi E. The epidemiology of stuttering: current status and future directions. J Speech Lang Hear Res 2006; 49(2): 355–367.

Kühn P, Sachse S, von Suchodoletz W. Sprachentwicklung bei Late Talkern. Logos 2016; 24(4): 256–64.

Mall V, Hahn G, von Kries R, Fricke O. Epidemiologie – Sozialpädiatrie – Psychosomatik. In: Speer CP, Gahr M, Dötsch J (Hrsg.), Pädiatrie. Berlin, Heidelberg: Springer 2019; 813–844.

Månsson H. Childhood stuttering: incidence and development. J Fluency Disord 2000; 25: 47–57.

Müller K, Fischer B, Schmidt L, et al. Longitudinal neuroanatomical increases from early to one-year postpartum. Brain Struct Funct 2022; 229(1): 1–12.

Norbury CF, Gooch D, Wray C, Baird G, Charman T, Simonoff E, Vamvakas G, Pickles A. The impact of nonverbal ability on prevalence and clinical presentation of language disorder: evidence from a population study. J Child Psychol Psychiatry 2016; 57(11): 1247–1257.

Polikowsky HG, Shaw DM, Petty LE, Chen HH, Pruett DG, Linklater JP, et al. Population-based genetic effects for developmental stuttering. HGG Adv 2022 Jan 13; 3(1): 100073.

Pollard R, Ellis JB, Finan D, Ramig PR. Effects of the SpeechEasy on objective and perceived aspects of stuttering: a six-month, Phase I clinical trial in naturalistic environments. J Speech Lang Hear Res 2009; 52(2): 516–533.

Shriberg LD, Austin D, Lewis BA, McSweeny JL, Wilson DL. The epidemiology of speech sound disorders. J Speech Lang Hear Res 2001; 44(3): 570–584.

Smith C, Johnson T, Lee H, et al. Heritability × SES Interaction for IQ: Is it Present in US Adoption Studies? Behav Genet 2021; 52: 48–55.

Tambyraja SR, Farquharson K, Justice L. Reading risk in children with speech sound disorder: prevalence, persistence, and predictors. J Speech Lang Hear Res 2020; 63(11): 3714–3726.

Theys C, Jaakkola E, Melzer TR, De Nil LF, Guenther FH, Cohen AL, et al. Localization of stuttering based on causal brain lesions. Brain 2024; 147(6): 2203–2213.
Thompson SM, Berger R, Klein A. Innovative digital tools in stuttering therapy: a randomized controlled trial. J Fluency Disord 2023; 59: 105–117.
Van Zaalen-op't Hof Y, Wijnen F, De Jonckere PH. Differential diagnostic characteristics between cluttering and stuttering – Part one: Differential diagnosis of cluttering and stuttering based on speech characteristics. J Fluency Disord 2009; 34(3): 137–154.
Verhoef E, Shapland CY, Fisher SE, Dale PS, St Pourcain B. The developmental genetic architecture of vocabulary skills during the first three years of life: capturing emerging associations with later-life reading and cognition. PLoS Genet 2021; 17: e1009144.
Waltersbacher A. Heilmittelbericht 2023/2024: Ergotherapie, Sprachtherapie, Physiotherapie, Podologie [Internet]. Berlin: WIdO; 2024; https://www.wido.de/fileadmin/Dateien/Dokumente/Publikationen_Produkte/Buchreihen/Heilmittelbericht/wido_hei_heilmittelbericht_2023_2024.pdf (letzter Zugriff: 26.5.2025).
Watkins KE, Dronkers NF, Vargha-Khadem F. Behavioural analysis of an inherited speech and language disorder: comparison with acquired aphasia. Brain 2002; 125(3): 452–464.
Wren Y, Roulstone S, Miller LL, Peters TJ. Social, emotional, and behavioural difficulties associated with persistent speech disorder in children: a prospective population study. J Child Psychol Psychiatry 2023; 64(5): 608–617.
Yairi E, Ambrose N. Epidemiology of stuttering: 21st century advances. J Fluency Disord 2013; 38(2): 66–87.
Yairi E, Seery CH. Stuttering: Foundations and Clinical Applications. San Diego, CA: Plural Publishing 2021.
Zhang Y, Wang F, Chen L, et al. Genetic mechanisms in generalized epilepsies. Acta Epileptol 2023; 5: 8.
Zwirnmann S, Lüke C, Stein R. Sprachliche und emotional-soziale Beeinträchtigungen. Vierteljahresschr Heilpädagogik Nachbargeb 2022; 91(VHN Plus).

KAPITEL

3 Autismus-Spektrum-Störung (6A01)

Inge Kamp-Becker und Luise Poustka

Wichtige Neuigkeiten auf einen Blick

- Die Autismus-Spektrum-Störung (ASS) wird in den Klassifikationssystemen DSM-5 und ICD-11 in die Gruppe der Störungen der neuromentalen Entwicklung („Neurodevelopmental Disorders“) eingeordnet.
- Kernmerkmale einer ASS sind anhaltende Defizite in der sozialen Kommunikation und sozialen Interaktion über verschiedene Kontexte hinweg in Kombination mit eingeschränkten, repetitiven Verhaltensmustern, Interessen oder Aktivitäten.
- Beide Klassifikationssysteme verwenden nun die gemeinsame Bezeichnung Autismus-Spektrum-Störungen („Autism Spectrum Disorders“) für *alle* autistischen Störungen, sodass die noch in der ICD-10 verwendete Einteilung in Subtypen (z. B. Frühkindlicher Autismus F84.0, Asperger-Syndrom F84.5 oder Atypischer Autismus (F84.1) entfällt.
- Die Mehrzahl der Personen mit der Diagnose einer ASS weist darüber hinaus zahlreiche komorbide Störungen auf, die den Verlauf und die Prognose der Grundstörung deutlich beeinflussen können.
- Des Weiteren finden sich erhebliche Überlappungen in der Symptomatik zu anderen Störungen.

Eine Übersicht zum Störungsbild ist ➤ Tab. 3.1 zu entnehmen.

Tab. 3.1 Autismus-Spektrum-Störung – Übersicht

Definition	Es liegen anhaltende Defizite in der sozialen Kommunikation und sozialen Interaktion über verschiedene Kontexte hinweg vor. Dies betrifft folgende Bereiche: Defizite in der sozial-emotionalen Gegenseitigkeit; Defizite im nonverbalen Kommunikationsverhalten, das in sozialen Interaktionen eingesetzt wird; Defizite in der Aufnahme, Aufrechterhaltung und dem Verständnis von Beziehungen. Zudem müssen eingeschränkte, repetitive Verhaltensmuster, Interessen oder Aktivitäten, die sich störend auf andere Aktivitäten/den Alltag auswirken, vorliegen. Dies beinhaltet z. B. Stereotypien oder repetitive Bewegungsabläufe, stereotyper Gebrauch von Sprache; zwanghaftes Festhalten an Gleichbleibendem; Hyper-/Hyporeaktivität auf sensorische Reize; intensive, stereotype, ungewöhnliche Interessen. Die Symptomatik verursacht in klinisch bedeutsamer Weise Leiden oder Beeinträchtigung in mehreren Funktionsbereichen.
Manifestationsalter	Die Symptome müssen bereits in der frühen Entwicklungsphase vorliegen.
Diagnostik	Durch spezialisierte Fachambulanzen mit entsprechender Expertise in der komplexen Diagnostik über das gesamte Spektrum der ASS sowie aller relevanter Differenzialdiagnosen
Komorbiditäten	Intellektuelle Beeinträchtigungen, Sprachstörungen, motorische Störungen, Aufmerksamkeitsstörungen, stereotype Bewegungsstörungen, Schizophrenie, schizotype Störung, soziale Angststörung, depressive und Angststörung, selektiver Mutismus, Zwangsstörung, Bindungsstörungen (reaktiv/enthemmt), restriktive Essstörungen, oppositionelle Störungen, Persönlichkeitsstörungen, Tic-Störungen und Tourette-Syndrom; Epilepsie, Schlafstörungen, genetische Syndrome
Therapeutische Optionen	• Den Fertigkeiten und der individuellen Entwicklung angemessene, verhaltenstherapeutisch-übende Methoden • Frühzeitige und evidenzbasierte Behandlung der komorbiden Symptomatik mit verhaltenstherapeutischen Interventionen ist entscheiden für den Verlauf
Wichtige Leitlinien	DGKJP (Hrsg.). S3-Leitlinie „Autismus-Spektrum-Störungen im Kindes-, Jugend- und Erwachsenenalter". Teil 1: Diagnostik. https://register.awmf.org/de/leitlinien/detail/028-018; Teil 2: Therapie; https://register.awmf.org/de/leitlinien/detail/028-047)

3.1 Epidemiologie

Autismus-Spektrum-Störungen sind keine seltenen Störungen mehr. Neuere Metaanalysen kommen zu der Einschätzung, dass die Prävalenz bei ca. 1 % liegt. Das Geschlechterverhältnis von männlichen und weiblichen Betroffenen liegt im Mittel bei 4,2 : 1 (Zeidan et al. 2022). Hinsichtlich der Häufigkeit des Störungsbildes liegen sehr unterschiedliche Angaben vor, die je nach Untersuchungsmethode (z. B. reine Aktenauswertung vs. klinische Untersuchung), Erhebungsort (z. B. Amerika mit deutlich höheren Angaben vs. Europa mit niedrigeren Prävalenzen), Alter der untersuchten Population sowie auch sozioökonomischen Aspekten zu unterschiedlichen Prävalenzangaben führen. Höchstwahrscheinlich ist die Häufigkeit nicht tatsächlich angestiegen; vielmehr haben wir es mit einer größeren Sensibilität gegenüber der Störung, einer weniger engen Schweregraddefinition, verbesserten diagnostischen Instrumente und dem Einschluss von Betroffenen mit einem annähernd normalen bis sehr guten intellektuellen Leistungsvermögen zu tun. Letzteres führte vermutlich dazu, dass Komorbidität mit Intelligenzminderung in einigen neueren epidemiologischen Untersuchungen von früher 75 % auf derzeit 50 bzw. 30 % gesunken ist. Wie bei anderen Entwicklungsstörungen sind auch bei ASS deutlich mehr Jungen als Mädchen betroffen (im Schnitt 3- bis 4-mal häufiger).

3.2 Klassifikation

Die Autismus-Spektrum-Störung (ASS) zählt gemäß DSM-5 und ICD-11 zu den Störungen der neuromentalen Entwicklung („Neurodevelopmental Disorders"). Diese Gruppe ist durch einen Störungsbeginn in der frühen Kindheit sowie durch deutliche Beeinträchtigungen der Entwicklung gekennzeichnet, die sich auf die persönlichen, sozialen, schulischen sowie später beruflichen Funktionsbereiche auswirken.

Beide Klassifikationssysteme verwenden die gemeinsame Bezeichnung „Autismus-Spektrum-Störung" („Autism Spectrum Disorder", ASS) für *alle* autistischen Störungen, sodass die noch in der ICD-10 verwendete Einteilung in Subtypen (z. B. Frühkindlicher Autismus F84.0, Asperger-Syndrom F84.5 oder Atypischer Autismus F84.1) entfällt. Das in der ICD-10 unter den tiefgreifenden Entwicklungsstörungen (TE) eingeordnete Rett-Syndrom wird in der ICD-11 nicht unter den neuromentalen Entwicklungsstörungen geführt, sondern als genetische Erkrankung beschrieben; und anders als im DSM-5 wird die desintegrative Störung des Kindesalters in der ICD-11 nicht mehr als psychische Störung klassifiziert.

Die Zusammenfassung der TE in eine Kategorie Autismus-Spektrum-Störung basiert wie beim DSM-5 auf Befunden, die nahelegen, dass die Ausprägung der autistischen Kernsymptomatik die langfristige Prognose weniger stark bestimmt als die intellektuellen und sprachlichen Fertigkeiten (Magiati et al. 2014). Demgemäß wird die ASS in der ICD-11 weiterhin nach intellektuellem Leistungsvermögen und Sprachfertigkeiten subspezifiziert (➤ Tab. 3.2).

Tab. 3.2 Klassifikation der Autismus-Spektrum-Störung in ICD-11 und DSM-5

ICD-11	DSM-5
6A02 Autismus-Spektrum-Störung	299.0 Autismus-Spektrum-Störung
Die Autismus-Spektrum-Störung ist gekennzeichnet durch anhaltende Defizite in der Fähigkeit, wechselseitige soziale Interaktionen und soziale Kommunikation zu initiieren und aufrechtzuerhalten, sowie durch eine Reihe von **eingeschränkten, sich wiederholenden und unflexiblen Verhaltensmustern, Interessen oder Aktivitäten,** die für das Alter und den soziokulturellen Kontext der Person eindeutig untypisch oder exzessiv sind.	**A) Anhaltende Defizite in der sozialen Kommunikation und sozialen Interaktion (alle drei Kriterien müssen erfüllt sein):** • Defizite in der sozial-emotionalen Gegenseitigkeit • Defizite im nonverbalen Kommunikationsverhalten, das in sozialen Interaktionen eingesetzt wird • Defizite in der Aufnahme, im Aufrechterhalten und im Verständnis von Beziehungen
	B) Eingeschränkte, repetitive Verhaltensmuster, Interessen oder Aktivitäten (mindestens zwei Kriterien müssen erfüllt sein): • Stereotype oder repetitive motorische Bewegungsabläufe bzw. repetitiver Gebrauch von Objekten oder der Sprache • Festhalten an Gleichbleibendem, an Routinen oder ritualisierten Verhaltensmustern • Hochgradig begrenzte, fixierte Interessen, die in ihrer Intensität oder ihrem Inhalt abnorm sind • Hyper- oder Hyporeaktivität auf sensorische Reize oder ungewöhnliches Interesse an Umweltreizen
Der Beginn der Störung liegt in der Entwicklungsphase, typischerweise in der **frühen Kindheit,** aber die Symptome können sich auch erst später vollständig manifestieren, wenn die sozialen Anforderungen die begrenzten Fähigkeiten übersteigen.	**C) Die Symptome beginnen in der frühen Kindheit.** Eine spätere Manifestation ist möglich, sofern erst dann die sozialen Anforderungen die begrenzten Kapazitäten überschreiten **und sofern keine Belege für gute soziale und kommunikative Fertigkeiten in der Kindheit vorliegen.**
Die Defizite sind so schwerwiegend, dass sie zu Beeinträchtigungen in persönlichen, familiären, sozialen, ausbildungsbezogenen, beruflichen oder anderen wichtigen Funktionsbereichen führen.	**D) Die Symptomatik verursacht klinisch bedeutsame Beeinträchtigungen in wichtigen Funktionsbereichen.**
	E) Die Symptomatik ist nicht besser durch andere Entwicklungsstörungen erklärbar.

Tab. 3.2 Klassifikation der Autismus-Spektrum-Störung in ICD-11 und DSM-5 *(Forts.)*

ICD-11	DSM-5
6A02 Autismus-Spektrum-Störung	299.0 Autismus-Spektrum-Störung
Die Symptome sind in der Regel ein durchgängiges Merkmal der Funktionsweise der Person, das in allen Bereichen zu beobachten ist, auch wenn sie je nach sozialem, ausbildungsbezogenem oder anderem Kontext variieren können.	Die Symptome sind situationsübergreifend und persistieren über die Lebensspanne.
Personen, die dem Spektrum angehören, weisen ein breites Spektrum an intellektuellen Funktionen und Sprachfähigkeiten auf.	Die Symptome können individuell unterschiedlich ausgeprägt sein.
Zusätzliche Spezifizierung der individuellen Symptomatik durch Angaben zu Intelligenz- und Sprachniveau	Zusätzliche Spezifizierung der individuellen Symptomatik durch Angaben zu Intelligenz- und Sprachniveau
	Zusätzlich Spezifizierung durch Angabe von weiteren körperlichen Erkrankungen oder psychischen Störungen

Die Kernmerkmale einer ASS sind anhaltende Defizite in der sozialen Kommunikation und sozialen Interaktion über verschiedene Kontexte hinweg in Kombination mit eingeschränkten, repetitiven Verhaltensmustern, Interessen oder Aktivitäten (Lord et al. 2020). Der Bereich der sozial-kommunikativen Auffälligkeiten kann weiter in die Subdimensionen der qualitativen und basalen Defizite aufgeteilt werden (Bishop et al. 2016, Zheng et al. 2021; Stroth et al. 2022; ➤ Abb. 3.1). Dabei zeigt sich, dass insbesondere der Bereich der basalen Auffälligkeiten weniger durch Intelligenz, Alter und Geschlecht beeinflusst wird und somit spezifischer für ASS ist als die qualitativen Auffälligkeiten, weil dieser Bereich weniger durch Reifung und Kompensation beeinflusst wird.

Die Mehrzahl der Personen mit der Diagnose einer ASS zeigt darüber hinaus zahlreiche komorbide Störungen, die den Verlauf und die Prognose der Grundstörung deutlich beeinflussen können. Es gibt es erhebliche Überlappungen in der Symptomatik zu anderen Störungen, was die Diagnostik erheblich erschweren kann. Nach DSM-5 müssen im Bereich der sozialen Interaktion und Kommunikation alle drei genannten Symptombereiche erfüllt sein sowie mindestens zwei repetitive, stereotype Verhaltensweisen vorliegen. Die ICD-11 nennt keine notwendige Anzahl an Merkmalen, was kritisch diskutiert wird (Kamp-Becker 2024). Die Kombination von Symptomen aus den beiden Kernbereichen ist eine notwendige Voraussetzung für die Diagnose ASS. Zudem müssen sich

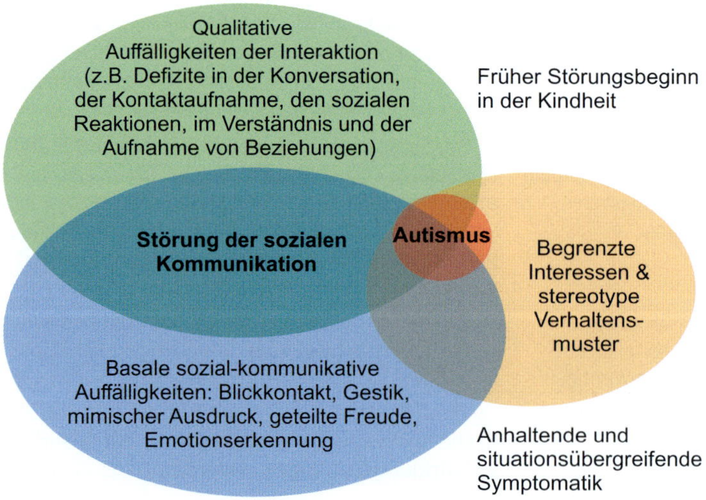

Abb. 3.1 Kernmerkmale von autistischen Störungen und deren Subdimensionen [P1641/L231]

die berichteten und beobachtbaren Symptome bereits in der frühen Kindheit zeigen, situationsübergreifend auftreten und in klinisch bedeutsamer Weise Leiden oder Beeinträchtigung verursachen (➤ Tab. 3.2).

3.3 Diagnostik und Komorbidität

3.3.1 Symptombeschreibung

Die ASS ist gekennzeichnet durch klinisch relevante Auffälligkeiten, die sich bereits in den ersten Lebensjahren manifestieren: anhaltende Defizite in der sozialen Kommunikation und sozialen Interaktion über verschiedene Kontexte hinweg in Kombination mit eingeschränkten, repetitiven Verhaltensmustern, Interessen oder Aktivitäten. Um die Diagnose zu stellen, müssen die Symptome ein grundlegendes, situationsunabhängiges Funktionsmerkmal der Person darstellen. Die Symptomatik geht mit Einschränkungen der Anpassungsfähigkeit und der Lebensqualität einher und persistiert meist über die Lebensspanne, wenngleich sie sich durchaus verändert. Mittels therapeutischer Interventionen kann die Symptomatik bedeutend gebessert, aber nach heutigem Kenntnisstand nicht geheilt werden.

Der Phänotyp der ASS ist hinsichtlich des Grades der Beeinträchtigungen der kognitiven, verbalen, motorischen, sozialen sowie adaptiven Fähigkeiten sehr heterogen. Das Spektrum reicht von Menschen mit schwerwiegender Beeinträchtigung, die meist auch deutliche kognitive Beeinträchtigungen und ein eingeschränktes Sprachvermögen („low-functioning") aufweisen, bis zu ASS ohne Intelligenzminderung und guten Sprachfertigkeiten („high-functioning"). Die Variabilität im Bereich der sozialen Interaktion kann von einem nahezu vollständigen Fehlen der Interaktion mit anderen bis zu einem wechselseitig nicht aufeinander bezogenen Verhalten in sozialen Situationen (z. B. durch Nichtbeachtung der Reaktionen des Gegenübers, eingeschränktes Verständnis der Absichten, Gefühle und Gedanken des Gegenübers) reichen.

Darüber hinaus werden der Schweregrad, das Ausmaß der Beeinträchtigung sowie der Funktionsfähigkeit durch Komorbiditäten wie ADHS, affektive oder Angststörungen, Zwangsstörungen usw. deutlich negativ beeinflusst. Die Prävalenz mindestens einer Komorbidität liegt bei 80–90 %, von zwei Komorbiditäten bei 50 % (Micai et al. 2023). Die Komorbiditäten haben Einfluss auf die Wirksamkeit therapeutischer Maßnahmen, den Verlauf sowie die Prognose und sollten daher bei der Behandlungsplanung beachtet werden.

Zur Kernsymptomatik der ASS gehören Auffälligkeiten im Bereich der **sozialen Interaktion und Kommunikation.** Diese Beeinträchtigungen sind anhaltend und treten über verschiedene Kontexte und Situationen hinweg auf (d. h. im Kontakt mit fremden, aber auch mit vertrauten Personen und Situationen). Auffälligkeiten finden sich in folgenden Bereichen:

- Anhaltende Beeinträchtigungen in der sozial-emotionalen Gegenseitigkeit (z. B. fehlende wechselseitige Konversationsfähigkeit, kaum gemeinsame Freude an der Interaktion, verminderter Austausch von Interessen, Gefühlen und Affekten): Diese Defizite variieren in der Intensität und können von einem Unvermögen, auf soziale Interaktionen zu reagieren bzw. diese zu initiieren, bis zu einer abnormen sozialen Kontaktaufnahme (z. B. in stereotyper, immer gleichbleibender Weise) reichen.
- Anhaltende Beeinträchtigungen im nonverbalen Kommunikationsverhalten während Interaktionen: Das nonverbale Verhalten (Gestik, Mimik, Blickkontakt) wird nicht in sozial modulierter Weise eingesetzt, um die Interaktion zu initiieren, aufrechtzuerhalten oder fortzuführen. Das Spektrum reicht von einem vollständigen Fehlen der nonverbalen Kommunikation bis zu einer schlecht aufeinander abgestimmten verbalen und nonverbalen Kommunikation bzw. der Integration der verschiedenen nonverbalen Verhaltensweisen (z. B. nicht gerichtete Gestik, Mimik). Das Defizit betrifft auch das Verständnis der nonverbalen Kommunikation des Gegenübers und ist mit inadäquaten Reaktionen auf das Verhalten des Gegenübers verbunden.
- Weitreichende Defizite in Bezug auf die Aufnahme, die Aufrechterhaltung und das Verständnis von Beziehungen: Das Spektrum reicht von Schwierigkeiten, das eigene Verhalten an verschiedene soziale Kontexte anzupassen und

wechselseitige Freundschaften einzugehen, bis zu einem Fehlen von Interesse an Gleichaltrigen. Das Defizit zeigt sich auch in einem wenig wechselseitigen Spielverhalten.

Diese sozial-kommunikativen Defizite gehen mit deutlich **eingeschränkten, repetitiven Verhaltensmustern** einher, die verschiedene Bereiche (Sprache, Interessen, Motorik) betreffen können und sich störend auf andere Aktivitäten/den Alltag auswirken:

- Stereotype/repetitive Bewegungen und/oder stereotyper/repetitiver Gebrauch von Objekten (z. B. Aufreihen von Dingen, stereotypes Spielverhalten) oder der Sprache (z. B. Echolalie).
- Festhalten an Gleichhaltung von Umgebung und Abläufen, unflexibles Festhalten an Routinen oder ritualisierten Mustern verbalen oder nonverbalen Verhaltens. Dies kann sich äußern in einem extremen Unbehagen bei kleinen Veränderungen, in Schwierigkeiten bei Übergängen von situativen oder personellen Kontexten, in rigiden Denkmustern oder Verhaltensweisen (z. B. Begrüßungsrituale, täglich gleiche Abläufe).
- Hochgradig begrenzte und starre Interessen, die in ihrer Intensität und im Inhalt abnorm sind. Dies können extrem umschriebene und perseverierende Interessen oder eine starke Bindung an oder Beschäftigung mit ungewöhnlichen, nicht altersgerechten Interessen sein.
- Hyper- oder Hyporeaktivität auf sensorische Reize oder ungewöhnliches Interesse an Umweltreizen wie z. B. scheinbare Gleichgültigkeit gegenüber Schmerz/Temperatur, ablehnende Reaktion auf spezifische Geräusche, Strukturen oder Oberflächen, exzessives Beriechen oder Berühren von Objekten, visuelle Faszination für Licht oder Bewegungen.

MERKE

Einzelne Symptome sind nicht spezifisch für die ASS. Entscheidend sind neben der Symptomkombination der Störungsbeginn in der frühen Kindheit sowie situationsübergreifende Defizite, welche die persönliche, soziale, schulische sowie berufliche Entwicklung beeinträchtigen.

LEITLINIEN

Gemäß der S3-Leitlinie „Autismus-Spektrum-Störungen im Kindes-, Jugend- und Erwachsenenalter, Teil 1: Diagnostik" (DGKJP 2016, in Überarbeitung) sollte die Diagnostik autistischer Störungen im Kindes- und Jugendalter immer folgende Elemente enthalten:

- Symptomerfassung im Quer- und Längsschnitt basierend auf ICD-10-Kriterien
- Anamneseerhebung mit detaillierter Erfassung von ICD-10-Symptomen im Vor- und Schulalter (Eigen- und Fremdanamnese), aktuelle Symptome; allgemeine Entwicklungsanamnese, medizinische und psychiatrische Anamnese, Risikofaktoren
- Direkte Verhaltensbeobachtung
- Standardisierte Entwicklungsdiagnostik bzw. mehrdimensionale kognitive Testung, soweit durchführbar
- Bei Verdacht auf Sprachentwicklungsstörung: standardisierte Erfassung der Sprachentwicklung
- Erfassung des aktuellen Funktionsniveaus hinsichtlich persönlich-familiärer, schulischer und beruflicher Aspekte
- Internistisch-neurologische Untersuchung
- *Klinisch indizierte* Labor- und apparative Untersuchungen
- Abklärung vorhandener internistisch-neurologischer sowie psychiatrischer komorbider Erkrankungen

3.3.2 Diagnostisches Vorgehen

MERKE

Die Diagnostik sollte durch eine auf ASS spezialisierte Stelle erfolgen, da breite und fundierte entwicklungspsychologische sowie (kinder- und jugend-)psychiatrische Kenntnisse, ein intensives Training und Erfahrung mit dem gesamten Spektrum der ASS („low-functioning" und „high-functioning") sowie Supervision notwendig sind.

Somatische Untersuchung und Differenzialdiagnostik

Bei der **internistisch-neurologischen Untersuchung** sowie – darauf aufbauend – bei der Abklärung somatischer Erkrankungen sollte der Fokus auch auf neurologische Auffälligkeiten und Dysmorphiezeichen inkl. Mikro- und Makrozephalie gelegt werden. Insbesondere bei entwicklungsverzögerten Kindern ist eine (neuro-)pädiatrische Diagnostik ggf. einschließlich genetischer Untersuchungen sinnvoll, wenn entsprechende klinische Symptome vorliegen. Folgende Erkrankungen sollten bei der internistisch-neurologischen Untersuchung (differenzial-)diagnostisch mitbedacht werden:

- Intellektuelle Behinderung
- Motorische Koordinations- oder Entwicklungsstörung
- Muskeldystrophie
- Epilepsie oder epileptische Enzephalopathie
- Chromosomale Erkrankungen
- Andere genetische Störungen inkl. Fragiles-X-Syndrom, tuberöse Hirnsklerose, Neurofibromatose
- Essstörungen inkl. restriktives Essverhalten
- Harninkontinenz und Enuresis
- Obstipation und Enkopresis
- Schlafstörungen
- Hör- und Sehstörungen

Laboruntersuchungen sollten nur bei entsprechender klinischer Indikation veranlasst werden. Insbesondere Untersuchungen auf gastroenterologische und Stoffwechselstörungen sind entbehrlich, wenn keine entsprechende klinische Symptomatik vorliegt.

MERKE

Apparative Diagnostik, vor allem EEG, MRT, aber ggf. auch apparative Diagnostik zur Abklärung anderer internistisch-neurologischer Befunde sollten nur bei klarer klinischer Indikation erfolgen.

Standardisierte diagnostische Verfahren

Für die autismusspezifische Diagnostik steht inzwischen eine Reihe von standardisierten Instrumenten zur Verfügung. Neben dem *Fragebogen zur Sozialen Kommunikation* (FSK, Berument et al. 1999; Bölte et al. 2006) und der *Skala zur Erfassung Sozialer Reaktivität* (SRS, Constantino und Gruber 2005; Bölte und Poustka 2008) kann bei Kleinkindern ab dem 2. Lebensjahr die zweistufige *Modified Checklist for Autism in Toddlers* (M-CHAT) eingesetzt werden, um einen ASS-Verdacht zu erhärten. Allerdings ist die Spezifität sehr niedrig, weshalb die Ergebnisse sehr vorsichtig interpretiert werden müssen. Bei Personen mit Intelligenzminderung kann die *Skala zur Erfassung von Autismus-Spektrum-Störungen bei Minderbegabten* (SEAS-M, Kraijer und Melchers 2003) eingesetzt werden (DGKJP 2016).

Als Goldstandard für die klinische Diagnostik von ASS gilt derzeit das **Diagnostische Interview für Autismus (ADI-R,** *Autism Diagnostic Interview revised,* Lord et al. 1994; Bölte et al. 2006) in Kombination mit der **Diagnostischen Beobachtungsskala für Autismus** (ADOS bzw. ADOS 2; *Autism Diagnostic Observation Schedule,* Lord et al. 2000, 2012; Rühl et al. 2003; Poustka L et al. 2015):

- Das **ADI-R** (Poustka F et al. 1996) ist ein untersuchergeleitetes, halbstrukturiertes Interview mit den Eltern/Bezugspersonen des Betroffenen ab einem Entwicklungsalter von 2 Jahren. Es beinhaltet 93 Items zu frühkindlicher und Sprachentwicklung, verbalen und nonverbalen kommunikativen Fähigkeiten, Spiel- und sozialem Interaktionsverhalten, stereotypen Interessen und Aktivitäten sowie komorbiden Symptomen. Die Durchführung dauert 1½–4 Stunden.
- Das **ADOS** ist ein strukturiertes Verfahren zur Erfassung der Kommunikation, der Interaktion und des Spielverhaltens. Anhand von gezielt inszenierten spielerischen Elementen, Aktivitäten und Gesprächen können für die Diagnose Autismus relevante Symptome geprüft werden. Zur Abstimmung des Stimulus- und Interviewmaterials auf das Alter und Sprachniveau des jeweiligen Patienten liegen vier Module vor, die eine Anwendung vom vorsprachlichen Bereich bis hin zu fließend sprechenden Jugendlichen und jungen Erwachsenen erlauben. ADOS und seine seit 2012 überarbeitete und verbesserte Version **ADOS 2** sind ab einem Entwicklungsalter von 12 Monaten (chronologisches Alter oft höher) anwendbar; für die Diagnostik von Kindern unter 30 Monaten wurde neben den bisher vier Modulen des ADOS ein fünftes, das **ADOS 2-Toddler-Modul** (Kleinkind-Modul), entwickelt, das zur standardisierten Diagnostik bei Kindern ab dem 12. Lebensmonat geeignet ist (Luyster et al. 2009).

EXKURS

Standardisierte Verhaltensbeobachtung

Diagnostische Beobachtungskala für Autistische Störungen (ADOS-2):

- Anwendungsbereich: (Klein-)Kinder bis Erwachsene
  - Kleinkindmodul (12–30 Monate)
  - Modul 1 (ab 31 Monaten, keine bis einfache Sprache)
  - Modul 2 (einfache Sprache in Sätzen)

- Modul 3 (Kinder und Jugendliche mit fließender Sprache)
- Modul 4 (ältere Jugendliche/Erwachsene mit fließender Sprache)
- Durchführungsdauer: 45–60 Minuten; Auswertung: 30 Minuten (anfangs deutlich mehr, videografierte Durchführung ist für die Auswertung und Supervision hilfreich).
- Diagnostischer Algorithmus mit Cut-off-Werten sowie Einschätzung des Symptomlevels, das Ergebnis ist jedoch im Kontext der gesamten klinischen Untersuchung inkl. Differenzialdiagnostik zu interpretieren.
- Reliabilität: gut; Validität: im Bereich der Differenzialdiagnosen eingeschränkt:
  - Hoher negativer Vorhersagewert (wenn unter Cut-off, dann mit hoher Wahrscheinlichkeit kein Autismus vorliegend)
  - Niedriger positiver Vorhersagewert (wenn über Cut-off, dann Differenzialdiagnostik wichtig)
- Erfordert gezielte Ausbildung und Supervision, daher teuer in der Anschaffung und Schulung.

3

Sowohl ADI-R als auch ADOS/ADOS 2 erweisen sich als valide und reliabel (Einschränkungen siehe oben) und zeigen eine hohe Übereinstimmung (Le Couteur et al. 2008). Die höchste Validität erreicht man mit einer Kombination beider Verfahren ergänzend zum klinischen Eindruck. Auffällige Testwerte im ADOS-2 und ADI-R sind nicht allein beweisend für eine ASS. Es müssen immer möglichst viele weitere Informationen aus dem Umfeld (Familie, Schule, Kindergarten, Freizeitaktivitäten) sowie Informationen zu begleitenden Ausfälligkeiten einbezogen werden.

MERKE

Die detaillierte Aufklärung über das Ergebnis der Diagnostik und die Formulierung einer gezielten Therapieempfehlung bzgl. der ASS sowie komorbider Störungen sollten sich unmittelbar an den diagnostischen Prozess anschließen.

3.3.3 Komorbidität und Differenzialdiagnosen

Die Mehrheit der Menschen mit ASS weist zusätzlich weitere psychische Auffälligkeiten bzw. Störungen auf (Micai et al. 2023); diese kommen im Vergleich zur Allgemeinbevölkerung sowie im Vergleich zu anderen psychischen Störungen deutlich häufiger vor. Das Vorliegen einer komorbiden Störung erhöht das Risiko für weitere Komorbiditäten, weshalb diese rechtzeitig identifiziert und behandelt werden sollten.

40–50 % der Kinder mit ASS zeigen klinisch relevante **aggressive Verhaltensweisen,** insbesondere verbal aggressives Verhalten kommt häufiger vor als bei Kindern/Jugendlichen ohne Autismus (Brown et al. 2024). 23 % der Erwachsenen mit ASS haben Kontakt zum Justizsystem wegen gewalttätigen Verhaltens (Collins et al. 2023). Autoaggressives Verhalten zeigen insbesondere niedrigfunktionale Personen mit ASS (42 %). **Aufmerksamkeitsstörungen** sind ebenfalls häufig vorzufinden (44 % bei Kindern, bei Erwachsenen 22 %). Sehr viele Betroffene zeigen auch **Schlafstörungen,** die wiederum mit aggressiven Verhaltensweisen verbunden sein können. Die Prävalenz von komorbiden **Zwangsstörungen** liegt bei 9–12 %; das Vorliegen einer komorbiden Zwangsstörung ist mit einer noch intensiveren ASS-Symptomatik verbunden.

Angststörungen treten ebenfalls gehäuft auf (im Mittel 35 %) und weisen eine Tendenz zur Generalisierung auf. Es wurden Zusammenhänge mit den sensorischen Auffälligkeiten sowie mit Veränderungsängsten gefunden. Außerdem treten Angststörungen häufig in Kombination mit Schlafstörungen, aggressiven/disruptiven Verhaltensstörungen und ADHS auf und sind mit einem hohen Risiko für weitere Komorbiditäten verbunden (Yeh et al. 2023). **Affektive Störungen** sind insbesondere im Erwachsenenalter eine häufige Komorbidität (34 %). In diesem Kontext ist auch zu beachten, dass Menschen mit ASS, insbesondere bei Vorliegen von komorbiden Störungen, ein erhöhtes **Risiko für Suizidalität** (Brown et al. 2024) und **Mortalität** (Catalá-Lopez et al. 2022) aufweisen.

Ob **Persönlichkeitsstörungen** als Komorbidität zur ASS vorliegen oder ob Erwachsene mit diversen Persönlichkeitsstörungen lediglich „autism-like traits“ (s. u.) aufweisen, die dann als ASS-Diagnose klassifiziert werden, ist eine kontroverse Debatte. 50 % der spätdiagnostizierten Personen, welche die Diagnose ASS erhielten, erfüllten ebenso die Kriterien für eine Persönlichkeitsstörung (Ancharsäter et al. 2006; Hofvander et al. 2009). In einer Metanalyse (Lugo-Marin et al. 2019) wird die Prävalenz von komorbiden Persönlichkeitsstörungen mit 12,6 % (4,8–29,3) angegeben.

MERKE

Komorbide Störungen/Begleitsymptomatik sind bei Vorliegen einer ASS eher die Regel als die Ausnahme und prägen das klinische Bild. Sie sind mit einer noch größeren Beeinträchtigung, einer größeren Reduktion der täglichen Anpassungsfähigkeit, erhöhter Medikamenteneinnahme und einem insgesamt schlechten Verlauf verbunden. Häufig sind sie der Anlass für stationäre Maßnahmen und Unterbringungen und stellen eine hohe Belastung für die Familie dar. Daher sollten sie bei der Therapieplanung und der Festlegung von Therapiezielen im Fokus stehen und möglichst früh und leitliniengemäß behandelt werden!

Gleichzeitig muss beachtet werden, dass die komorbiden Störungen auch als Differenzialdiagnosen in Betracht kommen. Denn im Rahmen vieler psychischer Störungen finden sich sog. „**autism-like traits**". Diese sind in der Allgemeinbevölkerung sowie bei vielen psychiatrischen Störungsbildern dimensional mehr oder weniger stark ausgeprägt. Gemeint sind bspw. Defizite in Bezug auf Emotionserkennung, Theory-of-Mind-Fähigkeit, Empathie, soziale Kompetenzen, Emotionsregulation, sensorische Auffälligkeiten und repetitives Verhalten, das bei ASS, aber eben auch bei anderen Störungsbildern und – in geringerer Intensität – auch bei Menschen ohne psychische Störung vorzufinden sind. Das Vorliegen von „autism-like traits" erhöht das Risiko für die Entwicklung anderer psychischer Störungen bzw. ist für den Verlauf psychischer Störungen prognostisch ungünstig. So zeigen bspw. bis zu 60 % der Personen mit **ADHS** soziale Probleme in ähnlichem Ausmaß wie bei ASS (Ros und Graziano 2018; ➤ Kap. 6); insbesondere diejenigen mit Hyperaktivität haben im Verlauf ein hohes Risiko für soziale Isolation. Etwa ein Drittel der Personen mit ADHS haben so ausgeprägte „autism-like traits", dass sie in den diagnostischen Instrumenten (z. B. ADOS) den Cut-off-Wert überschreiten (van der Meer et al. 2012). Diese Personengruppe zeigt zusätzlich mehr Auffälligkeiten in den Bereichen Störung des Sozialverhaltens, Angststörungen, Sprachliche, kognitive und motorische Auffälligkeiten und bildet eine Subgruppe der ADHS.

Differenzialdiagnostisch kommen daher alle anderen psychiatrischen Störungen des Kindes-, Jugend- und Erwachsenenalters infrage. Die Differenzierung zwischen Komorbidität und Differenzialdiagnose stellt eine große Herausforderung dar, um bspw. zu differenzieren, ob die Symptomatik im Rahmen einer Intelligenzminderung, Sprachentwicklungsstörung, Aufmerksamkeitsstörung und/oder Persönlichkeitsentwicklung einzuordnen ist oder ob die Intelligenzminderung, Sprachstörung, Aufmerksamkeitsstörung oder emotionale Störung zusätzlich zur ASS vorliegt.

3.4 Ätiopathogenese

3.4.1 Gehirnentwicklung

ASS sind in der Ausprägung, qualitativem Phänotyp, Verlauf und Auftreten von Begleitstörungen sehr heterogen und daher aus neurobiologischer Sicht eher als eine Gruppe von neurobiologischen Entwicklungsstörungen unterschiedlicher Ätiologie zu betrachten, die sich dennoch in einem konsistent ähnlichen klinischen Phänotyp manifestieren. Die neurowissenschaftliche Forschung ging lange davon aus, dass sich diese Ähnlichkeit auch in einem entsprechenden übergreifenden neurobiologischen Endophänotyp äußert. Derzeit setzt sich aber verstärkt die Erkenntnis durch, dass **viele unterschiedliche Subgruppen innerhalb der ASS** identifiziert werden müssen, die durch konsistentere Endophänotypen auf verschiedenen neurobiologischen Ebenen geprägt sind. Nur so können Forschungsergebnisse auch besser klinisch nutzbar gemacht werden (Müller und Fishman 2018).

Die konsistentesten Befunde finden sich für die sehr **frühe Hirnentwicklung:** Früh in der perinatalen Entwicklung findet sich z. B. in vielen Studien ein vergrößerter Kopfumfang, was zur Entwicklung der Theorie eines frühen, überschießenden Hirnwachstums bei ASS geführt hat (Courchesne et al. 2003). Insgesamt sprechen viele Befunde (retrospektive Studien zu Kopfumfang, prospektive longitudinale Bildgebungsstudien) für ein **verstärktes Hirnwachstum** bis zum 2. Lebensjahr, das auch mit dem Auftreten autistischer Symptome verknüpft ist (Piven et al. 2017). Es lässt sich zunächst eine Vergrößerung der kortikalen Oberfläche im ersten Jahr beobachten, gefolgt von einem Zuwachs des Hirnvolumens im zweiten Jahr (Hazlett et al. 2017). Zusammen mit anderen Studien im Tiermodell legen die Ergebnisse nahe, dass die Proliferation von neuronalen Vorläuferzellen zu einer überschießenden Expansion der kortikalen Oberfläche führen könnte, assoziiert mit funktionellen Auffälligkeiten in der Verarbeitung sensomotorischer Prozesse und der Aufmerksamkeitslenkung. Dies könnte in der Folge zu Veränderungen in der neuronalen Entwicklung führen (z. B. Störung des „Fine-Tunings" von neuronalen Verbindungen kortikaler Schaltkreise), die wiederum mit dem Auftreten der ersten Symptome in Beziehung stehen (Piven et al. 2018).

Neben der Untersuchung der Funktionen einzelner Areale verschob sich der Schwerpunkt der hirnfunktionellen Untersuchungen in den letzten 15 Jahren eher auf die Untersuchung von **Konnektivität innerhalb von Netzwerken** verschiedener Gehirnregionen, insbesondere bei sog. Ruhezustand-Untersuchungen („resting state"), bei denen keine konkreten Aufgaben im MR-Scanner durchgeführt werden. Bei solchen Untersuchungen finden sich abweichende Konnektivitätsmuster, bspw. in Netzwerken, die für soziale Funktionen, Gesichterwahrnehmung, Imitation und Emotionsverarbeitung wichtig sind. Darüber hinaus scheinen solche Netzwerke für sozial-emotionale Funktionen bei ASS sowohl schlechter integriert (verminderte Konnektivität untereinander) als auch unzureichend gegenüber anderen funktionellen Netzwerken abgegrenzt zu sein (erhöhte Konnektivität zu anderen Netzwerken, fehlende Segregation; Müller und Fishman 2018). Es finden sich jedoch auch inkonsistente Ergebnisse in Bezug auf Hyper- oder Hypokonnektivität in verschiedenen Netzwerken. Diese lassen sich vermutlich insbesondere durch unterschiedliche Entwicklungsverläufe und Reifungsprozesse der kortikalen Netzwerke über die Zeit erklären und müssen noch genauer untersucht werden.

3.4.2 Genetik und Umwelt

Genetische Arbeiten zeigen konsistent, dass die Konkordanz einer ASS-Diagnose bei monozygoten Zwillingen um ein Vielfaches größer ist als bei dizygoten Zwillingen und das Erkrankungsrisiko von Geschwistern bis zu 50-fach höher ist als in der Allgemeinbevölkerung. Auch das gehäufte Auftreten von Merkmalen des Autismus auf einem subklinischen Niveau unter Angehörigen ersten Grades weist auf genetische Mechanismen hin. Frühe Zwillingsstudien geben eine **Heritabilität zwischen 37 und 95 %** an; neueste Populationsstudien beziffern den genetischen Anteil des ASS-Risikos auf ca. 81 % (Bai et al. 2019). Ein eindeutiger genetischer oder anderer biologischer Marker für Autismus ist bisher nicht verfügbar. Autismus bleibt weiterhin ein ausschließlich über die Verhaltensbeobachtung definiertes Störungsbild. Allerdings konnten durch Kopplungsuntersuchungen verschiedene Regionen auf dem Genom eingegrenzt werden, die mit hoher Wahrscheinlichkeit an der Entwicklung des Autismus beteiligt sind, u. a. eine Reihe von Genen, die einen störenden Einfluss auf die Synaptogenese zu haben scheinen, aber auch weitere molekulare Prozesse, die insbesondere für die neuronale Entwicklung von Bedeutung sind. Insgesamt wurden bisher **mehr als 800 Gene** identifiziert, die einen **Zusammenhang mit ASS** aufweisen (Überblicksarbeit: Vorstman et al. 2017, siehe auch https://gene.sfari.org/).

Seltene genetische Varianten sind bei wahrscheinlich ca. 10–30 % aller Betroffenen kausal für das Auftreten von ASS verantwortlich (de la Torre-Ubieta et al. 2016). Bisher wurden über 100 Gene identifiziert, die ursächlich mit ASS in Verbindung zu stehen scheinen. Sogenannte De-novo-Mutationen (Mutationen, die neu auftreten und nicht familiär vererbt wurden) werden in diesem Zusammenhang häufig untersucht, betreffen aber nur einen sehr kleinen Teil der Patienten, und mindestens 50 % dieser Gene sind auch mit anderen Erkrankungen assoziiert. Darüber hinaus gibt es auch seltene vererbte Mutationen, die insgesamt bis zu 10 % der Fälle von Autismus erklären können; meist ist hier auch von einem kumulativen Einfluss mehrerer Gene auszugehen. Für die Fälle von **idiopathischem Autismus** (solche Patienten, bei denen keine erkennbaren genetischen Ursachen zugeordnet werden können) ist von komplexen polygenen Mechanismen auszugehen. Verschiedene Genvarianten, die bei einem großen Teil der Bevölkerung vorkommen („common variants", d. h. Vorkommen in > 1 % der Gesamtbevölkerung), spielen eine große Rolle. Durch solche Genvarianten lassen sich kumuliert vermutlich insgesamt ca. 50 % des ASS-Risikos aufklären (Gaugler et al. 2014). In der bisher größten Studie mit 20.000 Personen mit ASS und 30.000 Kontrollen konnten fünf solcher Genvarianten identifiziert werden, die jedoch jeweils maximal nur ein bis zu 20 % erhöhtes individuelles Risiko für ASS erklärten (Grove et al. 2019). Da die Prävalenz für ASS insgesamt nur bei ca. 1 % liegt, muss daher für ein Individuum eine Vielzahl solcher Varianten zusammenkommen, d. h., eine sehr hohe Zahl verschiedenster Risikovarianten von bestimmten Genen prädisponiert im Zusammenspiel für das Auftreten einer ASS.

In zunehmendem Maße werden auch **Umweltfaktoren** untersucht, die zu einem Risiko bei der Entstehung autistischer Störungen und Symptome beitragen. Dazu gehören höheres Alter der Eltern, Infektionen und Einnahme von Medikamenten während der Schwangerschaft (vor allem SSRIs und Valproinsäure) oder oxidativer Stress und Immundysregulation (Übersicht in Mandy und Lai 2016).

3.5 Behandlung

3.5.1 Psychotherapeutische Interventionen

Nach der aktuell gültigen **Psychotherapie-Richtlinie** besteht vonseiten der Krankenkassen **keine Leistungspflicht** für die Behandlung einer ASS. Dies bedeutet jedoch nicht, dass nicht auch die Kernsymptomatik mittels psychotherapeutischer, verhaltensorientierter Interventionen beeinflussbar ist. Daher wird in den Leitlinien auch gefordert, dass Menschen mit ASS Zugang zu Psychotherapie als Heilbehandlung (Zuständigkeit des SGB V) erhalten. Die Krankenkassen sind allerdings für Leistungen wie Diagnosestellung, Verlaufsuntersuchungen, medizinische Rehabilitation (z. B. Frühförderung [nicht im Sinne spezifischer Frühförderung der ASS], Logopädie und Ergotherapie), medikamentöse Behandlung sowie Behandlung von komorbiden Störungen zuständig. Autismusspezifische Therapiemaßnahmen zur Erreichung von Teilhabe sind Leistungen der **Eingliederungshilfe nach SGB IX.** Leistungen der Eingliederungshilfe und Psychotherapie können gleichzeitig in Anspruch genommen werden.

LEITLINIEN

Aufgrund der unterschiedlichen Institutionen und Kostenträger in der Versorgung empfiehlt die diagnostische S3-Leitlinie die **Einrichtung eines Fallmanagements,** um (therapeutische) Maßnahmen zu koordinieren, zu vernetzen und abzustimmen. So können Lücken, Dopplungen, unwirksame oder sogar schädliche Interventionen vermieden werden (DGKJP 2016).

Es gibt eindeutige Evidenz für die Wirksamkeit verhaltenstherapeutischer Ansätze (S3-Leitlinie: DGKJP 2021), sodass diese in allen internationalen (inkl. der deutschen) Leitlinien empfohlen werden. Im individuellen Fall sollten aktuelle Verhaltensprobleme und Schwierigkeiten eruiert und konkrete, überprüfbare Ziele der Behandlung definiert werden. Im Lebensverlauf werden häufig nicht die Kernsymptome der ASS, sondern eher komorbide Symptome als besonders belastend im Alltag erlebt. Die Diagnose ASS ist daher nicht allein relevant dafür, welche individuellen Aspekte für die Therapieplanung relevant sind. Häufig kommt aber auch erst während einer Behandlung der Verdacht auf, dass eine ASS vorliegen könnte. Die Wartezeiten in den Spezialambulanzen sind jedoch lang, und gleichzeitig besteht häufig ein hoher Leidensdruck. Auch in diesen Fällen sollte die Behandlung nicht abgebrochen werden, um zunächst die Diagnose (ASS oder „autism-like traits" im Rahmen einer anderen Störung) abzuklären; vielmehr sollten die aktuellen Verhaltensprobleme und Schwierigkeiten in den Fokus der Behandlung gestellt werden. Für die Behandlungsplanung ist es zudem unerheblich, ob Ängste komorbid oder differenzialdiagnostisch zu bewerten sind. Eine kognitiv-behaviorale Behandlung ist in beiden Fällen indiziert und wirksam und reduziert auch die ASS-Symptomatik (Wood et al. 2020).

MERKE

Grundlegendes in der Behandlung von ASS und komorbider Symptomatik

Die Behandlung sollte auf einem differenzierten, individuellen Störungsmodell aufbauen, in dem prädisponierende, auslösende und aufrechterhaltende Faktoren Berücksichtigung finden. Pauschalisierende, vereinfachende Konzepte (z. B. ein „autistischer Meltdown") sollten vermieden werden. Der Fokus sollte auf positive Zuschreibungen und Veränderbarkeit der Symptomatik gelegt werden. Um eine Generalisierung des Gelernten zu erreichen, sollten das Umfeld und bei Kindern insbesondere die Bezugspersonen intensiv in die Behandlung einbezogen werden. Es wird ein langsames Vorgehen empfohlen, um Verarbeitungszeit zu erlauben und Wiederholungen der Übungen zuzulassen. Zur Förderung der Motivation können dabei die stereotypen Interessen der Patienten berücksichtigt werden. Die Therapeut*innen sollten sich sprachlich klar und eindeutig ausdrücken und möglichst keine oder nur wenige Metaphern benutzen. Insgesamt sind ein hochstrukturiertes Vorgehen und die klare Benennung von Erwartungen, Regeln usw. sinnvoll. Diese sollten über Visualisierungen explizit gemacht werden. Zusätzliche Zeit sollte für weitere Übungen und die Planung der Hausaufgaben einkalkuliert werden.

Wie Metaanalysen zeigen, können zur Behandlung der Kernsymptomatik **früh einsetzende, individualisierte, entwicklungsorientierte, verhaltenstherapeutisch basierte Therapien** auf der Basis wissenschaftlich überprüfter Therapiemanuale (z. B. PACT, Green et al. 2022; A-FFIP, Teufel et al. 2017) mit dem Kind, einschließlich Anleitung der Eltern bzw. primären Bezugspersonen, als wirksam gelten. Bei älteren Kindern und Jugendlichen, vor allem im hochfunktionalen Bereich, sind **gruppentherapeutische Interventionen** auf verhaltenstherapeutischer Basis **zur Förderung der soziokommunikativen Kompetenzen** sinnvoll und haben sich als moderat wirksam erwiesen (z. B. Cholemkery und Freitag 2014). Für **Erwachsene mit ASS** bzw. mit „autism-like traits" ist eine kognitiv-behaviorale Psychotherapie indiziert (z. B. Stroth et al. 2025). Zur Reduktion von wiederholt störendem repetitivem Verhalten, Sonderinteressen und sensorischer Hypo- oder Hyperreaktivität sollten, basierend auf konkreten Verhaltensanalysen bzgl. spezifischer Situationen, die Bezugspersonen bzw. Betreuer gezielt in der Anwendung verschiedener Techniken angeleitet werden. Diese Techniken implizieren Aspekte wie Alltagsstrukturierung zur Vermeidung störender Reize, Löschen durch Ignorieren, Aufbau von alternativen Verhaltensweisen sowie den gezielten Einsatz von entwicklungsgerechten Expositionsverfahren.

Neben der Kernsymptomatik sollten **komorbide psychiatrische und somatische Erkrankungen nach Diagnosestellung zeitnah behandelt** werden, um deren Chronifizierung zu vermeiden. Eine differenzierte Verhaltensanalyse zur Identifikation von prädisponierenden, auslösenden und aufrechterhaltenden Faktoren ist zu Beginn ebenso notwendig wie die Diagnose und Behandlung komorbider körperlicher Erkrankungen oder Symptome (z. B. Schlafstörung). Bei oppositioneller, aggressiver Symptomatik und Problemen in der Emotionsregulation ist bei Kindern ein **Elterntraining** indiziert und vergleichbar wirksam wie bei Kindern ohne ASS (z. B. Triple P Elterntraining, Schrott et al. 2019; Kasperzack et al. 2020). Inhalte sind die Förderung einer positiven Beziehung, der Kommunikation und der Emotionsregulation, ein effektives Umsetzen von Regeln durch die Eltern, Verzicht auf strafende Verhaltensweisen sowie praktische Übungen und Hausaufgaben. Bei jugendlichen und erwachsenen Menschen mit ASS sind kognitiv-behaviorale Interventionen zur Förderung der sozialen Kompetenzen und zur Reduktion des disruptiven Verhaltens indiziert. Bei hoher Belastung der Bezugs- und Betreuungspersonen durch die expansiven Verhaltensauffälligkeiten sollte zusätzlich zu den psychosozialen Interventionen eine medikamentöse Behandlung erfolgen. Diese kann die Wirksamkeit der psychosozialen Interventionen verbessern.

Für die **Behandlung einer komorbiden ADHS bei ASS** wird die Kombination aus medikamentöser Therapie sowie verhaltenstherapeutisch basierten psychosozialen Interventionen empfohlen. Es liegt gute Evidenz für die Wirksamkeit der Medikation mit zahlreichen qualitativ hochwertigen RCTs vor. Nebenwirkungen können jedoch häufiger und ausgeprägter auftreten. Liegt zusätzlich zur ADHS noch disruptives Verhalten vor, so ist eine teilstationäre oder stationäre Behandlung zu erwägen, um die medikamentöse Einstellung besser und engmaschig einzuleiten, zu überwachen sowie intensive psychosoziale Interventionen durchzuführen.

Zahlreiche RCTs und Metaanalysen zeigen, dass zur **Behandlung von affektiven und Angststörungen** eine KVT indiziert ist und die Symptomatik dadurch reduziert werden kann. Außerdem hat sich gezeigt, dass sich mit KVT neben der Reduktion der Angst über einen Mediatoreffekt auch die sozial-kommunikativen Defizite sowie repetitive, stereotype Verhaltensweisen reduzieren lassen (Fuselier et al. 2024). Auch bei einer **komorbiden Zwangsstörung** ist eine KVT mit Exposition und Reaktionsverhinderung indiziert. Der Fokus sollte auf ein kleinschrittiges Vorgehen mit gut strukturierten, alltagspraktischen Übungen gelegt werden. Der Einsatz von positiven Verstärkern, ggf. unter Einsatz eines Kontingenzmanagements, kann hilfreich sein. Bei der Auswahl der Verstärker sollten die Interessen des Patienten mit ASS berücksichtigt werden.

Auch bei **depressiven Episoden** sind –ausreichende kognitive und verbale Fähigkeiten vorausgesetzt – die Methoden der KVT indiziert. Der Schwerpunkt sollte dabei auf Aktivierung und einer guten Tagesstruktur unter Anwendung von positiven Verstärkern sowie auf Stressregulation liegen; die Identifikation von Auslösern und besonderen Belastungen, die Veränderungsmotivation sowie die Wiederaufnahme der Alltagsaufgaben sollten im Fokus stehen. Bei Jugendlichen und Erwachsenen sind die Stressreduktion und Stressregulation sowie der Aufbau von Kompetenzen im Umgang mit Anforderungen wichtige Themen für die Psychotherapie. Interventionen zur Verbesserung der Emotionsregulation und zum Erwerb von sozialen Fertigkeiten sowie Entspannungs-/Achtsamkeitstechniken können hilfreich sein. Die Wirksamkeit der verhaltenstherapeutischen Behandlung ist insbesondere auch für Erwachsene mit ASS belegt (Wichers et al. 2023). Des Weiteren fanden sich moderate Effekte für das soziale Kompetenztraining zur Reduktion von Depressionen bei Kindern. Bei Vorliegen einer mittelgradig bis schwer ausgeprägten depressiven Episode ist eine pharmakologische Behandlung sinnvoll und/oder bei deutlicher Beeinträchtigung der Alltagsfunktionen eine teilstationäre oder, vor allem bei Suizidalität, stationäre Behandlung indiziert.

3.5.2 Medikamentöse Behandlungsansätze

Die pharmakologische Behandlung von ASS richtet sich fast ausnahmslos an die komorbiden Störungen und Auffälligkeiten; für die Behandlung der Kernsymptomatik existiert derzeit kein wirksames Medikament.

Vor allem in Bezug auf die oft als hochproblematisch geschilderten expansiven Verhaltensweisen bei ASS haben pharmakologische Interventionen nicht nur das Potenzial, unerwünschtes und gefährdendes Verhalten zu reduzieren. Sie können möglicherweise auch die Ansprechrate auf psychosoziale Interventionen, die auf die Kernsymptomatik gerichtet sind, verbessern (Ji und Findling 2015; Malone et al. 2005) und dabei helfen, dass Menschen mit ASS auch außerhalb von Institutionen leben können.

Zur Evaluation der Wirksamkeit pharmakologischer Maßnahmen ist es ebenso wie bei anderen Interventionen wichtig, die hohe Heterogenität der ASS im Hinblick auf kognitives Leistungsvermögen, Sprache und Verhalten sowie den Schwerpunkt der Kernsymptome einzubeziehen.

CAVE

Die Einstellung auf ein Medikament sollte bei Patienten mit ASS besonders vorsichtig und langsam erfolgen, da es aufgrund neurologischer Auffälligkeiten häufiger zu Nebenwirkungen kommt, bevor die erwünschte Wirkung eintritt. Das kann zu einem verfrühten Absetzen des Medikaments führen.

Als besonders belastend werden meist **externale Verhaltensauffälligkeiten** wie Aggressivität und Impulsivität, Reizbarkeit, Wutanfälle und selbstverletzendes Verhalten wahrgenommen, die vor allem mit atypischen Neuroleptika behandelt werden. Die Monotherapie mit **Risperidon** ($d = 0{,}86$;) und **Aripiprazol** hat sich in zwei großen Metaanalysen (Fung et al. 2016; Salazar de Pablo et al. 2022) als wirksam gegen diese Zielsymptomatik erwiesen, mit jeweils hohen Effektstärken und großer Überlegenheit gegenüber allen anderen Neuroleptika. Beide Medikamente sind, wie alle atypischen Neuroleptika, mit unerwünschten extrapyramidalen, kardialen und endokrinen **Nebenwirkungen** verbunden, einschließlich der besonders im jugendlichen Alter problematischen Gewichtszunahme. Wink et al. (2014) stellten in einer naturalistischen Studie fest, dass sich die Effekte von Risperidon und Aripiprazol auf Körpergewicht und Blutfettwerte langfristig nicht voneinander unterscheiden. Die Gabe des Antidiabetikums **Metformin** kann diese Gewichtszunahme nachweislich drosseln und dadurch auch die Sicherheit dieser hochwirksamen Pharmakotherapie verbessern (Correll et al. 2021; Anagnostou et al. 2016). Andere atypische Neuroleptika wie z. B. Olanzapin oder Quetiapin zeigen deutlich geringere Effekte auf externale Verhaltensauffälligkeiten und werden in der S3-Leitlinie zur Therapie von ASS nicht für den Einsatz gegen externale Verhaltensauffälligkeiten empfohlen.

Bei komorbider **ADHS** haben sich auch bei ASS Stimulanzien, insbesondere **Methylphenidat** (MPH), bewährt. Simonoff et al. (2008) betonen, dass bei Vorliegen einer ADHS auch andere komorbide Störungen bei ASS stärker ausgeprägt sind, was den Behandlungsbedarf einer zusätzlichen Aufmerksamkeitsstörung verdeutlicht. Mehrere kontrollierte Untersuchungen belegen eine moderate bis gute Wirksamkeit auf Unaufmerksamkeit, Hypermotorik und Impulsivität bei ASS sowie auch auf begleitend auftretendes oppositionelles und aggressives Verhalten und Wutausbrüche (Santosh et al. 2006; DiMartino et al. 2004). Als **Nebenwirkungen** werden, insbesondere im mittleren Dosisbereich, vor allem Appetitstörungen, erhöhte Irritabilität, Zunahme von Stereotypien oder Tics, sozialer Rückzug und Dysphorie beobachtet (Rupp 2005). In der klinischen Praxis kommen hier sowohl kurz- als auch langwirksame MPH-Präparate, Lisdexamfetamin, Atomoxetin und Guanfacin zum Einsatz. Eine mit autistischen Störungen häufig kombinierte

Intelligenzminderung stellt keine Kontraindikation für eine Stimulanziengabe dar. Simonoff et al. (2013) konnten in einer randomisierten Doppelblindstudie mit 122 Kindern mit geistiger Behinderung und ADHS mit und ohne ASS zeigen, dass 40 % der Kinder ein sehr gutes Ansprechen auf MPH mit Effektstärken von 0,39–0,59 zeigten, die Nebenwirkungen waren moderat und nicht schwerwiegender als bei Kindern ohne geistige Behinderung.

Zur Behandlung von **Schlafstörungen** empfiehlt sich der Einsatz von Melatoninpräparaten (seit 2019 zur Behandlung von Schlafstörungen bei ASS ab dem 2. Lebensjahr zugelassen). Unter retardiertem Melatonin soll die Gesamtschlafdauer um 57,5 Minuten/Nacht erhöht und die Einschlaflatenz um 39,6 Minuten verkürzt sein (Gringras et al. 2017). Eine aktuelle Metasynthese (Cuomo et al. 2017) kommt zu dem Schluss, dass Melatonin, verhaltensbezogene Interventionen sowie Elternschulung/elternbasierte Interventionen am effektivsten zur Verbesserung verschiedener schlafbezogener Probleme bei Kindern mit ASS beitragen.

Antidepressiva, vor allem SSRIs und Stimmungsstabilisatoren, können bei Patienten mit ASS und internalisierenden Störungen (Depressionen, Ängste, Zwänge), genau wie bei Patienten ohne ASS, hilfreich sein. Die Verträglichkeit und das Aufkommen von Nebenwirkungen bei Kindern mit ASS ist nicht sehr gut untersucht; eine große Studie von King et al. (2009) fand eine erhöhte Anfälligkeit für unerwünschte Wirkungen auf Escitalopram bei autistischen Kindern, was in jedem Fall für erhöhte Vorsicht und ein langsames Auftitrieren der SSRIs bei der Behandlung autistischer Kinder spricht.

3.6 Ausblick und Fallbeispiel

Die ASS ist eine heterogene Störung, die die Art der Interaktion betroffener Menschen über die gesamte Lebensspanne beeinflusst. ASS-Merkmale können sowohl relativ spezifisch (z. B. stereotype Verhaltensweisen, Interessen oder Bewegungen) in Kombination mit grundlegenden Beeinträchtigungen im Bereich der sozialen Kommunikation als auch eher unspezifisch sein (z. B. bestimmte kognitive Stärken und Schwächen oder Beeinträchtigungen bei der Emotionsregulation oder der Aufmerksamkeit). Die Differenzialdiagnostik hat einen hohen Stellenwert. Falsch positive Diagnosen sind ebenso problematisch wie falsch negative. Die Komplexität der diagnostischen Einschätzung ist darin begründet, dass viele der relevanten Differenzialdiagnosen auch komorbide Störungen bei zugrunde liegender ASS sein könnten. In vielen Fällen ist es daher erforderlich, z. B. eine ADHS-Symptomatik, oppositionelles Verhalten, Angst- oder depressive Symptomatik zunächst leitliniengetreu zu behandeln. Dies ist von zentraler Bedeutung, da es sonst zu unwirksamen Behandlungsversuchen und Chronifizierungen kommt. Mittels evidenzbasierter Therapie können die Kernsymptomatik und die komorbiden Störungen reduziert und damit die Lebensqualität der Betroffenen und ihrer Familien deutlich verbessert werden, jedoch bleibt bei der Mehrzahl der Fälle die Diagnose bestehen (Elias und Lord 2022). Evidenzbasierte Verfahren (➤ Kap. 3.5) werden häufig noch nicht ausreichend angeboten oder sind nicht verfügbar, und auch die Behandlung der komorbiden Störungen im Rahmen von Psychotherapie ist nicht ausreichend gegeben. Diese Situation bedarf dringend der Verbesserung.

Fallbeispiel

Leon wurde im Alter von 4;6 Jahren aufgrund von Entwicklungsverzögerungen und der Frage nach erforderlichen Therapien erstmals in einem Sozialpädiatrischen Zentrum vorgestellt. Es erfolgte eine entwicklungsneurologische Untersuchung mit der Feststellung von Rückständen im Bereich der Fein- und der Grobmotorik und im sozialen Kontakt sowie von Stärken im sprachlichen Bereich. Es wurde ein „kombinierter umschriebener Entwicklungsrückstand unklarer Ätiologie" diagnostiziert, und es bestand der Verdacht auf Vorliegen einer Autismus-Spektrum-Störung. Daraufhin wurde Leon im Alter von 5;4 Jahren in einer Spezialambulanz für Autismus-Spektrum-Störungen vorgestellt. Die Eltern gaben zu diesem Zeitpunkt an, dass Leons Verhalten gegenüber anderen Kindern ihnen Sorge bereite. Aber auch im Kontakt zu den Eltern verhalte er sich sehr selbstbezogen und habe wenig Interesse an gemeinsamen Aktivitäten. Er zeige kaum Blickkontakt, man erkenne seine emotionale Befindlichkeit nur in extremen Situationen. Wenn er sich über etwas freue, teile er seine Freude nicht mit den Eltern, sondern „flattere" mit den Händen. Sein Spielverhalten sei sehr auffällig; er brauche viele Rituale und gerate in große Verzweiflung, wenn diese nicht eingehalten würden. Er habe kein Interesse an anderen Kindern und spiele nur alleine. Auffallend sei ein starkes Interesse für Rolltreppen und Aufzüge; Leon wolle diese in jedem Gebäude zunächst einmal „inspizieren", da er alle möglichen Marken und Modelle kenne.

Bezüglich der Anamnese berichten die Eltern, dass es sich bei Leon um die erste Schwangerschaft der Kindsmutter gehandelt habe. Die Geburt sei nach Not-Sectio bei pathologischem CTG erfolgt. Postpartal sei das Stillen schwierig gewesen, sie hätten zufüttern müssen. In der Säuglingszeit sei den Eltern aufgefallen, dass Leon leicht aufbrausend gewesen sei und Körperkontakt abgewehrt habe. Schon als Säugling habe er wenig auf die Mutter bezogen gewirkt, sei kaum trennungsängstlich gewesen. Die Meilensteine der frühkindlichen Entwicklung seien überwiegend verzögert verlaufen. Im Kindergarten habe Leon einen Integrationsplatz; bei der Eingewöhnung habe er keinerlei Trennungsproblematik gezeigt und sich ohne Schwierigkeiten auch von völlig fremden Personen betreuen lassen.

Die Diagnose wurde mittels eines strukturierten Interviews (ADI-R) sowie einer standardisierten Verhaltensbeobachtung (ADOS-2), einer Intelligenztestung sowie differenzialdiagnostischen Untersuchungen gestellt. Eine differenzierte Befragung zur frühkindlichen Entwicklung erfolgte mittels ADI-R, bei dem sowohl im Bereich der qualitativen Auffälligkeiten, der wechselseitigen sozialen Interaktion, der Kommunikation und Sprache als auch im Bereich des repetitiven, restriktiven und stereotypen Verhaltens die Cut-off-Werte für das Vorliegen einer Autismus-Spektrum-Störung überschritten wurden. Bei der standardisierten Verhaltensbeobachtung wurde das Modul für junge Kinder, die in Sätzen sprechen (ADOS-2 Modul 2), im Beisein der Kindsmutter durchgeführt. Dabei wurden folgende Beobachtungen gemacht: Leon ging problemlos mit in die Untersuchung, seine Sprache bestand überwiegend aus Zwei- der Dreiwortsätzen mit minimalen grammatikalischen Strukturen. Das Ausmaß sozialer Annäherungsversuche war darauf beschränkt, die Untersucherin in seine Interessen (Rolltreppen, Aufzüge) einzubeziehen und immer wieder in stereotyper Weise danach zu fragen, ob diese im Gebäude vorhanden seien. Die Intonation der Stimme war deutlich auffällig. Echolalien lagen nicht vor, jedoch ein stereotyper Sprachgebrauch. Bezüglich der Konversation war zu beobachten, dass Leon stereotype Fragen stellte, ohne deren Beantwortung zu beachten. Eine wechselseitige flüssige Konversation war kaum möglich. Deskriptive, konventionelle, instrumentelle oder informative Gesten konnten nicht beobachtet werden. Im Bereich der wechselseitigen sozialen Interaktion zeigte Leon einen nicht sozial modulierten Blickkontakt und einen eingeschränkten mimischen Ausdruck. Eine Reaktion auf seinen Namen war konstant auslösbar. Das spontane Herstellen gemeinsam geteilter Aufmerksamkeit war zu beobachten, jedoch war das Lenken der Aufmerksamkeit deutlich eingeschränkt. Insgesamt erschien die Qualität der sozialen Annäherung und der sozialen Reaktionen und das Ausmaß der wechselseitigen sozialen Kommunikation deutlich eingeschränkt. Im Spielverhalten zeigte Leon ein funktionales Spiel mit Gegenständen, und auch ein fantasievolles Spiel war beobachtbar; allerdings traten hier eher stereotype Interessen in den Vordergrund. Während des Beobachtungszeitraums konnten einige sensorische Interessen und deutlich stereotype Verhaltensweisen beobachtet werden. Insgesamt überschritt Leon die Cut-off-Werte für das Vorliegen von Autismus.

Zur Überprüfung des allgemeinen kognitiven Leistungsniveaus wurde der Wechsler-Intelligenztest für das Vorschulalter (WPPSI) durchgeführt. Dabei ergab sich ein heterogenes Intelligenzprofil: Bei theoretisch-sprachlichen Aufgaben, die verbale Fähigkeiten verlangen, lag sein Ergebnis im

3

Durchschnittsbereich seiner Altersgruppe. Bei Aufgaben, die intelligentes Umgehen und Auffassen von nichtsprachlichem Material erforderlich machen, erreichte er ein unterdurchschnittliches Ergebnis. In der *Child Behavior Checklist* (CBCL) ergaben sich erhöhte Werte auf den Skalen „Emotionale Reaktivität", „Sozialer Rückzug" sowie „Aufmerksamkeitsprobleme" und etwas erhöhte Werte auf der Skala „Aggressives Verhalten". Weitere Fragebögen zur Abklärung einer Aufmerksamkeitsstörung oder Angststörung, ausgefüllt von den Eltern und der Erzieherin des Kindergartens, ergaben übereinstimmend lediglich im Bereich Aufmerksamkeit erhöhte Werte. Es wurde die Diagnose eines frühkindlichen Autismus (F84.0) vergeben.

Zunächst erfolgte eine ausführliche Psychoedukation der Eltern über das Störungsbild sowie Behandlungs- und Unterstützungsmöglichkeiten. Außerdem wurde im Verlauf die Diagnostik der kognitiven Leistungsfähigkeit wiederholt, die ein ähnliches Ergebnis erbrachte, sowie eine Beratung zur Beschulung durchgeführt. Ein wichtiges Thema für die Eltern war dabei die Vermittlung eines individuellen Störungskonzepts, da sie durch Mediendarstellungen in ihrer Wahrnehmung und den Erwartungen an ihren Sohn einerseits verwirrt waren und andererseits nicht angemessene Erwartungshaltungen zeigten. Als Therapieziele wurde von den Eltern formuliert, dass sie sich langfristig eine inklusive Beschulung für ihren Sohn wünschen, eine Reduzierung der Rituale und Zwänge, eine Steigerung der Selbstregulationsfähigkeit sowie auch altersangemessene Kontaktfähigkeit. Als vorrangige aktuelle Ziele wurde das adäquate und interaktive Spielverhalten mittels Problemanalyse genauer untersucht und in einzelne Lernschritte zerlegt.

In der Einzeltherapie wurden Methoden der operanten Konditionierung unter Nutzung von Verstärkern, Prompting, Shaping und Fading bis zu Imitation und Modelllernen eingesetzt. Als Verstärker dienten dabei der Einsatz von Spielmaterialien sowie für Leon als belohnend erlebte gemeinsame Aktivitäten (z. B. Kaufhaus mit Rolltreppe), deren Zugang ansonsten begrenzt wurde. Die Mutter sowie auch die Erzieherin nahmen am Elterntraining *Stepping Stones/Triple P* teil, das als Gruppentraining für Eltern von Kindern mit einer Autismus-Spektrum-Störung durchgeführt wurde. Im Rahmen des Elterntrainings wurden sowohl die Mutter als auch die Erzieherin mit den o. g. Methoden vertraut gemacht. Im Kindergarten wurde als weiteres Therapieziel die aktive Teilnahme an Gruppenspielen formuliert. Dieses Verhalten wurde mit Leon zunächst im Einzelsetting geübt und dann in den Kindergarten übertragen. Bezüglich der Reduzierung der Rituale und Zwänge wurde zunächst Leons zwanghaft anmutendes Fragen als Veränderungsziel angegangen. Das Ignorieren dieses Verhaltens war für die Eltern wegen der Hartnäckigkeit und des stereotypen Charakters dieser Verhaltensweise kaum umsetzbar. Hier wurden mit Leon selbst sowie auch den Eltern Stopp-Regeln sowie alternative Verhaltensstrategien eingeführt. Im Verlauf kamen auch Token-Systeme hinzu. Des Weiteren wurden eine Förderung der emotionalen Selbst- und Fremdwahrnehmung (Wahrnehmung und Einordnung von Gefühlen), der Perspektivübernahme sowie der Aufbau kommunikativer Fähigkeiten und die Verbesserung von Leons Ausdrucksmöglichkeiten angestrebt. Im Verlauf benötigten die Eltern immer wieder Beratung hinsichtlich der Möglichkeiten und Grenzen der Beeinflussbarkeit von Verhaltensaspekten ihres Sohnes sowie hinsichtlich „alternativer Heilmethoden". Eine fortlaufende Verlaufsdiagnostik fand mittels Verhaltensbeobachtungen und Fragebögen statt, die sowohl die Eltern als auch Erzieher*innen, Lehrer*innen und die Integrationskraft ausfüllten. Im Verlauf nahm Leon an einem Gruppentraining sozialer Kompetenzen teil, von dem er aus Sicht der Eltern sowie auch der Schule gut profitierte. Nach Ende der Schulzeit besuchte er ein Berufsbildungswerk zur Berufsfindung und Berufsvorbereitung und insbesondere zur Förderung der Selbstständigkeit im Alltag. Im Anschluss machte er eine gärtnerische Ausbildung, nachdem eine Ausbildung als Servicetechniker für Tür- und Toranlagen gescheitert war.

LITERATUR

Anagnostou E, Aman M, Handen B, Sanders KB, Shui A, Hollway JA, et al. Metformin for treatment of overweight induced by atypical antipsychotic medication in young people with autism spectrum disorder: a randomized clinical trial. JAMA Psychiatry 2016; 73(9): 928–937. DOI: 10.1001/jamapsychiatry.2016.1232.

Anckarsäter H, Stahlberg O, Larson T, Hakansson C, Jutblad SB, Niklasson L, et al. The impact of ADHD and autism spectrum disorders on temperament, character, and personality development. Am J Psychiatry 2006; 163(7): 1239–1244. DOI: 10.1176/ajp.2006.163.7.1239.

Bai D, Yip BHK, Windham GC, Sourander A, Francis R, Yoffe R, et al. Association of genetic and environmental factors with autism in a 5-country cohort. JAMA Psychiatry 2019; 76(10): 1035–1043. DOI: 10.1001/JAMAPSYCHIATRY.2019.1411.

Berument SK, Rutter M, Lord C, Pickles A, Bailey A. Autism screening questionnaire: diagnostic validity. Br J Psychiatry 1999; 175: 444–451. DOI: 10.1192/bjp.175.5.444.

Bishop SL, Havdahl KA, Huerta M, Lord C. Subdimensions of social-communication impairment in autism spectrum disorder. J Child Psychol Psychiatry 2016; 57(8): 909–916. DOI: 10.1111/JCPP.12510.

Bölte S, Poustka F. FSK Fragebogen zur sozialen Kommunikation. Bern: Huber 2006.

Bölte S, Poustka F. SRS-Skala zur Erfassung sozialer Reaktivität. Bern: Huber 2008.

Bölte S, Rühl D, Schmötzer G, Poustka F. ADI-R Diagnostisches Interview für Autismus-Revidiert. Bern: Huber 2006.

Brown CE, Quetsch LB, Aloia LS, Kanne SM. Predictors of aggression, disruptive behavior, and anger dysregulation in youths with autism spectrum disorder. J Autism Dev Disord 2024; 54(4): 1264–1280. DOI: 10.1007/s10803-022-05876-6.

Catalá-López F, Hutton B, Page MJ, Driver JA, Ridao M, Alonso-Arroyo A, et al. Mortality in persons with autism spectrum disorder or attention-deficit/hyperactivity disorder: a systematic review and meta-analysis. JAMA Pediatrics 2022; 176(4): e216401. DOI: 10.1001/JAMAPEDIATRICS.2021.6401.

Cholemkery H, Freitag CM. Soziales Kompetenztraining für Kinder und Jugendliche mit Autismus-Spektrum-Störungen. Weinheim: Beltz 2014.

Collins J, Horton K, Gale-St. Ives E, Murphy G, Barnoux M. A systematic review of autistic people and the criminal justice system: an update of King and Murphy (2014). J Autism Dev Disord 2023; 53(8): 3151–3179. DOI: 10.1007/s10803-022-05590-3.

Constantino JN, Gruber CP. Social responsiveness scale (SRS). Los Angeles: Western Psychological Services 2005.

Correll CU, Cortese S, Croatto G, Monaco F, Krinitski D, Arrondo G, et al. Efficacy and acceptability of pharmacological, psychosocial, and brain stimulation interventions in children and adolescents with mental disorders: an umbrella review. World Psychiatry 2021: 20(2): 244–275. DOI: 10.1002/WPS.20881.

Courchesne E, Carper R, Akshoomoff N. Evidence of brain overgrowth in the first year of life in autism. JAMA 2003; 290(3): 337–344. DOI: 10.1001/jama.290.3.337.

Cuomo BM, Vaz S, Lee EAL, Thompson C, Rogerson JM, Falkmer T. Effectiveness of sleep-based interventions for children with autism spectrum disorder: a meta-synthesis. Pharmacotherapy 2017; 37(5): 555–578. DOI: 10.1002/phar.1920.

De la Torre-Ubieta L, Won H, Stein JL, Geschwind DH. Advancing the understanding of autism disease mechanisms through genetics. Nat Med 2016; 22(4): 345–361. DOI: 10.1038/nm.4071.

DGKJP – Deutsche Gesellschaft für Kinder- und Jugendpsychiatrie, Psychosomatik und Psychotherapie e.V. (Hrsg.). S3-Leitlinie Autismus-Spektrum-Störungen im Kindes-, Jugend- und Erwachsenenalter, Teil 1: Diagnostik. AWMF-Registernummer 028-018. Stand: 05.04.2016 (in Überarbeitung); https://register.awmf.org/de/leitlinien/detail/028-018 (letzter Zugriff: 26.5.2025).

DGKJP – Deutsche Gesellschaft für Kinder- und Jugendpsychiatrie, Psychosomatik und Psychotherapie e.V. (Hrsg.). S3-Leitlinie Autismus-Spektrum-Störungen im Kindes-, Jugend- und Erwachsenenalter, Teil 2: Therapie. AWMF-Registernummer 028-047. Stand: 24.03.2021; gültig bis: 23.03.2026; https://register.awmf.org/de/leitlinien/detail/028-047 (letzter Zugriff: 26.5.2025).

Di Martino A, Melis G, Cianchetti C, Zuddas A. Methylphenidate for pervasive developmental disorders: safety and efficacy of acute single dose test and ongoing therapy: an open-pilot study. J Child Adolesc Psychopharmacol 2004; 14(2): 207–218. DOI: 10.1089/1044546041649011.

Elias R, Lord C. Diagnostic stability in individuals with autism spectrum disorder: insights from a longitudinal follow-up study. J Child Psychol Psychiatry 2022; 63(9): 973–983. DOI: 10.1111/jcpp.13551.

Fung LK, Mahajan R, Nozzolillo A, Bernal P, Krasner A, Jo B, et al. Pharmacologic treatment of severe irritability and problem behaviors in autism: a systematic review and meta-analysis. Pediatrics 2016; 137 (Suppl 2): S124–135. DOI: 10.1542/Peds.20152851k.

Fuselier MN, Guzick AG, Bakhshaie J, Wood JJ, Kendall PC, Kerns CM, et al. Examining the Relationship between anxiety severity and autism-related challenges during cognitive behavioral therapy for children with autism. J Autism Dev Disord 2024; 54(5): 1849–1856. DOI: 10.1007/s10803-023-05912-z.

Gaugler T, Klei L, Sanders SJ, Bodea CA, Goldberg AP, Lee AB, et al. Most genetic risk for autism resides with common variation. Nat Genet 2014; 46(8): 881–885. DOI: 10.1038/ng.3039.

Goodwill AM, Low LT, Fox PT, Fox PM, Poon KK, Bhowmick SS, Chen SHA. Meta-analytic connectivity modelling of functional magnetic resonance imaging studies in autism spectrum disorders. Brain Imaging Behav 2023;17(2): 257–269. DOI: 10.1007/s11682-022-00754-2.

Green J, Leadbitter K, Ellis C, Taylor L, Moore HL, Carruthers S, et al. Combined social communication therapy at home

3

and in education for young autistic children in England (PACT-G): a parallel, single-blind, randomised controlled trial. Lancet Psychiatry 2022; 9(4): 307–320. DOI: 10.1016/S2215-0366(22)00029-3.

Gringras P, Nir T, Breddy J, Frydman-Marom A, Findling RL. Efficacy and safety of pediatric prolonged-release melatonin for insomnia in children with autism spectrum disorder. J Am Acad Child Adolesc Psychiatry 2017; 56(11): 948–957.e944. DOI: 10.1016/J.JAAC.2017.09.414.

Grove J, Ripke S, Als TD, Mattheisen M, Walters RK, Won H, et al. Identification of common genetic risk variants for autism spectrum disorder. Nat Genet 2019; 51(3): 431–444. DOI: 10.1038/s41588-019-0344-8.

Hazlett HC, Gu H, Munsell BC, Kim SH, Styner M, Wolff JJ, et al. Early brain development in infants at high risk for autism spectrum disorder. Nature2017; 542(7641): 348–351. DOI: 10.1038/nature21369.

Höfer J, Hoffmann F, Kamp-Becker I, Poustka L, Roessner V, Stroth S, et al. Pathways to a diagnosis of autism spectrum disorder in Germany: a survey of parents. Child Adolesc Psychiatry Ment Health 2019; 13: 16. DOI: 10.1186/s13034-019-0276-1.

Hofvander B, Delorme R, Chaste P, Nydén A, Wentz E, Ståhlberg O, et al. Psychiatric and psychosocial problems in adults with normal-intelligence autism spectrum disorders. BMC Psychiatry 2009; 9: 35. DOI: 10.1186/1471–244x-9–35.

Hong JS, Singh V, Kalb L, Ashkar A, Landa R. Replication study of ADOS-2 Toddler Module cut-off scores for autism spectrum disorder classification. Autism Res 2021; 14(6): 1284–1295. DOI: 10.1002/aur.2496.

Ji N, Findling RL. An update on pharmacotherapy for autism spectrum disorder in children and adolescents. Curr Opin Psychiatry 2015; 28(2): 91–101. DOI: 10.1097/yco.0000000000000132.

Kamp-Becker I. Autism spectrum disorder in ICD-11-a critical reflection of its possible impact on clinical practice and research. Mol Psychiatry 2024; 29(3): 633–638. DOI: 10.1038/s41380-023-02354-y.

Kamp-Becker I, Albertowski K, Becker J, Ghahreman M, Langmann A, Mingebach T, et al. Diagnostic accuracy of the ADOS and ADOS-2 in clinical practice. Eur Child Adolesc Psychiatry 2018; 27(9): 1193–1207. DOI: 10.1007/s00787-018-1143-y.

Kamp-Becker I, Tauscher J, Wolff N, Küpper C, Poustka L, Roepke S, et al. Is the combination of ADOS and ADI-R necessary to classify ASD? Rethinking the „gold standard" in diagnosing ASD. Front Psychiatry 2021; 12: 727308. DOI: 10.3389/fpsyt.2021.727308.

Kasperzack D, Schrott B, Mingebach T, Becker K, Burghardt R, Kamp-Becker I. Effectiveness of the Stepping Stones Triple P group parenting program in reducing comorbid behavioral problems in children with autism. Autism 2020; 24(2): 423–436. DOI: 10.1177/1362361319866063.

King B, Hollander E, Sikich L, McCracken JT, Scahill L, Bregman JD, et al. Lack of efficacy of citalopram in children with autism spectrum disorders and high levels of repetitive behavior: citalopram ineffective in children with autism. Arch Gen Psychiatry 2009; 66(6): 583–590. DOI: 10.1001/archgenpsychiatry.2009.30.

Kraijer DW, Melchers P. Skala zur Erfassung von Autismusspektrumstörungen bei Minderbegabten (SEAS-M). Frankfurt a. M.: Swets 2003; 2.

Langmann A, Becker J, Poustka L, Becker K, Kamp-Becker I. Diagnostic utility of the Autism Diagnostic Observation Schedule in a clinical sample of adolescents and adults. Res Autism Spectr Disord 2017; 34: 31–43.

Le Couteur A, Haden G, Hammal D, McConachie H. Diagnosing autism spectrum disorders in pre-school children using two standardised assessment instruments: the ADI-R and the ADOS. J Autism Dev Disord 2008; 38(2): 362–372. DOI: 10.1007/s10803-007-0403-3.

Lord C, Rutter M, Le Couteur A. Autism Diagnostic Interview-Revised: a revised version of a diagnostic interview for caregivers of individuals with possible pervasive developmental disorders. J Autism Dev Disord 1994; 24: 659–685.

Lord C, Rutter M, DiLavore PC, Risi S, Gotham K, Bishop S. Autism Diagnostic Observation Schedule. Second Edition. Torrence, CA: Western Psychological Services 2012.

Lord C, Brugha TS, Charman T, Cusack J, Dumas G, Frazier T, et al. Autism spectrum disorder. Nat Rev Dis Primers 2020; 6(1): 5. DOI: 10.1038/s41572-019-0138-4.

Lugo-Marín J, Magán-Maganto M, Rivero-Santana A, Cuellar-Pompa L, Alviani M, Jenaro-Rio C, et al. Prevalence of psychiatric disorders in adults with autism spectrum disorder: a systematic review and meta-analysis. Res Autism Spectrum Disord (59): 22–33. DOI: 10.1016/j.rasd.2018.12.004.

Luyster R, Gotham K, Guthrie W, Coffing M, Petrak R, Pierce K, et al. The Autism Diagnostic Observation Schedule-toddler module: a new module of a standardized diagnostic measure for autism spectrum disorders. J Autism Dev Disord 2009; 39(9): 1305–1320. DOI: 10.1007/s10803-009-0746-z.

Malone RP, Gratz SS, Delaney MA, Hyman SB. Advances in drug treatments for children and adolescents with autism and other pervasive developmental disorders. CNS Drugs 2005; 19(11): 923–934. DOI: 10.2165/00023210-200519110-00003.

Mandy W, Lai MC. Annual Research Review: The role of the environment in the developmental psychopathology of autism spectrum condition. J Child Psychol Psychiatry 2016; 57(3): 271–292. DOI: 10.1111/jcpp.12501.

Micai M, Fatta LM, Gila L, Caruso A, Salvitti T, Fulceri F, et al. Prevalence of co-occurring conditions in children and adults with autism spectrum disorder: a systematic review and meta-analysis. Neurosci Biobehav Rev 2023; 155: 105436. DOI: 10.1016/j.neubiorev.2023.105436.

Müller RA, Fishman I. Brain connectivity and neuroimaging of social networks in autism. Trends Cogn Sci 2018; 22(12): 1103–1116. DOI: 10.1016/j.tics.2018.09.008.

Piven J, Elison JT, Zylka MJ. Toward a conceptual framework for early brain and behavior development in autism.

Mol Psychiatry 2017; 22(10): 1385–1394. DOI: 10.1038/mp.2017.131.
Piven J, Elison JT, Zylka MJ. Toward a conceptual framework for early brain and behavior development in autism. Mol Psychiatry 2018; 23(1): 165. DOI: 10.1038/mp.2017.212.
Poustka L, Rühl D, Feineis-Matthew S, Bölte S, Poustka F, Hartung M. ADOS-2: Diagnostische Beobachtungsskala für autistische Störungen. Bern: Huber 2015.
Randall M, Egberts KJ, Samtani A, Scholten RJ, Hooft L, Livingstone N, et al. Diagnostic tests for autism spectrum disorder (ASD) in preschool children. Cochrane Database Syst Rev 2018; 7: CD009044. DOI: 10.1002/14651858.CD009044.pub2.
Ros R, Graziano PA. Social Functioning in children with or at risk for attention deficit/hyperactivity disorder: a meta-analytic review. J Clin Child Adolesc Psychol 2018; 47(2): 213–235. DOI: 10.1080/15374416.2016.1266644.
Rupp Study. Research Units on Pediatric Psychopharmacology Autism Network (RUPP study). Randomized, controlled, crossover trial of methylphenidate in pervasive developmental disorders with hyperactivity. Arch Gen Psychiatry 2005; 62(11): 1266–1274.
Salazar de Pablo G, Pastor Jordá C, Vaquerizo-Serrano J, Moreno C, Cabras A, Arango C, et al. Systematic review and meta-analysis: efficacy of pharmacological interventions for irritability and emotional dysregulation in autism spectrum disorder and predictors of response. J Am Acad Child Adolesc Psychiatry 2023; 62(2): 151–168. DOI: 10.1016/j.jaac.2022.03.033.
Santosh PJ, Baird G, Pityaratstian N, Tavare E, Gringras P. Impact of comorbid autism spectrum disorders on stimulant response in children with attention deficit hyperactivity disorder: a retrospective and prospective effectiveness study. Child Care Health Dev 2006; 32(5): 575–583. DOI: 10.1111/j.1365–2214.2006.00631.x.
Schrott B, Kasperzack D, Weber L, Becker K, Burghardt R, Kamp-Becker I. Effectiveness of the Stepping Stones Triple P Group Parenting Program as an additional intervention in the treatment of autism spectrum disorders: effects on parenting variables. J Autism Dev Disord 2019; 49(3): 913–923. DOI: 10.1007/s10803-018-3764-x.
Simonoff E, Pickles A, Charman T, Chandler S, Loucas T, Baird G. Psychiatric disorders in children with autism spectrum disorders: prevalence, comorbidity, and associated factors in a population-derived sample. J Am Acad Child Adolesc Psychiatry 2008; 47(8): 921–929. DOI: 10.1097/CHI.0b013e318179964f.
Stroth S, Tauscher J, Wolff N, Küpper C, Poustka L, Roepke S, et al. Phenotypic differences between female and male individuals with suspicion of autism spectrum disorder. Mol Autism 2022; 13(1): 11. DOI: 10.1186/s13229-022-00491-9.
Stroth S, Tauscher J, Wolff N, Küpper C, Poustka L, Roepke S, et al. Identification of the most indicative and discriminative features from diagnostic instruments for children with autism. JCPP Adv 2021; 1(2): e12023. DOI: 10.1002/jcv2.12023.
Teufel K, Wilker C, Valerian J, Freitag CM. A-FFIP – Autismusspezifische Therapie im Vorschulalter. Berlin, Heidelberg: Springer 2017.
Tick B, Bolton P, Happé F, Rutter M, Rijsdijk F. Heritability of autism spectrum disorders: a meta-analysis of twin studies. J Child Psychol Psychiatry 2016; 57(5): 585–595. DOI: 10.1111/jcpp.12499.
Van der Meer JM, Oerlemans AM, van Steijn DJ, Lappenschaar MG, de Sonneville LM, Buitelaar JK, Rommelse NN. Are autism spectrum disorder and attention-deficit/hyperactivity disorder different manifestations of one overarching disorder? Cognitive and symptom evidence from a clinical and population-based sample. J Am Acad Child Adolesc Psychiatry 2012; 51(11): 1160–1172.e1163. DOI: 10.1016/j.jaac.2012.08.024.
Vorstman JAS, Parr JR, Moreno-De-Luca D, Anney RJL, Nurnberger JI Jr, Hallmayer JF. Autism genetics: opportunities and challenges for clinical translation. Nat Rev Genet 2017; 18(6): 362–376. DOI: 10.1038/nrg.2017.4.
Wichers RH, van der Wouw LC, Brouwer ME, Lok A, Bockting CLH. Psychotherapy for co-occurring symptoms of depression, anxiety and obsessive-compulsive disorder in children and adults with autism spectrum disorder: a systematic review and meta-analysis. Psychol Med 2023; 53(1): 17–33. DOI: 10.1017/s0033291722003415.
Wink LK, Early M, Schaefer T, Pottenger A, Horn P, McDougle CJ, Erickson CA. Body mass index change in autism spectrum disorders: comparison of treatment with risperidone and aripiprazole. J Child Adolesc Psychopharmacol 2014; 24(2): 78–82. DOI: 10.1089/cap.2013.0099.
Wittkopf S, Stroth S, Langmann A, Wolff N, Roessner V, Roepke S, et al. Differentiation of autism spectrum disorder and mood or anxiety disorder. Autism 2022; 26(5): 1056–1069. DOI: 10.1177/13623613211039673.
Wood JJ, Kendall PC, Wood KS, Kerns CM, Seltzer M, Small BJ, et al. Cognitive behavioral treatments for anxiety in children with autism spectrum disorder: a randomized clinical trial. JAMA Psychiatry 2020; 77(5): 474–483. DOI: 10.1001/jamapsychiatry.2019.4160.
Yeh TC, Chen MH, Bai YM, Tsai SJ, Hsu JW, Huang KL, et al. Longitudinal follow-up of subsequent psychiatric comorbidities among children and adolescents with autism spectrum disorder. J Affect Disord 2023; 331: 245–250. DOI: 10.1016/j.jad.2023.03.042
Zeidan J, Fombonne E, Scorah J, Ibrahim A, Durkin MS, Saxena S, et al. Global prevalence of autism: a systematic review update. Autism Res 2022; 15(5): 778–790. DOI: 10.1002/aur.2696.
Zheng S, Kaat A, Farmer C, Kanne S, Georgiades S, Lord C, et al. Extracting latent subdimensions of social communication: a cross-measure factor analysis. J Am Acad Child Adolesc Psychiatry 2021; 60(6): 768–782.e766. DOI: 10.1016/j.jaac.2020.08.444.

3

KAPITEL

4

Gerd Schulte-Körne

Lernentwicklungsstörung (6A03)

Wichtige Neuigkeiten auf einen Blick

Mit der Einführung der ICD-11 gibt es einige Veränderungen im Bereich der Klassifikation und Diagnostik der Lernentwicklungsstörungen in den Bereichen, Lesen, Schreiben und Rechnen (Schulte-Körne 2021a):

- Eine zentrale Änderung gegenüber der ICD-10 ist die Klassifikation einer isolierten Lesestörung (6A03.0), was bisher nicht möglich war.
- Eine weitere Änderung ist die konzeptionelle Definition der Rechtschreibstörung. Bereits im Titel wird nicht mehr, wie in der ICD-10, die isolierte Rechtschreibstörung genannt, sondern „Beeinträchtigung im schriftlichen Ausdruck“. Darunter werden auch Beeinträchtigungen in den Bereichen Grammatik, Zeichensetzung und Textproduktion/-ausdruck zusammengefasst.

- Die Diagnose kann bei den einzelnen Lernentwicklungsstörungen auf anhaltende schwere Beeinträchtigung in nur einem Bereich, z. B. der Lesegeschwindigkeit, gestellt werden.
- Die Einordnung der Lernentwicklungsstörungen unter den neuromentalen Entwicklungsstörungen, zu denen auch die ADHS und der Autismus gehören, hebt die Abgrenzung dieser Entwicklungsstörungen zu den Achse-1-Störungen auf.
- Die Fokussierung der Störungskonzeption auf den Schulbereich wird aufgehoben. Es handelt sich um Störungen, die über die gesamte Lebensspanne auftreten und erstmalig auch erst im Erwachsenenalter auftreten können.

Eine Übersicht zum Störungsbild ist ➤ Tab. 4.1 zu entnehmen.

Tab. 4.1 Störungen der Lernentwicklung – Übersicht

Definition	Lernentwicklungsstörungen sind charakterisiert durch eine länger anhaltende ausgeprägte Beeinträchtigung in den Bereichen Lesegeschwindigkeit, Lesegenauigkeit und Leseverständnis, Rechtschreiben und Rechnen, ohne dass eine Hör- und/oder Sehbehinderung, eine neurologische Störung oder eine Lernbehinderung vorliegt.
Manifestationsalter	Nach Ende des ersten, meist im zweiten Schuljahr wird die Diagnose gestellt.
Diagnostik	Die Diagnose beruht auf der Anamnese, der psychometrischen Untersuchung der kognitiven Fähigkeiten, der Anwendung von standardisierten und aktuell normierten Leistungstests, der körperlichen und neurologischen Untersuchung und dem psychopathologischen Befund.
Komorbiditäten	Häufige Komorbiditäten sind ADHS, Angststörungen, Störungen des Sozialverhaltens und depressive Episoden.
Therapeutische Optionen	Spezifische Lerntherapie in Kombination mit psychotherapeutischen Methoden, Psychoedukation, Elternberatung und Elterntraining
Wichtige Leitlinien	• S3-Leitlinie Diagnostik und Behandlung bei der Lese- und/oder Rechtschreibstörung • S3-Leitlinie Diagnostik und Behandlung der Rechenstörung

4.1 Klassifikation

4.1.1 Lernentwicklungsstörung mit Lesebeeinträchtigung (6A03.0)

Die Lesestörung ist charakterisiert durch eine länger anhaltende ausgeprägte Beeinträchtigung, die sich in den folgenden Bereichen manifestiert: Lesegeschwindigkeit, Lesegenauigkeit und Leseverständnis. Nach ICD-11 wird zur Diagnosestellung ein doppeltes Diskrepanzkriterium gefordert: Die Leseleistung im jeweiligen Bereich muss unter dem Niveau liegen, das aufgrund des chronologischen Alters und der Intelligenz zu erwarten wäre. Die Umsetzung dieses Kriteriums wird nicht durch die Forschung unterstützt und auch von der S3-Leitlinie nicht empfohlen (DGKJP 2015).

Die zentralen Symptome der Lesestörung sind eine stark verlangsamte Lesegeschwindigkeit, viele Lesefehler und ausgeprägte Schwierigkeiten im Textverstehen (Schulte-Körne und Galuschka 2019). Die einzelnen Symptombereiche sind:

- Auslassen, Ersetzen oder Hinzufügen von Wörtern oder Wortteilen
- Niedrige Lesegeschwindigkeit
- Startschwierigkeiten beim Vorlesen, langes Zögern oder Verlieren der Zeile im Text
- Vertauschung von Wörtern im Satz oder von Buchstaben in den Wörtern
- Ersetzen von Wörtern durch ein in der Bedeutung ähnliches Wort
- Unfähigkeit, Gelesenes zu wiederholen
- Unfähigkeit, aus dem Gelesenen Zusammenhänge zu erkennen und Schlussfolgerungen zu ziehen

4.1.2 Lernentwicklungsstörung mit Beeinträchtigung im schriftlichen Ausdruck (6A03.1)

Die Lernentwicklungsstörung mit Beeinträchtigung im schriftlichen Ausdruck ist gekennzeichnet durch länger anhaltende Schwierigkeiten beim Erlernen des Schreibens. Dazu gehören Bereiche wie Rechtschreibung, Grammatik und Zeichensetzung sowie die Organisation und Kohärenz der schriftlichen Gedanken. Auch für die Diagnose dieser Störung wird, wie bei der Lesestörung, ein doppeltes Diskrepanzkriterium gefordert.

Die Symptomatik umfasst folgende Bereiche (Schulte-Körne und Galuschka 2019):

- Probleme im Segmentieren ganzer Wörter in einzelne Phoneme (Einzellaute können nicht herausgehört werden)
- Schwierigkeiten in der Zuordnung von Phonemen zu Graphemen (z. B.: Wortruinen wie Rs statt Rose oder Ban statt Baum)
- Verschriftlichte Buchstaben stehen in keinem lautlichen Zusammenhang mit dem zu schreibenden Wort (z. B. Los statt Esel)
- Buchstabenauslassungen, -umstellungen, -hinzufügungen (z. B. Tefle statt Telefon)
- Schwierigkeiten in der Verschriftlichung von Konsonantenhäufungen (z. B. Kone statt Krone)
- Probleme im Einprägen der korrekten Schreibweise eines Wortes (z. B. nathürlich statt natürlich)
- Hohe Fehlerzahl beim Schreiben von Wörtern, Sätzen und Texten in Diktaten und beim Anschreiben
- Grammatik- und Interpunktionsfehler
- Unleserliche Handschrift

4.1.3 Lernentwicklungsstörung mit Beeinträchtigung in Mathematik (6A03.2)

Die Rechenstörung ist nach der ICD-11 durch anhaltende Beeinträchtigungen im Erlernen der Mathematik oder Arithmetik gekennzeichnet. Problembereiche betreffen Zahlensinn, Auswendiglernen von Zahlenfakten, genaues Rechnen, flüssiges Rechnen und genaues mathematisches Denken. Auch für die Diagnose dieser Störung wird ein doppeltes Diskrepanzkriterium gefordert, vergleichbar wie bei der Lesestörung und bei der Störung mit Beeinträchtigung im schriftlichen Ausdruck.

Bei der Symptomatik werden Beeinträchtigungen in verschiedenen Bereichen der Mathematik unterschieden. Hierzu gehören die Basiskompetenzen (Zahlen- und Mengenverarbeitung), die Grundrechenarten (Addition, Subtraktion, Multiplikation, Division) und die Bearbeitung von Textaufgaben. Die Beeinträchtigungen zeigen sich in der hohen Anzahl von Rechenfehlern und einem stark verlängerten Rechenprozess (verlangsamte Rechengeschwindigkeit) (Haberstroh und Schulte-Körne 2019).

Auch wenn die Diagnose einer Rechenstörung erst im Grundschulalter gestellt werden kann, finden sich bereits im Vorschulalter Risikofaktoren für eine Rechenstörung. Schwierigkeiten in den sog. Basiskompetenzen, wie z. B. Fehler in der Zahlenkenntnis (Welche Zahl ist größer? 6 oder 7), Fehlern beim Zählen (eins, zwei, vier ...), falsches Mengenverständnis und Schwierigkeiten bei einfacher Addition und Subtraktion können Hinweise für eine Rechenstörung sein.

In ➤ Tab. 4.2 sind einige Beispiele für die Symptomatik in einzelnen Bereichen aufgeführt (Jacobs und Petermann 2012).

Tab. 4.2 Beispiele für die Symptomatik der Rechenstörung im Schulalter

Symptombereich	Beispiele für Symptome
Stellenwertsystem	Zehner-/Hunderter-/Tausenderübergang nicht beachtet
	Stellenwert nicht berücksichtigt (z. B. willkürliches Zusammenrechnen: 10 + 3 = 43)
	Stellen können nicht benannt werden
	Falsches Untereinanderschreiben beim schriftlichen Rechnen
Rechenoperationen	Verrechnen um eins (10–2 = 9)
	Rechenzeichen vertauscht (2 + 5 = 10)
	Falsches Transfer-/Analogieverständnis (5 + 4 = 4 + 5; 5–4 = 4–5)
	Fehler im Umgang mit null (3 ÷: 3 = 0; 4 × 0 = 4)
	Auswendiglernen mathematischer Prozeduren ohne Verständnis aufgrund von Defiziten bzgl. Zahlen/Mengen → Problem: neue Aufgabenstellung
Arithmetisches Faktenwissen	Übergang vom zählenden Rechnen (z. B. Fingerzählen) zum direkten Abruf arithmetischer Fakten (z. B. Einmaleins) aus dem Gedächtnis gelingt nicht

4.1.4 Lernentwicklungsstörung mit anderer spezifizierter Beeinträchtigung des Lernens (6A03.3)

Die Diagnose dieser Störung ist sehr unklar, da in der ICD-11 lediglich die Abgrenzung von den Störungen des Lesens, des Schreibens und des Rechnens genannt wird, ohne die beeinträchtigten Lernbereiche zu benennen, die mit dieser Diagnose zusammengefasst werden. Die kombinierte Störung des Lesens und des Rechtschreibens, die vergleichbar häufig wie die isolierten Störungen auftritt, darf hier nicht klassifiziert werden.

4.1.5 Lernentwicklungsstörung, nicht näher bezeichnet (6A03.Z)

Mit dieser Diagnose können alle Lernstörungen, also auch die kombinierten Störungen, klassifiziert werden. Genauere Angaben zur Diagnostik und zu den darunterfallenden Störungen finden sich in der aktuell verfügbaren deutschen Version der ICD-11 nicht.

4.2 Epidemiologie

Die Prävalenz der Lese-, Rechtschreib- und Rechenstörungen ist seit vielen Jahren hoch und liegt insgesamt über 10 %. Jedoch variieren die Angaben zur Prävalenz in der Literatur stark. Hintergrund hierfür sind die unterschiedlichen in den Studien angewandten diagnostischen Kriterien bzw. die verwendeten Grenzwerte in den jeweiligen diagnostischen Verfahren (Moll et al. 2014).

In unserer Münchner epidemiologischen Studie mit fast 2.000 Dritt- und Viertklässlern ergaben sich folgende **Prävalenzen** (Moll et al. 2014):

- Lesestörung: 6,5 %
- Rechtschreibstörung: 6,7 %
- Rechenstörung: 4,8 %
- Kombinierte Lese-Rechtschreib-Störung (LRS): 3,7 %
- Lese- und Rechenstörung: 1,8 %
- Rechtschreib- und Rechenstörung: 2,8 %
- Lese-, Rechtschreib- und Rechenstörung: 3,5 %

Die nationalen Prävalenzraten decken sich recht gut mit den in internationalen Studien berichteten Prävalenzen (Yang et al. 2022). Dabei sind die Prävalenzen in den alphabetischen Schriftsprachen mit denen in den logografischen Schriftensprachsystemen vergleichbar. Auch die Prävalenzen zwischen den USA, Südostasien, Afrika und Europa sind vergleichbar hoch (Yang et al. 2022).

Die Prävalenz der Lernentwicklungsstörungen **im Erwachsenenalter** wird jeweils mit > 1 % bei der Lese- und/oder Rechtschreibstörung und bei der Rechenstörung geschätzt. Die ICD-11 geht insgesamt von 4 % der Erwachsenenbevölkerung aus. Hierzu liegen aber keine nationalen epidemiologischen Untersuchungen vor. Die internationale OECD-Studie **P**rogramme for the **I**nternational **A**ssessment of **A**dult **C**ompetencies (PIAAC) klassifiziert keine Störungen, gibt aber einen Verlauf der Lese- und Rechenkompetenzen von Erwachsenen im internationalen Vergleich wieder (OECD Skills Studies 2023). Danach erreicht jeder fünfte Erwachsene in Deutschland nur eine geringe Lese- und alltagsmathematische Kompetenz.

Das **Geschlechterverhältnis** für die drei Störungen verteilt sich nach der Münchner Studie folgendermaßen: Lesestörung ca. 51 % männlich, Rechtschreibstörung ca. 55 % männlich, Rechenstörung ca. 37 % männlich (Moll et al. 2014). International zeigt sich aber ein Verhältnis Jungen zu Mädchen von 2 : 1 im Bereich Lese-Rechtschreib-Störung. Im Bereich Rechenstörung ist das Verhältnis umgekehrt.

MERKE

Lernentwicklungsstörungen kommen weltweit vor. Sie sind häufige Erkrankungen, die über die gesamte Lebensspanne auftreten.

4.2.1 Differenzialdiagnostik

Eine große Herausforderung der Differenzialdiagnose bei den Lernentwicklungsstörungen stellen die Abgrenzung von allgemeinen Lernproblemen und die Abgrenzung von Lernproblemen bei ADHS und Angststörungen dar (Schulte-Körne und Galuschka 2019; Haberstroh und Schulte-Körne 2019).

Die Abgrenzung einer Lernentwicklungsstörung von allgemeinen Lernproblemen erfolgt auf der Basis der Entwicklungsanamnese, der genauen Exploration und der Durchführung eines Intelligenztests. Ferner sollten Störungen wie z. B. ein Fragiles-X-Syndrom, das mit Intelligenzminderung, Lernproblemen und Verhaltensauffälligkeiten einhergeht, bei Vorliegen von Dysmorphiezeichen untersucht werden. Rechenprobleme können auch bei verschiedenen syndromalen Erkrankungen auftreten, wie z. B. beim Ulrich-Turner-Syndrom, einer chromosomalen Störung infolge eines fehlenden oder unvollständig gebildeten X-Chromosoms.

Bei Lernproblemen liegen meist Schwierigkeiten in mehreren Lernbereichen vor, während die Beeinträchtigungen bei den Lernentwicklungsstörungen auf die spezifischen Bereiche des Lesens, Schreibens und Rechnens begrenzt sind.

Allerdings können nicht diagnostizierte und daher unbehandelte Lernentwicklungsstörungen auch zu allgemeinen Lernproblemen führen, da die betroffenen Kinder ein schulisches Versagen meist über mehrere Jahre, nicht selten kombiniert mit Mobbing, erleben (Weinreich et al. 2023). Dies führt neben einem deutlich verminderten Selbstwertgefühl auch zu Leistungs- und Prüfungsängsten, sodass sich die Lernprobleme infolge der psychischen Belastungen auf viele schulische Bereiche ausweiten können.

Die Abgrenzung von Lernproblemen infolge einer **Aufmerksamkeitsdefizit- und Hyperaktivitätsstörung (ADHS)** erfordert die Untersuchung von störungsspezifischen Auffälligkeiten, wie der Hyperaktivität, Impulsivität und Aufmerksamkeit. Da die ADHS zu einer der häufigsten komorbid auftretenden Störungen bei den Lernentwicklungsstörungen gehört (Visser et al. 2020), sollten standardmäßig die Bereiche Aufmerksamkeit und Verhalten untersucht werden. Außerdem zeigen sich die Lernprobleme infolge der ADHS meist nicht auf einen Leistungsbereich umschrieben.

Angststörungen treten bei Lernentwicklungsstörungen gehäuft auf. Neben Prüfungsängsten werden spezifische leistungsbezogene Ängste wie Matheangst und Deutschangst beschrieben. Diese Ängste sind meist eher eine Folge der häufig nicht erkannten bzw. länger bestehenden und nicht behandelten Lernentwicklungsstörung.

Zur differenzialdiagnostischen Abgrenzung sollten die Entwicklungs- und Familienanamnese, sowie Testverfahren, welche die spezifischen Ängste erfassen, durchgeführt werden. Beziehen sich die beschriebenen Ängste nicht auf einen spezifischen Lernbereich wie Mathematik oder Deutsch, unterstützen diese Angaben die Annahme, dass eher eine generalisierte Angststörung vorliegt.

MERKE

Komorbide Störungen wie Angststörungen und ADHS sind bei den Lernentwicklungsstörungen häufig. Daher sollte unbedingt ein psychopathologischer Befund erhoben werden; zudem sind die psychischen Belastungen sowohl im Selbst- als auch im Fremdurteil zu erfassen.

4.3 Komorbidität

Komorbide Störungen treten häufig bei Lernentwicklungsstörungen auf. In einer nationalen Studie mit Schülern der 3. und 4. Klasse wurden die psychischen Belastungen bei Kindern mit Lernentwicklungsstörungen untersucht und insgesamt hohe Raten komorbider psychischer Störungen (➤ Abb. 4.1) gefunden.

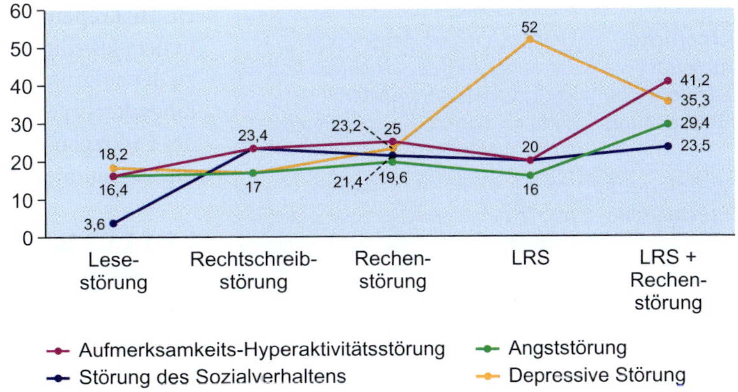

Abb. 4.1 Häufigkeiten psychischer Belastungen in % für die einzelnen Lernentwicklungsstörungen und die kombinierten Lernentwicklungsstörungen [E1474/L231]

4

Komorbide Störungen bei der Rechenstörung sind häufig (Haberstroh und Schulte-Körne 2019); ca. 30–40 % der betroffenen Kinder haben auch eine Lese-, Rechtschreib- und Lese- und Rechtschreibstörung. Die Belastung mit internalisierenden Störungen (Mathematik-, Prüfungs-, Schulangst, depressive Stimmung) liegt bei 10–20 % und die Belastung mit einer ADHS bei 10–20 %, und vergleichbar häufig treten externalisierende Störungen (Störung des Sozialverhaltens) auf.

4.4 Diagnostik und Differenzialdiagnostik

4.4.1 Diagnostische Methoden

Die Diagnostik der Lernentwicklungsstörungen ist komplex und erfordert die Integration verschiedener diagnostischer Methoden. Hierzu gehören die Eigen- und Entwicklungsanamnese, die Familienanamnese sowie die persönliche Exploration des Kindes und der Eltern. ➤ Tab. 4.3 fasst die diagnostischen Methoden zusammen.

Tab. 4.3 Diagnostische Methoden für die Diagnostik von Lernentwicklungsstörungen

Anamnese	Eigen- und Fremdanamnese, Familienanamnese, Schulbericht, Zeugnisse und Unterlagen über Tests und Klassenarbeiten
Psychopathologischer Befund	Beurteilung von Stimmung/Emotion, Aufmerksamkeit, Gedächtnis, Denken und Wahrnehmung, Verarbeitungsgeschwindigkeit
Körperliche und kinderneurologische Untersuchung	Untersuchung des Sehens (Visus, Okulomotorik), des peripheren und zentralen Hörens, körperliche Untersuchung, Untersuchung der motorischen Entwicklung
Psychologische Untersuchung	Standardisierte und aktuell normierte Verfahren zur Erfassung der Lese- und Rechtschreibleistung, der Rechenleistung (Arithmetik, Basiskompetenzen, Textaufgaben) und der Intelligenz; ggf. Sprachdiagnostik Fremd- und Selbstbeurteilungsbögen zu Stimmung, Angst, Aufmerksamkeit, Impulsivität und Hyperaktivität

Die Verwendung aktuell normierter und standardisierter Leistungstests ist notwendig, da bei veralteten Testverfahren die Normierung nicht mehr angemessen ist und es dadurch zu Fehleinschätzungen der Leistungsfähigkeit in den verschiedenen Bereichen kommen kann. Eine Übersicht zu aktuell normierten Testverfahren für das Grundschulalter gibt die Webseite: www.londi.de.

MERKE

Die Diagnostik der Lernentwicklungsstörung ist komplex und sollte nicht ausschließlich auf der Durchführung eines Tests beruhen. Bei den psychometrischen Testverfahren ist auf eine aktuelle Normierung zu achten.

4.4.2 Diagnosestellung

Die Diagnose einer Lernentwicklungsstörung erfordert neben der Untersuchung des Vorliegens der Einschlusskriterien auch die Untersuchung von **Ausschlusskriterien.** Dazu gehören der Ausschluss, dass die beobachtete Lernstörung nicht auf mangelnde oder fehlende Unterrichtung in den einzelnen Lernbereichen zurückgeführt werden kann, dass keine periphere Hörstörung bzw. eine nicht ausgeglichene Beeinträchtigung der Sehschärfe bzw. der Okulomotorik vorliegt. Außerdem muss ausgeschlossen werden, dass die Lernstörung durch eine akute psychische oder neurologische Erkrankung oder durch psychosoziale Belastungen der Familie erklärt werden kann.

Ein **zentrales Einschlusskriterium** ist, dass die ausgeprägten Lernprobleme die Schulausbildung oder die alltäglichen Tätigkeiten, die Lesen, Schreiben oder Rechnen erfordern, nachhaltig beeinträchtigen.

Sowohl die ICD als auch die S3-Leitlinie empfehlen ein **Diskrepanzkriterium,** das aber gemäß Leitlinie in dem jeweiligen Leistungsbereich eine Diskrepanz zu der aufgrund der Klassenstufe bzw. des Entwicklungsalters erwarteten Leistung erfordert. Die Höhe der Diskrepanz ist in der ICD nicht genau festgelegt; die S3-Leitlinie hat folgende Empfehlung.

LEITLINIEN

Umsetzung des Diskrepanzkriteriums

Für die Umsetzung der Empfehlungen der ICD-10-Kriterien und auf Basis der evidenzbasierten Forschungsliteratur empfehlen die beiden nationalen S3-Leitlinien

(DGKJP 2015, 2018), für die Diagnose folgende Kriterien anzuwenden, die sich auf die Testdiagnostik beziehen:

- Unterdurchschnittliche Leistungen (PR[1] < 16) im jeweiligen Leistungsbereich
- Verwendung der Alters- oder Klassennormdiskrepanz
- Alters- oder Klassennormdiskrepanz soll mindestens 1,5 Standardabweichungen (SD; PR ≤ 7 bzw. T-Wert ≤ 35) betragen, wenn qualitative und klinische Kriterien den Verdacht auf eine Lernentwicklungsstörung **nicht** unterstützen.
- Die Alters- oder Klassennormdiskrepanz soll mindestens 1 SD (PR ≤ 16 bzw. T-Wert ≤ 40) betragen, wenn qualitative und klinische Kriterien den Verdacht auf eine Lernentwicklungsstörung unterstützen.

[1] PR: Prozentrang

4.5 Ätiologie

Sowohl für die Lese- und/oder Rechtschreibstörung (LRS) als auch für die Rechenstörung liegen **multikausale Ursachenmodelle** vor.

Die Modelle gehen von einer genetischen Disposition aus, die durch Umweltfaktoren verstärkt werden kann. Die genetischen Faktoren wirken sich auf das sich entwickelnde Gehirn so aus, dass die neuronale Migration in spezifische umschriebene Hirnareale beeinträchtigt ist, wie z. B. im linken Temporallappen bei der LRS oder dem intraparietalen Sulcus bei der Rechenstörung.

Die **genetische Disposition,** soweit bekannt, bedeutet, dass eine Vielzahl von Genen das Erkrankungsrisiko erhöhen (Gialluisi et al. 2021), deren Effekte auch als „polygenic risk scores" beschrieben wurden. Außerdem zeigen genomweite Studien, dass ein genetischer Zusammenhang zwischen Lernentwicklungsstörung und der ADHS besteht (Gialluisi et al. 2021). Zwillingsstudien zur LRS (Scerri und Schulte-Körne 2010) und zur Dyskalkulie (Geary 1993) zeigen eine hohe Heritabilität der Störungen, die allerdings bis heute durch die molekulargenetischen Analysen noch nicht aufgeklärt werden konnte. Durch die Untersuchung und den Zusammenschluss internationaler Konsortien ist es für die Lesestörung gelungen, 42 genetische Orte zu beschreiben, die mit der Lesestörung in Verbindung stehen (Doust et al. 2022).

Strukturelle und funktionelle Gehirnuntersuchungen mit fMRT und ereigniskorrelierten Potenzialen zu verschiedenens Teilprozessen des Lesens, Schreibens und Rechnen haben das Verständnis der neurobiologischen Prozesse bei den Lernentwicklungsstörungen deutlich verbessert. Ein Netzwerk interagierender Prozesse wurde sowohl beim Lesen als auch beim Rechnen beschrieben. Auf der Basis eines hierarchischen Modells von der visuellen Erkennung von Schriftzeichen bis zum Abruf der Wortbedeutung aus dem semantischen Gedächtnis können Teilprozesse des Lesens identifiziert und den verschiedenen Gehirnregionen zugeordnet werden (Hasko et al. 2013). Als Beispiel für den Leseprozess werden die visuelle Worterkennung und Wortverarbeitung (innerhalb von 200 ms nach Reizpräsentation) dem Gyrus fusiforme der linken Hemisphäre zugeordnet, die Graphem-Phonem-Zuordnung sowie der Abruf von phonologischem Wissen einer Region am Übergang vom Gyrus temporalis superior zum parietalen Kortex (nach ca. 400–600 ms).

Auch die Rechenfähigkeit stellt einen komplexen Prozess dar, der aus vielen Teilprozessen besteht und im **Triple-Code-Modell** abgebildet ist. Dieses Modell unterscheidet drei größere Prozesse, die jeweils spezifischen Hirnarealen zugeordnet wurden. Die Prozesse sind die Repräsentation der analogen Größenrepräsentation, die visuell-arabische und die auditiv-sprachliche Zahlenrepräsentation (Dehaene und Dohen 1995). Eine strukturell sehr bedeutsame Gehirnregion für Rechenfähigkeiten ist der intraparietale Sulcus, der mit Mengenwissen und Mengenwahrnehmung in Zusammenhang gebracht wurde (Butterworth et al. 2011). Strukturelle und funktionelle bildgebende Studien zeigen bei der Rechenstörung ein verringertes Volumen des parietalen Kortex. Außerdem finden sich Veränderungen an der weißen Substanz, z. B. am Fasciculus longitudinalis, die mit funktionellen Einschränkungen der Interaktion verschiedener Formen der Zahlenrepräsentation in Verbindung gebracht werden.

Auf der **neuropsychologischen** Ebene finden sich bei der Lese-Rechtschreib-Störung Auffälligkeiten im Bereich der **phonologischen Bewusstheit,** d. h. der Fähigkeit, Laute zu unterscheiden, zu identifizieren, zu verbinden und die phonologische Repräsentation aus dem Gedächtnis abzurufen. Auffälligkeiten im Bereich des visuell-räumlichen Arbeitsgedächtnisses finden sich bei der Rechenstörung.

Die Bedeutung der **Unterrichtsdidaktik** für die individuellen Lernentwicklungsprozesse erscheint zumindest in den ersten Schuljahren hoch, ohne dass ein ursächlicher Zusammenhang zwischen dem Entstehen einer Lernentwicklungsstörung und der Unterrichtung besteht. Insbesondere Kinder mit einem erhöhten Risiko für eine Lernentwicklungsstörung sind von einem unangemessenen und nicht auf die empirischen Forschungsergebnisse des Schriftsprach- bzw. Rechenerwerbsmodells aufbauenden Unterrichtskonzept häufig überfordert.

4.6 Behandlung

4.6.1 Behandlungsplanung und Leitlinienempfehlungen

Die **Therapieplanung** baut auf den Ergebnissen der multiaxialen Diagnostik auf, die zu allen sechs Achsen des Multiaxialen Klassifikationsschemas (MAS) für psychische Störungen des Kindes- und Jugendalters (Remschmidt et al. 2017) Stellung nimmt.

Die Behandlung der Lernentwicklungsstörungen hat mehrere Säulen:

- die kindbezogenen,
- die familien- bzw. elternbezogenen und
- die auf das psychosoziale Umfeld abzielenden Maßnahmen.

Die Therapie erfolgt überwiegend ambulant. Liegen psychische Störungen, wie z. B. eine ADHS oder Angststörung vor, kann eine tagesklinische Behandlung sinnvoll sein. Im stationären kinder- und jugendpsychiatrischen Setting sollte auch bei anderen psychischen Störungen immer auf das Vorliegen einer Lernentwicklungsstörung geachtet werden. Liegt eine solche vor, sollte sie behandelt und das betroffene Kind im Rahmen der schulischen Förderung spezifisch gefördert werden.

LEITLINIEN

Sowohl für die Lese-Rechtschreib-Störung als auch für die Rechenstörung liegt eine S3-Leitlinie zur Diagnostik und Behandlung vor (DGKJP 2015, 2018). Beide Leitlinien werden derzeit überarbeitet und sollten 2026 in aktualisierter Form vorliegen.

Zu Beginn der Behandlung erfolgt eine alters- und entwicklungsangemessene **Psychoedukation** mit dem Kind und seinen Eltern. Im Vordergrund steht die Entwicklung eines gemeinsamen Störungsmodells. Die Eltern und das Kind sollen über die geplanten Ziele der Förderung und Behandlung, die Dauer und die Durchführung informiert werden. Bereits an dieser Stelle sollte auf die Notwendigkeit einer engen Kooperation mit der Schule hingewiesen werden.

Aufgrund der meist negativen Erfahrungen der Kinder und Jugendlichen mit dem Lesen, Schreiben oder Rechnen sowie der negativen Leistungseinschätzung und Zukunftserwartung sollte zu Beginn der Therapie der **Beziehungsaufbau** stehen und eher ein spielerischer Zugang zu den Lerngegenständen gesucht werden.

Die Auswahl der Lerntherapiemethoden hängt von den Ergebnissen der Diagnostik ab. Liegt der Störungsschwerpunkt z. B. im Rechtschreiben, wird ein Programm zur Rechtschreibförderung entsprechend dem individuellen Entwicklungsniveau des Kindes ausgewählt.

LEITLINIEN

Empfehlungen zur Behandlung der Lese- und/oder Rechtschreibstörung

Zur Behandlung der Lese- und/oder Rechtschreibstörung liegt eine S3-Leitlinie vor, aus der nachfolgend zentrale Empfehlungen für die Behandlung zusammengefasst (DGKJP 2015) sind.

- Die Behandlung sollte symptomorientiert sein. Interventionsmaßnahmen sollen Übungen zur Graphem-Phonem- und Phonem-Graphem-Korrespondenz (z. B. Zuordnung des lang gesprochenen Lautes [a:] zu den orthografischen Repräsentationen als a, ah, aa), zum Segmentieren einzelner Wörter in ihre Phoneme (z. B. Ball in [bal], Morpheme (Tische in Tisch und -e), Silben (Sprechsilbe Mut-ter) oder Onset und Silbenreim (z. B. Schule – Onset: Sch, Reim: ule) sowie zum Verbinden von Phonemen zu einem Wort enthalten.
- Rechtschreibtrainings sollen Instruktionen zum Aufbau orthografischen Regelwissens enthalten.
- Die Förderung sollte
  - so früh wie möglich beginnen (bereits im 1. Schuljahr) und
  - in Einzeltherapie oder in Kleingruppen (< 5 leistungshomogene Kinder) erfolgen, abhängig vom Vorliegen komorbider Störungen und individuellen Störungsbild.
- Behandelnde sollen über eine ausgeprägte Expertise im Bereich der Schriftsprachentwicklung und ihrer

Förderung sowie im Umgang mit Kindern und Jugendlichen mit umschriebenen Entwicklungsstörungen verfügen.
- Interdisziplinäre Zusammenarbeit bei der Konzeption und Durchführung der Förderung/Behandlung wird dringend empfohlen.
- Dauer der Förderung, bis eine altersgerechte Teilhabe am öffentlichen Leben ermöglicht ist.
- Mindestens jährliche Verlaufsuntersuchungen zur Indikationsüberprüfung.

Empfehlungen zur Behandlung der Rechenstörung

Zur Behandlung der Rechenstörung gibt die S3-Leitlinie konkrete Empfehlungen zu Behandlungsmethoden, -setting, -dauer und Qualifikation der Behandelnden (DGKJP 2018). Eine Auswahl zentraler Empfehlungen ist nachfolgend dargestellt.
- Zur Behandlung einer Rechenstörung sollen störungsspezifische, standardisierte Förderprogramme verwendet werden.
- Wirksame Behandlungsmethoden setzen an den Symptomen einer Rechenstörung an und nicht an anderen Kompetenzen (z. B. Arbeitsgedächtnis).
- Da die Symptomatik entwicklungsabhängig unterschiedlich ausgeprägt ist, erfordert die Behandlung eine vorausgehende individuelle Diagnostik.
- Komorbide Störungen sollen bei der Behandlungsplanung berücksichtigt werden.
  - Zunächst sollte die Matheangst, die bei Kindern mit Rechenstörung gehäuft auftritt, im Fokus der Behandlung stehen. Durch diese spezifischen Ängste ist es den Kindern mit einer Rechenstörung oft nicht möglich, sich angstfrei mit Zahlen und Mengen zu beschäftigen.
  - Das Vorliegen einer ADHS ist bei einer Rechenstörung und auch bei der LRS häufig. Liegt eine ausgeprägte ADHS-Symptomatik vor, ist meist eine fachärztliche Mitbehandlung notwendig, zu der eine leitliniengerechte Behandlung mit Stimulanzien gehört. Zusätzlich werden verschiedene Methoden der Verhaltenstherapie eingesetzt, zu denen Verstärkerpläne und Selbstinstruktionen gehören.
- Die Förderung/Behandlung soll im Rahmen von Einzelsitzungen von mindestens 45 Minuten (Haberstroh und Schulte-Körne 2019) erfolgen.
- Die Förderung/Behandlung soll von Fachkräften durchgeführt werden, die über eine pädagogisch-therapeutische Ausbildung im Bereich der Rechenentwicklung und ihrer Störung nach den Standards der einschlägigen Fachverbände verfügen.
- Kinder mit einem Risiko für eine Rechenstörung sollen ab dem Vorschulalter Fördermaßnahmen erhalten, die ggf. unter Berücksichtigung interdisziplinärer Zusammenarbeit durchgeführt werden.
- Eine mindestens jährliche Überprüfung der Therapieziele inkl. der standardisierten Überprüfung der Lernfortschritte in den zentralen Symptombereichen, bei der auch die komorbide Symptomatik eingeschlossen wird, wird empfohlen. Die Überprüfung sollte durch eine Fachkraft erfolgen, die nicht selbst die Therapie durchführt.

4.6.2 Integration der Eltern in die Behandlung

Ziel der Elternarbeit ist, die meist belasteten Eltern zu entlasten. Viele Eltern berichten Versagens- und Schuldgefühle und fühlen sich im Kontakt mit der Schule überfordert. Daher stehen neben einer ausführlichen Psychoedukation, die Themen wie „Ursachen der LRS“ beinhaltet, die Unterstützung bei Fragen der häuslichen Hilfen, bei Hausaufgaben und ggf. Förderungen zu Hause im Vordergrund. Auf der Webseite www.londi.de werden Eltern gezielt angesprochen und Informationen zum Umgang mit Lernstörungen speziell für Eltern angeboten.

4.6.3 Unterstützungsmaßnahmen der Schule

Ein wichtiger Baustein der Behandlungsplanung ist die Integration des schulischen Lernumfelds. Neben schulischer Unterstützung und Förderung durch die Lehrkräfte besteht die Möglichkeit der Gewährung von Nachteilsausgleich und Notenschutz. Die Regelungen zur Gewährung sind jedoch in den Bundesländern unterschiedlich (Schulte-Körne und Galuschka 2019).
- Mit **Nachteilsausgleich** ist bspw. die Gewährung von Hilfsmitteln gemeint, die das Kind in die Lage versetzen sollen, trotz seiner Störung die gestellten Anforderungen entsprechend seiner Begabung zu erbringen. Im Grundsatz soll der durch die Lese-, Rechtschreib- und/oder Rechenstörung entstandene Nachteil in Bezug auf die spezifische Anforderungssituation (z. B. Wortlesen, Schreiben, Rechenaufgaben) ausgeglichen werden. Als Hilfsmittel wird z. B. der Einsatz des Laptops, eines Zeilenlineals für das Lesen, eines Diktiergerätes zur Aufnahme des Textes und anschließenden Abschrift mit genügend Zeit des Diktierten gezählt. Aber auch Unterstützungs-

maßnahmen, wie die Gewährung von Zeitverlängerung bei Prüfungen und das Vorlesen von Textaufgaben beim Rechnen, gehören dazu. Der Nachteilsausgleich umfasst alle Fächer, also auch Fremdsprachen.
- Eine weitere schulische Maßnahme ist der **Notenschutz.** Dabei werden gewisse prüfungsrelevante Leistungen nicht bewertet (z. B. die Rechtschreibfehler bei einem Aufsatz), um das von der Lernentwicklungsstörung betroffene Kind psychisch zu entlasten und seine schulische Entwicklung nicht zu behindern.

Die Gewährung von Nachteilsausgleich und Notenschutz hängt von der Schule ab. Eine Beantragung ist meist Aufgabe der Eltern. Die rechtliche Basis für das Vorgehen ist in den Bundesländern sehr unterschiedlich. So sind die schulrechtlichen Regelungen für die Rechenstörung, die in einzelnen Bundesländern nicht als Störung anerkannt ist, deutlich seltener als bei der LRS.

4.6.4 Sozialrechtliche Aspekte bei der Förderung

Lese- und/oder Rechtschreibstörungen und Rechenstörungen werden oft als eine Behinderung gesehen, die zu einer sog. **Teilhabebeeinträchtigung** führen kann (Schulte-Körne und Mirau 2024).

Im verfassungsrechtlichen Sinne wurde die Lese-Rechtschreib-Störung (LRS) vom Bundesverfassungsgericht (BVerfG) am 22.11.2023 als Behinderung festgestellt. Im Urteil wird herausgehoben, dass es sich bei der fachärztlich diagnostizierten Lese-Rechtschreib-Störung um eine **Behinderung im Sinne von Art. 3 Abs. 3 Satz 2 Grundgesetz** handelt.

Dies Urteil sollte für die Betroffenen in Verbindung mit der UN-Behindertenrechtskonvention (UN-BRK, www.behindertenbeauftragter.de/DE/AS/rechtliches/un-brk/un-brk-node.html), z. B. im Bereich Schule dazu führen, dass die Maßnahmen des Nachteilsausgleichs und Notenschutzes generell Anwendung finden, unabhängig von Schulform und Klassenstufe (Schulte-Körne und Mierau 2024). Sie sollten nicht auf einzelne Fächer, den Unterricht oder Prüfungen begrenzt werden, sondern in allen Bereichen Anwendung finden. Empfehlungen zur Ausgestaltung finden sich u. a. in Schulte-Körne (2021a) und beim Bundesverband Legasthenie und Dyskalkulie e. V. (www.bvl-legasthenie.de).

Auch **im sozialrechtlichen Sinne** ist die Anerkennung der LRS als Behinderung von Bedeutung. Hintergrund ist, dass die außerschulische Förderung von Kindern und Jugendlichen mit einer LRS oder Rechenstörung nicht von den gesetzlichen und privaten Krankenkassen übernommen wird. Dies hat dazu geführt, dass sich viele Eltern an die Jugendhilfe wenden und die Kostenübernahme nach § 35a SGB VIII beantragen. Hierzu findet sich im SGB VIII (www.sozialgesetzbuch-sgb.de/sgbviii/35a.html):

„Die Eingliederungshilfe nach § 35a für Kinder und Jugendliche mit seelischer oder drohender seelischer Behinderung ist an folgende Voraussetzungen gebunden: Die seelische Gesundheit weicht mit hoher Wahrscheinlichkeit länger als 6 Monate von dem für ihr Lebensalter typischen Zustand ab, und daher ist ihre Teilhabe am Leben in der Gesellschaft beeinträchtigt oder es ist eine solche Beeinträchtigung zu erwarten."

Zur Feststellung der drohenden oder vorhandenen seelischen Behinderung schreibt der Gesetzgeber vor, dass der Träger der öffentlichen Jugendhilfe die Stellungnahme eines Arztes für Kinder- und Jugendpsychiatrie und -psychotherapie, eines Kinder- und Jugendlichenpsychotherapeuten, eines Psychotherapeuten mit einer Weiterbildung für die Behandlung von Kindern und Jugendlichen oder eines Arztes oder eines psychologischen Psychotherapeuten, der über besondere Erfahrungen auf dem Gebiet seelischer Störungen bei Kindern und Jugendlichen verfügt, einzuholen hat.

In der Praxis bedeutet dies, dass in der gutachterlichen Diagnostik die Voraussetzung für das Vorliegen der Kriterien nach § 35a geprüft werden. Entscheidend für die Bewilligung sind die Teilhabebeeinträchtigungen, die für das betroffene Kind in der Schule, im sozialen Umfeld oder in der Familie auftreten. Die Kinder und Jugendlichen haben einen Rechtsanspruch auf **Eingliederungshilfe,** der manchmal jedoch „eingeklagt" werden muss.

MERKE

Die Kosten für die Förderung und Behandlung bei der Lernentwicklungsstörung werden nicht durch die gesetzliche Krankenversicherung erstattet. Die Diagnostik ist hingegen eine erstattungsfähige Leistung.

4.6.5 Förderbeispiel: digitale Förderung mit Namagi

Meister Cody Namagi (www.meistercody.com/collections/forderung-und-training) ist ein App-basiertes Förderprogramm für Kinder im Grundschulalter mit Lese- und/oder Rechtschreibschwierigkeiten, das zwei unterschiedliche Traditionen miteinander vereint (Huemer et al. 2018). Das Förderkonzept und das Förderprogramm basieren auf lerntheoretischen und kognitionspsychologischen Entwicklungsmodellen der Lese- und Rechtschreibentwicklung (Ehri 1995; Frith 1985). Die Aufgabenentwicklung und die Durchführung der Lernspiele basiert auf Konzepten von Edutainment, Serious Games und Educational Games.

Dieses digitale evidenzbasierte Förderprogramm ermöglicht ein selbstständiges Training zu Hause, in der Praxis oder in der Klinik. Aufgrund der digitalen Anwendung auf dem Smartphone oder Tablet ist das Programm leicht handhabbar, damit möglichst viele Kinder davon profitieren können. Ein wesentlicher Vorteil digitaler Förderprogramme ist die Integration motivierender spielerischer Elemente, wodurch Lernen auf spielerische Art erfolgt und eine hohe aktive Beteiligung (Engagement) beim Lernen erzielt wird.

Das Trainingsprogramm besteht aus vier Modulen (➤ Abb. 4.2).

Der Trainingsplan beinhaltet eine **adaptive Aufgabenauswahl,** um den Entwicklungsstand des Kindes zu berücksichtigen (Moll et al. 2024). Ein Kind, das am Anfang des Schriftspracherwerbs steht oder noch große Probleme in den Vorläuferfertigkeiten (phonologische Bewusstheit, Vokallängendifferenzierung und Graphem-Phonem- bzw. Phonem-Graphem-Korrespondenz) aufweist, bekommt mehr Übungen aus diesem Bereich als ein Kind, das die Vorläuferfertigkeiten bereits gut beherrscht. Im Laufe des Trainings verändert sich je nach Fortschritt des Kindes die Zusammenstellung der Übungen. Die Trainingsaufgaben werden kontinuierlich dem aktuellen Leistungsstand des Kindes angepasst.

Zusätzlich ist das Programm innerhalb jeder einzelnen Aufgabe adaptiv, indem das Wortmaterial klar strukturiert und in Schwierigkeitsstufen unterteilt ist. Für jede Aufgabe wurde ein eigenes Stufenmodell mit mehreren Levels entwickelt, um ein kleinschrittiges Üben zu ermöglichen (Moll et al. 2024).

Auf welchem Schwierigkeitslevel ein Kind bei einer bestimmten Aufgabe trainiert, hängt von seiner Leistung in dieser spezifischen Aufgabe ab. Zu Beginn wird einfaches Wortmaterial präsentiert. Nach einer

Modul		Spiele
I	Phonologische Bewusstheit	9 Spiele zur Lautwahrnehmung, -unterscheidung, Lautsynthese, Silbengliederung, Vokallängen-unterscheidung
II	Phonem-Graphem- und Graphem-Phonem-Korrespondenz	6 Spiele zur Phonem-Graphem- und zur Graphem-Phonem-Zuordnung, Wort-Graphem-Zuordnung
III	Wortlesen	7 Spiele zu Lesegenauigkeit, -geschwindigkeit, Morphemwissen
IV	Rechtschreiben Basisversion und Aufbauversion mit Coaching und Arbeitsblättern für handschriftliches Schreiben	14 Spiele: Morphemwissen, phonologische und orthographische Regelmäßigkeiten, Wortfamilien, Ableitungen, Auslautverhärtung. Schreibaufgabe, Groß- und Kleinschreibung, Komposita

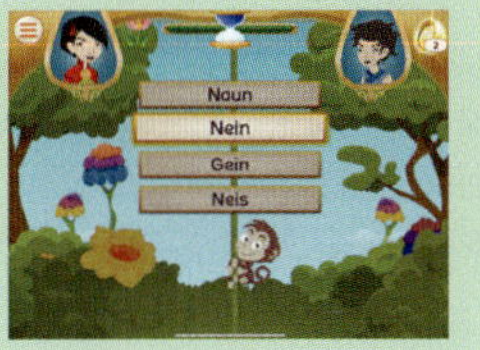

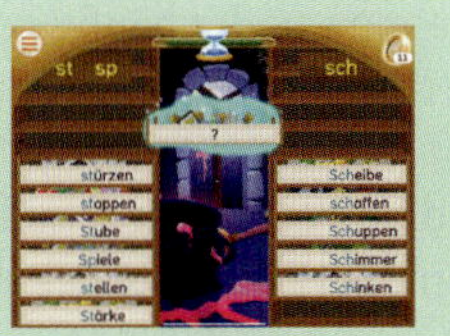

Abb. 4.2 Inhaltliche Schwerpunkte der Trainingsmodule mit den Spielen und den Themenschwerpunkten der Spiele. In der rechten Spalte finden sich Beispiele aus den Spielen zur Wortlesegeschwindigkeit und zum Phonologietraining. [V1078]

bestimmten Anzahl an bearbeiteten Items wertet das Programm die Anzahl der richtigen Lösungen aus und korrigiert entsprechend das Schwierigkeitslevel (Moll et al. 2024).

Die Übungen sind Teil einer spannenden Rahmengeschichte, die von den Königskindern Namea und Fandales handelt. Ihnen steht der gelehrte Zauberer Meister Cody zur Seite, der die Trainingsspiele erklärt und die Kinder durch ein fantasievolles Abenteuer im Zauberreich Talasia führt. Während des Abenteuers müssen die Kinder verschiedene Aufgaben lösen, welche die Vorläuferfertigkeiten, Lesen oder Rechtschreiben trainieren. Die kindgerechte grafische Gestaltung enthält spannungsinduzierende Elemente und Spielszenarien, wobei darauf geachtet wurde, während der eigentlichen Übung auf ablenkende Geräusche und grafische Effekte zu verzichten. Die Kinder erhalten nach jeder Antwort und nach einer abgeschlossenen Übung oder einem Trainingsblock **unmittelbare Rückmeldung.** Zudem werden sie durch ein **Belohnungssystem** positiv verstärkt. Mit den im Training verdienten Münzen können die Kinder am Ende der Trainingseinheit ihren Palastgarten verschönern, indem sie die Münzen in magische Blumen oder Gebäudeteile eintauschen.

Namagi wurden in zwei Förderstudien untersucht, die sowohl bedeutsame Fördereffekte im Lesen als auch im Rechtschreiben belegen (Görgen et al. 2020; Witzel et al. 2024).

MERKE

Digitale Förderkonzepte liegen für die Förderung bei der LRS und bei der Rechenstörung vor. Sie können die individuelle Einzelförderung zwar nicht ersetzen, bieten aber niederschwellig eine evidenzbasierte Fördermöglichkeit an.

4.7 Ausblick und Fallbeispiel

Im Gegensatz zu der häufig vertretenen Auffassung, dass die Lernentwicklungsstörungen im Lesen, Schreiben und Rechnen primär schulbezogene Störungen sind und im Verlauf der schulischen Entwicklung an Bedeutung verlieren, handelt es sich um Erkrankungen, die viele Betroffene **lebenslang beeinträchtigen.** Im Erwachsenenalter sind häufig Alltagssituationen belastend, die ein rasches Lesen sowie das Verfassen von Nachrichten oder Texten erfordern.

Kinder mit Lernentwicklungsstörungen erleben im Grundschulalter häufig **Mobbing** und werden vor der Klasse bloßgestellt, wenn sie laut vorlesen, an der Tafel schreiben oder rechnen müssen. Die Förderung oder Therapie ist kostenintensiv, wobei die Kosten bis heute weder von der gesetzlichen noch von der privaten Krankenversicherung erstattet werden (Moll et al. 2023), und deshalb entweder über Jugendhilfemaßnahmen oder über Selbstzahlung zu finanzieren ist. Dieser unhaltbare Zustand führt nicht selten dazu, dass keine Therapie durchgeführt wird und es zu einer weiteren Verfestigung der Lernentwicklungsstörung kommt.

Zusätzlich sind die häufig komorbid auftretenden psychischen Erkrankungen, wie z. B. die Angststörung (Prüfungsangst, Schulangst) und Depression, mit erheblichen Einschränkungen der psychosozialen Entwicklung verbunden. Daher sind eine umfangreiche fachärztliche Untersuchung und die Einleitung einer psychotherapeutischen Behandlung notwendig.

Lernentwicklungsstörungen sind mit psychosozialen, schulischen und beruflichen **Entwicklungsrisiken über die gesamte Lebensspanne** verbunden. Für die Rechenstörungen wurden verminderte Beschäftigungsmöglichkeiten, erhöhte Gesundheitsrisiken (erhöhte Erkrankungsraten an Depression), erhöhtes Risiko für Schulabbruch und Straffälligkeit beschrieben. Eine in England durchgeführte Studie ergab, dass ca. 70–90 % der Jugendlichen mit einer Rechenstörung die Schule vorzeitig im Alter von 16 Jahren verlassen (Butterworth et al. 2011). Außerdem sei das Risiko für Arbeitslosigkeit bei 30-Jährigen mit einer Rechenstörung ca. doppelt so hoch. Die Rechenstörung wirkt sich besonders bei Frauen im Arbeitsbereich aus: Sie haben eine geringe Ausbildung oder arbeiten häufiger als ungelernte Kräfte. Im Entwicklungsverlauf nehmen Rechenfähigkeiten aufgrund fehlender Praxis beim Rechnen kontinuierlich ab. Dadurch wird die Vermeidung von Rechnen noch mehr verstärkt.

Fallbeispiel

Lukas besucht die 4. Klasse der Grundschule und wird von seiner Mutter wegen Schul- und Konzentrationsproblemen in einer kinder- und jugendpsychiatrischen Praxis vorgestellt. In der Anamnese wird von Schwierigkeiten im Lesen und Rechtschreiben seit der 1. Klasse berichtet. Die Lehrerin habe gesagt, dass die Eltern erstmal mit ihm zu Hause üben sollten und man die Entwicklung von Lukas abwarten solle. Allerdings, so berichtet Lukas, mache ihm Deutsch überhaupt keinen Spaß, und er habe auch keine Lust mehr auf Schule. Die Mutter ergänzt, dass dies nicht immer so gewesen sei. Lukas sei ein aufgeweckter und sehr interessierter Junge, treibe gerne Sport, habe gute Freunde und sei beliebt. Jedoch habe sich die Stimmung seit mehreren Monaten verändert: Er habe morgens Bauchschmerzen vor der Schule, weshalb sie schon mehrfach mit ihm beim Kinderarzt war, der aber keine Ursache für die Bauchschmerzen feststellen konnte. An solchen Tagen sei Lukas zu Hause geblieben, und die Bauchschmerzen seien dann auch im Laufe des Tages abgeklungen.

In der fachärztlichen Exploration zeigt sich, dass Lukas in den letzten Monaten sehr verzweifelt war, da er beim Lesen und Schreiben überhaupt nicht mehr mitkam und die Noten in den Diktaten mit einer roten Sechs bewertet wurden. Er würde schon sehr viel zu Hause üben, aber das habe nicht geholfen. Er könne schlecht einschlafen und müsse in der Schule immer daran denken, berichtet seine Mutter. Manchmal habe er auch direkt Angst vor der Schule, insbesondere vor Deutsch.

Die kinder- und jugendpsychiatrische Untersuchung ergibt, dass bei Lukas eine ausgeprägte Lese-Rechtschreib-Störung vorliegt und dass er bereits erhebliche emotionale Probleme habe, weshalb eine Lerntherapie in Verbindung mit einer Psychotherapie empfohlen wird. Da die Mutter sehr daran interessiert ist, ihren Sohn zu unterstützen und Lukas ein sehr gutes Verhältnis zu seiner Mutter hat, wird überlegt, wie er zu Hause unterstützt werden kann. In Absprache mit der Fachärztin und der Therapeutin wird zur häuslichen Rechtschreibförderung das Marburger Rechtschreibtraining (Schulte-Körne und Mathwig 2023) empfohlen, das die Mutter nach Anleitung gemeinsam mit Lukas durchführt. Außerdem findet ein gemeinsames Gespräch mit der Klassenleitung statt, um die schulischen Rahmenbedingungen zu besprechen und zu klären, welchen Nachteilsausgleich Lukas bekommt.
Die Mutter beantragt auch Notenschutz für die Rechtschreibung, der von der Schulleitung auch gewährt wird.

LITERATUR

Butterworth B, Varma S, Laurillard D. Dyscalculia: from brain to education. Science 2011; 332: 1049–1053.

Dehaene S, Dohen JD. Towards an anatomical and functional model of number processing. Mathematical Cognition 1995; 1: 83–120.

DGKJP – Deutsche Gesellschaft für Kinder- und Jugendpsychiatrie, Psychosomatik und Psychotherapie e.V. (Hrsg.). S3-Leitlinie Diagnostik und Behandlung bei der Lese- und/oder Rechtschreibstörung. AWMF-Registernummer 028-044. Stand: 23.04.2015 (in Überarbeitung); www.awmf.org/leitlinien/detail/ll/028-044.html (letzter Zugriff: 18.08.2025).

DGKJP – Deutsche Gesellschaft für Kinder- und Jugendpsychiatrie, Psychosomatik und Psychotherapie e.V. (Hrsg.). S3-Leitlinie Diagnostik und Behandlung der Rechenstörung. AWMF-Registernummer 028-046. Stand: 25.02.2018 (in Überarbeitung); www.awmf.org/leitlinien/detail/ll/028-046.html (letzter Zugriff: 18.08.2025).

Doust C, Fontanillas P, Eising E, et al. Discovery of 42 genome-wide significant loci associated with dyslexia. Nat Genet 2022; 54: 1621–1629.

Ehri LC. Phases of development in learning to read words by sight. J Res Reading 1995; 18: 116–125.

Frith U. Benefit the surface of developmental dyslexia. In: Patterson K, Marshall J, Coltheart M (eds.), Surface Dyslexia. London: Lawrence Erlbaum 1985; 301–330.

Galuschka K, Schulte-Körne G. The diagnosis and treatment of reading and/or spelling disorders in children and adolescents. Dtsch Arztebl Int 2016; 113: 279–286.

Geary DC. Mathematical disabilities: cognitive, neuropsychological, and genetic components. Psychol Bull 1993; 114: 345–362.

Gialluisi A, Andlauer TFM, Mirza-Schreiber N, et al. Genome-wide association study reveals new insights into the heritability and genetic correlates of developmental dyslexia. Mol Psychiatry 2021; 26: 3004–3017.

Görgen R, Huemer S, Schulte-Körne G, Moll K. Evaluation of a digital game-based reading training for German children with reading disorder. Computers & Education 2020; 150, Article 103834.

Haberstroh S, Schulte-Körne G. Diagnostik und Behandlung der Rechenstörung. Dtsch Arztebl Int 2019; 116:107–114. DOI: 10.3238/arztebl.2019.0107.

Hasko S, Groth K, Bruder J, Bartling J, Schulte-Körne G. The time course of reading processes in children with and without dyslexia: an ERP study. Front Hum Neurosci 2013; 7: 570.

Huemer S, Moll K, Schulte-Körne G. Onlinebasierte Leseförderung für Grundschüler: Das Konzept „Meister Cody – Namagi ". Lernen und Lernstörungen 2018; 7: 247–252.

Jacobs J, Petermann F Diagnostik von Rechenstörungen. 2., überarb. u. erw. A. Göttingen: Hogrefe 2012.

Moll K, Kunze S, Neuhoff N, Bruder J, Schulte-Körne G. Specific learning disorder: prevalence and gender differences. PLoS One 2014; 9(7): e103537.

Moll K, Georgii BJ, Tunder R, Schulte-Körne G. Economic evaluation of dyslexia intervention. Dyslexia 2023; 29: 4–21.

Moll K, Huemer S, Schulte-Körne G. Onlinebasierte Lese- und Rechtschreib-förderung im Grundschulalter mit Meister Cody Namagi. In: Richter T, Lenhard (Hrsg.), Diagnose und Förderung des Lesens im digitalen Kontext. Göttingen: Hogrefe 2024; XX–YY.

OECD Skills Studies. Do adults have the skills they need to thrive in a changing world? Survey of adult skills 2023; www.oecd.org/en/publications/do-adults-have-the-skills-they-need-to-thrive-in-a-changing-world_b263dc5d-en.html (letzter Zugriff: 18.08.2025).

Remschmidt H, Schmidt MH, Poustka F. Multiaxiales Klassifikationsschema für psychische Störungen des Kindes- und Jugendalters nach ICD-10. Göttingen: Hogrefe 2017.

Scerri TS, Schulte-Körne G. Genetics of developmental dyslexia. Eur Child Adolesc Psychiatry 2010; 19: 179–197.

Schulte-Körne G. Lese-/Rechtschreibstörung: Kinder, Jugendliche und Erwachsene mit LRS wirksam unterstützen und fördern. Stuttgart: Kohlhammer 2021a.

Schulte-Körne G. Verpasste Chancen: Die neuen diagnostischen Leitlinien zur Lese-, Rechtschreib- und Rechenstörung der ICD-11. Z Kinder Jugendpsychiatr Psychother 2021b; 49: 463–467.

Schulte-Körne G, Galuschka K. Lese-/Rechtschreibstörung (LRS). Leitfaden Kinder- und Jugendpsychotherapie. Göttingen: Hogrefe 2019.

Schulte-Körne G, Mathwig F. Das Marburger Rechtschreibtraining. 6., überarb. A. Bochum: Dr. Winkler 2023.

Schulte-Körne G, Mierau J. Bundesverfassungsgericht stellt fest, dass eine Lese- und Rechtschreibstörung (Legasthenie) eine Behinderung ist. Z Kinder Jugendpsychiatr Psychother 2024; 52: 61–64.

Visser L, Kalmar J, Linkersdorfer J, et al. Comorbidities between specific learning disorders and psychopathology in elementary school children in Germany. Front Psychiatry 2020; 11: 292. DOI: 10.3389/fpsyt.2020.00292.

Weinreich L, Haberstroh S, Schulte-Körne G, et al. The relationship between bullying, learning disorders and psychiatric comorbidity. BMC Psychiatry 2023; 23: 116. DOI: 10.1186/s12888-023-04603-4.

Witzel B, Görgen-Rein R, Galuschka K, et al. Digital game-based spelling intervention for children with spelling deficits: a randomized controlled trial. Learning and Instruction 2024; 89: 101842. DOI: 10.1016/j.learninstruc.2023.101842.

Yang L, Li C, Li X, Zhai M, An Q, et al. Prevalence of Developmental dyslexia in primary school children: a systematic review and meta-analysis. Brain Sci 2022; 12: 240. DOI: 10.3390/brainsci12020240.

KAPITEL

5 Entwicklungsstörung der motorischen Koordination (6A04)

Julia Jaščenoka

Wichtige Neuigkeiten auf einen Blick

- Die Entwicklungsstörung der motorischen Koordination ist eine oftmals unterschätzte Störung des Kindesalters. Die motorischen Schwierigkeiten wirken sich jedoch in der Regel deutlich auf die Ausführung alltäglicher Aktivitäten (Selbstfürsorge, Lernen, Spielen, Sport) aus und verursachen oft einen erheblichen Leidensdruck.
- Die Studienlage deutet darauf hin, dass Kinder ihren motorischen Defiziten in der Adoleszenz und im jungen Erwachsenenalter nicht einfach „entwachsen", sondern dass diese bspw. auch die berufliche Wahl einschränken.
- Mit der Einführung der M-ABC-3 wird dieser wichtige Aspekt auch in diagnostischen Instrumenten berücksichtigt. Das Verfahren deckt jetzt erstmalig den Altersbereich bis 25 Jahre ab.
- Die Ätiologie der Störung ist noch nicht ausreichend geklärt. Es ist anzunehmen, dass die Störung **multifaktoriell** bedingt ist; insbesondere Abweichungen in der Struktur und Funktionalität des Gehirns sowie genetische Ursachen scheinen eine Rolle zu spielen.
- Die aktuelle AWMF-S3-Leitlinie bietet umfassende Empfehlungen zum diagnostischen und therapeutischen Vorgehen.
- Der diagnostische Prozess sollte unbedingt eine testpsychologische Untersuchung des motorischen Funktionsniveaus, der Auswirkungen auf den Alltag sowie eine medizinische/neurologische Untersuchung umfassen.

- Aktivitäts- oder teilhabeorientierte Behandlungsansätze sind effizienter als körperfunktionsorientierte Ansätze.

Eine Übersicht zum Störungsbild ist ➤ Tab. 5.1 zu entnehmen.

Tab. 5.1 Entwicklungsstörung der motorischen Koordination – Übersicht

Definition	Bei der Entwicklungsstörung der motorischen Koordination handelt es sich um eine neurobiologische Entwicklungsstörung, deren Hauptmerkmale defizitär entwickelte körper- und/oder handmotorische Fertigkeiten sind. Diese sind primär nicht durch kognitive, sensorische oder neurologische Beeinträchtigungen erklärbar.
Manifestationsalter	Motorische Entwicklungsstörungen können sich bereits im Kleinkindalter zeigen. Oft fallen erste Anzeichen zwischen dem 3. und 5. Lebensjahr auf. Allerdings sollte eine Diagnose erst nach dem 5. Lebensjahr gestellt werden, da manche Kinder sich motorisch einfach langsamer entwickeln.
Diagnostik	Der diagnostische Prozess beinhaltet eine ausführliche Anamnese, klinische Untersuchung und testdiagnostische Evaluation der motorischen Koordinationsfähigkeit. Wichtiges Diagnosekriterium ist zudem ein beeinträchtigtes Alltagsleben. Dies kann mithilfe von Fragebögen erfasst werden.
Komorbiditäten	Häufige Komorbiditäten sind Aufmerksamkeitsdefizit-/Hyperaktivitätsstörungen, spezifische Sprachentwicklungsstörungen, Autismus-Spektrum-Störungen, Adipositas, Lernstörungen sowie soziale und emotionale Verhaltensprobleme.
Therapeutische Optionen	Aktivitäts- oder teilhabeorientierte Ansätze sind effizienter als körperfunktionsorientierte Ansätze. Erstere führen bei Kindern mit Entwicklungsstörungen der motorischen Koordination zu besseren funktionalen Ergebnissen in kürzerer Zeit.
Wichtige Leitlinien	Die AWMF bietet eine deutsch-österreichisch-schweizerische Versorgungsleitlinie zu Definition, Diagnostik, Behandlung und psychosozialen Aspekten an.

5.1 Epidemiologie

Angaben zur Prävalenz der **Entwicklungsstörung der motorischen Koordination** (ICD-10: Umschriebene Entwicklungsstörung der motorischen Funktionen) schwanken aktuellen Untersuchungen zufolge zwischen 0,8 und 20 %; die Mehrheit der Studien pendelt sich bei Prävalenzraten von 5–6 % ein (Blank et al. 2019). Diese z. T. deutlich voneinander abweichenden Angaben sind teilweise auf die Verwendung unterschiedlich (strenger) diagnostischer Kriterien und Diagnoseverfahren zurückzuführen.

Eine aktuelle Metaanalyse von Li et al. (2024), welche die Ergebnisse von 18 Forschungsarbeiten auswertete, weist die Prävalenzen ebenfalls mit 5 % aus, wobei frühgeborene Kinder mit einem sehr geringen Geburtsgewicht (< 1.250 g) offenbar deutlich häufiger von einer motorischen Entwicklungsstörung betroffen sind (18–31 %). Die Autoren empfehlen deshalb, Frühgeborene regelmäßig auf motorische Entwicklungsauffälligkeiten zu untersuchen, um einem ungünstigen Entwicklungsverlauf frühzeitig entgegenzuwirken.

Kadesjö und Gillberg (1999) stellten in ihrer populationsbezogenen Studie mit 7-jährigen Kindern fest, dass etwa 4,9 % der Studienteilnehmenden die Kriterien einer **schweren Entwicklungsstörung der motorischen Koordination** erfüllten, während weitere 8,6 % Anzeichen einer **mäßigen Koordinationsstörung** zeigten. Die *Avon Longitudinal Study of Parents and Children* (ALSPAC; Lingam et al. 2009) berichtete eine geringere Auftretenshäufigkeit: Von den untersuchten 7-Jährigen wiesen 1,8 % eine schwere und zusätzliche 3 % eine mäßige motorische Entwicklungsstörung auf. Mit Ausnahme der Studie von Girish et al. (2016) wird einheitlich berichtet, dass Jungen 2- bis 7-mal häufiger von motorischen Entwicklungsauffälligkeiten betroffen sind als Mädchen.

MERKE

Frühgeborene mit einem sehr geringen Geburtsgewicht entwickeln deutlich häufiger eine Entwicklungsstörung der motorischen Koordination als termingerecht geborene Kinder. In der klinischen Praxis empfiehlt es sich deshalb, ihren motorischen Entwicklungsverlauf in den ersten Lebensjahren genau zu beobachten! (Li et al. 2024)

Obwohl die motorischen Koordinationsstörungen eine häufige Entwicklungsstörung darstellen, weisen Forschergruppen darauf hin, dass diese bis heute zu wenig in fachärztlichen Kreisen bekannt ist: Selbst, wenn Eltern motorische Auffälligkeiten an ihren Kindern bemerken und um eine medizinische Abklärung der Defizite bitten, erhalten sie oftmals keine genaue Diagnose bzw. keine zeitnahe passgenaue therapeutische Intervention. Deshalb ist weitere Aufklärung wichtig, um Berufsgruppen, die mit der Diagnostik von kinder- und jugendspezifischen Störungsbildern betraut sind, für das Störungsbild zu sensibilisieren (Klein et al. 2024; Smith et al. 2019).

5.2 Symptomatik und Verlauf

5.2.1 Klinisches Bild

Die Entwicklungsstörung der motorischen Koordination ist eine neurobiologische Entwicklungsstörung, deren Hauptmerkmale defizitär entwickelte körper- und/oder handmotorische Fertigkeiten darstellen. Die Störung kann bei Kindern jeglicher ethnischer, kultureller und sozioökonomischer Zugehörigkeit auftreten. Die **Bewegungen** der betroffenen Kinder und Jugendlichen wirken oftmals plump und ungeschickt (Biotteau et al. 2020). Motorische Entwicklungsmeilensteine (z. B. freies Gehen, Laufrad oder Fahrrad fahren, sich selbstständig ankleiden oder der Umgang mit Besteck) werden häufig später erreicht als von unauffällig entwickelten Altersgenossen. Im Vergleich zu ihrer sonstigen Entwicklung in anderen Entwicklungsdimensionen, wie z. B. in der Sprache oder Kognition, sind die motorischen Fähigkeiten oft deutlich geringer ausgebildet. Das Erlernen komplexerer Bewegungsabläufe fällt den Betroffenen meist schwer. Dazu zählen bspw. Schwimmen, Treppensteigen oder auch Ballspiele. Bei vielen Aktivitäten stürzen oder stolpern sie infolge eines Gleichgewichtverlustes und ziehen sich dabei gelegentlich auch leichte Blutergüsse („blaue Flecken") zu (Blank und Vinçon 2020).

Handmotorisches Ungeschick äußert sich im Alltag oftmals bei Anforderungen, welche die Koordination beider Hände erfordern. Dies lässt sich bspw. beim Schuhebinden, beim Ausschneiden von Formen oder beim Bauen mit Steckbausteinen beobachten. Besonders schwierig ist der Erwerb einer leserlichen **Handschrift:** Schreiben erfordert eine permanente **Koordination von Hand und Auge** bei gleichzeitiger Belastung durch kognitive Prozesse („Wie schreibe ich das Wort richtig?"). Dieses Zusammenspiel der verschiedenen Domänen ist häufig gestört. Die Kinder sind oftmals so stark auf den motorischen Schreibvorgang konzentriert und in ihrem Schreibprozess verlangsamt, dass es ihnen schwerfällt, auf eine korrekte Rechtschreibung zu achten. Differenzialdiagnostisch ist es deshalb teilweise schwierig, eine Entwicklungsstörung der motorischen Koordination von Rechtschreibstörungen (➤ Kap. 4) zu unterscheiden. Die z. T. sehr unleserliche Schrift kann auch zu Schwierigkeiten beim Rechnen führen: Eigene geschriebene Zahlen können oft im Nachhinein nicht mehr entziffert werden oder werden falsch untereinander angeordnet, sodass schriftliche Rechenoperationen nicht korrekt durchgeführt werden können (Blank und Vinçon 2020).

Doch wie fühlen sich Entwicklungsstörungen der motorischen Koordination für Betroffene an? Starten Sie einen kleinen Selbstversuch (➤ Box 5.1; frei modifiziert nach CanChild, ca. 2017)!

BOX 5.1

Motorische Entwicklungsstörungen: ein kleiner Selbstversuch

Wie Kinder und Jugendliche mit einer Entwicklungsstörung sich im (schulischen) Alltag fühlen, ist für uns oft schwer nachvollziehbar. Wagen Sie sich deshalb an einen kleinen Selbstversuch! Schreiben Sie Ihren **vollständigen Namen** (Vor- und Nachname) mit Ihrer **nicht bevorzugten Hand** (als Rechtshänder also mit der linken Hand und umgekehrt) auf ein Linienpapier. Achten Sie dabei zusätzlich darauf, die untenstehenden **Buchstaben** korrekt zu **kopieren!** Sind Sie bereit? Dann starten Sie jetzt!

A B C D E F G H I J K L M N O P Q R S
T U V W X Y Z

Sicherlich hat es Sie einige Mühe gekostet, die Buchstaben leserlich zu Papier zu bringen. Vermutlich war Ihre Hand deutlich angespannter als im normalen Schreibprozess, und vielleicht hatten Sie sogar das Gefühl, sie würde sich verkrampfen. Hätten Sie Ihren Gesichtsausdruck beobachten können, hätten Sie vermutlich eine deutliche Anspannung entdeckt. Ihr Schreibtempo war vermutlich stark verlangsamt. Eventuell mussten Sie sich gelegentlich rückversichern, dass Sie keinen Buchstaben Ihres Namens ausgelassen haben. Dieser Selbstversuch verdeutlicht, mit welchen Schwierigkeiten Kinder und Jugendliche Tag für Tag im Schulalltag konfrontiert sind.

5.2.2 Verlauf

Die Datenlage zum Verlauf der Entwicklungsstörung der motorischen Koordination ist spärlich, da nur wenige Langzeituntersuchungen vorliegen, die Hinweise zur Entwicklung der motorischen Defizite über die Lebensspanne liefern. Losse et al. (1991) stellten in einer der populärsten internationalen Langzeitstudien fest, dass etwa 90 % der Studienteilnehmenden **auch in der Adoleszenz motorische Auffälligkeiten** aufwiesen. Die Ergebnisse von Visser et al. (1998) legen eine ähnliche Tendenz nahe: Danach wiesen ca. 50–70 % der betroffenen Kinder auch im Jugendalter motorische Auffälligkeiten auf. Cantell et al. (2003) fanden heraus, dass die motorischen Defizite insbesondere bei denjenigen bis ins Erwachsenenalter persistierten, die in der frühen Kindheit durch erhebliche motorische Defizite aufgefallen waren, während sich Kinder mit einer geringeren Ausprägungsform langfristig positiver entwickelten.

Untersuchungen bei **Erwachsenen** mit motorischen Koordinationsstörungen deuten auf persistierende Schwierigkeiten bei einer Reihe motorischer Aktivitäten sowie beim Erlernen neuer Fertigkeiten (z. B. Autofahren) hin und berichten zusätzlich von einer herabgesetzten Teilhabe an gesellschaftlichen Aktivitäten sowie einer verminderten Lebensqualität und Lebenszufriedenheit (Blank und Vinçon 2020; Tal-Saban et al. 2014).

CAVE

Kinder „entwachsen" ihren motorischen Defiziten in der Regel nicht. Vielmehr verändern sich die Probleme in der Adoleszenz und im jungen Erwachsenenalter und beeinträchtigen bspw. die Berufswahl und das Erlernen des Autofahrens!

5.3 Klassifikation

Motorische Entwicklungsstörungen können sowohl nach DSM-5 (315.4) als auch ICD-11 (6A04) klassifiziert werden.

Das **DSM-5** (APA 2015) ordnet die motorischen Entwicklungsstörungen dem Unterabschnitt „Motorische Störungen" im Kapitel „Neurologische Entwicklungsstörungen" zu. Danach werden motorische Entwicklungsstörungen durch vier Kriterien definiert, die neben den typischen motorischen Symptomen insbesondere auf die Auswirkungen der Defizite im Alltag sowie auf einen Beginn in der frühen Kindheit verweisen. Eine neurologische Störung ist als Ursache der motorischen Auffälligkeiten auszuschließen (➤ Box 5.2).

BOX 5.2

Diagnostische Kriterien der motorischen Entwicklungsstörung nach DSM-5 (deutsche Übersetzung, APA 2015)

- Der Erwerb und die Ausführung von koordinierten motorischen Bewegungsabläufen liegen wesentlich unter dem Niveau, das für das Lebensalter und die Lern- und Übungsmöglichkeiten der Person erwartet werden kann. Diese Schwierigkeiten manifestieren sich durch Ungeschicklichkeit (bspw. an Gegenstände stoßen) sowie durch verlangsamt ausgeführte und ungenau koordinierte Bewegungsabläufe (bspw. beim Fangen eines Objekts mit den Händen, Benutzen einer Schere oder von Besteck, Schreiben, Fahrradfahren, bei sportlichen Aktivitäten).
- Die motorischen Schwierigkeiten behindern deutlich und überdauernd die Aktivitäten des täglichen Lebens, die für das Lebensalter angemessen wären (bspw. Selbstversorgung), und sie beeinträchtigen die schulische Leistungsfähigkeit, Ausbildungsaktivitäten, berufliche Tätigkeiten sowie das Freizeit- und Spielverhalten.
- Der Beginn der Symptomatik liegt in einer frühen Entwicklungsphase.
- Die motorischen Schwierigkeiten können nicht besser durch eine intellektuelle Beeinträchtigung (intellektuelle Entwicklungsstörung) oder Sehstörung erklärt werden, und sie können nicht auf neurologische Faktoren zurückgeführt werden, die mit Bewegungsabläufen in Verbindung stehen (z. B. Zerebralparese, Muskeldystrophie, degenerative Erkrankungen).

In der ICD-11 werden die Entwicklungsstörungen der motorischen Koordination im Abschnitt (6A04) der neuromentalen Entwicklungsstörungen berichtet (BfArM 2024). Die Klassifikationskriterien der ICD-11 stimmen nahezu vollständig mit denen des DSM-5 (APA 2015) überein. Das DSM-5 hebt jedoch deutlicher hervor, dass die Diagnose nur dann zu stellen ist, wenn das Kind über entsprechende Lern- und Übungsmöglichkeiten verfügt, die zum Erwerb einer normativen Entwicklung notwendig sind.

Zusammenfassend besteht die Kernsymptomatik nach beiden Klassifikationssystemen in einem **eingeschränkten Erwerb grob- und feinmotorischer Fertigkeiten** bzw. einer **verminderten Ausführung von**

koordinierten motorischen Bewegungsabläufen. Diese Auffälligkeiten kommen in einer erheblichen motorischen Ungeschicklichkeit sowie einer verlangsamten und/oder unpräzisen Ausführung motorischer Handlungen zum Ausdruck (➤ Kap. 5.3).

Die Existenz zweier Klassifikationssysteme verwirrt häufig in der klinischen Praxis. Welche diagnostischen Kriterien sollen Kinder- und Jugendärzt*innen, Psycholog*innen und Therapeut*innen berücksichtigen? Aus diesem Grund werden in der AWMF-Leitlinie (Blank und Vinçon 2020) nach umfassender Sichtung der aktuellen Studienlage und praktischer Erfahrung ebenfalls diagnostische Kriterien für die Entwicklungsstörung der motorischen Koordination definiert. Die aufgestellten Kriterien ähneln denen von DSM-5 und ICD-11 stark, sind jedoch geringfügig modifiziert und teilweise unterschiedlich angeordnet.

LEITLINIEN

Die AWMF bietet eine deutsch-österreichisch-schweizerische Versorgungsleitlinie zu Definition, Diagnostik, Behandlung und psychosozialen Aspekten an (Blank und Vinçon 2020).

Danach wird die Diagnose stets fachärztlich bzw. durch ein multiprofessionelles Team (dem ein Arzt bzw. eine Ärztin angehören muss) gestellt, das entsprechend qualifiziert ist, um die nachfolgend angeführten Kriterien fachgerecht zu evaluieren.

Kriterien der Entwicklungsstörung der motorischen Koordination nach AWMF-Versorgungsleitlinie

1. Der Erwerb und die Ausführung koordinierter motorischer Fähigkeiten liegen erheblich unter dem Niveau, das aufgrund des Alters des Klienten und ausreichender Möglichkeiten zum Erwerb altersgemäßer motorischer Fähigkeiten zu erwarten wäre.
2. Das im Kriterium 1 beschriebene Defizit der motorischen Fähigkeiten beeinträchtigt die für das Alter relevanten Aktivitäten des täglichen Lebens erheblich und andauernd (z. B. Selbstversorgung und eigene Pflege, Mobilität) und beeinflusst die beruflichen und schulischen Leistungen, berufsvorbereitende und berufliche Aktivitäten sowie die Freizeitaktivitäten und das Spiel.

- Die Beeinträchtigungen der motorischen Fähigkeiten können nicht durch andere medizinische, neurologische, psychische, soziale Faktoren oder durch den kulturellen Hintergrund erklärt werden.
- Beginn der Symptome in der Kindheit (auch wenn diese bis zum Jugendlichen- oder Erwachsenenalter nicht immer erkannt werden).

5.4 Diagnostik und Komorbidität

5.4.1 Diagnostisches Vorgehen

Anamnese und Exploration

Die AWMF-Versorgungsleitlinie (Blank und Vinçon 2020) bietet eine evidenzbasierte Übersicht über den Prozess der Diagnosestellung, der im Folgenden zusammenfassend skizziert wird.

Zu Beginn des diagnostischen Prozesses erfolgt eine umfassende **Anamnese**erhebung, die alle vier diagnostischen Kriterien berücksichtigt (➤ Kap. 5.4). Primär werden die Auskünfte im ersten Schritt über die Eltern bzw. die Hauptbezugspersonen des Kindes erhoben. Die Anamnese sollte neben einer Beschreibung des Vorstellungsanlasses folgende Elemente umfassen:

- Familienanamnese
- Medizinische Anamnese
- Beschreibung des bisherigen Entwicklungsverlaufs
- Vorschulische bzw. schulische Entwicklung
- Mögliche Beeinträchtigungen durch die motorischen Defizite im Alltag
- Kontextfaktoren (z. B. familiäre Strukturen, mögliche Unterstützungssysteme, sozioökonomischer Status)

Zusätzliche Informationen können je nach individueller Situation des Kindes über das pädagogische Fachpersonal der Kindertagesstätten oder Vorschulen, Lehrkräfte oder weitere Therapeut*innen eingeholt werden. Die Kommunikation kann neben einem persönlichen Gespräch auch über den Austausch von Entwicklungsdokumentationen, Berichte über schulische Leistungen und/oder Verhaltensweisen sowie mögliche Vorbefunde aus medizinischen oder psychologischen Untersuchungen (z. B. Vor- oder Begleiterkrankungen bzw. Ergebnisse aus testpsychologischen Untersuchungen) erfolgen.

Je nach Alter des Kindes wird der anamnestische Prozess durch eine **Selbsteinschätzung** des Kindes bzw. Jugendlichen abgeschlossen. Insbesondere zur differenzierten Einschätzung der Auswirkungen auf das alltägliche Leben liegen validierte Fragebögen wie der *Developmental Coordination Disorder Ques-*

tionnaire (DCD-QG; Kennedy-Behr et al. 2013) oder Fragebögen zum Testverfahren *Movement Assessment Battery for Children-3* (M-ABC-3; Henderson und Barnett 2024) für Eltern und Jugendliche vor.

Klinische Untersuchung

Um medizinische Erkrankungen wie bspw. eine Zerebralparese, Hemiplegie oder Muskeldystrophie sowie psychosoziale Belastungsfaktoren (z. B. Missbrauch, depriviertes Umfeld) als Ursache der motorischen Auffälligkeiten ausschließen zu können, ist eine medizinische Untersuchung zwingend notwendig. Die klinische Untersuchung sollte dabei folgende Aspekte umfassen (Blank et al. 2019):

- Neuromotorischer Status (Bewegungsstörungen oder neurologische Auffälligkeiten)
- Medizinischer Status (z. B. Adipositas, genetische Syndrome, Schilddrüsenerkrankungen)
- Sensorischer Status (z. B. Sehvermögen)
- Entwicklungs- und Verhaltensauffälligkeiten (z. B. Autismus-Spektrum-Störung, ADHS)
- Kognitive Funktionen (z. B. allgemeines Intelligenzniveau, Gedächtnis, Aufmerksamkeit)

Testdiagnostische Evaluation

Um eine objektive Beurteilung des motorischen Funktionsniveaus zu gewährleisten, sollte der diagnostische Prozess stets auch eine Untersuchung mit einem normreferenzierten, validierten Testverfahren beinhalten. Für den deutschsprachigen Raum liegen verschiedene Motoriktests vor, wobei die Leitlinienkommission insbesondere zwei Testverfahren hervorhebt, da diese speziell für die Erkennung einer Entwicklungsstörung der motorischen Koordination entwickelt wurden und deren klinischer Nutzen durch zahlreiche Studien belegt wurde (siehe z. B. Wagner et al. 2011).

Die **Movement Assessment Battery for Children-2** (M-ABC-2, Petermann 2015) ist das am häufigsten eingesetzte Testverfahren für Kinder und Jugendliche mit einer Entwicklungsstörung der motorischen Koordination. Das Verfahren überprüft die koordinativen Leistungen **Handgeschicklichkeit, Ballfertigkeiten und Balance** anhand von acht Testaufgaben, die in einer Einzelsituation mit dem Kind durchzuführen sind. Der Test bietet die Möglichkeit, Kinder und Jugendliche im Alter von 3 bis 16 Jahren zu untersuchen. Seit Herbst 2024 liegt eine überarbeitete und neu normierte Fassung des Testverfahrens vor. Die **M-ABC-3** (Henderson und Barnett 2024) erweitert ihren Einsatzbereich auf die Altersspanne von 3 bis 25 Jahren und trägt somit neueren Forschungserkenntnissen Rechnung, dass die Auswirkungen einer motorischen Koordinationsstörung auch im Laufe des Erwachsenenlebens bestehen, sich die Symptome jedoch ggf. verändern (Cantell und Kooistra 2002; Hill et al. 2011; Kirby et al. 2013). Es ist somit je nach Lebens-, Ausbildungs- oder Arbeitssituation der Betroffenen notwendig, das motorische Funktionsniveau auch im Jugend- oder Erwachsenenalter zu beschreiben, um entsprechende Handlungsempfehlungen formulieren zu können. Zusätzlich ermöglicht das neue Verfahren, eine validierte **Einschätzung der Alltagseinschränkungen** von Betroffenen mittels Fragebogen vorzunehmen, wobei neben Elternauskünften ab einem Alter von 12 Jahren auch Selbstauskünfte des Jugendlichen möglich sind (➤ Kap. 5.5.1). Des Weiteren wurde die Testbatterie um zwei zusätzliche Testaufgaben erweitert. Eine Übersicht über die Testaufgaben der M-ABC-3 findet sich beispielhaft für die Altersgruppe der 12- bis 25-Jährigen in ➤ Tab. 5.2.

Als weiteres Testverfahren wird der **Bruininks-Oseretsky Test of Motor Proficiency - Second Edition** (BOT-2; Blank et al. 2014) empfohlen. Er umfasst acht Untertests, die sich wiederum aus 53 Aufgaben zusammensetzen und anschließend zu vier motorischen Teilbereichen sowie einem Gesamt-Motorikwert führen. Zu den überprüften Fertigkeiten zählen:

- Genauigkeit, Koordination, Geschwindigkeit und Geschicklichkeit der oberen Extremitäten,
- Reaktionsgeschwindigkeit sowie
- visuomotorische Kontrolle.

Zusätzlich ist es möglich, die Koordination beidseitiger Bewegungen, das Halten des Gleichgewichts, die Schnelligkeit und Geschicklichkeit sowie die Kraft zu beurteilen. Die deutschsprachige Fassung des BOT-2 liefert Normwerte für den Altersbereich von 4 bis 14 Jahren.

Tab. 5.2 Testaufgaben der M-ABC-3 für die Altersgruppe der 12- bis 25-Jährigen (nach Henderson und Barnett 2024)

Dimension	Testaufgabe	Durchführung
Handgeschicklichkeit	Kreise zeichnen	Innerhalb vorgedruckter Begrenzungslinien sollen auf einem Arbeitsblatt möglichst präzise Kreise nachgezeichnet werden.
	Stecker wenden	So schnell wie möglich sollen 12 kleine rot-gelbe Stecker, die zuvor bereits in einem Steckbrett positioniert waren, herausgezogen, gewendet und wieder eingesteckt werden.
	Perlen aufziehen	Schnellstmöglich werden 12 kleine Perlen auf eine Schnur gefädelt.
	Dreieck mit Mutter und Schrauben	Drei Muttern, Schrauben und Kunststoffstreben sollen in kürzester Zeit zu einem Dreieck zusammengesetzt werden.
Fangen & Werfen	Einhändiges Fangen	Ein zugeworfener Tennisball soll mit einer Hand ohne Bodenkontakt aufgefangen werden.
	Bohnensäckchen auf die Matte werfen	Ein mit Bohnen befülltes Säckchen soll auf eine 2 Meter entfernte Zielmatte geworfen werden.
	Einhändiges Fangen & Werfen	Ein Tennisball wird mit einer Hand gegen eine Wand geworfen und nach dem Zurückprallen einhändig wieder aufgefangen.
Gleichgewicht & Bewegung	Stehen auf Balancebrett	Auf einem Balancebrett stehend soll möglichst lange eine ausbalancierte Position gehalten werden. Die Füße berühren sich dabei Ferse-an-Zeh.
	Laufen Zehen-an-Ferse rückwärts	Zehen-an-Ferse soll eine Linie rückwärts ausbalanciert entlanggeschritten werden.
	Zickzack hüpfen	Im Zickzack werden sechs kleine Matten auf dem Boden platziert. Dieser Parcours soll anschließend einbeinig entlanggesprungen werden.

MERKE

Der diagnostische Prozess umfasst eine ausführliche **Anamnese, klinische Untersuchung** und **testdiagnostische Evaluation** der motorischen Koordinationsfähigkeit. Wichtiges Diagnosekriterium nach ICD-11 und DSM-5 ist zudem auch eine **Beeinträchtigung des Alltagslebens** durch die motorischen Schwierigkeiten; diese kann bspw. mithilfe von Fragebögen erhoben werden.

5.4.2 Komorbidität

Die Übersichtsarbeit von Lino und Chieffo (2022) fasst den Forschungsstand zu möglichen Komorbiditäten zusammen. Die aktuelle Studienlage zeigt deutlich, dass die Entwicklungsstörung der motorischen Koordination von einer Vielzahl weiterer Verhaltens- und Entwicklungsstörungen begleitet sein kann.

Besonders häufig tritt die Entwicklungsstörung der motorischen Koordination mit anderen neurologischen Entwicklungsstörungen wie der Aufmerksamkeitsdefizit-/Hyperaktivitätsstörung (ADHS) oder Autismus-Spektrum-Störung auf. Die Häufigkeit des gleichzeitigen Auftretens variiert je nach Studie: Es wird geschätzt, dass ca. 30–50 % der Kinder mit motorischen Entwicklungsstörungen auch an einer **ADHS** leiden (Kadesjö und Gillberg 1999; Lingam et al. 2009; ➤ Kap. 6), die Komorbiditätsraten für eine Entwicklungsstörung der motorischen Funktionen und einer **Autismus-Spektrum-Störung** werden auf ca. 14–50 % geschätzt (Green et al. 2009; Sumner et al. 2016; ➤ Kap. 3).

Ein paralleles Auftreten von motorischen Entwicklungs- und spezifischen **Sprachstörungen** kann bei bis zu 70 % aller Kinder mit Sprachproblemen beobachtet werden (z. B. Visscher et al. 2007; Wisdom et al. 2007; ➤ Kap. 2). Die Studie von Flapper und Schoemaker (2013) kommt zu dem Ergebnis, dass motorische Entwicklungsstörungen bei ca. einem Drittel aller Kinder mit spezifischen Sprachstörungen auftreten.

Im Schulalter sind motorische Entwicklungsstörungen häufig mit **Lernstörungen** (Lese-Rechtschreib-Störung und/oder Dyskalkulie; ➤ Kap. 4) assoziiert. Zusätzlich weisen viele Studien darauf hin, dass viele der Kinder verschiedene **emotionale und soziale**

5

Probleme aufweisen. Die Spannweite der Verhaltensauffälligkeiten ist dabei weit gefächert: Betroffene leiden bspw. an einem verminderten Selbstwert, sind ängstlich oder auch aggressiv. Viele Kinder sind anderen gegenüber sehr zurückgezogen und wenig in ihre Peergroup integriert. Aufgrund ihrer Ungeschicklichkeit werden sie zudem häufiger Opfer von **Mobbing** (Lino und Chieffo 2022).

Auch **Adipositas** wird häufig mit motorischen Entwicklungsstörungen in Verbindung gebracht. Jugendliche, die an einer Adipositas erkrankt sind, weisen ein etwa 9-mal höheres Risiko für die Ausbildung motorischer Störungen auf als normalgewichtige Jugendliche (Wagner et al. 2011).

CAVE

Um sicherzustellen, dass komorbide Erkrankungen bei der Untersuchung von Kindern mit Entwicklungsstörungen der motorischen Koordination nicht übersehen werden, sollten Auffälligkeiten in anderen Entwicklungsdimensionen und im Lernen standardmäßig erfragt und ggf. weitere Untersuchungen und Interventionen geplant werden (Blank und Vinçon 2020).

5.5 Ätiologie

Die ursächlichen Faktoren für Entwicklungsstörungen der motorischen Koordination sind noch nicht vollständig identifiziert. Es ist jedoch davon auszugehen, dass die Störung mit Veränderungen des Gehirns sowie Umweltfaktoren zusammenhängt, wobei auch die Genetik eine Rolle bei der Entstehung spielt (für einen aktuellen Überblick siehe auch You et al. 2023).

Ein Großteil der aktuellen Forschungsliteratur berichtet über verschiedene **Abweichungen in der Funktionalität und Struktur verschiedener Hirnregionen.** So hat die Forschung bspw. gezeigt, dass Kinder mit motorischen Entwicklungsstörungen signifikante Unterschiede in den motorischen und sensomotorischen Bahnen der weißen Substanz im Gehirn aufweisen (Brown-Lum et al. 2020). Grohs et al. (2021) liefern Ergebnisse, die darauf hindeuten, dass die Betroffenen über ein kleineres Gehirnvolumen im Pallidum verfügen. Es liegen weiterhin Befunde vor, die von einer verminderten Hirnrindendicke berichten, sowie Analysen, die auf eine Unteraktivierung der funktionellen Netzwerke, insbesondere in präfrontalen, parietalen und zerebellären Regionen, hindeuten (z. B. Langevin et al. 2015; Debrabant et al. 2013; Licari et al. 2015; Pangelian et al. 2013; Zwicker et al. 2011).

Es wird angenommen, dass die Ursache nicht nur in den Veränderungen des Gehirns liegt, sondern dass auch die Genetik eine Rolle spielt. Jüngste Forschungen haben mehrere **genetische Faktoren** identifiziert, die mit motorischen Beeinträchtigungen in Verbindung gebracht werden, darunter z. B. Deletionen, Kopienzahlvariationen (CNVs) oder epigenetische Veränderungen (You et al. 2023).

MERKE

Die verursachenden Faktoren der Entwicklungsstörung der motorischen Koordination sind noch **nicht vollständig geklärt.** Es ist jedoch davon auszugehen, dass die Störung **multifaktoriell** bedingt ist; insbesondere Abweichungen in der Struktur und Funktionalität des Gehirns sowie genetische Ursachen scheinen ursächlich eine Rolle zu spielen (You et al. 2023).

5.6 Behandlung

Wenn der diagnostische Prozess abgeschlossen ist und die Diagnosekriterien einer Entwicklungsstörung der motorischen Koordination nach ICD-11 oder DSM-5 erfüllt sind, sollte eine Behandlung des Kindes eingeleitet werden.

Der Fokus der Interventionsplanung richtet sich zunächst auf die **Auswirkungen** der motorischen Defizite **auf das alltägliche Leben und Handeln** (wie z. B. Selbstversorgung, schulische Leistungen, Spielen, Freizeitgestaltung oder andere körperliche Alltagshandlungen). Die Auswahl geeigneter Therapiemethoden berücksichtigt zusätzlich den persönlichen Leidensdruck der Betroffenen und ihrer Bezugspersonen, Umgebungsfaktoren (*Welche Unterstützungsmöglichkeiten gibt es im persönlichen oder (vor-)schulischen Umfeld?*) sowie mögliche komorbide Erkrankungen. Insbesondere der Aspekt der Begleiterkrankungen erfordert eine differenzierte Abwägung der Behandlungsprioritäten (Blank et al. 2019).

Zur Behandlung der Entwicklungsstörung der motorischen Funktionen stehen die folgenden therapeutischen Ansätze zur Verfügung:

- Körperfunktions- und strukturorientierte Ansätze
- Aktivitätsorientierte und teilhabeorientierte Ansätze

5.6.1 Aktivitäts- oder teilhabeorientierte Ansätze

Dieser Ansatz umfasst alle Interventionsprogramme, deren Behandlungsschwerpunkt auf alltägliche Aktivitäten gerichtet ist. Dazu zählen bspw. Körperpflege, Spiel-, Sport- und Freizeitaktivitäten, schulische, künstlerische sowie (vor-)berufliche Tätigkeiten. Ziele der Behandlung sind weiterhin die Generalisierung der erlernten therapeutischen Strategien auf motorische Funktionen, Aktivitäten sowie die Teilhabe in unterschiedlichen Umweltsituationen der betroffenen Kinder.

Aktivitäts- oder teilhabeorientierte Ansätze sollen das Umfeld der Kinder (Familie, pädagogisches Fachpersonal, Lehrkräfte oder weitere wichtige Bezugspersonen) mit in den therapeutischen Prozess einbeziehen, um die Möglichkeiten zur Übung und Generalisierung zu unterstützen. Die Zusammenarbeit mit dem Umfeld des Kindes ist essenziell, um ausreichende Gelegenheiten zum motorischen Lernen sowie zur Festigung der erlernten Fertigkeiten zu befördern. Als wichtige Aktivitäts- oder teilhabeorientierte Ansätze, die bzgl. ihrer Wirksamkeit evaluiert wurden, sind zu nennen:

- Aufgabenspezifisches Training
- *Neuromotor Task Training* (NTT)
- *Cognitive Orientation to daily Occupational Performance Approach* (CO-OP Approach)

5.6.2 Körperfunktions- und strukturorientierte Ansätze

Diese Behandlungsansätze konzentrieren sich hauptsächlich auf die Körperfunktionen, die für die Durchführung motorischer Aktivitäten erforderlich sind. Man geht davon aus, dass eine Verbesserung dieser spezifischen Körperfunktionen automatisch zu einer besseren Ausführung motorischer Fähigkeiten im Alltag führt. Zu den meistverbreiteten Behandlungsprogrammen zählen die **Sensorische Integrationstherapie,** das **Kinästhetische Training** sowie das **Perzeptive Motortraining.**

MERKE

Smits-Engelsman et al. (2013) kommen in ihrer Übersichtsarbeit zu dem Ergebnis, dass aktivitäts- oder teilhabeorientierte Ansätze effizienter sind als körperfunktionsorientierte Ansätze. Erstere führen bei Kindern mit Entwicklungsstörungen der motorischen Koordination zu besseren funktionalen Ergebnissen in kürzerer Zeit.

5.7 Ausblick und Fallbeispiel

Die Entwicklungsstörung der motorischen Koordination wird im Vergleich mit schweren Bewegungsstörungen (z. B. Zerebralparesen) oftmals als „mild" betrachtet, weshalb den Bedürfnissen der Betroffenen oft wenig Aufmerksamkeit zuteilwird. Aufgrund dessen könnte angenommen werden, dass die Diagnostik und Therapie der motorischen Entwicklungsstörung aus gesamtgesellschaftlicher Perspektive nur einen geringen ökonomischen Nutzen aufweisen. Umfassende Studienergebnisse zur Epidemiologie lassen jedoch den eindeutigen Schluss zu, dass die Entwicklungsstörung der motorischen Koordination eine deutliche Belastung darstellt und die Diagnosestellung deshalb nicht nur aus individueller, sondern auch aus gesellschaftlicher Perspektive bedeutsam ist. Die aktuelle Studienlage weist auch **Auswirkungen der Störung auf die langfristige Entwicklungsprognose** der Betroffenen aus. Zudem beeinflussen die motorischen Defizite die Aktivitäten des täglichen Lebens sowie die schulischen Leistungen oft deutlich. Sekundär sind häufig auch die **soziale Teilhabe,** das **körperliche** und das **psychische Wohlbefinden** beeinträchtigt. Aufgrund der hohen Auftretenshäufigkeit der Störung im Kindesalter kann deshalb durchaus auf eine beträchtliche soziale und wirtschaftliche Belastung geschlossen werden. Es ist deshalb wichtig, Fachpersonen weiter für die Störung zu sensibilisieren und die Forschungslage zu Aspekten der Ätiologie, Diagnostik und evidenzbasierten Behandlung stetig zu verbessern.

Fallbeispiel

Vorstellungsgrund

Der 5 Jahre und 11 Monate alte Erik wird auf Anraten der Schulärztin des zuständigen Gesundheitsamtes sowie des pädagogischen Fachpersonals der Kindertagesstätte beim Kinderarzt vorgestellt. In der Schuleingangsuntersuchung seien erhebliche Defizite in der Hand- und Körpermotorik festgestellt worden. So sei es Erik bspw. nicht möglich gewesen, einen Einbeinstand auszuführen oder verschiedene Formen erkennbar abzuzeichnen. Weiterhin habe die Ärztin eine auffällige Stifthaltung und Defizite in der Kraftdosierung beobachtet.

Die Erzieherin habe den Eltern weiterhin berichtet, dass Erik wegen seiner mangelnden Selbstständigkeit auffalle. Es sei schwer für ihn, sich allein Jacke und Schuhe anzuziehen, während der Bewegungsphasen in der Turnhalle wirken seine Bewegungen oftmals plump und unkoordiniert. In seiner Kitagruppe habe er nur wenige Freunde und ziehe sich oftmals zurück. Andere Kinder würden ihn oftmals hänseln, da er in vielen Dingen sehr ungeschickt sei. Seine Bilder würden sie als „Krickelkrakel" bezeichnen und häufig über seine Unselbständigkeit lachen; Sprüche wie „Du bist ja noch ein Baby!" seien keine Seltenheit. Die Eltern hielten die Sorge der Erzieherin jedoch bisher für übertrieben.

Anamnese

Erik lebt allein mit seinen Eltern in einer kleinen Wohnung am Stadtrand. Er ist das jüngste von insgesamt vier Kindern. Seine Mutter ist zum Zeitpunkt seiner Geburt 43 Jahre alt. Eriks Geschwister sind bereits erwachsen und wohnen nicht mehr mit der Familie zusammen. Eriks Mutter berichtet von Komplikationen während der Schwangerschaft: Sie habe häufiger Blutungen gehabt und deshalb viel liegen müssen. Erik sei aber termingerecht geboren. Auf die Frage nach der bisherigen motorischen Entwicklung berichtet die Mutter, dass sie sich nicht mehr so genau daran erinnere. Bei vier Kindern sei es nicht einfach, die Entwicklung der Kinder auseinanderzuhalten.

Die Eltern erzählen, dass Erik wie ein Einzelkind aufwachse und oftmals verwöhnt werde. So seien sie sehr viel weniger streng als bei den älteren Geschwisterkindern und könnten Erik nur selten einen Wunsch abschlagen, auch wenn ihnen eigentlich häufig das Geld dafür fehle. Er sei eher ein Einzelgänger und verbringe seine Zeit lieber mit Erwachsenen als mit anderen Kindern.

Die Wohnsituation beschreiben die Eltern als beengt; Erik habe nur wenige Möglichkeiten, um sich auszutoben und zu spielen. Seine Freizeit verbringe er am liebsten vor dem Fernseher oder mit seiner Spielekonsole. Dies gefalle ihnen zwar nicht, aber es fehle ihnen oftmals an der nötigen Konsequenz, darauf zu achten, dass festgelegte Medienzeiten auch eingehalten werden.

Diagnostik

Zur Feststellung des motorischen Entwicklungsstandes wird mit Erik die M-ABC-3 durchgeführt. Seine motorisch-koordinative Gesamtleistung ist als therapiebedürftig einzuschätzen. Insgesamt weist Erik in allen Bereichen der M-ABC-3 (Handgeschicklichkeit, Ballfertigkeiten, Gleichgewicht und Bewegung) ein therapiebedürftiges Leistungsprofil auf, die größten Defizite werden im Bereich der Handmotorik festgestellt. Die Verhaltensbeobachtungen während der Testdurchführung zeigen, dass Erik keinen Pinzettengriff ausführen kann. Zusätzlich fällt auf, dass er noch keine sichere Stifthaltung erworben hat. Sein Muskeltonus wirkt während der Durchführung der körpermotorischen Aufgaben hypoton. Die abschließende neurologische Untersuchung ergibt keine Auffälligkeiten. Zusammenfassend können erhebliche Defizite in der Hand- und Körpermotorik festgestellt werden, denen ursächlich keine sensorischen, kognitiven oder neurologischen Defizite zugrunde liegen und die insbesondere die Ausführung verschiedener alltäglicher Aktivitäten in der Kita (z. B. Anziehen, Malen, Spielen, sportliche Aktivitäten) behindern. Aufgrund der vorliegenden Befunde wird die Diagnose *Entwicklungsstörung der motorischen Koordination* (nach ICD- 11; 6A04) vergeben, und es erfolgt eine Überweisung in eine ergotherapeutische Behandlung.

Therapie

Die Ergotherapeutin spricht zunächst mit Erik und seinen Eltern darüber, welche motorischen Schwierigkeiten im Alltag besonders hinderlich sind. Gemeinsam überlegen sie, dass der Fokus zunächst auf eine aktivitätsorientierte Behandlung der fein- und graphomotorischen Defizite gerichtet wird, um Erik auf den Schulbeginn und den Schriftspracherwerb vorzubereiten. Weiterhin wird vereinbart, dass Erik an einem sozialen Kompetenztraining teilnimmt, um seine Unsicherheiten im Kontakt mit anderen Kindern zu überwinden. Eriks Eltern erhalten Tipps, wie sie ihren Sohn spielerisch zu Hause in seiner motorischen Entwicklung unterstützen können. Zur Förderung der Feinmotorik wird ihnen empfohlen, gemeinsam zu malen, Bügelperlenbilder zu stecken oder zu kneten. Weiterhin sollen die Eltern darauf achten, dass Erik sich in seiner Freizeit häufiger bewegt und weniger Zeit mit digitalen Medien verbringt. Gemeinsam legen sie fest, mindestens zweimal pro Woche mit Erik den nahegelegenen Spielplatz zu besuchen oder gemeinsame Fahrradtouren zu unternehmen.

LITERATUR

APA – American Psychiatric Association. Diagnostisches und Statistisches Manual Psychischer Störungen DSM-5. Hrsg. von Falkai P, Wittchen H-U. Göttingen: Hogrefe 2015.

BfArm – Bundesinstitut für Arzneimittel und Medizinprodukte. ICD11 in Deutsch – Entwurfsfassung; https://www.bfarm.de/DE/Kodiersysteme/Klassifikationen/ICD/ICD-11/uebersetzung/node.html (letzter Zugriff: 18.08.2025).

Biotteau M, Albaret JM, Chaix Y. Chapter 1 – Developmental coordination disorder. Handb Clin Neurol 2020; 174: 3–20.

Blank R, Vinçon S. Deutsch-österreichisch-schweizerische (DACH) Versorgungsleitlinie zu Definition, Diagnostik, Behandlung und psychosozialen Aspekten bei Umschriebenen Entwicklungsstörungen motorischer Funktionen (UEMF). Langfassung. Arbeitsgemeinschaft der Wissenschaftlichen Medizinischen Fachgesellschaften (AWMF online); 2020 (abgelaufen); https://www.awmf.org/service/awmf-aktuell/definition-diagnostik-behandlung-und-psychosoziale-aspekte-bei-umschriebenen-entwicklungsstoerungen-motorischer-funktionen-uemf (letzter Zugriff: 18.08.2025).

Blank R, Jenetzky E, Vinçon S. Bruininks-Oseretzky Test der motorischen Fähigkeiten, Zweite Ausgabe, Handbuch. Frankfurt a. M.: Pearson 2014.

Blank R, Barnett AL, Cairney J, Green D, Kirby A, Polatajko H, et al. International clinical practice recommendations on the definition, diagnosis, assessment, intervention, and psychosocial aspects of developmental coordination disorder. Long version. Dev Med Child Neurol 2019; 61(3): 242–285.

Brown-Lum M, Izadi-Najafabadi S, Oberlander TF, Rauscher A, Zwicker JG. Differences in white matter microstructure among children with developmental coordination disorder. JAMA Netw Open 2020; 3: e201184.

CanChild. DCD Educational Materials for Home, School, Physicians and other Health Professionals; https://www.canchild.ca/en/diagnoses/developmental-coordination-disorder/dcd-educational-materials-for-home-school-physicians-and-other-health-professionals (letzter Zugriff: 18.08.2025).

Cantell M, Kooistra L. Long-term outcomes of developmental coordination disorder. In: Cermak SA, Larkin D (eds.), Developmental Coordination Disorder. Albany, NY: Delmar 2002; 23–38.

Cantell M, Smyth MM, Ahonen T. Two distinct pathways for developmental coordination disorder: persistence and resolution. Hum Mov Sci 2003; 22: 433–459.

Cousins M, Smyth M. Developmental coordination disorder in adulthood. Hum Mov Sci 2003; 22: 433–459.

Debrabant J, Gheysen F, Caeyenberghs K, van Waelvelde H, Vingerhoets G. Neural underpinnings of impaired predictive motor timing in children with developmental coordination disorder. Res Dev Disabil 2013; 34: 1478–1487.

Flapper BCT, Schoemaker MM. Developmental coordination disorder in children with specific language impairment: co-morbidity and impact on quality of life. Res Dev Disabil 2013; 34: 756–763.

Girish S, Raja K, Kamath A. Prevalence of developmental coordination disorder among mainstream school children in India. J Pediatr Rehabil Med 2016; 9: 107–116.

Green D, Charman T, Pickles A, Chandler S, Loucas T, Simonoff E, Baird G. Impairment in movement skills of children with autistic spectrum disorders. Dev Med Child Neurol 2009; 51: 311–316.

Grohs MN, Lebel C, Carlson HL, Craig BT, Dewey D. Subcortical brain structure in children with developmental coordination disorder: a T1-weighted volumetric study. Brain Imaging Behav 2021; 15: 2756–2765.

Henderson S, Barnett A. Movement Assessment Battery for Children – Third Edition (M-ABC-3) (Deutsche Fassung). Frankfurt a. M.; Pearson Education 2024.

Hill EL, Brown D, Sorgardt KS. A preliminary investigation of quality of life satisfaction reports in emerging adults with and without developmental coordination disorder. J Adult Dev 2011; 18: 130–134.

Kadesjö B, Gillberg C. Developmental coordination disorder in Swedish 7-year-old children. J Am Acad Child Adolesc Psychiatry 1999; 38: 820–828.

Kennedy-Behr A, Wilson BN, Rodger S, Mickan S. Cross-cultural adaptation of the Developmental Coordination Disorder Questionnaire 2007 for German-speaking countries: DCDQ-G. Neuropediatr 2013; 44: 245–251.

Kirby A, Williams N, Thomas M, Hill EL. Self-reported mood, general health, wellbeing and employment status in adults with suspected DCD. Res Dev Disabil 2013; 34: 1357–1364.

Klein ES, Licari M, Barbic S, Zwicker JG. Diagnostic services for developmental coordination disorder: gaps and opportunities identified by parents. Child Care Health Dev 2024; 50: e13230.

Langevin LM, MacMaster FP, Dewey D. Distinct patterns of cortical thinning in concurrent motor and attention disorders. Dev Med Child Neurol 2015; 57: 257–264.

Li H, Ke X, Huang D, Xu X, Tian H, Gao J, Jiang C, Song W. The prevalence of developmental coordination disorder in children: a systematic review and meta-analysis. Front Pediatr 2024; 12: e1387406.

Licari MK, Billington J, Reid SL, et al. Cortical functioning in children with developmental coordination disorder: a motor overflow study. Exp Brain Res 2015; 233: 1703–1710.

Lingam R, Hunt L, Golding J, Jongmans M, Emond A. Prevalence of developmental coordination disorder using the DSM-IV at 7 years of age: a UK population-based study. Pediatr 2009; 123: e693–700.

Lino F, Chieffo DPA. Developmental coordination disorder and most prevalent comorbidities: a narrative review. Children 2022; 9: 1095.

Losse A, Henderson SE, Elliman D, Hall D, Knight E, Jongmans M. Clumsiness in children-do they grow out of it? A 10-year follow-up study. Dev Med Child Neurol 1991; 33: 55–68.

Pangelian MM, Hatfield BD, Clark JE. Differences in movement-related cortical activation patterns underlying motor performance in children with and without developmental coordination disorder. J Neurophysiol 2013; 109: 3041–3050.

Petermann F. Movement Assessment Battery for Children – Second Edition (M-ABC-2) (Deutsche Fassung). Frankfurt a. M.: Pearson Education 2015.

Smith M, Banwell HA, Ward E, Williams CM. Determining the clinical knowledge and practice of Australian podiatrists on children with developmental coordination disorder: a cross-sectional survey. J Foot Ankle Res 2019; 12: 42.

Smits-Engelsman BC, Blank R, van der Kaay AC, et al. Efficacy of interventions to improve motor performance in children with developmental coordination disorder: a combined systematic review and meta-analysis. Dev Med Child Neurol 2013; 55: 229–237.

Sumner E, Leonard, HC, Hill EL. Overlapping phenotypes in autism spectrum disorder and developmental coordination disorder: a cross-syndrome comparison of motor and social skills. J Autism Dev Disord 2016; 46: 2609–2620.

Tal-Saban M, Ornoy A, Parush S. Young adults with developmental coordination disorder: a longitudinal study. Am J Occup Ther 2014; 63: 307–316.

Visscher C, Houwen S, Scherder EJ, Moolenaar B, Hartman E. Motor profile of children with developmental speech and language disorders. Pediatr 2007; 120: e158–163.

Visser J, Geuze RH, Kalverboer AF. The relationship between physical growth, the level of activity and the development of motor skills in adolescence: differences between children with DCD and controls. Hum Mov Sci 1998; 17: 573–608.

Wagner MO, Kastner J, Petermann F, Bös K. Factorial validity oft the Movement Assessment Battery for Children-2 (age band 2). Res Dev Disabil 2011; 32: 674–680.

Wagner MO, Kastner J, Petermann F, Jekauc D, Worth A, Bös, K. The impact of obesity on developmental coordination disorders in adolescence. Res Dev Disabil 2011; 32: 1970–1976.

Wisdom SN, Dyck MJ, Piek J, Hay D, Hallmayer J. Can autism, language and coordination disorders be differentiated based on ability profiles? Eur Child Adolesc Psychiatry 2007; 16: 178–186.

You H, Shi J, Wie Z, Jone, G, Du W, Hua J. Advances in genetics and epigenetics of developmental coordination disorder in children. Brain Sci 2023; 13: 940.

Zwicker JG, Missiuna C, Harris SR, Boyd LA. Brain activation associated with motor skill practice in children with developmental coordination disorder: an fMRI study. Int J Dev Neurosci 2011; 29: 145–152.

5

KAPITEL

6

Manuel Ambrosch und Doris Freiberger

Aufmerksamkeitsdefizit- und Hyperaktivitätsstörung (6A05)

Wichtige Neuigkeiten auf einen Blick

- In der ICD-11 (gültig seit Januar 2022) wird die ADHS mit der Ziffer A605 den neuromentalen Entwicklungsstörungen zugeordnet. Dies trägt dem aktuellen Wissensstand Rechnung, dass es sich bei ADHS nicht um eine Verhaltensstörung des Kindesalters, sondern um eine Dysregulation der Exekutivfunktionen handelt, die in unterschiedlicher Ausprägung ein Leben lang anhalten kann.
- Für eine Diagnose reicht nun das Vorhandensein bedeutsamer Symptome bis vor dem 12. Lebensjahr aus. In Einzelfällen kann die Störung auch erst in der Pubertät auftreten. Die sog. Late-onset-ADHS ist aber noch sehr umstritten (➤ Kap. 6.2.6).
- Die Symptomatik hält in mehr als der Hälfte der Fälle bis ins Erwachsenenalter an, und Komorbiditäten, insbesondere oppositionelles

Verhalten, affektive Störungen und später auch Süchte, sind eher die Regel als die Ausnahme.
- ADHS und Autismus durften bereits im DMS-5 und nun auch in der ICD-11 gemeinsam diagnostiziert werden. Dies ist für die Patientenversorgung eine wichtige Neuerung, da ungefähr jeder zweite von Autismus Betroffene auch an ADHS leidet und somit eine medikamentöse Behandlungsoption erhält.
- Auch wenn die Anzahl der Diagnosen steigt und digitale Medien ADHS-ähnliche Symptome hervorrufen können (Kudlow et al. 2025), ist die Prävalenz der ADHS in den letzten Jahrzehnten stabil geblieben (Polanczyk 2014). ADHS ist in den meisten Fällen genetisch bedingt. Eine ausführliche Familienanamnese ist daher obligatorisch. Dennoch sind Umweltbedingungen für die Ausprägung der Störung entscheidend.
- Studien legen nahe, dass Mädchen und Frauen nicht viel seltener als Jungen und Männer von ADHS betroffen sind und an den gleichen Symptomen leiden, diese sich aber anders äußern. Dadurch werden weibliche Personen mit ADHS seltener erkannt und bleiben unbehandelt (Young et al. 2020).
- Da in den meisten ADHS-Studien mehr Jungen als Mädchen untersucht worden sind, besteht ein Gender Health Gap, und es gibt großen Nachholbedarf in der Erforschung spezifisch weiblicher Phänomene im Zusammenhang mit ADHS.
- Neuere Studien zeigen eine Symptomverschlechterung in der Mitte der Lutealphase (Bürger et al. 2024), der u. a. durch eine kurzzeitige Erhöhung der Stimulanziendosis entgegengewirkt werden kann (Findeis und Strauß 2025).

6

Eine Übersicht zum Störungsbild ist ➤ Tab. 6.1 zu entnehmen.

Tab. 6.1 Aufmerksamkeits- und Hyperaktivitätsstörung – Übersicht

Definition	ADHS ist eine neuronale Entwicklungsstörung, die im Wesentlichen durch Unaufmerksamkeit, Impulsivität und Hyperaktivität gekennzeichnet ist.
Manifestationsalter	Frühe bis mittlere Kindheit (vor dem 12. Lebensjahr)
Diagnostik	Klinische Diagnose gestützt durch Anamnese, Beobachtung, Fragebögen und psychologische Testungen sowie eine somatische Ausschlussdiagnostik
Komorbiditäten	Sind eher die Regel und treten je nach Geschlecht und Alter auf. Besonders häufig sind oppositionelle Verhaltensstörungen, Depressionen, Angststörungen und Süchte.
Therapeutische Optionen	Es steht ein breites Spektrum an Therapiemethoden zur Verfügung. Die beste Evidenz liegt derzeit für Psychoedukation und Elterntraining, Verhaltenstherapie, Medikation, insbesondere mit Stimulanzien, vor.
Wichtige Leitlinien	DGKJP – Deutsche Gesellschaft für Kinder- und Jugendmedizin e. V. et al. (Hrsg.). S3-Leitlinie ADHS bei Kindern, Jugendlichen und Erwachsenen. Version 1.0. AWMF-Registernummer 028-045. Stand: 02.05.2025 (in Überarbeitung)

6.1 Epidemiologie

Die **Häufigkeit von ADHS** in der Bevölkerung ist entgegen der öffentlichen Wahrnehmung in den letzten Jahrzehnten **nicht angestiegen** (Polanczyk et al. 2014). Es werden jedoch aufgrund eines höheren Bewusstseins und besserer Diagnostik mehr Menschen mit ADHS erkannt. In Deutschland liegt die geschätzte Prävalenz bei ca. 5 %, in Nordamerika bei 7 % (Polanczyk et al. 2007). Jungen sind etwa 3-mal häufiger betroffen als Mädchen. Bei ca. 50 % der Kinder mit ADHS bestehen die Symptome bis ins Erwachsenenalter fort (Prävalenz bei Erwachsenen: 2–4 %).

6.1.1 Gender

Insgesamt werden 4-mal mehr Jungen wegen ADHS behandelt als Mädchen. In epidemiologischen Studien zeigt sich jedoch nur ein Verhältnis von 2 : 1, und bei Erwachsenen ist das Geschlechterverhältnis sogar fast ausgeglichen.

Bei **Mädchen** ist die **Unaufmerksamkeit** häufig etwas **stärker ausgeprägt,** während die **Hyperaktivität** als einziges klinisches Symptom **weniger präsent** ist. Doch stellt dies keinen Vorteil für das weibliche Geschlecht dar, sondern führt eher dazu, dass Mädchen mit ADHS vermutlich eher übersehen, unter- oder falsch diagnostiziert werden. Ähnlich wie bei vielen somatischen Krankheiten, etwa bei der unterschiedlichen Symptomatik von Herzinfarkten, liegt der Verdacht nahe, dass das Krankheitsbild zum Nachteil von Mädchen und Frauen männlich verzerrt beschrieben und erforscht wurde.

Mädchen sind aufgrund von **Rollenzuschreibungen** auch eher geneigt, Hyperaktivität zu unterdrücken. Der Leidensdruck zeigt sich dann als **innere Unruhe** und **Unfähigkeit zu entspannen.** Zudem wird von ihnen eher erwartet, dass sie stillsitzen und weniger toben. Sie gelten als schwächer und schutzbedürftiger. „Typisch" weibliche Sportarten erfordern eher Flexibilität und Geschicklichkeit und sind teilweise weniger gut geeignet, den Bewegungsdrang zu befriedigen.

Bei Mädchen oder Frauen bilden sich durch ADHS-Symptome **häufiger Ängste** aus. Diese können als vermeintlich weibliche Eigenschaften, z. B. Schüchternheit, fehlinterpretiert werden. Während Mädchen dazu neigen, psychische Probleme eher intrinsisch zu verarbeiten, zeigen Jungen oft extrinsische Verhaltensweisen und überspielen ihre Unsicherheit mit Albernheiten oder aggressivem oder oppositionellen Verhalten.

Auch wenn bei Mädchen tendenziell häufiger der unaufmerksame Subtyp und bei Jungen eher der hyperaktive Subtyp vorkommt, wäre es falsch, diese Subtypen mit einem weiblichen und einem männlichen Typus gleichzusetzen. Eine solche Zuschreibung wird beiden Geschlechtern nicht gerecht: Sie kann vielmehr dazu führen, dass Jungen mit vorwiegend unaufmerksamem Typus übersehen werden. Mädchen mit ADHS, die oft Mahlzeiten versäumen, ein niedriges Hungergefühl aufweisen und zusätzlich hyperaktiv sind, können voreilig mit einer **Anorexie** fehldiagnostiziert werden. Natürlich kann auch eine Komorbidität mit Essstörungen vorliegen und die Behandlung mit Stimulanzien erschweren.

Mittlerweile zeigen mehrere Studien, dass Frauen und Mädchen mit ADHS häufiger an der prämenstruellen (dysphorischen) Störung (**PMDS**) leiden und sich bei ihnen in der Mitte der Lutealphase die ADHS-Symptome verstärken (Bürger et al. 2024). Eine Erhöhung der Stimulanziendosis kann dem entgegenwirken (Findeis und Strauß 2025).

Eine positive Korrelation zwischen **Transgender-Personen** und ADHS wurde immer wieder vermutet, und in einzelnen Studien wurden auch Zusammenhänge entdeckt. Allerdings ist die Studienlage für eine abschließende Bewertung noch zu dünn (Goetz und Adams 2024). Insgesamt sind Transgender-Personen aber nachweislich häufiger von psychischen Erkrankungen betroffen. Mögliche ADHS-Symptome sollten daher nicht als Teil der Trans*identität abgetan, sondern unabhängig davon eine ADHS-Diagnostik durchgeführt werden.

6.2 Klassifikation und Symptomatik

In der ICD-11 wird die ADHS unter den neuromentalen Entwicklungsstörungen eingruppiert. Im Englischen als „neurodevelopmental disorders" bezeichnet, kann der Begriff „mental" im Deutschen nicht eindeutig zwischen „geistig" und „organisch" unterscheiden. Dennoch wird deutlich, dass die ADHS nicht mehr als eine Verhaltensstörung des Kindesalters, sondern als eine **Dysregulation der Exekutivfunktionen** verstanden wird, die in unterschiedlicher Ausprägung lebenslang anhalten kann. Die neue Eingruppierung der ADHS stellt folgende Gemeinsamkeiten mit den anderen Störungen dieser Gruppe, z. B. der Autismus-Spektrum-Störung oder der Störung der Intelligenzentwicklung, heraus:

1. Beginn in der frühen Kindheit.
2. Besonderheiten der Hirnfunktion führen zu den besonderen Eigenschaften der jeweiligen Störungsbilder.

3. Die Symptome können in unterschiedlicher Ausprägung ein Leben lang anhalten.
4. Ihr Krankheitswert ist vom Leidensdruck abhängig und dieser wiederum von Umweltbedingungen und subjektiver Wahrnehmung.

MERKE

Die Kernsymptome der ADHS sind:
- Verminderte Aufmerksamkeit
- Erhöhte Impulsivität
- Hyperaktivität

Wo ursprünglich die Verhaltensauffälligkeiten im Vordergrund standen, sieht die Forschung heute als Auslöser der ADHS eine komplexe Entwicklungsverzögerung des präfrontalen Kortex, also dort, wo es um Planung, Entscheidung, Problemlösung und Selbstkontrolle geht (Brown 2018). Jedoch sind auch Bereiche der neuronalen Netzwerke betroffen, welche die Motivation und Belohnung steuern. Eine gute Diagnostik schließt alle auftretenden Symptome ein und forscht nach Leidensdruck in verschiedenen Lebensbereichen. Bestehen nur einzelne Symptome oder Leidensdruck in nur einem Lebensbereich, sollte nach anderen Ursachen Ausschau gehalten werden.

Die ICD-11 bringt neben mehr Klarheit in den Definitionen der Diagnosen und mehr klinischen Details auch eine Erleichterung im Bereich der Datenerfassung und Verfolgung von Trends. Sie orientiert sich bei ADHS am DSM-5. Die Zuordnung von ADHS zu den „neurodevelopmental disorders", also die Verknüpfung von neuronaler Reifung und der ADHS-Symptomatik und die Aufgabe der ursprünglichen Zuordnung zu den Störungen mit Beginn in Kindheit und Jugend, kann bzgl. des Störungsmodells als die wesentlichste Veränderung angesehen werden.

EXKURS

Gesellschaftsphilosophische Aspekte

Seit der ersten Beschreibung von ADHS und erst recht mit Beginn der medikamentösen Behandlung von Kindern mit ADHS polarisiert dieses Störungsbild die Gesellschaft wie kaum eine andere psychiatrische Erkrankung. ADHS ist definitiv **keine Modediagnose,** sondern eine ernst zu nehmende Störung mit weitreichenden Folgen für die Betroffenen. Eine aktuelle Studie hat für Erwachsene mit ADHS in Großbritannien eine um durchschnittlich 7–8 Jahre verminderte Lebenserwartung ermittelt (O'Nions et al. 2025). Menschen mit ADHS haben häufiger Unfälle, sexuell übertragbare Krankheiten, schlechtere Chancen auf dem Arbeitsmarkt, Adipositas sowie Herz-Kreislauf-Erkrankungen, und sie werden häufiger straffällig und ungewollt schwanger (Faraone et al. 2015).

Angetrieben durch Social Media hat sich in den letzten Jahren das Konzept der **Neurodiversität** stärker im deutschen Raum verbreitet. Danach sind neurobiologische Unterschiede menschlicher Gehirne nicht unbedingt als Krankheit einzuordnen, sondern stellen natürliche Varianten dar, die erst durch die gesellschaftlichen Rahmenbedingungen pathologisch erscheinen. Im Grunde ist dies analog zur aktuellen Beschreibung von ADHS als neuromentaler Entwicklungsstörung, wobei die Störung nicht vonseiten des Menschen ausgeht, sondern von den sie umgebenden Bedingungen. Aus dieser Perspektive betrachtet sind Kinder mit ADHS nicht schlecht in der Schule, sondern die Schule ist schlecht für Kinder mit ADHS. Die Verantwortung für die Störung liegt somit bei der Gesellschaft und nicht beim „betroffenen" Individuum.

Neurodiversität ist allerdings ein **sozialwissenschaftlicher Begriff** und kein medizinischer Begriff zur Klassifikation von Entwicklungsstörungen. Auch wenn dieses Konzept umstritten ist, können die Patientinnen und Patienten davon profitieren, da es ihren Selbstwert stärkt und die Gesellschaft zum Handeln auffordert. Es wird zu Recht betont, dass es sich bei den beschriebenen Phänomenen nicht zwingend um Symptome, sondern vielmehr um Eigenschaften handelt, die sich je nach Situation auch als Stärken erweisen können: Impulsiv handeln, anstatt Entscheidungen tausendfach zu überdenken, Langeweile erkennen und beseitigen oder Nachtwache halten und tagsüber träumen. Nachteilig für Menschen mit ADHS könnte sein, dass durch die Idealisierung des Störungsbildes die Wahrnehmung des Leidensdrucks der Betroffenen abnimmt. Außerdem sollte eine medizinische Diagnostik nicht der Identitätsfindung dienen, sondern helfen, den bestmöglichen Behandlungspfad herzuleiten. Das heißt: ohne Leidensdruck auch keine Diagnose.

Für die Diagnose stellt vor allem die **Erweiterung der Alterspanne** eine Neuerung dar. In der ICD-11 wird der Beginn einer ADHS in der Entwicklungsphase verortet – also typischerweise in der frühen bis mittleren Kindheit. Sie erlaubt nun aber, wie das DSM-5, auch einen **Störungsbeginn vor dem 12. Lebensjahr.** Die ADHS-typischen Symptome müssen mindestens über einen Zeitraum von 6 Monaten bestehen und zu einer maßgeblichen Beeinträchtigung der schulischen, beruflichen oder sozialen Leistungen führen, die von gleichaltrigen Kindern oder Jugendlichen erwartet werden. Die Symptome müssen die Betroffenen zudem erheblich einschränken und sich

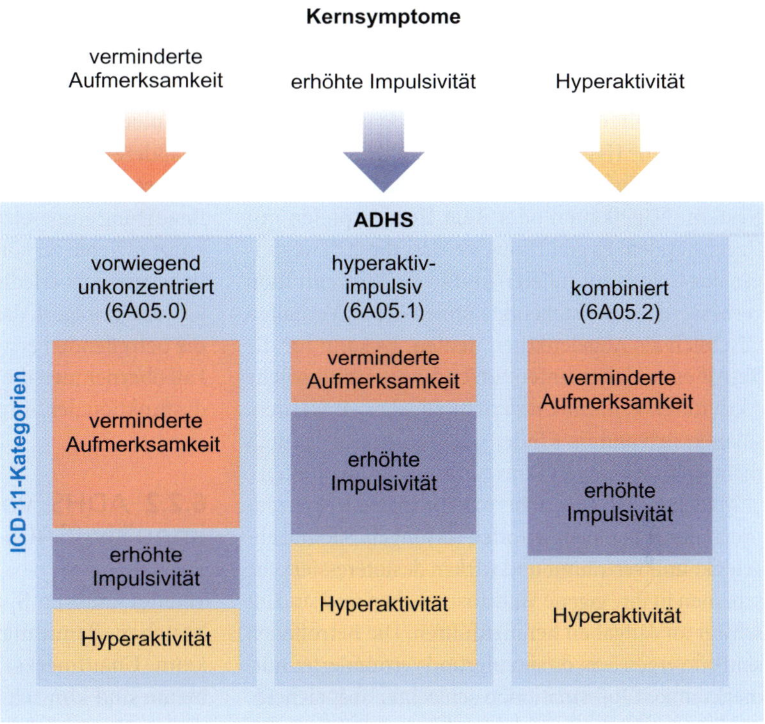

Abb. 6.1 Die drei wesentlichen ICD-11-Kategorien der ADHS und die ungefähre Gewichtung der Kernsymptome [P1642/L231]

in mindestens zwei verschiedenen Lebensbereichen zeigen. Dabei ist es wichtig, dass die vorliegenden Symptome nicht besser durch eine andere Störung erklärt werden können.

CAVE

Hier ist Vorsicht geboten, denn da Komorbiditäten eher die Regel als die Ausnahme sind, schließt das Vorliegen anderer Störungen eine ADHS nicht aus. Eine scharfe Abgrenzung, welche Störung für welches Symptom verantwortlich ist, erfordert ein genaues Verständnis der Psychopathologie. So können sowohl Depressionen als auch die ADHS Konzentrationsstörungen verursachen. Bei Ersteren sind sie häufig die Folge von sorgenvollem Grübeln und negativen Gedanken bis hin zu eingeengtem Denken, bei ADHS entstehen sie dagegen durch erhöhte Ablenkbarkeit und sprunghafte Gedanken, die nicht depressiv gefärbt sein müssen, sondern im Gegenteil fantasievoll und interessant sein können. Bei ADHS ist die Aufmerksamkeit meist zu sehr vom eigenen Interesse geleitet, bei Depressionen besteht ein allgemein vermindertes Interesse für angenehme Tätigkeiten.

Unterschied die ICD-10 noch zwischen Aktivität und Aufmerksamkeit und der hyperkinetischen Störung des Sozialverhaltens, verzichtet die ICD-11 auf diese Form von Diagnosekombinationen. Es werden klar **drei Subtypen** unterschieden, nämlich

- **vorwiegend unkonzentriert,**
- **hyperaktiv-impulsiv** und
- **kombiniert** (➤ Abb. 6.1).

Letztlich sollten immer alle Kernsymptome einer ADHS vorliegen. Bestimmte Symptome können aber besonders ausgeprägt sein bzw. manche Symptome verursachen deutlich mehr Leidensdruck als andere. Im Folgenden werden die Subtypen der ADHS mit ihren jeweils im Vordergrund stehenden Symptomen beschrieben. Die Übergänge sind fließend, und die Schwerpunkte der Symptomatik können sich innerhalb der Lebensspanne verlagern. Häufig lässt die Hyperaktivität in der Pubertät oder im Erwachsenenalter nach oder ist zumindest nach außen hin weniger auffällig.

6.2.1 ADHS, vorwiegend unkonzentriert (6.A05.0)

Bei dieser Subgruppe steht die **Unaufmerksamkeit** im Vordergrund. Es liegen auch Hyperaktivität, Impulsivität und mangelnde Selbstregulation vor, die jedoch nicht so schwer ausgeprägt sind wie das Unvermögen, sich zu konzentrieren und zu fokussieren. Hierbei ist häufig das Kürzel **ADS** gebräuchlich, das suggeriert, dass gar keine Hyperaktivität vorliegt. Diese versteckt sich jedoch häufig in unauffälligeren Bewegungen wie Nesteln, Nägelkauen oder dem Herumspielen mit Gegenständen. Es gibt Hinweise, dass diese Bewegungen das Gehirn stimulieren und so die Konzentration verbessern. Außenstehende können dieses Verhalten fälschlich als Abgelenktheit deuten. Es kann für die Betroffenen daher unterstützend sein, wenn solche Aktivitäten z. B. im Unterricht zugelassen werden, solange sich andere Kinder und Lehrkräfte dadurch nicht in ihrer eigenen Konzentration gestört fühlen.

Mädchen sind vom Subtyp „vorwiegend unkonzentriert" etwas häufiger betroffen als Jungen. Sie sind abgelenkt und verträumt und wirken desinteressiert. Sie scheinen in ihre eigene Welt abzutauchen und sind oft schwer an Aufgaben heranzuführen. Die Betroffenen sind oft vergesslich, da sie aufgrund verminderter Aufmerksamkeit Informationen schlechter abspeichern. Auch wenn sie um Sorgfalt bemüht sind, fällt es ihnen wegen ihrer Ablenkbarkeit und Unaufmerksamkeit schwerer, gestellten Anforderungen nachzukommen. Die ICD-11 beschreibt an dieser Stelle explizit, was mit Aufmerksamkeitsdefizit gemeint ist:

„Unaufmerksamkeit bezieht sich auf bedeutsame Schwierigkeiten, die Aufmerksamkeit für Aufgaben aufrechtzuerhalten, die kein hohes Maß an Stimulation oder häufige Belohnungen bieten […]"

Es handelt sich also streng genommen nicht um ein Aufmerksamkeitsdefizit, sondern um ein **mangelndes Steuerungsvermögen der Aufmerksamkeit.** Bei großem Interesse kann die Aufmerksamkeit bei ADHS eben auch übermäßig erhöht sein. In solchen Fällen fallen Kinder weniger auf, weil sie stundenlang ins Fantasiespiel vertieft sind, Bücher lesen oder völlig in einem neuen Hobby aufgehen. Die Folgen sind häufig eine verminderte Selbstwahrnehmung und Selbstfürsorge, da Harndrang, Hunger, Durst und Müdigkeit buchstäblich nicht wahrgenommen werden. Diese Zustände werden häufig als „wie in einem Tunnel" beschrieben. Mittlerweile hat sich in den sozialen Medien dafür der Begriff „Hyperfokus" auch im deutschsprachigen Raum verbreitet. Das Wissen, dass die Konzentration nicht generell vermindert ist, ist wichtig, um die Diagnose ADHS nicht zu übersehen. So kann z. B. ein Mädchen mit ADHS bei Interesse durchaus gute Schulnoten erhalten, aber in anderen Lebensbereichen starke Einschränkungen erfahren. Außerdem sehen sich Betroffene häufig der Bewertung ausgesetzt, sich bei persönlichem Interesse konzentrieren zu können und nur unangenehme Tätigkeiten nicht erledigen zu wollen. Hieraus wird fatalerweise gefolgert, dass nur der nötige Wille fehle oder die betreffende Person zu „faul" sei. Im schlimmsten Fall übernehmen die Kinder und Jugendlichen solche dysfunktionalen Annahmen in ihr Selbstbild.

6.2.2 ADHS, vorwiegend hyperaktiv-impulsiv (6A05.1)

Wieder müssen Symptome aller Kernsymptome bestehen, damit man von diesem Subtyp sprechen kann. Unaufmerksamkeit und Konzentrationsprobleme sind klinisch jedoch nicht relevant, dafür erzeugen **Hyperaktivität** und **Impulsivität** in mehreren Lebensbereichen einen bedeutenden Leidensdruck. Die betroffenen Kinder und Jugendlichen haben oft Schwierigkeiten, stillzusitzen oder abzuwarten, bis sie an der Reihe sind. Sie drängen sich eher vor oder rufen in den Unterricht hinein. Sie verschaffen sich durch Lautstärke Gehör und drängen sich oft in den Vordergrund. Oft sind sie als Klassenclowns bekannt. Dass ihre Mitmenschen hier häufig den Leidensdruck mittragen, hat dazu geführt, dass dieser Subtyp die Beschreibung des Krankheitsbildes ADHS in seinen Anfängen übermäßig geprägt hat. Bis heute ist die Annahme verbreitet, dass Menschen mit ADHS immer auch hyperaktiv und verhaltensauffällig sind.

Auffallend ist, dass von diesem Typ betroffene Kinder und Jugendliche als extrovertiert und unterhaltsam wahrgenommen werden, da sie sehr selbstbewusst und voller Tatendrang agieren können. Mangels funktionierender Sozialinteraktionen (Schwierigkeiten beim Zuhören und Überfordern des Gegenübers) erleben die Betroffenen häufig jedoch auch Ablehnung und Ausgrenzung, was zu einer **tiefgreifenden Selbstwertproblematik** in Bezug auf soziale Fähigkeiten führen kann. Trotz aller Bemühungen können Lehrkräfte beim Erscheinungsbild des hyperaktiv-impulsiven Typs an ihre Grenzen stoßen. Sie sollten daher besonders ausgebildet oder psychoedukativ einbezogen werden, um ihnen den Umgang mit diesen besonderen Kindern zu erleichtern. Im Leistungsverhalten erweisen sich die Kinder und Jugendlichen dieser Gruppe häufig als begabt und erreichen in der Intelligenzmessung in mehreren Bereichen oftmals durchschnittliche bis überdurchschnittliche Ergebnisse. Die Leistungsfähigkeit ist gegeben, und die Betroffenen können ihre schulische Laufbahn gut abschließen, wenn sie von motivierten Lehrkräften und einem begleitenden und tragenden Umfeld unterstützt werden. Auch Eltern können in der Erziehung dieser Kinder an ihre Grenzen stoßen, vor allem wenn sie selbst von ADHS betroffen sind. Konflikte mit den Geschwistern, Wutanfälle und Schwierigkeiten beim Phasenwechsel erfordern besondere Fertigkeiten, um ihre Emotionsregulation zu fördern und aus dem Teufelskreis „Drohen-Streiten-Verzweifeln" herauszukommen.

6.2.3 ADHS, kombiniert (6A05.2)

Dieser Typ liegt vor, wenn alle diagnostischen Voraussetzungen für eine ADHS erfüllt sind und alle Kernsymptome den Leidensdruck mitbegründen. Betroffene dieses Typs sind **sowohl hyperaktiv und impulsiv als auch unaufmerksam.** Anschaulich wird dieser Subtyp an Kindern, die im Alltag leicht verloren gehen. Sie laufen hyperaktiv umher und vergessen gleichzeitig verträumt Zeit und Raum, ohne zu merken, dass sie sich aus dem Sichtkreis der Eltern entfernt haben.

Auch wenn sich allein durch die Einteilung in verschiedene Subtypen der ADHS keine Aussage über die Schwere des Krankheitsbildes treffen lässt, stellt der kombinierte Typ eine besondere Herausforderung dar. Ein Behandlungsplan muss identifizieren, welche Symptome sich in welchen Lebensbereichen besonders einschränkend auswirken, und die Zielsetzung dementsprechend formulieren. Vor allem die meist schon obligatorische **Selbstwertproblematik** kann sich verfestigen, wenn die Impulsivität dem Aufbau von Freundschaften im Wege steht und gleichzeitig Erfolgserlebnisse im schulischen Bereich ausbleiben.

Obwohl auch hier Intelligenzmessungen gute Ergebnisse in den Schulleistungen erwarten lassen, fällt es den Betroffenen dieses Typs oftmals schwerer, die gestellten Aufgaben zu erledigen, sodass sie ihre individuellen Möglichkeiten nicht ausreichend ausschöpfen können. Die schulische Laufbahn dieser Gruppe zeigt dementsprechend oft einen weniger guten Verlauf. Sie sind häufig von Frust und mangelndem Selbstwert geprägt, da sie am häufigsten auf Ablehnung und Ausgrenzung stoßen. Lehrkräfte sind mit Kindern und Jugendlichen dieser Gruppe oft überfordert.

Betroffene haben es besonders schwer, den Anforderungen der Gesellschaft gerecht zu werden und leiden auch noch im Erwachsenenalter sehr häufig an psychischen Problemen. Für das Umfeld und alle Beteiligten im System stellt diese Gruppe eine große Herausforderung dar. Da dieser Typ aufgrund von Komorbiditäten eine ungünstigere Prognose hat, sollte eine **Behandlung mit Stimulanzien** erwogen werden, um die Langzeitfolgen in unterschiedlichen Bereichen erheblich zu verbessern.

6.2.4 ADHS, andere spezifizierte Darstellung (6A05.Y)

Diese Kodierung kann benutzt werden, wenn die Diagnose ASHS vorliegt, aber keiner der Subtypen richtig passt. Da mit dem kombinierten Typ bereits ein Mischbild aus den anderen Typen klassifiziert wird, erweist sich diese Diagnoseziffer in der klinischen Praxis wohl nur selten als hilfreich. Sie dient aber auch, wie bereits erwähnt, der Erleichterung im Bereich der Datenerfassung und Verfolgung von Trends. Das Wissen über ADHS erweitert sich stetig, und in Zukunft könnten differenziertere Kategorien so zu spezifischen Therapieempfehlungen führen. Zu erwähnen ist hier etwa die Forschungsdiagnose **„cognitive disengagement syndrome"**, die mit Tagträumen, geistiger Abwesenheit, langsamer Informationsverarbeitung und Mangel an mentaler Energie der ADHS ähnelt, aber schlecht auf Stimulanzien anzusprechen scheint (Fredrick und Becker 2023).

6.2.5 ADHS, Präsentation nicht spezifiziert (6A05.Z)

Diese Ziffer wird vergeben, wenn die Kriterien für eine ADHS-Diagnose erfüllt sind, jedoch keine ausreichen-

6

den Informationen für eine Zuordnung zu einer der anderen Unterkategorien vorliegen. Dies kann z. B. der Fall sein, wenn Bereiche der Diagnostik, wie etwa eine Fremdanamnese oder eine klinische Beobachtung, fehlen. Fachkräfte, die auf diese Kategorie stoßen, sind eingeladen, die Diagnostik zu vervollständigen und damit die Therapieplanung ihrer Patientinnen und Patienten zu verbessern.

6.2.6 Late-onset-ADHS

Das DSM-5 und die ICD-11 haben das Entstehungsalter auf die Zeit vor dem 12. Lebensjahr erweitert. Die Eingrenzung des Entstehungszeitraums erleichtert die Differenzialdiagnostik zu später auftretenden Störungen, insbesondere zur Borderline-Persönlichkeitsstörung. Sollten die ADHS-Symptome doch erst im Jugend- oder Erwachsenenalter auftreten, so spricht man von einer „Late-onset ADHS". Dieser Typ ist allerdings sehr umstritten und passt nicht zum Entstehungskonzept der neuromentalen Entwicklungsstörung.

Selbstregulation ist eine Fähigkeit, die sich in der Kindheit und im Zuge der weiteren Entwicklung ausbildet. ADHS ist im Grunde eine Entwicklungsverzögerung, weswegen gerade mit zunehmendem Alter die Symptome eher nachlassen oder kompensiert werden. Bei Erwachsenen sind es sogar häufig die Kompensationsmechanismen, die Probleme verursachen. Aber auch schon in der Kindheit können Kompensationsmechanismen bestehen, die dazu führen, dass eine angelegte ADHS keinen Krankheitswert erreicht. Wenn diese Mechanismen wegbrechen oder Anforderungen steigen oder Komorbiditäten hinzukommen, kann es vorkommen, dass eine ADHS erst in der Jugend oder später behandlungsbedürftig wird.

Die geschlechtsspezifische Erforschung von Frauen mit ADHS zeigt zudem deutliche **Einflüsse von Hormonen** auf die Symptomatik, sodass neben der Neurophysiologie auch hormonelle Faktoren bei der Störungsentstehung in Betracht gezogen werden. Die Pubertät könnte sich also durchaus negativ auf den Krankheitsverlauf auswirken. Letztlich lassen sich in den meisten Fällen retrospektiv jedoch ADHS-typische Symptome eruieren.

In der ICD-11 wird explizit nur gefordert, dass Anzeichen für bedeutsame Symptome vorliegen müssen. Es ist also nicht erforderlich, dass alle ADHS-Diagnosekriterien vor dem 12. Lebensjahr erfüllt sind, um im Jugendalter die Erstdiagnose zu stellen. Im Zweifel sollte aber bei Verdacht auf eine Erstmanifestation von ADHS nach dem 12. Lebensjahr kritisch nach **anderen Ursachen** gesucht werden. Vor allem sollte dabei an Auswirkungen eines nicht bekannten Drogenkonsums, insbesondere von Tetrahydrocannabinol (THC), gedacht werden.

6.3 Ätiologie

Vorrangig werden zur Erklärung von ADHS **neurobiologische Modelle** herangezogen. Diese konzentrieren sich vor allem auf Veränderungen im Bereich der Neurotransmission sowie auf strukturelle und funktionelle Hirnveränderungen. Zentrale Hypothesen zur Pathophysiologie der ADHS betreffen die Dysregulation monoaminerger Neurotransmittersysteme, insbesondere der dopaminergen und noradrenergen Signalübertragung. Diese Systeme folgen typischerweise einer sog. invertierten U-förmigen Dosis-Wirkungs-Beziehung, wonach sowohl zu hohe als auch zu niedrige Aktivitätsniveaus kognitive Prozesse beeinträchtigen können (Koirala et al. 2024).

Bei Menschen mit einer ADHS wurde eine **erhöhte Dichte des Dopamintransporters** (DAT) beobachtet, was die Verfügbarkeit von Dopamin im synaptischen Spalt reduziert. Dopaminrezeptoren der Subtypen D_1 und D_2 sind besonders in Hirnregionen verbreitet, die mit Belohnungsverarbeitung, Lernen, Gedächtnis und motorischer Aktivität assoziiert sind. Neben der dopaminergen spielt auch die noradrenerge Signalübertragung eine entscheidende Rolle, insbesondere in Gestalt der adrenergen Rezeptorsubtypen α_1 und α_2, die unterschiedlich an Arbeitsgedächtnis- und Aufmerksamkeitsprozessen beteiligt sind. Die Effekte von Psychostimulanzien wie Methylphenidat (MPH) lassen sich teilweise durch eine Modulation dieser Rezeptoren erklären (Santos da Silva et al. 2023). Zudem liefern Studien zunehmend Hinweise auf eine Beteiligung serotonerger, glutamaterger und GABAerger Systeme. So wurde gezeigt, dass MPH die glutamaterge Transmission im präfrontalen Kortex über AMPA-Rezeptoren beeinflusst.

Neuroimaging-Studien belegen – besonders bei Kindern mit ADHS – **hirnstrukturelle Veränderungen:** u. a. Volumenreduktionen subkortikaler Strukturen (u. a. Ncl. accumbens, Amygdala, Caudatus, Hippocampus, Putamen) sowie eine verminderte kortikale Oberfläche und Dicke in frontalen, cingulären und temporalen Regionen. Diffusions-Tensor-Bildgebungsstudien (DTI) zeigen eine konsistente Beteiligung frontostriataler Bahnen und interhemisphärischer Verbindungen (Corpus callosum). **Hirnfunktionelle Veränderungen** betreffen vor allem die Synchronisation zwischen Task-positiven Netzwerken (TPN) und dem Default-Mode-Netzwerk (DMN). ADHS ist dabei mit einer Hyperaktivität des DMN und einer verminderten Aktivität des TPN während kognitiver Aufgaben assoziiert, was Aufmerksamkeitsschwächen und exekutive Funktionsdefizite erklären könnte.

Die **Heritabilität** der ADHS liegt mit 70–80 % ähnlich hoch wie bei Autismus und wird bei den psychischen Erkrankungen nur noch von bipolaren Störungen und Schizophrenie übertroffen. Es gibt bis zu 1.000 genetische Varianten, darunter 27 signifikante Genloci (Demontis et al. 2023), die mit der Entwicklung einer ADHS zusammenhängen (Krause 2014). Allerdings scheinen die identifizierten Gene nicht spezifisch für ADHS zu sein, sondern zeigen mittlere bis hohe genetische Korrelationen mit Problemen der Kognition und einer Reihe von anderen psychischen Erkrankungen (Andersson et al. 2020). Weitere Befunde legen zudem nahe, dass der kategoriale ADHS-Phänotyp auf einem Kontinuum erblicher Persönlichkeitseigenschaften ein Extrem darstellt (Brikell et al. 2021). Trotz der im Mittel hohen Heritabilität lassen somit die genetischen Befunde keine Rückschlüsse auf die Entstehung einer ADHS im Einzelfall zu, denn für sich betrachtet ist jede Abweichung nicht spezifisch für ADHS. Deshalb kann für die Diagnose einer ADHS auf gentechnischer Basis kein seriöses Ergebnis erzielt werden (Thapar et al. 2013). Dennoch kann der Hinweis auf die hohe Vererbbarkeit als psychoedukative Maßnahme Eltern entlasten und ihnen helfen, aufmerksam für die Entstehung oder das Vorliegen von ADHS bei Familienmitgliedern zu sein. Ist ein Elternteil ebenfalls von ADHS betroffen, kann die Behandlung dieses Elternteils dem Kind als Vorbild dienen, und familiäre Schemata auch zum Vorteil des Kindes positiv ändern.

Umwelteinflüsse spielen eine große Rolle bei der Entstehung von ADHS. Aktuelle Metaanalysen haben einen signifikanten Zusammenhang zwischen Eigenschaften des familiären Umfelds und dem ADHS-Schweregrad identifiziert (Claussen et al. 2024). Inkonsistente Erziehung, psychosoziale Probleme der Eltern, frühe Vernachlässigung, Missbrauchserfahrungen, negative Lehrkraft-Schüler-Interaktion oder Mobbing können die ADHS-Symptome im Sinne einer **Gen-Umwelt Interaktion** erheblich verschlimmern, wodurch sie erst einen Krankheitswert erlangen. Andersherum eröffnen sich hier viele Möglichkeiten der Prävention, z. B. durch Antimobbing-Programme an Schulen, Investitionen in Kinderschutz und Bildung sowie allgemeine Aufklärung über die Zusammenhänge von ADHS.

Das Störungsmodell von Lauth und Schlottke (2009) liefert nicht nur ein nachvollziehbares Modell der Entstehung von ADHS auf der Grundlage von internen und externen Einflüssen, sondern leitet daraus auch ein verhaltenstherapeutisches Konzept ab, das auch das Umfeld des Kindes einbezieht. Zum Störungskonzept gehören nicht nur auffällige Verhaltensweisen des Kindes, sondern auch die **negativen Reaktionen seines Umfelds.** Ein Ziel der Intervention ist also neben der Verbesserung der Selbstregulation des Kindes auch das Training von Lehrkräften und Eltern im Umgang mit dem Kind, um positive Verhaltensweisen zu fördern.

Als weitere Risikofaktoren für eine ADHS werden seit Langem **Komplikationen vor und während der Geburt,** ein niedriges Geburtsgewicht, Infektionen, Schadstoffe, Erkrankungen der schwangeren Mutter (Schilddrüsenunterfunktion), Belastungen während der Schwangerschaft (z. B. Alkohol- und Nikotinkonsum) verdächtigt. Keiner dieser Zusammenhänge konnte bisher jedoch zweifelsfrei bestätigt werden. Studien zeigen allerdings, dass die Einnahme von Paracetamol in der Schwangerschaft einen vergleichsweise signifikanten Einfluss auf die Entwicklung von ADHS hat (Ricci et al. 2023).

MERKE

Zusammenfassend lässt sich festhalten, dass der ADHS multifaktorielle (neurobiologische und psychophysiologische) Ursachen zugrunde liegen, die im Sinne eines Diathese-Stress-Modells zum Störungsbild führen.

6.4 Diagnostik

Die Diagnostik einer ADHS gehört in die Hände von Fachleuten und umfasst eine Reihe von Fragebögen, Tests und Gesprächen. Eine gute Diagnostik ist sehr umfangreich, da ADHS eine tiefgreifende Störung ist, die sich in vielen Bereichen unterschiedlich präsentieren kann. Gleichzeitig können aber einzelne Symptome völlig normal sein. Wenn ein Kind bspw. Stimmen hört oder sich selbst verletzt, ist der Krankheitswert dieser Symptome viel offensichtlicher, als wenn das Kind sich leicht ablenken lässt und sich viel bewegt. Der quantitativen Erfassung der Symptome und ihrer Kontextualisierung kommt daher eine besondere Rolle zu.

6.4.1 Anamnese

Mit den Erziehungsberechtigten, vorzugsweise beiden Elternteilen, wird eine umfangreiche Anamnese von der frühen Entwicklung des Kindes bis in die Gegenwart erhoben und der Vorstellungsanlass genaue exploriert. Meist werden schulische und Erziehungsprobleme genannt. Probleme in anderen Lebensbereichen sollten aktiv erfragt werden. Alle Sorgen, die die Eltern und das Kind beschreiben, sind wichtig. Aufgrund der sehr hohen Heritabilität sollte unbedingt eine **ausführliche Familienanamnese** erfolgen. Unmittelbare Informationen aus der Schule durch Zeugnisse und Gespräche mit den Lehrkräften sind ebenfalls hilfreich.

EXKURS

Sexualität

Die Symptome der ADHS können auch die Sexualität enorm beeinflussen. Sex stimuliert das Gehirn, insbesondere das Dopaminsystem, und ein Orgasmus verspricht eine kurzfristige Belohnung und Entspannung. Langfristig können jedoch **ungewollte Schwangerschaften** und **Geschlechtskrankheiten** die Folge sein – beides tritt bei Menschen mit ADHS überdurchschnittlich häufig auf. Beim Vorliegen einer Mediensucht (Kap. 19.2) sollte ein **übermäßiger Pornografiekonsum** proaktiv angesprochen werden, da dieser verständlicherweise im Verborgenen stattfindet und aus Scham selten von den Betroffenen selbst angesprochen wird (Privara und Bob 2023). Weiterhin können ADHS-Symptome sich negativ auf das Selbstvertrauen im Hinblick auf Sexualität auswirken. So kann die erhöhte Ablenkbarkeit Intimität erschweren, indem sie den Fokus auf das gemeinsame Lustspiel behindert. Zusätzlich können Ungeduld oder Themenwechsel das Gegenüber irritieren und Liebesbeziehungen voreilig als langweilig empfunden werden. Gerade bei Kindern und Jugendlichen mit ADHS ist daher eine **wertfreie Aufklärung** über Sexualität besonders wichtig, sodass sie sich nicht für ihr Verlangen schämen müssen, eine selbstbestimmte und empathische Sexualität entwickeln können und es leichter schaffen, sich gegenüber ungesunden, sexuellen Angeboten abzugrenzen.

6.4.2 Diagnostische Tools

Fragebögen

ADHS-spezifische Frage- und Beurteilungsbögen (Conners-3, SNAP-IV oder FBB-ADHS) dienen entweder als Screening-Instrumente oder der genauen Erfassung der Symptome sowie als Leitfaden für Untersucher*innen. Sie sind meistens eng an der aktuellen Version des DSM ausgerichtet. Die Erziehungsberechtigten sollten unabhängig voneinander einen Beurteilungsbogen ausfüllen, da sich ihre Wahrnehmung, Bewertung und Relevanz der Symptome oft unterscheiden. Je nach Alter füllt das Kind eigene Bögen aus. Beurteilungsbögen für Lehrkräfte liefern Informationen von außerhalb des Familiensystems. Fragebögen dienen neben der Diagnostik auch der Beurteilung insbesondere des Erfolgs einer medikamentösen Therapie. Dies ist vor allem dann aufschlussreich, wenn der Lehrkraft bewusst nicht mitgeteilt wird, an welchen Tagen ein Auslassversuch von Stimulanzien erfolgt.

Neuropsychologische Testverfahren

Im Anschluss durchlaufen betroffene Kinder oder Jugendliche verschiedene neuropsychologische Testverfahren. Diese dienen hauptsächlich dazu, häufige Differenzialdiagnosen und Komorbiditäten aufzudecken. Es gibt **keine ADHS-spezifischen neuropsychologischen Testungen.** Ein Intelligenztest wird regelhaft durchgeführt, um eine Überforderung oder Hochbegabung als Ursache der Unaufmerksamkeit auszuschließen. Die Intelligenz ist nicht relevant mit ADHS korreliert. Testverfahren, welche die Aufmerksamkeit und die Impulsivität messen (z. B. CPT), können diese Symptome zwar objektivieren, sind aber nicht spezifisch für ADHS. Konzentrationstests, wie der BP-Konzentrationstest nach Esser oder der d2-Test von Brickenkamp, sind eher für die ADHS-Forschung relevant. Da die Konzentration bei ADHS nicht generell reduziert, sondern stark vom Interesse abhängig ist, können Kinder hier trotz ADHS gut abschneiden. Die Verdachtsdiagnose sollte in solchen Fällen nicht infrage gestellt werden.

Es muss immer auch ein **somatischer Befund** erhoben werden, da betroffene Kinder häufig an körperlichen Begleiterscheinungen leiden, die auch im Therapieplan Beachtung finden sollten. Häufig sind Fein- und Grobmotorikprobleme, Schlafstörungen, ein verändertes Hungergefühl oder Migräne. Außerdem sind körperliche Erkrankungen auch wichtige Differenzialdiagnosen (➤ Kap. 6.4.3).

Auch wenn die Diagnostik umfangreich und zeitaufwendig erscheinen mag, so ist das Stellen der Diagnose ADHS kein Hexenwerk. Aufgrund der Häufigkeit der Erkrankung und der meist guten Erfahrung der Diagnostiker*innen ist die Trefferquote hoch. Eine Diagnose kann bei mangelnden Ressourcen und ungenügenden Informationen auch auf der Grundlage des klinischen Bildes und der Anamnese gestellt werden. Je umfangreicher eine Diagnostik mittels Diagnose- und Testverfahren ist, desto genauer wird das Gesamtproblem erfasst. Es sollte aber kein Kind mit ADHS fälschlich unbehandelt bleiben, nur weil z. B. eine Beurteilung durch die Lehrkraft fehlt. Wenn der klinische Verdacht auf ADHS hoch ist, in einem Fragebogen aber nicht die nötige Punktzahl für eine Diagnose erreicht wird, sollte nach möglichen Gründen dafür gesucht werden – etwa, weil das Kind (z. B. durch hohe Intelligenz) oder seine Umgebung (z. B. durch unterstützende Eltern) Symptome kompensiert. Ein einzelnes negatives Testergebnis sollte der klinischen Diagnose von ADHS also nicht im Wege stehen, sondern motivierte Diagnostiker*innen herausfordern, weitere Fragen zu stellen. Liegen alle Ergebnisse vor, so werden diese zusammengefasst und interpretiert. Die weitere Vorgehensweise und die Behandlungsschritte werden in einem Abschlussgespräch erläutert.

MERKE

Je mehr Informationen gesammelt werden, desto genauer kann ein anschließender Therapieplan erarbeitet werden, und desto zielgerichteter ist die Behandlung. Dennoch ist ADHS im Zweifel eine **klinische Diagnose,** bei der sich die Notwendigkeit einer Behandlung vom Leidensdruck des Kindes und von möglichen Einschränkungen auf seine Entwicklung ableitet.

6.4.3 Komorbidität und Differenzialdiagnostik

Wie Untersuchungen zeigen, leiden etwa drei Viertel der von ADHS betroffenen Kinder und Jugendlichen zusätzlich an einer weiteren psychischen Störung, etwa die Hälfte sogar an zwei weiteren Störungen, ein Viertel an drei oder mehr (Taurines et al. 2010). Am häufigsten liegt bei Kindern neben der ADHS auch eine oppositionelle Störung vor. Auch das Risiko für Ausscheidungsstörungen (➤ Kap. 17) und eine Störung des Sozialverhaltens (➤ Kap. 21) ist erhöht. Ebenso spielen Legasthenie und Dyskalkulie im Zusammenhang mit ADHS eine große Rolle und sollten separat getestet werden (➤ Kap. 4). Tic-Störungen treten gehäuft auf und beginnen bereits im Kindesalter (Tung et al. 2016; ➤ Kap. 8). ADHS und Autismus (➤ Kap. 3) dürfen bereits im DMS-5 und nun auch in der ICD-11 gemeinsam diagnostiziert werden. Dies stellt eine für die Versorgung der Patientinnen und Patienten wichtige Neuerung dar, da ungefähr jeder zweite von Autismus Betroffene auch an einer ADHS leidet und damit auch eine medikamentöse Behandlungsoption besteht. Mit zunehmendem Alter werden affektive Störungen relevant (➤ Kap. 11). Depressive Störungen kommen bei Jugendlichen mit ADHS 5-mal häufiger als bei gesunden Gleichaltrigen vor. Gerade Mädchen mit ADHS sind oft gleichzeitig von Angststörungen (➤ Kap. 12) betroffen, die es erschweren, ADHS-bezogene Konzentrationsprobleme richtig zu deuten, zumal auch die Impulsivität durch die Angst abgemildert wird.

MERKE

Die Unterscheidung zwischen ADHS, Differenzialdiagnosen und Komorbiditäten ist eine große Herausforderung, da die Kernsymptome der ADHS häufig auch bei anderen Störungsbildern vorkommen.

Darüber hinaus geht eine ADHS-Symptomatik häufig mit Ausgrenzung sowie ungünstigen Eltern-Kind Interaktionen einher, die wiederum Entstehungsfaktoren für andere psychische Störungen wie z. B. affektive Erkrankungen sind:

- In vielen Fällen hilft ein Blick auf den Krankheitsverlauf. So ist ADHS meist schon in der **Grundschule präsent,** während affektive Störungen in der Regel erst im Jugendalter auftreten.
- **Stimmungsschwankungen** bei bipolaren Störungen treten oft ohne externe Auslöser auf, bei einer Borderline-Störung werden sie meist durch interpersonelle Konflikte ausgelöst, und bei ADHS sind sie durch Überforderung und Insuffizienzgefühle oder– bei gehobener Stimmung – durch ein neues Interesse geleitet.
- **Angststörungen** zeigen häufig Symptome in einem besonderen Lebensbereich, z. B. in der Schule oder in sozialen Beziehungen.
- Dass die Kernsymptome Konzentration, Aufmerksamkeit und Fokus auch übermäßig stark vorhanden sein können, zeigt die häufige Affinität der Betroffenen zu Videospielen. Hier erleben sich viele Kinder und Jugendliche mit ADHS oft als überraschend ausdauernd, lösungsorientiert und zielstrebig. An dieser Stelle sei auf die neuesten Erkenntnisse zum Umgang und zur Behandlung von **Computerspielsucht** verwiesen (➤ Kap. 19.2.2). Hier zeigt sich u. a., dass das frühzeitige Erlernen von Medienkompetenz einer Abhängigkeit entgegenwirken und dazu beitragen kann, Videospielverbote als Konfliktthema zu entschärfen.
- **Konzentrationsprobleme** treten bei fast allen psychischen Erkrankungen auf. Doch die zugrunde liegenden Ursachen unterscheiden sich. Bei ADHS sind es häufig Langeweile, Anstrengung und Abgelenktheit durch Ideen, Gedanken, Impulse und äußere Reize. Bei Depressionen hingegen ist die Konzentration eher durch sorgenvolles Grübeln und negative Gedanken beeinträchtigt. Angstvolle Gedanken lenken dabei die Aufmerksamkeit auf negative Ereignisse in der Zukunft, die bedrohte Gesundheit oder die eigene empfundene Schuld.
- Schilddrüsenfehlfunktion und Epilepsie (insbesondere Absencen) sind seltene, aber mögliche Ursachen für ADHS-ähnliche Symptome und sollten daher bei Verdacht mittels Blutuntersuchungen und EEG genauer abgeklärt werden. Ein obstruktives Schlafapnoe-Syndrom kann ebenfalls mit ADHS verwechselt werden oder ADHS-Symptome verschlechtern. Ebenso sollte bei Verdacht ein Hör- oder Sehtest erfolgen, um eine eingeschränkte Sensorik als Ursache für auffällige Verhaltensweisen und Defizite auszuschließen. Weiter zu nennen sind die fetale Alkoholspektrumstörung (FASD), Stoffwechselstörungen, insbesondere ein Diabetes mellitus, Fatigue-Syndrom (ME/CFS) und Fragiles-X-Syndrom.

6.5 Behandlung

Nachdem ein Krankheitsmodell erarbeitet wurde, kann darauf aufbauend ein Behandlungsplan erstellt werden. Dieser sollte besonders die Hauptkomponenten des Störungsbildes in den Mittelpunkt rücken. Ein individuelles Konzept wird abgeleitet und nach und nach in der Therapie bearbeitet. Dabei ist es wichtig, individuelle Stärken zu fördern und Schwächen auszugleichen. Je jünger die betroffene Person und je niedriger der Schweregrad ihrer Beeinträchtigung ist, desto eher wird auf eine pharmakologische Behandlung verzichtet und der Schwerpunkt auf psychosoziale und psychotherapeutische Interventionen gesetzt. Bei ADHS ist die medikamentöse Therapie jedoch eine wirksame und gut verträgliche Behandlungsoption (➤ Kap. 6.5.2), sodass bereits bei mittlerem Schweregrad eine entsprechende Empfehlung erfolgen kann. Entscheidend ist die **partizipative Entscheidungsfindung** mit dem Kind und seinen Eltern nach einer wertfreien und sachlichen Aufklärung über die Wirkungen und Nebenwirkungen jeder nachweislich wirksamen Therapiemethode. Auch die Aufklärung über mögliche Nebenwirkungen einer Psychotherapie sollte heutzutage Standard sein. Bei ADHS kann z. B. die Organisation einer Therapie mit Anfahrt, Teilnahmezeit und nachträglichen Übungen das Familiensystem zusätzliche Ressourcen kosten und den Alltag erschweren. Die Einnahme von Medikamenten wiederum kann dem Kind das Umsetzen psychotherapeutischer Methoden erleichtern, birgt aber Konfliktpotenzial, wenn in der Familie unterschiedliche Einstellungen zu einer pharmakologischen Behandlung herrschen.

6.5.1 Psychotherapie

Psychoedukation

Angesichts zahlreicher Mythen zum Thema ADHS ist Psychoedukation besonders wichtig. Oftmals erleichtert sie den Eltern im Anschluss einen besseren Umgang mit ihrem Kind. Der Ratgeber „Wackelpeter & Trotzkopf" von Döpfner et al. (2011) eignet sich besonders für Eltern mit Kindern zwischen dem 3. und 12. Lebensjahr und bietet viele zusätzliche Online-Materialien. Das Buch behandelt häufig auftretende Problembereiche und beantwortet viele Fragen zur ADHS. In manchen Situationen können auch Angehörigen- oder Selbsthilfegruppen hilfreich sein. Hier können betroffene Eltern zusammenfinden und Erfahrungen austauschen. Da es eher unwahrscheinlich ist, dass Jugendliche mit ADHS konzentriert ein Sachbuch über ADHS durchlesen, ist es empfehlenswert, sie auch auf ausgewählte Angebote wie Podcasts, Social Media und Chatbots hinzuweisen. Dieser Zugang kann mit dem Ziel, die Medienkompetenz zu fördern, verknüpft werden.

Psychotherapeutische Verfahren

Die Psychotherapiemethoden mit den besten Wirksamkeitsnachweisen bei ADHS sind **Kognitive Verhaltenstherapie,** Kinder- und Elterntrainings, achtsamkeitsbasierte Therapieformen und Metakognitive Therapie (Daley et al. 2014). Bezüglich der Verbesserung der ADHS-Kernsymptome schneiden in Studien jedoch alle psychotherapeutischen Methoden für sich allein, gerade im Vergleich zu Medikamenten, nicht gut ab. Umso wichtiger ist es daher, die Therapieziele gut zu definieren.

Psychotherapie ist bei ADHS besonders gut geeignet um,

- die Emotions- und Selbstregulation zu verbessern,
- den Selbstwert zu stabilisieren,
- Zeitmanagement und Handlungsplanung zu fördern und
- soziale Kompetenzen zu stärken.

Bei den sehr häufigen Komorbiditäten wie affektiven Störungen oder Angststörungen, die immer mitbehandelt werden sollten, sind psychotherapeutische Verfahren außerdem Mittel der ersten Wahl.

Zahlreich vorliegende Metaanalysen zur Wirksamkeit von Therapien der ADHS zeigen, dass kognitiv-behaviorale Verfahren gute bis befriedigende Ergebnisse aufweisen (Daley et al. 2014), neu erworbene Verhaltensweisen jedoch häufig nicht im erwünschten Maße konsistent und stabil im Alltag umgesetzt werden. Oft liegt das daran, dass der Transfer nicht konsequent weiterverfolgt wird oder wichtige Transferanbahnungen und Programmvorgaben nicht genau und nach evaluierter Vorgabe umgesetzt werden. Als gute Verhaltensmodifikationen in der Gruppe werden die Förderung sozialer Kompetenzen, Elterntrainings und operante Behandlungsformen hervorgehoben. Grundsätzlich sollte verhaltenstherapeutischen Interventionskonzepten der Vorrang gegeben werden. Es sollten regelmäßig mehrere Therapiebausteine einbezogen und als Langzeitbetreuung geführt werden; nach Interventionsfortschritten und Therapiepausen sollten sog. Auffrischungssitzungen stattfinden (Schneider und Margraf 2009). Ein besonders gutes Hilfsinstrument dafür ist **THOP,** ein Therapieprogramm für Kinder mit hyperaktivem und oppositionellem Problemverhalten (Döpfner et al. 2019).

Neben dem Einzelsetting sind auch Gruppensettings vorgesehen, z. B. bei einem Training für Kinder mit Aufmerksamkeitsstörungen, dem sog. **Attentioner**-Programm nach Jacobs und Petermann (2013). In 15 Gruppensitzungen werden zahlreiche Aufgaben in Einzelarbeit gelöst. Die Ergebnisse werden in Form von Gutpunkten im Zweier-Team bewertet und bringen in wechselnden Konstellationen gute Verbesserungen im Bereich von Aufmerksamkeit und Konzentration. Bei einem Gruppentraining zur Förderung der Impulskontrolle können Kinder in der Gruppe lernen, ihr Problemverhalten zu modifizieren und gesellschaftlich anerkannte Verhaltensweisen am Modell gezielt einzusetzen. Ziel ist es, gemeinsam mehrere positive Lösungen zu erarbeiten und diese auch zu Hause zu üben (Freiberger 2020). In einem Gruppensetting können zudem soziale Kompetenzen gefördert werden. Dabei werden in der Gruppensituation mit Kindern, die Schwierigkeiten bei sozialen Interaktionen haben, einzelne Lebensbereiche erarbeitet und so dargeboten, dass verschiedene Gruppen- und

Einzelaufgaben gelöst werden, um die eigenen Kompetenzen im Umgang mit sozialen Problemfeldern zu stärken (Brettner et al. 2022).

Elternhilfen und Wege zur Selbsthilfe

Das **OptiMind Training** – Das Konzentrationstraining für Kinder - mit Anleitung und Übungen für zu Hause hilft Eltern im Umgang mit ihren Kindern (Aust-Claus et al. 2010) und unterstützt Eltern mit vielen Ratschlägen.

Das Programm **Triple P** („**P**ositive **P**arenting **P**rogramme"), das auf lerntheoretischen Annahmen beruht, hilft Eltern, mit schwierigen Verhaltensmustern ihrer Kinder umzugehen. Bei Eltern, die das Programm durchlaufen haben, lassen sich insbesondere innerfamiliäre Verbesserungen und ein gestärkter partnerschaftlicher Zusammenhalt in der Erziehung beobachten. Das Programm „**Stepping Stones Triple P**" leitet Eltern an, ihren Kindern dabei zu helfen, mit Wutanfällen zurechtzukommen, Freunde zu finden, mit Geschwistern und Freunden zu spielen, Neues zu erlernen, sich für Dinge zu begeistern und deren Eigenmotivation zu fördern. Das Programm basiert auf den Erziehungsfertigkeiten von Triple P und unterstützt im Umgang mit häufigen Verhaltensproblemen und Entwicklungsschwierigkeiten von Kindern. Es hilft Eltern, positives Verhalten zu ermutigen, Stress zu reduzieren, die Eltern-Kind-Beziehung zu stärken und das Kind zu fördern.

Bei Erscheinen dieses Buches waren noch keine verordnungsfähigen **Digitalen Gesundheitsanwendungen** (DiGAs) für ADHS verfügbar, jedoch befanden sich mehrere in der letzten Phase der Entwicklung. Eine App, die rezeptiert werden kann und deren Kosten von der Krankenkasse erstattet werden, soll Wissen über ADHS vermitteln und beim Meistern typischer Problemsituationen unterstützen. Die Inhalte der DIGAs müssen durch Therapeut*innen oder Ärzt*innen vermittelt und die Ergebnisse durch sie evaluiert werden. Um eine Zulassung zu erhalten, müssen die Entwickler*innen der DIGAs Wirksamkeitsnachweise erbringen. Ob DIGAs jedoch tatsächlich von den Betroffenen angenommen werden und zum Therapieerfolg beitragen können, ist noch nicht ausreichend erforscht.

6.5.2 Pharmakotherapie

Die medikamentöse Behandlung der ADHS mit **Stimulanzien** ist eine sehr effektive und wirksame Therapiemethode, aber keine einfache Lösung. Sie sollte in ein multimodales Behandlungskonzept eingebettet sein und eine definierte Zielsymptomatik ansprechen, um auf mehrere Lebensbereiche positiv einzuwirken. Wie in der Psychotherapie sollten die Therapieziele der Medikation möglichst intrinsisch, erreichbar und klar messbar sein. Gerade bei Kindern werden eigene Ziele in Bezug auf Medikamente leicht übersehen. Bessere Schulnoten motivieren manche Kinder weniger als z. B. ein besserer Umgang mit der emotionalen und externen Reizüberflutung eines Kindergeburtstags. Es sollte aber nicht vermittelt werden, dass die Medikation als automatische Lösung für Probleme angewendet wird, sondern dass sie eine Unterstützung zur Selbsthilfe ist, sodass die Selbstwirksamkeitserwartung gestärkt wird und die Motivation zur Umsetzung psychotherapeutischer Maßnahmen erhalten bleibt.

Präparate

An vorderster Stelle stehen aufgrund ihrer hohen Wirksamkeit und ihrer sehr guten Ansprechrate unangefochten die **Stimulanzien** (Cortese et al. 2018). Mittel der ersten Wahl ist dabei weiterhin Methylphenidat (MPH) in unterschiedlichen Wirkstofffreisetzungen; zweite Wahl sind die **Amphetamine** Lisdexamfetamin und Dexamphetamin. Alle drei Wirkstoffe sind BtM-pflichtig. Die Aufklärung über den Umgang mit Betäubungsmitteln, z. B. spezielle Anforderungen bei der Mitnahme der Medikamente ins Ausland, ist daher zwingend erforderlich. Lisdexamfetamin ist in Deutschland bei Erwachsenen seit 2024 auch als Mittel der ersten Wahl zugelassen. Durch das langsame An- und Abfluten des Wirkstoffspiegels führt es seltener zum Rebound. Gerade bei Kindern spricht aber weiterhin der hohe Erfahrungszeitraum dafür, eine Behandlung mit MPH vorzuziehen. Bei fehlendem Ansprechen auf Stimulanzien, Kontraindikation oder passenden Komorbiditäten sind zur Behandlung von ADHS noch das Antisympathotonikum mit ZNS-Wirkung **Guanfacin** und der selektive Noradrenalin-Wiederaufnahmehemmer **Atomoxetin** zugelassen:

- Guanfacin wirkt eher blutdrucksenkend und beruhigend, weswegen es bevorzugt eingesetzt wird, wenn Hyperaktivität und Impulsivität im Vordergrund stehen.
- Atomoxetin wurde ursprünglich als Antidepressivum entwickelt, und seine Wirkung tritt erst nach 4–6 Wochen ein. Da zur Behandlung von Depressionen deutlich wirksamere Präparate zur Verfügung stehen und Atomoxetin auch nicht an die Effektstärke anderer ADHS-Präparate heranreicht, sollte eine komorbide Depression nicht dazu verleiten, Atomoxetin einer Behandlung mit Stimulanzien voreilig den Vorzug zu geben. Bei Kontraindikationen, Non-Response oder als Kombinationsbehandlung stellt es dennoch eine gute Option dar.

Da in den meisten Fällen die medikamentöse Behandlung mit Stimulanzien ausreichend ist und diese am häufigsten zur Anwendung kommen, soll im Folgenden genauer auf sie eingegangen werden.

Nebenwirkungen von Stimulanzien

In der Umschau aller Studien und Erfahrungen lässt sich zunächst zusammenfassen, dass die dauerhaften Folgen einer unbehandelten ADHS auf die körperliche und psychische Gesundheit schwerer wiegen als mögliche Langzeitnebenwirkungen von Stimulanzien.

Langzeitnebenwirkungen lassen sich zwar schwerer erfassen und quantifizieren, doch kann sich die Arzneimittelforschung auf einen Erfahrungszeitraum von 70 Jahren seit der Markteinführung von MPH stützen. Unter der Therapie ist häufig eine leichte **Erhöhung von Blutdruck und Herzfrequenz** zu beobachten, selten entsteht dadurch eine klinisch relevante Hypertonie. Diese kann jedoch einfach überwacht und erkannt werden, indem in den ersten 6 Monaten der Behandlung regelmäßig Blutdruck und Puls gemessen werden. Im **EKG** kann es zu einer geringen Verlängerung der QT_c-Zeit kommen. die jedoch im Vergleich zu SSRIs oder Neuroleptika noch seltener relevant ist. Nach einem Jahr medikamentöser Behandlung ist ein Ruhe-EKG zu empfehlen. Wenn allerdings in der Familie Herzrhythmusstörungen oder beim Kind eine Herzerkrankung bekannt sind, sollte vor der Gabe von Stimulanzien ein EKG abgeleitet und ggf. eine kardiologische Einschätzung veranlasst werden.

In seltenen Fällen kann das **Längenwachstum** bei Kindern gegenüber der Vergleichsgruppe statistisch gesehen minimal vermindert sein, was jedoch meist aufgeholt wird. Nur in extrem seltenen Fällen scheint das Längenwachstum tatsächlich vermindert zu bleiben (Swanson et al. 2017).

Stimulanzien können den **Appetit mindern** und zu Gewichtsverlust führen, sie können Essgewohnheiten aber auch dadurch verbessern, dass es den Kindern leichter fällt, am Tisch zu sitzen, und impulsives Essen reduziert wird. So kann eine Adipositas, die häufig komorbide auftritt, positiv beeinflusst werden. Dennoch leiden gerade hyperaktive Jungen oft darunter, eher schmächtig zu sein, und erleben die Appetitminderung als sehr störend. Eine Kalorienzufuhr vor und nach dem Einsetzen der Wirkung kann helfen, Nebenwirkungen wie Appetitminderung, Kopfschmerzen und Gereiztheit zu reduzieren.

Stimulanzien können abhängig vom Einnahmezeitpunkt zu **Ein- und Durchschlafstörungen** führen. Gleichzeitig können sie aber auch ADHS-bezogene Schlafstörungen verringern, da sie bei ADHS oft zu Entspannung führen, die Hyperaktivität etwas verringern und es erleichtern, das Schlafengehen nicht aufzuschieben. Kopfschmerzen, Verspannungen und Müdigkeit sind nicht immer unmittelbare Nebenwirkungen der Medikation, sondern liegen auch an der neuen ungewohnten Arbeitsweise. Aufgaben konzentriert und lange am Stück zu bearbeiten, bedeutet auch weniger kurze Pausen, Bewegung und Beschäftigung mit angenehmeren Tätigkeiten. Hier kann es hilfreich sein, zu lernen, gezielt Erholungspausen oder Entspannungsübungen zu planen.

MERKE

Die meisten Nebenwirkungen treten unmittelbar unter der ersten Einnahme der Stimulanzien auf, lassen jedoch häufig nach regelmäßiger Einnahme wieder nach oder können durch Dosisanpassung, Substanzwechsel, psychoedukative oder therapeutische Maßnahmen abgemildert werden.

Stimulanzien können als Wachmacher, zur Gewichtsreduktion oder zur Leistungssteigerung missbraucht werden und bei Suchtkranken das Suchtgedächtnis aktivieren. Im Rahmen der Behandlung einer ADHS führen sie aber nicht zu Abhängigkeit gemäß den Kriterien einer Suchterkrankung, sondern können einer solchen sogar entgegenwirken. Es kommt weder zu einer Toleranzentwicklung noch zu Entzugssymptomen oder Craving. Oft vergessen die Patientinnen und Patienten sogar, ihre Medikamente einzunehmen. Allerdings ist Sucht (meistens Alkohol, Nikotin, Cannabis oder Kokain) eine häufige Komorbidität bei ADHS und kann entgegen früheren Bedenken bei gleichzeitigem Vorliegen von ADHS auch mit Stimulanzien behandelt werden, um die vermeintliche Selbstmedikation zu ersetzen.

Pharmakokinetische Aspekte

Pharmakokinetisch haben die **Substanz- und Dosisfindung** folgende Ziele:

- ein rascher Wirkeintritt, der möglichst nicht als unangenehm empfunden werden sollte,
- eine gleichmäßige Spiegelkurve über den gewünschten Wirkungszeitraum hinweg und
- ein anschließendes Abfluten der Substanz, damit sie den Schlaf nicht negativ beeinflusst.

Je kürzer wirksam ein Präparat ist, desto mehr Kontrolle über diesen Wirkverlauf bietet es durch unterschiedliche Dosierungen und Einnahmezeitpunkte. Umgekehrt sind Präparate zur einmaligen Einnahme mit einem über den ganzen Tag anhaltenden Effekt gerade für Kinder und generell für Menschen mit ADHS einfacher zu handhaben. Lisdexamfetamin flutet sehr langsam an und ab, wodurch die Übergänge angenehmer erlebt werden. Problematisch kann der Wirkeintritt von 1–1½ Stunden sein, wenn – gerade am frühen Morgen – ADHS-Symptome zu Stress führen. Die Dosisfindung bei Kindern erfolgt gewichtsadaptiert, kann sich aber dennoch individuell unterscheiden. Es wird mit der niedrigsten Dosis angefangen und meist im Wochentakt erhöht, bis der gewünschte klinische Effekt zu beobachten oder die Maximaldosis erreicht ist. Bei einer Überdosierung verschlechtert sich die Konzentration, und es kann zu Müdigkeit und vermindertem Antrieb bis hin zu einer depressiven Symptomatik kommen.

MERKE

Die Verordnungen von MPH haben in den letzten Jahren zugenommen. Zurückzuführen ist die ansteigende Gabe aber nicht auf eine steigende Inzidenz, sondern darauf, dass mittlerweile mehr Kinder und Jugendliche richtig diagnostiziert werden. Öffentlichkeitsarbeit und die Bewusstmachung, dass es ADHS als Störungsbild gibt, bringt immer besser werdende Diagnostikverfahren hervor. Einstmals wurden betroffene Kinder als „unerzogen" bezeichnet, heutzutage wird ein stark verhaltensauffälliges Kind früher als an ADHS erkrankt erkannt, wodurch es im Regelfall schneller adäquate Hilfe erhält. Auch wenn Eltern eine Gabe von Medikamenten vermeiden möchten, ist es wichtig, sie sachlich über deren Vor- und Nachteile aufzuklären. Die Medikamente gleichen eine Dysregulation von Botenstoffen aus, sodass sich die Aufmerksamkeit verbessert und die innere Unruhe abnimmt. Hierdurch können die Betroffenen einfacher am Regelunterricht teilnehmen und einen Grundstein für ihre weitere Entwicklung legen. Heute ist dies State-of-the-Art.

6.5.3 Sonstige Maßnahmen

Ergotherapie

Bei kleineren Kindern ist oft als erster Schritt der Einsatz von Ergotherapie zu empfehlen, um grundlegende Fähigkeiten auszubilden und nachzureifen. Das Kind soll gruppenfähig und schulreif gemacht oder unterstützt werden, zielgerichteter auf Aufforderungen zu reagieren. Oft treten auch andere Probleme auf, z. B. in Bezug auf Feinmotorik, Raumlage, Auge-Hand-Koordination, Verknüpfung von Zusammenhängen, Nachvollziehbarkeit von Handlungsabläufen, Erklären von Folgen und anderem mehr. Die Schaffung von Grundlagen ist oft der erste Schritt in die richtige Richtung. Neben dem Aufbau einer guten Beziehung kann das Erleben in einem Einzeltherapiesetting bei der Ergotherapie zusätzlich zur Stärkung des Selbstwerts und zur Festigung der Selbstregulation führen.

MERKE

- **Medikamente** können vor allem die Kernsymptome Aufmerksamkeit und Konzentration verbessern.
- **Psychotherapie** ist am effizientesten, wenn Selbstwertgefühl, Komorbiditäten, Emotions- und Selbstregulation adressiert werden. Gruppentherapien fördern zusätzlich die soziale Kompetenz.
- **Ergotherapie** verbessert die Handlungsplanung und das Arbeitsgedächtnis.

Neurofeedbackprogramme

Neurofeedbackprogramme, wie das ILF-Training, können auf neurophysiologischer Ebene im Bereich der Aktivierungsregulation helfen und lassen betroffene Kinder und Jugendliche leichter zur Ruhe kommen, wobei sich die Konzentration ebenso verbessern kann (Bazzana et al. 2022). Aufgrund heterogener Studienergebnisse wird die Wirksamkeit der Methode allerdings unterschiedlich beurteilt (Drechsler 2011).

Schule, Tagesstätte und Familienhilfe

Falls möglich, ist ein Gespräch mit den Lehrkräften bzw. Pädagoginnen und Pädagogen des betroffenen Kindes hilfreich, um wichtige Inhalte direkt zu vermitteln. In diesem Zusammenhang können Hilfestellungen im Kindergarten- oder Schulalltag, z. B. Sicherheit gebende Strukturen wie ein fester Sitzplatz und die Einbeziehung von Ritualen in die Tagesstruktur vermittelt werden. Dies kann dem betroffenen Kind den Alltag schon erleichtern und der Entstehung von Konfliktpotenzial entgegenwirken. Zudem kann auch der Förderbedarf besprochen und ggf. ein entsprechender Antrag gestellt werden. Besonders schwer von ADHS betroffene Kinder oder Jugendliche können zunächst in einer integrativen Klassenform unterrichtet werden, in der zwei Lehrkräfte mit einer geringeren Anzahl von Schüler*innen arbeiten. Eine Lehrkraft kümmert sich dabei gezielt um jene Kinder, die besonderer Unterstützung bedürfen, während die andere sich um die Klasse bemüht, Aufgaben stellt oder neuen Stoff lehrt. Leider sind solche Maßnahmen in der Realität aufgrund mangelnder Personalressourcen nicht immer umsetzbar.

Häufig nutzen Eltern auch Angebote der Kinder- und Familienhilfe, wobei geschulte Expertinnen und Experten in der Familie für Entlastung sorgen und hilfreiche Methoden weitergeben bzw. das häusliche Umfeld auf die Bedürfnisse des ADHS-erkrankten Kindes oder Jugendlichen adaptieren. Bei Kindern, die bereits im Vorschulbereich besondere Hilfe benötigen, kann eine Frühförderung unterstützend wirken. Dabei können – am besten im häuslichen Umfeld – die Erziehungspersonen angeleitet und für das Kind gute Strukturen in bestimmten Bereichen entwickelt werden.

Bewegung

Bewegung ist eine effektive Methode, um Konzentration und Fokus zu erhöhen (Chen und Phipps 2021). Betroffene berichten, dass intensive Bewegung die Kernsymptome für 2–3 Stunden unmittelbar mildert. Obwohl Kinder mit ADHS sich gerne bewegen und die angenehmen Effekte direkt spüren, bestehen oft große Hürden, diese enorme Ressource zu nutzen. Menschen mit ADHS entwickeln oft das Selbstbild, unsportlich zu sein. Das liegt häufig an der motorischen Ungeschicklichkeit, und gerade Ballsportarten erfordern eine hohe Aufmerksamkeit auf Teammitglieder und Spielgeschehen. Zudem sind viele Kinder aufgrund impulsiver Essgewohnheiten übergewichtig, während bei anderen aufgrund der ständigen Bewegung und wegen des verminderten Hungergefühls ein entsprechender Muskelaufbau fehlt. Gerade in den eher kompetitiven Sportarten kann sich Insuffizienzerleben durch häufige Misserfolge schnell zu dysfunktionalen Gedanken verfestigen und das Selbstwerterleben in Bezug auf den Sport mindern. Ein weiterer Aspekt betrifft die für eine regelmäßige Teilnahme an Sportangeboten erforderliche Struktur und Routine. Anfangs ist bei vielen das Interesse an einer neuen Sportart noch groß, solange die Eindrücke und Bewegungen neu sind und die Lernkurve steil ist. Typischerweise lässt das Interesse an einem neuen Hobby nach 1–2 Monaten jedoch wieder stark nach, und Eltern mit Kindern, die an ADHS leiden, haben es noch schwerer, ihre Kinder zur konstanten Teilnahme im Verein zu begeistern. Dies kann dazu führen, dass Kinder und Jugendliche vieles ausprobieren, aber in keiner Disziplin wirkliche Fortschritte erreichen und sich als weniger selbstwirksam erleben. Die Frage ist daher nicht, welche Sportart am besten geeignet ist, um ADHS-Symptome zu mildern, sondern wie man das Kind konstant motivieren kann, Sport zu treiben oder Hobbys zu pflegen. Der erste Schritt liegt auch hier wieder in der **Psychoedukation.** Dass das wechselhafte Interesse durch ADHS mitbedingt ist, kann den Frust schon nehmen. Das Kind durch Disziplin dazu zu bringen, an einer Sportart dranzubleiben, wird eher für Frust und Desinteresse sorgen.

Da Stimulanzien die Herzfrequenz unmittelbar steigern und als Langzeitnebenwirkung den Blutdruck erhöhen können, wird gelegentlich angenommen, dass die Einnahme von Stimulanzien nicht mit Sport vereinbar sei. Das Gegenteil ist der Fall: Wenn Stimulanzien zur regelmäßigen Teilnahme am Sport führen, wirken sie sich langfristig positiv auf das Herz-Kreislauf-System aus. Hereditäre Herzrhythmusstörungen

6

sollten ausgeschlossen werden, und im Zweifel sollte eine kardiologische Untersuchung erfolgen. Eine korrigierte Konzentrations- und Aufmerksamkeitsminderung kann im Sport zu mehr positiven Erfahrungen führen. Im Hochleistungssport werden Stimulanzien als Dopingmedikation eingestuft und sind bei nachgewiesener ADHS zwar bei der Nationalen Doping Agentur (NADA) meldepflichtig, ihre Einnahme ist im Training oder auch Wettkampf aber erlaubt. Dies dient dem Nachteilsausgleich, ähnlich wie in der Schule.

Auch wenn die positiven Effekte überwiegen, ergeben sich durch Sport Gefahren in Zusammenhang mit ADHS. Gerade bei der vorwiegend hyperaktiven Form kann es dazu kommen, dass die Betroffenen wie getrieben und abhängig von exzessivem Sport sind, um ein Gefühl der Entspannung zu erlangen. Es fällt ihnen schwerer, die Signale ihres Körpers zu erkennen und Pausen, die zur Regeneration, aber auch zur Verbesserung der sportlichen Leistung wichtig sind, einzuhalten.

Ernährung

Es gibt Hinweise darauf, dass bestimmte Nahrungsmittel in wenigen Fällen ADHS-Symptome leicht verbessern (z. B. Omega-3-Fettsäuren) bzw. verschlechtern (z. B. künstliche Farb- und Zusatzstoffe, Zucker) können (Stevenson et al. 2014). Die aktuell eher schwache Evidenz steht im Gegensatz zu der großen Aufmerksamkeit, die Nahrungsergänzungsmittel und Diäten zuteilwird. Der Einfluss der Ernährung auf ADHS wird von vielen Menschen überschätzt. Solange diätische Maßnahmen den Einsatz wirksamerer Therapiemethoden nicht ersetzen, ist es nicht notwendig, von deren Gebrauch abzuraten. Sie können die Selbstwirksamkeitserwartungen stärken, und die meisten Empfehlungen sind der allgemeinen Gesundheit auch zuträglich oder zumindest nicht schädlich.

6.5.4 Tagesklinik und stationäre Behandlung

Reichen ambulante Maßnahmen nicht aus, profitieren Kinder mit ADHS von einer multifunktionalen Therapieform, die in einer Tagesgruppe, einer Tagesklinik, im Rahmen einer ambulanten oder stationären Heimunterbringung oder in einer stationären Einrichtung erfolgen kann. Häufig betrifft dies Kinder mit besonders stark ausgeprägter ADHS und komorbiden Störungen, z. B. einer Störung des Sozialverhaltens. Eine teilstationäre oder stationäre Therapie kann von allen betroffenen Personen als hilfreich empfunden werden. Dabei arbeiten Expertinnen und Experten Hand in Hand und können so den Betroffenen individuell und punktgenau begegnen.

LEITLINIEN

Im deutschsprachigen Raum liegt derzeit für keine Altersgruppe eine gültige S3-Leitlinie zur Diagnostik und Behandlung von ADHS vor. Die S3-Leitlinie ADHS bei Kindern, Jugendlichen und Erwachsenen hat einen Stand von 2017 und wird derzeit überarbeitet. AWMF-Registernummer 028-045; https://register.awmf.org/de/leitlinien/detail/028-045

6.5.5 Transition

Der Übergang aus der Kinder- und Jugendpsychiatrie in die erwachsenenpsychiatrische Versorgung stellt bei ADHS eine besondere Herausforderung dar. Dies liegt vor allem daran, dass ADHS lange als reine Kindererkrankung galt und erst in den letzten Jahren (eigentlich Jahrzehnten) offenbar wurde, wie viele Erwachsene an ADHS leiden. Schätzungsweise jeder fünfte Patient einer psychiatrischen Praxis hat komorbid eine ADHS, von denen die wenigsten diagnostiziert sind.

Vielen Ärzt*innen und Therapeut*innen fehlt es an Wissen über die Symptome und Diagnostik von ADHS. Dies führt zu Unsicherheit auf diesem Gebiet, sodass ADHS-Diagnostik oder -Behandlung häufig gar nicht angeboten wird. Die wenigsten Erwachsenenpsychiater*innen haben Erfahrungen mit dem Ausstellen von BtM-Rezepten und sehen keine Notwendigkeit, ein weiteres Krankheitsbild in ihren ohnehin vollen Praxen zu behandeln. Die erhöhte Aufmerksamkeit für das Thema ADHS bei Erwachsenen hat glücklicherweise dazu geführt, dass Workshops zum Thema regelmäßig ausgebucht sind. So ist zu erwarten, dass sich die Informiertheit von Behandelnden verbessern wird. Gleichzeitig erkennen immer mehr Erwachsene, dass sie ADHS haben, und suchen ein spezifisches Behandlungsangebot, sodass sich die **Versorgungslage** vermutlich nicht so bald entspannen wird.

Aufseiten der Betroffenen ergeben sich in dieser Phase ebenfalls neue Probleme. Junge Erwachsene mit ADHS erfüllen ihr Autonomiebedürfnis, ziehen in eine eigene Wohnung, in eine andere Stadt, treffen eigene Entscheidungen und müssen ihre Finanzen selbst organisieren. Weniger Kontrolle von außen erfordert jedoch umso mehr Selbstregulation. So entstehen nicht nur neue Freiheiten, sondern auch zusätzliche Herausforderungen. Viele junge Menschen mit ADHS scheitern nicht an den fachlichen Anforderungen eines Studiums, sondern am organisatorischen Aufwand (bspw. Zusammenstellen von Kursen, rechtzeitige Bezahlung der Semestergebühren, pünktliches Erscheinen an verschiedenen Orten zu verschiedenen Zeiten). In dieser Situation einen Therapieplatz zu organisieren oder einen Facharzt zu finden, der nicht nur neue Patientinnen und Patienten aufnimmt, sondern auch noch ADHS behandelt, ist schon ohne ADHS eine Mammutaufgabe. An großen Kliniken und Zentren ist die Transition öfter strukturell organisiert, in der Fläche sind die Betroffenen mit dem Wechsel aber oft allein gelassen.

Ein weiteres Problem ist, dass **nicht alle Medikamente,** die zur Behandlung von ADHS bei Kindern zugelassen sind, auch **für Erwachsene eine Zulassung** haben. Unretardiertes Methylphenidat, Dexamfetamin oder Guanfacin können zwar als Off-Label-Use verordnet werden, aber Erwachsenenpsychiater*innen haben mit diesen Präparaten meist wenig Erfahrung und größere Hemmungen, diese Präparate zu verordnen.

Kinder- und Jugendpsychiater*innen können ihre Patientinnen und Patienten in dieser Phase unterstützen, indem sie sie darüber aufklären, dass ADHS-Symptome in vielen Fällen weiterhin eine Rolle spielen können. Sie sollten ihnen zudem ausführliche Berichte über die ADHS-Testergebnisse, den Behandlungsverlauf und einen Medikamentenplan für weiterbehandelnde Ärzte aushändigen und sie im besten Fall direkt an eine Kollegin oder einen Kollegen vermitteln oder überweisen.

6.6 Ausblick und Fallbeispiel

Die Arbeit mit Kindern und Jugendlichen, die an einer ADHS leiden, ist oft nicht einfach und verlangt allen im Feld tätigen Personen viel ab. In der ADHS-Therapie ist es wichtig, ein gut verwobenes Netz unter dem betroffenen Kind zu spannen, damit es sich jederzeit sicher fühlen kann. Gerade in diesem Bereich treten häufig Selbstzweifel und mangelndes Selbstvertrauen auf. Begegnen wir diesen Kindern und Jugendlichen als respektvolle Begleitpersonen, die ihnen einen Weg aufzeigen und diesen Weg gemeinsam mit ihnen gehen. Verständnis und das Eindenken in die Lebenswelt des Kindes eröffnen ein weites Spektrum an Unterstützungsmöglichkeiten. Und selbst wenn wir das Kind nur einen kleinen Teil des Weges begleiten, so ist jeder einzelne Schritt in die richtige Richtung wertvoll.

Fallbeispiel

Der 7-jährige Furkan wird von seiner Mutter im Erstgespräch als anstrengend, ruhe- und rastlos beschrieben. Anlass der Abklärung sei der Hinweis der Lehrkraft, dass Furkan in der Klasse viel Unruhe verbreite und sich mit seinen Aufgaben schwertue. Er sei leicht ablenkbar und könne sich nicht beherrschen. Wenn er endlich ins Arbeiten komme, hole er durch sein Tempo wieder auf und erbringe gute Leistungen. Die Lehrerin könne ihn zwar lenken, aber es koste sie viel Anstrengung. Zudem möchte sie den Jungen nicht so oft hervorheben, da er bereits als Klassenclown auffalle. Er sei zwar beliebt, aber selbst sein bester Freund Kurt sei zunehmend genervt, dass Furkan ständig mit ihm reden wolle. Beim Vorlesen merke man Furkan auch seine unsichere Seite an. Er lese sehr langsam und undeutlich vor. Auch beim Schreiben sei er langsam und verkrampft.

Eigenanamnese

Furkan selbst ist sehr mitteilungsbedürftig. Er gehe gerne zur Schule, möge seine Klassenkamerad*innen und auch die Lehrerin. Lesen und Schreiben finde er aber anstrengend und langweilig. Er komme sich dabei dumm vor. Außerdem könne er sich nicht so gut konzentrieren, weil die anderen Kinder ihn dazu verleiten würden, Späße zu machen. Es ärgere ihn auch, dass die Lehrerin gar nicht merke, wie oft er sich bemühe, leise zu sein, und wie laut die anderen Kinder seien. Wenn ihm ein guter Witz einfalle, müsse er ihn einfach erzählen. Außerdem vergesse er auch oft, was er gerade machen oder sagen wollte.

Elternanamnese

Die Mutter erklärt, dass er bereits als Kleinkind sehr quirlig und unruhig gewesen sei. Anstrengender sei aber für sie, dass sie viele Aufforderungen öfter ansprechen und häufig wiederholen müsse. Manchmal sei sie nicht sicher, ob er schlecht höre, da er oft erst reagiere, wenn sie lauter und eindringlicher mit ihm rede. Sie sei morgens genervt, wenn sie Furkan für die Schule fertig machen wolle und er ständig aufgefordert werden müsse, sich anzuziehen, und wenn er alle Tätigkeiten nur wie in Zeitlupe ausführe. Sie wünsche sich, dass die Abläufe routinierter werden, aber Furkan sei jeden Morgen in einer anderen Stimmungslage. Entweder wirke er matt und schläfrig, oder er sei viel zu aufgedreht. Der Vater habe sich bisher keine Sorgen um die Entwicklung seines Sohnes gemacht, da er selbst immer ähnlich temperamentvoll und gesprächig gewesen sei. Diese Eigenschaften hätten ihm in seinem Beruf vor allem im Kundenkontakt oft geholfen.

Neuerdings seien die Hausaufgaben nach der Nachmittagsbetreuung nicht fertig. Es müssten daher Aufgaben zu Hause fertiggestellt werden. Gemeinsam mit den Eltern gehe es zügiger, aber auch nur, wenn ein Elternteil dabeisitze und ihn anleite. Da beide Eltern arbeiten und Furkan immer erst spät einschlafe, bleibe ihnen dadurch noch weniger Zeit für ihre Paarbeziehung und zur Erholung.

Das Tragen seiner Brille mache Furkan nichts aus. Allerdings gehe diese bei ihm leicht kaputt, und er verlege sie ständig. Sonst wird Furkan als gesund und gut entwickelt beschrieben; er sei sportlich und manchmal sogar draufgängerisch. Mit 5 Jahren habe er sich einmal auf einer Rutsche den Arm gebrochen.

Neuropsychologische Testungen

HAWIK III: IQ von 122, jedoch im Handlungsteil ein Wert von 101. *Aufmerksamkeitsdiagnostik:* überdurchschnittliche Leistungen in allen Bereichen, daraus geht auch kein impulsives Verhalten hervor. Vorsicht bei 1:1-Settings, da Furkan in der Gruppe auffällt, wo sich dieses Verhalten auch zeigt. *WRT:* Furkan zeigt einen Prozentrang (PR) von 24 im Bereich Lesen und einen PR von 22 im Bereich Schreiben. Da eine Diskrepanz zu den IQ-Leistungen gegeben ist, kann eine Legasthenie diagnostiziert werden.

Im Testverfahren selbst wird Furkan als sehr fokussiert und wenig abgelenkt wahrgenommen; er bringt somit eine hohe Anstrengungsbereitschaft mit. Er verfügt über eine hohe Motivation, die jedoch bei schulischen Aufgaben oft weniger zum Tragen kommt.

Selbst- und Fremdbeurteilungsbögen

Sowohl im häuslichen als auch im schulischen Umfeld zeigen sich Schwierigkeiten im Bereich der Aufmerksamkeit. Furkan verliert und vergisst viel. Besonders in Gruppen wird sein schwieriges Verhalten sichtbar. Während der Vater die Fragen hinsichtlich Ängstlichkeit, Selbstvertrauen und Sorgen verharmlost, deuten die Angaben der Lehrkraft und der Mutter auf Probleme in diesen Bereichen hin.

Somatische Befunde

Die internistische und neurologische Untersuchung sowie der Blutbefund und ein Hörtest sind unauffällig.

Diagnose

Es liegen eine Aufmerksamkeitsdefizit- und Hyperaktivitätsstörung (ADHS), kombinierter Typ (6A05–2), und eine Legasthenie (6A03.0) vor. Eine reduzierte Aufmerksamkeit führt vor allem zu Schwierigkeiten mit den Schulaufgaben, durch erhöhte Impulsivität stört Furkan den Unterricht und überfordert Mitschüler*innen, Schulpersonal und in manchen Situationen die Eltern. Eine leichte Hyperaktivität verstärkt die Probleme im

Unterricht und hat vielleicht auch zum gebrochenen Arm geführt. Aufgrund der Misserfolge bei den Schulaufgaben und der ständigen Ermahnungen liegt bereits eine Selbstwertproblematik vor. Es sind also mehrere Lebensbereiche betroffen, und die Legasthenie allein kann die Symptome nicht erklären, aber verstärken. Andere Störungen können als Ursache ausgeschlossen werden.

Therapie

Es wird ein Therapieplan im Rahmen der Verhaltenstherapie nach THOP erarbeitet. Erster Schritt ist eine ausführliche Psychoedukation, damit Furkan und seine Eltern ein Störungsmodell entwickeln, das sie entlastet und ihre Selbstwirksamkeitserwartung erhöht. Im Anschluss werden Strategien aufgebaut, die Furkan in ablenkenden Situationen helfen sollen. Ein Lese-Rechtschreib-Training mit Schwerpunkt auf Lautlesetraining adressiert seine Selbstwertprobleme. Ein Förderbedarf in der Schule wird beantragt, und falls möglich, sollten Gespräche mit der Lehrkraft zur Verbesserung von Abläufen und klaren Strukturen im Klassenverband geführt werden.

Prognose

Die bestehenden Ressourcen und die früh gestellte Diagnose mit Behandlungsplan lassen im Fall von Furkan eine gute Prognose zu. Psychoedukation und erste Umsetzungen durch den Einsatz von THOP können bereits belastende Situationen erleichtern. Besonders Erfolge in der sozialen Kompetenz und regelmäßiger Sport können sich nachhaltig positiv auf den Verlauf auswirken. Dennoch ist ADHS im engeren Sinne nicht heilbar, gerade die Kernsymptome kehren ohne fortführende Maßnahmen häufig zurück und können in der Lebensspanne unter wechselnden Belastungen in ihrer Intensität variieren. Auch wenn in diesem Fall aktuell keine Medikation notwendig ist und die Ergebnisse der Therapie abzuwarten sind, sollten die Eltern sachlich über die Möglichkeit der Behandlung mit Stimulanzien aufgeklärt werden, um ihnen weitere Lösungsmöglichkeiten für die Zukunft an die Hand zu geben. Ferner sollte auch auf die hohe erbliche Komponente aufmerksam gemacht werden. Dies könnte den Vater dazu bewegen, sich intensiver mit dem Störungsbild zu beschäftigen, da er bereits im Diagnostikprozess seines Sohnes einige Ähnlichkeiten bei sich selbst festgestellt hat. Da der Vater ein wichtiges Vorbild für Furkan ist, fällt es ihm dann vielleicht auch leichter, eine Therapie anzunehmen und auch die Stärken von Menschen mit ADHS zu erkennen.

LITERATUR

Andersson A, Tuvblad C, Chen Q, Du Rietz E, Cortese S, Kuja-Halkola R, Larsson H. Research Review: The strength of the genetic overlap between ADHD and other psychiatric symptoms – a systematic review and meta-analysis. J Child Psychol Psychiatry 2020; 61(11): 1173–1183.

Aust-Claus E. ADS: Die Top Tipps für Eltern 1+2+3+4 – Probleme verstehen – Stärken nutzen – Strategien anwenden. 3. A. Wiesbaden: OptiMind Konzept 2012.

Aust-Claus E, Hammer P-M. Das Konzentrationstraining für Kinder – Anleitungen und Übungen für zuhause. 2. A. Wiesbaden: OptiMind media 2010.

Bazzana F, Finzi S, Fini G, Veglia F. Infra-Niederfrequenz-Neurofeedback. Eine systematische Übersicht gemischter Studien. Sekundäre Gehirngesundheit und klinische Neurowissenschaften 2022; 16: 920659.

Brettner S, Freiberger D, Dehu R. Gruppentraining sozialer Kompetenzen für Kinder und Jugendliche (8–12 Jahre). 2. A. München: dgvt 2022.

Brikell I, Wimberley T, Albiñana C, Pedersen EM, Vilhjálmsson BJ, Agerbo E, et al. Genetic, clinical, and sociodemographic factors associated with stimulant treatment outcomes in ADHD. Am J Psychiatry 2021; 178(9): 854–864.

Brown T. ADHS bei Kindern und Erwachsenen – eine neue Sichtweise. Göttingen: Hogrefe 2018.

BfArM – Bundesinstitut für Arzneimittel und Medizinprodukte. ICD-11 für Mortalitäts- und Morbiditätsstatistiken (MMS) in Deutsch – Entwurfsfassung. https://www.bfarm.de/DE/Kodiersysteme/Klassifikationen/ICD/ICD-11/uebersetzung/_node.html (letzter Zugriff: 28.7.2025).

Bürger I, Erlandsson K, Borneskog C. Perceived associations between the menstrual cycle and Attention Deficit Hyperactivity Disorder (ADHD): a qualitative interview study exploring lived experiences. Sex Reprod Health 2024; 40: 100975.

Chen K, Phipps S. "Why can't you sit still?" The effect of daily physical activity on childhood inattention/hyperactivity and the educational gender gap. Soc Sci Med 2021; 284: 114232.

Claussen A, Holbrook J, Hutchins H et al. All in the Family? A systematic review and meta-analysis of parenting and family environment as risk factors for attention deficit/ hyperactivity disorder (ADHD) in children. Prev Sci 2024; 25 (Suppl 2): 249–271.

Cortese S, Adamo N, Del Giovane C et al. Comparative efficacy and tolerability of medications for attention-deficit hyperactivity disorder in children, adolescents, and adults: a systematic review and network meta-analysis. Lancet Psychiatry 2018; 5(9): 727–738.

Daley D, van der Oord S, Ferrin M, et al.; European ADHD Guidelines Group. Behavioral interventions in attention-deficit/hyperactivity disorder: a meta-analysis of randomized controlled trials across multiple outcome domains. J Am Acad Child Adolesc Psychiatry 2014; 53(8): 835–847.

Demontis D, Walters G, Athanasiadis G, et al. Genome-wide analyses of ADHD identify 27 risk loci, refine the genetic architecture and implicate several cognitive domains. Nat Genet 2023; 55(2): 198–208.

DGKJP – Deutsche Gesellschaft für Kinder- und Jugendmedizin e.V. et al. (Hrsg.). S3-Leitlinie ADHS bei Kindern, Jugendlichen und Erwachsenen. Version 1.0. AWMF-Registernummer 028-045. Stand: 02.05.2025 (in Überarbeitung); https://register.awmf.org/de/leitlinien/detail/028-045 (letzter Zugriff: 26.5.2025).

Döpfner M, Schürmann S, Lehmkuhl G. Wackelpeter und Trotzkopf. 4. A. Weinheim: Beltz 2011.

Döpfner M, Görtz-Dorten A, Petermann F. Diagnostik psychischer Störungen im Kindes- und Jugendalter. 4. A. Göttingen: Hogrefe 2017.

Döpfner M, Schürmann S, Frölich J. Therapieprogramm für Kinder mit hyperkinetischem und oppositionellem Problemverhalten THOP. 4. A. Weinheim: Beltz PVU 2019.

Drechsler R. Ist Neurofeedbacktraining eine wirksame Therapiemethode zur Behandlung von ADHS? Ein Überblick über aktuelle Befunde. Z Neuropsychol 2011; 22(2): 131–146.

Faraone S, Asherson P, Banaschewski T, et al. Attention-deficit/hyperactivity disorder. Nat Rev Dis Primers 2015; 1: 15020.

Findeis H, Strauß M. The effects of psychostimulants in menstruating women with ADHD – a gender health gap in ADHD treatment? Prog Neuropsychopharmacol Biol Psychiatry 2025; 137: 111261.

Fredrick J, Becker S. Sluggish cognitive tempo (cognitive disengagement syndrome) and academic functioning: a systematic review and agenda for future research. Clin Child Fam Psychol Rev 2023; 26(1): 82–120.

Freiberger D. Training der Impulskontrolle – Ein Manual zur Entwicklungsförderung von Kindern und Jugendlichen. Berlin, Heidelberg: Springer 2020.

Goetz T, Adams N. The transgender and gender diverse and attention deficit hyperactivity disorder nexus: a systematic review. J Gay Lesbian Ment Health 2024; 28(1): 2–19.

Jacobs C, Petermann F. Training für Kinder mit Aufmerksamkeitsstörungen – Das neuropsychologische Gruppenprogramm Attentioner. 3. A. Göttingen: Hogrefe 2013.

Koirala S, Grimsrud G, Mooney M, et al. Neurobiology of attention-deficit hyperactivity disorder: historical challenges and emerging frontiers. Nat Rev Neurosci 2024; 25: 759–775.

Krause J, Krause K. ADHS im Erwachsenenalter. Symptome-Differenzialdiagnose – Therapie. 4. A. Stuttgart: Schattauer2014.

Kudlow P, Treurnicht Naylor K, Abi-Jaoude E. Genes and screens: attention-deficit hyperactivity disorder in the digital age. Br J Psychiatry 2025; 13: 1–3.

Lauth GW, Schlottke PF. Training mit aufmerksamkeitsgestörten Kindern. 6. A. Weinheim: Beltz PVU 2009; 28.

Lenartowisz A, Sandra K. Use of EEG to diagnose ADHD. Curr Psychiatry Rep 2014; 16(11): 498.

MSD Manual. Ausgabe für medizinische Fachkreise: https://www.msdmanuals.com/de/profi/p%C3%A4diatrie/lern-und-entwicklungsst%C3%B6rungen/aufmerksamkeitsst%C3%B6rung-und-hyperaktivit%C3%A4t-adhd (letzter Zugriff: 28.7.2025).

O'Nions E, El Baou C, John A, et al. Life expectancy and years of life lost for adults with diagnosed ADHD in the UK: matched cohort study. Br J Psychiatry 2025 Jan 23: 1–8.

Polanczyk G, Silva de Lima M, Horta B, Biederman J, Rohde L. The worldwide prevalence of ADHD: a systematic review and meta-regression analysis. Am J Psychiatry 2007; 164(6): 942–948.

Polanczyk GV, Willcutt EG, Salum GA, Kieling C, Rohde LA. ADHD prevalence estimates across three decades: an updated systematic review and meta-regression analysis. Int J Epidemiol 2014; 43(2): 434–442.

Privara M, Bob P. Sexual development in ADHD and internet pornography consumption. Front Psychiatry 2023; 14: 1240222.

Ricci C, Albanese C, Pablo L, Li J, et al. In utero acetaminophen exposure and child neurodevelopmental outcomes: systematic review and meta-analysis. Paediatr Perinatal Epidemiol 2023; 37(5): 473–484.

Sanders M, Cann W, Markie-Dadds C. The Triple P – Positive Parenting Programme. A universal population-level-approach to the prevention of child abuse. Child Abuse Rev 2003; 12: 155–171.

Santos da Silva B, Grevet E, Fagundes Silva L, et al. An overview on neurobiology and therapeutics of attention-deficit/hyperactivity disorder. Discover Mental Health 2023; 3: Article Number 2.

Schlack R, Hölling H, Kurth M, Hiss M. Die Prävalenz der Aufmerksamkeitsdefizit- und Hyperaktivitätsstörung (ADHS) bei Kindern und Jugendlichen in Deutschland. Berlin: Robert Koch-Institut 2007.

Schlottke P, Strehl U, Christiansen H. Aufmerksamkeitsstörung. In: Schneider S, Margraf J (Hrsg.), Lehrbuch der Verhaltenstherapie. Band 3. Berlin, Heidelberg: Springer 2019; 418.

Schneider S, Margraf J. Lehrbuch der Verhaltenstherapie – Störungen im Kindes- und Jugendalter. Band 3. Berlin, Heidelberg: Springer 2009; 425.

Stevenson J, Buitelaar J, Cortese S, et al. Research review: The role of diet in the treatment of attention-deficit/hyperactivity disorder. J Child Psychol Psychiatry 2014; 55(5): 416–427.

Swanson J, Arnold E, Molina B, et al. Young adult outcomes in the follow-up of the multimodal treatment study of attention-deficit/hyperactivity disorder: symptom persistence, source discrepancy, and height suppression. J Child Psychol Psychiatry 2017; 58(6): 663–678.

Taurines R, Schmitt J, Renner T, et al. Developmental comorbidity in attention-deficit/hyperactivity disorder. ADHS 2010; 2(4): 267–289.

Thapar A, Cooper M, Eyre O, Langley K. What have we learnt about the causes of ADHD? J Child Psychol Psychiatry 2013; 54(1): 3–16.

Tung I, Li JJ, Meza JI, Jezior KL, et al. Patterns of comorbidity among girls with ADHD: a meta-analysis. Pediatrics 2016; 138(4): e20160430.

Young S, Adamo N, Ásgeirsdóttir B, et al. Females with ADHD: an expert consensus statement taking a lifespan approach providing guidance for the identification and treatment of attention-deficit/hyperactivity disorder in girls and women. BMC Psychiatry 2020; 20(1): 404.

KAPITEL

7 Stereotype Bewegungsstörung (6A06)

Michael Frey

Wichtige Neuigkeiten auf einen Blick

- Stereotypien sind in der ICD-11 unter den **neuromentalen Entwicklungsstörungen** eingeordnet. Sie werden von anderen stereotypen Bewegungen durch ihre beeinträchtigende Auswirkung auf normale Aktivitäten unterschieden.
- Unter den **Krankheiten des Nervensystems** werden **primäre und sekundäre Stereotypien** aufgeführt. Als primär wird eine Stereotypie definiert, „die bei normal entwickelten Kindern auftritt" und als sekundär, wenn sie im Rahmen einer somatischen (z. B. metabolischen, genetischen) Grunderkrankung auftritt.
- Die **Vergabe der Diagnose einer Autismus-Spektrum-Störung (ASS) und der Diagnose Stereotypie** ist möglich, wenn die stereotype motorische Bewegungsstörung einen eigenen Behandlungsfokus darstellt (z. B. aufgrund von ausgeprägter Selbstverletzung).

Eine Übersicht zum Störungsbild ist ➤ Tab. 7.1 zu entnehmen.

7.1 Epidemiologie

Stereotype Bewegungsstörungen treten sowohl bei sonst entwicklungsneurologisch gesunden Kindern als auch im Rahmen von unterschiedlichen Syndromen und Entwicklungsstörungen auf. Bei sonst **gesunden Kindern** werden vor allem einfache Stereotypien (ca. 20 %) beobachtet, komplexe motorische Stereotypien (Bewegungsmuster, die mehrere Muskelgruppen einbeziehen und oft ritualisiert ablaufen) nur bei ca. 3–4 % (Mackenzie 2018; Singer 2009). Dabei sind häufig (ca. 50 %) auch **komorbide Störungen** wie ADHS, Zwangs- und Tic-Störungen zu beobachten (Harris et al. 2008). Etwa 8 % der Patienten mit Tourette-Syndrom leiden zudem an Stereotypien, und umgekehrt

Tab. 7.1 Stereotype Bewegungsstörung – Übersicht

Definition	• Willentlich durchgeführt • Repetitive und gleichförmige, oft rhythmische Bewegungen • Erfüllen keinen offensichtlichen Zweck
Manifestationsalter	Beginnen typischerweise vor dem 2.–3. Lebensjahr
Diagnostik	• Klinische Beobachtung und Anamnese • Ausschluss somatischer Ursachen
Komorbiditäten	Autismus, ADHS, Zwangs- und Tic-Störungen
Therapeutische Optionen	• Verhaltenstherapeutische Interventionen • Funktionale Analyse • Keine evidenzbasierte medikamentöse Behandlung
Wichtige Leitlinien	Derzeit existiert keine Leitlinie für stereotype Bewegungsstörungen

leiden ca. 23 % der Patienten mit Stereotypien auch an Tics; hier gibt es eine Prädominanz der Knaben (65–70 %) (Cavanna et al. 2024).

Bei **Autismus-Spektrum-Störungen (ASS)** werden bei ca. der Hälfte der Betroffenen Stereotypien beobachtet, wobei die Angaben in Studien dazu weit streuen. Die Häufigkeit stieg bei jüngerem Alter, Schweregrad des Autismus und niedrigerem Intelligenzquotienten (Melo et al. 2020). Im Rahmen von ASS sind auch häufiger Stereotypien mit selbstverletzendem Verhalten zu beobachten als bei anderen Kindern (Péter et al. 2017).

Stereotypien **beginnen typischerweise vor dem 3. Lebensjahr** und in der Mehrzahl (ca. 80 %) vor Vollendung des 2. Lebensjahrs. Ein **Peak liegt bei 12 Monaten** (Mackenzie 2018).

7.2 Diagnostik und Komorbidität

7.2.1 Symptomatik nach ICD-11

Stereotypien werden in der ICD-11 unter den **neuromentalen Entwicklungsstörungen** eingeordnet. Es handelt sich dabei um willentlich durchgeführte, repetitive und gleichförmige, oft rhythmische Bewegungen, die keinen offensichtlichen Zweck verfolgen. Sie unterscheiden sich von anderen stereotypen Verhaltensweisen (z. B. Daumenlutschen im Kindesalter oder nervösem Beinwippen im Jugend- und Erwachsenenalter) durch ihre Beeinträchtigung normaler Aktivitäten oder gar Selbstverletzung. (ICD-11). Die ICD-11 nimmt daher auch eine Unterteilung in **mit/ohne Selbstverletzung** vor. Unter den Krankheiten des Nervensystems werden noch **primäre und sekundäre Stereotypien** aufgeführt. Als primär wird eine Stereotypie definiert, „die bei normal entwickelten Kindern auftritt", und als sekundär solche, die im Rahmen einer somatischen (z. B. metabolischen, genetischen) Grunderkrankung vorkommen.

Motorische Stereotypien im Kindesalter zeigen sich häufig in Form von Handbewegungen oder -verrenkungen, Grimassieren, Körperwippen, Kopfbewegungen (Mills und Hedderly 2014). Klinisch können **einfache** (z. B. Daumenlutschen, Wippen mit den Beinen, Zähne-Zusammenbeißen) bzw. **komplexe** Bewegungen (Verdrehen der Arme, Schütteln der Schultern) unterschieden werden. Mit den Bewegungen können Veränderungen des Atemmusters oder Vokalisationen einhergehen (Mackenzie 2018). Insgesamt treten insbesondere einfache Stereotypien auch bei gesunden Kindern unter 2 Jahren häufig auf und verlieren sich über die Zeit wieder.

Charakteristika der stereotypen Bewegungsstörung (Péter et al. 2017):

- Sie treten typischerweise auf, wenn Kinder sich konzentrieren, sich freuen, gestresst oder gelangweilt oder müde sind.
- Sie verschwinden im Schlaf (was allerdings auch für viele andere Bewegungsstörungen gilt).
- Kinder können die Bewegungen als lustvoll erleben oder diese gar nicht wahrnehmen.
- Die Bewegungen können aber auch selbstverletzend oder sozial störend sein oder andere Tätigkeiten beeinträchtigen.

7.2.2 Differenzialdiagnostik

Differenzialdiagnostische Überlegungen sind wichtig, da es einige behandelbare hyperkinetische Bewegungsstörungen gibt und eine Verzögerung des

Tab. 7.2 Übersicht zu möglichen Ätiologien sekundärer Stereotypien (Barry et al. 2011)

Genetisch/Entwicklungsneurologisch	Rett-Syndrom, Williams-Syndrom, Down-Syndrom, Fragiles-X-Syndrom
Metabolisch	Phenylketonurie, Adenylosuccinat-Lyase-Mangel
Degenerativ	Frontotemporale lobäre Degeneration (FTLD), Pantothenatkinase-assoziierte Neurodegeneration
Vaskulär	Schlaganfall
Sensorisch	Seh- oder Hörbehinderung
Immunologisch	Syndrom der paraneoplastischen Anti-N-Methyl-D-Aspartat-Rezeptor-Enzephalitis
Erworben	Erworbene Hirnverletzung (z. B. Basalganglien, orbitofrontaler Kortex, Putamen) (Mills und Hedderly 2014)

Therapiebeginns das Outcome bei diesen negativ beeinflussen kann. Die Ursachen können metabolisch, infektiös, genetisch, arzneimittelinduziert oder autoimmun sein (➤ Tab. 7.2); charakteristisch ist z. B. das Händewringen („washing movements") im Rahmen eines Rett-Syndroms (Méneret et al. 2021).

Neben dem oft typischen Verlauf und pathognomonischen Symptomen kann der Beginn der Bewegungsstörung in der Differenzialdiagnostik hilfreich sein (➤ Tab. 7.3). Ein Beginn nach Vollendung des 2. Lebensjahrs sollte an eine der o. g. zugrunde liegenden Störungen denken lassen (Albanese und Jankovic 2012). Tritt die stereotype Bewegungsstörung im Rahmen einer spezifischen neurologischen Erkrankung (z. B. Lesch-Nyhan-Syndrom) auf, soll die Diagnose laut ICD-11 nicht vergeben werden (auch die ICD-10 schließt dies aus).

MERKE

Bei Stereotypien sollte immer auch das Vorhandensein einer koexistierenden Entwicklungsstörung geprüft werden. Ein Beginn nach Vollendung des 2. Lebensjahrs sollte an eine sekundäre Stereotypie denken lassen.

Tab. 7.3 Differenzialdiagnostik anhand der Symptomatik (Jachymek et al. 2024; Mackenzie 2018)

Stereotypien	Beginnen fast immer vor dem 3. Lebensjahr, können extern (durch Eltern/Lehrer) unterdrückt werden, Bewegungen oft rhythmisch, werden oft freud- oder lustvoll erlebt.
Tics	Beginnen meist deutlich nach dem 3. Lebensjahr (ca. 5.–7. Lebensjahr), können kurzfristig durch die Betroffenen selbst unterdrückt werden, betreffen oft spezifische Muskelgruppen mit repetitivem Muster. Sind im Verlauf durch mehr oder weniger starke Ausprägung gekennzeichnet. Können mit einem Vorgefühl einhergehen.
Zwangshandlungen	Zweckgerichtet, zur Linderung von Angst oder Stress, oft von rigiden Regeln oder aufdringlichen Gedanken begleitet.
Fokale epileptische Anfälle	Werden in der Regel nicht durch Emotionen (z. B. Langeweile, Freude) oder Anforderungssituationen ausgelöst. Außerdem können Stereotypien oft durch Ansprache, Berührung oder Ähnliches unterbrochen werden, epileptische Anfälle nicht.
Dystonien	Unwillkürliche, intermittierende oder anhaltende Muskelkontraktionen – große Bandbreite an Dystonieformen, viele davon auch genetisch bedingt. Häufig ist auch hier der Krankheitsbeginn wegweisend, außerdem können willkürliche Muskelkontraktionen von entfernten oder den betroffenen Muskelgruppen dystone Bewegungsmuster auslösen (Ip et al. 2021).
Chorea	Plötzliche, rasche, arrhythmische, nicht unterdrückbare Bewegungen.
Körperbezogene repetitive Verhaltensstörung	Repetitive Verhaltensweisen wie Hautpicken oder Haareziehen (Trichotillomanie), Nägelkauen, meist Beginn in später Kindheit oder Jugend. Wenn diese Verhaltensweisen im Rahmen von Stereotypien auftreten, sind es in der Regel gleichbleibende Muster.

7.3 Ätiologie

Es gibt psychologische und neurobiologische Theorien zur Ätiologie.

Bei den **psychologischen Theorien** geht es vor allem um eine Regulation von **Über- und Unterstimulation,** z. B. um die Kompensation von Wahrnehmungsdefiziten bei blinden Menschen bzw. die Reduktion von **Reizüberflutung durch Filterstörungen** bei autistischen Menschen. Auch gibt es Überlegungen, dass mit den stereotypen Bewegungen das **Erregungsniveau** allgemein reguliert wird (Jachymek et al. 2024). Entsprechend sind auch Umweltfaktoren mit Über- oder Unterstimulation Risikofaktoren, was auch ein Erklärungsmodell für das Auftreten bei emotional vernachlässigten und hospitalisierten Kindern ist (Péter et al. 2017).

Es liegen auch Befunde zu **neurobiologischen Ursachen** vor. Hier wird insbesondere ein Ungleichgewicht zwischen Dopamin und Acetylcholin beschrieben, das auch bei anderen Bewegungsstörungen (z. B. Frühdyskinesien) eine Rolle spielt. Aber auch andere Neurotransmitter wie GABA oder Glutamat scheinen dazu beizutragen. Zahlreiche Befunde weisen auf eine Beteiligung des kortiko-striato-thalamo-kortikalen Regelkreislaufs hin, was auch die Komorbidität mit ADHS, Tic- und Zwangsstörungen erklären könnte. Dieser Regelkreislauf steht im Zusammenhang mit Bewegungssteuerung (Initiation, Aufrechterhaltung und Beendigung) und psychiatrischen Erkrankungen, die mit Impulskontrolle zusammenhängen (Péter et al. 2017).

Ein **genetischer Einfluss** scheint gegeben. Bei entwicklungsneurologisch gesunden Kindern hatten 25 % einen erst- oder zweitgradigen Verwandten mit einer Stereotypie, 75 % der Fälle waren sporadisch (Péter et al. 2017).

7.4 Behandlung

LEITLINIEN

Derzeit existiert keine Leitlinie für stereotype Bewegungsstörungen.

7.4.1 Psychotherapie

Studien verweisen auf die Wirksamkeit von **verhaltenstherapeutischen Interventionen.** Es gibt eine Vielzahl von Ansätzen, die über Stimuluskontrolle und differenzielle Verstärkung sowie Veränderung der Umgebungsbedingungen die Stereotypien zu beeinflussen versuchen (Mulligan et al. 2014).

Eine **funktionale Analyse** ist eine aufwendige, aber hilfreiche Methode zur Erfassung der zugrunde liegenden Ursachen, aufrechterhaltenden Bedingungen und Funktionen eines Verhaltens. Sie wird eingesetzt, um zu verstehen, warum ein bestimmtes Verhalten auftritt, und um darauf aufbauend gezielte Interventionen zu entwickeln. Im Kontext von stereotypen Verhaltensweisen hilft die funktionale Analyse dabei, Umweltbedingungen, Auslöser und Konsequenzen zu identifizieren, die das Verhalten fördern. Beobachtungen, was die auslösenden Bedingungen sind und in welchen Momenten die stereotypen Verhaltensweisen vor allem auftreten (z. B. Langeweile, Überforderungen), sind dabei ebenso relevant wie (z. B. sensorische oder soziale) Verstärkungsprozesse (Querim et al. 2013).

Entsprechend einer solchen Analyse können dann auch zielgerichtete Interventionen angewendet werden, z. B. eine Veränderung der auslösenden Situationen oder Kontingenzmanagement, wenn Verstärkungsprozesse herausgearbeitet wurden. Eine Übersichtsarbeit ergab, dass antezedenzfokussierte Behandlungsformen am häufigsten untersucht wurden. Dabei geht es darum, die Auslöser oder Bedingungen, die das Verhalten hervorrufen, zu verändern oder zu eliminieren. Sie fokussieren darauf, das Umfeld oder die Umstände vor dem Auftreten des Verhaltens zu verändern, um das unerwünschte Verhalten zu verhindern oder zu reduzieren. Es gibt Evidenz zur Verringerung der motorischen Stereotypie bei Personen mit ASS durch Veränderung der Umgebungsfaktoren und differenzielle Verstärkung alternativen Verhaltens (Akers et al. 2020).

7.4.2 Pharmakotherapie

Eine pharmakologische Behandlung ist in der Regel nur erforderlich, wenn eine entsprechende Komorbidität vorliegt oder die Ausprägung der Stereotypien so stark ist, dass der Alltag massiv beeinträchtigt ist oder die Kinder sich selbst verletzen. Derzeit gibt es **keine etablierte medikamentöse Therapie für Stereotypien.** Bei Patienten, die selbstverletzende Verhaltensweisen im Rahmen stereotyper Bewegungsstörungen gezeigt haben, sind nur Fallberichte verfügbar, in denen die Auswahl der Medikation nach klinischer Abwägung erfolgte. Berichte liegen vor zu Antipsychotika, Antiepileptika (z. B. Pregabalin), SSRIs und Opioidagonisten (z. B. Oxycodon) wie auch Opioidantagonisten (z. B. Naltrexon), die sich interessanterweise beide als wirksam erwiesen haben. Auch von lokaler Therapie mit Botulinumtoxin wird berichtet (Fischer et al. 2020; Péter et al. 2017). Zhou et al. (2021) haben eine Metaanalyse zur Pharmakotherapie von repetitiven Verhaltensweisen im Rahmen einer ASS durchgeführt, die neben stereotypen Bewegungen auch ein Beharren auf Gleichartigkeit, extrem eingeschränkte Interessen und/oder atypische sensorische Reaktionen umfassen. Als Ergebnis stellen sie heraus, dass die bisher verfügbaren pharmakologischen Möglichkeiten bestenfalls mäßigen Einfluss auf diese Verhaltensweisen haben und die Evidenz noch am besten für Antipsychotika ist (Zhou et al. 2021).

7.5 Prognose

Die **Prognose** ist u. a. von der Ursache abhängig. So konnte bei Kindern, die Stereotypien im Rahmen von psychischer Vernachlässigung entwickelten, beobachtet werden, dass nach einer Verbesserung der psychosozialen Situation die Symptomatik bei vielen abnahm (Bos et al. 2010). Bei vor allem **neurobiologischen Ursachen** persistieren diese im Regelfall bis ins Erwachsenenalter, und nur ein Teil der Betroffenen kann sie kontrollieren (Péter et al. 2017). Es macht auch einen Unterschied, welche Form von Stereotypie gezeigt wird. So belegen Studien, dass hand-/armbezogene Stereotypien in der Regel persistieren und wenig kontrolliert werden können, während dies bei Kopfbewegungen (z. B. Nicken) eher gelingt (Harris et al. 2008).

7.6 Ausblick und Fallbeispiel

Derzeit stehen für stereotype Bewegungsstörungen vor allem verhaltenstherapeutische Maßnahmen zur Verfügung. Insbesondere eine funktionale Analyse von Umweltbedingungen, Auslösern und Konsequenzen, die das Verhalten fördern, kann dabei hilfreich sein, um entsprechende Kontextaspekte zu erkennen und zu verändern und zusammen mit verhaltenstherapeutischen Maßnahmen die Auftretenshäufigkeit der Stereotypien zu reduzieren. Mangels Evidenz kann derzeit eine medikamentöse Therapie nur aufgrund klinischer Erfahrung am Einzelfall orientiert eingesetzt werden.

7

Fallbeispiel

Lukas (8 Jahre) zeigt im Rahmen einer ASS ausgeprägte motorische Stereotypien, insbesondere rhythmisches Händeflattern und wiederholtes Springen. Diese Verhaltensweisen treten vermehrt in der Schule und in sozialen Situationen auf. Die Eltern und Lehrkräfte berichten, dass Lukas sich oft zurückzieht und in stressigen Momenten stärker stereotype Verhaltensweisen zeigt. Die Stereotypien führen zu sozialer Ausgrenzung und erschweren vor allem auch seine Teilnahme am Unterricht.

Im Rahmen einer funktionalen Analyse können verschiedene auslösende Situationen identifiziert werden. Bei Überforderung, beispielsweise durch komplexe Arbeitsaufträge oder laute Umgebungen, beginnt Lukas zu flattern, um sich zu regulieren. In sozialen Anspannungssituationen, etwa bei Gruppensettings oder unerwarteter Ansprache, springt er häufig, was ihm offenbar als Stressreduktion dient. Zudem treten die Stereotypien auch auf, wenn Lukas sich langweilt. Die Analyse macht deutlich, dass die Stereotypien primär zur Emotions- und Reizregulation dienen und besonders in stressauslösenden Kontexten zunehmen.

Basierend auf der funktionalen Analyse wird ein mehrstufiger Ansatz gewählt. Zunächst wird das Antezedenzmanagement eingesetzt: Durch die Strukturierung von Aufgaben, visuelle Hilfen und regelmäßige Pausen soll Überforderung reduziert werden. Parallel lernt Lukas, bei Anspannung alternative Strategien wie das Drücken eines Stressballs oder tiefes Atmen einzusetzen. Sein Fortschritt wird durch positive Verstärkung unterstützt; so erhält er gezielt Lob, wenn er die neuen Strategien anwendet. Zusätzlich werden Umgebungsanpassungen vorgenommen: In der Schule nutzt Lukas nun einen ruhigen Arbeitsplatz und bei Reizüberflutung Noise-Cancelling-Kopfhörer.

Nach 3 Monaten zeigen sich erste Erfolge: Die Stereotypien in der Schule nehmen ab, und Lukas nutzt zunehmend die erlernten Alternativen. Die Interventionen werden fortlaufend angepasst, um nachhaltige Veränderungen zu unterstützen.

LITERATUR

Akers JS, Davis TN, Gerow S, Avery S. Decreasing motor stereotypy in individuals with autism spectrum disorder: a systematic review. Res Autism Spectr Disord 2020; 77: 101611.

Albanese A, Jankovic J. Distinguishing clinical features of hyperkinetic disorders. In: Albanese A, Jankovic J (eds), Hyperkinetic Movement Disorders. Oxford: Blackwell 2012; 1–14.

Barry S, Baird G, Lascelles K, Bunton P, Hedderly T. Neurodevelopmental movement disorders – an update on childhood motor stereotypies. Dev Med Child Neurol 2011; 53(11): 979–985.

Bos KJ, Zeanah CH, Smyke AT, Fox NA, Nelson CA. Stereotypies in children with a history of early institutional care. Arch Pediatr Adolesc Med 2010; 164(5): 406–411.

Cavanna AE, Purpura G, Riva A, Nacinovich R. Co-morbid tics and stereotypies: a systematic literature review. Neurol Sci 2024; 45(2): 477–483.

Fischer J-F, Mainka T, Worbe Y, Pringsheim T, Bhatia K, Ganos C. Self-injurious behaviour in movement disorders: systematic review. J Neurol Neurosurg Psychiatry 2020; 91(7): 712–719.

Harris KM, Mahone EM, Singer HS. Nonautistic motor stereotypies: clinical features and longitudinal follow-up. Pediatr Neurol 2008; 38(4): 267–272.

Ip C, Bäumer T, Ceballos-Baumann A. Dystonie, S1-Leitlinie. Deutsche Gesellschaft für Neurologie. Leitlinien für Diagnostik und Therapie in der Neurologie. Deutsche Gesellschaft für Neurologie: Berlin, Germany; 2021; https://register.awmf.org/de/leitlinien/detail/030-039 (letzter Zugriff: 19.08.2025).

Jachymek A, Gmitrzuk J, Malinka Z, et al. Level of knowledge of stereotypic movement disorders among paediatric population. An update on proper differential diagnosis and management including physical exercise approach-comprehensive literature review. Quality in Sport 2024; 16: 52749–52749.

Mackenzie K. Stereotypic movement disorders. Semin Pediatr Neurol 2018; 25: 19–24.

Melo C, Ruano L, Jorge J, et al. Prevalence and determinants of motor stereotypies in autism spectrum disorder: a systematic review and meta-analysis. Autism 2020; 24(3): 569–590.

Méneret A, Garcin B, Frismand S, Lannuzel A, Mariani L-L, Roze E. Treatable hyperkinetic movement disorders not to be missed. Front Neurol 2021; 12: 659805.

Mills S, Hedderly T. A guide to childhood motor stereotypies, tic disorders and the Tourette spectrum for the primary care practitioner. Ulster Med J 2014; 83(1): 22.

Mulligan S, Healy O, Lydon S, Moran L, Foody C. An analysis of treatment efficacy for stereotyped and repetitive behaviors in autism. Rev J Autism Dev Disord 2014; 1: 143–164.

Péter Z, Oliphant ME, Fernandez TV. Motor stereotypies: a pathophysiological review. Front Neurosci 2017; 11: 171.

Querim AC, Iwata BA, Roscoe EM, Schlichenmeyer KJ, Ortega JV, Hurl KE. Functional analysis screening for problem behavior maintained by automatic reinforcement. J Appl Behav Anal 2013; 46(1): 47–60.

Singer HS. Motor stereotypies. Semin Pediatr Neurol 2009; 16(2): 77–81.

Zhou MS, Nasir M, Farhat LC, Kook M, Artukoglu BB, Bloch MH. Meta-analysis: pharmacologic treatment of restricted and repetitive behaviors in autism spectrum disorders. J Am Acad Child Adolesc Psychiatry 2021; 60(1): 35–45.

Erklärung

Während der Vorbereitung dieser Arbeit hat der Autor Michael Frey ChatGPT und DeepSeek verwendet, um Tabellen zu erstellen, Formulierungen zu optimieren und Textstellen aus dem Englischen zu übersetzen. Nach der Nutzung dieser Tools hat der Autor den Inhalt nach Bedarf überprüft und bearbeitet und übernimmt die volle Verantwortung für den Inhalt der Veröffentlichung. Diese Erklärung gilt nicht für die Verwendung grundlegender Hilfsmittel zur Überprüfung von Grammatik, Rechtschreibung, Referenzen usw.

KAPITEL

8

Sandra Dehning und Michael Frey

Primäre Tics oder Tic-Störungen (8A05.0)

Wichtige Neuigkeiten auf einen Blick

- Tic-Störungen als eine Bewegungsstörung sind in der **ICD-11** in der Kategorie „8A05 Tic-Störungen" eingeordnet, die Teil der übergeordneten Gruppe „8A Nervensystemstörungen" sind. Sie sind damit unter den neurologischen Entwicklungsstörungen klassifiziert und stehen thematisch in der Nähe zu anderen Störungen, die mit Entwicklungsprozessen und neurologischen Dysfunktionen verbunden sind. Es gibt eine neue Kategorie „8A05.10 Infektiöse oder postinfektiöse Tics", die den Zusammenhang zwischen Tics und bestimmten Infektionen anerkennt.
- Die **Bedeutung einer individualisierten Therapieplanung** mit dem Kind/Jugendlichen und seinen Eltern bzw. seiner Hauptbezugsperson unter Einbeziehung der Symptomausprägung, Komorbiditäten und Wünsche wird hervorgehoben. Therapieoptionen beinhalten Psychoedukation, „Watchful Waiting", spezielle Verhaltenstherapie (Habit Reversal Training) und Medikation. Aripiprazol gilt als wirksames Medikament mit günstigem Nebenwirkungsprofil.
- Behandelnde sollten den betroffenen Kindern/Jugendlichen und ihren Eltern/Hauptbezugspersonen mitteilen, dass eine gute Chance besteht, dass ihre **Symptome sich mit der späten Adoleszenz bessern** werden.
- **Leitlinien** zu Tic-Störungen gibt es in Europa (ESSTS) und Nordamerika (AAN, Kanada), Konsensdokumente in Japan und China. Zusätzlich existieren globale Empfehlungen der World Federation of Neurology (WFN) sowie umfassende Standards des britischen National Institute for Health and Care Excellence (NICE).
- Für Tic-Störungen existieren noch keine spezifischen Biomarker. Daher bleibt die **Diagnose klinisch,** basierend auf den beobachteten Symptomen und der Anamnese der Betroffenen.

Eine Übersicht zum Störungsbild ist ➤ Tab. 8.1 zu entnehmen.

Tab. 8.1 Tic-Störungen – Übersicht

Definition	Bewegungsstörung
Manifestationsalter	5.–6. Lebensjahr
Diagnostik	Beobachtung und Anamnese
Komorbiditäten	Zwangsstörungen, ADHS, Ängste, Depressionen
Therapeutische Optionen	Individualisierte Therapieplanung mit Psychoedukation, „Watchful Waiting", Habit Reversal Training und Medikation
Wichtige Leitlinien	ESSTS, AAN

8.1 Epidemiologie

Tic-Störungen beginnen im Kindesalter, am häufigsten zwischen dem 5. und 6. Lebensjahr (Szejko et al. 2022). Die **vorübergehenden Tic-Störungen,** d. h. solche, die nicht länger als 12 Monate anhalten, sind mit einer Prävalenz von ca. 3 % am häufigsten. Chronische Tic-Störungen betreffen ca. 0,5–1,5 % der Kinder im Grundschulalter (Knight et al. 2012; Scharf et al. 2015). Jungen sind deutlich häufiger betroffen als Mädchen (3–4,5 : 1) (Szejko et al. 2022). Das **Tourette-Syndrom** tritt bei Kindern und Jugendlichen mit einer Häufigkeit von 0,3–1 % auf; für Erwachsene liegt die Auftretenshäufigkeit bei 0,05 % (Knight et al. 2012; Scharf et al. 2015).

8

8.2 Diagnostik und Komorbiditäten

Tic-Störungen sind komplexe neuropsychiatrische Störungen, die in der ICD-10 den Psychischen und Verhaltensstörungen (ICD-10: F95) zugeordnet waren; in der ICD-11 sind sie in der **Gruppe 8A Nervensystemstörungen** eingeordnet. Sie sind damit unter neurologischen Entwicklungsstörungen klassifiziert und stehen thematisch in der Nähe zu anderen Störungen, die mit Entwicklungsprozessen und neurologischen Dysfunktionen verbunden sind.

Was versteht man klinisch unter einem Tic? Ein Tic ist eine schnelle, wiederholte und unregelmäßige Bewegung oder Lautäußerung, die plötzlich auftritt, keinen erkennbaren Zweck hat und als bedeutungslos empfunden wird. Tics lassen sich je nach **Art** (motorisch oder vokal) und **Komplexität** (einfach oder komplex) einteilen. Sie können einzeln oder in Folgeerscheinungen auftreten und entweder vorübergehend sein oder dauerhaft bestehen bleiben. In der aktuellen Studie von Nilles et al. (2023) wurden 203 Kinder und Jugendliche mit primären Tic-Störungen untersucht. Dabei zeigte sich, dass 86 % der Teilnehmenden bei der ersten klinischen Untersuchung mindestens einen einfachen motorischen Tic im Gesichtsbereich aufwiesen, wie z. B. Augenblinzeln, Augenbewegungen, Mundbewegungen, Grimassieren oder Nasenbewegungen (➤ Abb. 8.1). Einfache motorische Tics im Kopf- und Halsbereich traten ebenfalls häufig auf. Dies unterstreicht, dass die ersten einfachen motorischen Tics typischerweise im Kopf- und Halsbereich auftreten und sich möglicherweise nach distal ausbreiten (Nilles et al. 2023).

Bei **motorischen und vokalen Tics** können **einfache** (z. B. Blinzeln, Räuspern) von **komplexen** (z. B. Händeklatschen, Hüpfen) Tics unterschieden werden. Häufig berichten Patientinnen und Patienten von einem Vorgefühl, das sich anfühlen kann wie ein Drang, ähnlich einem Jucken oder Niesreiz.

Die Diagnosebezeichnung **Tourette-Syndrom** wird in der Öffentlichkeit häufig fälschlicherweise mit dem selten auftretenden Symptom der Koprolalie und dadurch einer gewissen Stigmatisierung in Zusammenhang gebracht –- dabei könnte die Diagnose Tourette-Syndrom bereits nach einem Jahr beim Auftreten von beispielsweise Hüsteln, Augenblinzeln und Schulterzucken gestellt werden.

Ein kleiner Teil der Betroffenen mit Tic-Störungen zeigt Koprophänomene, die sich als unwillkürliche, oftmals sozial unangemessene verbale Äußerungen manifestieren – in der Regel ohne eine funktionale Bedeutung im jeweiligen sozialen Kontext. Neben der Koprolalie umfasst das Spektrum der Koprophänomene auch die Koprografie (unwillkürliche, obszöne schriftliche Äußerungen) und die Kopropraxie (unbeabsichtigte, obszöne Gesten) (Kobierska et al. 2014).

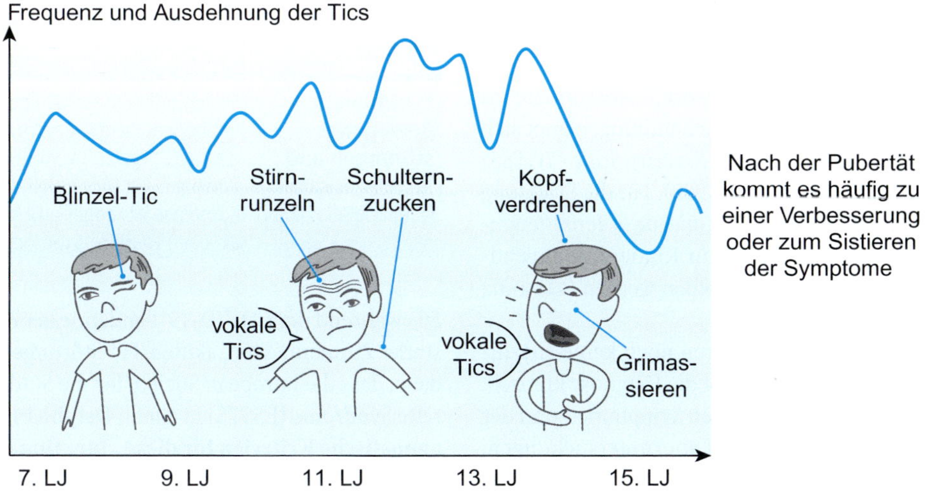

Abb. 8.1 Beispielhafter Verlauf einer Tic-Störung (LJ = Lebensjahr) [L231]

8.2.1 Symptomatik nach ICD-11

Abgesehen von der Zuordnung zu einem anderen Kapitel hat sich an den **Diagnosekriterien,** die sich kategorial auf das Vorhandensein von motorischen und/oder vokalen Tics und das zufällig gewählte Zeitkriterium von 1 Jahr beschränken, nichts geändert.

Tourette-Syndrom (ICD-11: 8A05.1)

Es müssen **multiple motorische Tics** (z. B. Augenzwinkern, Schulterzucken) und **mindestens ein vokaler Tic** (z. B. Räuspern, Schnalzen) vorliegen. Die motorischen und vokalen Tics müssen **nicht gleichzeitig** auftreten. Die Symptome müssen weiterhin **mindestens 1 Jahr** bestehen. Der Beginn liegt vor dem **18. Lebensjahr.**

Chronische Tic-Störung (ICD-11: 8A05.0)

Es treten **entweder nur motorische** oder **nur vokale Tics** auf, **nicht beides.** Die Symptome bestehen ebenfalls **mindestens 1 Jahr.**

Im aktuellen chinesischen Konsenspapier wird entsprechend der Autismus-Spektrum-Störung im DSM-5 die dimensionale Diagnosebezeichnung Tic-Spektrum-Störung im Sinne eines Kontinuums diskutiert, um die Stigmatisierung durch den Begriff Tourette-Syndrom zu reduzieren. In China wurde die Bezeichnung „tic-coprolalia syndrome" im historischen Verlauf in „tic disorder" umbenannt (Liu et al. 2020).

8.2.2 Komorbidität

Tic-Störungen und das Tourette-Syndrom werden sehr häufig von anderen Symptomen oder Störungen begleitet (➤ Tab. 8.2), weshalb laut Leitlinien insbesondere Zwangsstörungen, ADHS, Ängste und Depressionen diagnostisch mit in Betracht gezogen werden und mitbehandelt werden sollten.

Tab. 8.2 Komorbiditäten bei Patienten mit Tourette-Syndrom (Szejko et al. 2022)

Krankheit/Aspekt	Häufigkeit [%]
Zwangsstörungen	22–66
ADHS	55–60
Autismus-Spektrum-Störung (ASS)	22,8 % bei Kindern; 8,7 % bei Erwachsenen
Wutanfälle („rage attacks")	25–75
Neuropsychologische Beeinträchtigungen	Bis zu 28 % bei Kindern mit besonderen Bildungsbedürfnissen

8

8.2.3 Diagnostische Tools und Differenzialdiagnosen

Zur **Bewertung der Tic-Schwere,** insbesondere im Verlauf oder während einer Behandlung, eignet sich besonders die *Yale Global Tic Severity Scale* (YGTSS) mit 11 Items (Leckman et al. 1989). Für die Erfassung der **Lebensqualität** kann die *Gilles de la Tourette Syndrome - Quality of Life Scale* für Kinder und Jugendliche (C&A-GTS-QOL) empfohlen werden (Cavanna et al. 2013; Su et al. 2017).

Für Tic-Störungen existieren noch keine spezifischen Biomarker. Daher bleibt die Diagnose klinisch, basierend auf den beobachteten Symptomen und der Anamnese der Betroffenen. Laboruntersuchungen, EEG oder Bildgebungsuntersuchungen des Kopfes können dann veranlasst werden, wenn es über die typische klinische Symptomatik und Anamnese von Tic-Störungen hinaus Anhalt für das Vorliegen weiterer neuropädiatrischer Erkrankungen (➤ Tab. 8.3) gibt.

Tab. 8.3 Differenzialdiagnosen

Differenzialdiagnose	Unterscheidungsmerkmale
Zwangsstörung	Komplexe motorische Tics sind zweckfrei, während Zwangshandlungen gezielt Ängste neutralisieren. Bei „Just-right"-Gefühlen verschwimmt die Grenze, da Handlungen ohne konkrete Befürchtung wiederholt werden.
Stereotypien (Szejko et al. 2022)	Früher Beginn (0–3 Jahre), rhythmisch, kontinuierlich, oft mit über längere Zeit fixierten Bewegungsmustern. Involvieren meist mehr Muskelgruppen als Tics. Keine prämotorischen Empfindungen, sondern ggf. beruhigend oder freudebringend.
PANS/PANDAS (La Bella et al. 2023)	Eine nun in der ICD-11 anerkannte Diagnose. Hier wird das plötzliche Auftreten (zwischen 3. Lebensjahr und Pubertät) von Tics und/oder Zwangsstörungen mit einer vorausgegangenen Infektion mit Streptokokken der Gruppe A in Zusammenhang gebracht. Keine klare Evidenz für Antibiotika oder Immunelektrophorese.
Funktionelle Bewegungsstörungen und Vokalisierungen (Szejko et al. 2022)	Fehlen prämotorischer Empfindungen, nicht unterdrückbar, oft „adult-onset", komplexere Bewegungen (Arme/Beine/Rumpf). Koprolalie ist länger und komplexer als beim Tourette-Syndrom.

Die während der COVID-19-Pandemie beobachtbare starke Zunahme von „akuten Tic-Störungen" führte dazu, dass die European Society for the Study of Tourette Syndrome (ESSTS) in einem **Delphi-Prozess diagnostische Kriterien für diese „functional tic-like behaviors"** (FTLBs) veröffentlicht hat (➤ Tab. 8.4). Solche funktionellen Tic-ähnlichen Verhaltensweisen stehen in engem Zusammenhang mit psychischen Belastungen und werden als eine Art stressinduzierte Reaktion betrachtet.

8.3 Ätiologie

Die Tic-Störungen ist eine **komplexe Erkrankung mit Gen-Umwelt-Interaktion.** In Zwillingsstudien konnte für das Tourette-Syndrom eine genetische Prädisposition gezeigt werden. Auch bei den anderen Tic-Störungen geht man von einer Erblichkeit von ca. 30–50 % aus (Szejko et al. 2022). Ein **neurobiologisches Modell** nimmt eine Dysfunktion in Regelkreisläufen zwischen Kortex und Basalganglien an (Naro et al. 2020; Worbe et al. 2015). Diese Bereiche im Gehirn zeigen in gesundem Zustand ein harmonisches Wechselspiel und tragen zu einer flüssigen Motorik und einer verständlichen Sprache bei. Motorik und Sprechen funktionieren nur, wenn ein Gleichgewicht zwischen Impulsgebung und Hemmung besteht. Bei Tic-Störungen scheint die Hemmungskomponente beeinträchtigt zu sein; daher könnte es zu unkontrollierten Bewegungen und Vokalisationen kommen. (Die Therapieoption der tiefen Hirnstimulation bei Erwachsenen mit Tourette-Syndrom (➤ Kap. 8.4.2) zielt auf diese Synchronisation der Impulsgebung und Hemmung ab.) Der Neurotransmitter Dopamin hat einen modulierenden Einfluss auf den erwähnten

Tab. 8.4 Diagnostische Haupt- und Nebenkriterien akuter Tic-Störungen (Pringsheim et al. 2023)

Hauptkriterium 1	Alter bei Symptombeginn: 12 Jahre oder älter
Hauptkriterium 2	Schnelles Auftreten und rasche Entwicklung der Symptome. Die klinische Präsentation entwickelt sich innerhalb von Stunden bis Tagen und erreicht typischerweise nach einigen Wochen, gelegentlich auch erst nach einigen Monaten, ihre maximale Schwere
Hauptkriterium 3	Phänomenologie – mindestens vier der folgenden neun Merkmale müssen vorliegen: A) Mehrere Tic-ähnliche Bewegungen und/oder Lautäußerungen mit mehr komplexen als einfachen Tic-ähnlichen Verhaltensweisen. B) Das gleiche Tic-ähnliche Verhalten wird variabel reproduziert (d. h. inkonsistent statt stereotyp). C) Motorische Tic-ähnliche Verhaltensweisen umfassen komplexe Arm- und Handbewegungen wie Brust-/Kopfschlagen, Klopfen, andere schlagen, Zeichensprache, Objekte werfen, beleidigende Gesten, plötzliche Stürze oder Einfrieren. Motorische Tic-ähnliche Verhaltensweisen können kontextabhängig oder gewalttätig und „ballistisch" sein und möglicherweise zu Selbstverletzungen, zur Beschädigung von Gegenständen oder Verletzung von Personen in der Umgebung des Patienten führen. D) Motorische Tic-ähnliche Verhaltensweisen folgen nicht der typischen rostrokaudalen Progression beim ersten Auftreten. E) Vokale Tic-ähnliche Verhaltensweisen umfassen mehrere Wörter und Aussagen, einschließlich kontextabhängiger und beleidigender Worte/Aussagen. F) Tic-ähnliche Verhaltensweisen ähneln populären kulturellen Einflüssen/Referenzen oder Personen im sozialen Umfeld des Patienten. G) Große Schwankungen in der Symptomfrequenz und -intensität im Laufe eines Tages, mit 100 % symptomfreien Aktivitäten für mehrere Stunden und schweren Symptomen in spezifischen Kontexten. H) Rascher Wechsel Tic-ähnlicher Verhaltensweisen mit ständigem Auftreten neuer Verhaltensweisen täglich oder alle paar Tage. I) Der untersuchende Arzt beobachtet eine Zunahme der FTLBs während der körperlichen Untersuchung.
Nebenkriterium 1	Komorbide psychiatrische Symptome und Diagnosen: überwiegendes Vorliegen von Angst- und Depressionssymptomen (oft nicht diagnostiziert und unbehandelt), selbstverletzendes Verhalten (z. B. Ritzen), suizidale Gedanken, vorangegangene traumatische/stressreiche Lebensereignisse und Schwierigkeiten in sozialen Beziehungen
Nebenkriterium 2	Vorgeschichte oder gleichzeitiges Vorhandensein anderer funktioneller neurologischer Symptome (z. B. funktionelle Anfälle, Lähmungen) oder somatoformer Störungen (z. B. funktionelle Bauchschmerzen)
Neuropsychologische Beeinträchtigungen bei Menschen mit Tourette-Syndrom	In bis zu 28 % bei Kindern mit besonderen Bildungsbedürfnissen

Regelkreislauf und ist Ansatzpunkt für die medikamentöse Behandlung der Tic-Störung (Godar und Bortolato 2017). Die Ausprägung der Tics kann durch Umweltfaktoren moduliert werden – so ist z. B. bei manchen Menschen unter Anspannung und Stress eine Zunahme in der Häufigkeit der Tics zu beobachten. Es gibt aber auch Betroffene, die im Rahmen höchster Konzentration und Anspannung keine Tics zeigen.

8.4 Behandlung

Als **Behandlungselemente** werden Psychoedukation, Medikation und störungsspezifische Psychotherapie eingesetzt. Die Bedeutung einer individualisierten Therapieplanung mit dem Kind/Jugendlichen und dessen Eltern/Hauptbezugsperson unter Einbeziehung der Symptomausprägung, Komorbiditäten und Wünsche wird in den Leitlinien hervorgehoben.

LEITLINIEN

- Leitlinien zu Tic-Störungen gibt es in Europa (European Society for the Study of Tourette Syndrome [ESSTS]; siehe dazu Müller-Vahl et al. 2021), in den USA (American Academy of Neurology [AAN]; siehe auch Pringsheim et al. 2019a) und in Kanada.
- Konsensdokumente liegen aus Japan und China vor.
- Zusätzlich existieren globale Empfehlungen der World Federation of Neurology (WFN) sowie umfassende Standards des britischen National Institute for Health and Care Excellence (NICE).

8.4.1 Psychotherapie

Psychoedukation und Watchful Waiting

Psychoedukation sollte über Ursachen, Verlauf und Therapiemöglichkeiten informieren. Bei leichter Symptomatik kann eine Psychoedukation bereits ausreichend und ein **Watchful Waiting** das angemessene Vorgehen sein. Viele Betroffene und deren Umfeld empfinden meist schon die diagnostische Einordnung und die häufig gute Prognose einer Spontanremission als entlastend.

MERKE

Psychoedukation spielt bei Tic-Störungen eine zentrale Rolle und ist die erste therapeutische Intervention. Dadurch können die Kinder und Jugendlichen ihre Symptomatik besser einordnen und die Eltern/Hauptbezugspersonen im Umgang damit gestärkt werden.

8

Die betroffenen Kinder und Jugendlichen selbst können im Rahmen einer niedrigschwelligen Begleitung und Beratung dazu ermutigt werden:

- die Tics, die sich zeigen, gut zu kennen,
- zu beobachten, wann die Tics vermehrt und wann sie weniger häufig auftreten (Protokoll anfertigen), und
- auszuprobieren, wie sie die Tics beeinflussen können.

Es ist sinnvoll zu schauen, welche Art von „Vorgefühl“ empfunden wird und auch Situationen zu identifizieren, die Tics seltener auftreten lassen, z. B. beim Musikhören oder Fußballspielen. Dieses Vorgehen fördert das Selbstwirksamkeitserleben der Kinder und Jugendlichen, da sie wieder mehr Kontrolle erlangen. Auch Selbsthilfegruppen können für Eltern/Hauptbezugspersonen und Kinder hilfreich sein.

Psychotherapeutische Ansätze

Es gibt zahlreiche psychotherapeutische Methoden, die sich in ihren Ansätzen leicht unterscheiden (➤ Tab. 8.5). Die Auswahl orientiert sich dabei an individuellen Präferenzen der Betroffenen und vor allem auch an der Verfügbarkeit in der Region.

Interessierte Kolleginnen und Kollegen können sich über die Seite der European Society for the Study of Tourette Syndrome online für die Verhaltenstherapie für Tics ausbilden lassen (https://www.essts.org).

Tab. 8.5 Übersicht über psychotherapeutische Behandlungsansätze

Therapeutische Maßnahme	Beschreibung	Ziel
Habit Reversal Training (HRT)	Eine der am häufigsten eingesetzten verhaltenstherapeutischen Methoden; umfasst das Erkennen der Tics und das Erlernen von Alternativverhalten, um die Tics zu ersetzen	Tics reduzieren durch Ersetzen von Tics mit einem weniger störenden Verhalten
Kompetenztraining	Aufbau von Selbstkontrollstrategien, wie z. B. der Fähigkeit, Tics aktiv zu unterdrücken oder ein Alternativverhalten gezielt einzusetzen	Förderung der Selbstregulation und Kontrolle über Tics
Awareness Training	Steigerung des Bewusstseins für die Tics und deren Auslöser. Patienten lernen, Vorboten oder frühe Anzeichen ihrer Tics zu erkennen, um frühzeitig reagieren zu können	Erhöhung der Wahrnehmung und frühzeitige Kontrolle

Tab. 8.5 Übersicht über psychotherapeutische Behandlungsansätze *(Forts.)*

Therapeutische Maßnahme	Beschreibung	Ziel
Exposure and Response Prevention (ERP)	Systematische Konfrontation mit den Reizen, die Tics auslösen, um eine Gewöhnung an diese Reize zu erreichen und die Häufigkeit zu verringern	Reduktion der Reizempfindlichkeit und der Tic-Auslösung
Verstärkungsstrategien	Verstärkung von erwünschtem Verhalten, z. B. der gezielten Unterdrückung eines Tics oder der Ausführung von Alternativverhalten.	Motivation zur Veränderung und Verbesserung von Selbstkontrolle
Kognitive Umstrukturierung	Veränderung von negativen Gedankenmustern, die Tics auslösen oder verstärken, z. B. durch Stress oder Ängste	Reduktion von Stress und Angst als Auslöser von Tics
Entspannungstechniken	Techniken wie progressive Muskelentspannung oder Atemübungen werden eingesetzt, um die körperliche Spannung zu reduzieren, die oft Tics verstärken kann.	Stressbewältigung und Vermeidung von Stressinduktion
Funktionale Analyse	Untersuchung der auslösenden Faktoren und Konsequenzen der Tics im Alltag, um zu verstehen, welche Verhaltensweisen die Tics aufrechterhalten und wie man dies verändern kann	Ermittlung der zugrunde liegenden Verhaltensmuster und Auslöser
Comprehensive Behavioral Intervention for Tics (CBIT)	Eine integrative Therapie, die Häufigkeitstraining, Bewusstseinssteigerung und das Erlernen von Alternativverhalten kombiniert. Ziel: Tics reduzieren und die Kontrolle verbessern	Effektive Behandlung von Tic-Störungen durch umfassende verhaltenstherapeutische Ansätze
Exposure and Response Training (ERT)	Eine spezifische Technik, bei der Betroffene mit den Reizen konfrontiert werden, die Tics auslösen, um diese zu reduzieren	Verminderung der Tics durch gezielte Reizkonfrontation

8.4.2 Pharmakotherapie

Sollte eine **erhebliche Beeinträchtigung** (z. B. soziale oder schulische/berufliche Probleme oder Verletzungen im Rahmen der Tics) durch die Tic-Störung entstehen **oder** die **betroffenen Kinder/Jugendlichen eine medikamentöse Behandlung wünschen,** dann kann eine solche angeboten werden.

Die Wahl der Medikation richtet sich nach individuellen Risikofaktoren hinsichtlich Nebenwirkungen und Komorbidität. Beim Tourette-Syndrom liegt **Evidenz für Aripiprazol, Tiaprid und Risperidon** vor. **Aripiprazol** hat dabei das beste Nebenwirkungsprofil. Guanfacin stellt vor allem bei komorbider ADHS eine mögliche Alternative dar.

Generell gilt: „Start low, go slow" (Roessner et al. 2022). Der für Tic-Störungen typische fluktuierende Symptomverlauf ist bei der Beurteilung des Therapieerfolgs zu berücksichtigen. Das erfordert Geduld von den Betroffenen und den Behandelnden. Interventionen wie z. B. Cannabis, Botulinum-Injektionen oder tiefe Hirnstimulation werden bei erwachsenen Patienten und Patientinnen bei schwerer bis schwerster Symptomausprägung eingesetzt (Andrén et al. 2022; Pringsheim et al. 2019b; Roessner et al. 2022).

8.5 Ausblick und Fallbeispiel

Tic-Störungen beginnen meist im Kindesalter (typischerweise zwischen dem 5. und 6. Lebensjahr) und treten bei Jungen deutlich häufiger auf als bei Mädchen. Klinisch zeigt sich ein Tic als schnelle, wiederholte, zweckfreie Bewegung oder Lautäußerung, die motorisch oder vokal sowie einfach oder komplex sein kann. Die häufigsten Komorbiditäten sind ADHS, Zwangsstörungen, Angststörungen und Depressionen. Die Diagnosestellung basiert auf der fachärztlichen Anamnese, Beobachtung der Symptomatik und Ausschluss anderer Differenzialdiagnosen. Die

Behandlung umfasst Psychoedukation, psychotherapeutische Verfahren wie Habit Reversal Training und bei Bedarf medikamentöse Therapie, beispielsweise mit Aripiprazol.

Fallbeispiel

Tim (10 Jahre) leidet an einer Tic-Störung. Besonders das Rucken seines Kopfes nach hinten stellt ihn im Alltag vor Herausforderungen und verursacht Nackenschmerzen. Nach der Diagnosestellung beginnt er eine verhaltenstherapeutische Behandlung mit Habit Reversal Training (HRT) bei einer Kinder- und Jugendlichenpsychotherapeutin.

Ein wichtiger Schritt im Training ist das Erkennen eines sogenannten Vorgefühls – bei Tim ein Kribbeln im Hals, das dem Kopfrucken vorausgeht. Sobald Tim dieses Vorgefühl bemerkt, reagiert er mit einer bewussten, alternativen Bewegung: Er hält seinen Kopf ruhig und spannt gezielt bestimmte Muskeln an, die das Kopfrucken verhindern.

Mit Übung gelingt es Tim zunehmend, die Tics zu kontrollieren. Er weiß, dass sie wieder auftreten können, fühlt sich aber gewappnet, auch mit neuen oder wechselnden Tics umzugehen.

LITERATUR

Andrén P, Jakubovski E, Murphy TL et al. European clinical guidelines for Tourette syndrome and other tic disorders – version 2.0. Part II: psychological interventions. Eur Child Adolesc Psychiatry 2022; 31(3): 403–423.

Cavanna AE, Luoni C, Selvini C, et al. The Gilles de la Tourette Syndrome-Quality of Life Scale for children and adolescents (C&A-GTS-QOL): development and validation of the Italian version. Behav Neurol 2013; 27(1): 95–103.

Godar SC, Bortolato M. What makes you tic? Translational approaches to study the role of stress and contextual triggers in Tourette syndrome. Neurosci Biobehav Rev 2017; 76: 123–133.

Knight T, Steeves T, Day L, Lowerison M, Jette N, Pringsheim T. Prevalence of tic disorders: a systematic review and meta-analysis. Pediatr Neurol 2012; 47(2): 77–90.

Kobierska M, Sitek M, Gocyła K, Janik P. Coprolalia and copropraxia in patients with Gilles de la Tourette syndrome. Neurologia i neurochirurgia polska 2014; 48(1): 1–7.

La Bella S, Scorrano G, Rinaldi M et al. Pediatric autoimmune neuropsychiatric disorders associated with streptococcal infections (PANDAS): Myth or reality? The state of the art on a controversial disease. Microorganisms 2023; 11(10): 2549.

Leckman JF, Riddle MA, Hardin MT, et al. The Yale Global Tic Severity Scale: initial testing of a clinician-rated scale of tic severity. J Amn Acad Child Adolesc Psychiatry 1989; 28(4): 566–573.

Liu Z-S, Cui Y-H, Sun D et al. Current status, diagnosis, and treatment recommendation for tic disorders in China. Front Psychiatry 2020; 11: 774.

Müller-Vahl KR, Szejko N, Verdellen C, Roessner V, Hoekstra PJ, Hartmann A, Cath DC. European clinical guidelines for Tourette syndrome and other tic disorders: summary statement. Eur Child Adolesc Psychiatry 2022; 31(3): 377–382. DOI: 10.1007/s00787-021-01832-4.

Naro A, Billeri L, Colucci VP et al. Brain functional connectivity in chronic tic disorders and Gilles de la Tourette syndrome. Prog Neurobiol 2020; 194: 101884.

Nilles C, Martino D, Fletcher J, Pringsheim T. Have we forgotten what tics are? A re-exploration of tic phenomenology in youth with primary tics. Mov Disord Clin Pract 2023; 10(5): 764–773.

Pringsheim T, Holler-Managan Y, Okun MS, Jankovic J, Piacentini J, Cavanna A, et al. Comprehensive systematic review summary: Treatment of tics in people with Tourette syndrome and chronic tic disorders. Neurology 2019a; 92(190): 907–915.

Pringsheim T, Okun MS, Müller-Vahl K et al. Practice guideline recommendations summary: treatment of tics in people with Tourette syndrome and chronic tic disorders. Neurology 2019b; 92(19): 896–906.

Pringsheim T, Ganos C, Nilles C, et al. European Society for the study of Tourette syndrome 2022 criteria for clinical diagnosis of functional tic-like behaviours: international consensus from experts in tic disorders. Eur J Neurol 2023; 30(4): 902–910.

Roessner V, Eichele H, Stern JS et al. European clinical guidelines for Tourette syndrome and other tic disorders – version 2.0. Part III: pharmacological treatment. Eur Child Adolesc Psychiatry 2022; 31(3): 425–441.

Scharf JM, Miller LL, Gauvin CA, Alabiso J, Mathews CA, Ben-Shlomo Y. Population prevalence of Tourette syndrome: a systematic review and meta-analysis. Mov Disord 2015; 30(2): 221–228.

Su MT, Mcfarlane F, Cavanna AE et al. The English version of the Gilles de la Tourette Syndrome–Quality of Life Scale for Children and Adolescents (C&A-GTS-QOL) a validation study in the United Kingdom. J Child Neurol 2017; 32(1): 76–83.

Szejko N, Robinson S, Hartmann A, et al. European clinical guidelines for Tourette syndrome and other tic disorders – version 2.0. Part I: assessment. Eur Child Adolesc Psychiatry 2022; 31(3): 383–402.

Worbe Y, Lehericy S, Hartmann A. Neuroimaging of tic genesis: present status and future perspectives. Mov Disord 2015; 30(9): 1179–1183.

Erklärung

Während der Vorbereitung dieser Arbeit hat der Autor Michael Frey ChatGPT und DeepSeek verwendet, um Tabellen zu erstellen, Formulierungen zu optimieren und Textstellen aus dem Englischen zu übersetzen. Nach der Nutzung dieser Tools hat der Autor den Inhalt nach Bedarf überprüft und bearbeitet und übernimmt die volle Verantwortung für den Inhalt der Veröffentlichung. Diese Erklärung gilt nicht für die Verwendung grundlegender Hilfsmittel zur Überprüfung von Grammatik, Rechtschreibung, Referenzen usw.

II Psychische und Verhaltensstörungen

KAPITEL

9

Karolina Leopold und Stefanie Leopold

Schizophrenie oder andere primäre psychotische Störungen (6A2)

Wichtige Neuigkeiten auf einen Blick

- Die **ICD-11** setzt für die Diagnose einer Schizophrenie zwingend das Vorliegen mindestens eines Positivsymptoms (Wahn, Ich-Störungen, Halluzinationen, formale Denkstörungen) voraus.
- Die Subtypen wurden zugunsten von Symptomprofilen abgeschafft.
- Die Bedeutung von Schneiders Erstrangsymptome wurde relativiert.
- Die Datenlage zu Prävalenz, psychotherapeutischer und psychopharmakologischer Behandlung bei Jugendlichen ist defizitär.
- Der wissenschaftliche Fokus liegt aktuell u. a. auf Früherkennung (bspw. Entwicklung von KI-Algorithmen zur Vorhersage des Psychoserisikos bei Hochrisikopersonen) und stärkerer Priorisierung von Psychotherapie (KVT).

Die Schizophrenie ist keine einheitliche Erkrankung, sondern umfasst vermutlich ätiologisch heterogene Gruppen, die auch durch ein großes Spektrum an klinisch manifesten Symptomen und Verlaufsformen imponieren. Die Erkrankung beginnt zumeist im späten Jugend- oder frühen Erwachsenenalter, und eine frühe und intensive Therapie ist für eine positive Prognose grundlegend. Häufig kommt es zu langwierigen chronischen Verläufen mit erheblichen Einschränkungen der Teilhabe. Vor allem die starke Stigmatisierung der Erkrankung ist für Betroffene und ihre Familien eine schwere Belastung. Die multimodale Behandlung und Früherkennung der Schizophrenie hat jedoch in den letzten Jahrzehnten große Fortschritte gemacht.

➤ Tab. 9.1 stellt die Klassifikation der psychotischen Erkrankungen nach ICD-10 (WHO 2019) und ICD-11 (WHO 2021) sowie DSM-5 (APA 2013) gegenüber.

Tab. 9.1 Klassifikation der psychotischen Erkrankungen und anderer primärer psychotischer Störungen ICD-11 im Vergleich zu ICD-10 und zum DSM-5 (Schulze-Lutter et al. 2020)

ICD-11 (WHO 2021)	ICD-10 (WHO 2019)	DSM-5 (APA 2013)
6A2 Schizophrenie und andere primäre psychotische Störungen	F2 Schizophrenie, schizotype und wahnhafte Störung	Schizophrenie-Spektrum und andere psychotische Störungen
6A20 Schizophrenie	F20 Schizophrenie (ohne F20.1/2/4/6/8)	Schizophrenie
6A21 Schizoaffektive Störung	F25 Schizoaffektive Störungen	Schizoaffektive Störung
6A22 Schizotype Störung	F21 Schizotype Störung	Schizotype (Persönlichkeits-)Störung (➤ Kap. 22)
6A23 Akute und vorübergehende psychotische Störung	F23.0 Akute polymorph psychotische Störung ohne Symptome einer Schizophrenie	Kurze psychotische Störung
6A24 Wahnhafte Störung	F22 Anhaltende wahnhafte Störung F23.3 Andere akute vorwiegend wahnhafte Störung F24 Induzierte wahnhafte Störung	Wahnhafte Störung
6A2Y Andere spezifizierte schizophrene oder andere primäre psychotische Störungen	F23 Akute vorübergehende psychotische Störungen mit Ausnahme von F23.0/3 F20.1 Hebephrene Schizophrenie F20.2 Katatone Schizophrenie F20.8 Sonstige Schizophrenieformen (ggf. F20.6 Schizophrenia simplex)	Kurze psychotische Störung Schizophreniforme Störung Andere spezifizierte Schizophrenie-Spektrum- und andere psychotische Störungen
6A2Z Schizophrenie oder andere primäre psychotische Störung, unspezifiziert	F28 Sonstige nicht-organische psychotische Störungen F29 Nicht näher bezeichnete nicht-organische Psychose	Unspezifizierte Schizophrenie-Spektrum und andere psychotische Störungen

Tab. 9.1 Klassifikation der psychotischen Erkrankungen und anderer primärer psychotischer Störungen ICD-11 im Vergleich zu ICD-10 und zum DSM-5 (Schulze-Lutter et al. 2020) *(Forts.)*

ICD-11 (WHO 2021)	ICD-10 (WHO 2019)	DSM-5 (APA 2013)
6C4x.6 Substanzinduzierte psychotische Störungen	F1x.5 Störungen durch psychotrope Substanzen, psychotische Störung	Substanz-/Medikationsinduzierte psychotische Störung
6E61 Sekundäre psychotische Syndrome	F06.0 Organische Halluzinose F06.2 Organische wahnhafte (schizophreniforme) Störung	Psychotische Störungen aufgrund einer anderen medizinischen Bedingung

9.1 Schizophrenie (6A20)

Eine Übersicht zum Störungsbild ist ➤ Tab. 9.2 zu entnehmen.

9.1.1 Epidemiologie

In ➤ Tab. 9.3 sind die wichtigsten Zahlen zu Häufigkeit, Manifestationsalter, Geschlechterverhältnis und Mortalität der Erkrankung kurz zusammengefasst.

Tab. 9.2 Schizophrenie – Übersicht

Definition	*„Schizophrenie ist eine klinisch definierte psychische Störung mit einem typischen psychopathologischen Symptomprofil (Syndrom), unterschiedlichen klinischen Verlaufsformen mit überwiegend episodischem Verlauf, wahrscheinlich heterogenen Ursachen und pathogenetischen Mechanismen."* (DGPPN 2019)
Manifestationsalter	• Ersterkrankung vor allem zwischen 15. und 35. Lebensjahr • Bei ca. 65 % der Betroffenen bereits vor dem 30. Lebensjahr manifest • Erkrankungsbeginn vor dem 13. oder nach dem 40. Lebensjahr ist selten
Diagnostik	• Psychopathologischer Befund (Längs- und Querschnitt) • Eigen- und Fremdanamnese • Kognitive Testung (optional) • Ausschlussdiagnostik: neurologische Untersuchung, Blutuntersuchung, cMRT, evtl. Liquordiagnostik
Therapeutische Optionen	• Medikamentöse Therapie (Antipsychotika) • Psychotherapie (Psychoedukation, Kognitive Verhaltenstherapie, Familieninterventionen) • Soziotherapie • Komplementäre Unterstützung
Wichtige Leitlinien	• S3-Leitlinie Schizophrenie: Diagnostik und Behandlung der Schizophrenie (DGPPN 2019) • Psychosis and schizophrenia in children and young people: Recognition and management (NICE 2016) • Practice Parameter for the Assessment and Treatment of Children and Adolescents with Schizophrenia (AACAP 2013)

Tab. 9.3 Epidemiologie der Schizophrenie (Deutschland und international)

Punktprävalenz	3,3 (Deutschland; Saha et al. 2005) – 4,6 (McGrath et al. 2008) pro 1.000 Einwohner*innen
Lebenszeitprävalenz	4,8–7,2 pro 1000 Einwohner*innen, 1 % (McGrath et al. 2008), 0,2–3,5 % (Klosterkötter 2016)
Geschlechtsverhältnis	Lebenszeitrisiko annähernd gleich, wobei die Studienlage uneinheitlich ist (McGrath et al. 2008). Männer etwa 3–4 Jahre früher diagnostiziert als Frauen (Hafner et al. 2013) Frauen weisen im Klimakterium eine höhere Erkrankungsrate auf als gleichaltrige Männer (Lindamer et al. 1999).
Mortalität	Im Vergleich zur Gesamtbevölkerung (Hjorthoj et al. 2017): • 2,6-fach erhöhte altersstandardisierte Mortalitätsrate • Lebenserwartung um ca. 15 Jahre verkürzt

In Europa wurde ein Anstieg der jährlichen Inzidenz psychotischer Störungen von etwa 3,7 Mio. Erwachsenen (0,8 %) im Jahr 2005 auf rund 5 Mio. (1,2 %) im Jahr 2011 beobachtet (Klosterkötter 2016). Auch weltweit wird ein Anstieg der Prävalenzraten um 62,74 % von 1990 bis 2017 berichtet, wobei im Jahr 2017 schätzungsweise 19,78 Mio. Menschen an Schizophrenie litten (He et al. 2020). Angesichts des globalen Bevölkerungswachstums ist mit einer weiteren Zunahme psychotischer Störungen zu rechnen. Diese Erkrankungen können in jedem Alter auftreten, wobei das durchschnittliche Erkrankungsalter bei Männern in den späten Teenagerjahren bis Mitte 20 und bei Frauen zwischen Mitte 20 und Anfang 30 liegt (He et al. 2020).

Laut Metaanalysen (z. B. Solmi et al. 2022) erleiden 12–40 % der Betroffenen ihre erste psychotische Episode in der Adoleszenz (15–18 Jahre). Patientinnen und Patienten mit diesen sog. Early-onset-Psychosen (Erkrankungsalter < 18 Jahren, s. auch Merke-Kasten) waren im Durchschnitt eine längere Zeit unbehandelt („duration of untreated psychosis“, DUP), zeigten ein schlechteres prämorbides Funktionsniveau und wiesen häufiger bizarre Verhaltensweisen und Negativsymptomatik auf als Menschen, die erst nach dem 18. Lebensjahr zum ersten Mal erkrankten (z. B. Immonen et al. 2016). Nur 2–3 % der Betroffenen wiesen einen Symptombeginn vor Ende des 13. Lebensjahrs auf (Solmi et al. 2022).

MERKE

Klassifikation nach Erkrankungsbeginn

AOS	Adult-onset schizophrenia	Erwachsenenalter
EOS	Early-onset schizophrenia	13. bis 17. Lebensjahr
VEOS (oder COS)	Very-early-onset schizophrenia (childhood-onset schizophrenia)	Vor dem 13. Lebensjahr

9.1.2 Diagnose und Klassifikation

Symptomatik

LEITSYMPTOME

- Leitsymptome der Schizophrenie betreffen Störungen des Denkens und der Sprache, der Affektivität und der Wahrnehmung (Halluzinationen, Wahn, Ich-Störungen).
- Traditionell werden die Symptome in **Positiv- und Negativsymptome** unterteilt (Andreasen 1987):
  - **Positivsymptome** sind bspw. Wahn, Halluzinationen, formale Denkstörungen und Ich-Störungen und vor allem in akuten Episoden zu beobachten.
  - **Negativsymptome** sind Symptome wie Anhedonie, Alogie, Affektverflachung, Apathie, Auffassungsstörungen und Störung der sozialen Kontaktfähigkeit und können überdauernd bestehen.
- Kurt Schneider (1950) unterschied in **Erst- und Zweitrangsymptome,** wobei Folgende unter die Erstrangsymptome fallen:
  - Dialogische Stimmen, kommentierende Stimmen, Gedankenlautwerden
  - Leibliche Beeinflussungserlebnisse
  - Gedankeneingebung, Gedankenentzug, Gedankenausbreitung, Willensbeeinflussung
  - Wahnwahrnehmung (realen Wahrnehmungen wird eine wahnhafte Bedeutung beigemessen)
  - Alles von außen Gemachte oder Beeinflusste auf dem Gebiet des Fühlens, Strebens und Wollens

Darüber hinaus leiden etwa 80 % der Betroffenen unter **kognitiven Beeinträchtigungen** in verschiedenen Bereichen des Denkens, insbesondere bzgl. der Verarbeitungsgeschwindigkeit, des Arbeits- und des episodischen Gedächtnisses, der Aufmerksamkeit und der Exekutivfunktionen (Harvey et al. 2022). Hinzu kommen bei der Mehrzahl der Betroffenen **affektive Symptome** bis hin zu manifesten depressiven Episoden im gesamten Krankheitsverlauf.

Diagnosekriterien

Die Diagnostik schizophrener Erkrankungen stützt sich derzeit ausschließlich auf operationalisierte Kriterien. Diese Kriterien beinhalten Art, Zusammenstellung und Zeitdauer klinischer Symptome. Apparative Zusatzdiagnostik dient vor allem zum Ausschluss organischer Ursachen. ➤ Tab. 9.4 zeigt die Diagnosekriterien nach ICD-10 und ICD-11.

Tab. 9.4 Diagnosekriterien der Schizophrenie

ICD-11 (Schulze-Lutter et al. 2024; WHO 2021)	ICD-10 (WHO 2019)
Mindestens 2 der folgenden Symptome müssen die meiste Zeit über einen Zeitraum von mindestens 1 Monat vorhanden sein. **Mindestens 1** der qualifizierenden Symptome sollte **aus den Symptomen A–D** stammen: A) Persistierender Wahn (z. B. Größen-, Beziehungs-, Verfolgungswahn) B) Persistierende Halluzinationen (meist akustisch, obwohl auch jede andere Sinnesmodalität betroffen sein kann) C) Desorganisiertes Denken (formale Denkstörungen, z. B. tangentiales oder zerfahrenes Denken, Vorbeireden, Neologismen); in schweren Fällen können die sprachlichen Äußerungen auch so inkohärent sein, dass ihr Inhalt unverständlich wird („Wortsalat") D) Erfahrungen von Beeinflussung, Passivität oder Kontrolle (Ich-Störungen bzw. Störungen des Selbsterlebens) E) Negativsymptome wie Affektverflachung, Alogie oder Sprachverarmung, Antriebsmangel, sozialer Rückzug, Anhedonie F) Grob desorganisiertes Verhalten, das zielgerichtete Aktivitäten behindert • Psychomotorische Störungen wie katatone Unruhe oder Erregung, Körperhaltung, wächserne Flexibilität, Negativismus, Mutismus oder Stupor. **Beachte:** Liegt das vollständige Syndrom einer Katatonie im Zusammenhang mit einer Schizophrenie vor, sollte auch die Diagnose „Katatonie" in Verbindung mit einer anderen psychischen Störung" (6A40; vgl. ➤ Kap. 10) gestellt werden!	Erforderlich für die Diagnose Schizophrenie sind **mindestens 1** eindeutiges Symptom (2 oder mehr, wenn weniger eindeutig) der **Gruppen 1–4** oder **mindestens 2** Symptome der **Gruppen 5–8.** Diese Symptome müssen fast ständig während eines Monats oder länger deutlich vorhanden gewesen sein. 1. Gedankenlautwerden, Gedankeneingebung, Gedankenentzug, Gedankenausbreitung 2. Kontroll- oder Beeinflussungswahn; Gefühl des Gemachten bzgl. Körperbewegungen, Gedanken, Tätigkeiten oder Empfindungen; Wahnwahrnehmungen 3. Kommentierende oder dialogische Stimmen 4. Anhaltender, kulturell unangemessener oder völlig unrealistischer Wahn (bizarrer Wahn) 5. Anhaltende Halluzinationen jeder Sinnesmodalität 6. Gedankenabreißen oder -einschiebungen in den Gedankenfluss 7. Katatone Symptome wie Erregung, Haltungsstereotypien, Negativismus oder Stupor 8. Negative Symptome wie auffällige Apathie, Sprachverarmung, verflachter oder inadäquater Affekt
Die Symptome sind nicht Ausdruck einer anderen Erkrankung und sind nicht auf die Wirkung einer Substanz oder eines Medikaments auf das zentrale Nervensystem und auch nicht auf Entzugserscheinungen zurückzuführen.	
Zusatzkodierungen des Verlaufs **1. Stelle:** • 6A20.0 Schizophrenie, 1. Episode • 6A20.1 Schizophrenie, mehrfache Episoden • 6A20.2 Schizophrenie, kontinuierlich **2. Stelle:** • 6A20.x0 gegenwärtig symptomatisch • 6A20.x1 in Teilremission • 6A20.x2 in Vollremission • 6A20.xZ nicht näher bezeichnet	**Subtypen** nach ICD-10: • F20.0 Paranoide Schizophrenie • F20.1 Hebephrene Schizophrenie • F20.2 Katatone Schizophrenie • F20.3 Undifferenzierte Schizophrenie • F20.4 Postschizophrene Depression • F20.5 Schizophrenes Residuum • F20.6 Schizophrenia simplex

Im Vergleich zur ICD-10 stellt die ICD-11 eine Annäherung an das DSM-5 dar. Der besondere Stellenwert der Erstrangsymptome nach Schneider wurde in der ICD-11-Definition der Schizophrenie aufgegeben. Für die Diagnose einer Schizophrenie müssen mindestens zwei Symptome (mindestens eines davon ein Positivsymptom) vorliegen. Weitere Neuerungen sind, dass psychotische Störungsbilder ohne Positivsymptomatik (z. B. Schizophrenia simplex) nicht mehr als psychotische Störung kodierbar sind und die klassischen Subtypen der Schizophrenie (paranoid, kataton, hebephren) wegen unzureichender diagnostischer Validität und Prognosekraft nicht mehr unterschieden werden (Schultze-Lutter et al. 2024).

Differenzialdiagnostisch müssen insbesondere medikamenten- und andere substanzinduzierte Psychosen (➤ Kap. 19.1.2) sowie hirnorganische Syndrome und Erkrankungen abgegrenzt werden, woraus sich folgende obligate und fakultative Erstuntersuchungen ergeben, die zur Diagnosestellung einer Schizophrenie in der Leitlinie empfohlen werden (DGPPN 2019).

Diagnostisches Vorgehen und Differenzialdiagnostik

Das diagnostische Vorgehen bei Erstmanifestation ist in ➤ Box 9.1 zusammengefasst.

BOX 9.1

Untersuchungen bei Erstmanifestation (DGPPN 2019)

Obligate Untersuchungen:
- Komplette körperliche und neurologische Untersuchung (inkl. Gewicht und Körpergröße, Temperatur, Blutdruck/Puls)
- Blutuntersuchungen: Differenzialblutbild, Nüchternblutzucker und ggf. HbA_{1c}, GPT, GGT, Kreatinin/eGFR, Natrium, Kalium, Kalzium, CRP/BSG, Schilddrüsenparameter (initial TSH)
- Drogenscreening im Urin
- Strukturelle Bildgebung des Gehirns mit cMRT (mit T1, T2, FLAIR-Sequenzen, bei Auffälligkeiten weiterführende Diagnostik mit Kontrastmittel-MRT)

Bei Nichtverfügbarkeit oder Kontraindikationen für eine MRT-Untersuchung: cCT

Fakultative Untersuchungen:
- Liquorpunktion bei Hinweisen auf eine sekundäre somatische Genese
- Testpsychologische Untersuchung in den Bereichen Aufmerksamkeit, Lernen und Gedächtnis, Exekutivfunktionen und soziale Kognition
- EEG bei klinischen Hinweisen für ein mögliches epileptisches Geschehen oder andere spezifische neurologische Erkrankungen

Insbesondere bei Kindern und Jugendlichen kann die **differenzialdiagnostische Abgrenzung** zu anderen psychiatrischen Störungsbildern schwierig sein. Da es sich häufig um erste Episoden handelt, sind keine Langzeit- bzw. Verlaufsbeurteilungen der Erkrankung möglich. Zudem ist die Symptomatik häufig weniger ausdifferenziert und eindeutig als bei Erwachsenen. **Affektive Störungen** mit psychotischen Symptomen sind während der Adoleszenz bspw. differenzialdiagnostisch häufig schwer abzugrenzen. Außerdem konsumieren Jugendliche häufig **psychotrope Substanzen,** was die Psychopathologie verändern, aber auch zu einer Diagnoseverzögerung führen könnte (Solmi et al. 2022; Correll et al. 2024). Eine besondere Herausforderung kann auch die Abgrenzung gegenüber tiefgreifenden Entwicklungsstörungen darstellen (speziell **Autismus-Spektrum-Störung,** ➤ Kap. 3), die gleichzeitig eine häufige Komorbidität sind (3,6–60 %, bspw. Ribolsi et al. 2022). Sowohl Auffälligkeiten in der reziproken sozialen Interaktion als auch im formalen Denken (Verlangsamung, Einengung, Konkretismus), im Affekt (im Sinne einer Affektverflachung bis Affektstarre), aber auch bizarre Denkinhalte, wahnhafte Überzeugungen und Halluzinationen als flüchtige psychotische Symptome können psychopathologisch auch bei Autismus-Spektrum-Störungen auftreten.

Auch schwer ausgeprägte **Persönlichkeitsstörungen** (z. B. mit Auftreten von Pseudohalluzinationen), **dissoziative Störungen** und ausgeprägte, ich-syntone **Zwangsstörungen** mit fehlender Krankheitseinsicht können differenzialdiagnostisch schwierig abzugrenzen sein.

Gochmann et al. (2011) wie auch diverse andere Autorinnen und Autoren haben in diesem Zusammenhang festgestellt, dass die diagnostische Stabilität nach Erstdiagnose deutlich geringer ausfällt als im Erwachsenenalter.

9.1.3 Ätiopathogenese

Bei der Entstehung der Schizophrenie geht man von einer „Multiple hit“-Hypothese aus. Dies bedeutet, dass das Zusammenwirken mehrerer krankheitsauslösender Faktoren zur Manifestation beiträgt (Davis et al. 2016).

Im Sinne des **Vulnerabilität-Stress-Modells** geht man von einer genetisch bedingten, vorbestehenden Krankheitsbereitschaft aus (Suszeptibilitätsgene; > 100 Risikogene identifiziert). Hinzu kommen entwicklungs- und umweltbedingte Risikofaktoren, die bei nicht ausreichenden Bewältigungsmöglichkeiten (Howes et al. 2017) und fehlenden Resilienzfaktoren (Palmer et al. 2014) zur klinischen Erstmanifestation der Erkrankung führen können (➤ Box 9.2).

9

Tab. 9.5 Zulassungsstatus der wichtigsten Antipsychotika in Deutschland für Kinder und Jugendliche (Huscsava et al. 2020)

Wirkstoff	Alter	Indikation	Anmerkung
Aripiprazol	Ab 15 J.	Schizophrenie	
	Ab 16 J.	Mäßige bis schwere manische Episoden	Für bis zu 12 Wochen
Clozapin	Ab 16 J.	Therapieresistente Schizophrenie	
Haloperidol	Ab 13 J.	Schizophrenie	Nach Versagen anderer therapeutischer Maßnahmen
Paliperidon	Ab 15 J.	Schizophrenie	
Risperidon	Ab 5 J.	Aggressionen bei Verhaltensstörung und unterdurchschnittlicher Intelligenz	Für bis zu 6 Wochen, Schizophrenie < 18 J. off-label
Sulpirid	Ab 6 J.	Akute und chronische Schizophrenie	
Tiaprid	„Kinder"	Antipsychotika-induzierte Spätdyskinesien	
Ziprasidon	Ab 10 J.	Manische oder gemischte Episoden bei bipolarer Störung	
Amisulprid	Ab 15 J.	Akute und chronische Schizophrenien	„Sofern Behandlung unbedingt erforderlich ist"
Cariprazin	< 18 J. off-label	Schizophrenie	
Quetiapin	< 18 J. off-label	Schizophrenie, manische und depressive Episoden bei bipolarer Störung, Phasenprophylaxe, Add-on bei Depression	Bei Kindern und Jugendlichen erhöhtes Risiko für metabolische NW
Olanzapin	< 18 J. off-label	Schizophrenie, manische Episoden bei bipolarer Störung, Phasenprophylaxe	Bei Kindern und Jugendlichen erhöhtes Risiko für metabolische NW
Zuclopenthixol	< 18 J. off-label	Erregungszustände bei geistiger Behinderung und Demenz, akute und chronische Schizophrenie	Anwendung bei Kindern und Jugendlichen nicht empfohlen

Leistung (gemeint ist hier eine zugelassene Medikation) nicht zur Verfügung steht."

DGPPN (2019)

Diverse Metaanalysen legen nahe, dass die **Effektivität und Sicherheit von Antipsychotika bei Kindern und Jugendlichen mit der im Erwachsenenalter vergleichbar** sind (bspw. Leucht et al. 2022; Correll et al. 2021). In Bezug auf die notwendigen Dosierungen ist ein individuelles Vorgehen zu empfehlen. Einige Studien lieferten Hinweise, dass etwa 60 % der Kinder und rund 30 % der Jugendlichen deutlich niedrigere Dosierungen benötigen (Gardner et al. 2010), lassen aber auch den Rückschluss zu, dass häufig gleich hohe Dosierungen wie im Erwachsenenalter notwendig sind. Eine Unterdosierung und damit einhergehende Pseudoresistenz ist ein potenzieller Risikofaktor (Correll et al. 2024), eine langsame Steigerung der Dosis bis zu der in der Erwachsenenpsychiatrie üblichen Maximaldosierung, ggf. unter Kontrolle der Plasmaspiegel (TDM), ist bei guter Verträglichkeit unbedingt zu empfehlen (**cave:** Ein Zusammenhang zwischen der Medikamentenkonzentration und klinischen Ergebnissen ist bei Kindern und Jugendlichen nicht gut belegt, Kloosterboer et al. 2020). Die Start- und Zieldosis für Ersterkrankte bzw. Kinder und Jugendliche sowie die zugelassenen Maximaldosen sind in ➤ Tab. 9.6 zusammengefasst.

MERKE

Dosierung

Kinder und Jugendliche sowie Ersterkrankte benötigen z. T. deutlich niedrigere Dosierungen und reagieren empfindlicher auf schnelle Dosiserhöhungen. Bei Non-Response und guter Verträglichkeit sollte jedoch unbedingt auf die für Erwachsene üblichen Dosierungen gesteigert werden. **„Start slow, go slow, but go."**

Tab. 9.6 Vorgeschlagene Dosierungen für ersterkrankte Kinder und Jugendliche (zusammengefasst aus McGorry et al. 2013; Gerlach et al. 2024; Lambert et al. 2025)

Antipsychotikum	Startdosis	Initiale Zieldosis	Max. zugelassene Dosierung (Erwachsene)
	Vorgeschlagene Dosierungen [in mg/Tag, orale Darreichung]		
Amisulprid	50–100	300–400	1200
Aripiprazol	2,5–5	10–20	30
Cariprazin	1,5	1,5–6	6
Clozapin	(12,5), 25	100–500	900
Olanzapin	2,5–5	10–20	20
Quetiapin	25–50	300–400	800
Risperidon	0,5–1	2–4	16

In einer Metaanalyse von acht placebokontrollierten Doppelblindstudien wurden bei 1.761 13- bis 17-jährigen Patientinnen und Patienten Aripiprazol, Asenapin, Olanzapin, Risperidon, Paliperidon, Quetiapin und Ziprasidon verglichen (Pagsberg et al. 2017). Im Vergleich zu Placebo waren in der Netzwerkanalyse alle Antipsychotika mit Ausnahme von Asenapin und Ziprasidon in Bezug auf die Veränderung des PANSS[4]-Gesamtwerts einem Placebo überlegen. Der Rückgang von Positivsymptomen war bei allen untersuchten Antipsychotika bis auf Ziprasidon und in Bezug auf die Verbesserung von Negativsymptomen für alle Antipsychotika bis auf Paliperidon, Quetiapin und Ziprasidon einem Placebo überlegen.

Eine weitere Metaanalyse von Harvey et al. (2016), in der elf, jedoch auch nicht randomisierte, Studien eingeschlossen und 1.714 < 18-Jährige untersucht wurden, kam zu vergleichbaren Ergebnissen. Obwohl in dieser Studie alle untersuchten Antipsychotika (Aripiprazol, Haloperidol, Molindon [in Deutschland nicht erhältlich], Olanzapin, Paliperidon, Quetiapin, Risperidon und Ziprasidon) zumindest numerisch eine Reduktion der PANSS-Gesamtscores im Vergleich zu Placebo zeigten, war dieser Unterschied nur für Molindon, Olanzapin und Risperidon statistisch signifikant.

Die genannten Metaanalysen gingen auch in eine kürzlich publizierte Meta-Metaanalyse ein (insgesamt 30 Metaanalysen, rund 26.000 Patientinnen und Patienten, ggf. Doppelungen, Salazar de Pablo et al. 2024). Sie bestätigten eine Überlegenheit von Antipsychotika im Vergleich zu Placebo in Bezug auf gesamtpsychotische Symptomatik (mit Ausnahme von Asenapin, Ziprasidon und Haloperidol) und Positivsymptomatik (mit Ausnahme von Ziprasidon). In Bezug auf Negativsymptomatik ließ sich jedoch nur für Lurasidon (in Deutschland nicht erhältlich), Asenapin und Risperidon ein signifikanter Unterschied feststellen.

Metaanalysen zur Akutbehandlung bei Erwachsenen zeigen, dass partielle Dopaminagonisten ein günstigeres Nebenwirkungsprofil aufweisen (bspw. Huhn et al. 2019). Da Jugendliche häufig mit metabolischen Nebenwirkungen reagieren, könnten Aripiprazol und Cariprazin auch bei der Behandlung jüngerer Patientinnen und Patienten von Vorteil sein (Correll et al. 2024).

Arzneimittelverträglichkeit und Sicherheit

Unabhängig von der Behandlung haben Menschen mit einer Schizophrenie ein erhöhtes Morbiditäts- und Mortalitätsrisiko (Oakley et al. 2018), wobei in einer naturalistischen Studie aus Skandinavien gezeigt wurde, dass Patient*innen ohne Medikation im Vergleich zu Patient*innen mit Medikation ein vielfach erhöhtes Mortalitätsrisiko aufwiesen (Tiihonen et al. 2018).

In Bezug auf Psychopharmakologie ist zu erwähnen, dass Kinder und Jugendliche insgesamt häufiger mit Nebenwirkungen zu reagieren scheinen als Erwachsene. In Bezug auf die Häufigkeit und den Umgang mit einigen der häufigsten Nebenwirkungen unter Antipsychotika in dieser Altersgruppe nehmen wir im Folgenden ausführlicher Stellung.

[4] Positive and Negative Syndrome Scale

Unerwünschte Arzneimittelwirkungen (UAW)

Extrapyramidal-motorische Störungen (EPMS)

EPMS werden durch die Blockade von Dopaminrezeptoren im motorischen Kortex verursacht. Hierzu zählen akute (Früh-)Dyskinesien und Dystonien, Parkinsonoid und Akathisien sowie tardive Syndrome (bspw. Spätdyskinesien).

Im Allgemeinen sind Kinder und Jugendliche für extrapyramidale Nebenwirkungen (EPMS; d. h. Parkinson-ähnliche Nebenwirkungen und Dystonie) stärker gefährdet als Erwachsene (Correll 2008). Sie treten bei allen Antipsychotika häufiger auf als bei Placebo, ausgenommen Asenapin, Quetiapin und Olanzapin (Pagsberg et al. 2017). Befunde von erheblichen EPMS nicht nur bei Haloperidol, sondern auch unter der Behandlung mit SGAs legen nahe, dass bei Kindern und Jugendlichen ein hohes Risiko für EPMS besteht, zumindest in Dosierungen, die zur Symptomkontrolle erforderlich sind (Sikich et al. 2007). Auch **Akathisien** scheinen **häufiger** vorzukommen als bei Erwachsenen, wobei es diesbezüglich zumindest für Aripiprazol Hinweise gibt, dass eine **langsamere Titration** diese Häufigkeit reduzieren könnte (Sikich et al. 2007; Correll 2006).

In Bezug auf Spätdyskinesien können kaum Aussagen getroffen werden, da in den vorliegenden Studien nur relativ niedrige Antipsychotika-Dosierungen und Einnahmezeiten untersucht wurden. Für eine valide Aussage fehlen hier Langzeitstudien.

Metabolische Nebenwirkungen

Zu den häufigen metabolischen Nebenwirkungen unter Antipsychotika zählen **Gewichtszunahme,** Hyperlipoproteinämie und eine gestörte Glukosetoleranz sowie in der Folge ein **metabolisches Syndrom** und ein Diabetes mellitus.

Aufgrund des hohen Risikos und der damit verbundenen erhöhten Morbidität und Mortalität ist eine starke Gewichtszunahme bereits in jungem Alter besonders ungünstig.

Bei Pagsberg et al. (2017) trugen nahezu alle Antipsychotika zu einer Gewichtszunahme bei, wobei eine ≥ 7-prozentige Gewichtszunahme ausschließlich für Olanzapin, Quetiapin und Risperidon signifikant größer war als bei der Einnahme eines Placebos. Insgesamt gibt es bei auch widersprüchlicher Studienlage mehr Hinweise auf eine höhere Sensibilität für Gewichtszunahme und metabolische Nebenwirkungen. Wie bei Erwachsenen scheinen von den am häufigsten verordneten Antipsychotika Clozapin und Olanzapin zur größten Gewichtszunahme zu führen, gefolgt von Risperidon und Quetiapin, während Aripiprazol relativ gewichtsneutral erscheint (Correll 2006). Von einer problematischen Gewichtszunahme spricht man, wenn Jugendliche in den ersten 3 Behandlungsmonaten > 5 % an Gewicht zunehmen, eine kritische BMI-Grenze (> 85. BMI-Perzentile) überschreiten oder metabolische Auffälligkeiten (Dyslipidämie, Hypertension, Hyperglykämien) aufweisen. Zunächst werden dann diätetische und Lebensstilmaßnahmen zur Gewichtsreduktion empfohlen (➤ Box 9.3).

BOX 9.3

Empfehlungen bei Antipsychotika-assoziierter Gewichtszunahme

(modifiziert nach Lambert et al. 2025; Correll und Carlson 2006)

- Umstellung am ehesten auf **Aripiprazol**
- **Ernährungs- und Bewegungstherapie:**
  - Leichter Ausdauersport 30–60 Minuten/Tag
  - Verzicht auf zuckerhaltige Getränke, Wasser trinken
  - Essen von mehreren kleinen Portionen, abends weniger; langsames Essen, nur Essen bei Hunger, zwischen den Mahlzeiten nur Früchte oder Gemüse essen, ballaststoffreiche Nahrungsmittel mit niedrigem glykämischem Index bevorzugen
- **Verhaltenstherapeutische Ansätze:**
  - Selbstbeobachtung
  - Stimuluskontrolltechniken
  - Einsatz von Verstärkern, soziale Unterstützung
- **Pharmakologische Maßnahmen:**
  - Metformin (Off-Label-Indikation, 1. Wahl)
  - Topiramat (Off-Label-Indikation, 2. Wahl)

Endokrine Nebenwirkungen

Als Folge des Dopaminantagonismus scheinen Jugendliche wie auch Erwachsene unter folgenden Antipsychotika (in absteigender Reihenfolge) mit einer **Hyperprolaktinämie** zu reagieren: Amisulprid > Risperidon/Paliperidon > Haloperidol > Olanzapin > Ziprasidon > Quetiapin > Clozapin > Aripiprazol (Correll 2008).

Differenzialdiagnostisch müssen bspw. chronische Niereninsuffizienz, Hypothyreose, Hypophysentumor und Schwangerschaft ausgeschlossen werden (Lambert et al. 2025). Bei asymptomatischer Prolaktinerhöhung wird empfohlen, zunächst abzuwarten, da sich die Werte in einigen Fällen über die Zeit normalisieren. Sollte über einen längeren Zeitraum eine wesentliche Hyperprolaktinämie bestehen, ist ein erhöhtes Brustkrebsrisiko zu beachten, und es sollten regelmäßige Vorsorgeuntersuchungen empfohlen werden. Bei Symptomatik (bspw. Amenorrhö oder Oligomenorrhö, sexuelle Funktionsstörungen, reduzierte Libido, Hirsutismus, Brustschmerzen, Milchfluss u. Ä.) sollte die Medikation grundsätzlich abgesetzt werden. Wenn dies aus anderen Gründen nicht empfehlenswert ist (bspw. bereits erfolglose Behandlung unter anderen Antipsychotika) oder wenn der Wechsel auf ein anderes Antipsychotikum mit geringerem Risiko erfolglos war, kann ein partieller Dopaminagonist (bspw. Aripiprazol) in niedriger Dosierung dazugegeben werden (Correll 2006; Lambert et al. 2025).

Sedierung

In den pädiatrischen Metaanalysen betrugen die Sedierungsraten 0–33 % für Aripiprazol, 42–69 % für Ziprasidon, 25–80 % für Quetiapin, 29–89 % für Risperidon, 44–94 % für Olanzapin und 46–90 % für Clozapin (zusammengefasst von Correll 2008), sodass von **vergleichsweise hohen Sedierungsraten** ausgegangen werden muss. Demnach ist für Kinder und Jugendliche eher eine **abendliche Gabe aller Antipsychotika** (inkl. Aripiprazol) zu empfehlen.

In Bezug auf weitere häufige UAW wie kardiovaskuläre Nebenwirkungen (am relevantesten: **QT_c-Zeit-Verlängerungen**), Lebertoxizität, Obstipation, Hypersalivation und **Neutropenien** gibt es entweder keine ausreichenden Daten, oder sie scheinen ähnlich häufig aufzutreten wie in der Erwachsenenpopulation. Entsprechend ist auf die Durchführung der empfohlenen Kontrolluntersuchungen unbedingt zu achten.

CAVE

Differenzialdiagnostischer Hinweis

Das **maligne neuroleptische Syndrom** (MNS) ist eine sehr seltene, aber potenziell lebensbedrohliche Nebenwirkung unter Antipsychotika-Behandlung. Bei Kindern und Jugendlichen wurden auch unter SGAs einige Fälle berichtet. Bei Auftreten von Fieber, Tachykardie und Rigor sollte daher ein vorliegendes MNS mitgedacht und ausgeschlossen werden (Correll et al. 2008).

9

Zusammengefasst ist davon auszugehen, dass Kinder und Jugendliche ähnlich effektiv mit Antipsychotika behandelt werden können wie Erwachsene. Sie reagieren jedoch in Bezug auf viele Nebenwirkungen sensibler.

MERKE

- Adoleszente Patientinnen und Patienten haben ein größeres Nebenwirkungsrisiko unter Antipsychotika (EPMS, Hyperprolaktinämie, Sedierung, Gewichtszunahme und metabolische Effekte) und reagieren sensibler auf Dosiserhöhungen.
- Sorgfältige Nutzen-Risiko-Abwägung nötig, Medikamente mit günstigstem Nebenwirkungsprofil auswählen.
- Niedrige Standarddosis, kleinschrittige Steigerungen, langsame Umstellungen.
- Bei höherem Risiko für Sedierung Abendgaben bevorzugen.
- Zum Teil sind „Erwachsenendosierungen" notwendig.
- **„Start low, go slow, but go."**
- Zukünftige Forschung in Bezug auf Antipsychotika müsste Fokus auf Gehirnentwicklung, Langzeiteffizienz und Langzeittoleranz legen.

Psychotherapie

Von besonderer Bedeutung ist es, den psychopathologischen Zustand der Patientinnen und Patienten im therapeutischen Setting zu berücksichtigen. Kognitive Symptome wie Auffassungs- und Merkfähigkeitseinschränkungen, Konzentrationsstörungen und formale Denkstörungen können ein eher langsames und schrittweises Vorgehen notwendig machen. Misstrauen und paranoide Denkinhalte können den Beziehungsaufbau erschweren. Regelmäßige, häufige, kurze Gesprächsangebote sind in der Akutphase zu empfehlen.

Kognitive Verhaltenstherapie (KVT)

Es liegt mittlerweile eine Vielzahl von randomisierten kontrollierten Studien vor, welche die Wirksamkeit von KVT (in Kombination mit Medikation) bei Schizophrenie belegen, weshalb ihre Anwendung auch in allen Leitlinien empfohlen wird. Auch für jugendliche Betroffene gibt es Hinweise, dass KVT einen zusätzlichen positiven Effekt hat. Grundsätzlich ist davon auszugehen, dass sich die Ergebnisse der Studien mit Erwachsenen auf Adoleszente übertragen lassen; allerdings bedarf es vermutlich individueller Anpassungen der Interventionen an die Zielgruppe und einer größeren Kreativität in Bezug auf die Wahl der Methoden (Lincoln 2014).

Unabhängig von den spezifischen Symptomprofilen erscheint es bei jugendlichen Patientinnen und Patienten wichtig, einige Besonderheiten zu beachten.

Der Aufbau einer **tragfähigen therapeutischen Beziehung** ist ein besonders wichtiger Faktor. Bei dem in dieser Lebensphase besonders instabilen Selbstbild, das durch die Erkrankung weiter destabilisiert werden könnte, scheint es zudem besonders wichtig, eine **entpathologisierende Haltung** einzunehmen und zu vermitteln sowie einen Fokus auf Selbstwirksamkeitserleben und selbstwertstabilisierende Maßnahmen zu legen (Lincoln 2014; Bechdolf et al. 2021).

MERKE

Schwerpunkte der psychotherapeutischen Behandlung

Je nach Krankheitsphase können supportive Gesprächsangebote, Etablierung von Behandlungskooperation und -motivation, Integration und Bewältigung der Erkrankung und der Auswirkungen auf das Leben der Jugendlichen, Symptombehandlung (bspw. Reduktion oder Umgang mit Positivsymptomatik) oder Rückfallverhütung (bspw. Erarbeiten von Frühwarnzeichen, Behandlungspläne) Ziele der Behandlung sein.

Es ist gut belegt, dass **soziale Kompetenztrainings (SKT)** das soziale Funktionsniveau von Erwachsenen mit Schizophrenie signifikant erhöhen (Kurtz und Mueser 2008). Für Kinder und Jugendliche fehlen solche Studien. Die S3-Leitlinie empfiehlt SKT für alle Altersgruppen, insbesondere bei kognitiven Defiziten oder sozialer Isolation (DGPPN 2019).

Wie auch bei erwachsenen Patientinnen und Patienten spielt **Psychoedukation,** sobald der psychopathologische Zustand dies zulässt, eine große Rolle. Hierbei ist es wichtig, diese individuell zu gestalten und bestenfalls von persönlich erlebten Symptomen auszugehen. Psychoedukation sollte möglichst lange, möglichst in Gruppen und möglichst unter Einbezug von Angehörigen und Eltern erfolgen (DGPPN 2019).

Familieninterventionen

Das Einbeziehen von primären Bezugspersonen ist unbedingt zu empfehlen. Eltern und primäre Bezugspersonen stellen eine wichtige Informationsquelle dar und können häufig wesentliche anamnestische Angaben ergänzen, über das aktuelle Funktionsniveau und Wohlbefinden sowie kurzfristige Veränderungen, aber auch über das Niveau der Remission Auskunft geben. Die Zusammenarbeit und die Bedeutung einer tragfähigen therapeutischen Beziehung auch zu den primären Bezugspersonen sollte deshalb nicht unterschätzt werden (Mucci et al. 2020).

Insgesamt muss die gezielte Arbeit mit den Familien von jungen Menschen mit Schizophrenie fester Bestandteil therapeutischer Angebote sein (DGPPN 2019; NICE 2016).

Die Studienlage zur Familienarbeit mit den Angehörigen von Patientinnen und Patienten mit Schizophrenie ist nicht ganz eindeutig. Metaanalysen liefern Hinweise dafür, dass familientherapeutische Interventionen sowohl eine Rezidive verhindernde Wirkung als auch einen günstigen Einfluss auf die Symptomatik sowie das soziale und berufliche Funktionsniveau haben könnten (Huxley et al. 2000). Auch zu Familienarbeit ist die Evidenz in Bezug auf Kinder und Jugendliche mit Schizophrenie bislang unzureichend. Allerdings liegt nahe, dass Familienarbeit bei jüngeren Betroffenen, deren Loslösung vom Elternhaus noch weniger weit vorangeschritten ist, umso bedeutender ist. Im Folgenden wird kurz auf die unterschiedlichen Ansätze eingegangen.

Reich (2014) fasst in Bezug auf Familienarbeit bei Patientinnen und Patienten mit Psychose die häufigsten vier Ansätze zusammen. Neben der verhaltenstherapeutischen Arbeit finden sich hauptsächlich auf dem Expressed-Emotions-Konzept basierende Interventionen sowie psychodynamische und systemische Therapieangebote, wobei die ersten beiden mit Abstand die am besten evaluierten Ansätze darstellen. Der **verhaltenstherapeutische Ansatz der Familienarbeit** umfasst im Wesentlichen Psychoedukation, die gemeinsame Entwicklung eines Krankheitsmodells, die Erarbeitung von Frühwarnzeichen, Verhaltensanalysen und Zielsetzungen, Kommunikationsfertigkeiten und Strategien zur Problembewältigung (Problemlösetraining), insbesondere was die familiäre Interaktion und das Zusammenleben betrifft.

Unter **„High Expressed Emotions“** (HEE) versteht man einen Interaktionsstil von Eltern oder primären Bezugspersonen gegenüber erkrankten Kindern und Jugendlichen, der von Kritizismus und emotionaler Überinvolviertheit geprägt ist und mit einem ungünstigeren Verlauf verschiedenster kinder- und jugendpsychiatrischer Störungsbilder, u. a. auch psychotischer Störungsbilder, assoziiert zu sein scheint (Wuerker et al. 2001). Familienarbeit, die sich an diesem Ansatz orientiert, rückt insbesondere die (Re-)Strukturierung der Rollen und Grenzen, die Klarheit der Kommunikation, eine Verbesserung des Umgangs mit emotionalen Reaktionen und den Umgang mit der Überinvolviertheit und Trennungsschritten in den Fokus (Reich 2014).

Die Aufrechterhaltung von Behandlung sowie die Prävention von Reexazerbationen stellen übergeordnete Ziele dar, um die Prognose zu verbessern.

Psychosoziale Therapien

Ergotherapie und Bewegungsinterventionen, aber auch Musik-, Drama und Kunsttherapie sowie Tanztherapie können als Teil eines Gesamtbehandlungskonzepts ebenfalls angeboten werden (Empfehlungsgrad B, DGPPN 2019), hier ist die Studienlage allerdings schon für Erwachsene unzureichend oder uneindeutig (Klingberg und Bechdolf 2025).

Das Ziel jugendpsychiatrischer Behandlungen geht über die reine Remission der psychotischen Symptomatik hinaus. Häufig steht am Ende einer Akutbehandlung der **geschützte Wiedereinstieg in Schule oder Berufsleben,** der graduiert und begleitet gegen Ende einer stationären Behandlung erfolgt. So lässt sich häufig überprüfen, ob tatsächlich Symptomfreiheit erreicht werden konnte und die Funktions- und Teilhabefähigkeit für eine uneingeschränkte Teilnahme am Alltag ausreicht. Zudem sollte am Ende der Behandlung eine Motivation für weitere Behandlungsschritte erarbeitet und ein möglichst lückenloser Übergang ermöglicht werden. Bestenfalls werden für die nachstationäre Behandlung Fachpersonen eingesetzt, welche die adoleszenten Patientinnen und Patienten bereits aus der stationären Versorgung kennen. Einen weiteren wichtigen Punkt am Ende einer Akutbehandlung stellt häufig das Anstoßen von Maßnahmen dar, die der Unterstützung von Autonomieentwicklung und Verselbstständigung sowie Ablösung aus familiären Strukturen dienen. Letzteres macht eine enge **Zusammenarbeit mit komplementären Helfersystemen** unerlässlich.

Im Bereich der Erwachsenenpsychiatrie liegt bei der Behandlung schwerer psychischer Erkrankungen gute Evidenz für den Einsatz von Maßnahmen zur Integration auf dem ersten Arbeitsmarkt vor (z. B. Individual Placement and Support; S3-Leitlinie Psychosoziale Therapien bei schweren psychischen Erkrankungen, DGPPN 2018), und auch bei jungen Erwachsenen mit Psychosen gibt es vielversprechende Forschungsbefunde zum Einsatz von **Supported Education** (Jäckel et al. 2023).

Bei ausgeprägter Negativsymptomatik oder persistierender Positivsymptomatik und ausgeprägter Teilhabeeinschränkung kann eine **Unterbringung** in einer spezialisierten Einrichtung notwendig werden; eine entsprechende **Eingliederungshilfe** (§ 35a SGB VIII) ist anzuregen.

LEITLINIEN

Zusammenfassung der Empfehlungen der S3-Leitlinie (DGPPN 2019)

- Bei Kindern und Jugendlichen soll **Kognitive Verhaltenstherapie** angeboten werden (auch wenn Patient*innen Medikation ablehnen).
  - Bei sozialen Einschränkungen: Training sozialer Kompetenzen (**SKT**) (Empfehlungsgrad A)
  - Bei Beeinträchtigungen der kognitiven Prozesse (Aufmerksamkeit, Lernen und Gedächtnis, Exekutivfunktionen, soziale Kognitionen oder Metakognitionen): kognitive Remediation (Empfehlungsgrad A)
  - Unterstützung beim Umgang mit Positivsymptomatik: Metakognitives Training (Empfehlungsgrad B)
  - Musiktherapie, Kunsttherapie oder Dramatherapie und Bewegungsinterventionen als Teil des Gesamtbehandlungskonzepts (Empfehlungsgrad B)
- **Psychoedukation:** möglichst lange, möglichst in Gruppen, möglichst unter Einbezug von Angehörigen
- Unbedingt **Familienintervention** anbieten und Angehörige in Psychotherapie, in verschiedenen Krankheitsphasen, im ambulanten und stationären Setting einbeziehen
- **Komplementäre Unterstützung** (Schule, Ausbildung, Jugendhilfe)

Therapieresistenz

Pharmakologische Behandlungsresistenz bei Schizophrenie ist definiert als **ausbleibende symptomatische Verbesserung trotz ausreichender Behandlungsdauer, Dosierung und Adhärenz.** Hierbei müssen mindestens zwei unterschiedliche Antipsychotika über jeweils 6 Wochen eingenommen worden sein (DGPPN 2019).

Um eine **Pseudoresistenz auszuschließen,** sollten Adhärenz und effektive Dosierung durch Bestimmung von Plasmaspiegeln (TDM, **cave:** Aussagekraft bei Kindern und Jugendlichen nicht gut belegt, Kloosterboer et al. 2020) und Interaktionsprüfung überprüft werden, aber auch das Vorhandensein von Komorbiditäten (z. B. Trauma), die Einnahme von psychoaktiven Substanzen und Umweltfaktoren (z. B. Stress, HEE) sollten Beachtung finden.

Auch bei unter 18-Jährigen ist die **höhere Wirksamkeit von Clozapin im Vergleich mit anderen Antipsychotika gut belegt** (Krause et al. 2017; Salazar de Pablo et al. 2024). Daher wird bei gesicherter Behandlungsresistenz der Einsatz von Clozapin unbedingt empfohlen. Die Verabreichung niedrigerer Dosen (und die Ausrichtung auf niedrigere Blutkonzentrationen) kann bei Kindern und Jugendlichen wirksam sein (Wohkittel et al. 2016), obwohl in der Regel Blutspiegel wie bei Erwachsenen von mindestens ≥ 350 ng/ml (in Ausnahmefällen sogar ≥ 450 ng/ml oder bis zu 600 ng/ml) erforderlich sind, um ein ausreichendes Ansprechen zu erreichen (Northwood et al. 2023), sofern keine Verträglichkeitsprobleme bestehen. Dabei sind die empfohlenen somatischen Untersuchungen und das Eindosierungsschema dringend zu beachten, um Sicherheit und Verträglichkeit zu optimieren.

Im Falle einer Unverträglichkeit oder ausbleibenden Wirksamkeit von Clozapin kann eine **Kombination** von zwei Antipsychotika mit unterschiedlichem Wirkprofil unter Kontrolle der Nebenwirkungen und Interaktionen angeboten werden (Leucht und Gründer 2025).

Bei eindeutiger medikamentöser Behandlungsresistenz sollten unbedingt nicht-pharmakologische Behandlungsstrategien zur Verbesserung von Symptomatik und Funktionalität ausgeschöpft werden. Neben dem Einsatz von Psychotherapie und Soziotherapie sollten auch Elektrokonvulsionstherapie (EKT) und bei persistierenden akustischen Halluzinationen niederfrequente repetitive transkranielle Magnetstimulation (rTMS) mit 1 Hz, appliziert über dem linken Temporallappen, als Therapieoptionen angeboten werden. Im Kindes- und Jugendalter sollte die **Indikationsstellung zur EKT streng geprüft** und nur im multidisziplinären Team **unter Einbeziehung von Erwachsenenpsychiater*innen** (Empfehlungsgrad KKP) gestellt werden (Ultima Ratio, DGPPN 2019).

9.1.5 Früherkennung

In bis zu 75 % der Fälle geht einer schizophrenen Ersterkrankung eine 4- bis 5-jährige sog. **Prodromalphase** voraus. Während dieser Phase tritt in vielen Fällen bereits eine soziale Beeinträchtigung der Teilhabefähigkeit (Leistungsknick) durch unspezifische (Negativ-) Symptome wie Ängste, Konzentrationsstörungen, sozialer Rückzug und gedrückte Stimmung ein. Ebenso treten im weiteren Verlauf häufig Positivsymptome auf, die aber aufgrund von Ausprägung und/oder Dauer sowie Frequenz nicht die diagnostische Schwelle einer Psychose erreichen (subklinische psychotische Symptomatik). Da jedoch bei Weitem nicht alle von dieser Symptomatik Betroffenen im Verlauf die Kriterien für eine manifeste Psychose erfüllen, spricht man in der prospektiven Erfassung nicht von Prodrom, sondern von **Menschen mit einem erhöhtem Psychoserisiko** („at-risk mental state" [ARMS], „psychosis high-risk", „Clinical High Risk" [CHR] oder „Ultra High Risk" [UHR], Fusar-Poli et al. 2012; Schulze-Lutter et al. 2015). Das erhöhte Psychoserisiko wurde bisher lediglich in die DSM-5-Forschungskriterien als **„attenuated positive symptoms" (APS)** aufgenommen und ist weder in der ICD-10 noch in der ICD-11 abgebildet. Die in Studien verwendeten wissenschaftlichen Kriterien für Risikosyndrome beinhalten neben den APS auch die **„brief limited intermittent psychotic symptoms" (BLIPS)** und die Kombination eines Leistungsknicks in Zusammenhang mit genetischer Belastung. Ein weiteres Konzept mit z. T. großen symptomatischen Überschneidungen sind subjektiv erlebbare kognitiv-perzeptive Basisstörungen.

Mittlerweile sind diagnostische Instrumente zur Erkennung eines (Hoch-)Risikosyndroms etabliert, allerdings liegen die Transitionsraten in eine manifeste psychotische Episode auch über einen Beobachtungszeitraum von bis zu 4 Jahren unter 30 % (Salazar de Pablo et al. 2021, Metaanalyse). Daher wird die Diagnostik ausdrücklich nur bei Personen mit bekanntem Risiko (z. B. positiver Familienanamnese) oder bei Personen mit hohem subjektivem Leidensdruck, die Hilfe suchen, empfohlen (DGPPN 2019).

In der DGPPN-Leitlinie wird ein Diagnostik- und Therapieangebot für Personen mit erhöhtem Psychoserisiko im Rahmen von Früherkennungs- und Frühtherapiezentren empfohlen (DGPPN 2019). Vor allem KVT hat sich für Erwachsene als effektiv in der Symptomreduktion und Reduktion der Übergangsraten erwiesen (Zheng et al. 2022).

Metaanalysen, in denen die Übergangsraten für Kinder und Jugendliche untersucht wurden, kamen zu widersprüchlichen Ergebnissen. Eine Überlegenheit von KVT in Bezug auf andere Maßnahmen (bspw. familienbasierte Interventionen) ließ sich nicht übereinstimmend feststellen, auch wenn es entsprechende Hinweise gibt (Devoe et al. 2020, Catalan et al. 2021).

Dennoch empfiehlt die Leitlinie (DGPPN 2019) auch für diese Altersgruppe **KVT** mit Schwerpunkt Komorbiditäten und Funktionsniveau. Nachrangig werden auch niedrig dosierte Antipsychotika (SGA) empfohlen. Eine primärpräventive Behandlung von Hochrisikopatient*innen im Kindes- und Jugendalter ist nicht zu rechtfertigen.

Schon seit einigen Jahren gibt es intensive Forschung zu künstlicher Intelligenz und maschinellem Lernen zur Erkennung und Klassifizierung von Hochrisiko- und Transitionspatient*innen. Diese zeigten erste positive Ergebnisse, eine endgültige Aussage kann aktuell noch nicht getroffen werden (bspw. Koutsouleris et al. 2021).

Bei Ersterkrankten kommt es im Mittel zu einer **Behandlungsverzögerung** von 5,5 Jahren, bei Erkrankungsbeginn im Kindes- und Jugendalter sogar von 10 Jahren (Schaffner et al. 2012; Schultze-Lutter et al. 2015). Da eine lange Dauer der unbehandelten Psychose (DUP) eine Verschlechterung von Therapieansprechen und Outcome verursacht, ist eine frühzeitige und phasenspezifische Therapie unbedingt erforderlich. Ziele sind dabei eine Verkürzung der DUP, ein schneller Zugang zu phasenspezifischer Behandlung und eine intensive Behandlung während der **„critical period“** (die ersten 3–5 Erkrankungsjahre; Birchwood et al. 1998).

LEITLINIEN

- S3-Leitlinie Schizophrenie: Diagnostik und Behandlung der Schizophrenie (DGPPN 2019)
- National Institute for Health and Care Excellence Guidelines (UK): Psychosis and Schizophrenia in Children and Young People (NICE 2016)
- American Academy of Child and Adolescent Psychiatry: Practice Parameter for the Assessment and Treatment of Children and Adolescents with Schizophrenia (AACAP 2013)

9.1.6 Verlaufsformen und Prognose

Der Verlauf schizophrener Erkrankungen ist inter- und intraindividuell sehr variabel. Während bis zu 20 % der Personen (je nach Definition der Diagnose) eine Remission ohne weitere Episoden erreichen (Andreasen et al. 2005), weist die Mehrheit der Betroffenen entweder einen **episodischen Verlauf** mit unterschiedlich ausgeprägter Symptomatik zwischen den einzelnen Episoden oder einen **chronisch-progredienten Verlauf** mit persistierender Residual- oder Positivsymptomatik auf.

Zahlreiche Studien belegen, dass eine längere Dauer der unbehandelten initialen psychotischen Episode ein ungünstiger prognostischer Faktor für die Therapieresponse und den längerfristigen Verlauf ist, sodass eine phasenspezifische adäquate Behandlung so schnell wie möglich erfolgen sollte (bspw. Murru et al. 2018).

Personen mit EOS sind im Durchschnitt eine längere Zeit unbehandelt, zeigen ein schlechteres prämorbides Funktionsniveau und mehr Negativsymptomatik (bspw. Immonen et al. 2016) – Faktoren, die mit einer schlechteren Prognose in Verbindung zu stehen scheinen (Díaz-Caneja et al. 2015).

Insgesamt gehen Studien zum Erkrankungsverlauf, die AOS und EOS/VEOS verglichen, zusammenfassend von einem eher ungünstigeren Verlauf bei jüngerem Erkrankungsalter aus; die Datenlage ist jedoch unzureichend.

Ein Umbrella-Review, das 30 Metaanalysen mit insgesamt ca. 26.000 Kindern und Jugendlichen untersuchte, von denen 78,2 % mit Antipsychotika behandelt wurden, ergab nach einem unterschiedlich langen Beobachtungszeitraum von durchschnittlich 14,4 Jahren (SD 11,4 Jahre) für 60 % der Personen mit Schizophrenie eine ernsthafte Einschränkung im globalen Funktionsniveau (GAF-Score < 50), während nur 19,6 % eine gute Leistungsfähigkeit mit allenfalls leichten Beeinträchtigungen (GAF > 70) zeigten (Salazar de Pablo et al. 2024).

Faktoren, welche die Prognose entscheidend verbessern, sind neben Therapieadhärenz bspw. eine umfassende Behandlung, eine gute therapeutische

Beziehung, familiäre Unterstützung und die Abstinenz von psychotropen Substanzen (bspw. Liberman et al. 2002).

MERKE

Aufgrund der Schwere der Erkrankung ist es für die Prognose entscheidend, bei Jugendlichen mit Schizophrenie frühzeitig eine **Überleitung in die** zuständige **Erwachsenenpsychiatrie** zu planen und zu begleiten. Die Leitlinie empfiehlt eine überbrückende gemeinsame Behandlung beider Fachdisziplinen, um eine Weiterbehandlung zu gewährleisten (DGPPN 2019).

9.2 Schizoaffektive Störung (6A21)

Unter schizoaffektiven Störungen versteht man Störungen, die sowohl die Symptome einer affektiven Störung (➤ Kap. 11) als auch einer schizophrenen Störung (➤ Kap. 9.1) aufweisen.

9.2.1 Epidemiologie

Studien gehen von einer Lebenszeitprävalenz von etwa 0,3 % aus (z. B. Perälä et al. 2007), womit die Störung etwa halb so häufig diagnostiziert wird wie eine Schizophrenie.

Während die Diagnose in der Gruppe psychotischer Erkrankungen im Erwachsenenalter vergleichsweise häufig vergeben wird, ergab ein systematisches Review über psychotische Erkrankungen bei Minderjährigen einen relativ geringen Anteil von 8,8 % Diagnosen einer schizoaffektiven Störung (Stentebjerg-Olesen et al. 2016).

Patientinnen und Patienten mit schizoaffektiver Störung waren Personen mit Schizophrenie in Bezug auf Symptomatik, Teilhabefähigkeit und Prognose näher als Personen mit affektiven Störungen, was vielfach repliziert wurde (bspw. Pagel et al. 2013).

Man geht allgemein davon aus, dass die Prognose besser ist als die der Schizophrenie.

9.2.2 Diagnose und Klassifikation

Einer Metaanalyse von Salamon et al. (2018) zufolge war die Punktschätzung der Test-Retest-Zuverlässigkeit der schizoaffektiven Störung nur mittelmäßig und niedriger als die der wichtigsten Differenzialdiagnosen (Schizophrenie, affektive Störungen). Damit bestätigen die Autoren die bereits in Studien mit Erwachsenen dargelegte niedrige Reliabilität und **fragliche Validität der Diagnose** (bspw. Santelmann et al. 2016). Alle untersuchten Kappa-Werte waren bei **Kindern und Jugendlichen noch niedriger** als bei Erwachsenen (Salamon et al. 2018). Klinisch sollte die schizoaffektive Störung unter strikter Einhaltung der operationalisierten Kriterien diagnostiziert und regelmäßig neu bewertet werden.

Während laut ICD-10 (WHO 2019) schizoaffektive Störungen episodische Störungen sind, bei denen sowohl affektive als auch schizophrene Symptome auftreten, die aber weder die Kriterien für eine Schizophrenie noch für eine depressive oder manische Episode erfüllen, müssen für die **Diagnose einer schizoaffektiven Störung lt. ICD-11 (6A21) *gleichzeitig* die Kriterien für eine Schizophrenie *und* eine (mittel-)schwere depressive, manische oder gemischte affektive Episode** (➤ Kap. 11) über mindestens 1 Monat erfüllt sein (Schultze-Lutter et al. 2021). Diese Anpassung sollte vor allem der niedrigen Reliabilität und Validität der Diagnose Rechnung tragen.

➤ Tab. 9.7 zeigt die Klassifikation der schizoaffektiven Störung nach ICD-10.

Differenzialdiagnostisch muss beachtet werden, dass vor (Prodrom) oder bei schizophrenen Psychosen

Tab. 9.7 Klassifikation der schizoaffektiven Störung nach ICD-10 (WHO 2019)

F25.0	**Schizoaffektive Störung, gegenwärtig manisch** Eine Störung, bei der sowohl schizophrene als auch manische Symptome vorliegen und bei der deshalb weder die Diagnose einer Schizophrenie noch einer manischen Episode gerechtfertigt ist
F25.1	**Schizoaffektive Störung, gegenwärtig depressiv** Eine Störung, bei der sowohl schizophrene als auch depressive Symptome vorliegen und bei der deshalb weder die Diagnose einer Schizophrenie noch einer depressiven Episode gerechtfertigt ist
F25.2	**Gemischte schizoaffektive Störung**
F25.8	**Sonstige schizoaffektive Störungen**
F25.9	**Schizoaffektive Störung, nicht näher bezeichnet**

9

häufig affektive Symptome auftreten (➤ Kap. 9.1). Bei schweren Episoden affektiver Erkrankungen können wiederum auch psychotische Symptome vorhanden sein, diese treten jedoch nur vereinzelt auf und erfüllen nicht die Diagnose einer Schizophrenie.

9.2.3 Therapie

Zur Therapie von schizoaffektiven Störungen bei Jugendlichen liegen keine Daten aus wissenschaftlichen Studien vor. Auch die Behandlungsempfehlungen für Erwachsene basieren aufgrund der geringen Datenlage überwiegend auf Expert*innenmeinungen.

Die Behandlung besteht überwiegend aus Psychopharmako- und Psychotherapie. Eine Studie, die Daten über die Behandlungsschemata für schizoaffektive Störungen sammelte, ergab, dass 93 % der Patientinnen und Patienten ein Antipsychotikum erhielten. 20 % bekamen zusätzlich zu einem Antipsychotikum einen Stimmungsstabilisator, während 19 % ein Antidepressivum zusammen mit einem Antipsychotikum einnahmen (Cascade et al. 2009). Dabei liegen nur für Risperidon und Paliperidon Daten vor, die eine Wirksamkeit sowohl bei der Reduktion psychotischer als auch affektiver Symptome nahelegen (Lindenmayer und Kaur 2016).

Bei nicht ausreichender Wirksamkeit von Antipsychotika in Monotherapie beinhalten publizierte Therapieempfehlungen nach Art der Episode für schizodepressive Episoden eine Kombination aus Antipsychotika und Antidepressiva und für schizomanische Episoden eine Kombination aus Antipsychotika und Stimmungsstabilisatoren (Cascade et al. 2009; Voderholzer 2025), wobei Letztere im Kindes- und Jugendalter mit Vorsicht einzusetzen sind (bspw. Lithium → **cave** therapeutische Breite, Valproat → **cave** Rote-Hand-Brief für Frauen und Männer in fortpflanzungsfähigem Alter, Carbamazepin (➤ Kap. 11.1).

Dabei ist zu erwähnen, dass keines der Antipsychotika für die Behandlung schizoaffektiver Störungen im Kindes- und Jugendalter zugelassen ist.

9.3 Schizotype Störung (6A22)

9.3.1 Diagnose und Klassifikation

Die Schizotypie wird in der ICD den psychotischen Störungen, im DSM den Persönlichkeitsstörungen zugeordnet. Für die Einordnung als Erkrankung aus dem schizophrenen Formenkreis sprechen die Analogie der Symptome, ein erhöhtes Übergangsrisiko, ähnliche kognitive Störungen (Arbeitsgedächtnis, verbales Lernen und Aufmerksamkeit), das gehäufte Auftreten bei Angehörigen von schizophren erkrankten Menschen und eine veränderte Hirnmorphologie mit dopaminerger Dysfunktion (Kendler et al. 1993; Dickey et al. 2002). Andererseits haben die Betroffenen häufig ein hohes Funktionsniveau und zeigen ein stabiles, tiefverwurzeltes Verhalten, und eine Progredienz oder episodische Exazerbation der Symptomatik bleibt aus.

In der ICD-11 müssen die Symptome für die Diagnose über mindestens 2 Jahre bestehen; ansonsten gibt es gegenüber der ICD-10 kaum Änderungen (Schultze-Lutter et al. 2021).

Die schizotype Störung umfasst tiefgreifende Muster sozialer und zwischenmenschlicher Defizite mit Beginn im frühen Erwachsenenalter, das durch akutes Unbehagen in und mangelnde Fähigkeiten zu engen Beziehungen gekennzeichnet ist. Es zeigen sich exzentrisches Verhalten und Anomalien des Denkens und der Stimmung, die schizophren wirken, obwohl nie eindeutige und charakteristische schizophrene Symptome aufgetreten sind. Genannt werden folgende Kriterien (WHO 2019, 2021; APA 2013):

- Inadäquater oder verminderter Affekt
- Eigenartiges Verhalten oder Auftreten
- Soziale Isolation
- Eigentümliche Vorstellungen oder magisches Denken
- Paranoide Ideen
- Ungewöhnliche Körperwahrnehmungen
- Seltsame Denk- und Sprechweise
- Beziehungsideen und ausgeprägte soziale Angst (nur im DSM genannt)

Differenzialdiagnostik

In der Kinder- und Jugendpsychiatrie kann vor allem die differenzialdiagnostische Abgrenzung zu Autismus-Spektrum-Störungen (ASS) schwierig sein. Gleichzeitig ist diese von hoher klinischer Bedeutung. Während sich Symptome einer ASS vor dem 3. Lebensjahr manifestieren und ein Leben lang persistieren (WHO 2019), treten Auffälligkeiten einer Schizotypie meistens erstmalig in der Adoleszenz auf.

In einer Studie erfüllten bspw. 40 % der untersuchten Personen mit ASS im Erwachsenenalter formal die Kriterien einer schizotypen Störung (Barneveld et al. 2011). ASS gehen mit strukturellen Beeinträchtigungen der sozialen Reziprozität (z. B. fehlende soziale Initiative, eingeschränkte Mimik) einher, während Personen mit Schizotypie soziale Hinweisreize erkennen, aber ängstlich sind und Interaktionen eher paranoid bewerten (Lehnhardt et al. 2013) und keine grundsätzlichen Defizite in der Theory of Mind aufweisen. Personen mit ASS zeigen eine signifikant geringere emotionale Empathie als Menschen mit Schizotypie (Kamp-Becker et al. 2021).

9.3.2 Epidemiologie

Da die Manifestation in der späten Adoleszenz oder im frühen Erwachsenenalter (Barneveld et al. 2011) und ein längerfristiger stabiler Verlauf Voraussetzungen für eine Diagnosestellung sind, ist diese in der Kinder- und Jugendzeit nur in Ausnahmefällen sinnvoll bzw. möglich.

Da Transitionsraten von bis zu 30 % von der Schizotypie zu einer manifesten Psychose beschrieben sind, gilt die schizotype Störung als Risikokriterium für eine Entwicklung einer Psychose (Albert et al. 2017). In der Früherkennung wird das Vorliegen einer Schizotypie analog zur positiven Familienanamnese für psychotische Erkrankungen bei (zunehmender) Reduktion des Funktionsniveaus als Risikostatus für eine Psychose gewertet.

9.3.3 Therapie

Die Therapieempfehlungen beinhalten vor allem psychotherapeutische Verfahren, um eine Realitätsüberprüfung, die Infragestellung der eigenen Wahrnehmung bzw. deren Interpretation sowie die Verbesserung der sozialen Fähigkeiten zu ermöglichen. In der Pharmakotherapie gibt es Hinweise auf die Wirksamkeit von Antipsychotika. Häufig steht auch die Behandlung komorbider Angststörungen und Depressionen im Vordergrund.

9.4 Akute und vorübergehende psychotische Störung (6A23)

In der ICD-10 wird die akute polymorph-psychotische Störung mit (F23.1) und ohne (F23.0) Symptome von einer Schizophrenie unterschieden.

Die Unterscheidung hat sich in dieser Form nicht bewährt und zeigte nur wenig Zusammenhang mit Schizophrenie (Zielasek und Gaebel 2018). In der ICD-11 kann man den „ohne"-Subtyp F23.0 in Abwesenheit von Negativsymptomatik als „Akute und vorübergehende psychotische Störung" (6A23) kodieren. Die Kriterien sind in ➤ Box 9.4 aufgelistet.

BOX 9.4

Kriterien der akuten und vorübergehenden psychotischen Störung (Schultze-Lutter et al. 2020)

- Kriterien einer Schizophrenie und einer affektiven Störung sind nicht erfüllt
- Rascher Wechsel von Symptomen innerhalb einer Zeitspanne < 1 Monat
- Rascher Wechsel der Symptomschwere
- Keine Negativsymptomatik
- Gewöhnlich wenige Tage bis 1 Monat, maximal < 3 Monate
- Keine Prodromalphase, akuter Beginn mit Erreichen der maximalen Ausprägung der psychotischen Symptome binnen 2 Wochen

Sollten Symptome länger andauern, ist die Diagnose einer Schizophrenie zu prüfen. Der zeitliche Verlauf psychotischer Erkrankungen ist in ➤ Abb. 9.1 dargestellt.

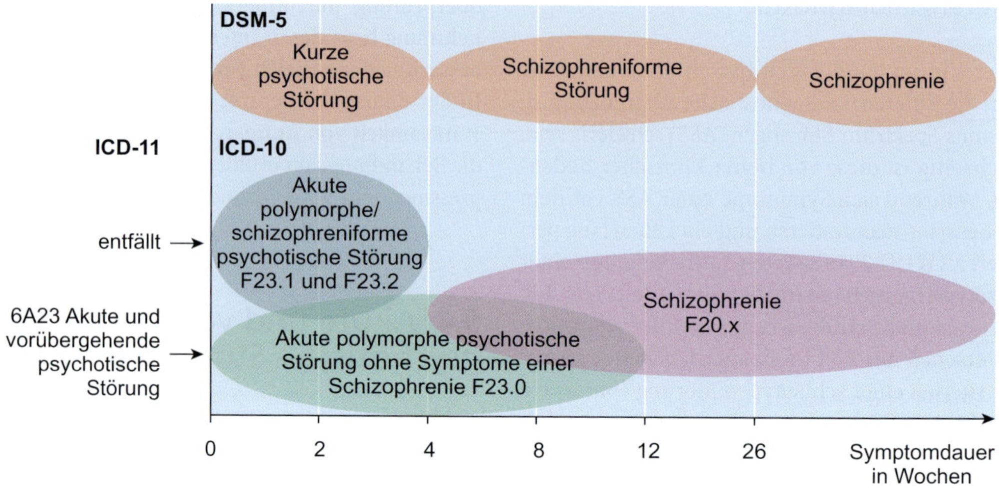

Abb. 9.1 Zeitlicher Verlauf psychotischer Erkrankungen, Symptomdauer in Wochen und mögliche Diagnosen nach ICD-10, ICD-11 und DSM-5 [P1643/L231]

9.5 Wahnhafte Störung (6A24)

Wahnhafte Störungen lassen sich durch die Unterschiede in der Psychopathologie von Schizophrenien und anderen psychotischen Erkrankungen abgrenzen. Neben dem Wahn können auch thematisch passende Wahnwahrnehmungen und gelegentliche akustische Halluzinationen Teil der Erkrankung sein. Weitere psychotische Symptome sowie Negativsymptome oder kognitive Störungen kommen jedoch nicht vor. Im Unterschied zur ICD-10 sind in der ICD-11 auch bizarre Wahninhalte theoretisch möglich, da diese kein ausschließliches Symptom der Schizophrenie mehr darstellen (Schultze-Lutter et al. 2021).

Klinisch überwiegen jedoch in der Regel systematisierte und eingegrenzte Wahnthemen, häufig mit biografischem Bezug. Häufige Wahninhalte sind Verfolgungswahn, Querulantenwahn, Beziehungswahn, Größenwahn, hypochondrischer Wahn, Eifersuchtswahn. Die Funktionalität kann bei isolierten Wahnthemen durch den zumeist langsam progredienten Verlauf der Erkrankung relativ unbeeinflusst sein, sodass es zu langen unbehandelten Verläufen kommen kann (Voderholzer 2025).

Tab. 9.8 Epidemiologie der wahnhaften Störung (Manschreck und Khan 2006)

Prävalenz	24–30/100.000 Einwohner*innen
Inzidenz	0,7–3,0/100.000 Einwohner*innen
Erkrankungsalter	Mittleres bis spätes Erwachsenenalter (35.–45. Lebensjahr)
Geschlechterverhältnis	Weiblich > männlich

Das Ersterkrankungsalter bei wahnhaften Störungen liegt bei 35–45 Jahren, also im mittleren und höheren Lebensalter. Kinder und Jugendliche sind nur in Ausnahmefällen betroffen (➤ Tab. 9.8).

In der ICD-10 ist die komorbide Diagnose einer wahnhaften Störung bei ausgeprägten Zwangsstörungen mit mangelnder Krankheitseinsicht bzw. wahnhafter Überzeugung möglich; analog dem DSM-5 entfällt diese Option in der ICD-11. Eventuell hat dies einen Rückgang der Diagnose im Kinder- und Jugendalter zur Folge.

Da die Diagnose in der Kinder- und Jugendpsychiatrie demnach keine Relevanz hat, wird hier nicht weiter auf Diagnostik und Therapie eingegangen.

9.6 Symptomatische Manifestationen primärer psychotischer Störungen (6A25)

9.6.1 Andere spezifizierte schizophrene oder andere primäre psychotische Störungen (6A2Y)

Dieser Kategorie werden nach ICD-11 alle Patientinnen und Patienten mit psychotischen Symptomen (Positivsymptome, aber auch grob desorganisiertes oder katatones Verhalten) zugeordnet, welche die Diagnosekriterien einer anderen psychischen Störung nicht erfüllen und kürzer als 1 Monat andauern (Schultze-Lutter et al. 2020). Auch die akute polymorph-psychotische Störung mit Symptomen einer Schizophrenie (ICD-10: F23.1) wird hier subsumiert (➤ Kap. 9.4).

9.6.2 Schizophrenie oder andere primäre psychotische Störung, unspezifiziert (6A2Z)

Nicht näher bezeichnete Restkategorie, soll nur verwendet werden, wenn für eine spezifische Diagnose nicht genügend Informationen vorliegen (Zielasek und Gaebel 2018).

9.7 Substanzinduzierte psychotische Störungen (6C4x.6)

9.7.1 Diagnose und Klassifikation

Die Abgrenzung der substanzinduzierten psychotischen Störungen (SIPS) von den primären psychotischen Störungen ist sowohl klinisch als auch hinsichtlich der Ätiopathogenese komplex und nicht eindeutig. Dies zeigt sich auch in den Unterschieden der Klassifikationssysteme. In der ICD-11 werden die SIPS zwar als psychotische Störungen kodiert, sind jedoch wie in der ICD-10 im Kapitel für Erkrankungen bei Substanzgebrauch in den jeweiligen Substanzkategorien aufgeführt (➤ Kap. 19.1). Dabei wird ausdrücklich auf eine Kausalität verwiesen, die durch den Zeitpunkt des Auftretens der Symptomatik nicht vor dem Konsum und das Sistieren der Symptomatik nach Beendigung des Konsums sichergestellt werden soll. Es wird ein Beginn der Symptomatik innerhalb von 48 Stunden in der ICD-10 und innerhalb von bis zu 4 Wochen im DSM-5 nach Konsum psychotroper Substanzen und ein Abklingen der Symptomatik innerhalb von 4 Wochen im DSM-5 und von bis zu 6 Monaten in der ICD-10 bei Abstinenz definiert (WHO 2019; APA 2013).

Eine Differenzierung anhand der Art und Ausprägung der Symptomatik ist in keinem der Klassifikationssysteme möglich, und es liegen auch keine Angaben zu Menge, Frequenz oder Dauer der Substanzeinnahme vor.

SIPS können im Zusammenhang mit dem Konsum unterschiedlicher psychotroper Substanzklassen[5] auftreten, vor allem Cannabinoide, Amphetamine/Methamphetamine, Kokain und Halluzinogene. Daraus ergibt sich eine große Heterogenität was Häufigkeit, Verlauf und Schwere betrifft. Bei einem signifikanten Anteil der Patientinnen und Patienten kann die SIPS trotz adäquater Behandlung andauern bzw. in eine manifeste Schizophrenie übergehen (Hirjak et al. 2022).

9.7.2 Epidemiologie und Ätiologie

Entsprechend liegt auch die Bandbreite bei der Inzidenz zwischen 1,5 und 6,5 Fällen/100.000 Einwohner*innen (Jongsma et al. 2019).

Die jährliche Prävalenz substanzinduzierter Psychosen (SIP) wird auf etwa 1,5–6,5 Fälle/100.000 Personen geschätzt (Garson et al. 2023). Zahlreiche systematische Übersichtsarbeiten und Metaanalysen belegen eine erhöhte Inzidenz psychotischer Symptome bei Menschen, die verschiedene Substanzen konsumieren, insbesondere Cannabis, Kokain, Alkohol, Halluzinogene und Amphetamine (Huang et al. 2022; Kiburi et al. 2021).

[5] Alkoholassoziierte psychotische Störungen stellen einen Sonderfall dar, da sie sich durch bestimmte Kennzeichen der Psychopathologie abgrenzen und am ehesten aufgrund einer Hirnschädigung infolge eines sehr langfristigen Konsums auftreten und somit bei Kindern und Jugendlichen kaum eine Rolle spielen.

9

Die Prävalenzraten für das Auftreten psychotischer Symptome betragen bei Cannabinoiden 0,8–10 % (Murray und Hall 2020), bei Amphetaminen 4 % (Vallersnes et al. 2016), bei Methamphetaminen bis zu 37 % (Gan et al. 2018), bei Kokain zwischen 29 und 86 % (Roncero et al. 2012) und bei Halluzinogenen zwischen 18 und 20 % (Vallersnes et al. 2016). Außerdem sind die Konversionsraten von SIPS zu primären psychotischen Störungen und affektiven Störungen mit psychotischen Symptomen vor allem bei jungen Menschen und bei Cannabis-induzierten Psychosen ausgesprochen hoch und werden in der Literatur mit 11,3 % (Kendler et al. 2019) bis zu 46 % (Niemi-Pynttarie et al. 2013) angegeben. Je niedriger das Alter bei Auftreten der Cannabis-induzierten Psychose ist, desto höher das Konversionsrisiko, dabei wird eine Risikoerhöhung für Schizophrenie bei bis zu 101,7 angegeben (Starzer et al. 2018). Es ist gut belegt, dass das Risiko für eine Psychose mit frühem Alter bei regelmäßigem Konsum sowie einem hohen THC-Gehalt steigt (McDonalds et al. 2024).

Die Annahme, dass diese Substanzen psychotische Symptome hervorrufen, basiert auf der Erkenntnis, dass sie die Neurotransmittersysteme, insbesondere die dopaminergen und serotonergen Bahnen, beeinflussen (Ricci et al. 2024).

9.7.3 Therapie

Die primäre Therapieempfehlung bei SIPS sollte im Sinne einer kausalen Behandlung eine langfristige Substanzabstinenz zum Ziel haben (entsprechende Therapiestrategien: ➤ Kap. 19.1.6).

Die Empfehlungen zur pharmakologischen Behandlung orientieren sich am klinischen Bild und sollten darüber hinaus aber auch den Wirkmechanismus der psychoaktiven Substanz und das Rezeptorprofil der Antipsychotika berücksichtigen. So ist der Einsatz von dopaminergen Wirkstoffen bei Halluzinogen-induzierten Psychosen aufgrund der vor allem serotonerg vermittelten Neurotransmission nicht sinnvoll (DeGregorio et al. 2016). Präferenziell sollten Präparate mit möglichst wenig anticholinergen und extrapyramidal-motorischen Nebenwirkungen in dieser Population zur Anwendung kommen (WHO 2019).

9.8 Sekundäres psychotisches Syndrom (6E61)

Psychotische Störungen, die als Folge einer bekannten medizinischen Erkrankung oder eines Substanzkonsums auftreten, werden als sekundäre Psychosen bezeichnet.

Differenzialdiagnostisch sprechen bspw. ein atypisches Erscheinungsbild, ein zeitlicher Zusammenhang mit einer somatischen Erkrankung, der Nachweis eines direkten physiologischen Kausalzusammenhangs mit einem ätiologischen Agens für ein sekundär psychotisches Syndrom (Keshavan und Kaneko 2013).

Die entsprechenden Diagnosen in der ICD-10 sind F06.0 Organische Halluzinose und F06.2 Organische wahnhafte (schizophreniforme) Störung.

Nahezu jedes zentralnervös wirkende Medikament kann psychotische Symptome verursachen; dasselbe gilt für eine Vielzahl somatischer Erkrankungen (bspw. Autoimmunerkrankungen, Infektionskrankheiten, zerebrale Raumforderungen, Anfallsleiden, traumatische ZNS-Verletzungen, kongenitale Störungen, zerebrovaskuläre Störungen, degenerative Erkrankungen, metabolische sowie endokrinologische Störungen; Keshavan und Kaneko 2013).

Für die Differenzialdiagnostik ist die Abgrenzung zur Schizophrenie von besonderer Bedeutung, weshalb die in ➤ Kap. 9.1.2 genannten Untersuchungen insbesondere bei Erstmanifestation einer Psychose durchgeführt werden sollten.

Die Therapie stellt in erster Linie die kausale Behandlung der primären Erkrankung dar. Allerdings kann auch eine zusätzliche symptomatische antipsychotische Behandlung in Analogie zu den Behandlungsstrategien bei primären psychotischen Symptomen (➤ Kap. 9.1.4) notwendig sein.

9.9 Ausblick und Fallbeispiel

Psychotische Störungen stellen im Jugendalter vor allem aufgrund der häufig unspezifischen Frühsymptome, der heterogenen Verläufe und der mangelnden Evidenz für diesen Altersbereich eine diagnostische und therapeutische Herausforderung dar.

Eine stärkere Berücksichtigung von entwicklungsspezifischen Besonderheiten ist sowohl in Bezug auf Früherkennung und Diagnostik als auch bezüglich Psycho- und Pharmakotherapie in der wissenschaftlichen Forschung unbedingt notwendig, um Menschen dieser Altersgruppe valide zu diagnostizieren und evidenzbasiert zu behandeln.

Fallbeispiel

- Patient: Roman, 16 Jahre, männlich
- Vorerkrankungen: keine

Die Kindsmutter (KM) bringt Roman notfallmäßig zu uns in die Klinik, nachdem sie sich schon mehrere Monate Sorgen gemacht hatte, ihn aber nicht von einer Vorstellung hatte überzeugen können. Heute sei er so ängstlich und verzweifelt gewesen, dass er in die Vorstellung eingewilligt habe.

Als Vorstellungsanlass schildert die KM einen völlig veränderten Zustand des Patienten. Roman sei seit 2–3 Monaten rückzügig, habe einen verschobenen Tag-Nacht-Rhythmus und sei meist dysphorischer Stimmung gewesen. In der letzten Woche habe er die Körperpflege vernachlässigt, kaum gegessen und getrunken und nicht geschlafen. Er wirkt geschwächt, und das Sprechen fällt ihm schwer. Der Patient selbst gibt im Gespräch an, sein Inneres nicht mehr kontrollieren zu können. Alles falle ihm sehr schwer. Gedanken würden sich ihm aufdrängen, und er fühle sich „wie auf einem anderen Planeten", unwohl und „außer mir". Des Weiteren leide er unter Zwangsgedanken und Zwangshandlungen, die er aber nicht näher beschreiben könne. Er berichtet allerdings, dass es um Menschen gehe, die ihm Schlimmes antun könnten. Dabei bewegt er seine Beine stets in einem repetitiven Muster und hält seine rechte Hand vor sich. Auch befürchte er, dass bestimmte Personen seine Gedanken beeinflussen könnten.

Bei Aufnahme: 16,4-jähriger Patient, äußeres Erscheinungsbild altersentsprechend, ungepflegt, eingerissene, lange Nägel. Schläfriger Zustand, Augen meist geschlossen, aber stets ansprechbar und bewusstseinsklar, zu allen Qualitäten orientiert. Auffassungsstörung und Konzentrationsstörung. Im Affekt ratlos und verflacht, Stimmung dysphorisch und indifferent. In der Psychomotorik verlangsamt und repetitive Bewegungen. Antrieb gemindert, im formalen Denken verlangsamt, Antwortlatenzen, teilweise inkohärent, ideenflüchtig, perseverierend, Gedankendrängen. Inhaltlich paranoide Ideen, Wahnstimmung. Ich-Störungen: Gedankenbeeinflussung. Wahrnehmungsstörungen: keine. Fragliche Zwangsgedanken. Glaubhaft von Suizidalität distanziert.

In der Untersuchung fällt ein reduzierter Allgemein-, Pflege- und Ernährungszustand auf. Sonst keine Auffälligkeiten

Anamnese: Keinerlei Auffälligkeiten bis zum Beginn der Pubertät. Vor 3–4 Jahren Wesensveränderung: Oppositionell, beleidigend, provokativ gegenüber Familie. Zuvor ruhig, sensibel und intelligent. Mehrfache häusliche Konflikte. Ab 8. Klasse Leistungsabfall. Laut KM auch skurrile Verhaltensweisen in der Schule, phasenhaft ausgeprägte Angstsymptomatik, habe sich vor Mitschülern versteckt. Während einer Urlaubsreise habe er sich die gesamte Fahrt eine Tüte über den Kopf gezogen. In den letzten Wochen deutlicher sozialer Rückzug. Roman hat Zimmer nicht bzw. nur nachts verlassen, um Essen zu besorgen.

Es besteht der Verdacht auf die Erstmanifestation einer Schizophrenie bei langjährigem Prodrom mit Leistungsknick, Angstsymptomen und sozialem Rückzug. Differenzialdiagnostisch muss eine organische und substanzinduzierte Genese ausgeschlossen werden. Aufgrund der psychomotorischen Auffälligkeiten und ausgeprägten kognitiven Störungen wird zusätzlich zu Bildgebung (cMRT) und Labor auch eine Liquorpunktion durchgeführt. Alle Untersuchungen sind ohne pathologischen Befund. Hinweise auf eine somatische Erkrankung oder einen Substanzkonsum liegen nicht vor. Aufgrund der Längs- und Querschnittsbefunde der Psychopathologie ist die Diagnose einer paranoiden Schizophrenie gerechtfertigt. Nach mehrjährigem Prodrom liegen Positiv- und Negativsymptome über einen Zeitraum von > 4 Wochen vor.

Roman wird mit einem atypischen Antipsychotikum (Aripiprazol) behandelt; bei Angst und Schlafstörung wird zunächst auch Lorazepam angesetzt. Unter der Aufdosierung des Antipsychotikums kommt es zu Nebenwirkungen (Akathisien). Bei zudem unzureichender Besserung der Symptomatik erfolgt ein Wechsel auf ein Antipsychotikum mit anderem Rezeptorprofil (Quetiapin ret.). In den nächsten 4–6 Wochen bessert sich die Symptomatik deutlich, und Lorazepam kann ausgeschlichen werden. Roman kann rasch in das intensive multimodale Therapieprogramm integriert werden, das aus psychotherapeutischen Einzel- und Gruppentherapien, Psychoedukation, Peerberatung, metakognitivem und kognitivem Training, sportlicher Aktivierung sowie Ergo- und Musiktherapie besteht. Im Rahmen der Psychotherapie erhalten der Pat. und seine Eltern ausführliche Psychoedukation. Roman und die Familie werden sozialarbeiterisch unterstützt. Die Positivsymptomatik remittiert. Die kognitiven Einschränkungen und die Negativsymptomatik wie eingeschränkte affektive Schwingungsfähigkeit und Antriebsminderung bessern sich nur langsam und bleiben bis zum Ende der 3-monatigen Krankenhausbehandlung z. T. bestehen.

Der Familie wird die direkte Überleitung in eine vollstationäre, 24-stündig betreute therapeutische Jugendhilfeeinrichtung über das 18. Lebensjahr hinaus empfohlen. Die psychiatrisch-psychotherapeutische ambulante Weiterbetreuung erfolgt über die kinder- und jugendpsychiatrische Institutsambulanz. Im Falle von weiterhin bestehenden Negativsymptomen und kognitiven Einschränkungen und damit einhergehender ausgeprägter Teilhabebeeinträchtigung soll eine medikamentöse Optimierung durch Umstellung des Antipsychotikums oder zusätzliche Gabe eines Antidepressivums erwogen werden. Ebenso soll die multimodale phasengerechte Therapie bei Erstmanifestation sichergestellt werden (➤ Kap. 9.1.5).

LITERATUR

AACAP – American Academy of Child and Adolescent Psychiatry. Practice parameter for the assessment and treatment of children and adolescents with schizophrenia. J Am Acad Child Adolesc Psychiatry 2013; 52(9): 945–960. DOI: 10.1016/j.jaac.2013.06.010.

Albert N, Glenthøj LB, Melau M, Jensen H, Hjorthøj C, Nordentoft M. Course of illness in a sample of patients diagnosed with a schizotypal disorder and treated in a specialized early intervention setting. Findings from the 3.5-year follow-up of the OPUS II study. Schizophr Res 2017; 182: 24–30. DOI: 10.1016/j.schres.2016.10.013.

Amminger GP, Henry LP, Harrigan SM, Harris MG, Alvarez-Jimenez M, Herrman H, et al. Outcome in early-onset schizophrenia revisited: findings from the Early Psychosis Prevention and Intervention Centre long-term follow-up study. Schizophr Res 2011; 131(1–3): 112–119. DOI: 10.1016/j.schres.2011.06.009.

Andreasen NC. The diagnosis of schizophrenia. Schizophr Bull 1987; 13: 9–22.

Andreasen NC, Carpenter WT Jr, Kane JM, Lasser RA, Marder SR, Weinberger DR. Remission in schizophrenia: proposed criteria and rationale for consensus. Am J Psychiatry 2005; 162(3): 441–449.

APA – American Psychiatric Association. Diagnostic and statistical manual of mental disorders (5th ed.). Washington, DC: American Psychiatric Publishing 2013. DOI: 10.1176/appi.books.9780890425596.

Arango C. Present and future of developmental neuropsychopharmacology. Eur Neuropsychopharmacol 2015; 25(5): 703–712. DOI: 10.1016/j.euroneuro.2014.11.003.

Barneveld PS, Pieterse J, de Sonneville L, van Rijn S, Lahuis B, van Engeland H, Swaab H. Overlap of autistic and schizotypal traits in adolescents with autism spectrum disorders. Schizophr Res 2011; 126(1–3): 231–236. DOI: 10.1016/j.schres.2010.09.004.

Bechdolf A, Leopold K, Lehmann A, Burkhardt E. Junge Menschen mit Psychosen begleiten: Das Praxisbuch zum FRITZ. Köln: Psychiatrie Verlag 2021.

Birchwood M, Todd P, Jackson C. Early intervention in psychosis. The critical period hypothesis. Br J Psychiatry Suppl 1998; 172(33): 53–9. PMID: 9764127.

Canetta S, Sourander A, Surcel HM, Hinkka-Yli-Salomäki S, Leiviskä J, Kellendonk C, et al. Elevated maternal C-reactive protein and autism in a national birth cohort. Mol Psychiatry 2014; 19(2): 259–264. DOI: 10.1038/mp.2012.197.

Cascade E, Kalali AH, Buckley P. Treatment of schizoaffective disorder. Psychiatry (Edgmont) 2009; 6(3): 15–17.

Catalan A, Salazar de Pablo G, Vaquerizo Serrano J, Mosillo P, Baldwin H, Fernández-Rivas A, et al. Annual Research Review: Prevention of psychosis in adolescents – systematic review and meta-analysis of advances in detection, prognosis and intervention. J Child Psychol Psychiatry 2021; 62(5): 657–673. DOI: 10.1111/jcpp.13322.

Ceraso A, Lin JJ, Schneider-Thoma J, Siafis S, Heres S, Kissling W, et al. Maintenance treatment with antipsychotic

drugs in schizophrenia: a Cochrane systematic review and meta-analysis. Schizophr Bull 2022; 48(4): 738–740.
Correll CU. Real life switching strategies with second-generation antipsychotics. J Clin Psychiatry 2006; 67: 160–161.
Correll CU, Carlson HE. Endocrine and metabolic adverse effects of psychotropic medications in children and adolescents. J Am Acad Child Adolesc Psychiatry 2006; 45: 771–791.
Correll CU, Cortese S, Croatto G, Monaco F, Krinitski D, Arrondo G, et al. Efficacy and acceptability of pharmacological, psychosocial, and brain stimulation interventions in children and adolescents with mental disorders: an umbrella review. World Psychiatry 2021; 20(2): 244–275.
Correll CU, Fusar-Poli P, Leucht S, Karow A, Maric N, Moreno C, Nordentoft M, Raballo A. Treatment approaches for first episode and early-phase schizophrenia in adolescents and young adults: a Delphi consensus report from Europe. Neuropsychiatr Dis Treat 2022; 18: 201–219. DOI: 10.2147/NDT.S345066.
Correll CU, Arango C, Fagerlund B, Galderisi S, Kas MJ, Leucht S. Identification and treatment of individuals with childhood-onset and early-onset schizophrenia. Eur Neuropsychopharmacol 2024; 82: 57–71. DOI: 10.1016/j.euroneuro.2024.02.005.
Craddock N, O'Donovan MC, Owen MJ. Genes for schizophrenia and bipolar disorder? Implications for psychiatric nosology. Schizophr Bull 2006; 32(1): 9–16. DOI: 10.1093/schbul/sbj033.
Cunningham T, Hoy K, Shannon C. Does childhood bullying lead to the development of psychotic symptoms? A meta-analysis and review of prospective studies. Psychosis 2015; 8(1): 48–59. DOI: 10.1080/17522439.2015.1053969.
Davis J, Eyre H, Jacka FN, Dodd S, Dean O, McEwen S, et al. A review of vulnerability and risks for schizophrenia: beyond the two-hit hypothesis. Neurosci Biobehav Rev 2016; 65: 185–94.
Dean B. Understanding the pathology of schizophrenia: recent advances from the study of the molecular architecture of postmortem CNS tissue. Postgrad Med J 2002; 78(917): 142–148.
De Gregorio D, Comai S, Posa L, Gobbi G. d-Lysergic acid diethylamide (LSD) as a model of psychosis: mechanism of action and pharmacology. Int J Mol Sci 2016; 17(11): 1953. DOI: 10.3390/ijms17111953.
Devoe DJ, Farris MS, Townes P, Addington J. Interventions and transition in youth at risk of psychosis: a systematic review and meta-analyses. J Clin Psychiatry 2020; 81(3): 17r12053. DOI: 10.4088/JCP.17r12053.
DGPPN – Deutsche Gesellschaft für Psychiatrie und Psychotherapie, Psychosomatik und Nervenheilkunde e.V. (Hrsg.). S3-Leitlinie Schizophrenie. Langfassung. AMWF-Registernummer 038-009. Stand: 15.03.2019 (in Überarbeitung); https://register.awmf.org/de/leitlinien/detail/038-009 (letzter Zugriff: 19.08.2025).
Díaz-Caneja C, Pina-Camacho L, Rodríguez-Quiroga A, et al. Predictors of outcome in early-onset psychosis: a systematic review. NPJ Schizophr 2015; 1: 14005. DOI: 10.1038/npjschz.2014.5.
Dickey CC, McCarley RW, Shenton ME. The brain in schizotypal personality disorder: a review of structural MRI and CT findings. Harv Rev Psychiatry 2002; 10(1): 1–15. DOI: 10.1080/10673220216201.
Du Bois R. Aspekte der stationären Frühbehandlung psychotischer Jugendlicher. In: Schimmelmann B, Resch F (Hrsg.), Psychosen in der Adoleszenz. Stuttgart: Kohlhammer 2014; 331–344.
Fusar-Poli P, Deste G, Smieskova R, et al. Cognitive functioning in prodromal psychosis: a meta-analysis. Arch Gen Psychiatry 2012; 69(6): 562–571. DOI: 10.1001/archgenpsychiatry.2011.1592.
Gardner DM, Murphy AL, O'Donnell H, Centorrino F, Baldessarini RJ. International consensus study of antipsychotic dosing. Am J Psychiatry 2010; 167(6): 686–693.
Gerlach M, Mehler-Wex C, Romanos M. Neuro-/Psychopharmaka im Kindes- und Jugendalter: Grundlagen und Therapie. Berlin, Heidelberg: Springer 2024. DOI: 10.1007/978-3-662-65266-4.
Glynn SM, Cohen AN, Niv N. New challenges in family interventions for schizophrenia, Expert Rev Neurother 2007; 7(1): 33–43.
Gochman P, Miller R, Rapoport JL. Childhood-onset schizophrenia: the challenge of diagnosis. Curr Psychiatry Rep 2011; 13: 321–322.
Gottesman II, Laursen TM, Bertelsen A, Mortensen PB. Severe mental disorders in offspring with 2 psychiatrically ill parents. Arch Gen Psychiatry 2010; 67(3): 252–257. DOI: 10.1001/archgenpsychiatry.2010.1.
Häfner H, Maurer K, an der Heiden W. ABC Schizophrenia study: an overview of results since 1996. Social psychiatry and psychiatric epidemiology. 2013;48(7):1021–31.
Harvey RC, James AC, Shields GE. A systematic review and network meta-analysis to assess the relative efficacy of antipsychotics for the treatment of positive and negative symptoms in early-onset schizophrenia. CNS Drugs 2016; 30(1): 27–39.
Harvey PD, Bosia M, Cavallaro R, Howes OD, Kahn RS, Leucht S, et al. Cognitive dysfunction in schizophrenia: an expert group paper on the current state of the art. Schizophr Res Cogn 2022: 29: 100249.
He H, Liu Q, Li N, et al. Trends in the incidence and DALYs of schizophrenia at the global, regional and national levels: results from the Global Burden of Disease Study 2017. Epidemiol Psychiatr Sci 2020; 29: e91. DOI: 10.1017/S2045796019000891.
Henssler J, Brandt L, Müller M, et al. Migration and schizophrenia: meta-analysis and explanatory framework. Eur Arch Psychiatry Clin Neurosci 2020; 270: 325–335. DOI: 10.1007/s00406-019-01028-7.
Hirjak D, Meyer-Lindenberg A, Brandt GA, Dreßing H. Differenzialdiagnostische Unterscheidung zwischen substanzinduzierten und primären Psychosen: Empfehlungen

9

für die allgemeinpsychiatrische und forensische Praxis. Nervenarzt 2022; 93(1): 11–23. DOI: 10.1007/s00115-021-01083-3.

Hjorthoj C, Sturup AE, McGrath JJ, Nordentoft M. Years of potential life lost and life expectancy in schizophrenia: a systematic review and meta-analysis. Lancet Psychiatry 2017; 4(4): 295–301.

Howes OD, McCutcheon R, Owen MJ, Murray RM. The role of genes, stress, and dopamine in the development of schizophrenia. Biol Psychiatry 2017; 81(1): 9–20.

Huang CL, Tsai IJ, Lee CW. Risk of psychosis in illicit amphetamine users: a 10-year retrospective cohort study. Evid Based Ment Health 2022; 25(4): 163–168. DOI: 10.1136/ebmental-2021–300300.

Huhn M, Nikolakopoulou A, Schneider-Thoma J, Krause M, Samara M, Peter N, et al. Comparative efficacy and tolerability of 32 oral antipsychotics for the acute treatment of adults with multi-episode schizophrenia: a systematic review and network meta-analysis. Lancet 2019; 394(10202): 939–951. DOI: 10.1016/S0140–6736(19)31135-3.

Huscsava M, Reinhardt M, Plener P, Fegert J, Kölch M. Update Zulassung von Psychopharmaka für Minderjährige in Deutschland und Österreich. Psychopharmakotherapie 2020; 2: 44–52.

Huxley NA, Rendall M, Sederer L. Psychosocial treatments in schizophrenia: a review of the past 20 years. J Nerv Ment Dis 2000; 188(4): 187–201.

Immonen J, Jääskeläinen E, Korpela H, Miettunen J. Age at onset and the outcomes of schizophrenia: a systematic review and meta-analysis. Early Interv Psychiatry 2017; 11(6): 453–460. DOI: 10.1111/eip.12412.

Jäckel D, Willert A, Brose A, Leopold K, Nischk D, Senner S, et al. Correction: Enhancing educational and vocational recovery in adolescents and young adults with early psychosis through Supported Employment and Education (SEEearly): study protocol for a multicenter randomized controlled trial. Trials 2023; 24(1): 476. DOI: 10.1186/s13063-023-07524-5.

Jongsma HE, Turner C, Kirkbride JB, Jones PB. International incidence of psychotic disorders, 2002–17: a systematic review and meta-analysis. Lancet Public Health 2019; 4(5): e229–e244. DOI: 10.1016/S2468–2667(19)30056-8.

Kamp-Becker I, Albertowski K, Becker J, Ghahreman M, Langmann A, Mingebach T, et al. Diagnostic accuracy of the ADOS and ADOS-2 in clinical practice. Eur Child Adolesc Psychiatry 2018; 27(9): 1193–1207. DOI: 10.1007/s00787-018-1143-y.

Kendler KS, McGuire M, Gruenberg AM, O'Hare A, Spellman M, Walsh D. The Roscommon Family Study. III. Schizophrenia-related personality disorders in relatives. Arch Gen Psychiatry 1993; 50(10): 781–788. DOI: 10.1001/archpsyc.1993.01820220033004.

Kendler KS, Ohlsson H, Sundquist J, Sundquist K. Prediction of onset of substance-induced psychotic disorder and its progression to schizophrenia in a Swedish national sample. Am J Psychiatry 2019; 176(9): 711–719. DOI: 10.1176/appi.ajp.2019.18101217.

Keshavan MS, Kaneko Y. Secondary psychoses: an update. World Psychiatry 2013; 12(1): 4–15. DOI: 10.1002/wps.20001.

Kirkbride JB, Boydell J, Ploubidis GB, Morgan C, Dazzan P, McKenzie K, et al. Testing the association between the incidence of schizophrenia and social capital in an urban area. Psychol Med 2007; 38(8): 1083–1094. DOI: 10.1017/S0033291707002088.

Klingberg S, Bechdolf A. Schizophrenie – Psychosoziale Therapie (ICD-10 F), psychotherapeutische Interventionen bei schizophrenen Erkrankungen. In: Voderholzer U (Hrsg.), Therapie psychiatrischer Erkrankungen: State of the Art. München: Elsevier Urban & Fischer 2025; 165–174.

Kloosterboer SM, Vierhout D, Stojanova J, Egberts KM, Gerlach M, Dieleman GC, Koch BC. Psychotropic drug concentrations and clinical outcomes in children and adolescents: a systematic review. Expert Opin Drug Saf 2020; 19(7): 873–890.

Klosterkötter J. Early detection of psychosis – State of the art and future perspectives. In: Riecher-Rössler A, McGorry P (eds.), Early Detection and Intervention in Psychosis: State of the Art and Future Perspectives. Stuttgart: Karger 2016; 1–14.

Koutsouleris N, Dwyer DB, Degenhardt F, Maj C, Urquijo-Castro MF, Sanfelici R, PRONIA Consortium. Multimodal machine learning workflows for prediction of psychosis in patients with clinical high-risk syndromes and recent-onset depression. JAMA Psychiatry 2021; 78(2): 195–209.

Krause M, Zhu Y, Huhn M, Schneider-Thoma J, Bighelli I, Chaimani A, Leucht S. Efficacy, acceptability, and tolerability of antipsychotics in children and adolescents with schizophrenia: a network meta-analysis. Eur Neuropsychopharmacol 2018; 28(6): 659–674. DOI: 10.1016/j.euroneuro.2018.03.008.

Kurtz MM, Mueser KT. A meta-analysis of controlled research on social skills training for schizophrenia. J Consult Clin Psychol 2008; 76(3): 491–504. DOI: 10.1037/0022-006X.76.3.491.

Lambert M, Karamtkos E, Naber D, Fleischhacker W, Hasan A. Pharmakotherapie der Schizophrenie (ICD-10 F2). In: Voderholzer U (Hrsg.), Therapie psychiatrischer Erkrankungen: State of the Art. München: Elsevier Urban & Fischer 2025; 124–162.

Lehnhardt F-G, Gawronski A, Pfeiffer K, Kockler H, Schilbach L, Vogeley K. Diagnostik und Differenzialdiagnose des Asperger-Syndroms im Erwachsenenalter. Dtsch Arztebl Int 2013; 110(45): 755–763. DOI: 10.3238/arztebl.2013.0755.

Leucht S, Chaimani A, Krause M, Schneider-Thoma J, Wang D, Dong S, et al. The response of subgroups of patients with schizophrenia to different antipsychotic drugs: a systematic review and meta-analysis. Lancet Psychiatry 2022; 9(11): 884–893.

Leucht S, Gründer G. Therapieresistente Schizophrenie (ICD-10 F2). In: Voderholzer U (Hrsg.), Therapie psychiatrischer

Erkrankungen: State of the Art. München: Elsevier Urban & Fischer 2025; 187–191.
Liberman RP, Kopelowicz A, Ventura J, Gutkind D. Operational criteria and factors related to recovery from schizophrenia. Int Rev Psychiatry 2002; 14(4): 256–272. DOI: 10.1080/0954026021000016905.
Lincoln T. Kognitiv behaviorale Therapie. In: Schimmelmann B, Resch F (Hrsg.), Psychosen in der Adoleszenz. Stuttgart: Kohlhammer 2014; 367–383.
Lindenmayer JP, Kaur A. Antipsychotic management of schizoaffective disorder: a review. Drugs 2016; 76(5): 589–604. DOI: 10.1007/s40265-016-0551-x.
Lindamer LA, Lohr JB, Harris MJ, McAdams LA, Jeste DV. Gender-related clinical differences in older patients with schizophrenia. J Clin Psychiatry 1999; 60(1): 61–67; quiz 68–69.
Logeswaran Y, Munford L, Kühn S, Nees F, Moutoussis M, Dolan RJ, Tost H. Effects of urban living environments on mental health in adults. Nat Med 2023; 29(6): 1456–1467. https://pubmed.ncbi.nlm.nih.gov/37322117/
Manschreck TC, Khan NL. Recent advances in the treatment of delusional disorder. Can J Psychiatry 2006; 51: 114–119.
McDonald AJ, Kurdyak P, Rehm J, Roerecke M, Bondy SJ. Age-dependent association of cannabis use with risk of psychotic disorder. Psychol Med 2024; 54(11): 2926–2936. DOI: 10.1017/S0033291724000990.
McGorry P, Alvarez-Jimenez M, Killackey E. Antipsychotic medication during the critical period following remission from first-episode psychosis: less is more. JAMA Psychiatry 2013; 70(9): 898–900. DOI: 10.1001/jamapsychiatry.2013.264. P
McGrath J, Saha S, Chant D, Welham J. Schizophrenia: a concise overview of incidence, prevalence, and mortality. Epidemiol Rev 2008; 30: 67–76.
Meisenzahl E, Walger P, Schmidt SJ, Koutsouleris N, Schultze-Lutter F. Früherkennung und Prävention von Schizophrenie und anderen Psychosen. Nervenarzt 2020; 1: 10–16.
Misiak B, Krefft M, Bielawski T, Moustafa AA, Sąsiadek MM, Frydecka D. Toward a unified theory of childhood trauma and psychosis: a comprehensive review of epidemiological, clinical, neuropsychological and biological findings. Neurosci Biobehav Rev 2017; 75: 393–406. DOI: 10.1016/j.neubiorev.2017.02.015.
Mucci A, Kawohl W, Cristoana M, Wooller A. Treating schizophrenia: open conversations and stronger relationships through psychoeducation and shared decision-making. Front Psychiatry 2020; 11: 761.
Murray RM, Hall W. Will legalization and commercialization of cannabis use increase the incidence and prevalence of psychosis? JAMA Psychiatry 2020; 77(8): 777–778.
Murru A, Carpiniello B. Duration of untreated illness as a key to early intervention in schizophrenia: a review. Neurosci Lett 2018; 669: 59–67.
NICE – National Institute for Health and Care Excellence. Psychosis and schizophrenia in children and young people: Recognition and management. NICE guideline [NG155] 2016; https://www.nice.org.uk/guidance/ng155 (letzter Zugriff: 19.08.2025).
Niemi-Pynttäri JA, Sund R, Putkonen H, Vorma H, Wahlbeck K, Pirkola SP. Substance-induced psychoses converting into schizophrenia: a register-based study of 18,478 Finnish inpatient cases. J Clin Psychiatry 2013; 74(1): e94-9. DOI: 10.4088/JCP.12m07822.
Northwood K, Pearson E, Arnautovska U, Kisely S, Pawar M, Sharma M, et al. Optimising plasma clozapine levels to improve treatment response: an individual patient data meta-analysis and receiver operating characteristic curve analysis. Br J Psychiatry 2023; 222(6): 241–245.
Oakley P, Kisely S, Baxter A, Harris M, Desoe J, Dziouba A, Siskind D. Increased mortality among people with schizophrenia and other non-affective psychotic disorders in the community: a systematic review and meta-analysis. J Psychiatr Res 2018; 102: 245–253. DOI: 10.1016/j.jpsychires.2018.04.019.
Ostuzzi G, Bertolini F, Tedeschi F, Vita G, Brambilla P, Del Fabro L, et al. Oral and long-acting antipsychotics for relapse prevention in schizophrenia-spectrum disorders: a network meta-analysis of 92 randomized trials including 22,645 participants. World Psychiatry 2022; 21(2): 295–307.
Pagel T, Baldessarini RJ, Franklin J, Baethge C. Characteristics of patients diagnosed with schizoaffective disorder compared with schizophrenia and bipolar disorder. Bipolar Disord 2013; 15(3): 229–39. DOI: 10.1111/bdi.12057.
Pagsberg AK, Tarp S, Glintborg D, Stenstrom AD, Fink-Jensen A, Correll CU, Christensen R. Acute antipsychotic treatment of children and adolescents with schizophrenia-spectrum disorders: a systematic review and network meta-analysis. J Am Acad Child Adolesc Psychiatry 2017; 56(3): 191–202.
Palmer BW, Martin AS, Depp CA, Glorioso DK, Jeste DV. Wellness within illness: happiness in schizophrenia. Schizophr Res 2014; 159(1): 151–156.
Perälä J, Suvisaari J, Saarni SI, Kuoppasalmi K, Isometsä E, Pirkola S, et al. Lifetime prevalence of psychotic and bipolar I disorders in a general population. Arch Gen Psychiatry 2007; 6 4(1): 19–28. DOI: 10.1001/archpsyc.64.1.19.
Petrilli K, Ofori S, Hines L, Taylor G, Adams S, Freeman TP. Association of cannabis potency with mental ill health and addiction: a systematic review. Lancet Psychiatry 2022; 9(9): 736–750. DOI: 10.1016/S2215-0366(22)00161-4.
Polderman T, Benyamin B, de Leeuw C, et al. Meta-analysis of the heritability of human traits based on fifty years of twin studies. Nat Genet 2015; 47: 702–709. DOI: 10.1038/ng.3285.
Reich G. Familientherapie. In: Schimmelmann B, Resch F (Hrsg.), Psychosen in der Adoleszenz. Stuttgart: Kohlhammer 2014; 345–366.
Ribolsi M, Fiori Nastro F, Pelle M, Medici C, Sacchetto S, Lisi G, et al. Recognizing psychosis in autism spectrum dis-

order. Front Psychiatry 2022; 13: 768586. DOI: 10.3389/fpsyt.2022.768586.

Ricci V, Martinotti G, Maina G. Substance-induced psychosis: diagnostic challenges and phenomenological insights. Psychiatry Int 2024; 5: 759–772. DOI: 10.3390/psychiatryint5040052.

Ricci CA, Rakesh D, Whittle S, Vijayakumar N, Allen NB. Socioeconomic disadvantage and youth mental health during the COVID-19 pandemic. JAMA Netw Open 2024; 7(7): e2419244. https://pubmed.ncbi.nlm.nih.gov/38967921/

Roncero C, Ros-Cucurull E, Daigre C, Casas M. Prevalence and risk factors of psychotic symptoms in cocaine-dependent patients. Actas Esp Psiquiatr 2012; 40(4): 187–197. PMID: 22851479.

Rubio JM, Taipale H, Tanskanen A, Correll CU, Kane JM, Tiihonen J. Long-term continuity of antipsychotic treatment for schizophrenia: a nationwide study. Schizophr Bull 2021; 47(6): 1611–1620.

Saha S, Chant D, Welham J, McGrath J. A systematic review of the prevalence of schizophrenia. PLoS Med 2005; 2(5): e141. DOI: 10.1371/journal.pmed.0020141.

Salamon S, Santelmann H, Franklin J, Baethge C, Test-retest reliability of the diagnosis of schizoaffective disorder in childhood and adolescence – a systematic review and meta-analysis. J Affect Disord 2018; 230: 28–33, DOI: 10.1016/j.jad.2017.12.070.

Salazar de Pablo G, Radua J, Pereira J, Bonoldi I, Arienti V, Besana F, et al. Probability of transition to psychosis in individuals at clinical high risk: an updated meta-analysis. JAMA Psychiatry 2021; 78(9): 970–978. DOI: 10.1001/jamapsychiatry.2021.0830.

Salazar de Pablo G, Rodriguez V, Besana F, Civardi SC, Arienti V, Maraña Garceo L, et al. Umbrella review: Atlas of the meta-analytical evidence of early-onset psychosis. J Am Acad Child Adolesc Psychiatry 2024; 63(7): 684–697. DOI: 10.1016/j.jaac.2023.10.016.

Santelmann H, Franklin J, Bußhoff J, Baethge C. Diagnostic shift in patients diagnosed with schizoaffective disorder: a systematic review and meta-analysis of rediagnosis studies. Bipolar Disord 2016; 18(3): 233–246. DOI: 10.1111/bdi.12388.

Schaffner N, Schimmelmann BG, Niedersteberg A, Schulze-Lutter F. Versorgungswege von erstmanifestierten psychotischen Patienten – eine Übersicht internationaler Studien. Fortschr Neurol Psychiatr 2012; 80: 72–78.

Schimmelmann BG, Conus P, Cotton S, McGorry PD, Lambert M. Pre-treatment, baseline, and outcome differences between early-onset and adult-onset psychosis in an epidemiological cohort of 636 first-episode patients. Schizophr Res 2007; 95(1–3): 1–8. DOI: 10.1016/j.schres.2007.06.004.

Schneider K. Klinische Psychopathologie. Stuttgart: Thieme 1950.

Schulz E, Remschmidt H. Psychopharmacology of depressive states in childhood and adolescence. In: Goodyer IM (ed.), The Depressed Child and Adolescent. 2nd ed. Cambridge: Cambridge University Press 2001; 292–324.

Schulze-Lutter F, Rahman J, Ruhrmann S, et al. Duration of unspecific prodromal and clinical high risk states, and early help-seeking in first-admission psychosis patients. Soc Psychiatry Epidemiol 2015; 50: 1831–1841.

Schultze-Lutter F, Michel C, Schmidt SJ, Schimmelmann BG, Maric NP, Salokangas RK, et al. EPA guidance on the early detection of clinical high risk states of psychoses. Eur Psychiatry 2015; 30(3): 405–416. DOI: 10.1016/j.eurpsy.2015.01.010.

Schultze-Lutter F, Michel C. Psychotische Störungen in der ICD-11: Die Revisionen. Z Kinder Jugendpsychiatr Psychother 2020; 49: 1–10. DOI: 10.1024/1422–4917/a000777.

Schultze-Lutter F, Meisenzahl E, Michel C. Schizophrenien und andere psychotische Störungen in der ICD-11. PSYCH up2date 2024; 18(04): 301–319. DOI: 10.1055/a-2077–9660.

Sikich L, Hamer RM, Bashford RA, Sheitman BB, Lieberman JA. A pilot study of risperidone, olanzapine, and haloperidol in psychotic youth: a double-blind, randomized, 8-week trial Neuropsychopharmacology 2004; 29: 133–145.

Solmi M, Radua J, Olivola M, Croce E, Soardo L, Salazar de Pablo G, et al. Age at onset of mental disorders worldwide: large-scale meta-analysis of 192 epidemiological studies. Mol Psychiatry 2022; 27(1): 281–295.

Stahl SM. Beyond the dopamine hypothesis of schizophrenia to three neural networks of psychosis: dopamine, serotonin, and glutamate. CNS Spectr 2018; 23(3): 187–191. DOI: 10.1017/S1092852918001013.

Stahl SM. Stahl's Essential Psychopharmacology: Neuroscientific Basis and Practical Applications. 8th ed. Cambridge: Cambridge University Press 2024.

Starzer MSK, Nordentoft M, Hjorthøj C. Rates and predictors of conversion to schizophrenia or bipolar disorder following substance-induced psychosis. Am J Psychiatry 2018; 175(4): 343–350. DOI: 10.1176/appi.ajp.2017.17020223. Erratum in: Am J Psychiatry 2019; 176(4): 324. DOI: 10.1176/appi.ajp.2019.1764correction2.

Stentebjerg-Olesen M, Pagsberg AK, Fink-Jensen A, Correll CU, Jeppesen P. Clinical characteristics and predictors of outcome of schizophrenia-spectrum psychosis in children and adolescents: a systematic review. J Child Adolesc Psychopharmacol 2016; 26(5): 410–427.

Tiihonen J, Tanskanen A, Taipale H. 20-Year nationwide follow-up study on discontinuation of antipsychotic treatment in first-episode schizophrenia. Am J Psychiatry 2018; 175(8): 765–773. DOI: 10.1176/appi.ajp.2018.17091001.

Vallersnes OM, Dines AM, Wood DM, Yates C, Heyerdahl F, Hovda KE, Giraudon I; Euro-DEN Research Group; Dargan PI. Psychosis associated with acute recreational drug toxicity: a European case series. BMC Psychiatry 2016; 16: 293. DOI: 10.1186/s12888-016-1002-7. Erratum in: BMC Psychiatry 2016; 16(1): 405. DOI: 10.1186/s12888-016-1066-4.

Voderholzer U. Wahnhafte und schizoaffektive Störungen (ICD-10 F22 bzw. F25). In: Voderholzer U (Hrsg.), Therapie psychiatrischer Erkrankungen: State of the Art. München: Elsevier Urban & Fischer 2025; 193–203.
WHO – World Health Organization. International Statistical Classification of Diseases and Related Health Problems (10th revision, 5th ed.). Geneva: World Health Organization 2019; https://icd.who.int/browse10/2019/en (letzter Zugriff: 19.08.2025).
WHO – World Health Organization. International Classification of Diseases for Mortality and Morbidity Statistics (11th revision). Geneva: World Health Organization 2022; https://icd.who.int/ (letzter Zugriff: 19.08.2025).
Wohkittel C, Gerlach M, Taurines R, Wewetzer C, Unterecker S, Burger R, et al. Relationship between clozapine dose, serum concentration, and clinical outcome in children and adolescents in clinical practice. J Neural Transm (Vienna) 2016; 123: 1021–1031.
Wuerker AK, Haas GL, Bellack AS. Interpersonal control and expressed emotion in families of persons with schizophrenia: change over time. Schizophr Bull 2001; 27: 671–686.
Zheng Y, Xu T, Zhu Y, Li C, Wang J, Livingstone S, Zhang T. Cognitive behavioral therapy for prodromal stage of psychosis-outcomes for transition, functioning, distress, and quality of life: a systematic review and meta-analysis. Schizophr Bull 2022; 48(1): 8–19. DOI: 10.1093/schbul/sbab044.
Zielasek J, Gaebel W. Schizophrenie und andere primäre psychotische Störungen in ICD-11. Fortschr Neurol Psychiatr 2018; 86: 178–183.

9

KAPITEL

10 Katatonie (6A4)

Karolina Leopold und Stefanie Leopold

Wichtige Neuigkeiten auf einen Blick

- Die Katatonie ist in der ICD-11 eine eigenständige Diagnose; es können vier Subtypen kodiert werden.
- Seit 2023 gibt es eine neue Leitlinie der British Association for Psychopharmacology (BAP) zur Diagnose und Behandlung der Katatonie.

Die Katatonie ist eine komplexe neuropsychiatrische Störung, die durch wechselnde motorische, affektive und kognitiv-verhaltensbezogene Symptome gekennzeichnet ist und Stunden bis Tage andauert. Intensive Forschung in den letzten zwei Jahrzehnten hat dazu geführt, dass die Katatonie seit 2022 als eigenständige Diagnose in der Internationalen Klassifikation der Krankheiten, 11. Revision (ICD-11) anerkannt ist; davor wurde sie lange Zeit als ein Subtyp der Schizophrenie angesehen. Katatone Symptome können schwerwiegend sein und bei unterschiedlichen psychiatrischen, aber auch somatischen Grunderkrankungen auftreten. Die pädiatrische Katatonie ist mit einer hohen Morbiditäts- und Mortalitätsrate assoziiert (Benarous et al. 2018). Frühzeitiges Erkennen und eine entsprechende Therapie kann die Symptomatik jedoch effektiv behandeln und (lebensbedrohliche) somatische Komplikationen (z. B. Thrombose, Lungenembolie, Dekubitus, Infektionen bis zur Sepsis, Kreislauf- oder Atemkollaps, Nierenversagen, Krampfanfälle und Koma) verhindern (Hirjak und Meyer-Lindenberg 2025).

Eine Übersicht zum Störungsbild ist ➢ Tab. 10.1 zu entnehmen.

LEITSYMPTOME

- Komplexe neuropsychiatrische Erkrankung, die Auswirkungen auf Sprache, psychomotorische Verhaltensweisen und autonome Funktionen haben kann.
- Besonders hervorzuheben ist die vermehrte, verminderte oder abnorme Psychomotorik.
- Symptome können sehr vielfältig sein und fluktuieren.

Tab. 10.1 Katatonie – Übersicht

Definition	• Komplexe neuropsychiatrische Störung • Mit fluktuierenden Symptomen in **Psychomotorik,** Affekt und Verhalten
Manifestationsalter	• Kann in jedem Alter auftreten
Diagnostik	• Verhaltensbeobachtung • Eigen- und Fremdanamnese • Körperliche Untersuchung • Labor • Spezifische klinische Skalen (➤ Kap. 10.3.2) • Lorazepam-Challenge-Test
Therapeutische Optionen	• Benzodiazpine (**Lorazepam)** • In Verbindung mit Schizophrenie Antipsychotika • Elektrokonvulsionstherapie (EKT)
Wichtige Leitlinien	• Leitlinie der British Association for Psychopharmacology zur Diagnose und Behandlung der Katatonie (BAP 2023) • S3 Leitlinie Schizophrenie (DGPPN 2019)

10.1 Epidemiologie und Ätiologie

Bei der Katatonie handelt es sich wahrscheinlich um eine bisher unterdiagnostizierte und infolgedessen auch unterbehandelte Erkrankung.

Bei Erwachsenen tritt Katatonie bei 5–18 % der stationär behandelten Patient*innen in psychiatrischen Einrichtungen und bei 3,3 % der stationär behandelten Patient*innen in medizinischen Einrichtungen auf (Hirjak et al. 2024a). In einem Review trat Katatonie bei Kindern und Jugendlichen, die aufgrund einer psychiatrischen Erkrankung in ein Krankenhaus eingeliefert wurden, mit einer **Prävalenz von 0,6–1,7 %** deutlich seltener, wenn auch über den Beobachtungszeitraum zunehmend, auf (Hauptmann und Benjamin 2016).

Luccarelli et al. (2022) berichten, dass in den USA 2019 insgesamt 900 Kinder und Jugendliche mit der Diagnose Katatonie in Krankenhäusern behandelt wurden (im Vergleich zu 13.630 Erwachsenen im gleichen Zeitraum).

Mit Katatonie assoziierte Erkrankungen bei Kindern und Jugendlichen ähneln im Grunde denen bei Erwachsenen.

Mit > **20 % waren somatische Grunderkrankungen** im Kindes- und Jugendalter besonders häufig (Benarous et al. 2018). Dies unterstreicht die Bedeutung einer sorgfältigen (somatischen) Diagnostik, um eine kausale Therapie zu ermöglichen.

Besonders hervorzuheben sind hier genetische Syndrome (Raffin et al. 2018; Shillington et al. 2023), entzündliche ZNS-Erkrankungen (Oldham 2018) und die NMDA-Rezeptor-Antikörper-Enzephalitis (Serra-Mestres et al. 2020).

Bei **Katatonien in Zusammenhang mit anderen psychischen Störungen** erscheinen **psychotische Erkrankungen** am häufigsten mit Katatonie assoziiert (Benarous et al. 2018). Weitere Erkrankungen, bei denen im Kindes- und Jugendalter besonders häufig Katatonien auftreten, sind geistige Behinderung und **neurologische Entwicklungsstörungen,** insbesondere **Autismus-Spektrum-Störungen** (ASS). Hier kommen Katatonien mit einer Prävalenz zwischen 10,4 % (95 %-KI 5,8–18,0; Vaquerizo-Serrano et al. 2022) und 17 % (Ghaziuddin et al. 2020) vor und scheinen mit einer höheren Symptomschwere einherzugehen (Smith et al. 2024b).

In einer Studie zu **substanzinduzierten Katatonien** wurden alle (421; 10,8 % aller Katatonie-Berichte) gemeldeten Fälle einer pädiatrischen Katatonie der WHO-Sicherheitsdatenbank (VigiBase®) bis 2022 untersucht. Im Kleinkindalter (< 23 Monate; 8,8 % der untersuchten Stichprobe) wurden Katatonien überwiegend mit Impfungen in Verbindung gebracht. Bei Kindern im Alter von 2–11 Jahren (26,1 % der untersuchten Stichprobe) wurden unterschiedliche Medikamente (Ciclosporin, Prednisolon und Risperidon, Haloperidol, Ondansetron) in Zusammenhang mit dem Auftreten der Katatonie genannt. Im Jugendalter (12–17 Jahre; 65,1 % der untersuchten Stichprobe) wurden hauptsächlich psychiatrische Medikamente, insbesondere **Antipsychotika** (Olanzapin, Risperidon, Quetiapin), aber auch Stimmungsstabilisierer und Antidepressiva, in diesen Fallberichten als Auslöser beschrieben (Merino et al. 2024).

In Erwachsenenpopulationen wird zudem häufig ein **Entzug von Benzodiazepinen,** aber auch der

Konsum oder Entzug von psychotropen Substanzen mit Katatonien in Verbindung gebracht (Oldham 2018).

Je nach Altersgruppe waren **50–57 % der erkrankten Kinder und Jugendlichen männlich** (je jünger, desto mehr männliche Betroffene; Merino et al. 2024). Die meisten Fälle von Katatonien traten im **Jugendalter** auf (Merino et al. 2024; Rogers et al. 2021). Fälle bei unter 5-Jährigen scheinen die Ausnahme zu sein. Fälle unterhalb dieser Altersgrenze sind bspw. nicht in die Leitlinie zur Diagnostik und Behandlung von Katatonie eingegangen (Rogers et al. 2023).

Frühzeitige Diagnose und Intervention sind von entscheidender Bedeutung, da die pädiatrische Katatonie mit einer **erheblichen Morbidität** und mit einem im Vergleich zur Allgemeinbevölkerung **60-fach höheren Mortalitätsrisiko** einhergeht (Cornic et al. 2009).

10.2 Neurobiologie

Katatonien können bei einer Vielzahl psychiatrischer und somatischer Erkrankungen auftreten, wobei die zugrunde liegende Pathophysiologie unklar ist.

Systematische Übersichtsarbeiten, die strukturelle und funktionelle Bildgebungsuntersuchungen des Gehirns zusammenfassen, zeigen in 75–85 % der Fälle Anomalien in der Bildgebung des Gehirns (Haroche et al. 2020; Magnat et al. 2023). Die Mehrzahl der Fallberichte zeigt **diffuse Läsionen der weißen Substanz** oder **diffuse Atrophien** in einer Vielzahl von Hirnregionen (Haroche et al. 2020; Jeyaventhan et al. 2022; Magnat et al. 2023). Diese Anomalien scheinen sich nach erfolgreicher Behandlung der klinischen Symptome zu bessern (Haroche et al. 2020). Insgesamt geht man von einer Dysfunktion in mehreren neuronalen Netzwerken aus, die meisten Fallberichte zu funktioneller Bildgebung zeigen eine Hypoperfusion frontal, temporal oder der Basalganglien (Haroche et al. 2020). Mehrere Reviews bestätigten pathophysiologische Modelle über eine Dysfunktion in kortiko-striatal-thalamischen, kortiko-zerebellären, anterioren cingulären, medialen orbitofrontalen und lateralen orbitofrontalen Netzwerken (bspw. Duque et al. 2024).

Es sollte jedoch betont werden, dass viele dieser Übersichtsarbeiten Fallberichte und Studien mit sehr kleiner Fallzahl beinhalten, die Mehrzahl der Patientinnen und Patienten die Diagnose einer Schizophrenie erfüllte, kaum Vergleichsarbeiten existieren und die klinische Relevanz dieser Befunde fraglich ist.

Die Wirksamkeit von Benzodiazepinen ($GABA_A$-Agonisten) auf katatone Symptome deutet darauf hin, dass Katatonien durch eine Dysbalance zwischen dem GABAergen und dem glutamatergen System ausgelöst werden könnten (Merino et al. 2024).

Studien, in denen die funktionelle Bildgebung des ZNS nach katatonen Episoden untersucht wurde, ergaben ebenfalls Hinweise auf eine **Dysregulation im GABAergen System** (Haroche et al. 2020) und bspw. eine Reduktion der $GABA_A$-Rezeptordichte in den o. g. Regionen (Northoff et al. 1999a).

10.3 Klassifikation, Diagnostik und klinisches Bild

Eine Katatonie als Differenzialdiagnose sollte grundsätzlich immer in Betracht gezogen werden, wenn ein **erheblich verändertes Aktivitätsniveau** oder **abnormes Verhalten** auffällt.

10.3.1 Klassifikation

➤ Tab. 10.2 zeigt je nach Klassifikationssystem die verschiedenen Möglichkeiten, eine Katatonie bzw. die Subtypen einer Katatonie zu diagnostizieren.

In der ICD-10 ist die Diagnose nur als Subtyp der Schizophrenie oder als organische katatone Störung möglich. Im DSM-5 kann die Katatonie als Spezifizierer bei verschiedenen Erkrankungen kodiert werden, dafür müssen mindestens 3 von insgesamt 12 Symptomen (Stupor, Katalepsie, wächserne Biegsamkeit, Mutismus, Negativismus, Posieren, Manierismen, Stereotypien, Agitation, Grimassieren, Echolalie und Echopraxie) erfüllt sein. Das DSM-5 behandelt die Katatonie jedoch als ein rein psychomotorisches Syndrom.

In der ICD-11 wurde die Katatonie als eigenständige Diagnosekategorie eingeführt. Dies ist eine Folge

Tab. 10.2 Klassifikation der Katatonie in der ICD-10 (WHO 2019), in der ICD-11 (WHO 2022) und im DSM-5 (APA 2013)

ICD-10	ICD-11	DSM-5
• Nur zwei Möglichkeiten, Katatonie zu kodieren: – F06.2 Organische katatone Störung – F20.2 Katatone Schizophrenie • F20.9 Schizophrenie, nicht näher bezeichnet – Kann mit katatonen Symptomen spezifiziert werden	• Einführung einer eigenen Diagnosekategorie • **Subtypen:** – 6A40 Katatonie in Verbindung mit einer anderen psychischen Störung – 6A41 Katatonie durch Substanzen oder Medikamente – 6E69 Sekundäres katatones Syndrom (d. h. Katatonie als direkte pathophysiologische Folge einer somatischen Erkrankung) – 6A4Z Katatonie, nicht näher bezeichnet • Spezifizierungen für autonome Anomalien bei Katatonie (inkl. Tachy- oder Bradykardie, Hyper- oder Hypotonie und Hyper- oder Hypothermie)	• Nosologisch unspezifisches psychopathologisches Syndrom • Kodierung von katatonen Symptomen als Spezifizierer bei verschiedenen Störungen – Schizophrenie-Spektrum und andere psychotische Störungen – Bipolare und verwandte Störungen – Depressive Störungen – Neurokognitive Störungen • Katatonie im Rahmen einer anderen psychischen Störung • Katatonie durch eine medizinische Erkrankung • Nicht näher bezeichnete Katatonie

Tab. 10.3 Katatone Symptome nach ICD-11 (aus Hirjak et al. 2024a)

Verminderte psychomotorische Aktivität	Erhöhte psychomotorische Aktivität	Abnorme psychomotorische Aktivität
• Starren • Ambitendenz • Negativismus • Mutismus • Stupor	• Extreme Hyperaktivität oder Agitation mit nicht zielgerichteten Bewegungen • Unkontrollierbare, extreme emotionale Reaktionen • Impulsivität • Fremdaggressivität	• Grimassieren • Manierismen • Posieren • Stereotypien • Rigidität • Echolalie/Echopraxie • Verbigeration • Wächserne Biegsamkeit • Katalepsie

des aktuellen Wissenstands, dass Katatonien nicht nur bei Schizophrenien, sondern auch im Rahmen anderer psychiatrischer Erkrankungen, somatischer Erkrankungen, durch Einnahme oder Absetzen von Medikamenten und während oder nach Konsum bzw. Entzug von psychotropen Substanzen auftreten können (Rogers et al. 2023). Diese ätiologischen Faktoren entsprechen auch den kodierbaren Subtypen der Katatonie in der ICD-11 (➤ Tab. 10.2).

Die ICD-11 definiert insgesamt 18 Symptome mit verminderter, erhöhter oder abnormer psychomotorischer Aktivität (➤ Tab. 10.3). Für die Diagnose einer Katatonie müssen drei Symptome beliebiger Kategorien vorhanden sein, mit der Einschränkung, dass Symptome der Kategorie „erhöhte psychomotorische Aktivität" nur als ein Symptom zählen, auch wenn zwei oder drei vorliegen.

10.3.2 Diagnostik

Die Diagnosestellung der Katatonie kann in der Regel anhand der klinischen Beurteilung erfolgen.

Da Menschen in katatonen Zuständen häufig nicht in der Lage sind, an einer Anamneseerhebung mitzuwirken, ist der Einbezug anderer Informationsquellen essenziell. Eine besondere Herausforderung kann die Unterscheidung von katatonen Symptomen und dissoziativen sowie willentlichen Handlungen bei Patientinnen und Patienten mit bspw. mangelnder Compliance sein. Dies kann zusätzlich durch die **fluktuierende Symptomatik** erschwert werden.

Detaillierte Informationen über die medizinische, neurologische und psychiatrische Anamnese sowie die Einnahme oder den Entzug von Medikamenten (hier kann auch die Ermittlung eines Plasmaspiegels hilfreich sein) oder psychotropen Substanzen sowie sexuell übertragbare Erkrankungen sind hierbei unbedingt notwendig. Auch die Erhebung einer Familienanamnese ist sinnvoll, um potenzielle spezifische Vulnerabilitätsfaktoren zu identifizieren (Rogers et al. 2023). Im Folgenden sind die wichtigsten Diagnoseschritte zusammengefasst.

Da bei Kindern in > 20 % der Fälle somatische Grunderkrankungen (Benarous et al. 2018) vorliegen und diverse somatische Erkrankungen katatone Zustände auslösen können, wird eine Vielzahl an Untersuchungen empfohlen, die wir nachfolgend aus der BAP-Leitlinie (Rogers et al. 2023), dem Katatonie-Artikel in *State of the Art – Therapie psychischer Erkrankungen* der DGPPN (Hirjak und Meyer-Lindenberg 2025) und einer *Pediatric Catatonia Clinical Roadmap* (Smith et al. 2024a) zusammengefasst haben.

Anamnese und Untersuchungen bei Katatonie

- Verhaltensbeobachtung
- Detaillierte allgemeine, neurologische und psychiatrische Eigen- und Fremdanamnese:
  - insbesondere psychotische und affektive Symptome
  - Sexualanamnese, Exposition sexuell übertragbarer Erkrankungen (z. B. HIV-Infektion oder Syphilis)
  - Drogenkonsum (insbesondere Cannabinoide, Stimulanzien und i. v. Konsum)
  - Abklärung von Einnahme oder Entzug von Medikamenten (insbesondere Einnahme von Serotonergika inkl. Lithium, D_2-Antagonisten inkl. Antiemetika, Absetzen von Clozapin, Benzodiazepinen oder Alkohol)
- Ausführliche medizinische, neurologische und psychiatrische Familienanamnese:
  - psychiatrische Erkrankungen (Katatonie oder malignes neuroleptisches Syndrom, psychotische Störung, neurologische Entwicklungsstörung)
  - neurologische Erkrankungen (Epilepsie, bekannte ZNS-Erkrankungen wie Raumforderungen, neurodegenerative Erkrankungen, Enzephalitis (vor allem Autoimmunerkrankungen), Lupus sowie weitere Kollagenosen
- Laborchemische Untersuchungen:
  - Blutentnahme mit sämtlichen Routineparametern
    - Differenzial-Blutbild, CRP, BSG, CK, alkalische Phosphatase (ALP), Alanin-Aminotransferase (ALT), Aspartat-Aminotransferase (AST), Bilirubin, Blut-Harnstoff-Stickstoff (BUN), Kreatinin, Natrium, Kalium, Chlorid, Albumin, Gesamtprotein, Glukose und Kalzium
    - antinukleäre Antikörper, Anti-Thyreoperoxidase-Antikörper, Anti-Thyreoglobulin-Antikörper, Myelin-Oligodendrozyten-Glykoprotein-Antikörper, NMDA-Rezeptor-Antikörper
  - Liquordiagnostik:
    - ggf. spezifische Antikörper
    - ggf. PCR-Diagnostik
  - Toxikologische Untersuchungen (Drogenscreening, Plasmaspiegel von Medikamenten)
- Apparative Diagnostik (cMRT, EEG)

Vollständige körperliche Untersuchung

- Volumenstatus/Ernährungszustand
- Temperatur
- Internistischer Status
- Ausführliche neurologische Untersuchung
- Anzeichen einer tiefen Venenthrombose
- Dekubiti

10

Klinisches Bild

Die Symptome der Katatonie können sehr vielfältig und teilweise wenig spezifisch für Katatonie sein. In ➤ Tab. 10.4 sind einige häufige Symptome noch einmal in Kategorien zusammengefasst, um das vielfältige **klinische Bild** der Katatonien zu illustrieren. Die Symptome betreffen Störungen bei der Aufnahme (bspw. Stupor, Mutismus), aber auch bei der Beendi-

Tab. 10.4 Vielfältigkeit katatoner Symptome (aus Dawkins et al. 2022)

Fokal motorisch	• Katalepsie (eine aktiv oder passiv eingenommene Körperhaltung wird übermäßig lange unerwünscht beibehalten) • Manierismen (bizarr aussehende, verzerrte, gekünstelte Bewegungsabläufe, die unsinnig erscheinen) • Stereotypien (Bewegungswiederholungen) • Grimassieren • Echopraxie (automatisches Nachahmen und Wiederholen von vorgezeigten Handlungen und Bewegungen)
Generalisiert motorisch	• Stupor (Starrezustand des ganzen Körpers bei wachem Bewusstsein) • Agitation (eine unkontrollierbare Unruhe, bei der es zu heftigen und hastigen Bewegungen kommt) • Wächserne Biegsamkeit
Sprache	• Mutismus • Verbigeration (eine Aneinanderreihung und oftmals endlose Wiederholung sinnloser Silben, Wörter oder Satzteile) • Echolalie (unwillkürliches Wiederholen der von anderen geäußerten Silben, Wörter oder kurzen Sätze, identisch oder leicht abgewandelt als Laute)
Affekt	• Affektive Abstumpfung • Angst • Ambivalenz
Verhalten	• Negativismus (die Weigerung, sinnvolle Anweisungen oder Ratschläge oder auch eigene Intentionen zu befolgen bzw. sich exakt gegenteilig zu verhalten) • Verminderte Mundaufnahme • Rückzug
Vegetativ	• Hypertonie • Tachykardie

gung von Aktivitäten (bspw. Perseveration, Katalepsie und Körperhaltung).

Es gibt nur wenige valide Studien zu Katatonien im Kindes- und Jugendalter, und diese sind zu einem Großteil Fallberichte oder weisen eine geringe Fallzahl auf.

Insgesamt lässt sich jedoch vermuten, dass die Symptomatik der Katatonie bei Kindern und Jugendlichen der bei Erwachsenen ähnelt (Benarous et al. 2018). In einer multizentrischen retrospektiven Studie, die katatone Symptome bei 143 Jugendlichen untersuchte, waren Starren, Mutismus, Unbeweglichkeit/Stupor, Rückzug, Körperhaltung/Katalepsie und Steifheit am häufigsten (Smith et al. 2024b).

Es gibt jedoch auch vermehrt Hinweise darauf, dass sich Katatonien bei Kindern und Jugendlichen, insbesondere bei Kindern mit komorbiden neurologischen Entwicklungsstörungen, anders darstellen, was das Risiko einer Fehldiagnose erhöhen könnte. Als Beispiele für Symptome, die für die pädiatrische Katatonie typisch sind, werden **Harninkontinenz, Verlust zuvor erworbener Fertigkeiten/Kommunikationsfähigkeiten, Schizophasie und Akrozyanose,** aber auch **körperliche Aggression, wiederkehrende Selbstverletzungen und Negativismus** genannt (Benarous et al. 2018; Vaquerizo-Serrano et al. 2021; Walther et al. 2019; Becker et al. 2020; Smith et al. 2023).

Spezielle Diagnostik

Aufgrund der Vielfältigkeit der Symptome kann es hilfreich sein, geeignete **klinische Skalen** zur Symptomerfassung zu verwenden. Für Erwachsene sind bspw. die *Northoff Catatonia Rating Scale* (NCRS, Northoff et al. 1999, deutsche Version Hirjak et al. 2016) und die *Bush-Francis Catatonia Rating Scale* (BFCRS, Bush et al. 1996, online zu finden mit Beispielvideos) gut validiert (Hirjak et al. 2024b). Für Kinder und Jugendliche empfiehlt sich nach der Leitlinie die Verwendung der ***Pediatric Catatonia Rating Scale*** (**PCRS,** Benarous et al. 2016), einer Abwandlung der BFCRS (Rogers et al. 2023).

Bei differenzialdiagnostischer Unsicherheit empfiehlt die BAP-Leitlinie einen **Lorazepam-Challenge-Test.** Die genaue Durchführung variiert je nach Quelle, üblicherweise wird jedoch Lorazepam (1–2 mg) oral, i. m. oder i. v. verabreicht. Nach 5 (i. v.), 15 (i. m.) bzw. 30 (oral) Minuten wird die katatone Symptomatik, bestenfalls standardisiert mit einer der o. g. Skalen, reevaluiert. Bei negativem Test und weiterhin bestehendem Verdacht auf eine Katatonie kann der Test wiederholt werden (Hirjak und Meyer-Lindenberg 2025).

Zwar haben einige Autorinnen und Autoren die Nützlichkeit des Tests bei Kindern und Jugendlichen, vor allem mit neurologischen Entwicklungsstörungen, infrage gestellt (bspw. Smith et al. 2023), in einer neueren multizentrischen retrospektiven Kohortenstudie wurde jedoch mit einer großen Effektstärke nachgewiesen, dass Lorazepam bei pädiatrischen Patientinnen und Patienten zu einer raschen Verbesserung des BFCRS-Scores führte (Luccarelli et al. 2024). Auch in der BAP-Leitlinie (Rogers et al. 2023b) und der *Pediatric Catatonia Clinical Roadmap* (Smith et al. 2024a) wird die Durchführung des **Lorazepam-Challenge-Tests für Kinder und Jugendliche** empfohlen. Bei Risiko einer Atemdepression empfehlen Smith et al. (2024a) eine engmaschige Kontrolle der Vitalzeichen, eine Dosierung von 0,05 mg/kg i. v. oder 0,1 mg/kg oral/i. m. und eine maximale Dosis von 2 mg, betonen jedoch auch, dass die bisherige Studienlage darauf hindeutet, dass auch eine Hochdosisbehandlung mit Benzodiazepinen in dieser Altersgruppe hilfreich und effektiv ist (➤ Kap. 10.5).

Differenzialdiagnosen

Zu beachtende Differenzialdiagnosen sind ➤ Box 10.1 zu entnehmen.

BOX 10.1

Differenzialdiagnosen der Katatonie (Zusammenfassung nach Rogers et al. 2023b)

- Neurologische Bewegungsstörungen (bspw. Stiff-Person-Syndrom, Parkinsonismus, Dystonie, Akathisie, malignes neuroleptisches Syndrom)
- Sprachstörungen (Aphasie, Anarthrie, selektiver Mutismus)
- Krampfanfälle
- Locked-in-Syndrom
- Enzephalopathie und Bewusstseinsstörungen wie Delir, Koma und andere vegetative Zustände
- Psychiatrische Störungen (insbesondere Autismus-Spektrum-Störung, aber auch Manie)
- Geistige Behinderung

Nach klinischen Erfahrungen ist in der Kinder- und Jugendpsychiatrie insbesondere die Differenzialdiagnose Autismus-Spektrum-Störungen (ASS) von Bedeutung, die einerseits mit einem hohen Maß an Symptomüberschneidung und andererseits auch mit einem erhöhten Risiko, eine Katatonie zu entwickeln, einhergehen kann (➤ Kap. 3). Zudem zeigen Kinder und Jugendliche mit ASS häufiger eher untypische Katatoniesymptome wie Aggression und Impulsivität (Smith et al. 2024a; Vaquerizo-Serrano et al. 2022).

CAVE

Differenzialdiagnostischer Hinweis

Es gibt einige Überschneidungen zwischen der Differenzialdiagnose der Katatonie und den Zuständen, die der Katatonie zugrunde liegen können. So wird bspw. das **maligne neuroleptische Syndrom (MNS)** manchmal in beiden Kategorien aufgeführt – wahrscheinlich aufgrund unterschiedlicher Auffassungen darüber, inwieweit es eine Form der Katatonie darstellt (Rogers et al. 2023b).

10.4 Therapie

Empfehlungen zur Behandlung von Katatonien sind der S3-Leitlinie zu Schizophrenie (DGPPN 2019) und der BAP-Leitlinie zur Katatonie (Rogers et al. 2023b) zu entnehmen. Sie werden im Folgenden kurz zusammengefasst und durch Anmerkungen aus der *Pediatric Catatonia Clinical Roadmap* (Smith et al. 2024a) sowie Ergebnisse aus einigen neueren Übersichtsarbeiten ergänzt.

Generell kommt der gleichzeitigen symptomatischen **Behandlung der Katatonie** und der **Behandlung der zugrunde liegenden Störung,** ggf. auch einer engen interdisziplinären Zusammenarbeit, große Bedeutung zu.

Insgesamt ist zu beachten, dass Betroffene häufig nicht in der Lage sind, zu sprechen oder Fragen zu beantworten, Gesprochenes jedoch häufig verstehen und auch erinnern (Rogers et al. 2023b). Daher ist unbedingt ein empathischer Umgang zu gewährleisten, bei dem beruhigend und erklärend mit den Patientinnen und Patienten gesprochen wird.

Ein bedarfsgerechter, zielorientierter, individualisierter Behandlungsplan sollte alle Störungsebenen (bio-psycho-sozio-emotional) einbeziehen (Hirjak und Meyer-Lindenberg 2025). Neben pharmakologischen Maßnahmen ist es unumgänglich, ein Umfeld zu schaffen, das Stabilität und Sicherheit garantiert. Gegebenenfalls sind zusätzliche Sicherheitsvorkehrungen wie eine zeitweise 1:1-Betreuung notwendig (Smith et al. 2024a).

Bei Katatonien in Verbindung mit einer anderen psychischen Störung wird immer eine **psychotherapeutische Behandlung der psychiatrischen Grunderkrankung** empfohlen, wobei die Art der psychotherapeutischen Interventionen von dieser Grunderkrankung abhängig ist. Eine Katatonie ist ein schwerwiegender, angstauslösender Zustand, daher sollte nach Abklingen der akuten Krankheitsphase in der Psychotherapie über das zurückliegende **subjektive Erleben** gesprochen werden. Behandlungsziele sind, angstauslösende Erinnerungen und Befürchtungen besprechbar zu machen, sie in einen Kontext zu setzen (Psychoedukation) und den Lebenszusammenhang zu integrieren.

Die S3-Leitlinie empfiehlt in erster Linie die zeitlich begrenzte pharmakologische Therapie mit **Lorazepam.** Bei vorliegender Schizophrenie oder einer anderen primären psychotischen Störung soll die Behandlung in Kombination mit **Antipsychotika** erfolgen, die sich durch ein **geringes Risiko für die Entwicklung eines MNS** auszeichnen (Empfehlungsgrad 0; DGPPN 2019). Zum Einsatz von Antipsychotika bei Kindern und Jugendlichen siehe auch ➤ Kap. 9.1.4.

Smith et al. (2024a) weisen explizit darauf hin, dass der Einsatz von Antipsychotika nur nach strenger Indikationsstellung erfolgen sollte, da sie katatone Symptome verschlimmern und potenziell ein MNS auslösen könnten. Ihr Einsatz sollte abhängig von der Grunderkrankung und nach der Initiierung einer Therapie mit Benzodiazepinen sowie unter enger klinischer Beobachtung mit besonderem Augenmerk auf EPMS erfolgen.

Bei akuter, lebensbedrohlicher (perniziöser) Katatonie sollte nach erfolgloser Therapie mit einem Antipsychotikum und Lorazepam zeitnah eine **Elektrokonvulsionstherapie (EKT)** durchgeführt werden (Empfehlungsgrad A). Im Kindes- und Jugendalter muss die Indikationsstellung zur EKT streng geprüft und im multidisziplinären Team unter Einbeziehung von Erwachsenenpsychiater*innen (Empfehlungsgrad KKP) gestellt werden (DGPPN 2019).

Die BAP empfiehlt ebenfalls einen schnellen Therapiestart mit Lorazepam und/oder EKT und gibt zudem, abhängig von der Ätiologie, folgende Hinweise (Rogers et al. 2023):

- Antipsychotika-induzierte Katatonie: Absetzen des Antipsychotikums
- Benzodiazepin-Entzugskatatonie: erneute Applikation von Benzodiazepinen
- Clozapin-Entzugskatatonie: erneute Applikation von Clozapin
- Malignes neuroleptisches Syndrom: Absetzen von Dopaminantagonisten und Anticholinergika
- Rückfallprävention (bei sehr seltener periodischer Katatonie): Lithium
- Bei Nichtansprechen: NMDA-Rezeptor-Antagonisten
- Kinder und Jugendliche: Lorazepam in steigenden Dosierungen bis zur maximalen Dosierung/Wirkung, bilaterale EKT

Aufgrund der geringen Evidenz im Kindes- und Jugendalter richten sich die Behandlungsempfehlungen für diesen Altersbereich in der Regel nach den Empfehlungen für Erwachsene, kombiniert mit Erfahrungen aus den vorhandenen Fallberichten und der vorherrschenden klinischen Expertise.

Die wenigen Übersichtsarbeiten, die es zur Katatonie bei Kindern und Jugendlichen gibt, legen nahe, dass symptomatische Ansätze, **hoch dosierte Benzodiazepine und EKT,** bei Kindern und Jugendlichen ebenso wirksam sind wie bei Erwachsenen (Benarous et al. 2018), wobei beides in der Kinder- und Jugendpsychiatrie grundsätzlich häufig (aus gutem Grund) kritisch betrachtet wird und die Indikation sorgfältig abgewogen werden sollte. Von den 66 in einer Fallstudie untersuchten 9- bis 19-jährigen Kindern und Jugendlichen wurden 51 mit Benzodiazepinen behandelt; in 65 % der Fälle konnte mit einer mittleren Dosis von 5,4 mg (SD 3,6) Lorazepam eine Besserung erreicht werden (Raffin et al. 2015).

Eine retrospektive Analyse, die alternative Therapiemöglichkeiten bei 102 Kindern und Jugendlichen untersuchte, kam zu dem Ergebnis, dass Clonazepam und Diazepam ebenso wie Antiepileptika (Valproat), NMDA-Rezeptor-Antagonisten und atypische Antipsychotika (Aripiprazol) zur Behandlung von Katatonie auch in dieser Population sicher und effektiv erschienen (Smith et al. 2023).

10.5 Ausblick und Fallbeispiel

Die ICD-11-Anerkennung als eigenständige Entität emanzipiert die Katatonie von der Schizophrenie und trägt damit der Tatsache Rechnung, dass Katatonien bei vielen psychiatrischen Erkrankungen auftreten können (Hirjak et al. 2024a).

Allerdings bleibt die Katatonie ein transdiagnostisches Phänomen, das beim Vorliegen zusätzlicher Erkrankungen oder beim Konsum/Entzug von Medikamenten und Substanzen auftreten kann. Die Katatonie stellt damit eine Diagnose mit einer sehr heterogenen Ätiologie dar. Trotz eigenständiger Diagnose ist es von entscheidender klinischer Bedeutung, sorgfältige Untersuchungen durchzuführen, um Differenzialdiagnosen, Komorbiditäten und Grunderkrankungen gerecht zu werden.

Die Trennung von der Schizophrenie könnte auch zu einer Unterdiagnostik führen, wenn Katatonie als „eigenständig“ missverstanden wird, obwohl sie oft Symptom einer zugrunde liegenden Störung ist.

Das subjektive Erleben bei Katatonie wurde bisher stark vernachlässigt. Hier werden eine achtsame Haltung und neben Psychopharmakologie auch psychotherapeutische Interventionen dringend empfohlen (Hirjak et al. 2024a).

Fallbeispiel

Patient: Max, 15 Jahre, männlich

Vorerkrankungen: Autismus-Spektrum-Störung (ASS, Diagnose mit 8 Jahren), keine Medikation

In der Aufnahmesituation ist das Erheben eines ausführlichen psychopathologischen Befunds nicht möglich, da Max viele Fragen nicht beantwortet.

Bei Aufnahme

Wacher, bewusstseinsklarer und voll orientierter 15-jähriger Patient. Altersgemäß gekleidet, gepflegtes Äußeres. Freundlich im Kontakt, Blickkontakt starr. Konzentration im Gespräch deutlich vermindert, abgelenkt, blickt im Raum umher. Affektstarr, psychomotorisch verlangsamt. Steht während des Gesprächs mehrfach auf (bspw. um ein Buch vom Schrank zu nehmen, stoppt inmitten der Bewegung und verharrt für einige Sekunden, setzt sich wieder hin). Max imitiert zeitweise die Bewegungen der Untersucherin (bspw. Klicken des Kugelschreibers). Antwortet nicht adäquat auf Fragen, hohe Antwortlatenz, stark konkretistisch. Im formalen Denken Gedankenabreißen, verlangsamt, inkohärent. Verneint Sinnestäuschungen. Im Verlauf gibt er an, „halb er selbst, halb ein anderer Junge zu sein“, außerdem Angst vor der Uhr des Vaters, da durch diese „seine Zähne kontrolliert werden können“. Beim Aufstehen verharrt er mitten in der Bewegung und nimmt länger eine halb stehende Position ein. Am Ende der Untersuchung bleibt er mitten im Raum stehen und kann diesen ohne Hilfe nicht verlassen. Keine Auffälligkeiten im Schlaf-Wach-Rhythmus. Glaubhaft von Suizidalität distanziert; Eigengefährdung nicht ausreichend auszuschließen.

In der Untersuchung fällt ein Rigor auf, kein Meningismus, vegetativ bestehen eine Tachykardie (110/min) und eine erhöhte Temperatur (37,8 °C).

Bericht der Eltern

Der Kindsvater berichtet, er könne Max nicht mehr allein lassen. Es sei keine normale Unterhaltung mit ihm möglich, da er nicht normal antworten und zusammenhanglose Sätze äußern würde. Aus der Schule und vom Sportverein seien diese Woche ähnliche Rückmeldungen gekommen.

Seit ½ Jahr zeige Max vor allem Konzentrationsstörungen, Abgelenktheit, Orientierungsprobleme. Antworten kämen sehr verzögert, was bis zu einem gewissen Grad immer schon auffällig gewesen sei, zuletzt jedoch deutlich zugenommen habe. Er könne nicht gut durchschlafen, komme bei der Nutzung öffentlicher Verkehrsmittel nicht am geplanten Ziel an und könne nicht erklären, wie das geschehe. Er sei sehr rückzügig. Weiterhin stünde er mehrfach im Raum, ohne eine Handlung auszuführen. Auf Ansprache reagiere er sehr verzögert und zeige sich stark ratlos. Bei Alltagsaktivitäten würde er Handlungen unterbrechen und äußern, dass er diese nicht mehr ausführen könne. Schulisch habe sich ein Leistungsabfall gezeigt. Die Eltern berichten außerdem vom Überlappen von ASS-Stereotypien (z. B. Händeflattern) und neuen, starren Bewegungsmustern.

Diagnostik und Differenzialdiagnostik

Differenzialdiagnostisch muss an eine Katatonie bei vorbestehender Autismus-Spektrum-Störung gedacht werden. Zudem gibt es Hinweise auf psychotische Symptome wie Ich-Störungen und formalgedankliche Auffälligkeiten, die auch auf eine psychotische Erkrankung hindeuten könnten. Ein sekundäres katatones Syndrom bei bestehender somatischer Erkrankung muss ausgeschlossen werden; bei zusätzlich bestehenden psychotischen Symptomen werden eine Blutentnahme, toxikologische Untersuchung des Urins, ein cMRT und EEG veranlasst. Eine Lumbalpunktion wird zunächst zurückgestellt.

Behandlung

Max wird bei Aufnahme mit 3 × 1 mg Lorazepam behandelt, worunter eine relativ rasche Besserung eines Teils der psychomotorischen Auffälligkeiten (Echopraxie, Katalepsie, Rigor, Negativismus) eintritt. Max berichtet nun etwas mehr, aber nach wie vor verlangsamt und z. T. inkohärent von bizarren Inhalten, die auf Ich-Störungen, Sinnestäuschungen und Derealisationserleben schließen lassen, sodass wir eine Medikation mit Aripiprazol beginnen, das wir schrittweise bis zu 15 mg aufdosieren. Darunter kommt es zu einer weiteren deutlichen Verbesserung der formalen und inhaltlichen Denkstörungen. Nach einigen Wochen kann Lorazepam schrittweise abgesetzt werden, Aripiprazol wird als Dauermedikation zur Rezidivprophylaxe fortgesetzt.

Psychotherapeutisch liegt der Fokus auf der ausführlichen Psychoedukation mit Max und seinen Eltern, auf der Integration der Erkrankung in Selbstbild und Zukunft sowie auf familientherapeutischen Gesprächen zu Problem- und Konfliktlösung.

Es bleibt bei o. g. Besserung eine Restsymptomatik im Sinne von Verlangsamung, Konkretismus, Reduktion von Konzentration und Auffassung, Sprachverarmung und Affektstarre bestehen. Die Eltern berichten, dass sie diese Auffälligkeiten von Max, wenn auch z. T. weniger ausgeprägt, schon seit der Kindheit kennen, sodass diese vermutlich der ASS zuzuordnen sind, jedoch können sie auch als Negativsymptomatik und kognitive Störungen im Rahmen der schizophrenen Erkrankung gewertet werden.

Insgesamt gehen wir diagnostisch bei schizophrenietypischen Symptomen über mindestens 4 Wochen von einer katatonen Schizophrenie (ICD-10: F20.2) und einer Autismus-Spektrum-Störung aus, was in der ICD-11 einer Katatonie in Verbindung mit einer psychischen Störung, einer Schizophrenie und einer Autismus-Spektrum-Störung entspräche. Hinweise auf eine somatische Grunderkrankung oder substanzassoziierte Genese ergeben sich nicht. Als (auslösende) Belastungsfaktoren können hoher schulischer Stress durch Prüfungen, zunehmende Schwierigkeiten in der Peergroup seit Beginn der Pubertät sowie widersprüchliche Erziehungsstile der Eltern identifiziert werden. Nach der stationären Behandlung erfolgt die Weiterbehandlung in einer Tagesklinik. Aufsuchende Erziehungshilfe durch einen „Autismus-Coach“ sowie eine Anbindung an die Jugend-Berufsagentur zur Planung einer beruflichen Perspektive bei o. g. Teilhabeeinschränkungen werden empfohlen. Von einem ursprünglich geplanten weiteren Schulbesuch zur Erlangung des Abiturs sehen Max und seine Eltern nach mehreren Beratungsgesprächen zunächst ab.

LITERATUR

APA – American Psychiatric Association. Diagnostic and Statistical Manual of Mental Disorders (5th ed.). Washington, DC: American Psychiatric Publishing 2013. DOI: 10.1176/appi.books.9780890425596.

Becker JE, Smith JR, Hazen EP. Pediatric consultation-liaison psychiatry: an update and review. Psychosomatics 2020; 61(5): 467–480. DOI: 10.1016/j.psym.2020.04.015.

Benarous X, Consoli A, Raffin M, Bodeau N, Giannitelli M, Cohen D, et al. Validation of the pediatric catatonia rating scale (PCRS). Schizophr Res 2016; 176(2–3): 378–386. DOI: 10.1016/j.schres.2016.06.020.

Benarous X, Raffin M, Ferrafiat V, Consoli A, Cohen D. Catatonia in children and adolescents: new perspectives. Schizophr Res 2018; 200: 56–67. DOI: 10.1016/j.schres.2017.07.028.

Bush G, Fink M, Petrides G, Dowling F, Francis A. Catatonia. I. Rating scale and standardized examination. Acta Psychiatr Scand 1996; 93: 129–36. DOI: 10.1111/j.1600-0447.1996.tb09814.x.

Cornic F, Consoli A, Tanguy ML, Bonnot O, Périsse D, Tordjman S, et al. Association of adolescent catatonia with increased mortality and morbidity: evidence from a prospective follow-up study. Schizophr Res 2009; 113(2–3): 233–240.

Dawkins E, Cruden-Smith L, Carter B, Amad A, Zandi MS, Lewis G, et al. Catatonia psychopathology and phenomenology in a large dataset. Front Psychiatry 2022; 13: 886662. DOI: 10.3389/fpsyt.2022.886662.

Duque L, Ghafouri M, Nunez NA, Ospina JP, Philbrick KL, Port JD, et al. Functional neuroimaging in patients with catatonia: a systematic review. J Psychosom Res 2024; 179: 111640. DOI: 10.1016/j.jpsychores.2024.111640.

Ghaziuddin N, Andersen L, Ghaziuddin M. Catatonia in patients with autism spectrum disorder. Child Adolesc Psychiatr Clin N Am 2020; 29: 443–454. DOI: 10.1016/j.chc.2020.03.001

Haroche A, Rogers J, Plaze M, Gaillard R, Williams SC, Thomas P, Amad A. Brain imaging in catatonia: systematic review and directions for future research. Psychol Med 2020; 50(10): 1585–1597. DOI: 10.1017/S0033291720001853.

Hauptman AJ, Benjamin S. The differential diagnosis and treatment of catatonia in children and adolescents. Harv Rev Psychiatry 2016; 24: 379–395. DOI: 10.1097/HRP.0000000000000114.

Hirjak D, Thomann PA, Northoff G, Kubera KM, Wolf RC. Deutsche Version der Northoff Catatonia Rating Scale (NCRS-dv): ein validiertes Messinstrument zur Erfassung katatoner Symptome. Nervenarzt 2016; 88(7): 787–796. DOI: 10.1007/s00115-016-0136-7.

Hirjak D, Brandt G, Northoff G. Die Katatonie in der ICD-11. InFo Neurologie + Psychiatrie 2024a; 26: 26–31. DOI: 10.1007/s15005-023-3801-y.

Hirjak D, Brandt G, Fritze S, Kubera K, Northoff G, Wolf R. Distribution and frequency of clinical criteria and rating scales for diagnosis and assessment of catatonia in different study types. Schizophr Res 2024b; 263: 93–98. DOI: 10.1016/j.schres.2022.12.019.

Hirjak D, Meyer-Lindenberg A. Katatonie. In: Voderholzer U (Hrsg.), Therapie psychiatrischer Erkrankungen: State of the Art 2025. München: Elsevier Urban & Fischer 2025; 203–207.

Jeyaventhan R, Thanikasalam R, Mehta MA, Solmi F, Pollak TA, Nicholson TR, et al. Clinical neuroimaging findings in catatonia: Neuroradiological reports of MRI scans of Psychiatric inpatients with and without catatonia. J Neuropsychiatry Clin Neurosci 2022; 34(4): 386–392. DOI: 10.1176/appi.neuropsych.21070181.

Luccarelli J, Kalinich M, McCoy TH, Fernandez-Robles C, Fricchione G, Smith F, et al. The occurrence of catatonia diagnosis in acute care hospitals in the United States: a national inpatient sample analysis. Gen Hosp Psychiatry 2022; 77: 141–146.

Luccarelli J, McCoy TH Jr, York T, Baldwin I, Fricchione G, Fuchs C, Smith JR. The effectiveness of the lorazepam challenge test in pediatric catatonia: a multisite retrospective cohort study. Schizophr Res 2024; 270: 410–415. DOI: 10.1016/j.schres.2024.07.004.

Magnat M, Mastellari T, Krystal S, Hanafi R, Mateos M, Hacein-Bey L, et al. Feasibility and usefulness of brain imaging in catatonia. J Psychiatr Res 2023; 157: 1–6. DOI: 10.1016/j.jpsychires.2022.11.003

Merino D, Gérard AO, Lavrut T, et al. Drug-related catatonia in youths: real-world insights from the WHO Safety Database. Eur Child Adolesc Psychiatry 2024; 33: 1383–1393. DOI: 10.1007/s00787-023-0223.

Northoff G, Steinke R, Czcervenka C, Krause R, Ulrich S, Danos P, et al. Decreased density of GABA-A receptors in the left sensorimotor cortex in akinetic catatonia: investigation of in vivo benzodiazepine receptor binding. J Neurol Neurosurg Psychiatry 1999a; 67(4): 445–450. DOI: 10.1136/jnnp.67.4.445.

Northoff G, Koch A, Wenke J, et al. Catatonia as a psychomotor syndrome: a rating scale and extrapyramidal motor symptoms. Mov Disord 1999b; 14: 404–416.

Oldham MA. The probability that catatonia in the hospital has a medical cause and the relative proportions of its causes: a systematic review. Psychosomatics 2018; 59: 333–340. DOI: 10.1016/j. psym.2018.04.001.

Raffin M, Zugaj-Bensaou L, Bodeau N, et al. Treatment use in a prospective naturalistic cohort of children and adolescents with catatonia. Eur Child Adolesc Psychiatry 2015; 24: 441–449. DOI: 10.1007/s00787-014-0595-y.

Raffin M, Consoli A, Giannitelli M, Philippe A, Keren B, Bodeau N, et al. Catatonia in children and adolescents: a high rate of genetic conditions. J Am Acad Child Adolesc Psychiatry 2018; 57(7): 518–525.e1.

Rogers JP, Pollak TA, Begum N, et al. Catatonia: demographic, clinical and laboratory associations. Psychol Med 2023a; 53(6):2492–2502. DOI: 10.1017/S0033291721004402.

Rogers JP, Oldham MA, Fricchione G, et al. Evidence-based consensus guidelines for the management of catatonia: recommendations from the British Association for Psychopharmacology. J Psychopharmacol 2023b; 37: 327–369.

Serra-Mestres J, Villagrasa-Blasco B, Thacker V, Jaimes-Albornoz W, Sharma P, Isetta M. Catatonia in N-methyl-d-aspartate receptor antibody encephalitis: phenomenological characteristics from a systematic review of case reports. Gen Hosp Psychiatry 2020; 64: 9–16. DOI: 10.1016/j.genhosppsych.2020.01.002.

Shillington A, Zappia KJ, White L, Fosdick C, Erickson CA, Lamy M, Dominick KC. Genetic syndromes are prevalent in patients with comorbid neurodevelopmental disorders and catatonia. Am J Med Genet A 2023; 191(11): 2716–2722. DOI: 10.1002/ajmg.a.63379.

Smith JR, York T, Warn S, Borodge D, Pierce DL, Fuchs DC. Another option for aggression and self-injury, alternative benzodiazepines for catatonia in profound autism. J Child Adolesc Psychopharmacol 2023; 33(3): 109–117.
Smith JR, York T, Hart S, Patel A, Kreth HL, Spencer K, et al. The development of a pediatric catatonia clinical roadmap for clinical care at Vanderbilt University Medical Center. J Acad Consult Liaison Psychiatry 2024a; 65(6): 570–578. DOI: 10.1016/j.jaclp.2024.08.003.
Smith JR, York T, Baldwin I, Fuchs C, Fricchione G, Luccarelli J. Diagnostic features of paediatric catatonia: multisite retrospective cohort study. BJPsych Open 2024; 10(3): e96. DOI: 10.1192/bjo.2024.61.
Vaquerizo-Serrano J, Salazar De Pablo G, Singh J, Santosh P. Catatonia in autism spectrum disorders: a systematic review meta-analysis. Eur Psychiatry [Internet] 2021; 65(1): e4. DOI: 10.1192/j.eurpsy.2021.2259.
Walther S, Stegmayer K, Wilson JE, Heckers S. Structure and neural mechanisms of catatonia. Lancet Psychiatry 2019; 6(7): 610–619. DOI: 10.1016/S2215-0366(18)30474-7.
WHO – World Health Organization. International Statistical Classification of Diseases and Related Health Problems (10th revision, 5th edition). Geneva: World Health Organization 2019. https://icd.who.int/browse10/2019/en
WHO – World Health Organization. International Classification of Diseases for Mortality and Morbidity Statistics (11th revision). Geneva: World Health Organization 2022. https://icd.who.int/

KAPITEL

11 Affektive Störungen

Affektive Störungen sind psychische Erkrankungen, die durch Veränderungen der Stimmung und des Antriebs gekennzeichnet sind. In der ICD-11 werden bipolare und (unipolare) depressive Erkrankungen unterschieden, ferner symptomatische Verläufe und durch Substanzkonsum bedingte affektive Störungen. Aufgrund der Häufigkeit haben insbesondere Depressionen im Jugendalter einen entsprechenden Stellenwert.

Wichtige Neuigkeiten auf einen Blick

- Die bipolare Störung im Kindes- und Jugendalter ist ein häufig unterschätztes und im Rahmen differenzialdiagnostischer Störungen mitunter fehldiagnostiziertes (vor allem pseudounipolare Depressionen und Schizophrenien) Störungsbild. Die Häufigkeit kann mit etwa 2 %) angegeben werden.
- In der ICD-11 werden erstmalig die Bipolar-I- und die Bipolar-II-Störung unterschieden; ferner werden gemischte Episoden abgebildet,

jedoch kein Rapid Cycling (andere spezifische bipolare Störungen; ➤ Kap. 11.3.1). Die isolierte Manie entfällt.
- Entscheidend in der Diagnostik sind eine tiefgründige Anamnese (mit den richtigen Fragen, z. B. zu Schlafdauer und Sexualität sowie zum Hinterfragen und Abgrenzen von Risikoverhalten) und ein psychiatrischer Längsschnitt.
- Es gibt eine hohe genetische Komponente, was den gründlichen Einbezug von Erkrankungen (und Verhaltensauffälligkeiten) von Familienangehörigen notwendig macht.
- Die Psychotherapie hat einen essenziellen Stellenwert und ist in allen Krankheitsphasen indiziert. Betroffene können zu Expertinnen bzw. Experten ihrer Erkrankung werden und durch Frühwarnzeichen und Stimmungskontrolle den entsprechenden Phasen selbst entgegensteuern.
- Die Pharmakotherapie ist hochkomplex und leidet, insbesondere im Vergleich mit der medikamentösen Therapie bei Erwachsenen, unter dem für Kinder und Jugendliche eingeschränkten Zulassungsstatus.
- Die 02/2024 abgelaufene Leitlinie befindet sich aktuell in Überarbeitung. Es steht zu hoffen, dass dann auch Handlungsempfehlungen für Minderjährige angeboten werden.

Eine Übersicht zum Störungsbild ist ➤ Tab. 11.1 zu entnehmen.

Tab. 11.1 Bipolare Störungen – Übersicht

Definition	• Bipolar-I-Störung mit schweren depressiven Phasen und schweren Manien • Bipolar-II-Störung mit schweren depressiven Phasen, aber lediglich hypomanen Ausschlägen
Manifestationsalter	In der Regel ab der Jugend
Diagnostik	Entscheidend sind vor allem eine gute Anamnese (auch der Familienmitglieder) und ein Längsschnitt der Symptomatik, ergänzend Fragebögen wie z. B. Young Mania Rating Scale
Komorbiditäten	Entstehen zumeist sekundär, z. B. durch Substanzkonsum in der Manie
Therapeutische Optionen	Mitunter komplexe, aber in der Leitlinie durch Entscheidungsbäume gut darstellbare Pharmakotherapie, in jedem Fall psychotherapeutische Begleitung, auch in der (abklingenden) Manie. Langfristig profitieren die Betroffenen vor allem von Selbstbeobachtung, Lifestyle-Anpassungen und der Beachtung von Frühwarnzeichen
Wichtige Leitlinien	S3-Leitlinie Diagnostik und Therapie Bipolarer Störungen. AWMF-Registernummer 038-019. Stand: 02/2019; gültig bis 28.02.2024 (in Überarbeitung)

11.1 Bipolare oder verwandte Störungen (6A6)

Daniel Illy

11.1.1 Epidemiologie

Die **Lebenszeitprävalenz** in der Altersgruppe der 13- bis 17-Jährigen wird nach Untersuchungen des *National Comorbidity Survey* in den USA mit 6,2 % angegeben (Kessler et al. 2012). Diese Zahl mutet recht hoch an und könnte dadurch verfälscht sein, dass die Diagnose „bipolar disorder" zeitweise (vor allem aus europäischer Sicht) zu leichtfertig vergeben wurde (Soutullo et al. 2005). Dies zeigt auch die Diskussion um die „childhood bipolar disorder". Vermehrte Diagnosevergaben dieses Störungsbildes in den USA zeigten im Langzeitverlauf kein erhöhtes Risiko für die Entwicklung einer bipolaren Störung; schlussendlich schuf man mit der „disruptive mood dysregulation disorder" ein neues Störungsbild. Früh in der Lebensgeschichte auftretende Formen einer bipolaren Störung gibt es zwar (vor allem bei entsprechender genetischer Belastung in der Familie), sie sind jedoch selten und zeigen sich eher unspezifisch. Dementsprechend leicht können sie übersehen werden. Entscheidend sind hier vor allem eine gute Anamnese und die Erstellung eines Längsschnitts (➤ Kap. 11.1.2).

Eine kanadische Studie (Kozloff et al. 2010) fand jedenfalls eine Lebenszeitprävalenz von 2,1 % bei den 15- bis 19-Jährigen. In Deutschland beträgt die **12-Monats-Prävalenz** in der erwachsenen Bevölkerung 1,5 % (Jacobi et al. 2014). Davon entfallen 1 % auf die Bipolar-I-Störung; wahrscheinlich gibt es jedoch mehr Bipolar-II-Störungen, als aktuell diagnostiziert werden. Dieser Sachverhalt ist immer wieder Gegenstand wissenschaftlicher Diskussionen, und die Prävalenzangaben schwanken teilweise deutlich.

Um noch einmal einen Vergleich zu anderen Störungsbildern zu ziehen: Wir sprechen hier von Prävalenzraten, die im Rahmen derjenigen von schizophrenen Erkrankungen liegen bzw. diese sogar noch übertreffen. Dennoch ist die Expertise für die Erkrankung (im Erwachsenen-, gerade aber auch im Kinder- und Jugendlichenbereich) vielfach schlechter als bei der Schizophrenie, und zwar sowohl bei Ärztinnen und Ärzten (wenn es z. B. um den Einsatz von medikamentösen Stimmungsstabilisatoren geht) als auch bei Psychotherapeut*innen (z. B. aufgrund fehlender Unterrichtseinheiten in den Curricula der psychotherapeutischen Ausbildung).

11.1.2 Diagnostik und Komorbidität

Symptomatik nach ICD-11

Die Symptomatik der **Depression** entspricht der der unipolaren Depression (➤ Kap. 11.2.1).

Die **Manie** wird vielfach als Gegenteil der Depression angesehen, was jedoch nicht ganz korrekt ist. Eine gehobene Stimmung etwa kann gerade im Jugendalter fehlen. Häufiger sind Gereiztheit, Antriebssteigerung und Risikoverhalten. Insbesondere das Schlafverhalten ist ein sehr guter Indikator und das Schlafbedürfnis in der Manie typischerweise vermindert. Betroffene gehen dann lieber eigenen Ideen nach, vertiefen sich in bestimmte Interessengebiete oder haben gar überwertige Ideen. Begleitend kann eine erhöhte Libido bestehen. Psychotische Symptome sind zwar seltener als im Erwachsenenalter, kommen jedoch durchaus vor. Sie sind typischerweise stimmungskongruent (unterstützen z. B. die Größenideen), können jedoch teilweise auch bizarr sein und zur Fehldiagnose einer Schizophrenie verführen.

Die Manie lässt sich je nach vorliegender Symptomatik in hypomanische bzw. manische Episoden unterteilen. **Hypomanie** bedeutet hierbei, dass die Symptome zwar nicht das Vollbild erreichen, die Stimmung bspw. jedoch bereits gehoben ist. Hypomanie fühlt sich in etwa so an, wie ohne Grund verliebt zu sein. **Isolierte Manien** sind (außer bei bestehendem Substanzkonsum) sehr selten, sodass in der Regel die bipolare Störung mit sich einander abwechselnden manischen und depressiven Phasen diagnostiziert wird. Anders als in der ICD-10 wird dies in der ICD-11 berücksichtigt: Die isolierte Manie kann nicht mehr kodiert werden.

Liegt gegenwärtig eine **depressive Episode** vor, so werden analog zur unipolaren Depression **drei Schweregrade** (leicht, mittel und schwer) unterschieden. Psychotische Symptome finden ebenfalls Berücksichtigung. Eine sog. **gemischte Episode** liegt vor, wenn zeitgleich sowohl manische als auch depressive Symptome vorhanden sind. Diese Konstellation hat ein hohes Risiko für Suizidhandlungen.

Eine ebenfalls schwere Verlaufsform stellt das sogenannte **Rapid Cycling** dar, bei dem es zum häufigen und raschen Wechsel der einzelnen Phasen kommt. Im Unterschied zur gemischten Episode wechseln Depression und Manie dabei einander ab. Von Rapid Cycling spricht man bei mindestens vier Stimmungsumschwüngen im Jahr. Deutlich seltener, aber auch wesentlich schwerer im Verlauf sind Zustände von „Ultrarapid Cycling“. Bei solchen Krankheitsverläufen wechselt die Stimmung innerhalb von Tagen bzw. gar Stunden. In der Regel finden sich solche Verläufe nur bei erwachsenen Patienten. Die ICD-11 bildet gemischte Episoden ab, jedoch kein Rapid Cycling (andere spezifische bipolare Störungen).

Neu in der ICD-11 ist die Abgrenzung der Bipolar-I- von der Bipolar-II-Störung:

- Der an einer **Bipolar-I-Störung** leidende Patient kennt sowohl schwere depressive Phasen als auch schwere Manien.
- Der Patient mit **Bipolar-II-Störung** kennt hingegen schwere depressive Phasen, aber seine Hochphasen erreichen lediglich die Charakteristik einer Hypomanie.

Da die Patienten meist nur bei Leidensdruck ärztliche Hilfe suchen, werden einige bipolare Störungen über-

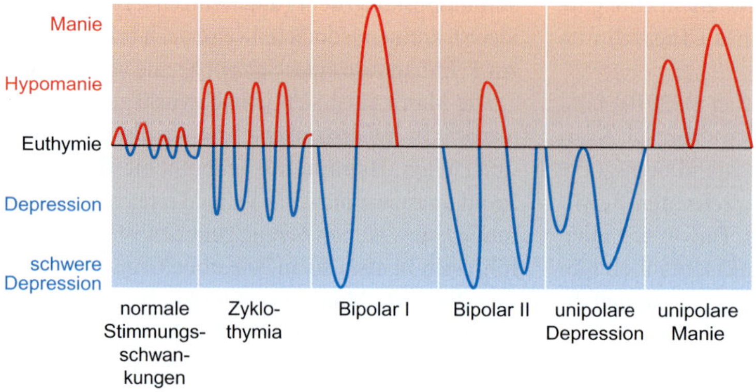

Abb. 11.1 Affektive Störungen im Überblick [L231]

sehen und als unipolare Depressionen diagnostiziert (→ Fallbeispiel, ➤ Kap. 11.1.5). Man nennt diese auch **pseudounipolare Depressionen.** Die depressiven Symptome machen dem Patienten zu schaffen, die Manie nur, wenn sie klinisch sehr eindrücklich ist. Insbesondere Hypomanien und damit die Diagnose einer Bipolar-II-Störung werden häufig übersehen. Das Risiko, Symptome nicht richtig zu deuten, besteht insbesondere bei Kindern und Jugendlichen, da hier die familiäre Rahmung und Steuerung durch die Eltern einer Eskalation der Symptome vorbeugt. Der erwachsene Hypomaniker hingegen hat mehr Möglichkeiten, sich weiter in die Manie zu katapultieren (indem er z. B. dem Drang nachgibt, die Nacht zum Tag zu machen).

Insbesondere im Jugendalter sind bipolare Störungen von „normalen" Stimmungsschwankungen und von der **Zyklothymia** (➤ Abb. 11.1) abzugrenzen. Bei der Zyklothymia handelt es sich um 2 Jahre anhaltende Stimmungsschwankungen, die das Normalmaß überschreiten, aber keiner bipolaren Störung zuzuordnen sind. Die Betroffenen zeigen lediglich leichte depressive sowie hypomanische Symptome. Im Kindes- und Jugendalter ist diese Diagnose eher eine Rarität.

Stellenwert von Anamnese und Längsschnitt

11

Die Diagnosestellung einer bipolaren Störung im Jugendalter ist mitunter schwierig. Abgrenzungen zu normalen (pubertären) Stimmungsschwankungen erschweren die Längsschnittbetrachtung, zudem zeigen jugendliche Patienten teilweise nicht die klassische gehobene Stimmung in der Manie. Hier sind es bspw. eher Risikoverhalten oder Antriebssteigerung, die an eine bipolare Störung denken lassen sollten.

Das Problem hierbei ist, dass sowohl die Bipolar-I- als auch die Bipolar-II-Störung typischerweise mit depressiven Episoden beginnen. Diese lassen sich – gerade im Jugendalter – jedoch nur sehr schwer von einer unipolaren Depression abgrenzen. Erschwerend kommt hinzu, dass selbst Manien häufig nicht die Schwere der Manien bei Erwachsenen erreichen und deswegen häufig nicht erkannt werden. Zwar kommt es auch bei Jugendlichen (und seltener bei Kindern) zu gesteigertem Antrieb, Risikoverhalten und mitunter psychotischen Symptomen, häufig führen aber, wie bereits erwähnt, die Familienstruktur und andere regulierende Gegebenheiten dazu, dass Minderjährige die Spirale der Manie sanfter beschreiten.

Es bedarf also entsprechender Erfahrung und einiger Kniffe in der Anamnese und Längsschnitterstellung. Kein depressiver Patient möchte nach Maniesymptomen gefragt werden, doch anders kommt man den **pseudounipolaren Depressionen** „nicht auf die Schliche". Im Fallbeispiel (➤ Kap. 11.1.5) hätte etwa die Frage nach dem Grund der Trennung vom langjährigen Freund folgendes Resultat erbracht: *„Das ist mir sehr unangenehm, aber Sie stehen unter Schweigepflicht, oder? Also, ich habe ihn mit so einem Typen von der Umweltaktion betrogen. Wir waren die ganze Woche zusammen, haben wilde Pläne gesponnen, wie wir die Welt verbessern können, kaum geschlafen und am Freitagabend hart gefeiert. Und ja, da hab' ich halt Speed eingeworfen und dann mit ihm rumgemacht. Ich bin sonst eigentlich nicht so drauf, eher schüchtern und*

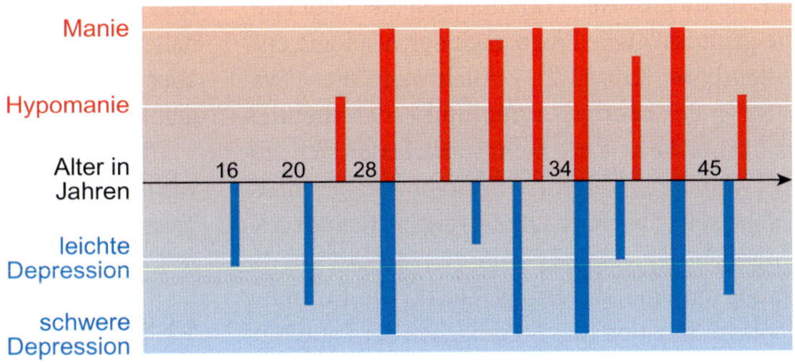

Abb. 11.2 Längsschnitt einer erwachsenen Patientin mit gemischten Episoden [L231]

so. Naja, und mein Freund fand das natürlich nicht so lustig und hat daraufhin Schluss gemacht."

Hier ist also durch simples **Nachfragen** eine hypomanische Vorepisode sichtbar geworden, die den Behandler bereits beim Erstkontakt auf die „richtige" Fährte hätte bringen können. Die Kernfrage dabei sollte lauten: Hat sich der oder die Betroffene anders als gewöhnlich verhalten? Passt das geschilderte Verhalten nicht zu der Person? Ein sehr guter Indikator sind auch **Fragen nach der Schlafdauer.** Natürlich gilt es (gerade bei männlichen Behandlern) erst einmal eine Hürde zu überwinden, wenn eine 17-Jährige nach ihrem Sexualleben befragt werden soll. Es sind jedoch solche Feinheiten, die den Unterschied ausmachen können. Die bipolare Störung kann nur als **Längsschnittdiagnose** (➤ Abb. 11.2) vor dem biografischen Hintergrund gestellt werden. Das betrifft übrigens auch die Familienmitglieder. Die vielen Liebschaften und der Meditationstrip des Vaters sind im Fallbeispiel ebenfalls Hinweise auf eine möglicherweise bislang unbekannte familiäre Belastung mit bipolaren Störungen.

MERKE

Die Diagnosestellung im Rahmen einer Längsschnitterhebung der bipolaren Störung (insbesondere in Abgrenzung zu einer pseudounipolaren depressiven Episode) verlangt mitunter intime Fragen zur Sexualität, zu Beziehungen, aber auch zu den Lebensgewohnheiten der Familienmitglieder. Gleichzeitig fällt es depressiven Patienten gelegentlich schwer, über die Zeit zu sprechen, in denen es ihnen gut (oder mehr als gut) ging. Hier ist zum einen auf die Schweigepflicht (ggf. auch gegenüber den Eltern) hinzuweisen, zum anderen ist aber auch das entsprechende Setting zu beachten. Eventuell ist es sinnvoller, wenn die Exploration (analog der körperlichen Untersuchung bei Jugendlichen) von einem gleichgeschlechtlichen Behandler durchgeführt wird.

Auch nicht zur Symptomatik passende Teilsymptome sollten Skepsis aufkommen lassen. Ein Patient mit einer Schizophrenie kann sich schon mal als psychotischer Maniker entpuppen, wenn er zwar relativ eindrückliche Körpersymptome im Sinne inhaltlicher Denkstörungen angeben kann, während dieser Krankheitsphase aber in nur 1 Woche ein 200-seitiges Manifest zur politischen Situation in Deutschland geschrieben hat.

Zunächst ist also die erschwerte Diagnostik zu beachten. Auf die Schwierigkeit der Abgrenzung pseudounipolarer Depressionen wurde bereits eingegangen. Die bereits dargelegten Anamnesefragen zum Längsschnitt können dabei hilfreich sein, ebenso sollte der **Familienanamnese** besondere Aufmerksamkeit gewidmet werden.

Die **Abgrenzung manischer Episoden** erscheint auf den ersten Blick einfacher, jedoch gilt es auch hier jugendtypische Besonderheiten zu beachten. So kann eine euphorische Stimmung fehlen. Analog der gereizten Manie bei Erwachsenen sind mehrere Aspekte der Affektivität zu erfassen. Schwierigkeiten kann auch die Abgrenzung gegenüber „normalem" jugendlichem Verhalten sein.

MERKE

Ein guter Indikator ist die eigene Jugend als Spiegel. „Unsinn" zu machen gehört (in einem gewissen Rahmen) zum Erwachsenwerden hinzu. Jugendliche, die z. B. nachts über den Zaun des Strandbads klettern, um nackt schwimmen zu gehen, würden jetzt bei mir primär keine Manie-Alarmglocken zum Läuten bringen. Wer aber jedes Wochenende S-Bahn-Surfen geht, um sich so seinen „Kick" zu holen, sollte vielleicht genauer exploriert werden. Ähnliches gilt für den Probierkonsum von Drogen vs. eine anhaltende Substanzeinnahme (ggf. im Sinne einer Selbstmedikation).

Wie bei den depressiven Erkrankungen (➤ Kap. 11.2) ist die grundsätzliche Frage nach der Ätiologie entscheidend (➤ Kap. 11.2.3). Auch wenn diese Systematik in der heutigen symptombeschreibenden Klassifikation keine Rolle mehr spielt, lassen sich „reaktive" von eher „endogenen" Symptomen abgrenzen. Im Fallbeispiel (➤ Kap. 11.1.5) zeigt sich eindrücklich, dass die depressive Episode zwar reaktiv auf die Trennung des Freundes erfolgt. Die für die Trennung ursächliche Situation (das Fremdgehen der Patientin) erfolgte jedoch „aus dem Nichts". Die Patientin selbst gibt an, „sich nicht wiedererkannt zu haben"; eine klare reaktive Triggerung der Hypomanie fehlt.

Komorbiditäten entstehen zumeist sekundär, z. B. durch Substanzkonsum in der Manie. Frühformen können sich mitunter unspezifisch präsentieren (z. B. mit Ängsten).

Diagnostische Tools

Aus den bisherigen Schilderungen ist bereits deutlich geworden, wie essenziell die Anamnese und vor allem die Erstellung eines Längsschnitts sind. Ergänzend können Diagnostika rein depressiver Störungsbilder (➤ Kap. 11.2) oder die *Young Mania Rating Scale* eingesetzt werden.

11.1.3 Ätiologie

Die bipolare Störung hat eine starke **genetische Komponente.** Es ist deshalb essenziell, eine gründliche Familienanamnese zu erheben und dabei auch „unangenehme" Fragen zu stellen. Depressive Erkrankungen sollten durch Hinterfragen (hypo-)manischer Phasen abgeklopft werden („Ihr Vater war depressiv, hat dann aber wieder Phasen gehabt, in denen er Oldtimer gesammelt hat?"). Es sollte nach unklaren Suiziden, Substanzkonsum, aber auch nach Trennungen gefragt werden. Nicht selten stößt man bei der Frage nach dem Trennungsgrund der Eltern z. B. auf ein wiederholtes Fremdgehen (im Rahmen hypersexueller Phasen). Teilweise bauen sich manische Symptome auch in die Lebensbiografie ein und werden vom Partner toleriert („Meine Frau muss halt alle paar Monate mal auf eine Sexparty gehen, da ist sie dann nicht sie selbst, aber das ist okay für mich") – schön, wenn Beziehungen so tolerant sind und so etwas aushalten. Solche Sachverhalte liefern wichtige diagnostische Hinweise, müssen aber (natürlich mit dem notwendigen Fingerspitzengefühl) erfragt werden.

Die genauen genetischen Ursachen werden gegen wärtig noch erforscht; gegenwärtig werden vor allem Transmittersysteme und Kalziumkanäle diskutiert.

11.1.4 Behandlung

Psychotherapie

Die Psychotherapie bipolarer Störungen (die aus meiner Sicht als Dozent in der Weiterbildung unzureichende Berücksichtigung in den Curricula der Ausbildungsinstitute erfährt) konzentriert sich auf die Aufrechterhaltung der Euthymie. Dies gelingt durch die schrittweise Etablierung einer Selbstbeobachtung. Langjährig Betroffene können in der Regel sehr gut schildern, wie sie sich gerade erleben. Essenziell dabei sind die Erarbeitung von Frühwarnzeichen, etwa ein vermindertes Schlafbedürfnis oder eine gesteigerte Libido. Die beiden Pole der Erkrankung erfordern eine antidepressive Psychotherapie (analog den depressiven Erkrankungen), aber auch die Abmilderung einer (in der Regel noch Hypo-)Manie etwa durch Reizabschirmung und Etablierung von Verzicht. Dies kann insbesondere bei Jugendlichen mit „YOLO"[1]-Mindset zu einer Herausforderung werden. Ein starker Einbezug der Angehörigen ist eigentlich in allen Altersgruppen zu empfehlen. Hier bieten sich insbesondere Angehörigengruppen an.

Wie die Schaubilder in ➤ Kap. 11.1.5 zeigen, ist die Psychotherapie der bipolaren Störung in allen Phasen (auch der Manie!) indiziert und sehr gut wirksam. Das gerät aufgrund des hohen Stellenwerts einer Pharmakotherapie gerne in Vergessenheit. Für eine gute Übersicht zu den therapeutischen Strategien siehe auch Illy (2021).

Die bipolare Störung ist zudem definitiv eines der Störungsbilder, die stark von einer gelungenen **Transitionspsychiatrie** profitieren (Näheres dazu in Illy und Frey 2023). Akut eigen- und fremdgefährdende Manien oder Depressionen werden in der Regel akutpsychiatrisch versorgt. Leider gilt in der Akut-

[1] You Only Live Once

11

versorgung vielfach der 18. Geburtstag als Stichtag für die Wahl des Settings. In der Regel fühlen sich Patienten im akuten KJP-Setting besser aufgehoben als im akuten Erwachsenensetting, gleichzeitig ist die Expertise (gerade in der Behandlung akuter Manien) im Erwachsenenbereich vielfach größer. Sollte die Behandlung den 18. Geburtstag beinhalten, ist in jedem Fall auf eine lückenlose Behandlungskontinuität und eine entsprechende Übergabe zu achten.

MERKE

Vielfach arbeiten Kinder- und Jugendpsychiatrien und Erwachsenenpsychiatrien des gleichen Einzugsgebiets im Rahmen von sog. Transitionssprechstunden eng zusammen. Ein solches Konzept ist ausdrücklich zu begrüßen. Da erwachsenenpsychiatrische Kollegen in der Regel eine höhere Toleranz ansetzen, welche Verhaltensweisen als eigen- oder fremdgefährdend zu werten sind, sollten auch Aspekte wie z. B. Wiederaufnahmekriterien vorab besprochen werden.

Pharmakotherapie

Die **medikamentöse Behandlung** bipolarer Störungen ist hochkomplex und aufgrund der Seltenheit (oder wenn man es etwas bissiger ausdrücken möchte: Unterdiagnostiziertheit) gegenüber anderen Störungen längst nicht allen Behandelnden vertraut. Das muss es auch nicht; der Autor dieser Zeilen ist auch nur aufgrund seiner beruflichen Vita intensiv mit dem Störungsbild in Berührung gekommen. Man sollte aber wissen, wo man nachzuschlagen hat.

Zu empfehlen ist die leider abgelaufene Leitlinie von DGBS und DGPPN (2019), die sich allerdings auf Erwachsene bezieht. Nachfolgend soll daher der Transfer auf die Altersgruppe der Adoleszenten unter Einbezug der zugelassenen Medikamente vollzogen werden.

LEITLINIEN

- S3-Leitlinie Diagnostik und Therapie Bipolarer Störungen. AWMF-Registernummer 038-019. Stand: 02/2019; gültig bis 28.02.2024 (in Überarbeitung); https://register.awmf.org/de/leitlinien/detail/038-019
- https://www.dgppn.de/_Resources/Persistent/ef9214009e20d260d4f5a6e6932f3fb7f914efbb/S3_Leitlinie_Bipolar_V2.1_Update_20200504.pdf

Es ist sinnvoll, die Krankheitsphasen in Maniebehandlung, Depressionsbehandlung und Phasenprophylaxe einzuteilen.

Maniebehandlung

Zur Maniebehandlung Minderjähriger ist **Aripiprazol** ab 13 Jahren für bis zu 12 Wochen zugelassen. Damit erfolgt die Phasenprophylaxe (dazu später wie gesagt mehr) also off-label. Weiterhin zugelassen ist **Ziprasidon** ab 10 Jahren für manische oder gemischte Episoden (als einziges Präparat für gemischte Episoden). Die Phasenprophylaxe erfolgt analog zu Aripiprazol off-label bei fraglicher Wirksamkeit (Huscsava et al. 2020).

CAVE

Die fehlenden Zulassungen erfordern bei minderjährigen Patienten ein **erneutes Aufklärungsgespräch** (individueller Heilversuch) mit den Sorgeberechtigten, etwa wenn Aripiprazol nach einer akuten Manie als Phasenprophylaktikum fortgeführt werden soll. Das wird gerne mal vergessen!

Schaut man sich die Behandlungsoptionen erwachsener Patienten an (➤ Abb. 11.3), so wird deutlich, wie viel eingeschränkter die Möglichkeiten im KJP-Setting sind, zumindest wenn man nicht off-label behandelt. In der Regel wird die akute Manie deshalb in der Kinder- und Jugendpsychiatrie mit Aripiprazol behandelt (und bei guter Verträglichkeit off-label als Phasenprophylaxe fortgesetzt). Ziprasidon wäre in der Akutbehandlung zwar gleichwertig, wird bei Erwachsenen zur Phasenprophylaxe aber nur in der Kombinationstherapie bei nicht ausreichendem Ansprechen empfohlen (➤ Abb. 11.3). Um einen Medikationswechsel oder eine Polypharmazie zu vermeiden, nutzen es die meisten Behandelnden deshalb eher als zweite Wahl. Eine gute Off-Label-Wahl zur akuten Maniebehandlung wäre zudem **Olanzapin.**

Depressionsbehandlung

Bei der phasenspezifischen Behandlung der bipolaren Depression (➤ Abb. 11.4) wird es noch übersichtlicher: Hier ist im Kinder- und Jugendbereich kein spezifisches Medikament zugelassen. **Quetiapin** ist eine gute Off-Label-Behandlungsoption, ebenso **Lamotrigin** (insbesondere bei der Bipolar-II-Störung). Bei der Behandlung mit **Antidepressiva** kommt dem

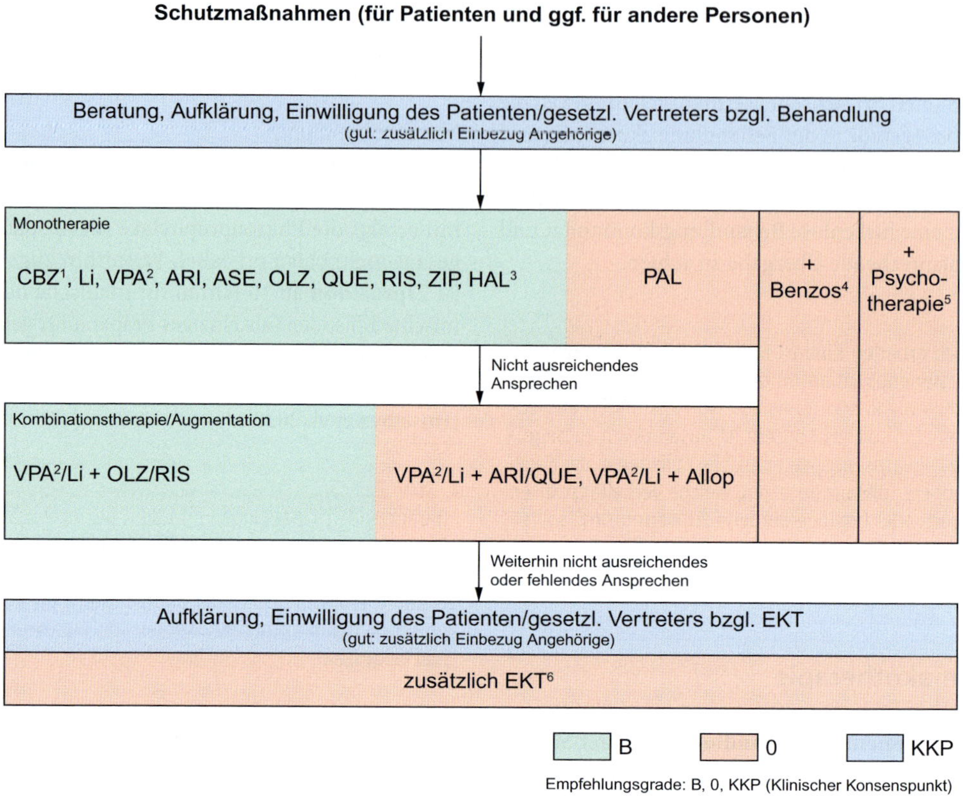

Abb. 11.3 Phasenspezifische Therapie der Manie bei Erwachsenen (Illy und Frey 2023)
Die Farbkodierung (Empfehlungsgrad) ist der Farblegende rechts unten im Bild zu entnehmen. Innerhalb einer Empfehlungsgrad-Stufe sind die Wirkstoffe alphabetisch geordnet.
1 Beachte hohes Interaktionsrisiko
2 Vorsicht: gilt nicht für Frauen im gebärfähigen Alter
3 Im Rahmen einer Notfallsituation oder zur Kurzzeittherapie
4 Zeitlich eng begrenzt
5 Kontakt halten, bei leichteren Phasen verhaltensnahe Maßnahmen
6 Empfehlungsgrad B für pharmakotherapieresistente Episode
Abkürzungen: Allop = Allopurinol, ASE = Asenapin, ARI = Aripiprazol, Benzos = Benzodiazepine, CBZ = Carbamazepin, EKT = Elektrokonvulsionstherapie, HAL = Haloperidol, Li = Lithium, OLZ = Olanzapin, PAL = Paliperidon, QUE = Quetiapin, RIS = Risperidon, VPA = Valproat, ZIP = Ziprasidon (Quelle: DGBS und DGPPN 2019) [W1196]

eingeschränkten Zulassungsstatus immerhin zugute, dass es für Fluoxetin bei Erwachsenen kein erhöhtes Switch-Risiko zu geben scheint (Cohn et al. 1989). Wichtig ist noch zu erwähnen, dass Aripiprazol in der Phasenprophylaxe (bei Erwachsenen) schlecht gegen depressive Phasen wirkt.

Phasenprophylaxe

Zur Phasenprophylaxe bipolarer Störungen ist **Lithium** ab 12 Jahren und **Carbamazepin** ab 6 Jahren zugelassen, Letzteres allerdings nur nach einem Behandlungsversuch mit Lithium. Hier zeigt sich erneut eindrücklich, wie undurchsichtig der „Zulassungsdschungel" sein kann. Lithium ist sicherlich sehr wirksam und hat im Erwachsenenbereich absolut seinen Stellenwert, im Kinder- und Jugendbereich verschreibt man es jedoch sehr zurückhaltend. Gründe dafür sind sicherlich das Nebenwirkungsprofil, die Abhängigkeit von der Trinkmenge und die Intoxikationsgefahr. Die Wirksamkeit ist jedenfalls auch in der Altersgruppe der Adoleszenten sehr gut belegt (Hafeman et al. 2020). Carbamazepin hat aufgrund seines Inter-

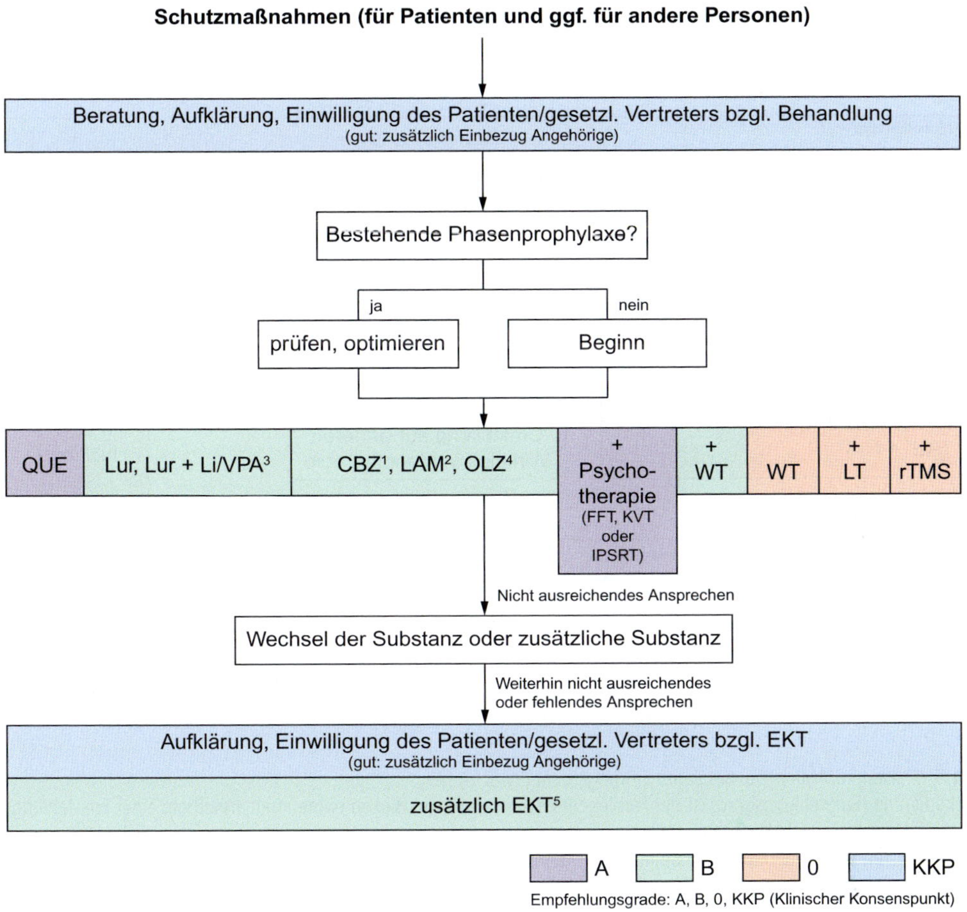

Abb. 11.4 Phasenspezifische Therapie der bipolaren Depression bei Erwachsenen
Die Farbkodierung (Empfehlungsgrad) ist der Farblegende rechts unten im Bild zu entnehmen. Innerhalb einer Empfehlungsgrad-Stufe sind die Wirkstoffe alphabetisch geordnet.
1 Beachte hohes Interaktionsrisiko
2 Beachte Erfordernis langsame Aufdosierung
3 Vorsicht: gilt nicht für Frauen im gebärfähigen Alter
4 Evidenz für Überlegenheit der Kombination mit Fluoxetin ist spärlich
5 Grad B bei therapieresistenten Episoden, KKP in lebensbedrohlichen Situationen
Abkürzungen: CBZ = Carbamazepin, EKT = Elektrokonvulsionstherapie, FFT = familienfokussierte Therapie, IPSRT = interpersonelle und soziale Rhythmustherapie, KVT = Kognitive Verhaltenstherapie, LAM = Lamotrigin, Li = Lithium, LT = Lichttherapie, Lur = Lurasidon, OLZ = Olanzapin, QUE = Quetiapin, rTMS = repetitive transkranielle Magnetstimulation, VPA = Valproat, WT = Wachtherapie (Quelle: DGBS und DGPPN 2019) [W1196]

aktionspotenzials und der schlechteren Wirksamkeit bei Erwachsenen (➤ Abb. 11.5) aus meiner Sicht keinen Stellenwert.

MERKE

Bewertung

Am Ende bleiben als zentrale Fragen zur Gestaltung der Phasenprophylaxe bipolarer minderjähriger Patienten:

- Traut man sich, mit Lithium anzufangen, wenn die Manie unter Aripiprazol bereits abgeklungen ist?

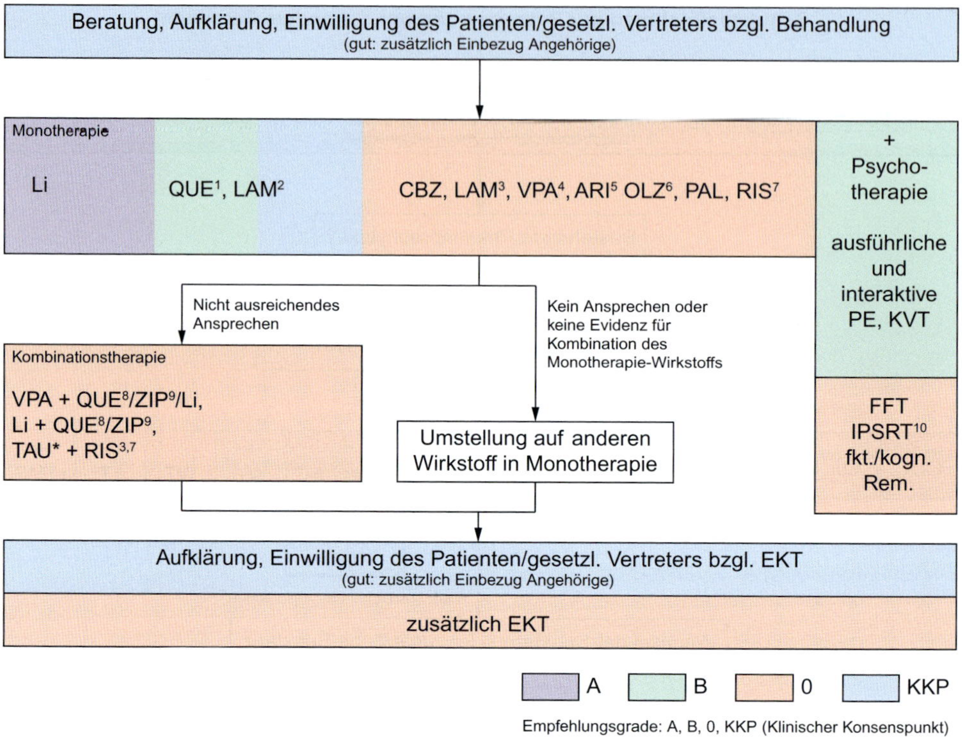

Abb. 11.5 Phasenprophylaxe bei bipolaren Störungen bei Erwachsenen
Die Farbkodierung (Empfehlungsgrad) ist der Farblegende rechts unten im Bild zu entnehmen. Innerhalb einer Empfehlungsgrad-Stufe sind die Wirkstoffe alphabetisch geordnet.
1 Bei Patienten, die unter Quetiapin eine Remission erfahren und die Substanz gut toleriert haben
2 Gegen depressive Episoden bei Ansprechen in Akutphase, KKP für Einsatz gegen depressive Episoden auch ohne Ansprechen in Akutphase
3 Bei Rapid Cycling
4 Vorsicht: gilt nicht für Frauen im gebärfähigen Alter
5 Gegen manische Episoden bei Ansprechen in Manie
6 Bei Ansprechen in Manie
7 Depotpräparat, bei Ansprechen in Akutphase
8 Bei Ansprechen auf diese Kombination in Akutbehandlung
9 Bei Ansprechen auf ZIP in Manie
10 Bei Beginn in akuter Phase und längerfristiger Planung
* Treatment as usual (Behandlung wie üblich): jede Monotherapie und Kombination von Antidepressiva, Stimmungsstabilisierer und Anxiolytika erlaubt
Abkürzungen: ARI = Aripiprazol, CBZ = Carbamazepin, VPA = Valproat; EKT = Elektrokonvulsionstherapie, FFT = Familienfokussierte Therapie, fkt./kogn. Rem: funktionale oder kognitive Remediation, IPSRT = Interpersonelle und soziale Rhythmustherapie, KVT = Kognitive Verhaltenstherapie, LAM = Lamotrigin, Li = Lithium, OLZ = Olanzapin, PAL = Paliperidon, PE = Psychoedukation, QUE = Quetiapin, RIS = Risperidon, ZIP = Ziprasidon (Quelle: DGBS und DGPPN 2019) [W1196]

- Traut man sich, eine Manie direkt off-label mit Lithium zu behandeln, um dann die zugelassene Phasenprophylaxe fortführen zu können?
- Sind die Symptome schwer genug, um die Nebenwirkungen zu rechtfertigen?

In der Regel, und das würde auch der Autor so machen, bleibt man einfach bei Aripiprazol und gibt dieses off-label als Phasenprophylaxe weiter. Zu beachten ist allerdings der vielfach unzureichende Schutz vor depressiven Episoden. Der unvollständige Zulassungsstatus sorgt also auch hier für Verunsicherung und verhindert z. B. deutsche Wirksamkeitsstudien mit Medikamenten, die zumindest im Erwachsenen- (und nach der klinischen Erfahrung mit unseren Patienten) auch im KJP-Off-Label-Bereich wirksamer sein können.

11.1.5 Ausblick und Fallbeispiel

Die bipolaren Störungen sind im Altersbereich der Kinder- und Jugendpsychiatrie vielfach unterdiagnostiziert (z. B. als die hier ausführlich vorgestellte pseudounipolare Depression) und bspw. auch in den psychotherapeutischen Ausbildungscurricula zu wenig präsent. Das ist insbesondere deshalb fatal, weil bei früher Diagnosestellung eine entsprechende Verbesserung der Prognose erreicht werden kann und insbesondere Fehldiagnosen aus dem Bereich der schizophrenen Störungen mitunter starke Auswirkungen auf die weitere Entwicklung junger Menschen haben. Erschwerend kommt der eingeschränkte Zulassungsstatus der eingesetzten Medikamente hinzu. Während die medikamentösen Therapien der bipolaren und der schizophrenen Störung einander vielfach überlappen und sich bei Fehldiagnosen nicht sofort als nachteilig erweisen, fehlt es bei Fehldiagnosen insbesondere an den so wichtigen psychotherapeutischen Strategien der Lifestyle-Modifikationen (wie z. B. bzgl. Schlafdauer und Stimmungskontrolle). Hoffentlich wird die in Überarbeitung befindliche S3-Leitlinie, deren Fertigstellung für Ende 2026 geplant ist, auch den nicht so stark mit der Erwachsenenpsychiatrie in Berührung kommenden Kolleginnen und Kollegen entsprechende Handlungsempfehlungen an die Hand geben.

Fallbeispiel

Die 17 Jahre und 10 Monate alte Julia stellt sich im Beisein ihrer allein sorgeberechtigten Mutter wegen einer seit einigen Wochen bestehenden depressiven Verstimmung vor. Julia gibt an, sehr unter der aktuellen Trennung von ihrem langjährigen Freund zu leiden. Vorher sei sie sehr aktiv gewesen und habe sich für eine Umweltschutzkampagne zur Vermeidung von Müll durch Coffee-2-go-Becher engagiert. Nun aber könne sie kaum noch aus dem Bett kommen; selbst der heutige Termin bereite ihr große Mühe. Akute Suizidgedanken werden verneint, Julia gibt aber an, so nicht weitermachen zu wollen. Sie erkenne sich selbst nicht wieder. Der Assistenzarzt in der Psychiatrischen Institutsambulanz (PIA) diagnostiziert im Rahmen des Erstgesprächs eine mittelgradige depressive Episode. Auffällig bei der Erhebung der Familienanamnese ist das schlechte Bild, das die Mutter vom Vater zeichnet. Dieser sei aktuell mal wieder in Indien auf Meditationsreise und wahrscheinlich mit seinen üblichen „Weibergeschichten" beschäftigt. „Zum Glück" habe sie seit letztem Jahr das alleinige Sorgerecht.

Es folgen Blutentnahme, Ableitung eines Elektrokardiogramms (EKG) und Aufklärung über Fluoxetin. Zudem soll sich die Pat. um die Aufnahme einer Psychotherapie kümmern. Zur Befundbesprechung und Rezepterstellung wird ein Folgetermin vereinbart. Da die Mutter beruflich sehr eingespannt ist, wird vorab besprochen, dass die Julia diesen Termin auch allein wahrnehmen kann.

Die Pat. erscheint, wie geplant allein, mit leichter Verspätung zum Termin und fängt mit der medizinischen Fachangestellten an der Anmeldung einen lauten Streit an, als diese sie auf die Verspätung hinweist. Julia hat sich zwischenzeitlich die Haare grün und rot gefärbt und trägt heute einen sehr kurzen Rock. Im Kontakt wirkt sie sehr unruhig und getrieben. Im Gespräch mit dem Assistenzarzt fragt sie mehrfach nach persönlichen Informationen, etwa, ob er eine Freundin habe. Sie macht eine Bemerkung über seine „wunderschönen" Lippen und deutet an, ihn küssen zu wollen.

Julia wird auf freiwilliger Basis zunächst auf der Akutstation aufgenommen, äußert direkt nach der Aufnahme jedoch wieder Entlassungswünsche, da sie „Wichtigeres" zu tun habe. Sie gibt an, nun verstanden zu haben, wie sie die Klimakrise abwenden könne. Eine Unterbringung nach § 1631b BGB wird zusammen mit der Mutter auf den Weg gebracht. Julia verweigert anfangs auch eine medikamentöse Behandlung, zeigt sich kaum eingrenzbar und expansiv. Mit einem Mitpatienten kommt es mutmaßlich zu sexuellen Handlungen, sodass im Verlauf ein Schwangerschaftstest und ein Screening auf sexuell übertragbare Erkrankungen durchgeführt werden. Der Stationsärztin gelingt es aufgrund dieses Vorfalls jedoch, eine vertrauensvolle Bindung zur Pat. aufzubauen (die sich sehr darum sorgt, schwanger zu sein), sodass Julia sich schlussendlich mit der Einnahme von Aripiprazol einverstanden erklärt und keine richterliche Genehmigung für die Einleitung einer etwaigen Zwangsmedikation erforderlich ist.

Im Verlauf klingt die manische Symptomatik unter Aufdosieren rasch ab. Um einen erneuten Medikationswechsel zu vermeiden, wird mit Julia und ihrer Mutter eine Phasenprophylaxe mit Aripiprazol besprochen und die entsprechende Aufklärung im Rahmen eines individuellen Heilversuchs veranlasst.

Eigentlich ist geplant gewesen, die Pat. noch vor ihrem 18. Geburtstag zu entlassen und an die PIA der hiesigen Erwachsenenpsychiatrie anzubinden. Ein entsprechender kollegialer Austausch hat bereits im Rahmen einer Transitionssprechstunde, teilweise im Beisein der Pat., stattgefunden.

Zwei Wochen vor dem Geburtstag entwickelt Julia jedoch eine zunehmend depressive Phase. Als Auslöser gibt sie an, dass sie sich zunehmend damit beschäftige, nun psychisch krank in ihr Erwachsenenleben zu starten, während viele ihrer Schulfreunde beim Erreichen der Volljährigkeit Partys feiern würden. Nach sozialarbeiterischer Rücksprache mit der Krankenkasse und entsprechender Antragstellung wird die Kostenzusage für weitere 3 Wochen Behandlung in der Kinder- und Jugendpsychiatrie erwirkt, da eine Verlegung auf die Therapiestation der Erwachsenenpsychiatrie (Durchschnittsalter 45+) vermutlich nur zu einer weiteren Beschäftigung mit dem Thema, als Erwachsene psychisch krank zu sein, geführt und dies eine deutliche Destabilisierung der Pat. bewirkt hätte. Das Thema wird psychotherapeutisch durch den Fallführenden behutsam aufgegriffen und eine entsprechende Lebensperspektive besprochen. Es erfolgt die ausschleichende Umstellung auf Quetiapin, worunter die depressive Symptomatik rasch remittiert.

Julia kann im Verlauf angeben, dass sie weiterhin an ihrem Plan festhalten wolle, Abitur zu machen und, vielleicht nach einem Freiwilligendienst, ein Ökologiestudium anzufangen. Im Rahmen der Transitionssprechstunde wird mit den erwachsenenpsychiatrischen Kollegen die weitere Behandlungsplanung besprochen: Bei trotz Medikation im Verlauf möglicherweise auftretenden manischen Phasen soll ggf. ein Medikationsversuch mit Ziprasidon unternommen werden. Bei Versagen und zuvor gutem Ansprechen könnte man auch den erneuten Einsatz von Aripiprazol erwägen. Perspektivisch stellt sich die Frage nach einer langfristig phasenprophylaktisch wirksamen Therapie, je nach Ansprechen und Schwere der zukünftigen Symptomatik ggf. bereits als Kombinationstherapie oder doch unter Einsatz von Lithium.

Julia kann vor Ablauf der in der Kostenzusage angegebenen Behandlungsdauer als volljährige Pat. in die ambulante Weiterbehandlung durch die erwachsenenpsychiatrischen Kollegen entlassen werden. Ihren 18. Geburtstag feiert sie zuvor im Klinikgarten mit ihren besten Freunden, der engsten Familie, ausgewählten Mitpatienten und dem Team der Akutstation.

LITERATUR

Cohn JB, Collins G, Ashbrook E, Wernicke JF. A comparison of fluoxetine, imipramine and placebo in patients with bipolar depressive disorder. Int Clin Psychopharmacol 1989; 4(4): 313–322.

DGBS und DGPPN – Deutsche Gesellschaft für Bipolare Störungen e.V.; Deutsche Gesellschaft für Psychiatrie und Psychotherapie, Psychosomatik und Nervenheilkunde e.V. (Hrsg.). S3-Leitlinie Diagnostik und Therapie Bipolarer Störungen. Langversion 2.1: AWMF-Registernummer 038-019. Stand: 2/2019 (in Überarbeitung); www.awmf.org/leitlinien/detail/ll/038-019.html (letzter Zugriff: 6.6.2025).

Hafeman DM, Rooks B, Merranko J, Liao F, Gill MK, Goldstein TR, et al. Lithium versus other mood-stabilizing medications in a longitudinal study of youth diagnosed with bipolar disorder. J Am Acad Child Adolesc Psychiatry 2020; 59(10): 1146–1155.

Huscsava M, Reinhardt M, Plener P, Fegert M, Kölch M. Update Zulassung von Psychopharmaka für Minderjährige in Deutschland und Österreich. Psychopharmakotherapie 2020; 27: 44–52.

Illy D. Ratgeber Bipolare Störungen. 2. A. München: Elsevier Urban & Fischer 2021.

Illy D, Frey M. Praxishandbuch Psychische Gesundheit in der Adoleszenz: Transition im Fokus. München: Elsevier Urban & Fischer 2023.

Kessler RC, Avenevoli S, McLaughlin KA, Green JG, Lakoma MD, Petukhova M, et al. Lifetime co-morbidity of DSM-IV disorders in the US National Comorbidity Survey Replica-

tion Adolescent Supplement (NCS-A). Psychol Med 2012; 42(9): 1997–2010.
Soutullo CA, Chang KD, Díez-Suárez A, Figueroa-Quintana A, Escamilla-Canales I, Rapado-Castro M, Ortuño F. Bipolar disorder in children and adolescents: international perspective on epidemiology and phenomenology. Bipolar Disord 2005; 7(6): 497–506.

11.2 Depressive Störungen (6A7)

Gerd Schulte-Körne

Wichtige Neuigkeiten auf einen Blick

- In der ICD-11 (https://icd.who.int/browse/2024-01/mms/en) wird es hinsichtlich der diagnostischen Kriterien und Klassifikation im Vergleich zur ICD-10 Änderungen geben.
- Für die Diagnosestellung der depressiven Störung mit Einzelsymptomen müssen fünf Symptome aus drei neu eingeführten Clustern vorliegen, allerdings nur ein Symptom aus dem affektiven Cluster.
- Erstmals wird ein prämenstruelles dysphorisches Syndrom definiert, das bisher bei weiblichen Jugendlichen mit einer Depression selten beschrieben und diagnostiziert wurde.
- Reizbarkeit kann bei Kindern anstelle der gedrückten Stimmung die zentrale Symptomatik der depressiven Störung sein.
- Die Schweregradeinteilung beruht auf der Anzahl und Intensität der Symptome sowie dem Grad der Funktionseinschränkung.
- Psychotische Symptome werden in der ICD-11 bereits ab einer mittelschweren Form der Depression klassifiziert (in der ICD-10 erst bei der schweren Ausprägung der Depression).
- Die Revision der S3-Leitlinie zur Behandlung der depressiven Störung im Kindes- und Jugendalter ist ab 2026 verfügbar.

Nachfolgend werden die Beschreibungen der depressiven Störungen auf der Basis der deutschen Entwurfsfassung des BfArM zitiert (www.bfarm.de/DE/Kodiersysteme/Klassifikationen/ICD/ICD-11/uebersetzung/_node.html).

Obwohl entwicklungsbedingte Ausprägungen der Symptomatik mehrfach beschrieben wurden, findet sich dies in der ICD-11 nicht wieder. Insgesamt werden die Symptomatik und die diagnostischen Kriterien über die gesamte Altersspanne gleich beschrieben. Lediglich der Aspekt der Reizbarkeit, der bei jüngeren Kinder Teil der Symptomatik einer depressiven Episode ist, wird als altersbedingte Symptomatik genannt.

Eine Übersicht zum Störungsbild ist ➤ Tab. 11.2 zu entnehmen.

Tab. 11.2 Depressive Störungen – Übersicht

Definition	Eine **depressive Episode** ist charakterisiert durch eine Phase gedrückter Stimmung oder verminderten Interesses an Aktivitäten, die fast jeden Tag über einen Zeitraum von mindestens 2 Wochen auftritt und von weiteren Symptomen wie Konzentrationsschwierigkeiten, Gefühl der Wertlosigkeit oder übermäßigen oder unangemessenen Schuldgefühlen, Hoffnungslosigkeit, wiederkehrenden Gedanken an den Tod begleitet wird.
Manifestationsalter	Erstmanifestation bereits im Vorschulalter, deutliche Zunahme der Erkrankung mit Pubertätsbeginn
Diagnostik	Zentrale Bestandteile der Diagnostik sind Anamnese, psychopathologischer Befund, körperliche Untersuchung (inkl. neurologischer Untersuchung), psychometrische Verfahren zur Erfassung der Qualität und Quantität der Symptome
Komorbiditäten	Im Jugendalter: Störung des Sozialverhaltens, Essstörungen, Zwangsstörungen, Angststörungen sowie ADHS
Therapeutische Optionen	Primär psychotherapeutische Behandlung mit Schwerpunkt KVT oder psychopharmakologische Behandlung mit einem SSRI oder Kombinationsbehandlung in Abhängigkeit vom Schweregrad
Wichtige Leitlinien	S3-Leitlinie zur Behandlung der depressiven Störung im Kindes- und Jugendalter

11.2.1 Klassifikation

Depressive Störung mit Einzelepisoden (6A70)

In der ICD-11 ist die depressive Störung mit Einzelepisode durch das Vorhandensein oder die Vorgeschichte einer depressiven Episode gekennzeichnet, wenn es keine früheren depressiven Episoden gibt.

Eine **depressive Episode** ist charakterisiert durch eine Phase gedrückter Stimmung oder verminderten Interesses an Aktivitäten, die fast jeden Tag über einen Zeitraum von mindestens 2 Wochen auftritt und von weiteren Symptomen begleitet wird, u. a. Konzentrationsschwierigkeiten, Gefühl der Wertlosigkeit oder übermäßige oder unangemessene Schuldgefühle, Hoffnungslosigkeit, wiederkehrende Gedanken an Tod oder Suizid, Veränderungen des Appetits oder Schlafs, psychomotorische Unruhe oder Verlangsamung sowie verminderte Energie oder Fatigue.

Es gab nie zuvor manische, hypomanische oder gemischte Episoden, die auf eine bipolare Störung hindeuten würden.

Die **diagnostischen Kriterien** werden in klinischen Erläuterungen zur ICD-11 *(Clinical Descriptions and Diagnostic Guidelines,* CDDG) näher ausgeführt. Erforderlich für die Diagnose ist das gleichzeitige Auftreten von mindestens fünf der folgenden charakteristischen Symptome die meiste Zeit des Tages, fast jeden Tag über einen Zeitraum von mindestens 2 Wochen. Mindestens ein Symptom aus der Gruppe des affektiven Clusters muss vorhanden sein.

- **Affektives Cluster:**
  - Depressive Stimmung (z. B. Niedergeschlagenheit, Traurigkeit) oder wie sie beobachtet wird (z. B. weinerliches, niedergeschlagenes Aussehen) (Hinweis: Bei Kindern und Jugendlichen kann sich eine depressive Stimmung als Reizbarkeit äußern.)
  - Deutlich vermindertes Interesse oder Vergnügen an Aktivitäten, insbesondere an solchen, die normalerweise Freude bereiten (Hinweis: Dies kann auch eine Verringerung des sexuellen Verlangens einschließen.)
- **Kognitives Verhaltenscluster:**
  - Verminderte Fähigkeit, sich zu konzentrieren und die Aufmerksamkeit auf Aufgaben aufrechtzuerhalten, oder ausgeprägte Unentschlossenheit
  - Überzeugungen von geringem Selbstwert oder übermäßigen und unangemessenen Schuldgefühlen, die offenkundig sein können (Hinweis: Dieses Item sollte nicht als vorhanden betrachtet werden, wenn die Schuldgefühle oder Selbstvorwürfe ausschließlich auf Depressionen zurückzuführen sind.)
  - Hoffnungslosigkeit in Bezug auf die Zukunft
  - Wiederkehrende Gedanken an den Tod (nicht nur Angst vor dem Sterben), wiederkehrende Suizidgedanken (mit oder ohne konkreten Plan) oder Hinweise auf einen Suizidversuch
- **Neurovegetatives Cluster:**
  - Erheblich gestörter Schlaf (verzögerter Schlafbeginn, häufigeres Aufwachen während der Nacht oder frühmorgendliches Erwachen) oder übermäßiger Schlaf
  - Signifikante Veränderung des Appetits (vermindert oder erhöht) oder signifikante Gewichtsveränderung (Zunahme oder Verlust)
  - Psychomotorische Unruhe oder Verlangsamung (von anderen beobachtbar, nicht nur subjektive Gefühle von Unruhe oder Verlangsamung)
  - Verminderte Energie, Müdigkeit oder ausgeprägte Müdigkeit nach nur geringer Anstrengung

Ausschlusskriterien sind:

- Die Symptome lassen sich nicht besser durch einen Trauerfall erklären.
- Die Symptome sind keine Manifestation einer anderen Erkrankung (z. B. eines Hirntumors) und nicht auf die Wirkung einer Substanz oder eines Medikaments auf das zentrale Nervensystem zurückzuführen, einschließlich Entzugserscheinungen (z. B. Benzodiazepine).
- Das klinische Bild erfüllt nicht die diagnostischen Anforderungen für eine gemischte Episode.

Die Bewertung des Vorhandenseins oder Fehlens von Symptomen sollte im Verhältnis zur typischen Funktionsweise der Person erfolgen. Die affektive Störung führt zu einer erheblichen Beeinträchtigung in persönlichen, familiären, sozialen, ausbildungsbezogenen, beruflichen oder anderen wichtigen Funktionsbereichen. Wenn die Funktionsfähigkeit aufrechterhalten werden kann, ist dies nur durch erhebliche zusätzliche Anstrengungen möglich.

Schweregradeinteilung der Symptomatik

- **depressive Episode:**
  - Keines der Symptome einer depressiven Episode sollte in einem intensiven Ausmaß vorhanden sein.
  - Die Person ist in der Regel durch die Symptome verzweifelt und hat einige Schwierigkeiten in einem oder mehreren Bereichen (persönliche, familiäre, soziale, schulische, berufliche oder andere wichtige Bereiche).
  - Während der Episode treten keine Wahnvorstellungen oder Halluzinationen auf.
- **Mäßige depressive Episode ohne psychotische Symptome:**
  - Mehrere Symptome einer depressiven Episode sind in ausgeprägtem Maße vorhanden, oder eine große Anzahl von depressiven Symptomen mit geringerem Schweregrad ist insgesamt vorhanden.
  - Die Person hat typischerweise erhebliche Schwierigkeiten, in einem oder mehreren Bereichen (persönlich, familiär, sozial, ausbildungsbezogen, beruflich oder in anderen wichtigen Bereichen) zu funktionieren.
  - Während der Episode treten weder Wahnvorstellungen noch Halluzinationen auf.
- **Mäßige depressive Episode mit psychotischen Symptomen:**
  - Mehrere Symptome einer depressiven Episode sind in ausgeprägtem Maße vorhanden, oder es liegt insgesamt eine große Anzahl depressiver Symptome von geringerem Schweregrad vor.
  - Der Betroffene hat in der Regel erhebliche Schwierigkeiten, in mehreren Bereichen (persönlich, familiär, sozial, ausbildungsbezogen, beruflich oder in anderen wichtigen Bereichen) zu funktionieren.
  - Während der Episode treten Wahnvorstellungen oder Halluzinationen auf.
- **Schwere depressive Episode ohne psychotische Symptome:**
  - Viele oder die meisten Symptome einer depressiven Episode sind in ausgeprägtem Maße vorhanden, oder eine geringere Anzahl von Symptomen ist vorhanden und in starkem Maße ausgeprägt.
  - Die Person hat ernsthafte Schwierigkeiten, in den meisten Bereichen (persönlich, familiär, sozial, ausbildungsbezogen, beruflich oder in anderen wichtigen Bereichen) zu funktionieren.
  - Während der Episode treten keine Wahnvorstellungen oder Halluzinationen auf.
- **Schwere depressive Episode mit psychotischen Symptomen**
  - Viele oder die meisten Symptome einer depressiven Episode sind in ausgeprägtem Maße vorhanden, oder eine geringere Anzahl von Symptomen ist vorhanden und in starkem Maße ausgeprägt.
  - Die Person hat ernsthafte Schwierigkeiten, in den meisten Bereichen (persönlich, familiär, sozial, ausbildungsbezogen, beruflich oder in anderen wichtigen Bereichen) zu funktionieren.
  - Während der Episode kommt es zu Wahnvorstellungen oder Halluzinationen.

Die **Schweregrade** werden bei der Klassifikation **als Zusatzcodes** abgebildet.

- 6A70.1 Depressive Störung mit Einzelepisode, mittelgradig, ohne psychotische Symptome
- 6A70.2 Depressive Störung mit Einzelepisode, mittelgradig, mit psychotischen Symptomen
- 6A70.3 Depressive Störung mit Einzelepisode, schwergradig, ohne psychotische Symptome
- 6A70.4 Depressive Störung mit Einzelepisode, schwergradig, mit psychotischen Symptomen
- 6A70.5 Depressive Störung mit Einzelepisode, Schweregrad nicht spezifiziert
- 6A70.6 Depressive Störung mit Einzelepisode, gegenwärtig in Teilremission
- 6A70.7 Depressive Störung mit Einzelepisode, gegenwärtig in Vollremission

Spezifikatoren der depressiven Episoden

Gemäß ICD-11 werden Spezifikationen (➤ Tab. 11.3) angeboten, um andere wichtige Merkmale des klinischen Bildes oder des Verlaufs, des Auftretens und des Musters der depressiven Episoden abzubilden. Diese Spezifizierungen schließen sich nicht gegenseitig aus, und es können so viele Spezifizierungen hinzugefügt werden, wie erforderlich sind.

Kulturbedingte Merkmale nach ICD-11

In manchen kulturellen Kontexten werden Stimmungsschwankungen eher in Form von körperlichen Symptomen (z. B. Schmerzen, Müdigkeit, Schwäche)

Tab. 11.3 Übersicht zum Krankheitsbild und Spezifikationen der depressiven Episoden mi Kodierung und Erläuterung nach dem ICD-11

ICD-11-Klassifikation	Beschreibung der Spezifikationen
Depressive Episode mit ausgeprägten Angstsymptomen (6A80.0)	Dieser Spezifikator kann angewendet werden, wenn im Rahmen einer aktuellen depressiven Episode ausgeprägte und klinisch signifikante Angstsymptome (z. B. Nervosität, Angstgefühl oder Gereiztheit, Unfähigkeit, beunruhigende Gedanken zu kontrollieren, Angst vor etwas Schrecklichem, Entspannungsschwierigkeiten, Muskelverspannungen, autonome Symptome) während der überwiegenden Dauer der Episode vorhanden waren.
Depressive Episode mit Panikattacken (6A80.1)	Dieser Spezifizierer kann angewandt werden, wenn im Zusammenhang mit einer aktuellen depressiven Episode im vergangenen Monat Panikattacken aufgetreten sind, die speziell als Reaktion auf depressive Grübeleien oder andere angstauslösende Gedanken auftraten. Treten Panikattacken ausschließlich als Reaktion auf solche Gedanken auf, sollte der Spezifizierer „mit Panikattacken" verwendet werden und nicht die zusätzliche Diagnose „Panikstörung" gestellt werden, die gleichzeitig auftritt. Wenn einige Panikattacken im Verlauf der depressiven Episode unerwartet und nicht ausschließlich als Reaktion auf depressive Gedanken auftraten, sollte eine separate Diagnose der Panikstörung gestellt werden.
Aktuell anhaltende depressive Episode (6A80.2)	Dieser Spezifizierer kann angewandt werden, wenn die diagnostischen Voraussetzungen für eine depressive Episode gegenwärtig erfüllt sind und seit mindestens 2 Jahren kontinuierlich erfüllt wurden.
Aktuelle depressive Episode mit Melancholie (6A80.3)	Dieser Spezifizierer kann angewendet werden, wenn im Rahmen einer aktuellen depressiven Episode mehrere der folgenden Symptome während der schlimmsten Phase der aktuellen Episode vorhanden waren: • Verlust des Interesses oder der Freude an den meisten Aktivitäten, die dem Betroffenen normalerweise Freude bereiten (d. h. durchgängige Anhedonie). • Fehlende emotionale Reaktivität auf normalerweise angenehme Reize oder Umstände (d. h., die Stimmung hebt sich nicht einmal vorübergehend, wenn man ihr ausgesetzt ist). • Endgültige Schlaflosigkeit, d. h. morgendliches Aufwachen 2 Stunden oder mehr vor der üblichen Zeit. • Die depressiven Symptome sind am Morgen schlimmer. • Ausgeprägte psychomotorische Retardierung oder Unruhe. • Ausgeprägte Appetitlosigkeit oder Gewichtsabnahme.
Depressive Episode mit saisonalem Muster (6A80.4)	Eine wesentliche Mehrheit der depressiven Episoden sollte mit dem saisonalen Muster übereinstimmen. Ein saisonales Muster sollte von einer Episode unterschieden werden, die zufällig mit einer bestimmten Jahreszeit zusammenfällt, aber überwiegend mit einem psychologischen Stressor zusammenhängt, der regelmäßig zu dieser Zeit des Jahres auftritt (z. B. saisonale Arbeitslosigkeit).

ausgedrückt, als dass sie direkt als psychische Symptome angegeben werden.

Einige Arten von Symptomen können nach kulturellen Normen als schändlicher oder schwerer angesehen werden, was zu einer Verzerrung der Berichterstattung führt. In einigen Kulturkreisen wird bspw. Scham stärker betont als Schuldgefühle, während in anderen Kulturkreisen suizidales Verhalten und Suizidgedanken verboten oder stark stigmatisiert sind, was zu einer Verzerrung der Angaben führt.

Auch können in einigen kulturellen Gruppen Merkmale wie Traurigkeit und mangelnde Produktivität als Zeichen persönlicher Schwäche wahrgenommen und zu wenig berichtet werden.

Die Wahrnehmung der Abnormalität oder Akzeptanz depressiver Symptome kann von Kultur zu Kultur unterschiedlich sein, was sich auf die Erkennung von Symptomen und die Akzeptanz von Behandlungen auswirkt. So können bspw. einige soziale Gruppen oder Altersgruppen depressive Symptome als normale

Reaktionen auf Widrigkeiten betrachten, je nachdem, wie tolerant sie gegenüber negativen Einflüssen sind.

Die kulturelle Bedeutung depressiver Symptome kann je nach sozialer Gruppe variieren. Beispielsweise können psychologische (z. B. Traurigkeit, emotionale Gefühllosigkeit, Grübeln), moralische (z. B. Schuldgefühle, Wertlosigkeit), soziale/zwischenmenschliche (z. B. mangelnde Produktivität, konfliktreiche Beziehungen), hedonistische (z. B. vermindertes Vergnügen), spirituelle (z. B. Träume von toten Verwandten) oder somatische Symptome (z. B. Schlaflosigkeit, Schmerzen, Müdigkeit, Schwindel) systematisch überwiegen.

Altersspezifische Besonderheiten der depressiven Symptomatik (Schulte-Körne und Greimel 2023)

- Im **Vorschulalter** ist die Symptomatik eher fluktuierend. Zur entwicklungstypischen Symptomatik gehören Spielunlust, Vermeidung von geliebten Aktivitäten, Verlust des Interesses an geliebtem Spielzeug sowie eine erhöhte Irritabilität und Reizbarkeit.
- Im **Grundschulalter** stehen häufig ein Nachlassen der Konzentration und Aufmerksamkeit, Weinen und Wutausbrüche ohne unmittelbaren Anlass, Kopf- und Bauchschmerzen im Vordergrund.
- Im **Jugendalter** treten zunehmend häufiger Hilf-, Hoffnungs- und Energielosigkeit sowie psychomotorische Hemmung, Hypersomnie, Gewichtsveränderung und Suizidalität in den Vordergrund.
- Bei Kindern und Jugendlichen mit einer Depression treten nicht selten ausgeprägte **Schulprobleme** auf, die Folge der Aufmerksamkeits- und Gedächtnisstörungen sind, die bei Depression gehäuft auftreten. Bestehen Probleme längerfristig, können Klassenwiederholung und Schulverweigerung die Folge sein.
- **Selbstvorwürfe und Schuldgefühle** sind häufig. Jugendliche berichten, dass sie das Gefühl haben, immer an allem, was in der Klasse schiefgeht, schuld zu sein, etwa dass ein Klassenfest nicht stattfand.
- **Geschlechtseffekte der Symptomatik:** Mädchen berichten häufiger über Selbstwertprobleme, Schuldgefühle und Selbstvorwürfe. Bei Jungen treten häufiger externalisierende Verhaltensweisen wie Wutanfälle, Aggressivität und Impulsdurchbrüche auf.
- **Suizidalität** in Form von lebensmüden Gedanken sind bei Jugendlichen häufig. Soweit bekannt, liegt die Belastung für eine Depression bei Jugendlichen mit einem Suizidversuch besonders hoch.

Rezidivierende depressive Störung (6A71)

Eine rezidivierende depressive Störung ist gekennzeichnet durch mindestens zwei depressive Episoden in der Anamnese, zwischen denen mindestens mehrere Monate ohne bedeutsame Beeinträchtigungen des Affekts liegen.

Für die Diagnosestellung ist eine Vorgeschichte von mindestens zwei depressiven Episoden notwendig, zu denen auch eine aktuelle Episode gehören kann, zwischen denen mehrere Monate ohne signifikante Stimmungsstörungen liegen.

Es liegt keine Anamnese manischer, gemischter oder hypomanischer Episoden vor, die auf eine bipolare Störung hinweisen würden. Die Spezifikationen und Schweregradeinteilungen sind wie für die depressive Störung mit Einzelepisode anzuwenden.

CAVE

Wenn sich depressive Episoden mit einer dysthymen Störung überlagern, wird das Erfordernis mehrerer Monate ohne signifikante Stimmungsstörung zwischen den Episoden durch eine Rückkehr zum chronischen dysthymen Symptombild, das der Episode vorausging, erfüllt.

Dysthyme Störung (6A72)

In der ICD-11 ist die dysthyme Störung als eine anhaltende depressive Stimmung beschrieben (d. h., sie hält 2 Jahre oder länger an), und zwar den größten Teil des Tages.

Die depressive Stimmung wird von zusätzlichen Symptomen begleitet, die typischerweise bei einer depressiven Episode auftreten, auch wenn diese milder ausgeprägt sein können, z. B.:

- Deutlich vermindertes Interesse oder Vergnügen an Aktivitäten
- Verminderte Konzentration und Aufmerksamkeit oder Unentschlossenheit

- Geringes Selbstwertgefühl oder übermäßige oder unangemessene Schuldgefühle, Hoffnungslosigkeit in Bezug auf die Zukunft
- Schlafstörungen oder vermehrter Schlaf
- Verminderter oder vermehrter Appetit oder geringe Energie oder Fatigue

Während der ersten 2 Jahre der Erkrankung gab es nie einen 2-wöchigen Zeitraum, in dem die Anzahl und Dauer der Symptome ausreichte, um die diagnostischen Anforderungen an eine depressive Episode zu erfüllen. Kurze symptomfreie Intervalle während des Zeitraums der anhaltenden depressiven Stimmung sind zwar mit der Diagnose vereinbar, doch gab es seit Beginn der Störung nie längere symptomfreie Perioden (z. B. von 2 Monaten oder mehr). Es gibt keine Vorgeschichte von manischen, gemischten oder hypomanischen Episoden.

CAVE

Spezifische Aspekte im Kindes- und Jugendalter

- Bei Kindern und Jugendlichen kann sich die depressive Stimmung als eine alle Lebensbereiche durchdringende Reizbarkeit äußern.
- Bei Kindern kann es angebracht sein, die Diagnose einer dysthymen Störung nach einer kürzeren Zeitspanne der ersten Symptome (z. B. 1 Jahr) zu stellen.
- Bei Kleinkindern kann sich die dysthyme Störung durch somatische Beschwerden (z. B. Kopf- oder Bauchschmerzen), Jammern, erhöhte Ängstlichkeit oder exzessives Weinen äußern.
- Jugendliche mit einer dysthymen Störung können ein geringes Selbstwertgefühl aufweisen und stärker auf negatives (oder als negativ empfundenes) Feedback von anderen reagieren.
- Kinder und Jugendliche können eher eine durchgängige Reizbarkeit als eine depressive Stimmung aufweisen. Das Vorhandensein von Reizbarkeit ist jedoch nicht per se ein Hinweis auf eine dysthyme Störung und kann auf eine andere psychische, Verhaltens- oder neurologische Entwicklungsstörung hinweisen oder eine normale Reaktion auf Frustration sein.
- Bei Kindern und Jugendlichen kann sich eine verminderte Fähigkeit, sich zu konzentrieren oder die Aufmerksamkeit aufrechtzuerhalten, in einer Verschlechterung der schulischen Leistungen, einem erhöhten Zeitaufwand für die Erledigung von Schulaufgaben oder einer Unfähigkeit, Aufgaben zu erledigen, äußern.

Das Suizidrisiko ist bei Personen, bei denen eine dysthyme Störung diagnostiziert wurde, deutlich höher als in der Allgemeinbevölkerung.

Das Risiko, an einer dysthymen Störung zu erkranken, ist bei Personen mit einer familiären Vorgeschichte von Stimmungsstörungen erhöht.

Das gleichzeitige Auftreten anderer psychischer Störungen ist häufig, einschließlich Angststörungen, Zwangsstörungen, oppositioneller Verhaltensstörungen, Störungen aufgrund von Substanzkonsum, Ernährungs- oder Essstörungen und Persönlichkeitsstörungen.

Gemischte depressive Störung und Angststörung (A73)

In der ICD-11 ist eine gemischte depressive Störung und Angststörung dadurch gekennzeichnet, dass über einen Zeitraum von mindestens 2 Wochen an mehreren Tagen sowohl Angstsymptome als auch Depressionen auftreten.

Zu den **depressiven Symptomen** gehört eine gedrückte Stimmung oder ein deutlich vermindertes Interesse oder Vergnügen an Aktivitäten. Es gibt eine Vielzahl von **Angstsymptomen,** wie z. B. das Gefühl, nervös, ängstlich oder gereizt zu sein, beunruhigende Gedanken nicht kontrollieren zu können, die Befürchtung, dass etwas Schreckliches passieren wird, Probleme zu entspannen, Muskelverspannungen oder sympathische autonome Symptome.

Keines der Symptome ist für sich genommen schwerwiegend, zahlreich oder anhaltend genug, um die Diagnose einer anderen depressiven Störung oder einer angst- oder furchtbezogenen Störung (➤ Kap. 12) zu rechtfertigen.

Die Symptome führen zu bedeutsamem Leidensdruck oder signifikanter Beeinträchtigung in persönlichen, familiären, sozialen, ausbildungsbezogenen, beruflichen oder anderen wichtigen Funktionsbereichen.

Es liegen keine manischen oder gemischten Episoden in der Anamnese vor, die auf eine bipolare Störung hindeuten würden.

Die Symptome sind nicht Ausdruck einer anderen Erkrankung (z. B. Schilddrüsenunterfunktion, Schilddrüsenüberfunktion) und sind nicht auf die Wirkung einer Substanz oder eines Medikaments auf das zentrale Nervensystem zurückzuführen, auch nicht auf Entzugserscheinungen (z. B. von Alkohol oder Benzodiazepinen).

Prämenstruelle dysphorische Störung (GA34.41)

Die Diagnose „Prämenstruelle dysphorische Störung" wurde neu in die ICD-11 aufgenommen. Die Symptome treten in zeitlicher Abhängigkeit vom Menstruationszyklus auf.

Die Symptomatik beginnt einige Tage vor dem Einsetzen der Menstruation, bessert sich innerhalb weniger Tage nach Einsetzen der Menstruation, um dann innerhalb von etwa 1 Woche nach Einsetzen der Menstruation beinahe vollständig oder vollständig zu remittieren.

Um die Diagnose zu stellen, sollen die Symptome eine Mehrheit der Menstruationszyklen innerhalb des letzten Jahres betreffen. Die Symptome umfassen:

- mindestens ein affektives Symptom wie Stimmungslabilität, Reizbarkeit, depressive Verstimmung oder Angstzustände und
- zusätzliche somatische oder kognitive Symptome wie Lethargie, Gelenkschmerzen, Überessen, Hypersomnie, Brustspannen, Schwellung der Extremitäten, Konzentrationsschwierigkeiten oder Vergesslichkeit.

Die Symptome lassen sich nicht besser durch eine andere psychische Störung erklären (z. B. eine affektive Störung oder eine Angststörung).

Die Symptome sind nicht Ausdruck einer anderen medizinischen Erkrankung (z. B. Endometriose, polyzystische Ovarialerkrankung, Erkrankungen des Nebennierensystems, Hyperprolaktinämie) und sind nicht auf die Wirkung einer Substanz oder eines Medikaments auf das zentrale Nervensystem zurückzuführen (z. B. Hormonbehandlung, Alkohol), einschließlich Entzugserscheinungen (z. B. von Stimulanzien).

Zur Diagnostik empfiehlt die ICD-11, den zeitlichen Zusammenhang zwischen den Symptomen und den lutealen und menstruellen Phasen des Zyklus durch ein prospektives Symptomtagebuch über mindestens zwei symptomatische Menstruationszyklen zu dokumentieren.

Außerdem sind die Symptome schwerwiegend genug, um signifikanten Stress oder signifikante Beeinträchtigungen in persönlichen, familiären, sozialen, ausbildungsbezogenen, beruflichen oder anderen wichtigen Funktionsbereichen zu verursachen.

11.2.2 Epidemiologie

Depressive Symptome sind bei Kindern und Jugendlichen häufig; diese treten gehäuft bei Angststörungen (➤ Kap. 12) und ADHS (➤ Kap. 6) auf, als komorbide Störung im Jugendalter gehäuft bei Essstörungen. Häufig sind sie auch bei den Lernentwicklungsstörungen (➤ Kap. 4) zu beobachten.

Das Risiko, an einer Depression erstmals zu erkranken, ist der in Adoleszenz am höchsten (Solmi et al. 2022).

Bereits im Vorschulter treten depressive Episoden auf, die Prävalenz liegt allerdings unter 1 % (Piechaczek 2023). Im Grundschulalter steigt sie auf unter 4 %. Ab der Pubertät nimmt die Prävalenz deutlich zu und liegt bei ca. 5–8 %.

Bis zur Pubertät sind beide Geschlechter gleich häufig betroffen; mit Beginn der Pubertät erkranken Mädchen häufiger, Frauen erkranken ca. zweimal so häufig wie Männer (Frey et al. 2020).

Die Inanspruchnahme professionaler Hilfe ist bei Jugendlichen mit einer Depression insgesamt gering (Hintzpeter et al. 2014). Die Behandlungsverzögerung, bedingt durch unterschiedliche Faktoren, liegt bei ca. 2 Jahren.

11.2.3 Diagnostik und Komorbidität

Diagnostisches Vorgehen

Die Diagnostik einer depressiven Störung erfordert ein multimodales Vorgehen. Neben der internistisch-neurologischen Untersuchung und der laborchemischen Untersuchung ist vor allem eine umfassende **Anamnese** über die Entwicklung des Kindes und Jugendlichen und eine Familienanamnese unter Einbezug der Geschwister und des psychosozialen Umfelds notwendig. Ebenso erforderlich sind die Exploration des Kindes bzw. der/des Jugendlichen und der Eltern sowie eine Fremdanamnese mit den Erzieher*innen im Kindergarten bzw. den Lehrkräften in der Schule.

Zentraler Bestandteil der Diagnostik ist der **psychopathologische Befund,** der zur Beurteilung der Bereiche Aufmerksamkeit und Gedächtnis, Orientierung, Kognition, Wahrnehmung, Affekt, Antrieb, Sprache, ängstliche und zwanghafte Symptomatik sowie Eigen- und Fremdgefährdung entscheidend beiträgt.

Ergänzt wird die Diagnostik durch **Selbst- und Fremdbeurteilung** mittels standardisierter Fragebögen sowie ggf. durch ein klinisches Interview.

Zusätzlich kommen **psychometrische Verfahren** zur Erhebung der Qualität und Quantität der Symptomatik sowie klinische **Interviews** zur Überprüfung der Diagnosekriterien zum Einsatz, ferner wird eine körperliche Untersuchung durchgeführt.

Suizidalität stellt eine besondere diagnostische Herausforderung dar; sie lässt sich nach wie vor am besten durch gezielte Exploration und Anamnese einschätzen, wobei Screeningfragebögen die Einschätzung der Akuität unterstützen können.

Körperliche Untersuchung

Differenzialdiagnostische Aspekte sind für die körperliche Untersuchung wichtig, da sich die Depression primär nicht in körperlichen Veränderungen zeigt.

Die Untersuchung soll unter Beachtung der wichtigen Verhaltens- und Durchführungsprinzipien der körperlichen Untersuchung von Kindern und Jugendlichen durchgeführt werden.

Die Untersuchung der Hautoberfläche, um festzustellen, ob oberflächliche Verletzungen im Sinne nicht-suizidalen selbstverletzenden Verhaltens vorliegen, gehört dazu. Außerdem ist die körperliche Inspektion wichtig, um ggf. äußere Verletzungen zu identifizieren, die einen Hinweis auf körperliche Vernachlässigung oder Misshandlung geben.

In der kinderneurologischen US sollten eine ausgeprägte Antriebsstörung mit stark eingeschränkter Motorik und herabgesetztem Muskeltonus von neurologischen Erkrankungen abgegrenzt werden.

Da depressive Phasen im Rahmen von chronisch verlaufenden körperlichen Erkrankungen, wie z. B. Diabetes mellitus Typ 1, chronisch entzündlichen Darmerkrankungen oder im Rahmen von Organtransplantationen auftreten, sind die körperlichen Folgen dieser Erkrankungen in der differentialdiagnostischen Beurteilung miteinzubeziehen.

Labor

Differenzialdiagnostisch sollten eine Reihe von Erkrankungen ausgeschlossen werden, bei denen depressive Symptome auftreten können. Dazu gehören z. B. eine Anämie oder eine Schilddrüsenunterfunktion, die von Antriebsstörungen, Schwächegefühl und Stimmungsänderungen begleitet sein können.

Der ggf. notwendige Nachweis von Drogenkonsum, wie z. B. von Cannabis, ist wichtig, u. a., da ein häufigerer Konsum mit einer ausgeprägten Antriebsminderung, Desorganisation und geringen Stimmungsschwankungen einhergehen kann.

Vor dem Beginn einer Pharmakotherapie ist ein EKG notwendig, um bereits bestehende kardiologische Veränderungen, insbesondere bei familiären Belastungen für Herzerkrankungen, festzustellen. Im Verlauf ist das Monitoring mittels EKG wichtig, um z. B. Herzrhythmusstörungen oder QT_c-Zeit-Verlängerungen festzustellen, die bei mehreren Antidepressiva beschrieben sind (z. B. Mirtazapin, Fluoxetin).

Testpsychologische Untersuchung

Selbst- und Fremdbeurteilungsbögen werden eingesetzt, um die Qualität und Quantität der Symptomatik aus verschiedenen Perspektiven zu beurteilen. Insbesondere im Jugendalter weicht die Selbsteinschätzung des Jugendlichen bzgl. der depressiven Symptomatik häufig von der Fremdeinschätzung der Eltern ab.

Standardverfahren zur Beurteilung der Symptomausprägung ist das *Beck-Depressions-Inventar* (BDI-Y) (Beck al. 2014), das *Depressions-Inventar für Kinder und Jugendliche* (DIKJ) (Stiensmeier-Pelster et al. 2014) und der *Fremdbeurteilungsbogen für Depressive Störungen* (FBB-DES) (Döpfner und Görtz-Dorten 2017

Zusätzlich sind für die orientierende Diagnostik auch Fremd- und Selbstfragebögen hilfreich, die psychische Belastungen aus verschiedenen Bereichen breit überprüfen, wie die *Child Behavior Checklist* (CBCL/6–18R) oder der *Fragebogen für Jugendliche* (YSR/11–18R) (Döpfner et al. 2014),

Das klinische Interview, das auf der Basis der ICD-10-/DSM-5-Kriterien das Vorliegen der Diagnosekriterien für eine Depression überprüft, ist das *Kinder-DIPS* (Diagnostisches Interview bei psychischen Störungen im Kindes- und Jugendalter; Schneider et al. 2017). Das Kinder-DIPS ist ein online verfügbares klinisches Interview, mit dem auch das Vorliegen weiterer Diagnosekriterien von komorbiden Störungen überprüft werden kann.

Für den Einsatz als Screeninginstrumente, vor allem im kinder- und jugendmedizinischen Bereich, sind die beiden gut validierte Screeninginstrumente *Children's Depression Screener* für Kinder im Alter von 9–12 Jahren (Frühe et al. 2012) sowie der *Depressionsscreener für Teenager* im Alter von 13–16 Jahren (Pietsch et al. 2011) zu empfehlen.

MERKE

Die Diagnostik einer depressiven Erkrankung ist multimodal und erfordert neben ausreichender Zeit auch umfassende diagnostische Kenntnisse.

Differenzialdiagnostik

Depressive Symptome sind sehr häufig und treten bei einer Vielzahl körperlicher und psychischer Erkrankungen auf. Daher kann es diagnostisch herausfordernd sein, auf der Grundlage der Symptomatik zwischen einer Differenzialdiagnose und einer komorbid auftretenden Störung zu unterscheiden.

Häufige Differenzialdiagnosen der Depression im Kindesalter sind die **Angststörungen, ADHS** und die **Anpassungsstörung.** Bei der ADHS tritt die affektive Symptomatik zwar primär meist nicht in den Vordergrund, allerdings sind bei der ADHS depressive Symptome und Störungen häufig (Zhang et al. 2025), sodass die Untersuchung des Affekts bei der ADHS sehr wichtig ist.

Im Kindes- und Jugendalter gehört die **posttraumatische Belastungsstörung** (PTBS) zu den eher häufigeren Differenzialdiagnosen. Die Abgrenzung der PTBS von einer depressiven Erkrankung ist schwierig und meist nur im Verlauf möglich. Wenn z. B. eine Depression bereits vorlag und im Verlauf ein traumatisches Ereignis mit einer PTBS eintritt, das zusätzlich die Symptome einer Depression ausgelöst oder verstärkt hat, dann ist eher von komorbiden Störungen auszugehen.

Abzugrenzen ist die depressive Erkrankung von der **bipolaren Störung,** die zur Diagnosestellung immer das Vorliegen einer manischen oder hypomanischen Phase erfordert.

Differenzialdiagnostisch sind depressive Symptome zu beachten, die als Folge einer **unerwünschten Medikamentenwirkung** auftreten. Hierzu gehören Antihistaminika, Hormonpräparate (z. B. in Kontrazeptiva), Schmerzmittel (z. B. Ibuprofen), Antiepileptika und Kortikosteroide. Obwohl selten, gehören auch Aknepräparate wie Isotretinoin zu den Medikamenten, die zu einer Stimmungsverschlechterung führen können.

Komorbidität

Komorbide Störungen sind bei der Depression häufig (Frey 2023). ➤ Abb. 11.6 fasst häufige Komorbiditäten zusammen.

Depressionen und **Angststörungen** treten häufig gemeinsam auf. Im Entwicklungsverlauf treten Angst-

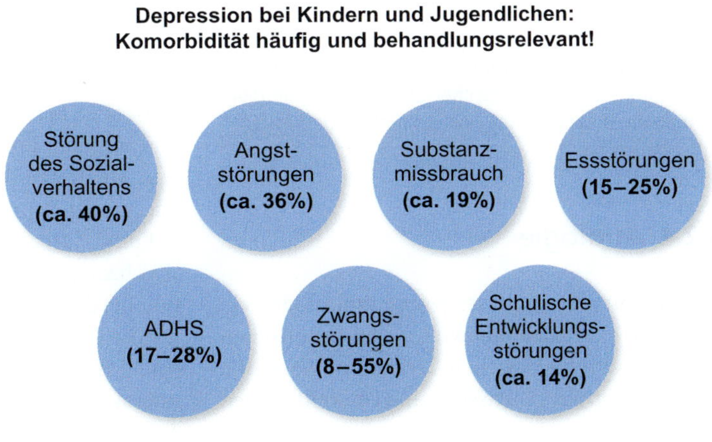

Abb. 11.6 Häufige Komorbiditäten bei Kindern und Jugendlichen mit einer depressiven Erkrankung [M1193/L231]

störungen im Grundschulalter häufig vor einer depressiven Erkrankung im Jugendalter auf. In der ICD-11 wird dem häufigen gemeinsamen Auftreten von Symptomen der Angststörung und der Depression mit der Diagnose „Gemischte depressive Störung und Angststörung (A73; ➤ Kap. 11.2.1) Rechnung getragen.

Depression und **Anorexia nervosa** treten im Jugendalter gehäuft zusammen auf. Die Abgrenzung der Depression von einer Anorexia nervosa ist häufig schwierig. Hintergrund ist, dass die Gewichtsabnahme mit einer Stimmungsverschlechterung einhergeht und zusätzlich bei ausgeprägtem Untergewicht eine Antriebsstörung auftritt (Meehan stet al. 2006). Für die Diagnostik ist daher wichtig, die **Entwicklungsanamnese** genau zu erheben und Phasen der Depression konkret zu erfassen. Liegt bereits vor dem Auftreten der Anorexia nervosa eine depressive Phase vor, ist eine Komorbidität von Depression und Anorexia nervosa sehr wahrscheinlich. Treten hingegen im Rahmen der Starvation erstmals Symptome einer Depression auf, so ist die Wahrscheinlichkeit recht hoch, dass die Symptomatik der Depression infolge der körperlichen Veränderung der Anorexia nervosa auftritt. Im Rahmen der Gewichtsrehabilitation sollte in diesem Fall die depressive Symptomatik wieder zurückgehen.

Außerdem treten Symptome bei Kindern und Jugendlichen mit **chronischen körperlichen Erkrankungen** auf, wie z. B. Typ-1- und Typ-2-Diabetes. Bei entzündlichen Darmerkrankungen (z. B. Morbus Crohn, Colitis ulcerosa) und bei Tumorerkrankungen sind depressive Symptome meist als Folge der Erkrankung zu beobachten.

MERKE

Komorbide Störungen, wie Essstörung und ADHS, sind bei den depressiven Störungen häufig. Daher bei der Diagnostik anderer psychischer Erkrankungen immer auch an die Diagnostik von Symptomen der depressiven Störungen denken!

11.2.4 Ätiologie

Ursachen für eine Depression sind multifaktoriell, meist wird ein Zusammenwirken von genetischen Faktoren, neurobiologischen Veränderungen sowie der Interaktion aus genetischen und Umweltfaktoren gesehen.

Es gibt eine Reihe von Faktoren, die das Risiko für eine Depression im Kindes- und Jugendalter erhöhen (Piechaczek et al. 2020). In der Münchner KJP-Kohortenstudie BioMD-Y (Scherff et al. 2024) werden die Risikofaktoren für eine Depression bei Kindern und Jugendlichen im Längsschnitt untersucht. Zu den in der Studie als bedeutsam identifizierten Risikofaktoren gehören die familiäre Belastung in Form einer depressiven Erkrankung bei einem Elternteil, das Erleben von Gewalt und der Schulabbruch.

Weitere Risikofaktoren, die wiederholt beschrieben wurden, sind ein geringer sozioökonomischer Status der Familie, das Erleben von körperlicher, psychischer und/oder sexueller Misshandlung und Vernachlässigung, Verlust eines Elternteils oder Trennung von einem Elternteil, Mobbing, Stress mit Mitschülern sowie chronische körperliche Erkrankung (Greimel et al. 2023).

Zwillingsstudien weisen auf eine erhöhte Heritabilität der Depression hin, die bei ca. 40 % liegt. Dies bedeutet aber auch, dass der größere Anteil der Varianz durch Umweltfaktoren erklärt werden kann. Genomweite Studien zeigen, dass es sich um eine Vielzahl von Genen handelt, die zu einem erhöhten Erkrankungsrisiko für eine Depression beitragen (Als et al. 2023). Außerdem finden sich genetische Veränderungen, die bei Angststörungen, bipolarer Störung, ADHS und Schizophrenie gefunden wurden, die auch das genetische Risiko einer Depression erhöhen.

Aus der Vielzahl von genetischen Varianten, die jeweils einzeln nur minimal zu einer Risikoerhöhung beitragen, wird ein sog. *Polygenic Risk Score* (PRS) gebildet, der ein Maß für ein erhöhtes genetisches Risiko für eine Depression darstellt. Dieser PRS, der zunächst bei Erwachsenen mit einer Depression beschrieben wurde, konnte als Risikofaktor für Jugendliche mit einer depressiven Episode bestätigt werden. Dieser PRS korreliert mit der Schwere der Depression und mit dem Ersterkrankungsalter (Halldorsdottir et al. 2019), allerdings erklärt dieser PRS nur 5 % der Varianz der Depression.

Ein wichtiges Kandidatengen ist das *FKBP5*-Gen (Piechaczek et al. 2019), das eine regulatorische Funktion bei der Modulation von Stressreaktionen sowie für die Regulation des Serotonin-Transportergens spielt. Bei der Depression spielt die Gen-Umwelt-Interaktion als Ursache eine wichtige Rolle. Im Vordergrund steht das Serotonin-Transportergen, für das die Interaktion mit dem Erleben von Traumata in der Entwicklung gezeigt wurde. Kinder und Jugendliche, die das s- bzw. die ss-Allele des Serotonin-Transportergens haben, sind einem größeren Erkrankungsrisiko ausgesetzt, wenn belastende Lebensfaktoren auftreten. Außerdem wurde beschrieben, dass Träger des s-Allels eine geringere Therapieresponse bei der Einnahme von Serotonin-Wiederaufnahmehemmern haben.

Bildgebende Untersuchungen zeigen strukturelle Veränderungen bei der Emotionsverarbeitung und Stressreaktion in der Amygdala, dem Hippocampus und dem präfrontalen Kortex. Strukturelle Hirnveränderungen sind bei Jugendlichen mit einer Depression beschrieben worden. So fanden sich im orbitofrontalen Kortex, einer Gehirnregion, die mit emotionaler Verarbeitung und Entscheidungsprozessen verbunden ist, Volumenveränderungen (Schmaal et al. 2017).

Im Striatum, das Teil des Belohnungssystems ist, fanden sich bei Jugendlichen mit einer Depression funktionelle Veränderungen in Form von reduzierter Aktivität bei Aufgaben zur Belohnungsantizipation (Keren et al. 2018). Dieser Befund ergänzt sehr gut die Verhaltensbeobachtungen und Befunde experimenteller Studien, die eine reduzierte Empfänglichkeit/Reaktivität für und auf Belohnung bei Kindern und Jugendlichen mit einer Depression zeigen.

11.2.5 Behandlung

Psychotherapie

LEITLINIEN

Empfehlungen zur Behandlung der Depression im Kindes- und Jugendalter liegen als S3-Behandlungsleitlinie vor (DGKJP 2018; Dolle und Schulte-Körne 2013), die aktuell überarbeitet wird (www.awmf.org/leitlinien/detail/ll/028-043.html) (Schulte-Körne et al. 2023).

Die Leitlinie gibt Behandlungsempfehlungen für die Depression bei Kindern und Jugendlichen zwischen dem 8. und 18. Lebensjahr. Aufgrund neuer Studien werden in der revidierten Behandlungsleitlinie auch Empfehlungen für Kinder unter 8 Jahren gegeben.

Die Behandlung erfolgt überwiegend ambulant und besteht aus einer multimodalen Therapie aus Psychoedukation, Psychotherapie und Psychopharmakotherapie sowie ergänzenden Methoden der Kunst- und Musiktherapie, der Ergotherapie, Maßnahmen zur Aktivierung und Aktivitätssteigerung, zur Tagesstrukturierung sowie Hilfen bei der Alltagsbewältigung.

MERKE

Für Behandlung der Depression im Kindes- und Jugendalter liegt eine S3-Leitlinie vor. Diese Leitlinie empfiehlt, primär psychotherapeutisch zu behandeln.

Grundlage für die Leitlinienempfehlungen sind die Bewertungen von aktuellen randomisierten kontrollierten Studien (RCTs), systematischen Reviews und Metaanalysen von RCTs. Die aktuellen Auswertungen im Rahmen der Revision der Leitlinie zeigen hinsichtlich der Wirksamkeit von Kognitiver Verhaltenstherapie (KVT), Interpersoneller Therapie (IPT), Systemischer Therapie (ST) und Psychodynamischer Psychotherapie (PP) keine wesentlichen Änderungen. Daher ist die **Methode der Wahl** im Rahmen der Psychotherapie die **KVT.**

In den letzten Jahren haben **Online-Angebote** und digitale Anwendung im Rahmen der Psychotherapie an Bedeutung zugenommen. Daher konnten auch Studien für die Leitlinienrevision herangezogen werden, in denen die Wirksamkeit von onlinebasierten bzw. computergestützter KVT bei Jugendlichen untersucht wurde. Die Therapie bestand aus Chat-Sitzungen mit dem Therapeuten, in denen zusätzlich Aufgaben aus der KVT online bearbeitet wurden. Insgesamt zeigte sich eine Wirksamkeit solcher Ansätze (Martinez et al. 2019; Topooco et al. 2019), auch wenn sie sich im Follow-up nicht mehr bedeutsam von den Effekten der Kontrollgruppen unterschieden.

Für die **IPT** liegt keine neue Evidenz vor. Es ist auch kein Richtlinienverfahren und wird in Deutschland für Kinder- und Jugendliche kaum angeboten, daher ist der Einsatz dieser Behandlungsmethode sehr eingeschränkt möglich. Als Alternative zur KVT werden die **ST** und die **PP** empfohlen. Hierfür liegen zwar neue Studien vor, deren Ergebnisse geben jedoch lediglich Hinweise zur Wirksamkeit, da keine eindeutige Überlegenheit über Nichtbehandlung und Behandlung wie üblich gezeigt werden konnte (Schulte-Körne et al. 2023).

Für Kinder und Jugendliche stehen die Stärkung der Emotionsregulation durch Techniken wie Problemlösetraining und Verhaltensaktivierung als Teil der KVT im Vordergrund.

Zur Behandlung von **jüngeren Kindern** ist der **Einbezug der Eltern** in die Psychotherapie wichtig. Empfohlene Methoden der Behandlung sind die Stärkung der Eltern-Kind-Interaktion, die Stärkung der Fähigkeiten zur Stressbewältigung und der Stressreduktion und -bewältigung in den Familien. Eine psychotherapeutische Methode, für die Evidenz vorliegt, ist die **Parent-Child Interaction Therapy, Emotion Development** (PCIT-ED; Luby et al. 2018), deren Ziel es ist, die emotionale Kompetenz und Emotionsregulation des Kindes zu stärken. Hier kommen Methoden des Eltern-Coachings und der Moderation der Interaktion mit dem Kind in vivo zum Einsatz.

Psychopharmakotherapie

Die Empfehlungen zur Pharmakotherapie sind vorrangig für Jugendliche mit mittelschweren und schweren Formen einer depressiven Episode. Die Empfehlungen sind daher nicht für Kinder und Jugendliche mit einer leichten Depression oder Dysthymie, da für diese Störungsbilder keine Studien vorhanden waren.

Außerdem beruht ein Großteil der Evidenz zur Pharmakotherapie auf Studien mit Jugendlichen ab 12 Jahren. Für Kinder zwischen 7 und 12 Jahren liegt nur eingeschränkte Evidenz vor. Kinder unter 7 Jahren wurden bisher nicht in psychopharmakologische Studien eingeschlossen, sodass für diese Altersspanne keine Evidenz vorliegt.

Generell ist die Leitlinienempfehlung, dass eine **Psychotherapie** bei Kindern und Jugendlichen mit einer Depression **Vorrang vor einer Pharmakotherapie** haben soll.

Bisher wurde primär **Fluoxetin** empfohlen, das in Deutschland ab dem 8. Lebensjahr zur Behandlung der Depression zugelassen ist. In den Studien, die für die Revision eingeschlossen werden konnten, zeigte sich, dass **Sertralin, Escitalopram und Duloxetin** eine ähnliche Wirksamkeit aufweisen können wie Fluoxetin. Da nur Fluoxetin in Deutschland zur pharmakologischen Behandlung der Depression im Jugendalter zugelassen ist, erfolgt die Verordnung aller anderen Medikamente off-label (Taurines et al. 2023).

MERKE

SSRIs sind die Medikamente, die zur Behandlung bei der Depression im Jugendalter empfohlen werden. Die Eindosierung sollte mit 5–10 mg/d, abhängig von Gewicht und Größe des Kindes erfolgen. Bei Jugendlichen ist Compliance häufig eingeschränkt, da SSRI auch sexuelle Dysfunktionen auslösen können.

Da SSRIs zu einer Verstärkung von suizidalen Gedanken und einer Zunahme von suizidbedingten Handlungen führen können, sollte neben der entwicklungsangemessenen Aufklärung der Jugendlichen und der Eltern das systematische Erfassen von unerwünschten Nebenwirkungen und ggf. die Anpassung der Therapiemethode erfolgen. Außerdem ist die Durchführung eines therapeutischen Drug Monitorings (TDM)wichtig, zur Sicherheit der Behandlung, Erfassung von unerwünschten Nebenwirkungen und Monitoring des Behandlungsverlaufs (Taurines et al. 2023). Potenziell schambesetzte Themen wie die Entwicklung von Erektionsstörungen (übrigens auch bei Patientinnen relevant) sollten beachtet werden.

Bisher bei Jugendlichen kaum untersucht ist das Ketamin, das bei Erwachsenen in Fällen schwerer, rezidivierender Depression eingesetzt werden kann. In einer RCT mit einer kleinen Stichprobe von Jugendlichen, die keine Verbesserung der depressiven Symptomatik auf die zuvor angewandte Therapiemethode zeigte, führte die i. v. Gabe von Ketamin im Vergleich zu einer Midazolam-Infusion zu einer kurzfristigen Reduktion der Symptomatik (Dwyer et al. 2021).

CAVE

Für trizyklische Antidepressiva gibt es keine Evidenz für die Wirksamkeit bei Kindern und Jugendlichen. Da das Risiko für unerwünschte Nebenwirkungen sehr hoch empfiehlt die S3-Leitlinie, keine trizyklischen Antidepressiva einzusetzen.

Kombinationstherapie aus Psycho- und Pharmakotherapie

Die Empfehlungen für eine Kombinationstherapie werden erst ab einem mittelgradigem Schweregrad der Depression gegeben. Da es keine Evidenz für Kinder unter 12 Jahren für die Kombinationsbehandlung gibt, sind die Empfehlung der Leitlinie zur Kombinationsbehandlung für Jugendliche ab dem 12. Lebensjahr.

11

Die in der Leitlinie eingeschlossenen Studien zeigen, dass im Vergleich zur Monotherapie mit einem Antidepressivum (SSRI) oder einer Psychotherapie die Kombinationsbehandlung generell keine Überlegenheit in Bezug auf einen kurz- oder mittelfristigen Therapieeffekt hat. In einzelnen Studien zeigte sich aber, dass die kognitive Verhaltenstherapie in Kombination mit einer Medikation die Wahrscheinlich keit eines Rückfalls bei mittelgradiger oder schwerer Depression auch längerfristig reduzieren kann (Dvey et al. 2019).

Ergänzende Therapien

Als ergänzende Therapien werden Methoden eingesetzt, die zusätzlich zur Psychotherapie und/oder Pharmakotherapie angewandt werden, um die Therapieeffekte zu steigern oder zusätzliche Therapieeffekte zu erzielen.

Für **sportliche Aktivität** als Zusatz zur üblichen Behandlung liegen Studien vor (Carter et al. 2015; Dabidy et al. 2011), die eine Wirksamkeit zeigen. Allerdings werden sehr unterschiedliche Methoden eingesetzt, die als sportliche Aktivitäten zusammengefasst werden. Beispielsweise gehören Spazierengehen oder Fahrradfahren in einer Frequenz von ca. 3 ×/Woche 45–60 Minuten, über einen Zeitraum von mindestens 6 Wochen dazu. Weitere Unterschiede in sportlichen Aktivitäten bestehen hinsichtlich der Frequenz, Dauer, Intensität und Modalität (mit oder ohne Trainingsanleitung). Moderate Aktivität wie Laufen und schnelles Gehen kann als Ergänzung zur Reduktion der depressiven Symptomatik beitragen (Zhang et al. 2021).

Lichttherapie ist eine weitere ergänzende Maßnahme, die sehr unterschiedlich eingesetzt wird. Allerdings ist die Studienlage schlecht und die Wirksamkeit zur Reduktion depressiver Symptomatik nicht klar. Eine Lichttherapie kann aber zur Verbesserung des Schlafs führen und damit indirekt zur Reduktion der depressiven Symptomatik beitragen (Bogen et al. 2016)

Die **transkranielle Magnetstimulation (TMS)** als ergänzende Maßnahmen und bei schweren Formen der Depression ist nach wie vor noch nicht gut untersucht, und die Befunde sind widersprüchlich. Eine mögliche Wirkung von TMS in der Behandlung der therapieresistenten Depression, d. h., wenn bereits eine Behandlung keine oder eine nicht ausreichende Wirkung gezeigt hat, wurde beschrieben (Magavi et al. 2017).

11.2.6 Ausblick und Fallbeispiel

Depressive Erkrankungen beginnen häufig mit der Pubertät, jedoch werden, wenn auch seltener, depressive Episode im Vorschulalter wiederholt gefunden und beschrieben. Mit Eintritt in die Pubertät ist insbesondere für Mädchen das Risiko, an einer Depression zu erkranken, deutlich erhöht.

Depressive Erkrankungen im Kindes- und Jugendalter haben ein hohes Risiko, nach einer ersten Erkrankungsphase erneut aufzutreten, ca. 50–60 % der betroffenen Jugendlichen erkranken innerhalb von 5 Jahren erneut an einer depressiven Episode. Sind Kinder bereits in der Grundschulzeit erkrankt, ist die Wahrscheinlichkeit, als Jugendliche erneut zu erkranken, um bis zu 11,5-fach erhöht (Frey et al. 2020) insbesondere für Jungen.

Da nach einer depressiven Episode ein hohes Wiedererkrankungsrisiko besteht, ist die Fortsetzung der Betreuung der erkrankten Kinder und Jugendlichen über die akute Erkrankungsphase hinaus dringend notwendig. Hierzu gehört das Angebot, das Kinder und Jugendliche regelmäßig einen ambulanten Beratungstermin erhalten, mindestens für ein Jahr nach der Erholungsphase (d. h. in einer Zeit von mindestens 2 Monaten ohne klinisch relevante Symptome). Auch sollte die Pharmakotherapie fortgeführt werden, um das Rückfallrisiko zu vermindern. Die S3-Leitlinie empfiehlt, bei Ersterkrankung die Pharmakotherapie nach der Remission (Phase von mindestens 2 Wochen und weniger als 2 Monaten ohne oder mit nur wenigen depressiven Symptomen) mindestens 6 Monate fortzusetzen, bevor ein Absetzen bei fortbestehender Remission in Erwägung gezogen wird. Falls ein Absetzen durchgeführt wird, sollte dies unter Begleitung und langsam erfolgen, um durch zu schnelles Absetzen häufig auftretende Absetzsymptome (Schwindel, Gangstörung, gastrointestinale Beschwerden, Sensibilitätsstörung) zu vermeiden. Außerdem kann sich während des Absetzens zeigen, das eine Symptomverschlechterung eintritt, sodass die Fortführung der Pharmakotherapie erneut erwogen werden sollte.

Depression geht mit einer Reihe von psychosozialen Risiken einher. Der Schulverlauf ist negativ beeinflusst, aufgrund der häufig im Rahmen der Erkrankung auftretenden kognitiven Beeinträchtigung in Verbindung mit Aufmerksamkeitsproblemen sind Lernprobleme häufig, nicht selten wechseln betroffene Jugendliche die Schulform, wiederholen eine Klasse und erreichen keinen ihren kognitiven Fähigkeiten entsprechenden Schulabschluss (Schulte-Körne 2016).

Im weiteren Verlauf ist das Risiko für eine körperlichen Erkrankung erhöht. Risikofaktor für einen eher ungünstigen Verlauf der Depression ist das Vorliegen von familiären psychischen Belastungen einschließlich der Erkrankung an einer Depression bei einem Elternteil. Auch das Vorliegen von komorbiden psychischen Erkrankungen, wie z. B. einer Essstörung, beeinflusst den weiteren Verlauf. Außerdem ist das Risiko für Belastungen im weiteren Verlauf bei weiblich Erkrankten erhöht, ein hoher Schweregrad der depressiven Symptomatik, das Vorliegen von Suizidalität und ein geringes Ersterkrankungsalter stellen Faktoren für einen eher negativen Verlauf der Erkrankung dar.

Fallbeispiel

Marie ist 15 Jahre alt, lebt mit ihren Eltern und ihrem jüngeren Bruder zusammen und besucht das Gymnasium. Vor ca. 2 Jahren habe sich die Stimmung bei ihr verändert. Sie bemerkt, dass sie morgens nach dem Aufwachen „nicht mehr so gut drauf ist“ wie früher. Sie hat auch nicht mehr so viel Lust, ihre Freundinnen zu treffen. Mit der Zeit verringert sich auch ihr Appetit, und abends vor dem Einschlafen gehen ihr noch so viele Dinge durch den Kopf, dass sie erst 1–2 Stunden später als sonst einschlafen kann. Ihre Eltern meinen dazu, dass all diese Veränderungen durch die Pubertät bedingt sind. Auch ihren Freundinnen fallen die Veränderungen bei Marie nicht so stark auf, weil sie sich langsam und über einen längeren Zeitraum verändert hat.

Als vor ein paar Monaten Maries Noten in der Schule rapide schlechter werden, sie sich nicht mehr konzentrieren kann und geplagt wird von Gedanken wie „Mich mag niemand mehr“, „Keiner will sich mit mir treffen“, „Die Lehrer denken auch, dass ich so schlecht bin“, „Ich bin schuld, dass meine Eltern keine Ausflüge mehr mit uns am Wochenende machen“, fragt sie sich, woher das wohl kommt und was eigentlich mit ihr los ist.

In dieser Situation macht eine Freundin sie auf eine Webseite im Internet (➤ Abb. 11.7) aufmerksam: „Schau dir mal www.ich-bin-alles.de an! Das ist eine coole Seite; da wird sowas beschrieben, was du auch gerade von dir erzählst.“

Marie findet auf der Seite Podcasts und Videos (➤ Abb. 11.8). Das Video mit Lena gefällt ihr besonders gut, weil sie sich hier in vielem selbst wiedererkennt. Dort erfährt sie auch einige Tipps, was sie selbst tun kann. Sie spricht auch mit ihren Eltern über die Webseite und äußert die Vermutung, dass sie eine Depression habe. Daraufhin schauen sich ihre Eltern auch die Webseite für Eltern an (➤ Abb. 11.9). Vor dem Hintergrund der dortigen Infos und Maries Wunsch suchen sie gemeinsam nach einem Termin bei einer Fachärztin für Kinder- und Jugendpsychiatrie und -psychotherapie, um abzuklären, ob Marie tatsächlich eine Depression hat.

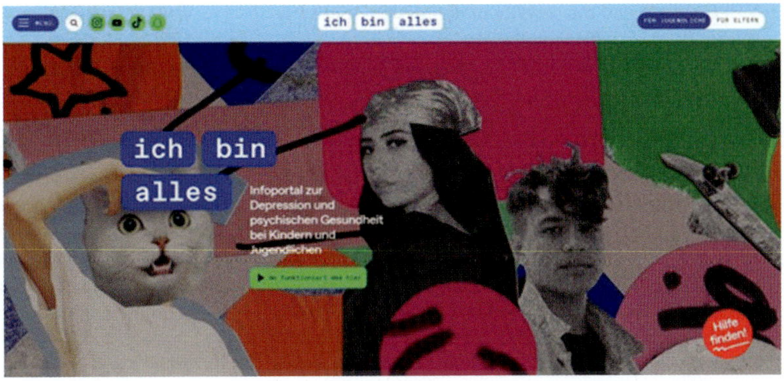

Abb. 11.7 Startseite des Webportals www.ich-bin-alles.de, auf der Kinder und Jugendliche Informationen und Hilfen zur Depression finden können (Screenshot of the homepage ich bin alles, https://www.ich-bin-alles.de/. Used with permission) [T1595]

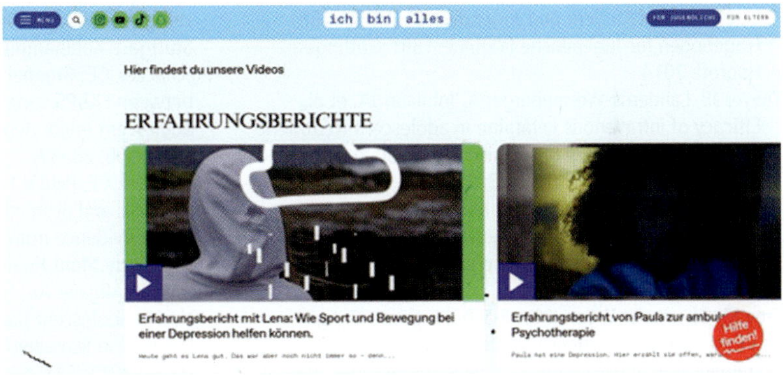

Abb. 11.8 Videos und Podcasts auf dem Webportals www.ich-bin-alles.de, auf der Kinder und Jugendliche Hilfen zur Depression und Infos zur psychischen Gesundheit finden können (Screenshot of the homepage ich bin alles, https://www.ich-bin-alles.de/. Used with permission) [T1595]

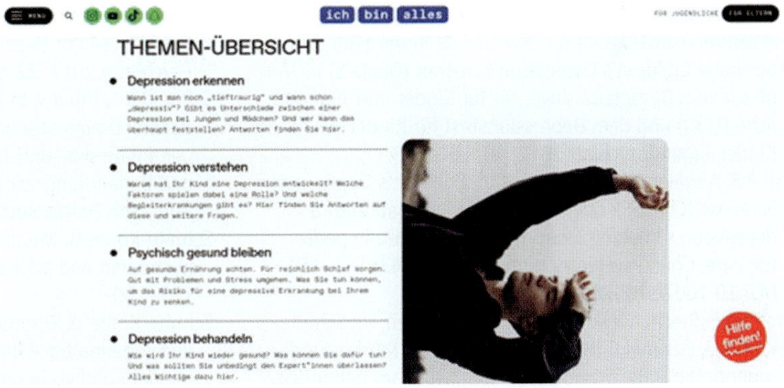

Abb. 11.9 Startseite des Eltern-Webportals www.ich-bin-alles.de, auf der Eltern Information zu Symptomen, Ursachen und Hilfen zur Depression im Kindes- und Jugendalter finden können (Screenshot of the homepage ich bin alles, https://www.ich-bin-alles.de/. Used with permission) [T1595]

LITERATUR

Als TD, Kurki MI, Grove J, et al. Depression pathophysiology, risk prediction of recurrence and comorbid psychiatric disorders using genome-wide analyses. Nat Med 2023; 29: 1832–1844.

Bogen S, Legenbauer T, Gest S, Holtmann M Lighting the mood of depressed youth: feasibility and efficacy of a 2-week-placebo controlled bright light treatment for juvenile inpatients. J Affect Disord 2016; 190: 450–456.

Carter T, Guo B, Turner D, et al. Preferred intensity exercise for adolescents receiving treatment for depression: a pragmatic randomised controlled trial. BMC Psychiatry 2015; 15: 247.

CDDG – Clinical Descriptions and Diagnostic Guidelines; www.who.int/publications/i/item/9789240077263 (letzter Zugriff: 27.5.2025).

Dabidy Roshan V, Pourasghar M, Mohammadian Z. The efficacy of intermittent walking in water on the rate of

MHPG sulfate and the severity of depression. Iran J Psychiatry Behav Sci 2011; 5: 26–31.
Davey CG, Chanen AM, Hetrick SE, et al. The addition of fluoxetine to cognitive behavioural therapy for youth depression (YoDA-C): a randomised, double-blind, placebo-controlled, multicentre clinical trial. Lancet Psychiatry 2019; 6: 735–744.
Dolle K, Schulte-Körne G. The treatment of depressive disorders in children and adolescents. Dtsch Arztebl Int 2013; 110: 854–860.
Döpfner M, Görtz-Dorten A. Diagnostik-System für psychische Störungen nach ICD-10 und DSM-5 für Kinder und Jugendliche-III (DISYPS-III). Göttingen: Hogrefe 2017.
Döpfner M, Plück J, Kinnen C. Deutsche Schulalter-Formen der Child Behavior Checklist von Thomas M. Achenbach. Elternfragebogen über das Verhalten von Kindern und Jugendlichen, (CBCL/6–18R), Lehrerfragebogen über das Verhalten von Kindern und Jugendlichen (TRF/6–18R), Fragebogen für Jugendliche (YSR/11–18R). Göttingen: Hogrefe 2014.
Dwyer JB, Landeros-Weisenberger A, Johnson JA, et al. Efficacy of intravenous ketamine in adolescent treatment-resistant depression: a randomized midazolam-controlled trial. Am J Psychiatry 2021; 178: 352–362.
Frey M. Komorbidität. In: Schulte-Körne G, Greimel E (Hrsg.), Depression im Kindes- und Jugendalter – Rechtzeitig erkennen, wirksam behandeln und vorbeugen Stuttgart: Kohlhammer 2023; 91–102.
Frey M, Obermeier V, von Kries R Schulte-Körne G. Age and sex specific incidence for depression from early childhood to adolescence: a 13-year longitudinal analysis of German health insurance data. J Psychiatr Res 2020; 129: 17–23.
Frühe B, Allgaier A-K, Pietsch K et al. Ein valides Früherkennungsinstrument für den Einsatz in der Pädiatrie: der neue Children's Depression Screener (ChilD-S) im Vergleich zum Depressionsinventar für Kinder und Jugendliche (DIKJ) und dem Depressionstest für Kinder (DTK). Z Kinder Jugendpsychiatr 2012; 40: 161–169.
Frühe B, Allgaier AK, Pietsch K, et al. Children's Depression Screener (ChilD-S): development and validation of a depression screening instrument for children in pediatric care. Child Psychiatry Hum Dev 2012; 43: 137–151. DOI:10.1007/s10578-011-0254-1.
Greimel E, Piechaaczek C, Scherff A. Ursachen. In: Schulte-Körne G, Greimel E (Hrsg.), Depression im Kindes- und Jugendalter – Rechtzeitig erkennen, wirksam behandeln und vorbeugen Stuttgart: Kohlhammer 2023; 104–130.
Halldorsdottir T, Piechaczek C, Soares de Matos AP, et al. Polygenic Risk: predicting depression outcomes in clinical and epidemiological cohorts of youths. Am J Psychiatry 2019; 176: 615–625.
Hintzpeter B, Metzner F, Pawils S et al. Inanspruchnahme von ärztlichen und psychotherapeutischen Leistungen durch Kinder und Jugendliche mit psychischen Auffälligkeiten. Kindheit und Entwicklung 2014; 23: 229–238.
Keren H, O'Callaghan G, Vidal-Ribas P, et al. Reward processing in depression: a conceptual and meta-analytic review across fMRI and EEG studies. Am J Psychiatry 2018; 175: 1111–1120.
Luby JL, Barch DM, Whalen D, Tillman R, Freedland KE. A randomized controlled trial of parent-child psychotherapy targeting emotion development for early childhood depression. Am J Psychiatry 2018; 175: 1102–1110.
Magavi LR, Reti IM, Vasa RA. A review of repetitive transcranial magnetic stimulation for adolescents with treatment-resistant depression. Int Rev Psychiatry 2017; 29: 79–88.
Martínez V, Rojas G, Martínez P, et al. Computer-assisted cognitive-behavioral therapy to treat adolescents with depression in primary health care centers in Santiago, Chile: a randomized controlled trial. Front Psychiatry 2019; 10: 552.
Piechaczek CE. Epidemiologie. In: Schulte-Körne G, Greimel E (Hrsg.), Depression im Kindes- und Jugendalter – Rechtzeitig erkennen, wirksam behandeln und vorbeugen Stuttgart: Kohlhammer 2023; 79–89.
Piechaczek CE, Greimel E, Feldmann L, et al. Interactions between FKBP5 variation and environmental stressors in adolescent major depression. Psychoneuroendocrinology 2019; 106: 28–37.
Piechaczek CE, Pehl V, Feldmann L. et al. Psychosocial stressors and protective factors for major depression in youth: evidence from a case–control study. Child Adolesc Psychiatry Ment Health 2020; 14: 6.
Pietsch K, Allgaier AK, Frühe B, et al. Screening for depression in adolescent paediatric patients: validity of the new Depression Screener for Teenagers (DesTeen). J Affect Disord 2011; 133: 69–75.
Schmaal L, Hibar DP, Sämann PG, et al. Cortical abnormalities in adults and adolescents with major depression based on brain scans from 20 cohorts worldwide in the ENIGMA Major Depressive Disorder Working Group. Mol Psychiatry 2017; 22: 900–909.
Schneider S, Pflug V, In-Albon T, Margraf J. Kinder-DIPS Open Access: Diagnostisches Interview bei psychischen Störungen im Kindes- und Jugendalter. Bochum: Forschungs- und Behandlungszentrum für psychische Gesundheit, Ruhr-Universität Bochum 2017.
Schulte-Körne G. Mental health problems in a school setting in children and adolescents. Dtsch Arztebl Int 2016; 113: 183–190.
Schulte-Körne G, Greimel E (Hrsg.). Depression im Kindes- und Jugendalter – Rechtzeitig erkennen, wirksam behandeln und vorbeugen. Stuttgart: Kohlhammer 2022.
Schulte-Körne G, Klingele C, Zsigo C, Kloek M. S3-Leitlinie Depressive Störungen im Kindes- und Jugendalter: Wo geht es hin? Bundesgesundheitsblatt Gesundheitsforschung Gesundheitsschutz 2023; 66: 767–773.
Scherff AD, Feldmann L, Piechaczek C, et al. Cohort profile: BioMD-Y (biopsychosocial factors of major depression in youth) – a biobank study on the molecular genetics and environmental factors of depression in children and adolescents in Munich. BMJ Open 2024; 14(3): e074925.
Solmi M, Radua J, Olivola M, Croce E, et al. Age at onset of mental disorders worldwide: large-scale meta-analysis

of 192 epidemiological studies. Mol Psychiatry 2022; 27: 281–295.

Stiensmeier-Pelster J, Braune-Krickau M, Schürmann M, Duda K. Depressionsinventar für Kinder und Jugendliche (DIKJ). 3. A. Göttingen: Hogrefe 2014.

Taurines R, Wewetzer C, Schulte-Körne G. Depressive Störungen. In: Gerlach M, Mehler-Wex C, Romanos M et al. (Hrsg.), Neuro-/Psychopharmaka im Kindes- und Jugendalter. Grundlagen und Therapie. 4. A. Berlin, Heidelberg: Springer 2023; 563–575.

Topooco N, Byléhn S, Dahlström Nysäter E, et al. Evaluating the efficacy of internet-delivered cognitive behavioral therapy blended with synchronous chat sessions to treat adolescent depression: randomized controlled trial. J Med Internet Res 2019; 21: e13393.

Zhang J, Li S, Ji W. Exercise intervention improves the quality of life, anxiety, and depression of adolescent depression patients. Int J Clin Exp Med 2021; 14: 1292–1300.

Zhang Y, Liao W, Rao Y, Gao W, Yang R. Effects of ADHD and ADHD medications on depression and anxiety in children and adolescents: a systematic review and meta-analysis. J Psychiatr Res 2025; 181: 623–639.

11.3 Symptomatische Verläufe, substanzinduzierte und sekundäre affektive Störungen (6A8, 6C4, 6E62)

Daniel Illy

Wichtige Neuigkeiten auf einen Blick

- Unter den symptomatischen Verläufen/Erkrankungsverläufen von affektiven Episoden lassen sich wichtige Merkmale affektiver Störungen beschreiben. Relevant für den Kinder- und Jugendbereich ist dabei vor allem die saisonale Depression
- Substanzinduzierte Affektive Störungen lassen sich den einzelnen Substanzen zuordnen und werden unter 6C4X.70 codiert (das "X" ist dabei durch den Zahlencode der jeweiligen Substanz zu ersetzen)
- Das sekundäre affektive Syndrom (z. B. durch Tumorerkrankungen) soll in diesem Buch nur Erwähnung finden. Maßgeblich ist zunächst die Behandlung der somatischen Grunderkrankung.

11.3.1 Symptomatische Verläufe und Erkrankungsverläufe von affektiven Episoden bei affektiven Störungen (6A80)

Mithilfe dieser Kategorie lassen sich spezifische, wichtige Merkmale der klinischen Präsentation, des Verlaufs, des Auftretens oder Musters von affektiven Episoden (aller bereits vorgestellten affektiven Störungen) beschreiben. Die Empfehlung lautet, diese Codes nicht für die Primärkodierung zu verwenden, sondern nur als Ergänzung, um wichtige Merkmale bei affektiven Störungen genauer beschreiben zu können.

Diese sind im Einzelnen:

- Ausgep rägte Angstsymptome bei affektiven Episoden (6A80.0)
- Panikattacken bei affektiven Episoden (6A80.1)
- Gegenwärtige depressive Episode, anhaltend (6A80.2)
- Gegenwärtig depressive Episode mit Melancholie (6A80.3)
- Saisonaler Beginn einer affektiven Episode (6A80.4)
- Rapid Cycling (6A80.5)
- Sonstige näher bezeichnete affektive Störung (6A8Y)

Bei **ausgeprägten Angstsymptomen oder Panikattacken** ist aus Sicht des Autors die Vergabe einer komorbid bestehenden Angsterkrankung, sofern indiziert, vorzuziehen. Bei nur teilweise erfüllten Diagnosekriterien diesbezüglich bieten sich diese neuen Diagnosen aber unter Umständen an. Eine **anhaltende depressive Erkrankung** liegt bei einer Krankheitsdauer von länger als 2 Jahren vor und ist daher eher bei Erwachsenen relevant. Die Diagnose „**Depressive Episode mit Melancholie**" kann bei starker Anhedonie, fehlender emotionaler Reaktion, frühmorgendlichem Erwachen, Morgentief, einer ausgeprägten psychomotorische Hemmung oder Agitiertheit und einem ausgeprägten Appetit- oder Gewichtsverlust erwogen werden. In dieser Diagnose, die unter Kolleginnen und Kollegen einige Befürworter hat, wird sich dann auch der alte "Endogenitätsbegriff" widerspiegeln (Hautzinger 2023). Ihre Akzeptanz im Kindes- und Jugendalter bleibt aus Sicht des Herausgebers dieses State Of The Art-Buches insbesondere vor dem Hintergrund differenzialdiagnostischer Verstimmungen im Rahmen der Pubertät abzuwarten. Zwei Jahre sind für einen Jugendlichen entwicklungspsychologisch gesehen eine sehr lange Zeit mit vielen reaktiven Einflüssen.

Die **saisonale Depression** („Winterdepression") ist eine sehr sinnvolle Kodiermöglichkeit und auch in der Kinder- und Jugendpsychiatrie durchaus relevant (siehe Fallbeispiel in ➤ Kap. 11.3.4). Dabei zeigen sich depressive Symptome typischerweise mit Beginn der „kürzeren Jahreszeit" im Herbst und Winter. Lichttherapie wurde in einigen Studien (z. B. Ballard et al. 2023), zumeist bei Adoleszenten als wirksam beschrieben. Zudem ist bei entsprechendem Mangel auf eine ausreichende Vitamin-D-Einnahme und ggf. Substitution zu achten (Akpinar und Karadağ 2022), wobei hier die Studienlage insbesondere im KJP-Bereich überraschend dünn ist.

Aufgrund der Häufigkeit im Kindes- und Jugendalter weniger relevant aber inhaltlich sehr wichtig ist das in ➤ Kap. 11.1.2 ausführlich beschriebene **Rapid Cycling.**

11.3.2 Substanzinduzierte affektive Störungen (6C4X.70)

Zeigen sich affektive Störungen infolge eines Substanzkonsums, können diese gesondert kodiert werden. Das „X" im Code ist dabei durch den Zahlencode der jeweiligen Substanz zu ersetzen. Im Einzelnen sind diese:

- 6C4**0**.70 Affektive Störung durch Alkohol
- 6C4**1**.70 Cannabisinduzierte affektive Störung
- 6C4**2**.70 Affektive Störung durch synthetische Cannabinoide
- 6C4**3**.70 Opioid-induzierte affektive Störung
- 6C4**4**.70 Affektive Störung durch Sedativa, Hypnotika oder Anxiolytika induziert
- 6C4**5**.70 Kokaininduzierte affektive Störung
- 6C4**6**.70 Affektive Störung durch Stimulanzien, einschließlich Amphetamine, Methamphetamine oder Methcathinone induziert
- 6C4**7**.70 Affektive Störung durch synthetische Cathinone
- 6C4**9**.60 Affektive Störung durch Halluzinogene induziert
- 6C4**B**.70 Affektive Störung durch volatile Inhalanzien
- 6C4**C**.70 Affektive Störung durch MDMA oder verwandte Substanzen, einschließlich MDA
- 6C4**D**.60 Affektive Störung durch Dissoziativa, einschließlich Ketamin oder PCP [Phencyclidin]

Zu den Substanzabhängigkeiten wird auf ➤ Kap. 19.1 verwiesen.

11.3.3 Sekundäres affektives Syndrom (6E62)

Hierunter lassen sich depressive (6E62.0), manische (6E62.1) gemischte (6E62.2) oder nicht näher bezeichnete (6E62.3) Symptome beschreiben, die "pathophysiologische Folge eines Gesundheitszustandes", allerdings nicht psychogen bedingt sind, wobei das Delir (in der ICD-11 unter den neurokognitiven Störungen klassifiziert; ➤ Kap. 25) ausgeschlossen wird. Ursächlich denkbar sind hier z. B. Tumoren, zerebrovaskuläre Infarkte oder ein Normaldruckhydrozephalus. Aufgrund der geringen Häufigkeit und der damit einhergehenden geringen klinischen Relevanz wird an dieser Stelle auf die Lehrbücher der Somatik verwiesen.

11.3.4 Ausblick und Fallbeispiel

Auch wenn dieses Kapitel vielleicht auf den ersten Blick keinen großen Stellenwert (zumal in der Kinder- und Jugendpsychiatrie) zu haben scheint, so sind insbesondere die Möglichkeiten der Kodierung substanzinduzierter affektiver Störungen und der saisonalen Depression sinnvolle Neuerungen in der ICD-11. Die bessere Trennbarkeit von den „gängigen" affektiven Störungen wird Behandelnden in Zukunft genauere Prävalenzzahlen und eine leichtere Behandelbarkeit ermöglichen.

12.2 Klassifikation

Im Folgenden werden die häufigsten Angststörungen im Kindes- und Jugendalter kurz beschrieben, und es wird auf wesentliche Veränderungen in der ICD-11 (WHO 2019/2021) eingegangen. Psychische Störungen werden heutzutage stärker in Kontinuitäten und Längsschnitten wahrgenommen. Deswegen wurde die Struktur der ICD-11 auf Basis einer „Lebenszeitachse" neu organisiert und die alte Struktur aufgegeben, die auf der Trennung von Diagnosen in Abhängigkeit vom zeitlichen Beginn der Störung basierte. Entsprechend wurde die Kategorie „Störungen mit Beginn in der Kindheit" aufgelöst, und es wurden Veränderungen auch bei den Angststörungen vorgenommen, um eine Parallelisierung mit dem DSM-5 der American Psychiatric Association (APA 2013; deutsche Übersetzung: Falkai et al. 2015) zu erreichen. Die Angststörungen werden in der ICD-11 nun unter der Kategorie „6B0" kodiert.

12.2.1 Generalisierte Angststörung (6B00)

Das Hauptmerkmal der generalisierten Angststörung (GAS) im Kindes- und Jugendalter ist eine anhaltende, übermäßige Besorgnis in verschiedenen Lebensbereichen. Kinder und Jugendliche mit GAS haben Schwierigkeiten, ihre Sorgen zu kontrollieren, und erwarten ständig, dass etwas Schlimmes passieren könnte. Diese negativen Ereignisse können bspw. alltägliche Themen („Ich habe bestimmt etwas vergessen"), soziale Sorgen („Keiner mag mich"), Ängste um die Gesundheit von Familienmitgliedern („Meine Mama wird bestimmt eine schwere Krankheit haben") oder potenzielle Gefahren wie Unfälle oder Umweltkatastrophen betreffen. Häufig treten körperliche Symptome wie Anspannung, Schlafstörungen, Ruhelosigkeit, Konzentrationsprobleme oder Müdigkeit auf. Typische Verhaltensweisen sind wiederholte Rückversicherungsfragen zur Beruhigung oder das Vermeiden potenziell stressiger Situationen.

ICD-11 Neben allgemeinen Befürchtungen zu alltäglichen Ereignissen können nun auch konkrete Sorgen in spezifischen Lebensbereichen wie Arbeit, Finanzen, Gesundheit oder Familie vorliegen. Zudem werden physiologische Symptome der GAS genauer beschrieben, z. B. ungenügende Schlafqualität. Anders als in der ICD-10 kann die Diagnose künftig auch zusammen mit einer Panikstörung, phobischen Störung, Zwangsstörung oder hypochondrischen Störung gestellt werden. Die Störungskategorie der „Generalisierte Angststörung des Kindesalters" (ICD-10: F93.80) entfällt in der ICD-11.

12.2.2 Panikstörung (6B01)

Die Panikstörung ist durch wiederkehrende, unerwartete Panikanfälle gekennzeichnet. Ein Panikanfall äußert sich in plötzlicher, intensiver Angst und ist von Symptomen wie Herzklopfen, Brustschmerzen, Schweißausbrüchen, Erstickungsgefühlen, Schwindel oder Übelkeit begleitet. Betroffene fürchten oft, die Kontrolle zu verlieren, verrückt zu werden oder zu sterben. Zudem können Entfremdungsgefühle wie Depersonalisation und Derealisation auftreten. Da die Anfälle unvorhersehbar und nicht an bestimmte Situationen gebunden sind, entwickeln viele Betroffene eine anhaltende Angst vor weiteren Attacken und vermeiden entsprechende Orte. Im Kindesalter tritt die Panikstörung sehr selten auf, vielmehr entwickelt sie sich ab dem Jugendalter.

12.2.3 Agoraphobie (6B02)

Agoraphobie ist eine Angststörung, die sich durch eine starke Furcht vor Orten oder Situationen auszeichnet, in denen Flucht schwierig oder Hilfe im Notfall nicht verfügbar wäre. Betroffene meiden oft Menschenmengen (z. B. Weihnachtsmärkte, Veranstaltungen), Verkehrsmittel, Reisen, geschlossene Räume (Kinos, Restaurants) oder offene Plätze. Wenn sich die Betroffenen diesen Situationen stellen, geschieht dies meist unter großer Angst. Typische Symptome sind Herzklopfen, Zittern, Schwitzen, Übelkeit oder Atemnot. Viele Jugendliche entwickeln Sicherheitsverhalten, indem sie z. B. nur in Begleitung einer vertrauten Person unterwegs sind oder Fluchtwege im Voraus planen. Die Agoraphobie tritt meist erst im Jugendalter auf.

ICD-11 Das Konzept der Agoraphobie wurde erweitert. Die Diagnose umfasst nun auch Ängste vor Situationen, in denen Flucht oder Hilfe erschwert ist. Im Mittelpunkt stehen Befürchtungen negativer Konsequenzen. Dies geht über das engere ICD-10-Konzept hinaus, das sich vor allem auf offene Plätze und Menschenmengen bezog.

12.2.4 Spezifische Phobie (6B03)

Spezifische Phobien zählen zu den häufigsten Angststörungen im Kindes- und Jugendalter. Sie äußern sich in anhaltender, übermäßiger Angst vor bestimmten Objekten oder Situationen, die meist vermieden oder nur unter großer Anspannung ertragen werden. Häufige Phobien betreffen Tiere (z. B. Spinnen, Hunde), Umweltereignisse (z. B. Gewitter, Höhen), bestimmte Situationen (z. B. Aufzugfahren, enge Räume, Flugreisen), medizinische Themen (z. B. Blut, Spritzen, Verletzungen) oder kostümierte Figuren (z. B. Clowns, Monster). Die Angst ist unverhältnismäßig zur tatsächlichen Gefahr und übersteigt normale entwicklungsbedingte Ängste. Bei Konfrontation treten oft körperliche Symptome wie Herzklopfen, Zittern, Bauchschmerzen oder Herzrasen auf.

ICD-11 Die „spezifische (isolierte) Phobie“ der ICD-10 wird nun als „spezifische Phobie“ bezeichnet. Während in der ICD-10 Vermeidungsverhalten ein zentrales Diagnosekriterium war, wird es in der ICD-11 erweitert: Die Diagnose ist nun auch möglich, wenn der gefürchtete Stimulus unter großer Angst ausgehalten wird.

12.2.5 Soziale Angststörung (6B04)

Die Soziale Angststörung ist eine Angststörung, die durch übermäßige und anhaltende Angst vor sozialen oder leistungsbezogenen Situationen geprägt ist. Betroffene fürchten sich davor, negativ von anderen bewertet zu werden, weil sie etwas Peinliches oder Falsches sagen oder tun könnten. Daher vermeiden sie es oft, im Mittelpunkt der Aufmerksamkeit zu stehen. Zu den angstauslösenden Situationen zählen das Sprechen vor Gruppen, Gespräche mit fremden Personen, Prüfungen, Telefonieren, Treffen mit Gleichaltrigen oder öffentliches Essen. Viele meiden diese Situationen oder erleben sie nur unter starker Angst. Typisches Sicherheitsverhalten sind das Vermeiden von Blickkontakt, das gedankliche Vorbereiten von Sätzen oder das Sich-Zurückhalten in Gesprächen. Häufig treten körperliche Symptome wie Erröten, Zittern, Schwitzen oder Atemnot auf.

ICD-11 Die „Störung mit sozialer Ängstlichkeit des Kindesalters“ der ICD-10 entfällt als selbstständige Kategorie in der ICD-11. Der Begriff der „sozialen Phobie“ in der ICD-10 wurde in Anlehnung an das DSM-5 in der ICD-11 in die „soziale Angststörung“ abgeändert, wobei damit keine konzeptionellen Änderungen verbunden sind.

12.2.6 Trennungsangststörung (6B05)

Die Emotionale Störung mit Trennungsangst ist durch eine übermäßige Angst vor der Trennung von Eltern oder anderen wichtigen Bezugspersonen gekennzeichnet. Diese Ängste können alltägliche Situationen wie den Kindergarten- oder Schulbesuch, Übernachtungen bei Freunden oder das Alleinsein zu Hause betreffen. Die betroffenen Kinder zeigen starke emotionale Belastung und fürchten, dass ihnen oder ihren Eltern etwas Schlimmes widerfahren könnte, z. B. eine Entführung oder ein schwerer Unfall. Aus Angst vor einer Trennung vermeiden sie Trennungssituationen oft aktiv, indem sie klammern, weinen oder Wutausbrüche haben. Zudem klagen viele Kinder mit Trennungsangst über körperliche Symptome wie Kopf- oder Bauchschmerzen, Schlafprobleme (z. B. nicht allein einschlafen können) und haben Albträume, die Trennungsthemen aufgreifen.

ICD-11 Die Trennungsangststörung kann jetzt auch im Erwachsenenalter diagnostiziert werden. Dabei sollte beachtet werden, dass die gleiche Diagnose in unterschiedlichen Entwicklungsphasen unterschiedliche Ausformungen annehmen kann. So wird sich eine Trennungsangststörung im frühen Kindesalter anders darstellen als die im Erwachsenenalter.

12.2.7 Selektiver Mutismus (6B06)

Selektiver Mutismus ist eine Angststörung, die typischerweise im frühen Kindesalter auftritt und sich insbesondere beim Übergang in den Kindergarten oder die Schule zeigt. Betroffene Kinder können zwar problemlos in vertrauten Umgebungen sprechen, wie z. B. zu Hause mit der Familie, schweigen jedoch konsequent in bestimmten sozialen Situationen, in denen das Sprechen erwartet wird, wie etwa beim Kindergarten- oder Schulbesuch. Die Sprachlosigkeit ist dann nicht auf fehlende Sprachkenntnisse oder das Unwohlsein mit der Sprache zurückzuführen (z. B. bei Migration), und es handelt sich dabei auch nicht um den Zeitraum des ersten Monats nach Schuleintritt. Vielmehr ist das Verstummen auf starke soziale Ängste zurückzuführen, die das Sprechen in bestimmten Kontexten verhindern.

ICD-11 Die Diagnosekriterien des selektiven Mutismus haben sich im Vergleich zur ICD-10 kaum verändert, aber die Diagnose kann jetzt auch bei Erwachsenen vergeben werden. Zudem wird die Bezeichnung „elektiver Mutismus" durch den Begriff „selektiver Mutismus" ersetzt, um eine einheitlichere Terminologie mit dem DSM-5 zu gewährleisten.

MERKE

Die Diagnose „Angst und depressive Störung, gemischt" (ICD-10: F41.2) zählt in der ICD-11 nicht mehr zu den Angststörungen, sondern ist den depressiven Störungen zugeordnet worden als „Gemischte depressive und Angststörung" (Ziffer 6A73).
Die „Hypochondrische Störung" wird jetzt neu unter den „Zwangsspektrumsstörungen" (Ziffer 6B23) aufgeführt (siehe Kapitel VI).
In der neuen Kategorie „6E63" finden sich „sekundäre Angststörungen", die im Rahmen anderer Erkrankungen auftreten.

12.3 Diagnostik und Komorbidität

12.3.1 Diagnostisches Vorgehen

Um eine mögliche Angststörung festzustellen, sollte zunächst eine umfassende Diagnostik durchgeführt werden. Dabei gilt es zu bewerten, ob die Ängste des Kindes altersgerecht sind oder bereits über ein normales Maß hinausgehen. Besonders entwicklungspsychologisches Fachwissen ist hierbei essenziell, da Kinder in verschiedenen Entwicklungsphasen typische Ängste durchleben, die bei fast allen Kindern zu finden sind und dementsprechend für diese Altersphasen als normal angesehen werden können. Zudem sollte geprüft werden, ob die Ängste möglicherweise berechtigt sind, etwa aufgrund von Mobbing, schulischer Überforderung, besonderen Umständen (z. B. Scheidung oder Erkrankung der Eltern) oder realen Gefahren im Umfeld.

MERKE

Eine Herausforderung bei der Diagnostik sind unterschiedliche Einschätzungen von Eltern und Kindern hinsichtlich Art, Häufigkeit oder Dauer der Symptome. Daher empfiehlt es sich, verschiedene diagnostische Methoden zu kombinieren und sowohl das Kind als auch die Eltern in den diagnostischen Prozess einzubeziehen.

Die empfohlenen Schritte sind:

- **Exploration der Auffälligkeiten im ersten freien Gespräch:** Im ersten Gespräch sollte sich ein Überblick über die wahrgenommenen Schwierigkeiten aus der Perspektive des Kindes und der Eltern verschafft und eine vertrauensvolle Beziehung zur Familie aufgebaut werden, sodass eine angstfreie Gesprächsatmosphäre entstehen kann. Vielen Kindern und Jugendlichen mit Angststörungen helfen Informationen zur Schweigepflicht von Therapeutinnen und Therapeuten dabei, ihre Schüchternheit zu überwinden und sich zu öffnen.
- **Verhaltensbeobachtung:** Durch gezielte Verhaltensbeobachtungen im Therapiesetting können die von Kindern und Eltern geschilderten Auffälligkeiten überprüft und validiert werden. So lässt sich bspw. beobachten, ob ein Kind mit Trennungsangst bereit ist, allein im Wartezimmer zu bleiben, oder ob es bereits hier Angstreaktionen und Vermeidungsverhalten zeigt.
- **Strukturiertes Interview:** Mithilfe strukturierter Interviewleitfäden werden dann systematisch Informationen über mögliche psychische Störungen im Kindes- und Jugendalter erfasst – sowohl aus Sicht des Kindes als auch der Eltern. Im deutschsprachigen Raum steht hierfür z. B. das *Diagnostische Interview bei psychischen Störungen im Kindes- und Jugendalter – Open Access* (Kinder-DIPS-OA; Margraf et al. 2017; Schneider et al. 2017) kostenlos zur Verfügung. Dieses strukturierte

Interview erfasst alle Angststörungen im Kindes- und Jugendalter und ermöglicht zusätzlich eine umfassende Ausschluss- sowie Differenzialdiagnostik weiterer psychischer Störungen.
- **Störungsspezifische Fragebögen:** Ergänzend dazu können auch standardisierte störungsspezifische Fragebögen eingesetzt werden.
- **Intelligenzdiagnostik:** Manchmal kann eine ergänzende Intelligenzdiagnostik sinnvoll sein, wenn z. B. der Verdacht besteht, dass mögliche Ursachen für die Ängste durch eine Unter- oder Überforderungssituation bedingt sind. So kann bei einem Kind mit einer Teilleistungsstörung vielleicht eine Prüfungsangst entstanden sein.
- **Medizinische Abklärung zur Differenzialdiagnostik:** Ein weiterer Bestandteil der Diagnostik ist der Ausschluss organischer Ursachen, die zur Entstehung oder Aufrechterhaltung der Ängste beitragen könnten. Daher sollte vor Beginn einer psychotherapeutischen Behandlung eine kinderärztliche Untersuchung erfolgen. Zudem können medizinische Informationen über Besonderheiten, wie z. B. Allergien oder Unverträglichkeiten, dazu beitragen, Ängste des Kindes anders einordnen, z. B. eine Wespenphobie bei allergischer Reaktion auf Wespenstiche.

12.3.2 Komorbidität

Angststörungen im Kindes- und Jugendalter treten häufig nicht isoliert auf, sondern gehen oft mit weiteren psychischen Störungen einher. Studien zeigen, dass bis zu 75 % der betroffenen Kinder mindestens eine komorbide Störung entwickeln (Beesdo et al. 2009). Besonders häufig sind weitere Angststörungen, Depressionen, oppositionelle Verhaltensweisen oder ADHS (Garber und Weersing 2010; Jarrett und Ollendick 2008; Kessler et al. 2005; Kovacs und Devlin 1998). Jugendliche mit sozialer Angststörung weisen z. B. häufig Anzeichen von sozialem Rückzug und geringem Selbstwertgefühl auf, was die Entwicklung einer Depression begünstigen kann. Komorbiditäten beeinflussen nicht nur den Verlauf und die Schwere der Angststörung, sondern erschweren auch die Behandlung. Studien zeigen, dass Kinder mit multiplen psychischen Störungen schlechter auf eine KVT ansprechen als Kinder ohne Komorbiditäten (Hudson et al. 2015). Eine umfassende diagnostische Abklärung sowie eine auf die individuellen Bedürfnisse abgestimmte Therapie sind daher essenziell, um langfristig eine positive Entwicklung zu fördern.

12.4 Ätiologie

Zur Erklärung der Entstehung und Aufrechterhaltung von Angststörungen wurden zahlreiche Modelle in der Forschung entwickelt, die verdeutlichen, dass die Entstehung und die Aufrechterhaltung von Angststörungen bei Kindern und Jugendlichen durch eine Vielzahl von biologischen, psychologischen und sozialen Faktoren beeinflusst werden. Einige der ältesten und bekanntesten Modelle sind **das integrierte behaviorale Inhibition-Attachment-Modell** von Manassis und Bradley (1994), **das kognitive Modell** von Kendall und Ronan (1990) und Mowrers **Zwei-Faktoren-Theorie** (Mowrer 1951). Während Mowrers Theorie sowohl Mechanismen für die Entwicklung als auch die Aufrechterhaltung von Angststörungen umfasst, konzentrieren sich die anderen beiden Modelle ausschließlich auf die Entstehung. Manassis und Bradley (1994) legen den Schwerpunkt dabei auf Temperament und Bindung, während Kendall und Ronan (1990) vor allem kognitive Prozesse in den Vordergrund stellen und Mowrer (1951) klassische sowie operante Konditionierung als zentrale Mechanismen ansieht.

Neuere, komplexere Modelle wie das **Modell der generalisierten Angststörung** von Hudson und Rapee (2004) oder das **Modell zur Entwicklung und Aufrechterhaltung der Trennungsangststörung** von Schneider und Blatter-Meunier (2019) integrieren ein breiteres Spektrum an Faktoren von Kindern und Eltern, wie z. B. kindliche Temperamentseigenschaften, kognitive Prozesse sowie elterliche Kognitionen und Erziehungsverhalten. Ziel ist es, durch die Ätiologiemodelle ein besseres Verständnis für Angststörungen zu entwickeln und daraus gezielt Präventions- und Behandlungsmethoden abzuleiten.

LEITLINIEN

Für Angststörungen im Kindes- und Jugendalter liegen aktuell keine wissenschaftlichen Behandlungsleitlinien wie die S3-Leitlinie für Angststörungen bei Erwachsenen der AWMF (www.awmf.org/leitlinien) oder internationale Leitlinien (z. B. NICE Guidelines, www.nice.org.uk/guidance) vor. Eine S2e-Leitlinie „Prävention, Diagnostik und Therapie von Angststörungen des Kindes- und Jugendalters" ist jedoch geplant.

12.5 Behandlung

12.5.1 Psychotherapie

Die Forschung zur Behandlung von Angststörungen hat in den letzten Jahrzehnten erhebliche Fortschritte gemacht. Bereits vor über 100 Jahren machten Sigmund Freud (1909) und Mary Cover Jones (1924) auf die Relevanz von Angststörungen im Kindesalter aufmerksam. Seither hat sich das Verständnis über die Entstehung und Behandlung von Angststörungen stetig weiterentwickelt. Heute ist die Wirksamkeit von Psychotherapie im Kindes- und Jugendalter wissenschaftlich gut belegt: Eine Metaanalyse von Weisz et al. (2017) wertete die Ergebnisse von 447 Studien aus und untersuchte die Effektivität von 50 Jahren Forschung zur Kinder- und Jugendpsychotherapie. In dieser Analyse wurden die Daten von insgesamt 30.431 Patienten mit einem Durchschnittsalter von 10 Jahren berücksichtigt. Das Ergebnis zeigte, dass die psychotherapeutische Behandlung von Angststörungen im Vergleich zu anderen Störungsbildern mit Abstand am wirksamsten war. Die überzeugendste Evidenz liegt für Kognitive Verhaltenstherapie (KVT) vor, gefolgt – mit deutlichem Abstand – von der Systemischen Therapie und der Psychodynamischen Psychotherapie (Abbass et al. 2013).

Studien belegen, dass **KVT** in verschiedenen Altersgruppen und Behandlungssettings effektiv ist (Bennett et al. 2013; Crowe und McKay 2017; In-Albon und Schneider 2006; James et al. 2020; Weisz et al. 2017) und die positiven Effekte auch nach Jahren anhalten (Krause et al. 2024). Dennoch profitieren nicht alle Kinder in ausreichendem Maße von der Behandlung, und einige erfüllen nach der Therapie weiterhin die diagnostischen Kriterien einer Angststörung (Cartwright-Hatton et al. 2004). Insbesondere im Vergleich zu Erwachsenen sind die Behandlungserfolge bei Kindern geringer (Norton und Price 2007).

Neuere Therapieansätze setzen verstärkt auf Expositionsverfahren, die auf Extinktionslernen und Habituation abzielen (Craske et al. 2014; Foa und Kozak 1986). Ein zentrales Element dieser Methoden ist die Durchführung von **Expositionsübungen,** insbesondere Expositionen in vivo. Bei Expositionen geht es nicht nur um die wiederholte Konfrontation mit angstauslösenden Reizen, sondern vor allem darum, Erwartungsverletzungen herbeizuführen – also die Erfahrung zu machen, dass gefürchtete Situationen oder Objekte ohne Vermeidungs- oder Sicherheitsverhalten ertragen werden können, ohne dass die antizipierten Befürchtungen eintreten. Studien an Erwachsenen zeigen vielversprechende Ergebnisse durch intensive Expositionstherapien (Pittig et al. 2021). Trotz klarer Empfehlung werden Expositionen bei Angststörungen aber in der Praxis noch viel zu selten eingesetzt (Pittig und Hoyer 2017).

MERKE

Aufgrund der hohen Nachfrage nach Psychotherapie müssen die meisten Patientinnen und Patienten in Deutschland lange Wartezeiten auf einen ambulanten Psychotherapieplatz in Kauf nehmen.
Besonders für Kinder und Jugendliche ist die Versorgungslage nach wie vor deutlich schlechter als für Erwachsene. Eine Online-Umfrage unter 324 Kinder- und Jugendtherapeutinnen und -therapeuten in Deutschland im Jahr 2022 ergab, dass die durchschnittliche Wartezeit auf einen Therapieplatz bei 23 Wochen lag (Plötner et al. 2022).

Therapieelemente der KVT

Im Folgenden sollen nun die wichtigsten Therapieelemente der KVT kurz dargestellt werden:

- **Psychoedukation**
  Die Psychoedukation hat zum Ziel, das Kind oder den Jugendlichen (bzw. auch die Eltern) zum Experten für die vorliegende Angststörung zu machen. Dabei wird z. B. vermittelt, was Angst bzw. eine Angststörung ist, welche Form der Angststörung vorliegt, welche Funktion sie erfüllt und wie sie sich in Gedanken, Verhalten und Körperreaktionen äußert.

- **Konfrontationsrational erklären**
  Mit dem Kind wird erarbeitet, dass sein Vermeidungs- und Sicherheitsverhalten verständlich ist (beides hilft kurzfristig, die Angst zu reduzieren), aber hilft langfristig nicht, die Angst zu überwinden, sondern verstärkt sie meist noch. Mithilfe einer Habituationserfahrung soll dann mit dem Kind erarbeitet werden, dass es ihm schon einmal gelungen ist, seine Ängste zu überwinden. Dies können z. B. Situationen sein wie allein zu Hause bleiben, allein einkaufen gehen oder vom 1-Meter-Brett springen, die das Kind früher als angstauslösend empfunden hat, die es aber mit der Zeit und Erfahrung als weniger angstauslösend erlebt hat. Das Kind soll verstehen, dass Angstsituationen aufgesucht und die Befürchtungen überprüft werden müssen, um Ängste langfristig zu überwinden.
- **Hilfreiche Gedanken und hilfreiches Verhalten**
  Ängstliche Gedanken sollten identifiziert und durch positive hilfreiche Gedanken oder realistische Einschätzungen ersetzt werden. Da Kinder oft weniger Wissen über bestimmte Themen haben, kann es hilfreich sein, zunächst einen Faktencheck durchzuführen (z. B. Wie oft stürzen Flugzeuge ab? Kann man im Aufzug wirklich ersticken, wenn man steckenbleibt?). Zusätzlich dazu wird das Verhalten überprüft (z. B. Aufmerksamkeitsfokussierung, Sicherheits- und Vermeidungsverhalten) und besprochen, welches Verhalten vor und während der Angstsituation hilfreich sein könnte (z. B. schnell Übungssituationen aufsuchen).
- **Erstellung einer Angsthierarchie**
  Gemeinsam mit dem Kind werden angstauslösende Situationen gesammelt, die es sich noch nicht zutraut, aber in Zukunft gerne bewältigen möchte. Diese werden in eine Reihenfolge von leicht bis stark angstauslösend gebracht. Abstufungen können z. B. nach unterschiedlichen Orten, der Größe oder Anzahl eines Reizes, Anwesenheit einer Begleitperson, Tageszeit oder Kombination von Stimuli vorgeschlagen werden.
- **Belohnungsplan**
  Die Aussicht auf eine Belohnung für die Anstrengung während der Exposition kann bei Kindern und Jugendlichen ein wichtiger Motivationsverstärker sein. Verstärker sollen zeitnah und konsequent nach dem erwünschten Verhalten erfolgen, wobei die Art des Verstärkers in einem angemessenen Verhältnis zur Übung stehen und individuell angepasst sein sollte. Als Belohnung können z. B. schöne Aktivitäten (Ausflug, Kuchen backen), aber auch das Erlassen ungeliebter Pflichten (Haustierkäfig sauber machen, Müll rausbringen) oder materielle Verstärker eingesetzt werden (Buch, Kosmetikartikel).
- **Selbstwirksamkeit fördern**
  Kinder mit Angststörungen haben häufig eine geringere Selbstwirksamkeitsüberzeugung, d. h., sie erleben sich seltener als handlungsfähig und glauben weniger daran, durch ihr eigenes Verhalten Einfluss auf Ereignisse nehmen oder schwierige Situationen eigenständig bewältigen zu können. In der Therapie geht es darum, dieses Selbstbild zu stärken. Gemeinsam mit den Kindern und Jugendlichen soll erarbeitet werden, welche ersten Schritte sie in herausfordernden Situationen unternehmen können. Ziel ist es, dass sie diese Situationen als kontrollierbarer wahrnehmen und Vertrauen in die eigene Stärke und Problemlösefähigkeit entwickeln. Dazu können Situationen im Vorfeld mit dem Kind besprochen werden, z. B. „Was kannst du tun, wenn du einkaufen gehst und merkst, dass du doch zu wenig Geld dabeihast?" oder „Was kannst du machen, wenn du in den falschen Bus eingestiegen bist?"
- **Durchführung der Expositionsübungen**

CAVE

Vor den Expositionen ist es unbedingt notwendig, mit dem Kind zu besprechen, dass alle Übungen freiwillig sind und das Kind sie jederzeit abbrechen kann. Gleichzeitig wird darauf hingewiesen, dass die Therapeutin oder der Therapeut versuchen wird, das Kind zu motivieren, in der Situation zu bleiben, da die Angst das Kind zu Vermeidungsverhalten veranlassen wird.

Durch viele verschiedene Expositionsübungen in unterschiedlichen Kontexten oder mit unterschiedlichen Stimuli (z. B. Variation von Ort, Art des Stimulus, Kombination von Stimuli, Tageszeit, Stimmung, Begleitpersonen, vorausgehenden Aktivitäten) sollen neue Lernerfahrungen gesammelt werden. Ziel der Übungen ist es, die zuvor erfassten Befürchtungen des Kindes zu überprüfen bzw. sie zu widerlegen und durch die Wiederholung der Übungen eine Angstreduktion zu erreichen. Um den Gedächtnisabruf beim Extinktionslernen zu verbessern, können Fotos, Videoaufnahmen oder andere Hinweisreize von erfolgreichen Expositionen gesammelt werden.

- **Rückfallprophylaxe mit der Möglichkeit von Boostersitzungen**
- Nach erfolgreichen Expositionsübungen sollen die Erfolge gefeiert werden. Zudem soll das Vorgehen bei möglichen Rückfällen besprochen werden. Darüber hinaus können Boostersitzungen mit etwas zeitlichem Abstand hilfreich sein, um die Familie bei Schwierigkeiten zu unterstützen und das Üben weiterhin zu fokussieren.

MERKE

Lange Zeit wurde vernachlässigt, dass eine **Psychotherapie** auch **Nebenwirkungen** haben kann. Deshalb sollten das Kind und seine Eltern vor Beginn einer Therapie über mögliche Nebenwirkungen aufgeklärt werden (Jeckel et al. 2024). Dies hilft, eine informierte Entscheidung für oder gegen eine Therapie zu treffen, und trägt gleichzeitig dazu bei, dass Familien besser vorbereitet sind und Strategien für den Umgang mit Nebenwirkungen entwickeln können. Die Beschäftigung mit den Ängsten, das Sprechen darüber und die Auseinandersetzung mit den Ängsten können kurzfristig zu einer Verstärkung der Symptomatik oder z. B. zu Schlafproblemen führen. Vermutlich sind diese vorübergehenden Nebenwirkungen der Psychotherapie manchmal notwendig, um eine Veränderung des Erlebens und Verhaltens zu erreichen. Mit dem Kinder-INEP (Bieda et al. 2018) steht nun auch für Kinder und Jugendliche ein Fragebogen zu möglichen Nebenwirkungen von Psychotherapie „open access" zur Verfügung, der in Zukunft detaillierte Angaben zu Nebenwirkungen erlauben wird.

Elterneinbezug

Eine zentrale Fragestellung in der Psychotherapie mit Kindern ist, ob für eine erfolgreiche Behandlung die Eltern explizit in die Behandlung des Kindes einbezogen werden müssen. Während diese Frage für die externalisierenden Störungen bejaht werden kann (Pine et al. 2024), zeigt die Metaanalyse von Thulin et al. (2014), die den Effekt des **Elterneinbezugs** in die KVT bei Kindern mit Angststörungen untersuchte, dass die alleinige Therapie des Kindes genauso wirksam war wie eine Therapie mit elterlicher Beteiligung. Obwohl elterliche Psychopathologie und Erziehungsstile mit kindlicher Angst in Zusammenhang stehen (Herren et al. 2013), konnte bisher keine konsistente zusätzliche Wirkung der elterlichen Einbindung auf die Behandlungsergebnisse nachgewiesen werden (Thulin et al. 2014).

Die Behandlung von Angststörungen kann also sowohl mit als auch ohne Einbezug der Eltern durchgeführt werden. Ein möglicher Erklärungsansatz dafür ist die Förderung der Selbstwirksamkeitsüberzeugung in der **kindzentrierten Behandlung.** Wenn das Kind die Therapie allein durchführt, kann es besonders stark die Erfahrung machen: „Ich schaffe das. Ich kann etwas verändern!" Bei der Entscheidung, ob die Eltern einbezogen werden sollen, sollte aber das Alter des Kindes berücksichtigt werden: Bei jüngeren Kindern (z. B. im Kindergartenalter) sollte eine Einbindung der Eltern erfolgen.

Kritisch anzumerken ist, dass in der Metaanalyse von Thulin et al. (2014) bislang alle Formen des Elterneinbezugs in einen Topf geworfen wurden, unabhängig davon, wie intensiv oder mit welcher Funktion die Eltern einbezogen wurden. Um die verschiedenen Formen des Elterneinbezugs zu klassifizieren und damit die unterschiedlichen Arten und Intensitäten des Elterneinbezugs systematisch zu erforschen, wurde das **Bochumer 3-Ebenen-Modell zum Einbezug von Eltern** entwickelt (Lippert et al. 2019). In Zukunft wird es dabei helfen, noch detailliertere Aussagen über die Wirksamkeit des Elterneinbezugs machen zu können.

Neben diesen beiden Formen der Angstbehandlung (mit und ohne Elterneinbezug) gibt es aktuell noch einen weiteren Ansatz, nämlich den **elternzentrierten Ansatz** zur Behandlung von Angststörungen bei Kindern und Jugendlichen: Das SPACE-Programm *(Supportive Parenting for Anxious Childhood Emotions)* wurde von Eli Lebowitz entwickelt. Anstatt mit dem Kind zu arbeiten, werden hier nur die Eltern gesehen und darin geschult, ihr aufrechterhaltendes Verhalten zu reduzieren und unterstützendes Verhalten zu entwickeln. Zum Beispiel lernen die Eltern eines sozialphobischen Jugendlichen, im Restaurant nicht mehr für ihn zu bestellen, oder bei einem Kind mit GAS, keine Rückversicherungsfragen mehr zu beantworten. Die Eltern arbeiten also an ihrem eigenen Verhalten und nicht am Verhalten des Kindes. Erste Studien zur Wirksamkeit des SPACE-Programms liegen vor (Lebowitz et al. 2020).

Weitere Forschung und ein besseres Verständnis des Themas Elterneinbezug bei der Behandlung von Angststörungen im Kindes- und Jugendalter ist jedoch unbedingt erforderlich, um die Wirksamkeit von Therapien weiter zu steigern.

Einsatz digitaler Medien in der Psychotherapie

In den letzten Jahren hat der Einsatz digitaler Medien in der Psychotherapie zunehmend an Bedeutung gewonnen (Csirmaz et al. 2024). Digitale Interventionen, darunter **internetbasierte Programme, mobile Apps und virtuelle Realität (VR),** bieten innovative Ansätze zur Behandlung von Angststörungen im Kindes- und Jugendalter. Besonders internetbasierte kognitive Verhaltenstherapie (iKVT) hat sich als vielversprechend erwiesen (Vigerland et al. 2016). Neben iKVT kommen auch Smartphone-Apps, die gezielte Übungen zur Exposition und Angstbewältigung unterstützen, sowie VR-gestützte Expositionstherapien zum Einsatz (Carl et al. 2019; Freeman et al. 2017). Zudem ermöglicht die Teletherapie eine direkte Interaktion mit dem Therapeuten oder der Therapeutin über Video- oder Textkommunikation (Spence et al. 2011). Studien zeigen, dass iKVT ähnlich wirksam sein kann wie traditionelle Face-to-Face-Therapie, insbesondere bei milden bis moderaten Angststörungen (Ebert et al. 2015; March et al. 2008). Auch VR-gestützte Expositionstherapien haben in ersten Untersuchungen positive Effekte gezeigt, besonders bei spezifischen Phobien (Parsons und Rizzo 2008).

Ein wesentlicher **Vorteil** digitaler Therapieansätze liegt in ihrer **höheren Zugänglichkeit,** wodurch Kinder und Jugendliche mit eingeschränktem Zugang zu psychotherapeutischer Versorgung profitieren können (Andersson et al. 2019). Zudem ermöglichen digitale Angebote eine **größere Flexibilität,** da Übungen orts- und zeitunabhängig durchgeführt werden können. Spielerische Elemente und Gamification steigern zusätzlich die Motivation (Lindhiem et al. 2015).

Doch obwohl die digitalen Medien viele Vorteile bieten, gibt es auch **Herausforderungen.** Die Akzeptanz digitaler Interventionen ist noch nicht durchgängig hoch, weder bei Patient*innen noch bei Therapeut*innen (Carper et al. 2013). Zudem kann die reduzierte persönliche Interaktion im Vergleich zur klassischen Psychotherapie ein Nachteil sein. Datenschutz und ethische Fragen spielen ebenfalls eine zentrale Rolle (Barnett 2021). Insgesamt bieten digitale Interventionen vielversprechende Möglichkeiten zur Behandlung von Angststörungen im Kindes- und Jugendalter oder als Ergänzung zu einer herkömmlichen Behandlung. Allerdings sind weitere Studien notwendig, um die langfristige Wirksamkeit und optimale Einsatzstrategien zu bestimmen.

12.5.2 Pharmakotherapie

Obwohl die KVT als Erstlinienbehandlung für Angststörungen im Kindes- und Jugendalter gilt, kann in bestimmten Fällen eine medikamentöse Therapie erwogen werden. Dies ist insbesondere dann der Fall, wenn eine psychotherapeutische Behandlung nicht zu einer Reduktion der Angstsymptomatik führt, die Symptome sehr schwerwiegend sind oder eine Therapie nicht verfügbar ist. Die am häufigsten eingesetzten Medikamente sind selektive Serotonin-Wiederaufnahmehemmer (SSRIs) wie Fluoxetin, Sertralin oder Escitalopram, die sich in mehreren Studien als wirksam und vergleichsweise sicher erwiesen haben (Walkup et al. 2008; Strawn et al. 2018). Die medikamentöse Behandlung sollte aber stets unter sorgfältiger Nutzen-Risiko-Abwägung und engmaschiger ärztlicher Kontrolle erfolgen. Nebenwirkungen wie Übelkeit, Schlafstörungen oder emotionale Abstumpfung können gelegentlich auftreten. Zudem sollte insbesondere auf das Auftreten von Suizidgedanken geachtet werden.

12.6 Ausblick und Fallbeispiel

Angststörungen zählen zu den häufigsten psychischen Störungen im Kindes- und Jugendalter und treten typischerweise früh im Entwicklungsverlauf auf. Sie stellen bedeutsame Risikofaktoren für die Entstehung weiterer psychischer Störungen im Erwachsenenalter dar, was ihre frühzeitige Erkennung und evidenzbasierte Behandlung umso dringlicher macht. Die Wirksamkeit psychotherapeutischer Interventionen, insbesondere der KVT, ist gut belegt, wobei neuere Ansätze zunehmend auf intensive Expositionsverfahren setzen, die Prinzipien des Extinktionslernens nutzen. Während der Einbezug der Eltern für einen positiven Therapieverlauf nicht erforderlich zu sein scheint, eröffnen digitale Interventionen vielversprechende, niedrigschwellige Zugangswege zur Versorgung betroffener Kinder und Jugendlicher.

Fallbeispiel

Daten zur Person

Lena ist 9;9 Jahre alt und wird von ihrer Mutter (42 Jahre, Friseurin) und ihrem Vater (45 Jahre, Informatiker) begleitet. Sie hat eine jüngere Schwester (6 Jahre). In ihrer Freizeit singt sie im Chor, hat viele Freundinnen und zeigt in der 4. Klasse gute Leistungen.

Schwierigkeiten und Auffälligkeiten

Schwangerschaft, Geburt und frühkindliche Entwicklung seien unauffällig verlaufen. Lena habe vom 3.–6. Lebensjahr den Kindergarten besucht. Die Eingewöhnung sei schwierig gewesen, sie habe morgens bei der Trennung oft geweint. Seit der Trennung der Eltern vor 1,5 Jahren habe sie massive Probleme, abends einzuschlafen. Oft liege sie wach in ihrem Bett und mache sich Sorgen, dass ihr etwas passieren könne, dass sie z. B. entführt werde. Es sei ein sehr großes Problem für Lena, allein zu Hause zu bleiben und auswärts zu übernachten, was sie früher sehr gern und auch regelmäßig getan habe. Die Eltern hätten schon mehrere erfolglose Übernachtungsversuche bei der Oma und einer Freundin unternommen.

Lena berichtet, dass sie jeden Tag vor dem Einschlafen unter ihrem Bett nachschaue, ob dort ein „Räuber" sei, der sie entführen könne. Im nächsten Schritt würde sie dann Kissen so arrangieren, dass der Spalt zwischen ihrem Bett und der Wand verschlossen sei. Lena erzählt weiter, dass sie ca. 3-mal pro Woche Albträume habe, die inhaltlich das Thema der Trennung aufgreifen. Sie habe Angst davor, dass die Situation der Eltern eskaliere und es zu einem Sorgerechtsstreit mit Einsatz der Polizei komme. Auch in der Schule ist Lenas Verhaltensänderung aufgefallen. Die Lehrerin habe sich an die Eltern gewandt, da Lena in letzter Zeit in der Schule oft gedanklich abwesend sei und häufig über Bauchschmerzen klage. Die Mutter gibt an, dass sie sehr besorgt um Lenas weitere Entwicklung sei und Bedenken wegen einer anstehenden Klassenfahrt habe. Der Vater ergänzt, dass Lenas Schwierigkeiten, abends allein einzuschlafen oder am Tag allein zu bleiben, auch im familiären Rahmen zunehmen und die Familie belasten würden. Lena äußert den Wunsch an die Therapie, dass die Angst „weggehen" möge, sie kann sich aber nicht vorstellen, wie das geschehen könnte. Sie glaube nicht daran, dass man ihr helfen könne.

Diagnostik

Um die Diagnose des Erstgesprächs abzusichern, wurde das Kinder-DIPS OA (Diagnostisches Interview bei psychischen Störungen des Kindes- und Jugendalters; Schneider et al. 2017) mit der Patientin und ihrer Mutter einzeln durchgeführt. Mithilfe des Multiaxialen Klassifikationsschemas (MAS) für psychische Störungen des Kindes- und Jugendalters (Remschmidt et al. 2017) wird Lenas Situation wie folgt klassifiziert und folgende Diagnose gestellt:

- **Achse I:** ICD-10: F (G) F93.0 Emotionale Störung mit Trennungsangst
- **Achse II:** Keine umschriebenen Entwicklungsstörungen
- **Achse III:** Eine Überprüfung des Intelligenzniveaus wird nicht als notwendig angesehen, da vom klinischen Eindruck her eine Intelligenz im durchschnittlichen Bereich vorliegt.
- **Achse IV:** Keine relevante körperliche Symptomatik
- **Achse V:** 5.1. Abweichende Elternsituation (getrennte Eltern)
- **Achse VI:** 4. Ernsthafte soziale Beeinträchtigung: Es liegt eine Beeinträchtigung zu Hause und in der Freizeit vor.

Therapieverlauf

Die Therapie basiert auf dem Therapiemanual „Kinder bewältigen Angst (KibA)" von Schneider und Pflug (2015) und wird in der Kind-alleine-

Bedingung durchgeführt, da beide Eltern voll berufstätig sind und die Therapietermine nicht wahrnehmen können. Stattdessen bringt die Oma Lena zur Therapie und holt sie wieder ab. In den ersten vier Sitzungen liegt der Schwerpunkt auf der Psychoedukation und der Vorbereitung auf die Expositionsübungen. Lena versteht, was eine Angststörung ist, wie häufig sie vorkommt und welche physiologischen, kognitiven und behavioralen Reaktionen sie bei ihr ausgelöst werden, wenn sie Angst empfindet. Sie erkennt, dass Angst in tatsächlichen Gefahrensituationen eine sinnvolle Reaktion ist, aber dass starke Angst in harmlosen Situationen hinderlich sein kann – so wie bei ihr beim auswärtigen Übernachten oder beim Alleinsein zu Hause. Besonders faszinierend ist für sie die Erkenntnis, dass Gedanken körperliche Reaktionen beeinflussen können. Dies wird ihr durch die Zitronen-Imaginationsübung deutlich, bei der sie sich vorstellt, in eine saftige, säuerliche Zitrone zu beißen, und so ihren Speichelfluss im Mund anregen kann. Dadurch versteht sie, wie kraftvoll unsere Gedanken sind und dass wir durch gezielte gedankliche Veränderungen auch unsere Angst beeinflussen können. Zudem wird ihr der Zusammenhang zwischen ihren Ängsten und den Bauchschmerzen bewusst.

Da Lena besonders vor Einbrechern und Entführern Angst hat, wird zuerst über dieses Thema gesprochen. Im Gegensatz zu Erwachsenen ist es bei Kindern häufig so, dass sie weniger Wissen über die gefürchtete Situation haben oder Zusammenhänge noch nicht ganz verstehen, sodass ein Zuwachs an Wissen schon dabei helfen kann, die Angst zu lindern. Durch geleitetes Entdecken erkennt Lena, dass Einbrecher eigentlich gar nicht gesehen werden wollen und deswegen häufig nachts kommen oder wenn niemand zu Hause ist. Zudem versteht sie, dass Einbrecher niemandem schaden wollen, schon gar nicht einem Kind, sondern Wertgegenstände stehlen möchten. Mit ihr wird abgesprochen, dass im unwahrscheinlichen Fall, dass sie jemals einen Einbrecher sehen sollte, ihm einfach das geben soll, was er haben möchte. Dazu wird ein Plakat mit hilfreichen Gedanken erstellt: „Einbrecher möchten nicht von mir gesehen werden", „Die meisten Einbrecher flüchten direkt, wenn sie hören oder sehen, dass jemand im Haus ist", „Wenn ein Einbrecher etwas stehlen möchte, dann gebe ich ihm das einfach. Das ist nicht schlimm, meine Eltern sind dagegen versichert". Weiterhin wird ihr deutlich, dass Entführungen nur extrem selten passieren, z. B. bei Personen, die sehr viel Geld oder Macht haben. Da dies beides nicht auf ihre Eltern zutrifft, ist Lena nach diesem Gespräch sehr beruhigt. Um ihre Selbstwirksamkeit zu erhöhen und ihr auch hilfreiche Strategien beizubringen, werden zudem die Telefonnummern ihrer Eltern mit ihr zusammen auswendig gelernt, sodass sie im Notfall zu den Nachbarn laufen könnte, um dort ihre Eltern anzurufen. Das Auswendiglernen der Telefonnummer machte Lena richtig Spaß, und sie ist ganz stolz, die Nummern aufzusagen. Zudem wird Lenas Sorge vor einem Sorgerechtsstreit ihrer Eltern aufgegriffen und herausgearbeitet, dass sich die Situation bei ihren Eltern ja ganz anders darstellt, da sich beide aktuell gut verstehen. Auch das beruhigt Lena.

Im nächsten Schritt wird dann zusammen mit ihr überlegt, welche Situationen ihr aktuell noch ein wenig Angst machen, mittlere Angst bereiten oder starke Angst auslösen, die sie in Zukunft gern bewältigen würde. Es werden also Angsthierarchien aufgestellt. Aufgeschrieben werden z. B. 10 Minuten am Tag allein bleiben – 30 Minuten oder 1 Stunde allein zu Hause bleiben – beim Vater im Wohnzimmer schlafen – im Garten zusammen mit einer Freundin zelten – bei der Oma übernachten – mit auf Klassenfahrt gehen. Danach wird gemeinsam mit Lena überlegt, ob es Situationen gibt, vor denen sie früher Angst hatte, die sie aber mittlerweile bewältigen kann (Habituationserfahrung). Lena berichtet, dass es ihr früher sehr schwergefallen sei, vom Einmeterbrett ins Wasser zu springen, dass ihr aber das Springen heute keine Angst mehr und inzwischen sogar Spaß mache. Dazu werden Angstverlaufskurven erstellt: Wie stark war ihre Angst beim ersten Sprung? Wie war sie beim zweiten, fünften oder zehnten Mal? Durch das Schaubild erkennt sie, dass ihre Angst mit zunehmender Übung immer weniger wurde. Zudem wird mit ihr erarbeitet, dass sie ja nicht direkt mit dem Sprung vom Einmeterbrett angefangen hat zu üben, sondern zuerst vom Beckenrand gesprungen ist, als Nächstes vom Startblock und dann erst vom Einmeterbrett, dass sie also den Schweregrad Schritt für Schritt gesteigert hat. Diese Habituationssituation wird dann den aktuellen Angstsituationen „allein bleiben" und „woanders übernachten" gegenübergestellt, und es werden mögliche Abstufungen gefunden. Zur Steigerung der Motivation wird die Angsthierarchie mit einem Belohnungsplan gekoppelt:

	Angstsituationen	Belohnung
1.	Kissen so arrangieren, dass der Spalt zwischen Bett und Wand nur zur Hälfte verschlossen ist.	Je geschaffte Nacht 1 Punkt (max. 7 Punkte möglich)
2.	Nur 1 Kissen benutzen, um den Spalt zwischen Bett und Wand zu verschließen	Je geschaffte Nacht 1 Punkt (max. 7 Punkte möglich)
3.	Ohne Kissen im Spalt schlafen	Je geschaffte Nacht 1 Punkt (max. 7 Punkte möglich)
4.	10 Minuten allein zu Hause bleiben	Je Situation 1 Punkt
5.	20 Minuten allein zu Hause bleiben	Je Situation 3 Punkte
6.	30 Minuten allein zu Hause bleiben	Je Situation 5 Punkte
7.	Allein im Wohnzimmer schlafen	10 Punkte
8.	Im Garten mit Freundin zelten	15 Punkte
9.	Bei einer Freundin oder bei Verwandten übernachten	20 Punkte
10.	Mit auf Klassenfahrt fahren	Extrabelohnung (Überraschung)

Mit Lenas Eltern wird in einer Elternsitzung vorab der Ablauf der Therapie besprochen und vereinbart, dass sie neben schönen Aktivitäten auch insgesamt 20 Euro für Belohnungen in der Therapie bereitstellen würden. Davon werden gemeinsam mit Lena Kleinigkeiten gekauft, die die Eltern zu Hause in einer Vitrine für sie verwahren. Zusammen bastelt die Familie kleine Schilder für die Preise, auf denen die benötigte Punktzahl zum Einlösen notiert wird, z. B. Schokobon 1 Punkt, Haarspange 3 Punkte, Filmabend mit Popcorn 5 Punkte.

Zur Vorbereitung auf die Expositionen wird dann mit Lena überlegt, welche hilfreichen Gedanken sinnvoll wären, um ihr Mut zu machen („Ich schaffe das!", „Ich bin stark und kann die Angst aushalten", „Ich überprüfe jetzt erst einmal, ob die Angst überhaupt Recht hat und ein Einbrecher kommt", „Danach kann ich richtig stolz auf mich sein") und welches Verhalten sinnvoll wäre („Etwas Schönes spielen, wenn ich allein bin, dann kommt mir die Zeit gar nicht so lange vor").

Als erste Expositionsübung wird die Reduzierung der Kissen beim Bett ausgewählt. Auf dem Arbeitsblatt „Übung macht den Meister" wird Lenas Befürchtung festgehalten: „Wenn ich nur ein Kissen in den Spalt zwischen Wand und Bett platziere, sodass da noch eine Lücke ist, wird mich jemand, der sich unter meinem Bett versteckt hat, nachts mit einer Hand berühren". Davon ist Lena zu 60 % überzeugt. Vor der Übung hatte Lena 70 % Angst. Mit der Familie wird besprochen, dass sie am nächsten Morgen die Rückseite des Arbeitsblattes ausfüllen sollen, auf der erfragt wird, wie Lena ihre Angst vor der Übung, währenddessen und nach der Übung erlebt hat und ob ihre Befürchtung eingetreten ist. Diese Übung wird eine Woche lang wiederholt, wobei der Schwergrad erst einmal absichtlich nicht erhöht wird. Zudem soll Lena jeweils Angstverlaufskurven malen, wobei sie feststellt, dass es ihr immer weniger Angst bereitet, ohne die Kissen zu schlafen. Die weiteren Expositionssitzungen werden dann genutzt, um mit ihr das Alleinsein zu üben, wobei sie parallel mit den Kissen weiterarbeitet. Zuerst wird das Alleinsein im Therapieraum geübt. Danach schaltet sich die Therapeutin per Videotherapie zu Lena nach Hause. Sie bespricht mit ihr die Übung vor, die Eltern verlassen das Haus, und die Therapeutin loggt sich aus. Nach der besprochenen Zeit loggt die Therapeutin sich wieder ein, um die

Übungen mit Lena nachzubesprechen. So können in einer Doppelsitzung 3 × 10 Minuten Alleinsein geübt werden. Als KibA-Aufgabe übt die Familie das Alleinbleiben beim Vater und bei der Mutter, bis Lena 30 Minuten allein bleiben kann. Jedes Mal werden Angstverlaufskurven gezeichnet, um ihr auch hier noch einmal ihre Erfolge vor Augen zu führen.

Danach wird das Woanders-Übernachten aufgegriffen, und zwar das Übernachten im nicht vertrauten Wohnzimmer. Lena versteht, dass Angst nicht unendlich stark werden kann, sondern dass mit großer Wahrscheinlichkeit im Laufe der Nacht die Angst irgendwann abnimmt. Wichtig war es, mit Lena herauszuarbeiten, dass das Ziel der Übung nicht ist, dass sie einschläft. Man kann sich nicht anstrengen einzuschlafen, vielleicht ist man die ganze Nacht angespannt, nervös und wach. Das wäre völlig okay und nicht schlimm. Vielmehr ist es das Ziel, die Nacht im Wohnzimmer zu bleiben, da die Angst von ihr möchte, dass sie in ihr vertrautes Bett geht, also die Situation vermeidet. Lena versteht, dass die Angst dann sofort aufhören und es sich gut anfühlen würde, aber die Angst beim nächsten Mal dann leider wieder da wäre. Wenn sie es jedoch einmal schaffen würde, im Wohnzimmer zu bleiben, auch wenn sie sehr lange wach ist und dort noch etwas liest oder ein Hörbuch hört, hätte sie gegen die Angst gewonnen, und beim nächsten Mal würde es dann leichter, weil sie es ja schon einmal geschafft hätte und ihre Befürchtung nicht eingetroffen sei („Es kam kein Räuber"). Zudem wird besprochen, dass es auch keine Niederlage wäre, wenn sie beim ersten Mal „nur" 2 Stunden im Wohnzimmer bliebe und dann in ihr Bett ginge, weil sie es dann ja immerhin schon 2 Stunden geschafft hätte und es am Tag darauf ja vielleicht auch 3 Stunden schaffen würde.

Schlussendlich benötigt Lena 3 Tage, um im Wohnzimmer zu übernachten, und ist danach sehr stolz auf sich. Es wird ein Foto von Lena morgens auf der Luftmatratze im Wohnzimmer gemacht, das sie sich in ihr Zimmer hängt. So kann sie es immer wieder anschauen und auch den Großeltern zeigen, um den Gedächtnisabruf des Extinktionslernens zu verbessern. Am Wochenende darauf übt sie dann auch noch das Übernachten im Zelt im eigenen Garten mit ihrer besten Freundin, was sehr gut klappt.

In der vorletzten Sitzung dreht Lena ein Video, das sie mit nach Hause bekommt und in der sie die wichtigsten Informationen zu Angst aus der Therapie und dem Umgang damit beschreibt. Das Video wird in der letzten Sitzung zusammen mit den Eltern angeschaut, und Lenas bisherige Erfolge werden gebührend mit Kuchen gefeiert, den die Eltern zur Belohnung mitgebracht haben. Es wird vereinbart, dass die weiteren Übernachtungen bei der Oma und bei der Freundin noch in den nächsten Monaten geübt werden sollen. Im 6-Monats-Follow-up berichtet die Familie dann, dass auch diese Übernachtungen gut gelaufen seien und Lena nun keine Angst mehr habe, allein zu Hause zu bleiben oder mit auf die Klassenfahrt zu fahren. Sie alle seien so froh, dass es Lena wieder besser gehe und die Ängste sie nun nicht mehr einschränken. Im Kinder-DIPS sind die Diagnosekriterien der Emotionalen Störung mit Trennungsangst zum 6-Monats-Follow-up jetzt nicht mehr erfüllt.

LITERATUR

Abbass AA, Rabung S, Leichsenring F, Refseth JS, Midgley N. Psychodynamic psychotherapy for children and adolescents: a meta-analysis of short-term psychodynamic models. J Am Acad Child Adolesc Psychiatry2013; 52(8), 863–875. DOI: 10.1016/j.jaac.2013.05.014.

Andersson G, Titov N, Dear BF, Rozental A, Carlbring P. Internet-delivered psychological treatments: from innovation to implementation. World Psychiatry 2019; 18(1): 20–28. DOI: 10.1002/wps.20610.

APA – American Psychiatric Association, DSM-5 Task Force. Diagnostic and Statistical Manual of Mental Disorders: DSM-5™ (Fifth edition). Washington, DC: American Psychiatric Publishing 2013.

Barnett JE. Ethical and legal issues in the clinical use of technology. In: Reger GM (ed.), Technology and Mental Health: A Clinician's Guide to Improving Outcomes. New York: Routledge/Taylor & Francis 2021; 230–247.

Beesdo K, Knappe S, Pine DS. Anxiety and anxiety disorders in children and adolescents: developmental issues and

implications for DSM-V. Psychiatr Clin North Am 2009; 32(3): 483–524. OI: 10.1016/j.psc.2009.06.002.
Bennett K, Manassis K, Walter SD, Cheung A, Wilansky-Traynor P, Diaz-Granados N, et al. Cognitive behavioral therapy age effects in child and adolescent anxiety: an individual patient data meta-analysis. Depress Anxiety 2013; 30(9): 829–841.
Bieda A, Pflug V, Scholten S, Lippert MW, Ladwig I, Nestoriuc Y, Schneider S. Unerwünschte Nebenwirkungen in der Kinder- und Jugendlichenpsychotherapie – Eine Einführung und Empfehlungen. Psychother Psychosom Med Psychol 2018; 68(9–10): 383–390. DOI: 10.1055/s-0044-102291.
Bittner A, Egger HL, Erkanli A, Jane Costello E, Foley DL, Angold A. What do childhood anxiety disorders predict? J Child Psychol Psychiatry 2007; 48(12): 1174–1183.
Bodden DHM, Dirksen CD, Bögels SM. Societal burden of clinically anxious youth referred for treatment: a cost-of-illness study. J Abnorm Child Psychol 2008; 36(4): 487–497.
Carl E, Stein AT, Levihn-Coon A, Pogue JR, Rothbaum B, Emmelkamp P, et al. Virtual reality exposure therapy for anxiety and related disorders: a meta-analysis of randomized controlled trials. J Anxiety Disord 2019; 61: 27–36. DOI: 10.1016/j.janxdis.2018.08.003.
Carper MM, McHugh RK, Barlow DH. Dissemination of computer-based psychological treatment: a preliminary analysis of patient and clinician perceptions. Adm Policy Ment Health 2013; 40(2): 87–95. DOI: 10.1007/s10488-011-0377-5.
Cartwright-Hatton S, Roberts C, Chitsabesan P, Fothergill C, Harrington R. Systematic review of the efficacy of cognitive behaviour therapies for childhood and adolescent anxiety disorders. Br J Clin Psychol 2004; 43(4): 421–436.
Craske MG, Treanor M, Conway CC, Zbozinek T, Vervliet B. Maximizing exposure therapy: an inhibitory learning approach. Behav Res Ther 2014; 58, 10–23. DOI: 10.1016/j.brat.2014.04.006
Crowe K, McKay D. Efficacy of cognitive-behavioral therapy for childhood anxiety and depression. J Anxiety Disord 2017; 49: 76–87. DOI: 10.1016/j.janxdis.2017.04.001.
Csirmaz L, Nagy T, Vikor F, Kasos K. Cognitive behavioral digital interventions are effective in reducing anxiety in children and adolescents: a systematic review and meta-analysis. J Prev 2024; 45: 237–267. DOI: 10.1007/s10935-023-00760-0.
Ebert DD, Zarski AC, Christensen H, Stikkelbroek Y, Cuijpers P, Berking M, Riper H. Internet and computer-based cognitive behavioral therapy for anxiety and depression in youth: a meta-analysis of randomized controlled outcome trials. PLoS One 2015; 10(3): e0119895. DOI: 10.1371/journal.pone.0119895.
Falkai P, Wittchen H-U, Döpfner M, Gaebel W, Maier W, Rief W et al. (Hrsg.). Diagnostische Kriterien DSM-5®. 1. A. Göttingen: Hogrefe 2015. DOI: 10.1026/03102-000.
Foa EB, Kozak MJ. Emotional Processing of fear. Exposure to corrective information. Psychol Bull 1986; 99(1): 20–35. DOI: 10.1037/0033-2909.99.1.20.
Freeman D, Reeve S, Robinson A, Ehlers A, Clark D, Spanlang B, Slater M. Virtual reality in the assessment, understanding, and treatment of mental health disorders. Psychol Med 2017; 47(14): 2393–2400.
Freud S. Analyse der Phobie eines fünfjährigen Knaben-Falldarstellung „Der kleine Hans“. Frankfurt/M.: Fischer 1909 (zitiert nach 1989).
Garber J, Weersing VR. Comorbidity of anxiety and depression in youth: implications for treatment and prevention. Clin Psychol (New York) 2010; 17(4): 293–306. DOI: 10.1111/j.1468–2850.2010.01221.x.
Herren C, In-Albon T, Schneider S. Beliefs regarding child anxiety and parenting competence in parents of children with separation anxiety disorder. J Behav Ther Exp Psychiatry 2013; 44(1): 53–60.
Hudson JL, Rapee RM. From anxious temperament to disorder: an etiological model. In: Heimberg RG, Turk CL, Mennin DS (eds.), Generalized Anxiety Disorder: Advances in Research and Practice. New York: Guilford Press 2004; 51–74.
Hudson JL, Keers R, Roberts S, Coleman JR, Breen G, Arendt K, et al. Clinical predictors of response to cognitive-behavioral therapy in pediatric anxiety disorders: the Genes for Treatment (GxT) study. J Am Acad Child Adolesc Psychiatry 2015; 54(6): 454–463. DOI: 10.1016/j.jaac.2015.03.018.
In-Albon T, Schneider S. Psychotherapy of childhood anxiety disorders: a meta-analysis. Psychother Psychosom 2006; 76(1): 15–24. DOI: 10.1159/000096361.
James AC, Reardon T, Soler A, James G, Creswell C. Cognitive behavioural therapy for anxiety disorders in children and adolescents. Cochrane Database Syst Rev 2020; 11: CD013162. DOI: 10.1002/14651858.CD013162.pub2.
Jarrett MA, Ollendick TH. A conceptual review of the comorbidity of attention-deficit/hyperactivity disorder and anxiety: implications for future research and practice. Clin Psychol Rev 2008; 28(7): 1266–1280. DOI: 10.1016/j.cpr.2008.05.004.
Jeckel J, Thiele C, Hirschfeld G, Teismann T, Schneider S, von Brachel R. Better safe than sorry. A scoping review of monitoring for negative effects in preregistrations of psychological interventions. Clin Psychol Psychother 2024; 31: e2968. DOI: 10.1002/cpp.2968.
Jones MC. A laboratory study of fear: The case of Peter. J Genet Psychol 1924; 31: 308–315.
Kendall PC, Ronan KR. Assessment of children's anxieties, fears, and phobias: Cognitive-behavioral models and methods. In: Reynolds C, Kamphaus RW (eds.), Handbook of Psychological and Educational Assessment of Children. New York: Guilford Press 1990; 223–244.
Kessler RC, Berglund P, Demler O, Jin R, Merikangas KR, Walters EE. Lifetime prevalence and age-of-onset distributions of DSM-IV disorders in the national comorbidity

survey replication. Arch Gen Psychiatry 2005; 62(6): 593–602. DOI: 10.1001/archpsyc.62.6.593.
Kossowsky J, Pfaltz MC, Schneider S, Taeyman, J, Locher C, Gaab J. The separation anxiety hypothesis of panic disorder revisited: a meta-analysis. Am J Psychiatry 2013; 170(7): 768–781. DOI: 10.1176/appi.ajp.2012.12070893.
Kovacs M, Devlin B. Internalizing disorders in childhood. J Child Psychol Psychiatry 1998; 39(1): 47–63. DOI: 10.1017/S0021963097001765.
Krause K, Zhang XC, Schneider S. Long-term effectiveness of cognitive behavioral therapy in routine outpatient care for youth with anxiety disorders. Psychother Psychosom 2024; 93(3): 181–190. DOI: 10.1159/000537932.
Lebowitz ER, Marin C, Martino A, Shimshoni Y, Silverman WK. Parent-based treatment as efficacious as cognitive-behavioral therapy for childhood anxiety: a randomized noninferiority study of supportive parenting for anxious childhood emotions. J Am Acad Child Adolesc Psychiatry 2020; 59(3): 362–372. DOI: 10.1016/j.jaac.2019.02.014.
Lindhiem O, Bennett CB, Rosen D, Silk J. Mobile technology boosts the effectiveness of psychotherapy and behavioral interventions: a meta-analysis. Behav Modif 2015; 39(6): 785–804. DOI: 10.1177/0145445515595198.
Lippert MW, Pflug V, Lavallee K, Schneider S. Enhanced family approaches for the anxiety disorders. In: Farrell LJ, Ollendick TH, Muris P (eds.), Innovations in CBT for childhood anxiety, OCD, and PTSD: Improving Access and Outcomes. Cambridge: Cambridge University Press 2019; 182–205.
Manassis K, Bradley SJ. The development of childhood anxiety disorders: toward an integrated model. J Appl Dev Psychol 1994; 15(3): 345–366.
March S, Spence SH, Donovan CL. The efficacy of an internet-based cognitive-behavioral therapy intervention for child anxiety disorders. J Pediatr Psychol 2008; 34(5): 474–487. DOI: 10.1093/jpepsy/jsn099.
Margraf J, Cwik J, Pflug V, Schneider S. Strukturierte klinische Interviews zur Erfassung psychischer Störungen über die Lebensspanne: Gütekriterien und Weiterentwicklungen der DIPS-Verfahren. Z Klin Psychol Psychother 2017; 46(3).
Mowrer OH. Two-factor learning theory: summary and comment. Psychol Rev 1951; 58(5): 350.
Norton PJ, Price EC. A meta-analytic review of adult cognitive-behavioral treatment outcome across the anxiety disorders. J Nerv Ment Dis 2007; 195(6): 521–531.
Parsons TD, Rizzo AA. Affective outcomes of virtual reality exposure therapy for anxiety and specific phobias: a meta-analysis. J Behav Ther Exp Psychiatry 2008; 39(3): 250–261. DOI: 10.1016/j.jbtep.2007.07.007.
Pine AE, Baumann MG, Modugno G, Compas BE. Parental involvement in adolescent psychological interventions: a meta-analysis. Clin Child Fam Psychol Rev 2024; 27(3): 1–20. DOI: 10.1007/s10567-024-00481-8.
Pittig A, Hoyer J. Exposition aus Sicht niedergelassener Verhaltenstherapeutinnen und Verhaltenstherapeuten: Anwendung und systemische Barrieren. Z Klin Psychol Psychother 2017; 46(4): 223–235. DOI: 10.1026/1616–3443/a000441.
Pittig A, Heinig I, Goerigk S, Thiel F, Hummel K, Scholl L, et al. Efficacy of temporally intensified exposure for anxiety disorders: a multicenter randomized clinical trial. Depress Anxiety 2021; 38(11): 1169–1181. DOI: 10.1002/da.23204.
Plötner M, Moldt K, In-Albon T, Schmitz J. Einfluss der COVID-19-Pandemie auf die ambulante psychotherapeutische Versorgung von Kindern und Jugendlichen. Psychotherapie 2022; 67(6): 469–477. DOI: 10.1007/s00278-022-00604-y.
Polanczyk GV, Salum GA, Sugaya LS, Caye A, Rohde LA. Annual research review: a meta-analysis of the worldwide prevalence of mental disorders in children and adolescents. J Child Psychol Psychiatry 2015; 56(3): 345–365.
Racine N, McArthur BA, Cooke JE, Eirich R, Zhu J, Madigan S. Global prevalence of depressive and anxiety symptoms in children and adolescents during COVID-19: a meta-analysis. JAMA Pediatrics 2021; 175(11): 1142–1150.
Ravens-Sieberer U, Wille N, Erhart M, Bettge S, Wittchen H-U, Rothenberger A, et al. Prevalence of mental health problems among children and adolescents in Germany: results of the BELLA study within the National Health Interview and Examination Survey. Eur Child Adolesc Psychiatry 2008; 17(1): 22–33. DOI: 10.1007/s00787-008-1003-2.
Remschmidt H, Schmidt MH, Poustka F (Hrsg.). Multiaxiales Klassifikationsschema für psychische Störungen des Kindes- und Jugendalters nach ICD-10: mit einem synoptischen Vergleich von ICD-10 und DSM-5®. 7. A. Bern: Hogrefe 2017.
Sacco R, Camilleri N, Eberhardt J, Umla-Runge K, Newbury-Birch D. A systematic review and meta-analysis on the prevalence of mental disorders among children and adolescents in Europe. Eur Child Adolesc Psychiatry 2024; 33(9): 2877–2894.
Santomauro DF, Herrera AMM, Shadid J, Zheng P, Ashbaugh C, Pigott DM, et al. Global prevalence and burden of depressive and anxiety disorders in 204 countries and territories in 2020 due to the COVID-19 pandemic. Lancet 2021; 398(10312): 1700–1712.
Schneider S, Blatter-Meunier J. Trennungsangst. In: Schneider S, Margraf J (Hrsg.), Lehrbuch der Verhaltenstherapie. Band 3. Berlin, Heidelberg: Springer 2019; 499–522.
Schneider S, Pflug V. Behandlungsmanual „Kinder bewältigen Angst (KibA)". Unveröffentlichtes Manuskript. Bochum: Ruhr-Universität Bochum, Mental Health and Research Center 2015.
Schneider S, Pflug V, In-Albon T, Margraf J. Kinder-DIPS Open Access: Diagnostisches Interview bei psychischen Störungen im Kindes- und Jugendalter. Bochum: Forschungs- und Behandlungszentrum für psychische Gesundheit, Ruhr-Universität Bochum 2017. DOI: 10.13154/rub.101.90.
Spence SH, Donova, CL, March S, Gamble A, Anderson RE, Prosser S, Kenardy J. A randomized controlled trial of

online versus clinic-based CBT for adolescent anxiety. J Consult Clin Psychol 2011; 79(5): 629–642. DOI: 10.1037/a0024512.

Strawn JR, Geracioti L, Rajdev N, Clemenza K, Levine A. Pharmacotherapy for generalized anxiety disorder in adult and pediatric patients: an evidence-based treatment review. Expert Opin Pharmacother 2018; 19(10): 1057–1070. DOI: 10.1080/14656566.2018.1491966.

Thulin U, Svirsky L, Serlachius E, Andersson G, Ost LG. The effect of parent involvement in the treatment of anxiety disorders in children: a meta-analysis. Cogn Behav Ther 2014; 43(3): 185–200. DOI: 10.1080/16506073.2014.923928.

Van Ameringen M, Mancini C, Farvolden P. The impact of anxiety disorders on educational achievement. J Anxiety Disord 2003; 17(5): 561–571.

Vigerland S, Lenhard F, Bonnert M, Lalouni M, Hedman E, Ahlen J, et al. Internet-delivered cognitive behavior therapy for children and adolescents: a systematic review and meta-analysis. Clin Psychol Rev 2016; 50: 1–10. DOI: 10.1016/j.cpr.2016.09.005.

Walkup JT, Albano AM, Piacentini J, Birmaher B, Compton SN, Sherrill JT, et al. Cognitive behavioral therapy, sertraline, or a combination in childhood anxiety. N Engl J Med 2008; 359(26): 2753–2766. DOI: 10.1056/NEJMoa0804633.

Weisz JR, Kuppens S, Ng MY, Eckshtain D, Ugueto AM, Vaughn-Coaxum R, et al. What five decades of research tells us about the effects of youth psychological therapy: a multilevel meta-analysis and implications for science and practice. Am Psychol 2017; 72(2): 79–117. DOI: 10.1037/a0040360.

WHO – World Health Organization. WHO: ICD-11: International Classification of Diseases, 11th Revision. Geneva: World Health Organization 2019/2021.

Woodward LJ, Fergusson DM. Life course outcomes of young people with anxiety disorders in adolescence. J Am Acad Child Adolesc Psychiatry2001; 40(9): 1086–1093. DOI: 10.1097/00004583-200109000-00018.

KAPITEL

13 Zwangsstörung und verwandte Störungen (6B2)

Susanne Walitza

Wichtige Neuigkeiten auf einen Blick

- Zwangsstörungen im Kindes- und Jugendalter sind häufige und sehr beeinträchtigende Störungen, die einen bimodalen Erkrankungsbeginn zeigen. Am häufigsten erkranken Betroffene kurz vor der Pubertät oder im jungen Erwachsenenalter. Leider wird die Störung oft erst nach Jahren erkannt und behandelt.
- In der ICD-11 werden Zwangsstörungen neu zusammen mit verwandten Störungen, den sog. Zwangsspektrumsstörungen klassifiziert. Man muss neu und ähnlich wie im DSM-5 den Grad der Einsichtsfähigkeit einschätzen. Das heißt, dass Zwangssymptome nicht mehr ich-dyston sein müssen.
- Für die Diagnosestellung soll eine ausführliche störungsspezifische Anamnese und Familienanamnese erfolgen. Zur Erfassung der verschiedenen Symptome und des Schweregrads wird gemäß Leitlinien die CY-BOCS empfohlen, die auch international das Goldstandard-Instrument darstellt. Komorbiditäten sind im Kindesalter vermehrt ADHS und Tic-Störungen, während mit zunehmenden Alter Angst, Depressionen und Essstörungen beobachtet werden.
- Die Ursachen von Zwangsstörungen sind multifaktoriell, wobei genetische Ursachen stark mit Umweltfaktoren interagieren. Betroffene haben signifikant häufiger Verwandte, die ebenfalls an Zwangsstörungen, aber auch an Angst- und/oder Tic-Störungen leiden. Neben genetischen Faktoren können bei einer kleinen Subgruppe insbesondere auch Infektionen eine Rolle spielen. Zwänge lassen sich aber auch gut im Rahmen von erlerntem Verhalten verstehen.
- Die Exposition mit Reaktionsmanagement ist das wirksamste Kernelement der Kognitiven Verhaltenstherapie (KVT), die im Kindes- und Jugendalter von den Leitlinien in deutschsprachigen Ländern und Europa als Therapie der ersten Wahl empfohlen wird. Ein weiterer sehr wichtiger Baustein der Psychotherapie ist

der Einbezug der Eltern, der ebenfalls in den Leitlinien empfohlen wird.
- Die Pharmakotherapie mit SSRIs ist eine effektive Behandlungsform mit hoher Evidenz, die in den USA und Kanada z. B. als gleichrangig zur Psychotherapie empfohlen wird.
- Die in 2021 publizierte AWMF-S3-Leitlinie hebt hervor, dass die Therapie so bald wie möglich begonnen und in Partizipation mit den Betroffenen und deren Eltern durchgeführt werden sollte. Spätestens Ende 2025 soll die gemeinsame Patientenleitlinie auf Basis der beiden S3-Leitlinien für Kinder und Erwachsene über die gesamte Alterspanne für Betroffene und Angehörige publiziert werden.

Eine Übersicht zum Störungsbild ist ➤ Tab. 13.1 zu entnehmen.

Tab. 13.1 Zwangsstörungen – Übersicht

Definition	• Zwangsstörungen (ICD-11: 6B20) sind gekennzeichnet durch das wiederholte Auftreten von – Zwangsgedanken (aufdringliche, unerwünschte Gedanken, Bilder oder Impulse) und/oder – Zwangshandlungen (wiederholte Verhaltensweisen oder mentale Handlungen), die als unangemessen oder übertrieben erlebt werden. • Betroffene versuchen, diese Gedanken oder Handlungen zu ignorieren, zu unterdrücken oder zu neutralisieren. • Die Symptome verursachen erheblichen Leidensdruck, sind zeitaufwendig und beeinträchtigen die Funktionsfähigkeit im Alltag deutlich.
Manifestationsalter	• Der häufigste Erkrankungsbeginn ist bimodal (im präpubertären Alter mit durchschnittlich 11 Jahren und im jungen Erwachsenenalter bei durchschnittlich etwa 23 Jahren). • Jungen sind im Kindesalter etwas häufiger betroffen, während das Geschlechterverhältnis ab dem Jugendalter ausgeglichen ist.
Diagnostik	Die Diagnostik ist „multiaxial" und umfasst: • Ausführliche Exploration, Beobachtung unter Einschluss standardisierter Erhebungen • Erfassung der Kernsymptomatik (z. B. Beginn, Symptome, Schweregrad mit der CY-BOCS • Einbindung der Familie • Komorbiditäten
Komorbiditäten	Komorbiditäten sind häufig, treten jedoch alters- und geschlechtsspezifisch unterschiedlich häufig auf. • Im Kindesalter treten vor allem ADHS und Tic-Störungen häufiger auf, dies vermehrt bei Jungen. • Ab dem Jugendalter sind Depressionen und Essstörungen häufig komorbid, vor allem bei Mädchen.
Therapeutische Optionen	• Im Kindes- und Jugendalter ist die kognitive Verhaltenstherapie die Behandlung der ersten Wahl. • Exposition mit Reaktionsmanagement als zentral wirksames Kernelement. • Familieneinbezug in die störungsspezifische Therapie wird empfohlen und sollte mindestens immer geprüft werden. • Medikation mit SSRIs ist wirksam.
Wichtige Leitlinien	• S3-Leitlinie zur Diagnostik und Therapie der Zwangsstörungen im Kindes- und Jugendalter (DGKJP 2021) • S3-Leitlinie Zwangsstörungen im Erwachsenenalter (DGPPN 2022)

13.1 Epidemiologie

Auftretenshäufigkeit

Zwangsstörungen treten kulturübergreifend in allen Teilen der Welt auf. Auch aus Prävalenzstudien, die sich auf Erwachsene beziehen, ergeben sich wichtige Schlussfolgerungen für das Kindes- und Jugendalter.

In einer aktuellen länderübergreifenden Gesundheitsstudie, dem *Mental Health Survey* zu Zwangsstörungen, wurden in 10 Ländern mit hohem, mittlerem und niedrigem Einkommen über 26.000 Erwachsene eingeschlossen, die persönlich mit standardisierten Instrumenten interviewt wurden (Stein et al. 2025). Die Autorinnen und Autoren fanden eine Lebenszeitprävalenz von Zwangsstörungen im Erwachsenenalter von 4,1 %. Die 12-Monats-Prävalenz (3,0 %) war fast ebenso hoch, was auf einen hohen Chronifizierungsgrad hindeutet. Auch in dieser Studie, die von einer repräsentativen Population im Erwachsenalter ausgeht, zeigte sich, dass die Erkrankung früh auftrat, wobei in dieser Studie mehr als 80 % der Zwangsstörungen bereits im frühen Erwachsenenalter vorhanden waren. In einer Vorgängerstudie, dem *Comorbidity Survey Replication,* war etwa jeder fünfte Betroffene bereits vor dem Alter von 10 Jahren an seiner Zwangsstörung erkrankt (Kessler et al.2005).

Prävalenzraten für Zwangsstörungen im Kindes- und Jugendalter variieren von 0,1–3,6 %. Die Studienlage ist insgesamt älter als für das Erwachsenenalter, konnte aber immer wieder repliziert werden. Epidemiologische Studien ergaben demnach geringere Häufigkeiten bei Kindern als bei Jugendlichen. So weisen 0,026 % der 5- bis 7-Jährigen, 0,2 % der 6-bis 7-Jährigen und 1,8 % der 8- bis 12-Jährigen eine Zwangsstörung auf. Andere Autoren beschreiben Prävalenzen im Jugendalter zwischen 1 und 3,6 % (DGKJP 2021) und damit ähnlich hohe Prävalenzen wie im Erwachsenenalter. Von Interesse ist auch die hohe Prävalenz subklinischer Zwangssyndrome, die zwischen 7 und 25 % geschätzt wird. Darüber hinaus sagte das Vorhandensein von Zwangssymptomen nach 11 Jahren ein hohes Risiko für Zwangsstörungen und eine schwerwiegendere Symptomatik im Erwachsenenalter voraus (Heyman et al. 2001). Insgesamt sind auch subsyndromale Zwangssymptome ein potenzielles Ziel für präventive Maßnahmen (siehe Übersicht in den AWMF-Leitlinien; DGKJP 2021).

Altersverteilung und Beginn der Zwangsstörung

Die Altersverteilung bei Zwangsstörungen ist außergewöhnlich und wird im Vergleich zu den meisten anderen psychischen Störungen als bimodal beschrieben. Ein erster Erkrankungsgipfel in der Kindheit scheint im 11. Lebensjahr und ein zweites Maximum im frühen Erwachsenenalter im 23. Lebensjahr vorzuliegen (Delorme et al. 2005). Der früheste berichtete Störungsbeginn beträgt 2 Jahre, und es wurde über die erfolgreiche Behandlung von Kindern mit Zwangsstörungen bereits im Kindergartenalter berichtet (DGKJP 2021).

Geschlechterverteilung

Verschiedene Studien zeigen, dass im Kindesalter bei Jungen eine höhere Rate von Zwangsstörungen vorliegt als bei Mädchen (3 : 2) (z. B. Fineberg et al. 2013), während im Jugend- sowie im Erwachsenenalter eine ungefähre Gleichverteilung der Geschlechter oder eine leicht höhere Rate beim weiblichen Geschlecht besteht (Fawcett et al. 2020).

Angaben zur Häufigkeit von Behandlungen

In der oben beschriebenen Studie von Stein et al. (2025) waren nur 19,8 % der Befragten mit Zwangsstörungen im Jahr zuvor in psychiatrischer Behandlung, wobei die Behandlungsraten in den Ländern mit hohem Einkommen mit 40,5 % wesentlich höher waren als in Ländern mit niedrigem Einkommen (7,0 %). Ob dies an mangelnden Therapiemöglichkeiten liegt oder die Betroffenen sich eher schämen oder die Störung verheimlichen bzw. verdrängen, lässt sich nicht aus der Studie schließen.

13.2 Diagnostik und Komorbidität

13.2.1 Symptomatik und Entwicklungen in der ICD-11

Zwangsstörungen sind sowohl im Kindes- und Jugend- als auch im Erwachsenenalter sehr beeinträchtigend. Sie lösen im Gegensatz zu Ritualen bei den Betroffenen Leidensdruck aus und führen nicht selten dazu, dass die Kinder und Jugendlichen Kindergarten, Schule oder eine Ausbildungsstelle nicht mehr besuchen können. De Zwänge werden häufig verheimlicht bzw. teilweise auch von den Betroffenen und ihren Eltern spät als Zwangsstörung erkannt. Immer noch besteht bei Erwachsenen, aber auch bei Kindern und Jugendlichen eine zu lange **Dauer der unbehandelten Erkrankung** („duration of untreated illness"). In KJP-Sprechstunden stellen sich Patienten im Durchschnitt erst rund 2 Jahre nach Auftreten der ersten Symptome das erste Mal zur Abklärung vor. In der Regel haben sie zuvor keine störungsspezifische Behandlung erhalten. Oftmals werden die Symptome auch von der Kinderärztin oder vom Hausarzt nicht als solche erkannt. Daher empfehlen die S3-Leitlinien einige sehr wenige Screeningfragen an Kind und Eltern, um die Früherkennung zu verbessern. Ein Grund, dass Zwangsstörungen im Kindes- und Jugendalter häufiger nicht erkannt werden, ist auch, dass das **klinische Bild sehr heterogen** aussehen kann, und zwar auch bei den individuellen Patienten selbst. Wenn z. B. eine Jugendliche einen Waschzwang hat, kann sie bereits ein Waschekzem und gleichzeitig ungepflegte Fingernägel haben. Bei Kindern und Jugendlichen mit Ordnungs- oder Symmetriezwängen kann zugleich auch Chaos in ihrem Zimmer oder in ihren Schulunterlagen herrschen.

Insgesamt ist die Symptomatik aber insbesondere bei Jugendlichen den Zwängen von Erwachsenen sehr ähnlich, wobei aber alters- und entwicklungsbedingte Besonderheiten in der Ausgestaltung der Zwangssymptome zu beobachten sind. Auch bei Kindern und Jugendlichen sind Reinigungszwänge sehr häufig. Entwicklungsschritte können sich in den Zwangssymptomen abbilden. So kann ein Kindergartenkind z. B. vor allem Anziehzwänge zeigen und Jugendliche eher Symptome, die sich auf die Autonomieentwicklung beziehen, wie z. B. sexualisierte oder aggressive Zwangsgedanken, die z. B. gegen die Eltern gerichtet sind. Die Inhalte der Zwangssymptome wandeln sich nicht zuletzt entsprechend den Entwicklungsphasen und sind deutlich weniger stabil als Zwangssymptome, die im Erwachsenenalter beginnen.

Kinder und Jugendliche zeigen darüber hinaus ein heterogenes Spektrum an Zwangssymptomen, die wenig auffallen, aber durchaus auch sehr bizarr anmuten können. Dazu gehören Frage- oder Zählzwänge, z. B. Sätze 100-mal lesen müssen, Treppen 10-mal auf- und abgehen müssen, damit nichts Schlimmes geschieht, oder „Just right"-Zwänge. Bizarr sind auch Gedanken wie die Angst, dass Müll verschwinden könnte, oder andere magische Gedanken und Neutralisierungsversuche. Insbesondere im Kindesalter müssen **Zwänge von Ritualen unterschieden** werden. Dies ist in der Regel relativ einfach, da die Durchführung und die Wiederholung von Ritualen für Kinder oft erstrebenswert ist und ihnen ein wohliges vertrautes Gefühl vermitteln (wie z. B. die Gute-Nacht-Geschichte, die jeden Abend vorgelesen und dann vielleicht auch mehrfach wiederholt werden muss). Besonders spezifisch für das Kindes- und Jugendalter ist, dass die Betroffenen ihre Eltern in die Zwangssymptomatik einbeziehen. Die Eltern sollen Waschutensilien (Seifen) bereitstellen, 100-mal die gleiche Frage beantworten, bizarre Tätigkeiten ausüben. So verlangen z. B. Kinder, dass die Eltern die Haustür x-mal öffnen und schließen, nach einer bestimmten Regel essen, für die Betroffenen Kontrollhandlungen ausführen etc. Die Einbindung der Eltern, oft auch als „family accommodation" bezeichnet, hält die Störung aufrecht und verstärkt diese auch regelmäßig. Die Eltern spielen daher in der Therapie in vielfacher Hinsicht eine wesentliche Rolle.

Entwicklungen in der ICD-11: Zwangsstörungen (06B20)

Wie bereits erwähnt, werden in der ICD-11 im Gegensatz zur ICD-10 die Zwangsstörungen nicht mehr unter den neurotischen, Belastungs- und somatoformen Störungen eingeordnet, sondern in einem **eigenen Kapitel zu „Zwangsstörungen und verwandten Störungen"** 6B20) zusammengefasst. Neu werden neben der Zwangsstörung selbst verwandte oder sog. Zwangsspektrumsstörungen von der körperdysmorphen Störung bis zur Trichotillomanie und Dermatillomanie eingeordnet. Bevor wir auf diese verwandten Störungen eingehen, sollen noch weitere Neuerungen besprochen werden.

- In der ICD-11 werden keine Subtypen der Zwangsstörung mehr unterschieden. Während in der ICD-10 noch überwiegende Zwangsgedanken oder Zwangshandlungen vs. beide Symptomcluster gemischt als drei Subtypen bestimmt wurden, unterscheidet man in der ICD-11 nicht mehr und trägt der klinischen Beobachtung Rechnung, dass sich die Symptomgruppen nur schwer voneinander trennen lassen.
- In der ICD-11 wird auch nicht mehr erwartet, dass die Zwangssymptome als unsinnig erlebt werden, sondern man soll, wie schon im DSM-5, die **Einsichtsfähigkeit** in Abstufungen zwischen „gut bis angemessen" im Vergleich zu „wenig oder fehlender" Einsicht einschätzen. In einer kürzlich durchgeführten Metaanalyse einer

großen Stichprobe von Kindern und Jugendlichen wurde festgestellt, dass 89 % der Teilnehmer über eine mittlere bis sehr gute Einsicht verfügten, wobei wie in früheren Studien ein jüngeres Alter mit einer schlechteren Einsicht verbunden war (Selles et al. 2018). Von Kindern bis 8 Jahren kann schon entwicklungsbedingt nicht die gleiche Einsicht erwartet werden wie von Jugendlichen, und die Entwicklung der Einsichtsfähigkeit korreliert auch mit dem Alter. Jedoch haben viele Betroffene auch im jungen Alter schon das Gefühl, dass etwas nicht stimmt.

- Ferner soll nun in der ICD-11 wie im DSM-5 eine komorbid vorliegende **Tic-Störung** dokumentiert werden. Tic-Störungen können Zwängen mit vorwiegend motorischer Symptomatik (z. B. etwas immer anfassen oder geraderücken müssen) sehr ähnlich sein, hier gilt es differenzialdiagnostisch zu unterscheiden (➤ Kap. 13.2.2).

Zwangsspektrumsstörungen

Die der Zwangsstörung **verwandten Störungen,** oft auch Zwangsspektrumsstörungen genannt, werden im Folgenden kurz ausgeführt. Gemeinsam sind allen diesen Störungen der große Leidensdruck und das Vorliegen von repetitiven Gedanken und Handlungen, die für die Betroffenen unangenehm sind, wobei die Einsichtsfähigkeit, wie oben beschrieben, unterschiedlich ausgeprägt sein kann.

Bei der **körperdysmorphen Störung (6B21)** findet man eine übermäßige Beschäftigung mit einem imaginierten Makel des Aussehens oder einer körperlichen Abweichung, die für Außenstehende nicht oder nur in leichter Form wahrgenommen wird. Es kann zu zwanghaften Gedanken und Kontrollhandlungen und Manipulationen kommen (kontrollieren im Spiegel, stundenlanges Bürsten der Haare). Das Spektrum reicht von Zwangssymptomen im engeren Sinn bis zu operativen Eingriffen. Oftmals werden die Symptome von Vermeidungsverhalten in sozialen Situationen begleitet. Das ständige Vergleichen über Social Media verstärkt die Symptomatik teilweise auch von extern.

Bei der olfaktorischen Referenzstörung **(6B22)** gehen Betroffene davon aus, dass sie für andere Personen unangenehm riechen, auch wenn dies nicht objektivierbar ist. Zwangshandlungen (extremes Waschen von Mund bis Fuß, Parfümieren) soll die Sorge reduzieren. Die Einsichtsfähigkeit ist häufiger gering.

Neu wird auch die **hypochondrische Störung (6B23)** den zwangsverwandten Störungen zugeordnet. Es geht um übertriebene und anhaltende Sorgen um eigene körperliche Erkrankungen und die eigene körperliche Gesundheit. Schon bei geringfügigen Symptomen werden ernsthafte Erkrankungen befürchtet. Dabei lassen sich die Sorgen nach häufigen Arztbesuchen nicht durch unauffällige Untersuchungsbefunde reduzieren.

Das **pathologische Horten (6B24)** wird kontrovers diskutiert. Betroffene müssen Gegenstände sammeln (horten), die andere Menschen als wertlos oder überflüssig betrachten. Wenn sich Betroffene von den Gegenständen trennen sollen, entsteht große Angst, Wut oder Trauer. Es gibt Autoren, die dies nicht in die Zwangsspektrumsstörungen einordnen würden, da das Sammeln selbst beim sog. Messie-Syndrom den Betroffenen keine Angst macht, sondern sogar Wohlbefinden und Geborgenheit vermitteln kann.

Bei der **Trichotillomanie (6B25.0)** und **Dermatillomanie (6B25.1)** zeigen die Betroffenen repetitive Verhaltensmuster wie zwanghaftes Herausziehen/-drehen von Haaren in umschriebenen bis nahezu allen Körperregionen (Trichotillomanie) bzw. das Zupfen, Ziehen und Manipulieren an kleinen Unebenheiten oder Unreinheiten der Haut (Dermatillomanie). Beiden Störungsbildern liegen oft weniger Zwangsgedanken zugrunde, die Handlungen dienen oft der Stress- oder Angstreduktion.

13.2.2 Komorbide Störungen

Über 60 % der Kinder und Jugendlichen mit einer Zwangsstörung weisen mindestens eine komorbide Störung auf (DGKJP 2021; Sharma et al. 2021). Kinder leiden dabei oftmals an anderen komorbiden Störungen als Jugendliche. Die häufigsten Komorbiditäten umfassen Angststörungen, Tic-Störungen, ADHS und mit zunehmendem Alter vor allem Depressionen, Essstörungen sowie Persönlichkeitsstörungen (➤ Tab. 13.2). Geschlechtsspezifische Unterschiede zeigten sich dahingehend, dass Jungen mehr ADHS und Tic-Störungen aufweisen und jugendliche Mädchen mehr Depressionen und Essstörungen. Dies hängt aber natürlich auch mit den geschlechtsspezifi-

13

Tab. 13.2 Häufigkeit komorbider Störungen bei Kindern und Jugendlichen mit Zwangsstörungen (adaptiert nach Sharma et al. 2021 und DGKJP 2021)

Angststörungen	30 %*; 13–70 %
Depressive Störungen	17 %*; 8–73 %
ADHS und verwandte Störungen	15–20 %*, 3–57 %
Tic-Störungen	10–15 %*; 13–60 %
Autismus-Spektrum-Störung (hochfunktional)	Bis 10 %

* Metaanalyse von Sharma et al. 2021

schen Häufigkeitsverteilungen dieser Störungen selbst zusammen. Komorbide Störungen haben zusammen mit den Zwangsstörungen einen signifikanten Einfluss auf die Reduktion der Lebensqualität.

Komorbide Tic-Störungen scheinen unter den komorbiden Störungen eine besondere Rolle zu spielen. So müssen diese seit dem DSM-5 auch als eigener Subtyp „Tic-related" klassifiziert werden. Die Zwangsstörung kann als „Tic-verwandt" beschrieben werden, wenn der Betroffene aktuell oder früher an einer Tic-Störung erkrankt war. Tic-Störungen sind aber auch eine wichtige Differenzialdiagnose. So können gerade bei Kindern Zwangshandlungen teilweise nur schwer von komplexen Tic-Störungen abgegrenzt werden, dies ist dann der Fall, wenn komplexe Tics ein ganzes Handlungsmuster umfassen, wie z. B. Hüpfen und Springen oder Klopfen oder mit den Fingern speziell tippen etc. Entscheidend ist aber in der Regel, dass hinter dem Zwang eine Intention zu finden ist, was bei Tic-Störungen so nicht der Fall ist.

13.2.3 Diagnostik und diagnostische Tools

Grundlage der Diagnostik ist die klinische **Exploration** des Kindes oder Jugendlichen, seiner Eltern und bei Bedarf auch anderer Bezugspersonen (z. B. Erzieher, Lehrer, Ausbilder) zur Zwangssymptomatik des Kindes/Jugendlichen, zu komorbiden Störungen, zur störungsspezifischen Entwicklungsgeschichte, einschließlich medizinischer Anamnese, und zu weiteren wichtigen Lebensbereichen. Die „Basisdiagnostik" umfasst in Anlehnung an das **Multiaxiale Klassifikationsschema (MAS)** für psychische Störungen des Kindes- und Jugendalters nach ICD-10 (Remschmidt et al. 2017) einen multimodalen Ansatz (vgl. auch das Fallbeispiel in ➤ Kap. 13.5):

1. Dabei wird auf der **ersten Achse** das klinisch-psychiatrische Syndrom diagnostiziert (z. B. die Zwangsstörung oder verwandte Störungen),
2. auf der **zweiten Achse** „umschriebene Entwicklungsstörungen",
3. auf der **dritten Achse** das Intelligenzniveau sowie
4. auf der **vierten Achse** eine etwaige körperliche Symptomatik, die für den Umgang mit der psychischen Erkrankung oder ihr Verständnis bedeutsam sein könnte.
5. Die **fünfte Achse** dient der Einschätzung aktueller belastender, psychosozialer Umstände wie problematische intrafamiliäre Beziehungen, eine psychische Störung eines Elternteils, die Störung aufrechterhaltende Erziehungsbedingungen (z. B. „family accommodation").
6. Auf der **sechsten Achse** erfolgt eine Globalbeurteilung des psychosozialen Funktionsniveaus in mehreren Lebensbereichen (der Leidensdruck, der später auch die Intensität der Behandlung beeinflussen kann).

Die S3-Leitlinie Zwangsstörungen im Kindes- und Jugendalter (DGKJP 2021) empfiehlt, dass bei Verdacht auf eine Zwangsstörung eine gründliche kinder- und jugendpsychiatrische Abklärung durch einen Spezialisten mit einem strukturierten klinischen Interview, wie z. B. dem *Kiddie Schedule for Affective Disorders and Schizophrenia* (Kaufman et al. 1997) oder dem *Kinder-DIPS* (Diagnostisches Interview bei psychischen Störungen im Kindes- und Jugendalter (Margraf et al. 2017; Schneider et al. 2017), erfolgen sollte. Bei der störungsspezifischen Abklärung legen sich die Leitlinien relativ fest und empfehlen praktisch immer als Goldstandard-Instrument die *Children's Yale-Brown Obsessive-Compulsive Scale* (CY-BOCS; Scahill et al. 1997). Mit der **CY-BOCS** wird der Schweregrad der Zwangsstörung bestimmt und ein breites Spektrum von Zwangssymptomen erfragt. Eine Frage der CY-BOCs bezieht sich auch auf die Einsichtsfähigkeit. Bei Vorschulkindern wird zudem eine orientierende Entwicklungsdiagnostik empfohlen, da der Entwicklungsstand u. a. für die Gestaltung der Therapieplanung relevant ist. Der diagnostische Prozess muss neben der spezifischen Diagnostik der Zwangsstörung komorbide Störungen und differenzialdiagnostische Fragestellungen berücksichtigen, um die umfassende

Einschätzung des therapeutischen Bedarfs zu gewährleisten. Während die deutschsprachige Leitlinie sich nur wenig auf spezifische Instrumente festlegt, außer auf die CY-BOCS, empfehlen internationale Leitlinien z. B. noch spezifische Interviews oder Fragebögen zur „family accommodation" und zur Einsichtsfähigkeit.

MERKE

Die Diagnosestellung kann dadurch erschwert sein, dass Patienten sich schämen, über ihre Symptome, z. B. über ihre bizarren Gedanken oder Handlungen, zu sprechen. Es kann auch sein, dass ein Teil der Zwangsgedanken berichtet wird und ein anderer Teil nicht, den die Patienten für sich „behalten" wollen, um doch die vermeintliche Kontrolle zu behalten. Auch Eltern schämen sich oft zu berichten, zu welchen Handlungen sie sich haben „hinreißen" lassen. Dass sie das Essen in kleinste Teile schneiden, Hunderte von Seifen kaufen oder Dinge nicht mehr tun, die ihnen die betroffenen Kinder verbieten. Die Zwänge der Betroffenen und die Einbindung der Eltern haben die Tendenz, sich immer weiter auszudehnen. Nach einem schleichenden Anfang nehmen die Zwänge immer mehr Raum und Zeit ein und werden teilweise immer absurder. Den meisten betroffenen Familien hilft es schon, wenn sie spüren, dass ihre Therapeuten solche Zwänge kennen und eigentlich durch nichts mehr überrascht werden können. Durch das Interview mit der CY-BOCS sehen die Betroffenen auch, dass z. B. sexualisierte und aggressive Zwangsgedanken Einzug in ein solches Interview genommen haben, also häufig genug vorkommen, um die Frage stellen zu können. Eltern sind erleichtert zu hören, dass es auch anderen Eltern so ergangen ist und sie im Verlauf Dinge tun, die sie selbst nie von sich erwartet hätten. Wichtig sind immer der supportive Ansatz und die Entlastung von Schuldzuweisungen.

Auch wenn man sicher ist, dass man eine Zwangsstörung als solche diagnostiziert hat, sollte man nicht vergessen, dass komorbide Störungen die Regel sind und nicht übersehen werden dürfen oder differenzialdiagnostisch ausgeschlossen werden müssen.

Neben der breit abgestützten Diagnostik an der MAS-Klassifikation kommt bzgl. der Zwangssymptomatik selbst der CY-BOCS eine besondere Bedeutung zu. Daneben soll in der Diagnostik vor allem auch die familiäre Einbindung in die Zwangssymptomatik in den diagnostischen und therapeutischen Prozess einbezogen werden.

13.3 Ätiologie

Neben psychosozialen Ursachen (Lernmodell, kritische Lebensereignisse oder Stress), die Auslöser oder aufrechterhaltende Faktoren für Zwangsstörungen sein können, sind auch neurobiologische Faktoren für die Entstehung von Zwangsstörungen relevant. Eine drei Generationen umfassende dänische Familienstudie ergab, dass Kinder und Erwachsene mit Zwangsstörungen eine **erhöhte familiäre Belastung** für Zwangsstörungen aufweisen. Neben der familiären Häufung von Zwangskrankheiten waren auch Tic-Störungen, Affektstörungen sowie Angststörungen bei den Verwandten ersten Grades und tendenziell auch das männliche Geschlecht Risikofaktoren für die Entwicklung von Zwangsstörungen (Steinhausen et al. 2013). Ob die Familiarität bei frühem Beginn höher ist als bei Beginn der Störung im Erwachsenenalter, lässt sich heute nicht sicher beantworten, da die Studienlage dazu unklar ist. Die Familiarität ist im Durchschnitt bei Zwangsstörungen zwar deutlich niedriger als bei Autismus oder ADHS. Es ist aber so, dass es zwei Gruppen zu geben scheint: eine Gruppe ohne familiäre Belastung und eine Gruppe mit unterschiedlich hoher bis sehr hoher Belastung. Eine der neuesten sog. GWAS-Metaanalysen konnte über 50.000 Patienten aus knapp 30 europäischen Kohorten einschließen. Die Ergebnisse zeigen u. a., dass kortikale erregende Neurone sowie Dopaminrezeptoren mit Genen, die verwandt sind zum Typ D1 und D2, eine Rolle für das Risiko der Entwicklung einer Zwangserkrankung spielen (Strom et al. 2024). Bildgebungsstudien weisen auf Dysfunktionen in den sog. kortiko-striato-thalamischen (CST) Regelkreisläufen hin. Diese Netzwerke dienen als Feedbackschlaufen für motorische, kognitive und affektive Prozesse. Eine neuere Übersichtsarbeit von Grant und Chamberlain (2020) stützt das klassische Modell, wonach bei Zwangsstörungen Dysfunktionen in diesen Schaltkreisen beschrieben werden und auch eine Störung der „Top-down-Kontrolle" (Enthemmung) postuliert wird.

Neben der genetischen und biologischen Vulnerabilität kommt den kognitiven und Lernmodellen eine besondere ätiologische und aufrechterhaltende Rolle bei der Entwicklung von Zwangsstörungen zu. **Kognitive Erklärungsansätze** basieren auf der Annahme, dass z. B. Gedanken negativ bewertet werden und eine sog. Neutralisierung des Gedankens eine vorübergehende Entlastung ermöglicht, aber auch die die Bedeutsamkeit des Gedankens weiter verstärkt. Wenn Eltern im Rahmen der „family accommodation" ebenfalls zur Neutralisierungsaktivität beitragen, verstärken sie ebenfalls direkt und indirekt die Bedeutung des zugrunde liegenden Gedankens. Aber auch das **Lernen am Modell** darf bei Kindern nicht unterschätzt werden. Zeigen Eltern zwanghafte oder sehr ängstliche Verhaltensweisen, wird dieses Verhalten im Rahmen des Modelllernens auch von Kindern nachgeahmt. Psychosoziale Faktoren sind neben den neurobiologischen Ursachen besonders wichtig, da sie sich psychotherapeutisch gut angehen lassen.

Akute postinfektiöse Zwangsstörungen

In der ICD-11 kann man die akuten Zwangsspektrumsstörungen bzw. PANDAS den Störungen des zentralen Autoimmunsystems zuordnen (D89.89).

Tics und Zwangssymptome, die akut nach Infektionen durch β-hämolysierende Streptokokken auftreten, werden in der Gruppe der „pediatric autoimmune neuropsychiatric disorders associated with streptococcal infections" (**PANDAS**) beschrieben. Die genaue Ätiologie ist bis heute nicht gesichert. Im Kindesalter zeigt sich ein akuter Beginn von Zwangssymptomen nach einem Infekt, die sich nach einiger Zeit wieder zurückbilden können und nach einem erneuten Infekt wieder aufflammen. Ätiologisch ging man bzgl. PANDAS nach Infektionen mit Streptokokken von Kreuzreaktionen der Antikörper, z. B. gegen Basalganglien, aus. Das „pediatric acute-onset neuropsychiatric syndrome" (**PANS**) ist eine breiter gefasste akute Spektrumsstörung. Die Symptomatik ist heterogener als bei PANDAS und schließt neben Zwangsstörungen Auffälligkeiten in der Nahrungsaufnahme, aber auch Irritabilität und Depression mit ein. Gemeinsam ist beiden Syndromen, dass die Störung im Kindesalter nach einem Infekt (bei PANS kann das jeglicher Infekt oder eine metabolische Störung sein) akut auftritt.

PANDAS/PANS sind zum Teil heftig umstrittene Syndrome. Dass sich nach Infektionen akute psychiatrische Symptome zeigen können, wird jedoch im klinischen Alltag bestätigt. In einer neueren Studie konnte nach Infektionen eine Antikörperbindung an striatale anticholinerge Interneurone mit Veränderungen ihrer Aktivität aufgezeigt werden (Xu et al. 2021).

13.4 Behandlung

LEITLINIEN

S3-Leitlinie Diagnostik und Behandlung von Zwangsstörungen im Kindes- und Jugendalter. AWMF-Registernummer 028-007. Stand: 23.06.2021; gültig bis: 22.06.2026; https://register.awmf.org/de/leitlinien/detail/028-007

13.4.1 Psychotherapie

Behandlungsplanung

Zunächst sollen einige allgemeine Aspekte der Behandlung erläutert werden. Vor jeder Therapie steht die ausführliche Aufklärung, die ein verständliches individuell angepasstes Erklärungsmodell einschließt. Eine umfassende **Psychoedukation** fördert in besonderer Weise den Aufbau von Veränderungs- und Therapiemotivation. Einen Rahmen der Behandlung bildet die **informierte partizipative Entscheidung,** die in allen Schritten von der Diagnostik bis zur Rückfallprophylaxe immer wieder die Betroffenen und Eltern einbeziehen muss (DGKJP 2021). Wie auch bei anderen Störungen ist es von großer Bedeutung, Behandlungen individualisiert zu planen und durchzuführen, d. h., dass die Therapie z. B. den Entwicklungsstand des Kindes, seine spezifische Symptomatik, das Vorhandensein von komorbiden Störungen und die Einbindung der Familie in die Symptomatik berücksichtigt. Auch die Dauer und Intensität der Behandlung sollte gemäß den individuellen Gegebenheiten des betroffenen Kindes/Jugendlichen und der Familie erfolgen (DGKJP 2021). Das Ziel der Behandlung besteht darin, eine Remission der Symptomatik zu erreichen. Bei einigen Patienten ist dies nicht möglich; in jedem Fall sollte aber eine so starke Symptomreduktion angestrebt werden, dass die Alltagsbewältigung wieder ermöglicht wird.

Psychotherapeutische Interventionen

Die Kognitive Verhaltenstherapie (KVT) ist die Psychotherapieform mit dem stärksten Wirksamkeitsnachweis und damit die erste Wahl für die Behandlung von Zwangsstörungen. Das besonders wirksame Kernelement ist die Exposition mit Reaktionsmanagement. Auch für die Wirksamkeit der Kognitiven Therapie (KT), die den Schwerpunkt auf kognitive Strategien legt, aber in der Regel auch einige Verhaltensstrategien umfasst, gibt es gute Belege (DGKJP 2021).

Bei der KVT wird nach der Psychoedukation ein Behandlungsplan erstellt, der auf einer Hierarchie von Stimuli/Situationen basiert, in denen Zwangssymptome auftreten, und der die therapeutischen Strategien zunächst auf die weniger belastenden Stimuli/Situationen konzentriert, bevor er zu den schwierigeren übergeht. Während der Exposition üben die Patienten die Begegnung mit Stimuli/Situationen, die eine Zwangsstörung auslösen. Gleichzeitig arbeiten sie daran, zwanghafte Verhaltensweisen, Sicherheits- und/oder Vermeidungsverhalten zu unterlassen. Für die **KVT in Gruppen** gibt es nur sehr wenig Studien, daher mangelt es an Empfehlungsgrundlagen. In der eigenen Klinik haben wir jedoch gesehen, dass kurze intensive Gruppentherapien, die in der Regel in den Ferien durchgeführt werden, eine sehr gute Ergänzung zum Einzelsetting sein können.

Die Studienlage zur **technikunterstützten oder internetbasierten KVT (iKVT)** ist dann sehr positiv, wenn Therapeuten in die Anwendung involviert sind. Reine internetbasierte Interventionen haben sich als deutlich weniger effektiv erwiesen (DGKJP 2021; Cervin et al. 2024).

Die **familienbasierte KVT (fKVT)** oder mindestens der Einbezug der Eltern sind Standard in der Behandlung von Zwangsstörungen im Kindes- und Jugendalter und haben auch eine hohe Evidenz (DGKJP 2021). Bei der fKVT handelt sich um eine KVT, bei der die Eltern auch die Therapeutenrolle übernehmen bzw. die Kernelemente der KVT ebenfalls „vertreten". Wenn Eltern vorher noch stark in die Zwangssymptomatik einbezogen sind, ist es oft nicht einfach, nicht nur diese Rolle zu verlassen, sondern auch eine Art Co-Therapeutenrolle zu übernehmen. Eine etwas andere Perspektive ist der Familieneinbezug nach dem Programm *Supportive Parenting for Anxious Childhood Emotions* (SPACE) von Lebowitz (2020). Dieses elternbasierte Behandlungsprogramm wurde für Kinder und Jugendliche mit Angst- und Zwangsstörungen entwickelt. Die Arbeit erfolgt praktisch ausschließlich über die Eltern, was gerade auch bei sehr jungen Patienten sehr praktikabel sein kann. Eltern sollen den betroffenen Kindern „Zuversicht/Zutrauen" vermitteln. Darüber hinaus erlernen sie alternative Verhaltensweisen, was die Einbindung in die Zwangssymptomatik verhindern soll.

Nach der störungsspezifischen Behandlung kommt der **Rückfallprophylaxe** eine besondere Bedeutung zu. Es können z. B. für die Eltern Angehörigengruppen sinnvoll sein.

MERKE

In der Behandlung von Zwangsstörungen im Kindes- und Jugendalter wie auch im Erwachsenenalter zeigt die KVT sehr gute Effektstärken und ein sehr gutes Wirkungs-Nebenwirkungs-Profil. Kernelement der KVT ist die Exposition mit Reaktionsmanagement. Bei Zwangsstörungen im Kinders- und Jugendalter sollten die Eltern aktiv in die Behandlung einbezogen werden, sei es im Sinne einer fKVT oder im Sinne der supportiven Abgrenzung.

13.4.2 Pharmakotherapie

Die selektiven Serotonin-Wiederaufnahmehemmer (SSRIs) sind bei Zwangsstörungen im Kindes- und Jugendalter unbestritten erste Wahl in der medikamentösen Behandlung. Im Gegensatz zu den deutschsprachigen Leitlinien (DGKJP 2021) setzen die kurz vor der Publikation stehenden internationalen CANMED Guidelines die Medikation mit SSRIs der KVT gleich. Dies ist vor allem der mangelnden Verfügbarkeit von Therapien für die Behandlung von Zwangsstörungen im Kindes- und Jugendalter geschuldet.

Auch die aktuelle Studienlage zeigt eine gute Wirksamkeit von Psychotherapie und **Medikation,** vor allem wenn man nur die Wirkung und nicht die Nebenwirkungen miteinander vergleicht. Die Netzwerkanalyse von Cervin et al. (2024) zeigt vergleichbare Effektstärken für beide Interventionen und eine leichte Überlegenheit der Kombinationstherapie. In der Regel erfolgt in den deutschsprachigen Ländern die Medikation auch im Rahmen einer Kombinationsbehandlung mit KVT, eine alleinige Medikation kann jedoch hilfreich sein, wenn Patientinnen oder Patienten die Psychotherapie ablehnen oder zu belastet sind, um z. B. Expositionen durchzuführen.

Eine Medikation sollte, wenn sich nach einigen (6–8) Wochen ein Ansprechen zeigt, mindestens ein Jahr beibehalten werden (DGKJP 2021). Die Dosierungen der SSRIs können bei Zwangsstörungen über die gesamte Altersspanne höher als bei Depressionen und Angststörungen sein. Dabei zeigte sich in einer Studie zum therapeutischen Drug-Monitoring eine positive Dosis-Wirkungs-Kurve, ohne dass Nebenwirkungen unter den höheren Dosen zunahmen (Tini et al. 2022). Erfreulich ist, dass Sertralin und Fluvoxamin für Zwangsstörungen im Kindes- und Jugendalter zugelassen sind, Fluoxetin ist ab 8 Jahren für Depressionen zugelassen und wird bei Zwangsstörungen mit komorbider Depression in der S3-Leitlinie (DGKJP 2021) auch hervorgehoben. Bei Nichtansprechen auf einen SSRI sollte ein zweiter SSRI eingesetzt werden. Erst danach empfiehlt man alleiniges Clomipramin oder als Augmentation oder zunehmend Aripiprazol bzw. Risperidon niedriger Dosis als Augmentation.

MERKE

SSRIs sind in der medikamentösen Behandlung die erste Wahl, und bei Non-Response sollte nicht sofort eine Augmentation mit atypischen Neuroleptika erfolgen. Es wird empfohlen, den SSRI bis zur maximal empfohlenen Dosis auszudosieren und dann auf einen anderen SSRI zu wechseln. Atypische Neuroleptika wie Aripiprazol sind nicht zur alleinigen Behandlung von Zwangsstörungen im Kindes- und Jugendalter zugelassen, und es muss ein eigenständiges Aufklärungsgespräch für einen individuellen Heilversuch mit den Sorgeberechtigten und den betroffenen Kindern bzw. Jugendlichen erfolgen.

Für eine weiterführende Darstellung der Pharmakotherapie von Kindern und Jugendlichen mit Zwangsstörungen wird auf das Lehrbuch *Neuropsychopharmakotherapie des Kindes- und Jugendalters,* Kapitel „Zwangsstörungen im Kindes- und Jugendalter“, verwiesen (Walitza und Wewetzer 2023).

MERKE

Bewertung

Die Evidenz ist sowohl für KVT mit dem Kernelement Exposition mit Reaktionsmanagement als auch für die Medikation mit SSRIs sehr gut. Es besteht hier auch großer Konsens über die verschiedenen Fachgesellschaften und Expertinnen und Experten hinweg, dass beide Optionen sehr wirksam sind.
Die KVT ist wohl nachhaltiger, bei Absetzen der Medikation treten die Symptome ohne parallele KVT rasch wieder auf.
Auch die Nebenwirkungen sind unter SSRIs, insbesondere für das junge, sich in Entwicklung befindende Gehirn aber noch nicht abschließend erforscht. Im internationalen Vergleich zeigt sich jedoch, dass man in Europa und in den deutschsprachigen Ländern hinsichtlich Verfügbarkeit von Psychotherapie privilegiert ist. Daher ist es nicht verwunderlich, dass in Ländern ohne Psychotherapeuten, die Zwangsstörungen im Kindes- und Jugendalter behandeln, eine so effektive Therapie mit SSRIs verfügbar ist.

13.5 Ausblick und Fallbeispiel

Zwangsstörungen im Altersbereich der Kinder- und Jugendpsychiatrie werden vielfach zu spät erkannt und mit Verzug behandelt. Der frühe Behandlungsbeginn ist aber einer der wichtigsten positiven Prädiktoren für den Verlauf (Walitza et al. 2020). Die Leitlinie für Zwangsstörungen im Kindes- und Jugendalter widmet sich der Prävention und Früherkennung auch mit einem eigenen Kapitel. In der kinder- und jugendpsychiatrischen Behandlung der Zwänge gibt es aktuell noch nicht sehr viele weitere Optionen außer KVT, fKVT, SPACE und Medikation. **Digitalisierte Interventionen** sind dann effektiv, wenn sie das wirksame Kernelement Exposition mit Reaktionsmanagement berücksichtigen und in Begleitung durch Therapeuten eingesetzt werden. Erfreulich ist, dass dann die Verfügbarkeit auch in Regionen ohne Therapeuten mit spezifischen Kenntnissen steigen könnte. Für achtsamkeitsbasierte Ansätze oder **transkranielle Magnetstimulation (TMS)** ist die Studienlage noch zu spärlich, um Empfehlungen auszusprechen. TMS ist für Depressionen im Jugendalter zugelassen. Nachdem die TMS bei Zwangsstörungen im Erwachsenenalter eine relativ gute Wirksamkeit zeigt und als nicht invasiv gilt, stehen die Chancen gut, dass es in einigen Jahren auch für das Jugendalter Empfehlungen für TMS geben könnte. Aktuell werden die S3-Leitlinie für Zwangsstörungen im Kindes- und Jugendalter (DGKJP 2021) und die S3-Leitlinie für Zwangsstörungen im Erwachsenenalter (DGPPN 2023) zu einer gemeinsamen Patientenleitlinie zusammengefasst, die für Betroffene und Angehörige ein einfach verständliches Nachschlagewerk sein soll (Voderholzer & Walitza mit Vertreter*innen der beiden Steuerungsgruppen und der DGZ).

Fallbeispiel

Die jetzt 13-jährige Julia stellt sich nach Zuweisung von der Kinderärztin in einem Ambulatorium der Kinder- und Jugendpsychiatrischen Klinik vor. In der Überweisung steht, dass Julia sich nach einem Infekt vor ca. 3 Monaten nicht mehr richtig erholt habe, in letzter Zeit immer müde gewesen sei, auch schon an Gewicht verloren habe, sich sozial zurückziehe und seit 4 Wochen nicht mehr in die Schule gegangen sei. Die von der Kinderärztin durchgeführten körperlichen Untersuchungen, einschließlich Blutbild, hätten einen Normalbefund ergeben. Die Kinderärztin hat den Verdacht auf eine depressive Entwicklung oder Schulangst.

Julia kommt in Begleitung ihrer Mutter. Sie ist blass, sehr schlank und wirkt zu Beginn der Aufnahme verschlossen. Die Anamnese der frühkindlichen Entwicklung ist weitgehend unauffällig. Julia habe den Kindergarten und die Grundschule ohne Schwierigkeiten besucht und besuche aktuell das Gymnasium. Sie sei schon immer ein sehr ordentliches Kind gewesen, habe alle Aufgaben erledigt. In der Schule zeige sie sehr gute Leistungen, nehme es mit Hausaufgaben und Prüfungsvorbereitungen sehr genau. Sie sei immer sehr gerne viel gelaufen und häufig im Reitstall gewesen. Die Lehrpersonen seien immer sehr angetan von ihr gewesen, während mit den Klassenkameradinnen immer eher ein nur lockeres Verhältnis bestanden habe. Julia habe immer nur sehr wenige Kinder zu sich eingeladen und viele Einladungen von anderen Kindern abgelehnt. Sie sei eine große Pferdeliebhaberin und pflege dieses Hobby intensiv. Die Mutter berichtet, dass Julia sehr viel Zeit brauche, was schon seit der Grundschule zunehmenden Stress verursacht habe. Seit der Infektion vor ca. 3 Monaten habe Julia Angst, mit all den Aufgaben nicht mehr fertig zu werden. Sie habe bis in die Nacht hinein gelernt und dann am Morgen nicht mehr rechtzeitig aufstehen können. Julia habe ihre Eltern gebeten, ihr zu helfen, den verpassten Stoff nachzuarbeiten. Dafür habe sie einen Plan für das Wochenende erstellt, den sie strikt einhalten müssen. Alle 45 Minuten müssten die Eltern zu ihr kommen und Fragen beantworten. Am Wochenende würde Julia damit um 6:00 Uhr morgens anfangen und hätte die Stundenanzahl immer weiter, zuletzt bis in die Nacht, ausgedehnt. Innerhalb dieser Zeiten wolle Julia abgefragt werden. Dazwischen würde sie sich vergewissern, ob sie die richtigen Antworten gegeben habe. Zuletzt sei sie nach 45 Lernminuten 15 Minuten die Treppen auf- und abgegangen. Die Eltern und die Schwester dürften in dieser Zeit das Treppenhaus nicht benutzen. Beim Essen sei Julia immer wählerischer geworden und habe versucht, sehr gesund zu essen. Speisen, die in Kunststoff eingepackt gewesen seien, habe sie abgelehnt. Die Eltern hätten ihre Kaufgewohnheiten umgestellt und hauptsächlich im Reformhaus eingekauft. In den letzten Tagen habe Julia nur noch sehr wenig gegessen und auch nur sehr wenig geschlafen. In den letzten Wochen habe sie nicht mehr zur Schule oder zum Reiten gehen können. Den verpassten Schulstoff könne sie sich jedoch im Schulintranet herunterladen.

Julia selbst berichtet, dass sie schon seit der Grundschulzeit ab dem Alter von ca. 8 Jahren viel Zeit in die Schule investiert habe, z. B. alles doppelt geschrieben habe, um sich sicher zu fühlen. Sie habe sich schon früh Sorgen gemacht, dass ungesundes Essen sich schädlich auf die Lernfähigkeit auswirke, sich dann aber gedacht, dass sie ungesundes Essen durch langes Laufen oder Reiten kompensieren könne. Im Gymnasium sei der Stoff dann immer mehr geworden, weshalb sie dann andere Strategien entwickelt habe, z. B. Treppensteigen, um den Lernstoff sicher zu behalten. Sie habe ein Tagesschema entwickelt, um den Lernstoff nicht zu vergessen. Zuletzt hätte sie selbst und auch ihre Eltern aber immer mehr Probleme mit dem Tagesablauf gehabt, und sie sei vom vielen Treppenlaufen erschöpft. Auf Nachfrage der Therapeutin kann Julia die Übertriebenheit der Strategien erkennen. Es sei schleichend einfach immer mehr dazu gekommen. Julia möchte ihre Situation ändern, hat aber Angst, z. B. das Treppensteigen zu unterlassen.

Diagnostik Die Anamnese und weitere Gespräche sowie die Befunde aus der CY-BOCS zeigen das Bild einer Zwangsstörung mit Einsicht und Behandlungsmotivation. Der Schweregrad in der

CY-BOCS ist moderat bis hoch. Die Eltern sind in die Zwangssymptomatik einbezogen. Nach der MAS-Klassifikation zeige sich eine schwere Beeinträchtigung bei Vorliegen einer Zwangsstörung, ein Verdacht auf Angststörung, depressive Entwicklung und atypische Essstörung (Achse 1), keine umschriebenen Entwicklungsstörungen (Achse 2), bei leicht überdurchschnittlicher Begabung (Achse 3), leichte körperliche Beeinträchtigung (Schlafstörung, leicht unterdurchschnittliches Gewicht), ohne psychosoziale Auffälligkeiten (Achse 5) und eine ausgeprägte psychosoziale Beeinträchtigung (Achse 6).

Behandlung Nach einem Aufklärungsgespräch über Zwangsstörungen und deren Behandlung entscheiden sich Julia und ihre Familie für einen tagesklinischen Aufenthalt, zudem für eine Kombinationstherapie mit KVT und Medikation. Julia erhält Sertralin, das ab dem Alter von 6 Jahren für Zwangsstörungen zugelassen ist. Sertralin wird langsam von 25 mg/Tag bis zu 150 mg/Tag aufdosiert.

Julia kann in die Klinikschule gehen, erst stundenweise und nach 2 Wochen den ganzen Morgen. In der Tagesklinik ist es ihr möglich, die Zwänge nicht auszuführen. Für den Transfer nach Hause wird noch während des tagesklinischen Aufenthalts ein Hometreatment begonnen. Zuhause fällt es ihr schwer, die Handlungen nicht auszuführen. Die Eltern werden in die Behandlung einbezogen, entscheiden sich dann für den SPACE-Ansatz und erklären ihrer Tochter, dass sie die Zwänge nicht mehr unterstützen können, aber der Tochter zur Seite stehen wollen. Im SPACE-Ansatz werden auch Freunde der Familie als weitere Unterstützung einbezogen. Die Großeltern und eine Patentante werden informiert und begleiten Julia z. B. zum Reiten, das sie nach 6 Wochen Therapie wiederaufnehmen kann. Zuletzt ist Julia in ambulanter Behandlung. Es ist geplant, Sertralin für mindestens ein Jahr fortzusetzen.

LITERATUR

Cervin M, McGuire JF, D'Souza JM, De Nadai AS, Aspvall K, Goodman WK, et al. Efficacy and acceptability of cognitive-behavioral therapy and serotonin reuptake inhibitors for pediatric obsessive-compulsive disorder: A network meta-analysis. J Child Psychol Psychiatry 2024; 65(5): 594–609.

Delorme R, Golmard J-L, Chabane N, Millet B, Krebs M-O, Mouren-Simeoni MC, et al. Admixture analysis of age at onset in obsessive-compulsive disorder. Psychol Med 2005; 35(2): 237–243.

DGKJP – Deutsche Gesellschaft für Kinder- und Jugendpsychiatrie, Psychosomatik und Psychotherapie e.V. (Hrsg.). S3-Leitlinie Diagnostik und Behandlung von Zwangsstörungen im Kindes- und Jugendalter. Langversion. Stand: 23.06.2021; gültig bis: 22.06.2026; https://register.awmf.org/de/leitlinien/detail/028-007 (letzter Zugriff: 19.08.2025).

DGPPN – Deutsche Gesellschaft für Psychiatrie und Psychotherapie, Psychosomatik und Nervenheilkunde e.V. (Hrsg.). S3-Leitlinie Zwangsstörungen im Erwachsenenalter. AWMF-Registernummer 038-017. Stand: 30.06.2022; gültig bis: 29.06.2027; https://register.awmf.org/de/leitlinien/detail/038-017 (letzter Zugriff: 19.08.2025).

Fawcett EJ, Power H, Fawcett JM. Women are at greater risk of OCD than men: a meta-analytic Fawcett review of OCD prevalence worldwide. J Clin Psychiatry 2020; 81(4): 13075.

Fineberg NA, Hengartner MP, Bergbaum CE, Gale TM, Gamma A, Ajdacic-Gross V, et al. A prospective population-based cohort study of the prevalence, incidence and impact of obsessive-compulsive symptomatology. Int J Psychiatry Clin Pract 2013; 17(3): 170–178.

Grant JE, Chamberlain SR. Exploring the neurobiology of OCD: clinical implications. The Psychiatr Times 2020 Mar 2: 2020; https://www.psychiatrictimes.com/view/exploring-neurobiology-ocd-clinical-implications (letzter Zugriff: 19.08.2025).

Heyman I, Fombonne E, Simmons H, Ford T, Meltzer H, Goodman R. Prevalence of obsessive-compulsive disorder in the British nationwide survey of child mental health. Br J Psychiatry 2001; 179: 324–329.

Kaufman J, Birmaher B, Brent D, Rao U, Flynn C, Moreci P, et al. The Schedule for Affective Disorders and Schizophrenia for School-Age Children – Present and Lifetime Version (K-SADS-PL). University of Pittsburgh, Western Psychiatric Institute and Clinic 1997

Kessler RC, Berglund P, Demler O, Jin R, Merikangas KR, Walters EE. Lifetime prevalence and age-of-onset distributions of DSM-IV disorders in the National Comorbidity Survey Replication. Arch Gen Psychiatry 2005; 62(6): 593–602.

Lebowitz ER. Breaking Free of Child Anxiety and OCD: A scientifically proven program for parents. Oxford: Oxford University Press 2020.

Margraf J, Cwik JC, Pflug V, Schneider S. Strukturierte klinische Interviews zur Erfassung psychischer Störungen über die Lebensspanne. Z Klin Psychol Psychother 2017; 46(3): 176–186.

Tab. 14.1 Mit belastenden bzw. traumatischen Ereignissen in Verbindung stehende Störungsentitäten in DSM-5-TR und ICD-11

Klassifikationssystem	DSM-5-TR	ICD-11
Kapitel	**Trauma- und belastungsbezogene Störungen**	**Spezifisch belastungsassoziierte Störungen**
Störungsentitäten	• Akute Belastungsstörung (F43.0) • Posttraumatische Belastungsstörung (F43.1) • Anhaltende Trauerstörung (F43.81) • Anpassungsstörung (F43.2) • Reaktive Bindungsstörung (F94.1) • Bindungsstörung mit Enthemmung (F94.2) • Sonstige näher bezeichnete trauma- und belastungsbezogene Störungen (F43.8) • Nicht näher bezeichnete trauma- und belastungsbezogene Störungen (F43.9)	• Posttraumatische Belastungsstörung (6B40) • Komplexe posttraumatische Belastungsstörung (6B41) • Anhaltende Trauerstörung (6B42) • Anpassungsstörung (6B43) • Reaktive Bindungsstörung (6B44) • Störung der sozialen Bindung mit Enthemmung (6B45) • Sonstige näher bezeichnete spezifisch belastungsassoziierte Störungen (6B4Y) • Spezifisch belastungsassoziierte Störungen, nicht näher bezeichnet (6B4Z)

Definition und Art des Stressors als belastendes oder traumatisches Ereignis werden folgende Störungen unter den jeweiligen Kapiteln im DSM-5-TR und in der ICD-11 subsumiert (➤ Tab. 14.1).

14.1 Akute Belastungsreaktion (ICD-11) bzw. Akute Belastungsstörung (DSM-5)

Eine Übersicht zum Störungsbild ist ➤ Tab. 14.2 zu entnehmen.

LEITSYMPTOME

- Exposition oder Zeugenschaft gegenüber tatsächlichem oder drohendem Tod, schwerer Verletzung oder sexueller Gewalt; z. B. Naturkatastrophen, Unfälle, Überfall, physische Gewalt, Vergewaltigung, sexueller Missbrauch
- Akute Stressreaktion (Minuten, Stunden, wenige Tage): autonome Erregung (z. B. Zittern, Tachykardie, Schwitzen) und starke Emotionen wie Verwirrung, Verzweiflung, Angst oder Wut bis hin zu starkem Rückzug, Inaktivität, Agitiertheit oder Stupor
- Akute Belastungsstörung (≥ 3 Tage und ≤ 1 Monat): Symptome in den Bereichen des Wiedererlebens, des dissoziativen Erlebens, der Vermeidung, der negativen Emotionen sowie des Arousals und dauerhafter Übererregung inkl. Schlaf- und Konzentrationsstörungen

Tab. 14.2 Akute Belastungsreaktion – Übersicht

Definition	Erwartbare, akute Stressreaktion in der Folge eines traumatischen Ereignisses
Manifestationsalter	Nicht spezifisch
Diagnostik	• Klinische Exploration • Fragebögen *(Pediatric Emotional Distress Scale*, PEDS-Early; *Acute Stress Checklist*, ASC-Kids)
Komorbiditäten	Nicht spezifisch
Therapeutische Optionen	• Watchful Waitung • Förderung soziale oder familiäre Unterstützung • Förderung Bewältigungsmechanismen
Wichtige Leitlinien	S2k-Leitlinie Diagnostik und Behandlung von akuten Folgen psychischer Traumatisierung (DeGPT 2019)

14.1.1 Klinisches Bild und Klassifikation

Die initiale Reaktion innerhalb der ersten Stunden und Tage nach einem schweren traumatischen Ereignis ist in der Regel durch die Entwicklung vorübergehender emotionaler, somatischer, kognitiver oder verhaltensbezogener Symptome gekennzeichnet. Dazu zählen initial eine autonome Erregung (z. B.

Zittern, Tachykardie, Schwitzen), aber auch Zustände von starken Emotionen wie Verwirrung, Verzweiflung, starke Angst oder Wut bis hin zu starkem Rückzug, Inaktivität, Agitiertheit oder Stupor (ICD-11: Akute Belastungsreaktion). Dabei wird dieses Symptombild angesichts der Schwere des traumatischen Ereignisses als normale Reaktion angesehen, die in der Regel innerhalb von wenigen Tagen nach dem Ereignis abklingt. Daher wird die ABR in der ICD-11 nun nicht mehr unter den psychischen Störungen, sondern im Kapitel „Faktoren, die den Gesundheitszustand beeinflussen oder zur Inanspruchnahme des Gesundheitswesens führen" unter QE84 „Akute Belastungsreaktion" kodiert und damit entpathologisiert.

MERKE

Eine akute Belastungsreaktion stellt in der Regel die normale bzw. erwartbare körperliche und emotionale Reaktion auf ein traumatisches Ereignis dar. In der ICD-11 findet sich die ABR daher nicht im Kapitel der psychischen Störungen, sondern kann mit QE84 als Faktor, der den Gesundheitszustand beeinflusst oder zur Inanspruchnahme des Gesundheitswesens führt, kodiert werden.

Im Gegensatz dazu hält das DSM-5-TR am Konzept der Diagnose „Akute Belastungsstörung" fest, um das Symptombild innerhalb eines Monats (≥ 3 Tage und ≤ 1 Monat) nach der Exposition gegenüber einem traumatischen Ereignis zu beschreiben. Die Symptome ähneln denen einer PTBS und schließen Symptome im Bereich des Wiedererlebens (Intrusionen, Albträume, Flashbacks, intensive oder lang anhaltende psychologische Belastung oder ausgeprägte physiologische Reaktionen), der negativen Stimmung („numbing"), des dissoziativen Erlebens (Derealisation, Depersonalisation, Amnesie), der Vermeidung (Personen, Situationen, Orte, Gespräche, Gedanken, Gefühle) sowie der Übererregung (Reizbarkeit, Hypervigilanz, Schreckhaftigkeit, Schlafstörungen, Konzentrationsstörungen) ein.

Kinder und Jugendliche können ebenfalls Albträume aufweisen, bei denen kein direkter inhaltlicher Bezug zum traumatischen Geschehen zu erkennen ist. Bei Kindern unter 6 Jahren kann das Wiedererleben im Rahmen eines traumatischen Spiels (z. B. Kind spielt den Autounfall mit Spielzeugautos nach; Kind malt Wirbelsturm) ausgedrückt sein, das direkt oder symbolisch mit den Inhalten des traumatischen Ereignisses zu tun hat. Jüngere Kinder zeigen auch nicht unbedingt eine starke äußerliche wahrnehmbare Belastung während des traumatischen Spiels. Insgesamt können Kinder eine Vielzahl an negativen Emotionen (Wut, Scham, Schuld, Rückzug) zeigen, jedoch auch ein übermäßiges, verhaftetes Interesse zu mit dem Ereignis assoziierten Themen entwickeln.

14.1.2 Epidemiologie und Verlauf

Zur genauen Häufigkeit der ABR bei Kindern und Jugendlichen liegen keine gut gesicherten Daten vor. In Bezug auf die ABS zeigt sich in einer aktuellen Metaanalyse eine Gesamtprävalenz von 16,5 %, wobei nach interpersonellen traumatischen Ereignissen die Prävalenz mit 27,9 % höher und bei nicht-interpersonellen traumatischen Ereignissen mit 12,8 % niedriger liegt (Walker et al. 2020). Im Rahmen von Studien und Metaanalysen zur Untersuchung von Symptomverläufen nach traumatischen Ereignissen ergeben sich vier prototypische langfristige Symptomverläufe auf dem Spektrum zwischen Dysfunktion und Gesundheit (Galatzer-Levy et al. 2018):

A) Langfristig anhaltende Resilienz: 65,7 %
B) Recovery bzw. Verbesserung der Symptomatik bzw. Gesundheit im Verlauf: 20,8 %
C) Chronischer Verlauf der Symptomatik: 10,6 %
D) Verzögerter Beginn der Symptomatik im weiteren Zeitverlauf: 8,9 %

14.1.3 Diagnostik

Zur Diagnostik und Einschätzung der Symptome einer akuten Stressreaktion eignen sich die persönliche Exploration und die Erstellung eines ausführlichen psychopathologischen Befunds inkl. der Evaluation von Selbst- und Fremdgefährdung sowie der aktuellen Sicherheit. Daneben gibt es validierte Fragebogenverfahren zur Einschätzung und Verlaufsmessung von Symptomen der ABS wie etwa die *Pediatric Emotional Distress Scale* (PEDS-Early; Kramer et al. 2013) oder die *Acute Stress Checklist* (ASC-Kids; Kassam-Adams 2006).

14.1.4 Behandlung

Bezüglich der Wirksamkeit von Interventionen in der frühen Phase nach einem traumatischen Ereignis ist die Evidenzlage sehr gemischt. In einem ersten Schritt soll jedoch immer die Einschätzung von Gefährdungsaspekten und daraus resultierend der Schutz und die Sicherheit der betroffenen Kinder und Jugendlichen sichergestellt werden.

Zum individuellen psychologischen Debriefing bei Kindern und Jugendlichen liegen sehr wenige und sehr gemischte Daten vor (Pfefferbaum et al. 2015), sodass Debriefing für Kinder und Jugendliche als Frühintervention nicht erwogen werden sollte. Bei milder bis mittlerer initialer Symptomatik sollte „**Watchful Waiting**", also ein Beobachten und Überwachen der Symptome, in Betracht gezogen werden, um festzustellen, ob sie sich ohne Behandlung bessern oder verschlechtern. Ein Folgetermin sollte innerhalb eines Monats vereinbart werden (NICE Guideline).

Neben diesen Empfehlungen liegt eine qualitativ hochwertige randomisierte kontrollierte Studie (RCT) zur **Child and Family Traumatic Stress Intervention (CFTSI)** vor, in der die Überlegenheit der CFTSI gegenüber einer rein supportiven Intervention gezeigt werden konnte (Berkowitz et al. 2011). Die CFTSI konzentriert sich dabei auf zwei oft replizierte Risikofaktoren für die Entwicklung einer PTBS: unzureichende soziale oder familiäre Unterstützung und schlechte Bewältigungsmechanismen. Ziel der Intervention ist es, diese Risiken zu verringern, indem die Kommunikation zwischen dem betroffenen Kind und seinen Bezugspersonen über Gefühle, Symptome und Verhaltensweisen verbessert wird, um die Unterstützung der Bezugspersonen für das Kind zu fördern, und indem sowohl den Bezugspersonen als auch dem Kind spezifische Verhaltensfähigkeiten beigebracht werden, die bei der Bewältigung der Symptome helfen.

14.2 Posttraumatische Belastungsstörung

Eine Übersicht zum Störungsbild ist ➤ Tab. 14.3 zu entnehmen.

Tab. 14.3 Posttraumatische Belastungsstörung – Übersicht

Definition	In der Folge eines traumatischen Ereignisses auftretende typische Symptomkonstellation mit intensivem Wiedererleben des traumatischen Geschehens, Vermeidung und Hypervigilanz
Manifestationsalter	• Nicht spezifisch • Gesonderte Diagnosekriterien für Vorschulkinder im DSM-5-TR
Diagnostik	• Klinische Exploration mit Erfassung belastender Lebensereignisse • Fragebögen (z. B. CATS-2) • Strukturiertes Interview (z. B. CAPS-CA-5)
Komorbiditäten	• Affektive Störungen • Angststörungen • Substanzkonsumstörungen • Selbstverletzendes Verhalten • Suizidalität
Therapeutische Optionen	• Traumafokussierte kognitive Verhaltenstherapie (TF-KVT) • Eye Movement Desensitization and Reprocessing (EMDR)
Wichtige Leitlinien	S3-Leitlinie Posttraumatische Belastungsstörung (DeGPT 2019)

LEITSYMPTOME

- Wiedererleben des traumatischen Geschehens in der Gegenwart in Form von lebhaften sich aufdrängenden Erinnerungen (Intrusionen), Flashbacks oder Albträumen (im DSM-5 zusätzlich: physiologische/psychologische Erregung bei Konfrontation)
- Vermeidung internaler (z. B. Gedanken, Erinnerungen) oder externaler (z. B. Orte, Situationen, Gespräche) Stimuli, die mit dem traumatischen Ereignis in Verbindung stehen
- Negative Veränderung in Kognitionen und Stimmung (nur DSM-5): negative Gedanken und Überzeugungen über die Welt, andere Personen oder die eigene Person; negativer emotionaler Zustand (z. B. Schuld, Scham, Angst, Wut), emotionale Abgestumpftheit („numbing") oder Unfähigkeit, positive Gefühle zu empfinden
- Anhaltendes Gefühl einer aktuellen Bedrohung in Form von Hypervigilanz (z. B. Anspannung und Scannen der Umgebung) oder leichte Schreckhaftigkeit (z. B. auf unerwartete Geräusche). Im DSM-5 zusätzlich „unspezifische" Symptome: Reizbarkeit/Wut, risikoreiches Verhalten, Schlafstörungen, Konzentrationsstörungen

14.2.1 Klinisches Bild und Klassifikation

Während stressreiche und belastende Lebensereignisse nicht genauer definiert sind und neben der Anpassungsstörung auch für eine Vielzahl weiterer Störungen eine ätiologische oder aufrechterhaltende Rolle spielen können, legt das **DSM-5** eine sehr genaue Definition für den Begriff **traumatisches Ereignis** mit „Gatekeeper"-Funktion für die PTBS-Diagnose vor: „Konfrontation mit tatsächlichem oder drohendem Tod, ernsthafter Verletzung oder sexueller Gewalt durch":

- Direktes Erleben (z. B. direkt betroffen von Gewalt in der Familie oder direkt selbst betroffen von Unfall)
- Zeugenschaft bzw. persönliches Miterleben bei anderen Personen (z. B. Beobachten häuslicher Gewalt oder eines Unfalls)
- Erfahren, dass ein traumatisches Ereignis einem engen Familienmitglied oder einem engen Bekannten zugestoßen ist (z. B. erfahren, dass Geschwister von häuslicher Gewalt betroffen sind, oder erfahren, dass ein Geschwisterteil einen schweren Unfall hatte)

In der **ICD-11** wird ein traumatisches Ereignis als Exposition gegenüber einem Ereignis oder einer Situation (entweder kurzfristig oder langfristig) von äußerst bedrohlicher oder grauenhafter Natur definiert. Solche Ereignisse umfassen, sind aber nicht beschränkt auf

- das direkte Erleben von Natur- oder von Menschen verursachten Katastrophen, Kampfhandlungen, schweren Unfällen, Folter, sexueller Gewalt, sexueller Missbrauch oder akuten lebensbedrohlichen Krankheiten,
- das Zeugensein des drohenden oder tatsächlichen Schadens oder Todes anderer Menschen auf plötzliche, unerwartete oder gewalttätige Weise sowie
- das Erfahren vom plötzlichen, unerwarteten oder gewalttätigen Tod eines geliebten Menschen (ICD-11).

Die Kernsymptomatik, welche die PTBS vor allem von anderen komorbiden affektiven oder Angststörungen unterscheidet, ist das **Wiedererleben** in Form von lebhaften sich aufdrängenden Erinnerungen, Flashbacks oder Albträumen in der Gegenwart (Bar-Heim et al. 2021). Die Wiedererlebenssymptomatik geht typischerweise mit starken Gefühlen (Angst, Machtlosigkeit, Entsetzen) und intensiven körperlichen Empfindungen einher. Das Nachdenken oder Grübeln über das Ereignis bzw. das Erinnern an die Gefühle, die man zu diesem Zeitpunkt erlebt hat, reicht hingegen nicht aus, um die Voraussetzung des Wiedererlebens im Sinne der PTBS zu erfüllen („sense of nowness"; Brewin 2015). Eine weitere Kernsymptomatik stellt die **Vermeidung** dar, die in Form einer aktiven inneren Vermeidung von Gedanken und Erinnerungen im Zusammenhang mit dem Ereignis oder in Form von externer Vermeidung von Personen, Situationen, Aktivitäten oder Gesprächen, die an das Erlebte erinnern, vorkommen kann.

Zentral im **DSM-5-TR** jedoch nicht in der ICD-11 sind negative Kognitionen über die Welt, andere oder sich selbst (z. B. Schuld, Scham, Versagen) und ein affektiv negativer Zustand (abgestumpft, unfähig, Positives zu empfinden, dauerhaft negative Gefühle) seit dem Ereignis. Als weitere Kernsymptomatik benennt sowohl das DSM-5-TR als auch die ICD-11 die anhaltende Wahrnehmung einer erhöhten Bedrohung durch eine erhöhte Anspannung und Aufmerksamkeit gegenüber Gefahren (**Hypervigilanz**) sowie Schreckhaftigkeit, dies zeigt sich z. B. in Form von „checking behavior" (Sicherheitsverhaltensweisen), wie etwa sich durch andere regelmäßig bedroht zu fühlen und daher die Umgebung wiederholt zu scannen. Neben diesen Kernsymptomen legen Studien nahe, dass es bei mehrfach oder wiederholt traumatisierten **Jugendlichen** mit PTBS ebenfalls häufig zu **halluzinatorischem Erleben,** z. B. Stimmenhören (meist mit Traumabezug) kommen kann (Lofthouse et al. 2024), sodass oftmals eine sorgfältige differenzialdiagnostische Einschätzung dieser Symptome in Abgrenzung zu psychotischem Erleben erfolgen sollte.

Posttraumatische Stresssymptome bei **kleineren Kindern** sind vielfältig und können sich auf sehr unspezifische Weise manifestieren. Neben den klassischen Symptomen einer PTBS können kleine Kinder eine Vielzahl von emotionalen und Verhaltensschwierigkeiten entwickeln. Für Kinder unter 7 Jahren gibt es im DSM-5 daher eine gesonderte Diagnose, um die **PTBS im Vorschulalter** mit sensitiveren Diagnosekriterien zu erfassen. Aktuelle Forschung zeigt hier eindeutig die deutlich erhöhte Sensitivität dieser Diagnose im Vergleich zu den Kernkriterien in der ICD-11 (de Young und Landolt 2018; Vasileva et al. 2018).

MERKE
Für Vorschulkinder (bis 6 Jahre) gibt es im DSM-5 eine gesonderte Diagnose („pre-school PTSD"), die für Kinder in diesem Alter verwendet werden sollte, da in Studien eine höhere Sensitivität für diese Altersgruppe festgestellt wurde.

14.2.2 Epidemiologie und Verlauf

Die Häufigkeit der PTBS variiert in Studien je nach den verwendeten Kriterien (DSM-5 vs. ICD-11) und der Zusammensetzung der Stichproben. In einer Metaanalyse betrug die Gesamtprävalenz der PTBS bei Kindern und Jugendlichen nach dem Erleben von mindestens einem traumatischen Ereignis 15,9 % (Alisic et al. 2014). Die geringste Prävalenz zeigten Jungen, die einem nicht-interpersonalen traumatischen Ereignis ausgesetzt waren (8,4 %), während Mädchen, die einem interpersonellen traumatischen Ereignis ausgesetzt waren, die höchste Rate aufwiesen (32,9 %). Aktuelle Studien zeigen geringere Diagnoseraten unter Verwendung der ICD-11-Kriterien im Vergleich zu den DSM-5-Kriterien (Vasileva et al. 2018; Sachser et al. 2018) bei Vorschulkindern sowie älteren Kindern und Jugendlichen. Nach einzelnen traumatischen Ereignissen des Kindes kommt eine weitere aktuelle Metaanalyse zu dem Schluss, dass auch ca. 17 % der Eltern dieser Kinder im Verlauf eine PTBS entwickeln (Wilcoxon et al. 2021).

14.2.3 Diagnostik

Da die Diagnose einer PTBS manchmal erst im Erwachsenenalter und Jahre nach dem ersten Auftreten der Symptome im Versorgungsystem erkannt wird, soll die Erhebung einer differenzierten kindlichen **Traumaanamnese** in Form eines Selbst- und eines Fremdberichts Teil der Befunderhebung bei allen psychodiagnostischen Abklärungen im Kindes- und Jugendalter sein (S3-Leitlinie PTBS). Zur Erhebung der Traumaanamnese sollten neben diesbezüglichen Fragen im psychopathologischen Befund oder in der Anamnese entsprechende Fragen aus den validierten PTBS-Erhebungsinstrumenten verwendet werden (z. B. *CATS-2* oder *UCLA Reaction Index*). Bei Vorliegen eines oder mehrerer potenziell traumatischer Ereignisse sollen die Symptomatik einer PTBS bzw. kPTBS in strukturierter Weise mit validierten Fragebogen- (z. B. *CATS-2* oder *ITQ-CA*) und/oder Interviewverfahren (z. B. *CAPS-CA-5*) abgeklärt werden. Neben den Kernsymptomen sollten die Diagnostik und der psychopathologische Befund auch dissoziative Symptome, Substanzmissbrauch, Selbstverletzung und Suizidalität diagnostisch abklären.

MERKE
In klinischen Stichproben wurde eine hohe Traumabelastung bei Kindern und Jugendlichen festgestellt. Die Durchführung eines standardisierten Screenings auf traumatische Ereignisse und eine mögliche PTBS-Symptomatik wird von betroffenen Kindern und Jugendlichen gut toleriert, wobei die meisten angeben, dass sie keine oder nur geringe Belastungen im Rahmen des Screenings erlebten (Skar et al. 2019). Diese Ergebnisse sollten Kliniken und Behandelnde motivieren, ein regelmäßiges Screening auf Symptome einer PTBS durchzuführen, um Jugendliche, die Bedarf an traumafokussierter Behandlung haben, besser zu identifizieren.

14.2.4 Behandlung

Psychotherapie

Die Untersuchung verschiedener Therapieansätze wie traumafokussierte kognitive Verhaltenstherapie (TF-KVT), Eye Movement Desensitization and Reprocessing (EMDR), nicht-traumafokussierte Interventionen und multidisziplinäre Behandlungen (MDTs) in einer Netzwerk-Metaanalyse fand für alle getesteten Therapieansätze kurzfristig eine signifikante Reduzierung von PTBS-Symptomen bei Kindern und Jugendlichen im Vergleich zu passiven Kontrollbedingungen. **TF-KVT** war dabei mit den größten kurzfristigen und langfristigen Reduktionen der PTBS bei Kindern assoziiert, während für EMDR und MDTs unzureichende Daten über langfristige Ergebnisse vorlagen (Hoppen et al. 2025a). Diese Ergebnisse sind die Grundlage der Leitlinienempfehlung, TF-KVT als erste Behandlungsoption für PTBS bei Kindern anzuwenden (zum Ablauf ➤ Abb. 14.1).

14

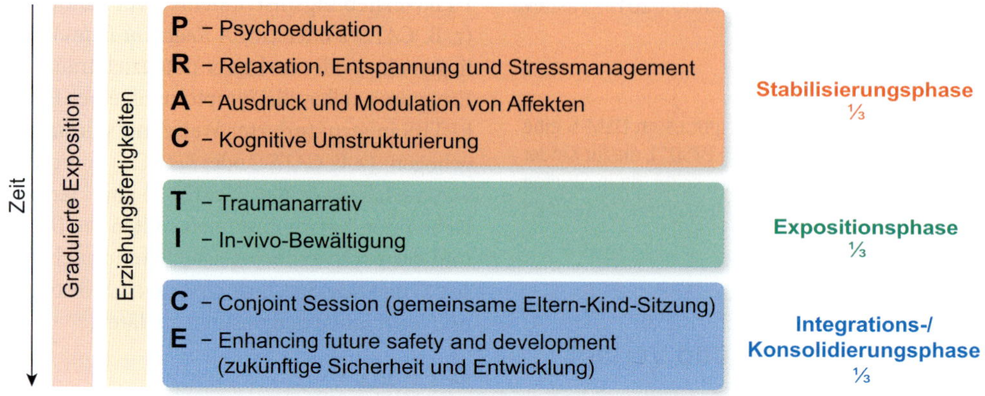

Abb. 14.1 Ablauf der traumafokussierten kognitiven Verhaltenstherapie (TF-KVT) [P1644/L231]

Auch die Ergebnisse einer „Individual Participant"-Metaanalyse stützen die Empfehlung, TF-KVT als erste Behandlungsoption für Kinder und Jugendliche einzusetzen, und zwar unabhängig von der Altersgruppe, dem Geschlecht, den Merkmalen des traumatischen Ereignisses oder des potenziell möglichen Einbezugs von Bezugspersonen in die Behandlung. Besonders gute Effekte ergaben sich für Kinder und Jugendliche, die zu Beginn der Therapie eine höhere Belastung aufwiesen (de Haan et al. 2024). Bei Vorliegen einer PTBS zeigen neuere Studien und Metaanalysen, dass TF-KVT auch bei PTBS nach multipler Traumatisierung sicher und wirksam ist (Hoppen et al. 2025a, b).

LEITLINIEN

S3-Leitlinie Posttraumatische Belastungsstörung. AWMF-Registernummer 155-001. Stand: 30.04.2019 (in Überarbeitung); https://register.awmf.org/de/leitlinien/detail/155-001
Die Langfassung enthält ein Kapitel 3 (S. 51–70) zur Diagnostik und Behandlung der PTBS bei Kindern und Jugendlichen.

Psychopharmakologie

Zur medikamentösen Behandlung der PTBS bei Kindern und Jugendlichen liegen nur wenige RCTs vor, die keine Überlegenheit von z. B. SSRIs gegenüber Placebo (Robb et al. 2010) und keine Add-on-Effekte zu einer regulären Behandlung mit TF-KVT ergaben (Cohen et al. 2007). Aufgrund der aktuellen Evidenzlage soll daher in der Therapie der PTBS bei Kindern und Jugendlichen auf eine Psychopharmakotherapie verzichtet werden. Insbesondere sollen aufgrund ihres Suchtpotenzials keine Benzodiazepine eingesetzt werden (S3-Leitlinie).

CAVE

Eine psychopharmakologische Behandlung der Primärdiagnose PTBS ist bei Kindern und Jugendlichen nicht indiziert. Insbesondere sollen Benzodiazepine wegen ihres Suchtpotenzials nicht eingesetzt werden. Komorbide Störungen (z. B. Depression oder ADHS) sollen dabei psychopharmakologisch entsprechend der jeweiligen Leitlinie behandelt werden.

Innovative Therapieansätze

Neben den evidenzbasierten psychotherapeutischen Verfahren zeigen **traumafokussierte digitale und internetbasierte Psychotherapie**angebote in Machbarkeits- und Pilotstudien auch für Kinder und Jugendliche erste vielversprechende Ergebnisse (Schulte et al. 2024a, b; Smith et al. 2025). Im Erwachsenenalter liegen ebenfalls Ergebnisse einer randomisierten kontrollierten Phase-3-Wirksamkeitsstudie zur MDMA[1]-assistierten Therapie vor (Mitchell et al. 2023). Drei weitere Studien mussten jedoch zurückgezogen werden, sodass die FDA den Zulassungsprozess auch für Erwachsene zurückgewiesen hat. Auf der Grundlage von Fallberichten kommt ein systematisches Review zu dem Schluss, dass Prazosin ein vielversprechendes

[1] 3,4-Methylendioxy-N-methylamphetamin

Medikament für die Behandlung von PTBS-bezogenen Albträumen darstellen könnte, jedoch fehlen bisher weiterhin randomisierte kontrollierte Placebostudien (Akinsanya et al. 2017), sodass hier keine Empfehlung vorliegt.

MERKE

Traumafokussierte Psychotherapien (TF-KVTs) sind für Kinder und Jugendliche die Interventionen mit der meisten Evidenz und erste Empfehlung in den gängigen nationalen und internationalen Leitlinien (AWMF, NICE, Phoenix Australia, ISTSS). Daneben besteht für EMDR eine solide Evidenzbasis, sodass EMDR in manchen Leitlinien ebenfalls als gleichwertig empfohlen wird. Für die medikamentöse Behandlung einer PTBS (z. B. durch SSRIs) liegen bei Kindern und Jugendlichen keine Wirksamkeitsnachweise vor.

14.3 Komplexe posttraumatische Belastungsstörung

Eine Übersicht zum Störungsbild ist ➤ Tab. 14.4 zu entnehmen.

LEITSYMPTOME

Erfüllung der PTBS-Kriterien:
- Wiedererleben des traumatischen Geschehens in der Gegenwart in Form von lebhaften sich aufdrängenden Erinnerungen, Flashbacks oder Albträumen
- Vermeidung internaler (Gedanken, Erinnerungen) oder externaler (Orte, Situationen, Gespräche) Stimuli, die mit dem traumatischen Ereignis in Verbindung stehen
- Anhaltendes Gefühl einer aktuellen Bedrohung in Form von Hypervigilanz (z. B. Anspannung und Scannen der Umgebung) oder leichter Schreckhaftigkeit (z. B. starke Reaktion auf unerwartete Geräusche)

plus

Anhaltende und schwere Probleme in der Selbstorganisation:
- Störung der Affektregulation: starkes emotionales Numbing, Dissoziation oder emotionale Dysregulation
- Störungen des Selbstkonzepts: Scham, Schuld und Versagens- und Wertlosigkeitsgefühle, Gefühl des Zerstörtseins oder der Verletzlichkeit, Gefühl der Erniedrigung
- Störungen in interpersonellen Beziehungen: Probleme, Beziehungen aufzunehmen und aufrechtzuerhalten, sowie Probleme im Vertrauen zu anderen Menschen

Tab. 14.4 Komplexe posttraumatische Belastungsstörung – Übersicht

Definition	Vorliegen einer PTBS mit zusätzlicher Beeinträchtigung im Bereich der Affektregulation, des Selbstkonzepts und der interpersonellen Beziehungen
Manifestationsalter	• Nicht spezifisch • Valide Erfassung wahrscheinlich ab dem Alter von 7 Jahren möglich
Diagnostik	• Klinische Exploration mit Erfassung belastender Lebensereignisse • Fragebögen (z. B. CATS-2; ITQ-CA)
Komorbiditäten	• Affektive Störungen • Angststörungen • Substanzkonsumstörungen • Selbstverletzendes Verhalten • Suizidalität • Borderline Persönlichkeitsstörung
Therapeutische Optionen	Traumafokussierte kognitive Verhaltenstherapie (TF-KVT)
Wichtige Leitlinien	ISTSS Guidelines Position Paper on Complex PTSD in Children and Adolescents

CAVE

Die komplexe PTBS kann aktuell nur nach ICD-11 kodiert werden. Im DSM-5-TR wird weiterhin nur ein sehr breites PTBS-Konstrukt mit 4 Symptomclustern und 20 Symptomen beschrieben.

14.3.1 Klinisches Bild und Klassifikation

Die kPTBS kann laut ICD-11 in jedem Alter auftreten, wurde bisher jedoch nur bei Kindern und Jugendlichen ab 7 Jahren im Rahmen der expliziten ICD-11-Kriterien validiert. Neben den Kernkriterien der PTBS (➤ Kap. 14.2) müssen weitere Symptome in den Bereichen Affektdysregulation, negatives Selbstbild und Probleme in der interpersonellen Beziehungsgestaltung auftreten. Kinder und Jugendliche mit kPTBS haben häufig eine lang anhaltende oder sich wiederholende Traumavorgeschichte. Beispiele hierfür sind häusliche Gewalt, sexueller Missbrauch oder Folter. Es ist jedoch zu beachten, dass sich eine kPTBS auch in

14

Abhängigkeit von bestehenden Vulnerabilitäten nach einem einmaligen, jedoch schwerwiegenden traumatischen Ereignis entwickeln kann (Elliot et al. 2021). Die Diagnose kPTBS erfolgt daher nicht primär auf Grundlage der Art oder Beschaffenheit des erlebten traumatischen Ereignisses, sondern in Abhängigkeit von der vorherrschenden Symptomatik, die das betroffene Kind oder Jugendliche zeigt.

Dass die kPTBS ein von der PTBS empirisch distinktes Störungsbild darstellt, konnte mittlerweile in Studien auch für Kinder ab 7 Jahren und Jugendliche gezeigt werden (Sachser et al. 2017; Haselgruber et al. 2020; Tian et al. 2022). Das charakteristische Syndrom kann sich dabei in Abhängigkeit des Alters bzw. der Entwicklungsstufe unterschiedlich ausprägen.

Bei **Kindern** können sich ausgeprägte **Schwierigkeiten in der Affektregulation** und Probleme in zwischenmenschlichen Beziehungen in Form von Regression, unvorhersehbarem, impulsivem Verhalten oder aggressiven Handlungen gegenüber sich selbst oder anderen äußern. Dabei kann es zu schnellen Wechseln zwischen Bedürftigkeit, Ablehnung und Aggression kommen. Darüber hinaus können diese Schwierigkeiten in der Affektregulation auch als **Dissoziation** sowie in der **Vermeidung** von Situationen oder Erlebnissen auftreten, die Emotionen hervorrufen könnten, einschließlich positiver Gefühle. In der Adoleszenz kann der Gebrauch von Substanzen sowie risikobehaftetes Verhalten, wie bspw. ungeschützter Sex, gefährliche Dinge ausprobieren oder Selbstverletzung, stark ausgeprägt sein. Diese Verhaltensweisen sind häufig Ausdruck einer Dysregulation der Affekte und zwischenmenschlicher Schwierigkeiten.

Im Rahmen der Diagnosestellung bei **Jugendlichen** weisen die kPTBS und die Borderline-Persönlichkeitsstörung (BPS) konzeptionelle Überschneidungen in den Bereichen Affektdysregulation, Selbstkonzept und Problemen in interpersonellen Beziehungen auf. Im Bereich der **Affektdysregulation** lassen sich die Störungsbilder nur schwer unterscheiden, jedoch kommen starke Impulsivität sowie suizidale und selbstverletzende Verhaltensweisen häufiger bei der BPS vor. Bei der BPS spiegeln die Schwierigkeiten im Selbstkonzept ein instabiles Selbstgefühl wider, während die Betroffenen bei kPTBS ein **anhaltend negatives Selbstgefühl** aufweisen. Die zwischenmenschlichen Schwierigkeiten bei BPS sind durch volatile Interaktionsmuster und intensive Engagements in Beziehungen gekennzeichnet, während sie bei der kPTBS eine andauernde **Tendenz zur Vermeidung von Beziehungen** und zur Distanzierung in emotional intensiven Situationen darstellen (Maercker et al. 2022).

14.3.2 Epidemiologie und Verlauf

Über die genauen Prävalenzen der neuen Störung im Kindes- und Jugendalter ist noch wenig bekannt. Repräsentative epidemiologische Studien mit Kindern und Jugendlichen anhand der ICD-11-Kriterien stehen noch aus. Eine Längsschnittstudie von 66 Jugendlichen mit kPTBS über 2 Jahre ergab, dass etwa ein Drittel der traumatisierten Jugendlichen einen lang anhaltenden Verlauf komplexer PTBS-Symptome aufwies, der mit negativen Lebenserfahrungen und sozialen Schwierigkeiten verbunden war (Kazlauskas et al. 2024).

14.3.3 Diagnostik

Die Diagnostik der kPTBS erfolgt **auf Grundlage der vorherrschenden Symptomatik** und nicht auf Grundlage der Beschaffenheit des traumatischen Ereignisses. Es gilt das gleiche diagnostische Vorgehen wie bei der PTBS mit stufenweisem Screening nach traumatischen Ereignissen und anschließender Abfrage der Symptomatik. Hierzu stehen neben der Erhebung in einem strukturierten psychopathologischen Befund validierte Fragebogenverfahren wie etwa der *ITQ-CA* (Haselgruber et al. 2020) oder *CATS-2* (Sachser et al. 2022) zur Verfügung.

MERKE

Die Diagnosestellung erfolgt auf Grundlage der Symptomatik und nicht aufgrund der Beschaffenheit des traumatischen Ereignisses (z. B. Typ 1 vs. Typ 2). Nach dem Diagnosealgorithmus in der ICD-11 müssen zunächst die Symptomkriterien für eine PTBS erfüllt sein, bevor die weiteren kPTBS-spezifischen Symptome die Diagnose komplettieren (➤ Abb. 14.2).

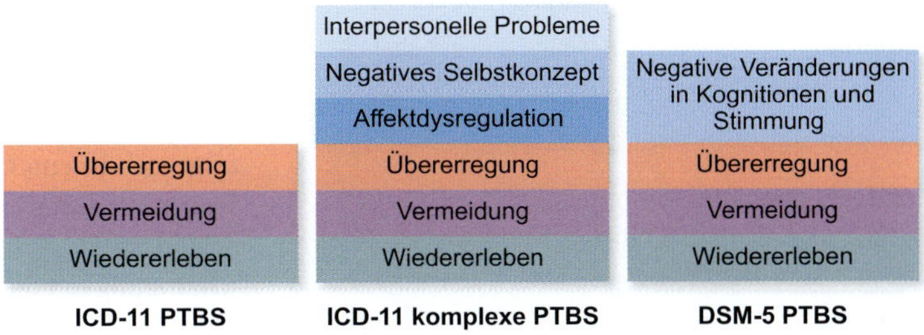

Abb. 14.2 Symptomcluster der PTBS (ICD-11 und DSM-5) sowie der kPTBS (ICD-11) im Vergleich [P1644/L231]

14.3.4 Behandlung

Psychotherapie

Die Behandlung der kPTBS im Kindes- und Jugendalter erfordert eine differenzierte Betrachtung, da zurzeit noch keine RCTs vorliegen, die betroffene Kinder und Jugendliche in verschiedene therapeutische Interventionen einteilen und dadurch Erkenntnisse über die spezifische Wirksamkeit einzelner Verfahren liefern.

In einigen früheren RCTs mit traumatisierten Kindern und Jugendlichen wurden Sekundäranalysen durchgeführt, bei denen die Studienteilnehmer nach den diagnostischen Kriterien der PTBS und kPTBS nach ICD-11 statistisch reklassifiziert wurden. Die Ergebnisse dieser Analysen deuten darauf hin, dass traumafokussierte Psychotherapie, insbesondere die **TF-KVT,** bei Kindern und Jugendlichen mit kPTBS signifikante therapeutische Effekte mit großen Effektstärken aufweist (Sachser et al. 2017; Eilers et al. 2021; Jensen et al. 2022), die nicht geringer sind als bei Kindern und Jugendlichen mit PTBS. Auch die Behandlungslänge und die Dropout-Raten unterschieden sich in diesen Studien zwischen Kindern mit PTBS und kPTBS nicht.

MERKE

Aktuelle Forschung aus Sekundäranalysen zeigt, dass evidenzbasierte psychotherapeutische Verfahren wie die TF-KVT auch bei Kindern und Jugendlichen mit kPTBS wirksam sein können. Der Begriff „komplex" in der Namensbezeichnung der kPTBS soll daher nicht dazu führen, dass vielversprechende traumafokussierte Psychotherapien zugunsten einer übermäßig langen Stabilisierungsphase aufgeschoben werden.

Psychopharmakologie

Aufgrund der Neuheit der Diagnose mit nun klar formalisierten Diagnosekriterien liegen aktuell noch keine umfänglichen Studien zur Behandlung der kPTBS bei Kindern und Jugendlichen mit Psychopharmaka vor. Im therapeutischen Kontext wird daher eine medikamentöse Behandlung der kPTBS nicht empfohlen. Derzeit existiert Evidenz für den Einsatz psychopharmakologischer Interventionen bei Kindern und Jugendlichen, die an kPTBS leiden.

Innovative Therapieansätze

Vermutlich wird die Weiterentwicklung von Interventionen für die kPTBS auf dem Erfolg der psychotherapeutischen Interventionen für die PTBS bei Kindern und Jugendlichen aufbauen können (Karatzias et al. 2019). In der aktuellen Forschungslandschaft werden vor allem mögliche Vorteile einer flexiblen Auswahl, Abfolge und Durchführung der Interventionen auf der Grundlage der klinischen Bedürfnisse und Präferenzen der betroffenen Kinder und Jugendlichen diskutiert.

14.4 Anhaltende Trauerstörung

Eine Übersicht zum Störungsbild ist ➤ Tab. 14.5 zu entnehmen.

Tab. 14.5 Anhaltende Trauerstörung – Übersicht

Definition	Tiefgreifende und anhaltende Trauerreaktion in der Folge des Todes einer nahestehenden Person
Manifestationsalter	Nicht spezifisch
Diagnostik	• Klinische Exploration • Keine deutschsprachigen validierten Verfahren vorliegend
Komorbiditäten	Affektive Störungen
Therapeutische Optionen	• Psychoedukation • Kognitive Verhaltenstherapie • Förderung sozialer Unterstützung
Wichtige Leitlinien	Keine

LEITSYMPTOME

- Tod eines Eltern- oder Geschwisterteils, Familienmitglieds, Freundes oder einer anderen nahestehenden Person.
- Anhaltende und tiefgreifende Trauerreaktion mit Sehnsucht nach dem Verstorbenen („yearning") oder anhaltende Beschäftigung mit der verstorbenen Person (Präokkupation), bei Kindern z. B. als starkes Vermissen der Person oder verhaftetem Spielen zu Tod oder den Todesumständen.
- Sehnsucht und anhaltende Beschäftigung mit der Person sind begleitet von intensivem emotionalem Schmerz (z. B. Traurigkeit; Schuldgefühle; Wut; Verleugnung; Schuldzuweisung; Schwierigkeiten, den Tod zu akzeptieren; das Gefühl, einen Teil von sich selbst verloren zu haben; die Unfähigkeit, eine positive Stimmung zu erleben; emotionale Gefühllosigkeit; Schwierigkeiten, sich an sozialen oder anderen Aktivitäten zu beteiligen).
- Für Kinder und Jugendliche gilt jedoch sowohl in der ICD-11 als auch im DSM-5-TR, dass die Trauerreaktion länger als 6 Monate andauern muss, um als pathologisch zu gelten.

14.4.1 Klinisches Bild und Klassifikation

Trauer ist eine natürliche Reaktion auf den Verlust eines geliebten Menschen. Bei den meisten Kindern und Jugendlichen beginnen die Symptome der Trauer im Laufe der Zeit nachzulassen. Für eine kleine Gruppe von Kindern und Jugendlichen jedoch bleibt das Gefühl intensiver Trauer bestehen, und die Symptome sind so schwerwiegend, dass sie Probleme verursachen und sie daran hindern, ihr Leben mit den gewohnten Aktivitäten und Anforderungen fortzusetzen. Das klinische Bild einer **prolongierten Trauerreaktion** zeigt sich in einer anhaltenden und tiefgreifenden Trauer, die durch eine **starke Sehnsucht** („yearning") nach dem Verstorbenen und einer anhaltenden Beschäftigung mit diesem (**Präokkupation**) geprägt ist. Dabei beschreiben Kinder oft nicht direkt das Gefühl der Sehnsucht oder verbalisieren nicht ausdrücklich die Beschäftigung mit dem Tod, sondern zeigen diese Symptome im Rahmen von Verhaltensweisen, z. B. in Spielen, welche die Themen Trennung oder Tod beinhalten. Kleinere Kinder können z. B. auch auf die Rückkehr der Person warten oder Orte aufsuchen, an denen sie die Person zuletzt gesehen haben. Manche Kinder entwickeln auch eine ängstliche Besessenheit, dass auch andere Personen sterben könnten, sowie magisches Denken und Trennungsangst, die sich auf Sorgen um das Wohl und die Sicherheit ihrer Bezugspersonen konzentrieren (ICD-11).

Die anhaltende Trauer geht mit **intensivem emotionalem Schmerz** einher, der sich durch folgende Symptome äußern kann:

- Traurigkeit in Bezug auf den Verlust
- Starke Schuldgefühle in Bezug auf den Verlust oder darüber, dass man den Verstorbenen nicht mehr unterstützen konnte
- Wut auf sich selbst, den Verstorbenen oder die Umstände des Verlustes
- Verleugnung im Sinne von Schwierigkeiten, die Realität des Verlustes zu akzeptieren
- Tendenz, anderen oder sich selbst die Schuld für den Tod der geliebten Person zu geben
- Ein tiefes Gefühl, einen Teil von sich selbst verloren zu haben
- Schwierigkeiten, Freude oder positive Gefühle zu empfinden, selbst in angenehmen Situationen („numbing" oder emotionale Taubheit")
- Soziale Isolation in Form von Schwierigkeiten, an sozialen oder anderen Aktivitäten teilzunehmen, was zu Rückzug und Vereinsamung führt

Dabei variieren die Trauerreaktionen bei Kindern und Jugendlichen beachtlich, besonders aufgrund des kindlichen Entwicklungsstandes (Kentor und Kaplow 2020) sowie des kulturellen Hintergrunds (Zhou et al. 2023). Die intensive Trauer und der damit verbundene emotionale Schmerz in Zusammenhang mit dem Verlust kann vor allem bei jüngeren Kindern auch in Form von Reizbarkeit, Protestverhalten, Wutausbrüchen, oppositionellem Verhalten oder Verhaltensproblemen zutage treten (ICD-11).

14.4.2 Epidemiologie und Verlauf

Der Verlust eines geliebten Menschen zählt zu den am weitesten verbreiteten belastenden Lebensereignissen, die Kinder und Jugendliche erfahren können (McLaughlin et al. 2013). Laut unterschiedlicher Studien wird davon ausgegangen, dass die Mehrzahl der Kinder und Jugendlichen bis zum Alter von 18 Jahren den Tod einer nahestehenden Person erlebt. Dabei erleben ca. 4 % der Kinder und Jugendlichen den Tod eines Elternteils vor dem 18. Lebensjahr (Melhem et al. 2007). Diese Werte sind noch höher, wenn der Verlust weiterer nahestehender Personen (Geschwister, Großeltern oder enge Freunde) berücksichtigt wird (Kaplow et al. 2010). Wie ein aktuelles systematisches Review zeigt, schwankt die Prävalenz der anhaltenden Trauerstörung bei Kindern und Jugendlichen nach dem Verlust einer nahestehenden Person je nach Studienpopulation und Todesumständen zwischen 10 und 32 % (Falala et al. 2024). Dabei wiesen die eingeschlossenen Studien auch einige Limitationen auf, weshalb größere epidemiologische Studien ggf. in niedrigere Prävalenzen münden können.

14.4.3 Diagnostik

Im Rahmen der Diagnostik der anhaltenden Trauerstörung im Kindes- und Jugendalter stehen nach den aktuellen Kriterien nur wenige für Kinder und Jugendliche validierte Verfahren zur Verfügung. Eine aktuelle Übersichtarbeit konnte 13 Verfahren identifizieren (Zhang et al. 2023), von denen jedoch die wenigsten auf Grundlage der aktuellen ICD-11- und DSM-5-TR-Kriterien verwendet werden können. Das *Traumatic Grief Inventory – Kids – Clinician Administered* (van Dijk et al. 2023) ist ein Verfahren, das spezifisch für Kinder und Jugendliche auf Grundlage der ICD-11-Kriterien entwickelt und validiert wurde, allerdings noch nicht in validierter deutscher Übersetzung vorliegt.

14.4.4 Therapie

Psychotherapie

Zur psychotherapeutischen Behandlung von Kindern und Jugendlichen mit einer anhaltenden Trauerstörung liegen erst wenige Befunde vor. Eine aktuelle RCT konnte die Überlegenheit von **CBT Grief-Help,** einer psychotherapeutischen Intervention auf Basis der KVT, gegenüber supportiver Beratung zeigen (Boelen et al. 2021).

Eine aktuelle Übersichtsarbeit zeichnet insgesamt ein vorsichtig positives Bild bzgl. der Wirksamkeit unterschiedlicher Interventionen zur Behandlung der anhaltenden Trauerstörung bei Kindern und Jugendlichen (Bondy und Scott 2024). Die untersuchten Interventionen bestanden aus mehreren unterschiedlichen Therapieansätzen. Dazu gehörten Gruppentherapie, hybride Therapie (eine Kombination aus Gruppen- oder Einzeltherapie mit Familientherapie), Familientherapie sowie Einzeltherapie. KVT, Bindungstheorie und die multidimensionale Trauertheorie bildeten die gemeinsame theoretische Grundlage der Interventionen (Bondy und Scott 2025). Fast alle Interventionen wiesen Elemente der **Psychoedukation** sowie die Integration von Wissen über den Verlust mit bereits vorhandenem Wissen auf. Der **Einbezug überlebender Eltern** oder anderer **nahestehender Bezugspersonen** in die Behandlung stellte sich als ein gemeinsames Element der meisten Interventionen für Kinder und Jugendliche heraus. Die Erkenntnis, dass komplizierte Trauer, einschließlich der anhaltenden Trauerstörung, bei Kindern nicht nur eine intrapsychische Reaktion ist, sondern auch erheblich durch den sozialen Kontext des Kindes geprägt wird, ist von großer Bedeutung. Dies bedeutet, dass die Trauerreaktionen von Kindern nicht isoliert betrachtet werden sollten, sondern dass das **soziale Umfeld,** wie Familie, Freunde und die Gemeinschaft, eine wesentliche Rolle bei der Bewältigung von Verlust und Trauer spielt (Lytje und Dyregov 2024). Insbesondere die Rolle der Eltern als wichtiges Unterstützungssystem spielt eine zentrale Rolle in der Trauerbewältigung von Kindern und Jugendlichen, was in der Therapie für Erwachsene oftmals nicht in gleichem Maße berücksichtigt wird.

Psychopharmakologie

Aufgrund der Neuheit der Diagnose mit nun klar formalisierten Diagnosekriterien liegen aktuell keine umfänglichen Studien zur Behandlung der anhaltenden Trauerstörung bei Kindern und Jugendlichen mit Psychopharmaka vor. Im therapeutischen Kontext wird daher eine medikamentöse Behandlung der anhaltenden Trauerstörung nicht empfohlen. Derzeit existiert keine Evidenz für den Einsatz psychopharmakologischer Interventionen bei Kindern und Jugendlichen, die an einer anhaltenden Trauerstörung leiden.

Innovative Therapieansätze

Derzeit werden zunächst gängige psychotherapeutische Verfahren in Form von Einzeltherapien mit hohem Einbezug von Familiensystem bzw. Eltern oder Familientherapien für Kinder und Jugendliche in RCTs weiter untersucht.

14.5 Anpassungsstörung

Eine Übersicht zum Störungsbild ist ➤ Tab. 14.6 zu entnehmen.

LEITSYMPTOME

- Erleben eines oder mehrerer belastender psychosozialer Stressoren (z. B. Erkrankung, finanzielle Schwierigkeiten in der Familie, Konflikte in der Familie oder in der Schule, Trennungen).
- Es entwickelt sich meistens innerhalb der ersten 1–3 Monate nach Auftreten des Stressors ein Symptombild emotionaler und behavioraler Symptome, das nicht im Verhältnis zur Schwere oder Intensität des Stressors steht (Beachtung des Kontextes und kultureller Besonderheiten!).
- Im DSM-5-TR wird das emotional-behaviorale Syndrom nicht direkt weiter beschrieben, sondern es werden Spezifizierungen angegeben: Anpassungsstörung mit depressiver Stimmung (F43.21); Anpassungsstörung mit Angst (F43.22); Anpassungsstörung mit Angst und depressiver Stimmung gemischt (F43.23); Anpassungsstörung mit Störung des Sozialverhaltens (F43.24); Anpassungsstörung mit Störungen der Emotionen und des Sozialverhaltens gemischt (F43.25).
- In der ICD-11 ist das emotional behaviorale Syndrom durch eine übermäßige Beschäftigung mit dem Stressor oder den Konsequenzen des Stressors mit übermäßigen Sorgen, wiederkehrenden belastenden Gedanken oder Grübeln über den Stressor oder die Konsequenzen gekennzeichnet.
- Sowohl in der ICD-11 als auch im DSM-5-TR muss es dabei zu erheblichen Beeinträchtigungen in persönlichen, familiären, sozialen, schulischen, beruflichen oder anderen wichtigen Funktionsbereichen kommen. Die Symptome lassen sich nicht besser durch eine andere psychische Störung (z. B. Depression, PTBS oder anhaltende Trauerstörung) erklären und klingen typischerweise innerhalb von 6 Monaten ab, es sei denn, der Stressor besteht über einen längeren Zeitraum fort.

Tab. 14.6 Anpassungsstörung – Übersicht

Definition	Emotionale und/oder Verhaltensstörung mit deutlicher psychosozialer Einschränkung im Zusammenhang mit belastenden Lebenssituationen bzw. psychologischen Stressoren
Manifestationsalter	Nicht spezifisch
Diagnostik	Klinisch mit Exploration belastender Lebenssituationen/Stressoren
Komorbiditäten	Nicht spezifisch
Therapeutische Optionen	• Psychoedukation • Ressourcenaktivierung • Bei schwerer Symptomausprägung Psychotherapie der vorherrschenden emotionalen bzw. behavioralen Auffälligkeiten
Wichtige Leitlinien	S2k-Leitlinie Psychische Störungen im Säuglings-, Kleinkind- und Vorschulalter (DGKJP 2024)

14.5.1 Klinisches Bild und Klassifikation

Die Anpassungsstörung beschreibt eine maladaptive emotionale und/oder behaviorale Reaktion auf einen identifizierbaren psychologischen Stressor und schließt diejenigen Kinder und Jugendlichen ein, die nach einem belastenden oder stressreichen Ereignis Schwierigkeiten haben, sich anzupassen (DSM-5-TR).

Die Anpassungsleistung des Kindes oder Jugendlichen liegt dabei in einem Bereich, der im Verhältnis zur Schwere oder Intensität des Stressors unverhältnismäßig ist. Die emotionalen und behavioralen Symptome können im Bereich der depressiven Stimmung (z. B. Niedergestimmtheit, Weinerlichkeit, Hoffnungslosigkeit, Grübeln), ängstlicher Stimmung (z. B. Nervosität, Sorgen, Unruhe, Trennungsängstlichkeit) oder Störung des Sozialverhaltens (z. B. Reizbarkeit, Regelverstöße, oppositionelles aggressives Verhalten) verortet sein. Symptomatisch zeigten sich in einer Studie bei männlichen Jugendlichen eher Symptome psychomotorischer Unruhe, während bei weiblichen Jugendlichen eher internalisierende Symptome vorlagen (Pelkonen et al. 2007).

MERKE

In der Regel treten die emotionalen und behavioralen Symptome innerhalb der ersten 1–3 Monate nach dem Auftreten des Stressors auf. Wenn stressreiche Ereignisse passieren, reagieren die meisten Kinder und Jugendlichen mit einer initialen Belastung. Daher ist es wichtig, dass die Symptome nicht im Verhältnis zur Schwere oder Intensität des Stressors stehen. Dabei sollten auch der Kontext des Stressors und kulturelle Besonderheiten beachtet werden.

Die Symptome einer Anpassungsstörung können definitionsgemäß nicht länger als 6 Monate nach dem Ende des Stressors oder dessen Konsequenzen bestehen bleiben und klingen in der Regel innerhalb dieses Zeitrahmens ab, es sei denn, der Stressor oder die Konsequenzen dauern länger an. Bei **jüngeren Kindern** zeigen sich die Symptome einer Anpassungsstörung auch häufig nicht direkt durch verbale Äußerungen, sondern vielmehr in **somatischen Beschwerden** (z. B. Bauch- oder Kopfschmerzen, Schlafstörungen) sowie in störendem oder oppositionellem Verhalten, Hyperaktivität, Konzentrationsproblemen und erhöhter Anhänglichkeit (ICD-11). Seltener, aber ebenfalls möglich sind **Entwicklungsrückschritte** wie etwa erneutes Einnässen. Da Kinder möglicherweise keine eindeutige Verbindung zwischen stressigen Ereignissen und ihren Symptomen herstellen, ist es für die Diagnose wichtig, den zeitlichen Zusammenhang zwischen dem Stressor und dem Auftreten der Symptome zu eruieren. Bei **Jugendlichen** können risikoreiches Verhalten, Selbstverletzung oder Konsumverhalten auftreten.

MERKE

Die Symptome einer Anpassungsstörung bleiben definitionsgemäß nicht länger als 6 Monate nach dem Ende des Stressors oder dessen Konsequenzen bestehen und klingen in der Regel innerhalb dieses Zeitrahmens ab, es sei denn, der Stressor oder die Konsequenzen dauern länger an.

14.5.2 Epidemiologie und Verlauf

Die Prävalenz von Anpassungsstörungen bei Kindern und Jugendlichen ist schlecht untersucht. Lediglich auf Grundlage der Klassifikation *Zero-to-Three* (DC:0–3) für Kinder im Alter zwischen 0 und 3 Jahren wurde eine Prävalenz von 5–11 % gefunden (Emde und Wise 2003). In einer Studie mit 290 ambulant behandelten Jugendlichen in Finnland konnte festgestellt werden, dass die Anpassungsstörung mit 31 % bei den nicht-psychotischen Patientinnen und Patienten die zweithäufigste Diagnose war (Pelkonen et al. 2007). Im Vergleich zu den anderen nicht-psychotischen Patientinnen und Patienten waren diejenigen mit Anpassungsstörung überwiegend weiblich und wiesen weniger schwere Beeinträchtigungen auf. Dabei zeigten sich bei männlichen Jugendlichen eher Stressoren im Bereich der Schule und mit Delinquenz, während bei weiblichen Jugendlichen eher elterliche Erkrankungen als Stressoren im Vordergrund standen. In einer Studie mit 22.353 Kindern und Jugendlichen in amerikanischen ambulanten Behandlungssettings wiesen Kinder mit der Primärdiagnose Anpassungsstörung (n = 8.966) bei der Aufnahme einen geringeren Problemschweregrad und eine höhere Funktionsfähigkeit im Vergleich zu anderen Diagnosen auf (Lee et al. 2024). Zum Verlauf der Anpassungsstörung liegen keine gut gesicherten aktuellen Daten für das Kindes- und Jugendalter vor.

Gerade Kinder aus benachteiligten Lebensumständen sind oft einer höheren Anzahl an potenziellen Stressoren ausgesetzt und können daher ein erhöhtes Risiko für die Entwicklung von Anpassungsstörungen haben, wobei festzuhalten bleibt, dass die überwiegende Anzahl nach einem Stressor keine psychische Störung entwickeln wird.

14.5.3 Diagnostik

Obwohl Anpassungsstörungen zu den am häufigsten diagnostizierten psychischen Störungen im Kindes- und Jugendalter gehören, liegen insgesamt sehr wenige Forschungsarbeiten und keine validierten Instrumente zur standardisierten Erfassung der Symptomatik im Kindes- und Jugendalter vor. Mit dem *SIVA: 0–6 Interview* liegt lediglich für Klein- und Vorschulkinder ein Elterninterview bezogen auf die Kriterien einer Anpassungsstörung nach der ICD-10-basierten Klassifikation *Zero-to-Five (DC:0–5)* vor (Bolten et al. 2021).

14.5.4 Behandlung

Psychotherapie

Eine zentrale Herausforderung bei der Indikationsstellung bzgl. einer möglichen Psychotherapie besteht darin, dass allein nach den Kriterien davon ausgegangen wird, dass die Störung innerhalb von 6 Monaten spontan remittiert. Dies führt zu Unsicherheiten, ob und zu welchem Zeitpunkt therapeutische Interventionen erforderlich sind. Zudem existieren gegenwärtig keine expliziten Behandlungsstudien oder Behandlungsleitlinien für die Anpassungsstörung im Kindes- und Jugendalter.

Während bei leichter Ausprägung einer Anpassungsstörung eine psychosoziale Beratung mit den Komponenten Psychoedukation, Ressourcenaktivierung und allgemeiner Aktivierung nach der AWMF-Leitlinie für psychische Störungen im Säuglings-, Kleinkind-, und Vorschulalter (DGKJP 2024) möglicherweise ausreichend sein kann, wird bei schwerer oder chronischer Belastung im Rahmen einer Anpassungsstörung eine Psychotherapie als indiziert angesehen. Für ältere Kinder und Jugendliche liegen keine expliziten Studien oder Empfehlungen vor, jedoch bietet sich aus klinischer Sicht ein ähnliches Vorgehen an. Eine Psychotherapie sollte als Kurzzeittherapie geplant werden und modular aufgebaut sein, sodass Elemente in Abhängigkeit der vorherrschenden Symptomatik (vorwiegend intrusiver Charakter vs. depressive Stimmung vs. Ängstlichkeit vs. Sozialverhaltensprobleme) ausgewählt und verwendet werden. Typische Elemente sind Psychoedukation und Normalisierung, Aktivierung und Ressourcenaktivierung, Umgang mit Affekten und Gefühlen, Entspannung und Emotionsregulation, kognitive Umstrukturierung, Abbau von Vermeidungsverhalten durch Exposition bzw. Verhaltensexperimente, biographische Einordnung mit Trauma- bzw. Trauerarbeit, Problemlöse- und soziales Kompetenztraining, Elternarbeit, Elterntraining und Eltern-Kind-Interventionen. Je jünger die Kinder sind, desto entscheidender ist ein frequenter Einbezug der Eltern oder relevanter Bezugspersonen bzw. die Stabilisierung der Eltern oder Bezugspersonen selbst. In einer Studie mit 22.353 Kindern und Jugendlichen im amerikanischen ambulanten Behandlungssetting wurden Kinder mit der Primärdiagnose Anpassungsstörung (n = 8.966) seltener mit evidenzbasierten kognitiv-behavioralen Interventionen behandelt als Kinder mit anderen Primärdiagnosen (Störung des Sozialverhaltens, Depression, Angststörungen und PTBS), jedoch zeigte die Studie ebenfalls eindrücklich bessere Therapieergebnisse für die Kinder und Jugendlichen mit Anpassungsstörung, die mit evidenzbasierten kognitiv-verhaltenstherapeutischen Interventionen behandelt wurden (Lee et al. 2024).

LEITLINIEN

S2k-Leitlinie Psychische Störungen im Säuglings-, Kleinkind- und Vorschulalter. AWMF-Registernummer 028-041. Stand: 01.07.2024; gültig bis: 30.06.2029; https://register.awmf.org/de/leitlinien/detail/028-041

Psychopharmakologie

Aktuell liegen keine Studien zur Behandlung der Anpassungsstörung bei Kindern und Jugendlichen mit Psychopharmaka vor. Im therapeutischen Kontext wird daher eine medikamentöse Behandlung der Anpassungsstörung nicht empfohlen. Derzeit existiert keine Evidenz für den Einsatz psychopharmakologischer Interventionen bei Kindern und Jugendlichen, die an einer Anpassungsstörung leiden.

Innovative Therapieansätze

Die Innovationen im DSM-5-TR und in der ICD-11, die die Anpassungsstörung als ein Stressreaktionssyndrom konzeptualisieren, werden hoffentlich weitere Forschungen zu spezifischen psychotherapeutischen Interventionen generieren. Bisher ist die empirische

Literatur zur Anpassungsstörung im Vergleich zur klinischen Häufigkeit der Diagnose sehr stark unterrepräsentiert. Wenig intensive psychologische Interventionen, wie z. B. E-Mental-Health-Interventionen für Anpassungsstörungen, könnten ein vielversprechender Ansatz sein, um den hohen Bedarf an psychischer Gesundheitsversorgung, der mit Anpassungsstörungen verbunden ist, und die begrenzten Ressourcen im Bereich der psychischen Gesundheit in den meisten Ländern weltweit zu adressieren (Domhardt et al. 2018).

14.6 Bindungsstörungen

Eine Übersicht zum Störungsbild ist ➤ Tab. 14.7 zu entnehmen.

Tab. 14.7 Bindungsstörungen– Übersicht

Definition	Stark abnormes Bindungs- und Sozialverhalten in der Folge von Vernachlässigung und/oder Misshandlung
Manifestationsalter	Im Kleinkindalter
Diagnostik	• Klinische Exploration • Fragebogenverfahren
Komorbiditäten	• ADHS • Entwicklungsstörungen • Im Jugendalter affektive Störungen, Störungen des Sozialverhaltens, Persönlichkeitsstörungen, Substanzkonsumstörungen
Therapeutische Optionen	• Sicherstellung einer fördernden und emotionale Sicherheit bietenden Lebenssituation • Psychotherapie unter enger Einbeziehung von förderlichen Bezugspersonen
Wichtige Leitlinien	S2k-Leitlinie „Diagnostik und Intervention bei Bindungsstörungen im Kindes- und Jugendalter (reaktive Bindungsstörung und soziale Bindungsstörung mit Enthemmung)": am 15.09.2022 bei der AWMF (Registernummer 028-024) angemeldet. Fertigstellung geplant für Ende September 2025

LEITSYMPTOME

- Bindungsstörungen entwickeln sich in der frühen Kindheit (ICD-11: > 1 Jahr und < 5 Jahre) aufgrund von grob unangemessener/unzureichender Kindesbetreuung (z. B. schwere Vernachlässigung, Misshandlung, institutionelle Deprivation).
- Bindungsstörungen sind gekennzeichnet durch ein stark abnormes Bindungs- bzw. Sozialverhalten.
- Reaktive Bindungsstörung: gehemmtes, zurückgezogenes, furchtsames oder ambivalentes Verhalten.
- Störung der sozialen Bindung mit enthemmtem Verhalten (ICD-11) bzw. Bindungsstörung des Kindesalters mit Enthemmung (DSM-5): enthemmtes oder distanzloses Verhalten.

14.6.1 Klinisches Bild und Klassifikation

Im Sinne der Klassifikation, aber auch als zentraler ätiologischer Faktor müssen Kinder mit einer Bindungsstörung eine unzureichende Betreuung erfahren haben, die durch mindestens eine der folgenden Situationen belegt ist (DSM-5-TR):

1. Soziale Vernachlässigung oder Deprivation in Form eines anhaltenden Mangels an basalen emotionalen Bedürfnissen nach Trost, Anregung und Zuneigung durch die betreuenden Erwachsenen
2. Wiederholte Wechsel der primären Bezugspersonen, welche die Möglichkeiten, stabile Bindungen aufzubauen, einschränken (z. B. häufige Wechsel in Pflegefamilien)
3. Aufwachsen in ungewöhnlichen Umgebungen, welche die Möglichkeiten zur Bildung selektiver Bindungen stark einschränken (z. B. Einrichtungen mit einem hohen Verhältnis von Kind zu Betreuer)

Reaktive Bindungsstörung (ICD-11)

Bei der reaktiven Bindungsstörung handelt es sich um ein konsistentes Verhaltensmuster von gehemmtem bzw. emotional zurückgezogenem Verhalten gegenüber Erwachsenen oder betreuenden Personen. Dabei sucht das Kind, wenn es belastet ist, selten oder wenn, dann nur minimal Trost. Selbst wenn eine adäquate primäre Betreuungsperson neu hinzukommt, wendet sich das Kind nicht an die primäre Betreuungsperson, um Trost, Unterstützung und Fürsorge zu erhalten. Das Kind zeigt nur selten sicherheitssuchende Verhaltensweisen gegenüber Erwachsenen und reagiert selten oder nur minimal auf das Angebot von emotionalem Trost bei Belastung. Begleitet wird diese minimale soziale und emotionale Reaktionsfähigkeit gegenüber anderen laut DSM-5-TR regelmäßig durch einen sehr eingeschränkten positiven Ausdruck von Gefühlen oder Episoden von unerklärlicher Reizbarkeit, Traurigkeit oder Angst, die selbst in nicht bedrohlichen Interaktionen mit erwachsenen Betreuern offensichtlich werden können.

MERKE

Wichtiges Ausschlusskriterium für eine reaktive Bindungsstörung ist die Autismus-Spektrum-Störung (ASS). Kinder mit ASS haben nur selten eine Vorgeschichte mit extremer sozialer Vernachlässigung. Die für ASS charakteristischen eingeschränkten Interessen und repetitiven Verhaltensweisen sind kein Merkmal der reaktiven Bindungsstörung.

Störung der sozialen Bindung mit enthemmtem Verhalten

Bei der Bindungsstörung des Kindesalters mit Enthemmung handelt es sich um ein konsistentes Verhaltensmuster, bei dem das Kind wahllos auch auf fremde Erwachsene zugeht, keine Scheu hat, sich Fremden zu nähern, und teilweise mit unbekannten Erwachsenen mitgeht und dabei ein übermäßiges vertrautes Verhalten gegenüber diesen fremden Personen zeigt. Es besteht also eine verminderte oder fehlende Zurückhaltung bei der Annäherung an und der Interaktion mit unbekannten Erwachsenen, übermäßig vertrautes verbales oder körperliches Verhalten (das nicht im Einklang mit kulturell sanktionierten und altersgemäßen sozialen Grenzen steht), ein verringertes oder fehlendes Zurückmelden bzw. Versichern bei der erwachsenen Betreuungsperson in ungewohnter Umgebung sowie der Bereitschaft, mit einem unbekannten Erwachsenen ohne oder nur mit geringem Zögern wegzugehen (DSM-5-TR).

Die Häufigkeit der ADHS ist bei Kindern mit enthemmter sozialer Bindungsstörung erhöht, und beide Störungen können diagnostiziert werden, wenn alle diagnostischen Voraussetzungen für beide Störungen erfüllt sind.

MERKE

Differenzialdiagnostisch zeigen sowohl Kinder mit einer Bindungsstörung mit Enthemmung als auch Kinder mit ADHS enthemmtes bzw. impulsives soziales Verhalten. Dabei wird dieses Verhaltensmuster bei Kindern mit einer Bindungsstörung mit Enthemmung vor allem in der Interaktion mit fremden Erwachsenen besonders sichtbar. Im DSM-5-TR und in der ICD-11 stellt die ADHS keine Ausschlussdiagnose mehr dar, sodass bei Erfüllung der jeweiligen Symptomatik beide Diagnosen nebeneinandergestellt werden können.

Die reaktive Bindungsstörung und die Bindungsstörung des Kindesalters mit Enthemmung konnten in einer Studie ebenfalls empirisch in ihren Symptomprofilen als voneinander distinkte Diagnosen gesichert werden. In der norwegischen Studie *Adolescent Residents in the Child Welfare System* zeigten Faktormodelle, die zwischen den Symptomen einer reaktiven Bindungsstörung und einer Bindungsstörung des Kindesalters mit Enthemmung unterscheiden und gleichzeitig diese Symptome von den Symptomen anderer psychischer Störungen abgrenzen, eine deutlich bessere Passung als Modelle mit einem gemeinsamen Faktor (Seim et al. 2022).

14.6.2 Epidemiologie und Verlauf

Für die Prävalenz und den Verlauf von Bindungsstörungen im Kindes- und Jugendalter liegen nur sehr wenige empirische Daten vor. In der Allgemeinbevölkerung ist es eine eher seltene Störung mit einer Prävalenz von < 1 % bei Kindern, die bei ihrer leiblichen Mutter aufwachsen. Bei Kindern in institutioneller Erziehung oder bei Pflegekindern finden sich hingegen Prävalenzen von bis zu 25 %. Gerade für sehr junge Kinder fehlen Erhebungen, da Studien oft mit älteren Kindern oder sogar Jugendlichen durchgeführt wurden. Im Rahmen der norwegischen Studie *Mental Health in Adolescent Residents in the Child Welfare System* zeigte sich bei den Jugendlichen, die im Jugendhilfekontext lebten, eine Prävalenz von 9 % für die reaktive Bindungsstörung und von 8 % für die Bindungsstörung des Kindesalters mit Enthemmung (Seim et al. 2020). Insgesamt liegt die gemeinsame Prävalenz für Bindungsstörungen in dieser Studie bei 16 % und ist damit in etwa vergleichbar mit einer Studie mit norwegischen Pflegekindern im Schulalter (6–12 Jahre), die eine Gesamtprävalenz von Bindungsstörungen in Höhe von 19 % fand (Lehmann et al. 2013). Die Anzahl der Wechsel und die Exposition gegenüber Gewalt waren bei diesen Pflegekindern prädiktiv für eine reaktive Bindungsstörung.

Aufgrund des gemeinsamen ätiologischen Zusammenhangs mit sozialer Vernachlässigung geht die reaktive Bindungsstörung häufig mit **Entwicklungsverzögerungen** einher, insbesondere mit Verzögerungen in den Bereichen Kognition und Sprache (DSM-5-TR). Weitere assoziierte Merkmale sind Stereotypien und andere Anzeichen schwerer Vernachlässigung (z. B. Unterernährung oder Anzeichen schlechter Pflege). Ein Zusammenhang zwischen reaktiver Bindungsstörung und externalisierenden Verhaltensproblemen oder ADHS wird vermutet, ist aber nicht eindeutig nachgewiesen. Bei jüngeren Kindern und in der mittleren Kindheit geht eine Bindungsstörung des Kindesalters mit Enthemmung häufig gemeinsam mit ADHS und externalisierenden Störungen einher.

Die meisten Jugendlichen mit einer Bindungsstörungsdiagnose wiesen mehrere gleichzeitig auftretende **psychische Störungen** und **psychosoziale Probleme** auf. Die Prävalenzraten von emotionalen und Verhaltensstörungen waren bei Jugendlichen mit Bindungsstörungen hoch, ebenso wie die Raten von Suizidalität, Selbstverletzungen, Viktimisierung durch Mobbing, Kontakt mit der Polizei, riskantem Sexualverhalten und Alkohol- oder Drogenmissbrauch (Seim et al. 2022).

Der Verlauf der Symptomentwicklung hängt maßgeblich davon ab, wie lange Kinder einem vernachlässigenden bzw. misshandelnden Umfeld ausgesetzt sind. Je früher ein Übergang in ein förderliches soziales Umfeld erfolgt, desto besser ist die Prognose.

Im Laufe der Entwicklung kommt es häufig zu einer Veränderung der Symptomatik, bei der nicht mehr die typischen Symptome einer Bindungsstörung im Vordergrund stehen, sondern bspw. eher impulsive Verhaltensweisen im Sinne einer hyperkinetischen Störung, emotionale Störungen, eine PTBS oder eine Persönlichkeitsstörung.

MERKE

Es wird davon ausgegangen, dass das Kriterium der extrem inadäquaten bzw. unzureichenden Betreuung (z. B. schwere Vernachlässigung, Misshandlung, institutionelle Deprivation) für das gestörte Bindungs- bzw. Sozialverhalten ätiologisch verantwortlich ist.

14.6.3 Diagnostik

Die Diagnose sollte primär klinisch gestellt werden, wobei es vor allem um die anamnestische Erfassung der Auffälligkeiten im Bindungsverhalten in verschiedenen Kontexten geht. Die diagnostische Einschätzung wird verbessert durch die Befragung mehrerer Quellen, die belegen, dass eine unzureichende Betreuung im frühen Kindesalter stattgefunden hat und die Symptome in verschiedenen Kontexten auftreten. Obwohl es immer mehr Belege dafür gibt, dass Symptome von Bindungsstörungen bis ins Jugend- und frühe Erwachsenenalter anhalten können (Guyon-Harris et al. 2019), ist die Diagnosestellung bei älteren Kindern und Jugendlichen nach wie vor umstritten (Seim et al. 2020).

Für die Diagnostik von Bindungsstörungen liegen keine empirisch validierten und standardisierten Verfahren in deutscher Sprache mit aktuellen Kriterien vor. International liegen sowohl auf strukturierter Beobachtung basierende Instrumente – z. B. *The Observation Schedule for RAD* (McLaughlin et al. 2010) oder *The Attachment Formation Rating Scale* (Zeanah et al. 2005) – als auch Screening-Fragebögen (*Relationship Problems Questionnaire,* RPQ: Minnis et al. 2002) und semistrukturierte Interviews wie RADA *(The Reactive Attachment Disorder and Disinhibited Social Engagement Disorder Assessment:* Archambault et al. 2025) vor. Aufgrund der Vorgeschichte von Misshandlung, Vernachlässigung und fehlender Förderung empfiehlt sich auch eine ergänzende standardisierte Entwicklungsdiagnostik. Auch sollte im Rahmen einer körperlichen Untersuchung auf Zeichen einer fetalen Alkoholspektrumstörung (FASD) bei den Kindern geachtet werden.

CAVE

Wenngleich Studien über Bindungsstörungen auch mit Jugendlichen vorliegen, sollte die Diagnose bei Kindern über 5 Jahren nur mit großer Vorsicht gestellt werden (DSM-5-TR).

14.6.4 Behandlung

Zentral für die Besserung der Symptomatik bei Bindungsstörungen ist zunächst die Sicherstellung einer normativen Betreuungsumgebung für die Kinder. Eine frühe und stabile Platzierung in adäquaten Familien nach einer extrem unzureichenden Betreuung ist langfristig mit geringeren oder stark abnehmenden Symptomen von Bindungsstörungen über die Entwicklung hinweg verbunden (Guyon-Harris et al. 2019). Die Verkürzung der Zeit, die Kinder in inadäquaten Institutionen verbringen, sowie die Beibehaltung von Platzierungen können dazu beitragen, die Symptome von Kindern bis in die frühe Adoleszenz zu verringern (Guyon-Harris et al. 2019). In den Studien verbesserten sich dabei auch kognitive Einschränkungen (Sonuga-Barke et al. 2017).

LEITLINIEN

Eine S2k-Leitlinie „Diagnostik und Intervention bei Bindungsstörungen im Kindes- und Jugendalter (reaktive Bindungsstörung und soziale Bindungsstörung mit Enthemmung)" wurde am 15.09.2022 bei der AWMF (Registernummer 028-024) angemeldet. Die Fertigstellung ist für Ende September 2025 geplant: https://register.awmf.org/de/leitlinien/detail/028-024

Psychotherapie

Eine spezifische Therapie für Kinder mit Bindungsstörungen besteht nicht. Bedeutsam ist vor allem der Kontakt zu emotional verlässlichen und sozial unterstützenden Bezugspersonen. Erst nach Etablierung einer sicheren und fördernden Umgebung sollte dann eine Behandlung des Kindes unter engem Einbezug der Bezugspersonen erfolgen.

Psychotherapeutische Interventionen sollten die relevanten Bezugs- bzw. Betreuungspersonen einbeziehen. Ziele von therapeutischen Interventionen bei Bindungsstörungen sind nach der Herstellung einer sicheren und stabilen Lebenssituation (O'Connor und Zeanah et al. 2003):

- Psychoedukation, Aufklärung von Eltern, Bezugs- oder Betreuungspersonen über die Störung
- Erhöhung der elterlichen Sensibilität zur Förderung der Bindungssicherheit
- Förderung von positiver Bindungs- und Beziehungsinteraktion mit Eltern, Bezugs- oder Betreuungspersonen
- Schaffung eines positiven, anregenden und interaktiven Umfelds für das Kind
- Unterstützung des Kindes beim Erwerb besserer sozialer Problemlösefähigkeiten
- Förderung der Beziehung zu Gleichaltrigen und Training der sozialen Kompetenz
- Entlastung der Eltern durch Netzwerke oder Betroffenenvereinigungen zur Reduktion von eigenen Gefühlen der Frustration, Belastung oder Inkompetenz in der Erziehung
- Psychoedukation, Aufklärung und Training des Umfelds über die Störung und Strategien für den Umgang mit schwierigen Verhaltensweisen (z. B. in Kindertagesstätte; Schule)

MERKE

Eine stationäre Behandlung ist in der Regel nicht indiziert bzw. auf kurze Kriseninterventionen zu begrenzen, um erneute Beziehungsabbrüche zu vermeiden.

Psychopharmakologie

Derzeit existiert keine Evidenz für die Wirksamkeit oder den Einsatz psychopharmakologischer Interventionen bei Kindern und Jugendlichen, die an einer Bindungsstörung leiden. Die leitliniengerechte psychopharmakologische Behandlung von komorbiden Störungen (z. B. AHDS, depressive oder Angststörungen) kann dazu führen, dass transdiagnostische Symptome (z. B. Konzentrationsschwierigkeiten oder aufdringliche Gedanken) sich reduzieren, sodass die betroffenen Kinder besser von Therapie und anderen Maßnahmen profitieren können.

14.7 Ausblick und Fallbeispiel

In den aktuellen Klassifikationssystemen ICD-11 und DSM-5 finden sich nun spezifische Kapitel für Traumafolgestörungen, in denen die mit belastenden Lebenssituationen bzw. traumatischen Ereignissen verbundenen Störungsbilder zusammengefasst sind. In diesem Kapitel ist nun eine große Bandbreite an möglichen pathologischen Reaktionen auf psychologische Stressoren vereint. Damit verbunden ist auch die Aussicht, dass insbesondere in Bezug auf bislang nur unzureichend untersuchte Störungsbilder wie die Bindungsstörung oder die anhaltende Trauerstörung, aber auch die komplexe PTBS spezifische Therapieverfahren entwickelt und validiert werden, wie sie für die PTBS bereits vorliegen.

Fallbeispiel

Mit 8 Jahren erlebte Jonas den plötzlichen Tod seiner kleinen Schwester, was seine Mutter in eine schwere Depression stürzte. Sein oft abwesender Vater war emotional kalt und gewalttätig gegenüber der Mutter. Nach der Scheidung der Eltern im Alter von etwa 10 Jahren wurde Jonas über 2 Jahre hinweg durch den neuen Partner seiner Mutter sexuell missbraucht. Diese traumatischen Erlebnisse führten bei Jonas zu intrusiven Gedanken und damit verbundenen negativen Emotionen mit starker physiologischer Reaktion. Bei Konflikten in der Jugendhilfeeinrichtung, in der er aktuell lebt, kommt es zu lebhaften Flashbacks, die bei ihm gleichzeitig überwältigende Gefühle von Scham und Ohnmacht auslösen. Bei Missverständnissen reagiert Jonas schnell wütend und hat große Schwierigkeiten, sich zu beruhigen. In manchen Situationen kommt es dabei auch zu körperlichen Auseinandersetzungen. Der Kontakt zu seiner Mutter und seinen Geschwistern ist abgebrochen, was seine Isolation verstärkt. Er schläft nachts sehr schlecht und nur mit Licht und will am liebsten seine Zimmertür abschließen. Manchmal wacht Jonas schweißgebadet aus Albträumen auf. Er hat seine Freundschaften aufgegeben und fühlt sich oft wie abgeschaltet. Zum Umgang mit seiner emotionalen Abgeflachtheit verletzt er sich selbst, um wieder etwas zu spüren.

LITERATUR

Akinsanya A, Marwaha R, Tampi RR. Prazosin in children and adolescents with posttraumatic stress disorder who have nightmares: a systematic review. J Clin Psychopharmacol 2017; 37(1): 84–88.

Alisic E, Zalta AK, van Wesel F, Larsen SE, Hafstad GS, Hassanpour K, Smid GE. Rates of post-traumatic stress disorder in trauma-exposed children and adolescents: meta-analysis. Br J Psychiatry 2014; 204(5): 335–340.

Archambault M, Cy, C, Minnis H, Lehmann S, Monette S. Validation of the Reactive Attachment Disorder and Disinhibited Social Engagement Disorder Assessment (RADA): a DSM-5 semi-structured interview. Assessment 2024 Sep 25; 10731911241276625.

Bar-Haim Y, Stein MB, Bryant RA, Bliese PD, Ben Yehuda A, Kringelbach ML, et al. Intrusive traumatic reexperiencing: pathognomonic of the psychological response to traumatic stress. Am J Psychiatry 2021; 178(2): 119–122.

Berkowitz SJ, Stover CS, Maran, SR. The child and family traumatic stress intervention: Secondary prevention for youth at risk of developing PTSD. J Child Psychol Psychiatry 2011; 52(6): 676–685.

Boelen PA, Lenferink LI, Spuij M. CBT for prolonged grief in children and adolescents: A randomized clinical trial. Am J Psychiatry 2021; 178(4): 294–304.

Bolten M, Equit M, von Gontard A, In-Albon T. SIVA: 0–6. Das Strukturierte Interview für das Vorschulalter. [Verfahrensdokumentation, Interviewleitfaden mit den Modulen 0–16, Handbuch, Zuordnung Module und Interview und Diagnoseblatt]. In: Leibniz-Institut für Psychologie (ZPID) (Hrsg.), Open Test Archive. Trier: ZPID 2021. DOI: 10.23668/psycharchives.5172.

Bondy S, Scott H. Interventions for prolonged grief disorder in children and adolescents: a systematic review. J Child Adolesc Trauma 2025; 1–11. DOI: 10.1007/s40653-024-00677-8.

Brewin CR. Re-experiencing traumatic events in PTSD: new avenues in research on intrusive memories and flashbacks. Eur J Psychotraumatol 2015; 6(1): 27180.

Cohen JA, Mannarino AP, Perel JM, Staron V. A pilot randomized controlled trial of combined trauma-focused CBT and sertraline for childhood PTSD symptoms. J Am Acad Child Adolesc Psychiatry 2007; 46(7): 811–819.

DeGPT – Deutschsprachige Gesellschaft für Psychotraumatologie e.V. (Hrsg.). S3-Leitlinie Posttraumatische Belastungsstörung. AWMF-Registernummer 155-001. Stand: 30.04.2019 (in Überarbeitung); https://register.awmf.org/de/leitlinien/detail/155-001 (letzter Zugriff: 19.08.2025).

De Haan A, Meiser-Stedman R, Landolt MA, Kuhn I, Black MJ, Klaus K, et al. Efficacy and moderators of efficacy of cognitive behavioural therapies with a trauma focus in children and adolescents: an individual participant data meta-analysis of randomised trials. Lancet Child Adolesc Health 2024; 8(1): 28–39.

De Young AC, Landolt MA. PTSD in children below the age of 6 years. Curr Psychiatry Rep 2018; 20: 1–11.

DGKJP – Deutsche Gesellschaft für Kinder- und Jugendpsychiatrie, Psychosomatik und Psychotherapie e.V. (Hrsg.). S2k-Leitlinie Psychische Störungen im Säuglings-, Kleinkind- und Vorschulalter. AWMF-Registernummer 028-041. Stand: 01.07.2024; gültig bis: 30.06.2029; https://register.awmf.org/de/leitlinien/detail/028-041 (letzter Zugriff: 19.08.2025).

Domhardt M, Baumeister H. Psychotherapy of adjustment disorders: current state and future directions. World J Biol Psychiatry 2018; 19 (Suppl 1): S21–S35.

Eilers R, Rimane E, Vogel A, Renneberg B, Steil R, Rosner R. Response of young patients with probable ICD-11 complex PTSD to treatment with developmentally adapted cognitive processing therapy. Eur J Psychotraumatol 2021; 12(1): 1929024.

Elliott R, McKinnon A, Dixon C, Boyle A, Murphy F, Dahm T, et al. Prevalence and predictive value of ICD-11 posttraumatic stress disorder and complex PTSD diagnoses in children and adolescents exposed to a single-event trauma. J Child Psychol Psychiatry 2021; 62(3): 270–276.

Emde RN, Wise BK. The cup is half full: Initial clinical trials of DC: 0–3 and a recommendation for revision. Infant Ment Health J 2003; 24(4): 437–446.

Falala A, Lannes A, Bui E, Revet A. Prevalence of prolonged grief disorder in bereaved children and adolescents: a systematic review. L'encephale 2024; 50: 557–565.

Galatzer-Levy IR, Huang SH, Bonanno GA. Trajectories of resilience and dysfunction following potential trauma: a review and statistical evaluation. Clin Psychol Rev 2018; 63: 41–55.

Guyon-Harris KL, Humphreys KL, Degnan K, Fox NA, Nelson CA, Zeanah CH. A prospective longitudinal study of reactive attachment disorder following early institutional care: considering variable-and person-centered approaches. Attach Hum Dev 2019; 21(2): 95–110.

Haselgruber A, Sölva K, Lueger-Schuster B. Validation of ICD-11 PTSD and complex PTSD in foster children using the International Trauma Questionnaire. Acta Psychiatr Scand 2020; 141(1): 60–73.

Hoppen TH, Meiser-Stedman R, Kip A, Birkeland MS, Morina N. The efficacy of psychological interventions for adult post-traumatic stress disorder following exposure to single versus multiple traumatic events: a meta-analysis of randomised controlled trials. The Lancet Psychiatry 2025a; 11(2): 112–122.

Hoppen TH, Wessarges L, Jehn M, Mutz J, Kip A, Schlechter P, et al. Efficacy of psychological interventions for multiple event-related PTSD in children and adolescents: a network meta-analysis. World Psychiatry 2025b; 24(1): 144–145.

Hoppen TH, Wessarges L, Jehn M, Mutz J, Kip A, Schlechter P, et al. Psychological interventions for pediatric posttraumatic stress disorder: a systematic review and network meta-analysis. JAMA Psychiatry 2025c; 82(2): 130–141.

Jensen TK, Braathu N, Birkeland MS, Ormhaug SM, Skar AMS. Complex PTSD and treatment outcomes in TF-CBT for youth: a naturalistic study. Eur J Psychotraumatol 2022; 13(2): 2114630.

Kaplow JB, Saunders J, Angold A, Costello EJ. Psychiatric symptoms in bereaved versus nonbereaved youth and young adults: a longitudinal epidemiological study. J Am Acad Child Adolesc Psychiatry 2010; 49(11): 1145–1154.

Karatzias T, Murphy P, Cloitre M, Bisson J, Roberts N, Shevlin M, et al. Psychological interventions for ICD-11 complex PTSD symptoms: systematic review and meta-analysis. Psychol Med 2019; 49(11): 1761–1775.

Kassam-Adams N. The Acute Stress Checklist for Children (ASC-Kids): development of a child self-report measure. J Trauma Stress 2006; 19(1): 129–139.

Kazlauskas E, Kairyte A, Zelviene P. Complex posttraumatic stress disorder in adolescence: A two-year follow-up study. Clin Child Psychol Psychiatry 2024; 29(2): 466–478.

Kentor RA, Kaplow JB. Supporting children and adolescents following parental bereavement: guidance for health-care professionals. Lancet Child Adolesc Health 2020; 4(12): 889–898.

Kramer DN, Hertli MB, Landolt MA. Evaluation of an early risk screener for PTSD in preschool children after accidental injury. Pediatrics 2013; 132(4): e945–e951.

Lee P, Lang JM, Bodley M, Vanderploeg JJ, Marshall T. The prevalence and treatment of adjustment disorders among children at outpatient mental health clinics. Evid Based Pract Child Adolesc Ment Health 2024; 9(4): 499–511.

Lehmann S, Havik OE, Havik T, Heiervang ER. Mental disorders in foster children: a study of prevalence, comorbidity and risk factors. Child Adolesc Psychiatry Ment Health 2013; 7: 1–12.

Lofthouse K, Beeson E, Dalgleish T, Danese A, Hodgekins J, Mahoney-Davies G, et al. Voice hearing in young people with posttraumatic stress disorder (PTSD) following multiple trauma exposure. Eur J Psychotraumatol 2024; 15(1): 2435790.

Lofthouse K, Davies A, Hodgekins J, Meiser-Stedman R. Systematic review and meta-analysis: Imputing response rates for first-line psychological treatments for posttraumatic stress disorder in youth. J Am Acad Child Adolesc Psychiatry 2025 Feb 28: S0890–8567(25)00118-2.

Lytje M, Dyregrov A. Beyond prolonged grief: exploring the unique nature of complicated grief in bereaved children. Bereavement 2024; 3. DOI: 0.54210/bj.2024.1127.

Maercker A, Cloitre M, Bachem R, Schlumpf YR, Khoury B, Hitchcock C, Bohus M. Complex post-traumatic stress disorder. Lancet 2022; 400(10345): 60–72.

McLaughlin A, Espie C, Minnis H. Development of a brief waiting room observation for behaviours typical of reactive attachment disorder. Child Adolesc Ment Health 2010; 15(2): 73–79.

McLaughlin KA, Koenen KC, Hill ED, Petukhova M, Sampson NA, Zaslavsky AM, Kessler RC. Trauma exposure and posttraumatic stress disorder in a national sample of adolescents. J Am Acad Child Adolesc Psychiatry 2013; 52(8): 815–830.

Melhem NM, Moritz G, Walker M, Shear MK, Brent D. Phenomenology and correlates of complicated grief in children and adolescents. J Am Acad Child Adolesc Psychiatry 2007; 46(4): 493–499.

Minnis H, Rabe-Hesketh S, Wolkind S. Development of a brief, clinically relevant, scale for measuring attachment disorders. Int J Methods Psychiatr Res 2002; 11(2): 90–98.

Mitchell JM, Ot'alora GM, van der Kolk B, Shannon S, Bogenschutz M, Gelfand Y, et al. MDMA-assisted therapy for moderate to severe PTSD: a randomized, placebo-controlled phase 3 trial. Nat Med 2023; 29(10): 2473–2480.

NICE – National Institute for Health and Care Excellence. Post-traumatic stress disorder. NICE guideline NG116; 05 December 2018; https://www.nice.org.uk/guidance/ng116/chapter/recommendations (letzter Zugriff: 19.08.2025).

O'Connor TG, Zeanah CH. Attachment disorders: assessment strategies and treatment approaches. Attach Hum Dev 2003; 5(3): 223–244.
Pelkonen M, Marttunen M, Henriksson M, Lönnqvist J. Adolescent adjustment disorder: precipitant stressors and distress symptoms of 89 outpatients. Eur Psychiatry 2007; 22(5): 288–295.
Pfefferbaum B, Jacobs AK, Nitiéma P, Everly Jr GS. Child debriefing: a review of the evidence base. Prehosp Disaster Med 2015; 30(3): 306–315.
Robb AS, Cueva JE, Sporn J, Yang R, Vanderburg DG. Sertraline treatment of children and adolescents with posttraumatic stress disorder: a double-blind, placebo-controlled trial. J Child Adolesc Psychopharmacol 2010; 20(6): 463–471.
Sachser C, Keller F, Goldbeck L. Complex PTSD as proposed for ICD-11: validation of a new disorder in children and adolescents and their response to trauma-focused cognitive behavioral therapy. J Child Psychol Psychiatry 2017; 58(2): 160–168.
Sachser C, Berliner L, Holt T, Jensen T, Jungbluth N, Risch E, et al. Comparing the dimensional structure and diagnostic algorithms between DSM-5 and ICD-11 PTSD in children and adolescents. Eur Child Adolesc Psychiatry 2018; 27: 181–190.
Sachser C, Berliner L, Risch E, Rosner R, Birkeland MS, Eilers Ret al. The Child and Adolescent Trauma Screen 2 (CATS-2) – validation of an instrument to measure DSM-5 and ICD-11 PTSD and complex PTSD in children and adolescents. Eur J Psychotraumatol 2022; 13(2): 2105580.
Schulte C, Harrer M, Sachser C, Weiss J, Zarski AC. Internet- and mobile-based psychological interventions for post-traumatic stress symptoms in youth: a systematic review and meta-analysis. NPJ Digit Med 2024a; 7(1): 50.
Schulte C, Sachser C, Rosner R, Ebert DD, Zarski AC. Feasibility of a trauma-focused internet-and mobile-based intervention for youth with posttraumatic stress symptoms. Eur j Psychotraumatol 2024b; 15(1): 2364469.
Seim AR, Jozefiak T, Wichstrøm L, Kayed NS. Validity of reactive attachment disorder and disinhibited social engagement disorder in adolescence. Eur Child Adolesc Psychiatry 2020; 29(10): 1465–1476.
Seim AR, Jozefiak T, Wichstrøm L, Lydersen S, Kayed NS. Reactive attachment disorder and disinhibited social engagement disorder in adolescence: co-occurring psychopathology and psychosocial problems. Eur Child Adolesc Psychiatry 2022; 31(1): 85–98.
Skar AMS, Ormhaug SM, Jensen TK. Reported levels of upset in youth after routine trauma screening at mental health clinics. JAMA Netw Open 2019; 2(5): e194003–e194003.
Smith P, Ehlers A, Carr E, Clark DM, Dalgleish T, Forbes G, et al. Early-stage randomised controlled trial of therapist-supported online cognitive therapy for post-traumatic stress disorder in young people. J Child Psychol Psychiatry 2025 Feb 6. DOI: 10.1111/jcpp.14124.
Sonuga-Barke EJ, Kennedy M, Kumsta R, Knights N, Golm D, Rutter M, et al. Child-to-adult neurodevelopmental and mental health trajectories after early life deprivation: the young adult follow-up of the longitudinal English and Romanian Adoptees study. Lancet 2017; 389(10078): 1539–1548.
Tian Y, Li W, Wu X, Cheng X. Complex PTSD in Chinese adolescents exposed to childhood trauma: a latent profile analysis. J Interpers Violence 2022; 37(21–22): NP20190–NP20211.
Van Dijk I, Boelen PA, de Keijser J, Lenferink LIM. Assessing DSM-5-TR and ICD-11 prolonged grief disorder in children and adolescents: development of the traumatic grief inventory–kids–clinician-administered. Eur J Psychotraumatol 2023; 14(2): 2197697.
Vasileva M, Haag AC, Landolt MA, Petermann F. Posttraumatic stress disorder in very young children: diagnostic agreement between ICD-11 and DSM-5. J Trauma Stress 2018; 31(4): 529–539.
Walker JR, Teague B, Memarzia J, Meiser-Stedman R. Acute stress disorder in children and adolescents: a systematic review and meta-analysis of prevalence following exposure to a traumatic event. J Affect Disord Rep 2020; 2: 100041.
Wilcoxon LA, Meiser-Stedman R, Burgess A. Post-traumatic stress disorder in parents following their child's single-event trauma: a meta-analysis of prevalence rates and risk factor correlates. Clin Child Fam Psychol Rev 2021; 24(4): 725–743.
Zeanah CH, Smyke AT, Koga SF, Carlson E; Bucharest Early Intervention Project Core Group. Attachment in institutionalized and community children in Romania. Child Dev 2005; 76(5): 1015–1028.
Zhang T, Krysinska K, Alisic E, Andriessen K. Grief instruments in children and adolescents: a systematic review. Omega (Westport) 2023 Apr 20:302228231171188.
Zhou N, Wei Y, Killikelly C, Xu X, Stelzer EM, Maercker A, et al. The relationship between social acknowledgment and prolonged grief symptoms: a multiple mediation effect of beliefs about the goodness and controllability of grief-related emotions. Eur J Psychotraumatol 2023; 14(2): 2220633.

KAPITEL

15 Dissoziative Störungen (6B6)

Michael Frey

Wichtige Neuigkeiten auf einen Blick

- Bei dissoziativen Störungen kommt es zu unwillkürlicher Diskontinuität der normalen Integration einer oder mehrerer Bereiche des Erlebens und/oder Handelns.
- Der komplexen Interaktion zwischen Körper und Psyche wird in der Kategorie der funktionellen neurologischen Störungen Rechnung getragen. Der Wegfall des Begriffs „Konversionsstörung“ kann zur Wertfreiheit und Entstigmatisierung beitragen.
- Die „Multiple Persönlichkeitsstörung“ wurde in „Dissoziative Identitätsstörung“ umbenannt.
- Mit der ICD-11 tritt die Phänomenologie der dissoziativen Störungen in den Vordergrund; die ätiologische Bedingung eines zeitlichen Zusammenhangs mit einem Stressor oder Trauma ist damit für die Störungen nicht explizit gefordert.
- Die Depersonalisations- und Derealisations-Störung wird in der ICD-11 ausführlicher beschrieben und ist somit besser zu diagnostizieren.
- *Predictive Processing* ist ein aktuelles Modell zur Erklärung dissoziativer Störungen, das diese als Folge fehlerhafter Vorhersagemodelle des Gehirns sieht, die durch Stress oder Trauma verstärkt werden.
- Soziale Medien als Einflussfaktor: Plattformen wie YouTube oder TikTok können das Verständnis dissoziativer Störungen beeinflussen, indem sie sowohl Aufklärung fördern als auch Imitation begünstigen.

Eine Übersicht zum Störungsbild ist ➤ Tab. 15.1 zu entnehmen.

Tab. 15.1 Dissoziative Störungen – Übersicht

Definition	• Unwillkürliche Unterbrechung der normalen Integration von Bewusstseinsinhalten und/oder willentlicher Kontrolle • Betrifft verschiedene Bereiche des Erlebens und Handelns • Betroffen sein können u. a. die Identität, Empfindungen, Wahrnehmungen, Affekte, Gedanken, Erinnerungen oder die motorische Kontrolle über den Körper
Manifestationsalter	Abhängig von Art und Ursache der dissoziativen Störung, häufig Jugend und junges Erwachsenenalter
Diagnostik	• Anamnese und klinische Beobachtung • Im Kindesalter Berücksichtigung entwicklungspsychologischer Aspekte (z. B. *Child Dissociative Checklist*, CDC) • Bei dissoziativen neurologischen Störungen: Ausschluss somatischer Ursachen, aber Diagnostik auf das Notwendige beschränken
Komorbiditäten	Abhängig von der Art der dissoziativen Störung. Häufig: PTBS, BPS, aber auch Depressionen oder Angststörungen
Therapeutische Optionen	• Psychoedukation und Erarbeiten eines individuellen Krankheitsmodells • Förderung der Adhärenz • Transdiagnostische Ansätze zur Förderung der Affektregulation, des Selbstwirksamkeitserlebens und von Aufmerksamkeitsprozessen (z. B. MBSR) • Bei Vorliegen eines Traumas als Ursache: traumafokussierte Therapie
Wichtige Leitlinien	Es existieren keine evidenzbasierten Leitlinien.

15.1 Epidemiologie

Epidemiologische Daten zum Auftreten dissoziativer Störungen sind insgesamt eher spärlich und oft wenig aussagekräftig. Das liegt zum einen an der Vielzahl von Unterformen und Ausprägungen, zum anderen variieren die Angaben auch je nach den verwendeten Erhebungsinstrumenten. Bei manchen Störungsbildern spielen auch kulturelle Aspekte eine Rolle.

Im **stationären kinder- und jugendpsychiatrischen Setting** sind dissoziative Symptome häufig. In einer belgischen Studie zeigten zwischen 30 und 40 % (abhängig vom Erhebungsinstrument) der stationär psychiatrisch behandelten Patienten im Alter von 12–20 Jahren dissoziative Symptome (Goffinet und Beine 2018).

Für die einzelnen **Subkategorien** sind folgende Aussagen zu treffen:

- **Dissoziative neurologische Störungen** sind mit einer 12-Monats-Inzidenz von ca. 1–18/100.000 bei unter 16-Jährigen ein seltenes Phänomen (Finkelstein et al. 2024). Über die Hälfte der Betroffenen zeigte mehrere neurologische Ausfälle. Am häufigsten waren Beeinträchtigungen der Willkürmotorik zu beobachten (64 %), bei je einem Viertel sensorische Symptome und nichtepileptische Anfälle (Kozlowska et al. 2007).
- Zur **dissoziativen Amnesie** liegen keine verlässlichen Daten im Kindes- und Jugendalter vor.
- Die **Trance- und Besessenheits-Trance-Störungen** sind stark kulturell beeinflusst und in westlichen Kulturkreisen nur sehr selten anzutreffen (During et al. 2011). Manche dieser Phänomene sind auch kulturell eingebettet, z. B. existiert in Indonesien der Begriff „Kesurupan", der einen Besessenheitszustand beschreibt und häufig in der Adoleszenz auftritt (Bahari 2022).
- Die **dissoziative Identitätsstörung** ist eine Diagnose, die viel diskutiert wurde und bei der noch deutlicher Forschungsbedarf besteht. Man geht von einer Prävalenz von ca. 1 % aus (Dorahy et al. 2014). Dabei kann man auch Studien finden, die eine deutlich höhere Prävalenz angeben und davon ausgehen, dass die Störung unterdiagnostiziert ist. Zugleich gehört diese Störung auch zu einer der Diagnosen, die ggf. imitiert werden (➤ Kap. 15.2.2). Die Forschung zur dissoziativen

Tab. 15.2 Prävalenzraten für die Depersonalisations-/Derealisationsstörung nach Patientengruppen (Yang et al. 2023)

Patientengruppe	Prävalenzrate [%]
Substanzmissbrauch	1,8–5,9
Angststörungen	3,3–20,2
Andere dissoziative Störungen	3,7–20,4
Schizophrenie	16,3
Borderline-Persönlichkeitsstörung	17
Depression	ca. 50

Identitätsstörung im Kindes- und Jugendalter ist spärlich. Eine Übersichtsarbeit aus dem Jahr 2011 geht von einem extrem seltenen Phänomen im Kindesalter aus (Boysen 2011).

- Die **Prävalenz der Depersonalisations-/Derealisationsstörung** liegt bei ca. 1 % in der Allgemeinbevölkerung, mit einer höheren Prävalenz bei Adoleszenten und jungen Erwachsenen sowie Menschen mit anderen psychischen Störungen (Yang et al. 2023). Auf die Lebenszeit betrachtet sind vorübergehende Phasen mit entsprechenden Symptomen sehr häufig (Lebenszeitprävalenz: 26–75 %) (Hunter et al. 2004). Ein hohes Risiko scheinen Menschen mit interpersonellen Missbrauchserfahrungen zu haben (Auftretensrate: 25–50 %) (Yang et al. 2023). Ansonsten hängt die Prävalenz auch von der Komorbidität ab (➤ Tab. 15.2).

15.2 Diagnostik und Komorbiditäten

15.2.1 Symptomatik nach ICD-11

Bei dissoziativen Störungen kommt es zu unwillkürlicher Diskontinuität der normalen Integration einer oder mehrerer Bereiche des Erlebens und/oder Handelns. Dies kann die Identität, Empfindungen und Wahrnehmungen, Affekte, Gedanken oder Erinnerungen betreffen bzw. sich auf die Körperkontrolle und das Verhalten auswirken. In der ICD-11 ist für eine dissoziative Störung definiert, dass diese Symptome nicht auf die direkten Wirkungen eines Medikaments oder einer Substanz, einschließlich Entzugserscheinungen, zurückzuführen sein dürfen und sich auch nicht besser durch eine andere psychische Störung, eine Verhaltensstörung oder eine neurologische Entwicklungsstörung, eine Schlaf-Wach-Störung, eine Erkrankung des Nervensystems oder einen anderen Gesundheitszustand erklären lassen. Außerdem dürfen die Phänomene nicht Teil einer anerkannten kulturellen, religiösen oder spirituellen Praxis sein. Ferner müssen die Symptome bei einer dissoziativen Störung so schwerwiegend sein, dass sie zu einer erheblichen Beeinträchtigung in persönlichen, familiären, sozialen, schulischen, beruflichen oder anderen wichtigen Funktionsbereichen führen (ICD-11). Diese sehr ausführliche Aufzählung von Ausschlusskriterien verdeutlicht die vielen Überlappungsbereiche und die Vielgestaltigkeit der möglichen Symptomatik.

In der ICD-11 sind folgende **Unterkategorien** vorgesehen:

- Dissoziative neurologische Störungen, die von Wahrnehmungsbeeinträchtigungen über nichtepileptische Anfälle und Bewegungsstörungen bis hin zu kognitiven Symptomen reichen
- Dissoziative Amnesie mit und ohne Fugue
- Trancestörung
- Besessenheits-Trance-Störung
- (Partielle) Dissoziative Identitätsstörung
- Depersonalisations-/Derealisationsstörung
- Restkategorie für andere dissoziative Störungen

Dissoziative neurologische Störungen

Es handelt sich um neurologische Symptome, die nicht durch einen organischen Befund erklärt werden können. Der Erkrankungsbeginn liegt in der Regel zwischen Pubertät und frühem Erwachsenenalter, ein Beginn nach dem 35. Lebensjahr ist ungewöhnlich. Die Symptome setzen dabei meist akut ein und sind von vorübergehender Dauer mit möglichen Rückfällen. Traumatische oder belastende Lebensereignisse stellen ebenso wie vorbestehende neurologische Erkrankungen, z. B. Dystonien oder Epilepsien, einen Risikofaktor dar. Bezugspersonen und nahestehende Personen können Modellcharakter für die Symptomausprägung haben.

Dissoziative Amnesie mit und ohne Fugue

Diese Störung beschreibt die Unfähigkeit, sich an wichtige autobiografische Erinnerungen zu erinnern. In der Regel betrifft das selektiv kürzlich stattgefundene belastende oder traumatische Ereignisse, was nicht mit einem normalen Vergessen vereinbar ist. Es kann aber in seltenen Fällen auch zu einer generalisierten Amnesie bzgl. der eigenen Identität und Biografie kommen. Die Betroffenen sind sich oft nur teilweise dieses Problems bewusst oder sie bagatellisieren es.

Trance-Störung

Die Trance-Störung ist durch einen veränderten Bewusstseinszustand oder den Verlust des Gefühls für die eigene Identität gekennzeichnet. Subjektiv kommt es zu einer nicht willentlich kontrollierbaren Einschränkung des Gewahrseins der Umgebung oder einer sehr starken Fokussierung auf bestimmte äußere Reize. Von außen betrachtet können eine ungewöhnliche Sprache, ungewöhnliche Körperhaltungen oder stereotyp anmutende Verhaltensweisen beobachtet werden. Die einzelnen Episoden dauern über Minuten oder Stunden, und es folgt ein Erschöpfungszustand. Dieser Zustand ist dabei nicht in eine religiöse oder kulturelle Praktik eingeordnet. Die Trance-Störung tritt am häufigsten bei jungen Erwachsenen zwischen 20 und 25 Jahren auf.

Besessenheits-Trance-Störung

Diese Störung entspricht im Grunde der Trance-Störung – mit dem Unterschied, dass eine fremde Identität von der betroffenen Person Besitz ergreift und diese sich von dieser Individualität in ihren Verhaltensweisen gesteuert fühlt.

Dissoziative Identitätsstörung

Bei der dissoziativen Identitätsstörung, die früher als Multiple Persönlichkeitsstörung bezeichnet wurde, treten zwei oder mehr Persönlichkeitszustände, dissoziative Identitäten, auf. Die einzelnen Persönlichkeitszustände unterscheiden sich in Erleben, Verhalten und der Beziehung zu sich und der Umwelt. Der Wechsel zwischen den unterschiedlichen Persönlichkeitszuständen ist dabei durch Brüche gekennzeichnet, man erlebt sich selbst als fragmentiert, auch dadurch, dass große Gedächtnislücken auftreten können. Der Beginn ist in der Regel mit einem traumatischen Ereignis in der Kindheit, vor allem in Form von Missbrauch jeder Art, assoziiert. Es besteht in der Regel ein fluktuierender Verlauf, der durch auslösende Faktoren, die traumaassoziiert sind oder andere Stressoren beeinflusst wird. Das Risiko für NSSV und Suizidversuche ist deutlich erhöht. Komorbidität mit anderen psychischen Störungen ist häufig.

Partielle dissoziative Identitätsstörung

Unterscheidet sich von der dissoziativen Identitätsstörung dadurch, dass es eine dominante Persönlichkeit gibt, die für eine gewisse Kontinuität sorgt und zur Alltagsfähigkeit beiträgt, in der Folge ist z. B. auch die Amnesie weniger stark ausgeprägt. Die nicht-dominanten Persönlichkeitszustände können intrusiven Charakter haben und dadurch Kognition, Affekt, Wahrnehmung beeinflussen bzw. auch kurzzeitig die Kontrolle übernehmen.

Depersonalisations-/Derealisationsstörung

Depersonalisation zeichnet sich aus durch ein Gefühl der Entfremdung gegenüber sich selbst. Die eigenen Gedanken, Gefühle, Handlungen sowie der Körper können sich unwirklich, losgelöst und fremd erscheinen oder man hat den Eindruck, nur ein Beobachter seiner selbst zu sein. Im Falle der Derealisation erlebt man die Umwelt als fremd und unwirklich, wie ein Traum, z. B. ohne emotionale Färbung, distanziert oder visuell verzerrt. Die Realitätsprüfung ist bei beiden Störungen jedoch intakt. Die Störung kann bereits in der Kindheit auftreten, beginnt aber typischerweise im Jugendalter. Ein Auftreten nach dem 25. Lebensjahr ist selten. Der Verlauf ist dabei fluktuierend, mit der Tendenz von einem zunächst episodischen Erleben hin zu einem kontinuierlichen Depersonalisations-/Derealisationserleben. Die Symptome werden meist von Faktoren wie emotionalem Stress, Reizüberflutung oder Schlafmangel beeinflusst. Auch hier können traumatische Erfahrungen in der Kindheit auslösend für die Symptomatik sein, der Zusammenhang ist aber weniger ausgeprägt als bei anderen dissoziativen Störungen, und es gibt auch zahlreiche Fälle ohne eine entsprechende Vorgeschichte. Dafür spielen aber häufiger verzögerte Effekte psychoaktiver Substanzen, wie Halluzinogene oder THC, eine Rolle.

EXKURS

Maladaptives Tagträumen

Besonders im Jugendalter berichten Patienten auch gelegentlich von sehr elaborierten Fantasien, die sie zum Teil stundenlang beschäftigen und dazu führen können, dass Alltagsanforderungen vernachlässigt werden. Manchmal wirken diese Fantasiewelten fast psychosenah, und das Absorbiertsein lässt an eine dissoziative Störung denken. Es gibt dafür bisher keine eigene Diagnose, aber die Forschung bietet Hinweise, dass es sich um ein eigenständiges Phänomen handeln könnte. Der Begriff „maladaptives Tagträumen" (MT) beschreibt ein ausgeprägtes Fantasieren, das zwischenmenschlichen Kontakt ersetzt und berufliche, schulische oder soziale Funktionen beeinträchtigt. In einer Studie von Bigelsen et al. (2016) konnten zum einen Unterschiede zwischen „normalem" und maladaptivem Tagträumen herausgearbeitet werden, zum anderen ergab sich, dass keine Überschneidung mit psychotischen Störungen besteht. Unterschiede zwischen normalem und maladaptivem Tagträumen bestanden zum einen in der Quantität (MT: Betroffene verbrachten 57 % ihrer Tageszeit mit Tagträumen; Kontrollen: 16 %) als auch in der Qualität (MT: ausgebaute Fantasien mit Charakteren, elaborierten Handlungssträngen, angelehnt an spezielle Genres [z. B. Cartoon, Sci-Fi etc.]; Kontrollen: es geht mehr um auf der Realität basierende Zukunftsfantasien, Wünsche ohne fiktionale Charaktere). Es gibt erste Hinweise auf eine gehäufte Komorbidität mit ADHS und Zwangsstörungen (Bigelsen et al. 2016). MT ist mit einer Vielzahl von Komorbiditäten assoziiert, z. B. Depressionen, Angststörungen und dissoziativen Störungen. Ebenso zeigen Menschen mit MT zahlreiche psychosoziale Probleme, wie Schwierigkeiten in der Affektregulation, Einsamkeit, niedrigen Selbstwert etc. (Somer et al. 2025).

15.2.2 Diagnostik

Diagnostische Hinweise bei Kindern

Die Diagnostik bei Kindern erfordert die Berücksichtigung von entwicklungspsychologischen Aspekten. So ist z. B. Absorbiertsein im Spiel für Kinder ebenso normal wie auch imaginäre Freunde bis zum Grundschulalter ein häufiges Phänomen darstellen. Insgesamt ist eine Repräsentation inneren Erlebens im Spiel und in Fantasien häufig ein Weg, um Dinge zu verarbeiten und zu integrieren. Bei aversiven oder gar traumatischen Erfahrungen können hier aber auch erste Symptome beobachtet werden, die eine spätere dissoziative Symptomatik bahnen (➤ Kap. 15.3.2). So können tranceartige Wiederholungen traumatischer Szenen oder Fantasiegestalten, die als aversiv erlebt werden, hier Vorläufer sein (Silberg und Dallam 2022).

Für jüngere **Kinder** sind folgende Punkte, die auch durch die *Child Dissociative Checklist* (CDC) erfasst werden, ggf. **diagnostisch relevante Hinweise** (Silberg 2004):

- **Trancezustände:** kurze Aufmerksamkeitsausfälle bis hin zu längeren Phasen der Nichtreaktivität.
- **Amnesie und vorübergehendes Vergessen:** Amnesie für eigenes Verhalten ist selten und deutet auf eine schwere Dissoziation hin; häufig tritt Vergessen traumatischer Erlebnisse oder situationsbedingtes Vergessen auf.
- **Fantasiefreunde:** Dissoziative Symptome sind wahrscheinlicher, wenn die Fantasieaktivität die normale Funktion beeinträchtigt, als unkontrollierbar erlebt wird oder sich widersprüchliche Fantasiegestalten entwickeln.
- **Normale und pathologische Zustandswechsel:** Dissoziative Kinder erleben ihre Zustandswechsel oft als unkontrollierbar oder verwirrend; plötzliche Regression, Wutanfälle.
- **Somatische Symptome:** Kinder mit dissoziativen Symptomen haben oft unerklärliche körperliche Beschwerden wie Kopfschmerzen, Bauchschmerzen oder eine ungewöhnliche Schmerzempfindlichkeit bzw. Schmerzunempfindlichkeit.
- **Posttraumatische Symptome:** Dazu gehören Albträume, Flashbacks, intrusive Erinnerungen sowie Vermeidung und emotionale Taubheit.
- **Sexuell reaktives oder übergriffiges Verhalten:** Missbrauchserfahrungen können dissoziative Symptome verstärken und mit unangemessenem Sexualverhalten in Verbindung stehen.

Diagnostische Hinweise auf dissoziative neurologische Störungen

In der Diagnostik dissoziativer neurologischer Störungen geht es darum, relevante **somatische Erkrankungen auszuschließen und dabei die diagnostischen**

Maßnahmen auf das Nötige zu beschränken, um nicht durch Konditionierungs- und Verstärkungsprozesse zur Chronifizierung der Erkrankung beizutragen. Besonders herausfordernd sind unspezifische Befunde (z. B. Antikörpertiter, Auffälligkeiten im EEG) oder eine Überlappung von psychogenen und organisch bedingten Symptomen (z. B. Epilepsie mit psychogenen Anfällen).

Zentrale Punkte der Diagnostik sind der Ausschluss möglicher organischer Ursachen, die diagnostische Erfassung möglicher komorbider psychischer und körperlicher Erkrankungen, die Erfassung familiärer Probleme oder psychischer/körperlicher Erkrankungen von nahestehenden Personen sowie die Exploration bzgl. psychosozialer Belastungsfaktoren (z. B. Mobbing) und möglicher Überforderungssituationen.

Eine dissoziative Störung stellt dabei nicht allein eine Ausschlussdiagnose dar, zumal organische Befunde auch unentdeckt sein können.

Klinisch können dissoziative neurologische Symptome eine diagnostische Herausforderung darstellen. Es gibt keine pathognomonischen Symptome, es gibt aber **mögliche Hinweise, die mit Vorsicht** (da einige auch bei organischen Ursachen auftreten können) als **Unterscheidungskriterien herangezogen werden können** (Bennett et al. 2021):

- **Belle indifférence** (eine auffällige affektive Unbetroffenheit, die mit der Schwere der Beeinträchtigung kontrastiert). Auch wenn die Studienlage hierfür keine Evidenz bietet, zeigt die klinische Erfahrung doch, dass dies ein Hinweis sein kann (Stone et al. 2006).
- **Fixierte abnormale Positionen** im Rahmen einer Dystonie (z. B. Hand hinter dem Rücken auf Schulterhöhe), oft mit eingedrehtem oder plantarflexiertem Knöchel oder Flexion der Finger. Ist das Gesicht betroffen: Deviation des Kiefers zu einer Seite mit Platysma-Kontraktion
- **Sekundärer Krankheitsgewinn** (Entlastung von Verpflichtungen oder Zuwendung)
- **Symbolik** der Symptomatik als Hinweis auf psychodynamische Zusammenhänge
- **Fluktuierende Symptomatik**
- Häufige **Behandler- und Klinikwechsel**
- **Manipulative Handlungen** (DD: artifizielle Störung)
- **Traumatische Ereignisse** in der Biografie

Der Zusammenhang mit traumatischen Ereignissen in der Vorgeschichte ist nicht so klar. Es gibt zwar einen erhöhten Anteil an Menschen mit einer dissoziativen neurologischen Störung, die traumatische Ereignisse in der Vorgeschichte aufweisen (Odds Ratio ca. 2–4), aber ebenso Patienten, bei denen das nicht der Fall ist (Bennett et al. 2021). Aus klinischer Erfahrung spielen bei Kindern und Jugendlichen hier auch nicht selten aktuelle oder vorangegangene Überforderungssituationen als Stressoren eine Rolle.

Es gibt auch einige Hinweise in der **körperlich-neurologischen Untersuchung,** z. B. der Hoover-Test bei Lähmungen, strenge Mittellinienorientierung bei Hemianästhesie oder erhaltene Stimme beim Husten bei psychogener Aphonie. Bei Tremor: Den Patienten bitten, den Tremor mit der besseren Hand nachzuahmen. Stoppt der Tremor auf der anderen Seite oder passt er sich im Rhythmus an, kann das ein Hinweis sein (Bennett et al. 2021).

Für **nichtepileptische Anfälle** gibt es ebenfalls einige spezifische Hinweise, die jedoch wiederum nur hinweisend sein können. Letztlich ist nur ein unauffälliges EEG während des Anfalls beweisend (Agarwal et al. 2019).

- Auftreten vor allem in Anwesenheit anderer
- Undulierender Verlauf
- Beeinflussung des Krampfgeschehens durch Zuwendung
- Forcierter Augenschluss
- Asymmetrische Bewegung der Extremitäten
- Opisthotonus
- Wegdrehen oder Schütteln des Kopfes bei Kontaktaufnahme
- Erinnerungsvermögen für die Zeit des Anfalls
- Einnässen/Einkoten und Verletzungen während des Anfalls sind keine sicheren Zeichen

Bei **funktionellen Tic-Störungen** kam es vor allem während der COVID-19-Pandemie zu einem vermehrten Auftreten. Folgende demografische und klinische Aspekte können hilfreich sein, um diese von neurologischen Tic-Störungen abzugrenzen (Cavanna et al. 2022):

- Tritt häufiger bei Mädchen auf, während Tic-Störungen sonst häufiger bei Jungen sind
- Beginn in der Adoleszenz anstatt im Kindesalter
- (Sub-)akuter Beginn mit komplexen motorischen und vokalen Tics
- Vor allem obere Extremitäten

minderter Realitätsüberprüfung verstanden (Lynn et al. 2022). So gibt es Belege dafür, dass Depersonalisationserleben entsteht, indem das Gehirn interozeptive Signale (z. B. Herzschlagwahrnehmung) dämpft und diese Herunterregulierung des inneren Erlebens zur erlebten Entfremdung von sich selbst beiträgt. Ein Grund dafür kann intensives Stress- und Angsterleben sein. Die Unterdrückung wäre damit eine Strategie zum Schutz vor einer emotionalen Überforderung. Dabei hemmt eine verstärkte Aktivität im lateralen präfrontalen Kortex die Aktivität der anterioren Insula (zuständig für emotionale und körperliche Wahrnehmung). Die körperlichen Signale werden abgeschwächt, und damit entsteht ein verändertes Körperempfinden (Saini et al. 2022). Ein Trauma kann das Nervensystem langfristig beeinflussen, indem es falsche Vorhersagen verstärkt und adaptive Lernprozesse, Emotionsregulation und -verarbeitung, Salienz und die Funktion sensomotorischer Kreisläufe beeinträchtigt (Wilkinson et al. 2017). Auch formen soziokulturelle Überzeugungen und Erwartungen Aspekte der sensomotorischen Wahrnehmung. *Predictive Processing* ist stark durch Erwartungen beeinflusst und erklärt damit auch das Phänomen der Suggestibilität, die bei manchen Störungen eine Rolle spielt (Drane et al. 2021).

EXKURS

Stimmenhören als dissoziatives Phänomen

Auditive verbale Halluzinationen treten nicht nur im Rahmen schizophrener Psychosen auf, sondern sind mit ca. 10 % Lebenszeitprävalenz auch in der Allgemeinbevölkerung relativ häufig (Maijer et al. 2018). Dabei ist die Auftretenswahrscheinlichkeit im Kindes- und Jugendalter doppelt so hoch wie im Erwachsenenalter (Maijer et al. 2018; van Os et al. 2009). Im Jugendalter und seltener im jungen Erwachsenenalter stellt sich häufig die differenzialdiagnostische Frage, wie visuelle oder akustische Halluzinationen einzuordnen sind. Gerade bei Patienten mit einer Borderline-Persönlichkeitsstörung (BPS) treten bspw. häufig Halluzinationen (ca. 20–60 % akustische, ca. 30 % visuelle Halluzinationen; D'Agostino et al. 2019) auf. Unterscheidungskriterien zwischen Menschen mit „pathologischem" Stimmenhören und sonst gesunden Menschen scheinen die Affektregulation und negative Bewertung und die damit einhergehende negative Interaktion mit den Stimmen zu sein, und es gibt Hinweise, dass bei Stimmenhören im Rahmen einer BPS diese vermehrt im Zusammenhang mit Konflikten im zwischenmenschlichen Bereich und bei Erinnerungen an traumatische Erlebnisse auftreten und eher von Depressionen und Angststörungen begleitet sind (D'Agostino et al. 2019; Tseng und Georgiades 2024). Die Art des Stimmenhörens (z. B. subjektive Verortung, Qualität der Wahrnehmung, Inhalt etc.) konnte nicht zwischen Diagnosegruppen (u. a. Schizophrenie, PTBS, dissoziative Identitätsstörung) unterscheiden. Lediglich das Erkrankungsalter scheint einen Hinweis zu geben und ein Beginn in der späten Adoleszenz mit dem Auftreten eine Schizophrenie zu korrelieren (Waters und Fernyhough 2017).

In der Kindheit auftretendes Stimmenhören ist in der Regel transient. Eine über 11 Jahre andauernde Verlaufsstudie mit fast 300 untersuchten Kindern und Jugendlichen (4–18 Jahre bei Studienbeginn) ergab, dass nach 6 Jahren noch 18,2 % und nach 11 Jahren noch 6,2 % der Betroffenen Stimmen hörten. In den persistierenden Fällen war ein traumatischer Kontext häufiger (Bartels-Velthuis et al. 2016).

Untersuchungen mit fMRT zeigten, dass bei Stimmenhören ähnliche Gehirnregionen wie beim Sprachverstehen aktiv sind (de Leede-Smith und Barkus 2013). Es gibt Erklärungsansätze, die einen Zusammenhang mit Dissoziation sehen (Longden et al. 2020; Pilton et al. 2015). Studien belegen, dass Traumata in der Kindheit das Risiko für das Auftreten von Stimmenhören erhöhen, und es gibt Hinweise, dass Dissoziation hier ein vermittelnder Faktor sein könnte (Wearne et al. 2020). Stimmenhören scheint transdiagnostisch komplexe Ursachen zu haben, die bisher nicht geklärt sind. Jedoch weisen einige der gängigen Modelle Elemente auf, die einen Abgleich von Erwartungen aufgrund früherer Erfahrungen und daraus resultierenden Vorhersagen zu externen Stimuli (z. B. „computational model of perception", „expectation-perception model") beinhalten. Andere Modelle betonen die Bedeutung des Selbstmonitorings, das die eigene Autorenschaft für „innere Sprache" erkennt und damit nicht einer externen Quelle zuordnet („inner speech model"). Damit bestehen Parallelen zu Modellen für dissoziative Störungen (Shao et al. 2021).

15.4 Behandlung

LEITLINIEN

- Für die Therapie dissoziativer Störungen bei Kindern und Jugendlichen existiert keine deutschsprachige Leitlinie.
- Es gibt klinische Praxisleitlinien für die Behandlung dissoziativer Störungen bei Kindern und Jugendlichen, die von einer indischen Arbeitsgruppe entwickelt wurden (Agarwal et al. 2019).
- Zur Diagnostik und Behandlung des Depersonalisations-/Derealisationssyndroms liegt eine S2k-Leitlinie von 2014 vor, die aber nicht mehr aktuell ist.

15

15

15.4.1 Psychotherapie

Für die Therapie dissoziativer Störungen bei Kindern und Jugendlichen existieren keine aktuellen Leitlinien, und die Evidenz für spezifische Therapieprogramme ist meist unzureichend. In der Regel werden im Erwachsenenbereich etablierte Therapieansätze angewendet (Woolard et al. 2024). Ein zentraler Aspekt ist die **Psychoedukation und Förderung der Adhärenz,** da es je nach Störungsbild spezifische Risikofaktoren für einen Behandlungsabbruch gibt, was letztlich zur Chronifizierung der Störung beiträgt (➤ Tab. 15.3). Insbesondere bei **dissoziativen neurologischen Störungen** sind das Erarbeiten eines individuellen Krankheitsmodells und damit die Förderung von Adhärenz entscheidend (Agarwal et al. 2019). In der Diagnoseübermittlung von dissoziativen neurologischen Störungen und Erarbeitung des Krankheitskonzepts kann eine Strategie des „Sowohl-als-auch" hilfreich sein (Roenneberg et al. 2019). Es sollte weniger darauf fokussiert werden, dass es keine organische Erklärung dafür gibt, sondern vielmehr, dass Psyche und Körper nicht voneinander zu trennen sind und es sich um ein funktionelles Problem des Nervensystems handelt (Bennett et al. 2021) (siehe auch ➤ Kap. 18).

Tab. 15.3 Störungsspezifische Risikofaktoren für einen Behandlungsabbruch

Dissoziative Störung	Spezifische Risikofaktoren für einen Behandlungsabbruch
Depersonalisations-/Derealisationsstörung	Gefühl der Unwirksamkeit der Therapie aufgrund nur langsamer Besserung. Symptomatik für Außenstehende schwer nachvollziehbar, daher ggf. ein Risiko die Patienten nicht ernst zu nehmen
Dissoziative neurologische Störung	Gefühl nicht ernst genommen zu werden, da das eigene Störungsmodell auf einer organischen Genese basiert
Dissoziative Trance/Besessenheitsstörung	Fehlende Überlappung bzgl. der Störungsmodelle aufgrund kultureller Kontexte
Dissoziative Amnesie	Bagatellisierung oder fehlendes Problembewusstsein seitens der Patienten
Dissoziative Identitätsstörung	Fragmentiertes Selbst erschwert den therapeutischen Beziehungsaufbau

Abhängig von Symptomatik und Komorbidität bieten sich spezifische therapeutische Ansätze an (➤ Tab. 15.4), z. B. traumafokussierte kognitive Verhaltenstherapie und ggf. *Eye Movement Desensitization and Reprocessing* (EMDR) zur Behandlung von Traumata oder Dialektisch-behaviorale Therapie (DBT) bei komorbid bestehender BPS. Darüber hinaus können eher breit wirksame, **transdiagnostische Ansätze** hilfreich sein, die z. B. die Affektregulation, das Selbstwirksamkeitserleben oder Aufmerksamkeitsprozesse beeinflussen (Lynn et al. 2022; Silberg und Dallam 2022). Hinweise auf Wirksamkeit gibt es in

Tab. 15.4 Therapeutische Optionen

Störung	Besonderheit bzgl. Ätiologie	Besonderheiten bzgl. therapeutischer Optionen
Depersonalisations-/Derealisationsstörung	Auftreten im Rahmen anderer Störungen, z. B. Depressionen, Angststörungen	Behandlung der Grunderkrankung
Dissoziative neurologische Störung	Frühere/aktuelle neurologische Symptomatik (z. B. Epilepsie, Dystonie) Akute Belastungssituation, Überforderung Suggestibilität	„Sowohl-als-auch"-Strategie für ein individuelles Störungsmodell Tangentiale Strategien im Rahmen von Physio- oder Ergotherapie Hypnotherapie
Dissoziative Trance/Besessenheitsstörung	Kulturabhängigkeit bzgl. Ausprägung und Prävalenz	Kulturabhängige Rituale und Praktiken (During et al. 2011)
Dissoziative Amnesie	Akute Belastungssituation, Trauma	Traumafokussierte Therapie
Dissoziative Identitätsstörung	Schwere Kindheitstraumata	Traumafokussierte Therapie, Integration der Persönlichkeitsanteile

diesem Zusammenhang z. B. für *Mindfulness-Based Stress Reduction* (MBSR; Woolard et al. 2024).

Ein wesentliches Ziel in der Therapie ist die Unterbrechung automatisierter dysfunktionaler Prozesse und das **Wiedererlangen von Kontrolle.** Dazu kann es wichtig sein, im Rahmen der Therapie die Selbstwahrnehmung (u. a. um Auslöser und Frühwarnzeichen zu erkennen) sowie die Emotionsregulations- und Problemlösefertigkeiten der Betroffenen zu fördern. Unter Einbeziehung von Ressourcen sollen funktionale Verhaltensweisen gefördert werden, hier können Strategien beispielsweise der Achtsamkeitspraxis und Stresstoleranz aus dem DBT hilfreich sein. Auch Kontingenzmanagement ist wichtig, um ggf. bestehendem sekundären Krankheitsgewinn entgegenzuwirken. Bei der **dissoziativen Identitätsstörung** geht es darüber hinaus um eine schrittweise Reintegration des fragmentierten Selbst; daher sollten Interventionen, welche die wahrgenommene Fragmentierung in unterschiedliche Persönlichkeiten stützen, z. B. selektive Ansprache von Persönlichkeiten, vermieden werden. Aufgrund der traumatischen Genese geht es allem voran um Schutz vor weiterer Traumatisierung, das Gefühl von Sicherheit und eine tragfähige therapeutische Beziehung (Silberg und Dallam 2022).

Vor allem bei **dissoziativen neurologischen Störungen** kommen oft auch weitere Therapieformen wie Physio- oder Ergotherapie zum Einsatz. Innovative Ansätze der physiotherapeutischen Behandlung von dissoziativen neurologischen Störungen legen dabei weniger Wert auf eine Einübung der beeinträchtigten Funktion, da dies häufig zu einer Verschlechterung der Symptomatik führt. Eine tangentiale Behandlung, die z. B. bei Gangstörungen das Setting verändert und Übungen am Crosstrainer oder im Wasser nutzt, anstatt fokussiertes Gangtraining oder der Einsatz von Musik, um auf diesem Weg Automatismen und Ablenkung zu nutzen, kann eher zielführend sein. Auch hypnotherapeutische Interventionen können zur Therapie beitragen (Bennett et al. 2021).

15.4.2 Pharmakotherapie

Für eine psychopharmakologische Behandlung gibt es **keine Evidenz.** Basierend auf der mit der angenommenen Abwehrkaskade einhergehenden Physiologie wurden u. a. Opioidantagonisten untersucht. Es gibt Hinweise bei Erwachsenen, dass Naloxon und Naltrexon hilfreich sein könnten (Escamilla et al. 2023). Auch für Paroxetin existieren RCTs bei Erwachsenen, die in der Behandlung von Depersonalisation sowie dissoziativen Symptomen im Rahmen einer BPS oder PTBS moderat positive Ergebnisse zeigten (Sutar und Sahu 2019).

15.5 Prognose

Langzeitverläufe geben einen Hinweis darauf, dass dissoziative Störungen mit Beginn in der Kindheit und Jugend trotz möglicher Remission in Anbetracht bestehender oder hinzutretender Komorbiditäten ggf. ungünstige Verläufe haben können (Jans et al. 2008). Hier ist auch der Forschungsbedarf hinsichtlich Früherkennung und Therapieoptionen und einer vermutlich notwendigen stärkeren Differenzierung der einzelnen dissoziativen Erscheinungsformen zu berücksichtigen (Woolard et al. 2024). Die in der Symptomatik weniger dramatischen Derealisations- und Depersonalisationssyndrome zeigen nicht selten chronische Verläufe (ICD-11). Für dissoziative neurologische Störungen sind eine frühe Diagnose, ein jüngeres Alter, ein akuter Beginn mit eindeutigem Auslöser und eine monosymptomatische Präsentation prognostisch günstig (ICD-11).

15.6 Ausblick und Fallbeispiel

Die nosologische Einordnung und Klassifikation von dissoziativen Störungen bleibt Gegenstand wissenschaftlicher Diskussionen. Es besteht weiterhin großer Forschungsbedarf hinsichtlich der Ätiologie und daraus resultierenden therapeutischen Optionen. Ein vielversprechender Ansatz zur Überwindung der traditionellen Körper-Psyche-Dichotomie, die vor allem bei dissoziativen neurologischen Störungen und auch somatoformen Störungen eine Rolle spielt, bietet das Konzept des *Predictive Processing.*

15

Fallbeispiel

Der 14-jährige Max wird in der kinderneurologischen Praxis mit einer Dystonie des rechten Armes vorgestellt, die zu einer bizarren Fehlhaltung führt und ihn u. a. am Schreiben hindert. Die Anamnese zeigt, dass bereits seit dem Kleinkindalter eine minimale Dystonie der rechten Hand, ohne relevante Einschränkung im Alltag, bekannt war. Die neurologische Untersuchung ergibt keine Hinweise auf eine organische Ursache der Lähmung oder Dystonie. In der psychologischen Diagnostik wird eine dissoziative neurologische Störung (ICD-11: 6B60.8; ICD-10: F44.4) diagnostiziert, die im Zusammenhang mit schulischer Überforderung und hohem Leistungsdruck steht. Die bereits bestehende leichte Dystonie der rechten Hand wird als möglicher prädisponierender Faktor identifiziert.

Max besucht ein Gymnasium mit hohem Leistungsdruck und beschreibt, dass er Angst hat, den Erwartungen seiner Eltern und Lehrer nicht gerecht zu werden. Die dissoziative Lähmung des rechten Armes führt dazu, dass Max nicht mehr schreiben kann, was ihn kurzfristig von den schulischen Anforderungen entlastet. Gleichzeitig verstärkt die Symptomatik jedoch seine Ängste und Unsicherheiten.

Die Therapie zielt darauf ab, die Überlastungsfaktoren zu klären, die Symptomatik zu verbessern und Max langfristig zu entlasten. Sie umfasst folgende Bausteine:

Psychoedukation Mit Max und seinen Eltern wird ein Verständnis für die Erkrankung erarbeitet, das auf der engen Wechselwirkung zwischen Psyche und Körper aufbaut. Es wird erklärt, dass der Organismus – also das Zusammenspiel von Gehirn, Nervensystem und restlichem Körper – auf Stress und Überforderung reagieren kann, indem er körperliche Symptome erzeugt. Diese sind real und spürbar, aber nicht auf eine Schädigung eines bestimmten Körperteils zurückzuführen. Max lernt, dass die Muskulatur ein sensibles System ist, das stark auf psychische Belastungen reagiert. Stress kann die Muskelspannung aus dem Gleichgewicht bringen und Symptome wie eine Lähmung oder Dystonie auslösen. Diese Reaktion ist eine Schutzreaktion des Körpers.

Psychotherapeutische Unterstützung Max erhält Unterstützung, um Strategien zur Stressbewältigung und Entspannung zu erlernen. Die Therapie zielt darauf ab, Max' Selbstbewusstsein zu stärken und ihm zu helfen, mit den schulischen Anforderungen besser umzugehen. In Gesprächen mit Max und seinen Eltern wird erarbeitet, wie die schulische Überforderungssituation durch einen Schulwechsel entzerrt werden kann, da die Anforderungen am aktuellen Gymnasium sehr hoch sind und kaum Unterstützungsangebote existieren.

Spielerische Physiotherapie Die Physiotherapie wird spielerisch und nicht übend gestaltet, um Max nicht zusätzlich unter Druck zu setzen. Aktivitäten wie Kickern oder andere ablenkende Methoden werden eingesetzt, um die Beweglichkeit der rechten Hand zu fördern, ohne die Symptomatik direkt zu thematisieren.

Nach anfänglichem Unmut über den Schulwechsel – Max wollte seinen Freundeskreis an der alten Schule gerne behalten – lebt Max sich an der neuen Schule schnell ein und berichtet von mehr Erfolgserlebnissen. Die beschriebenen Interventionen konnten nach ca. 6 Monaten eine Remission der Symptomatik erzielen.

LITERATUR

Agarwal V, Sitholey P, Srivastava C. Clinical practice guidelines for the management of dissociative disorders in children and adolescents. Indian J Psychiatry 2019; 61 (Suppl 2): 247.

Al-Shamali HF, Winkler O, Talarico F, et al. A systematic scoping review of dissociation in borderline personality disorder and implications for research and clinical practice: exploring the fog. Aust N Z J Psychiatry 2022; 56(10): 1252–1264.

Bahari K. Dissociative trance disorder among adolescents. Issues Ment Health Nurs 2022; 43(5): 482–484.

Bartels-Velthuis A, Wigman J, Jenner J, Bruggeman R, van Os J. Course of auditory vocal hallucinations in childhood: 11-year follow-up study. Acta Psychiatr Scand 2016; 134(1): 6–15.

Bennett K, Diamond C, Hoeritzauer I, et al. A practical review of functional neurological disorder (FND) for the general physician. Clin Med 2021; 21(1): 28–36.
Bigelsen J, Lehrfeld JM, Jopp DS, Somer E. Maladaptive daydreaming: evidence for an under-researched mental health disorder. Conscious Cogn 2016; 42: 254–266.
Boysen GA. The scientific status of childhood dissociative identity disorder: a review of published research. Psychother Psychosom 2011; 80(6): 329–334.
Cavanna AE, Purpura G, Nacinovich R. Neurodevelopmental versus functional tics: the state of the art. Arch Med Health Sci 2022; 10(2): 239–246.
D'Agostino A, Monti MR, Starcevic V. Psychotic symptoms in borderline personality disorder: an update. Curr Opin Psychiatry 2019; 32(1): 22–26.
De Leede-Smith S, Barkus E. A comprehensive review of auditory verbal hallucinations: lifetime prevalence, correlates and mechanisms in healthy and clinical individuals. Front Hum Neurosci 2013; 7: 367.
Dorahy MJ, Brand BL, Şar V, et al. Dissociative identity disorder: an empirical overview. Aust N Z J Psychiatry 2014; 48(5): 402–417.
Dorahy MJ, Gold SN, O'Neil JA. Dissociation and the dissociative disorders: past, present, future. London: Taylor & Francis 2022.
Drane DL, Fani N, Hallett M, Khalsa SS, Perez DL, Roberts NA. A framework for understanding the pathophysiology of functional neurological disorder. CNS Spectr 2021; 26(6): 555–561.
During EH, Elahi FM, Taieb O, Moro M-R, Baubet T. A critical review of dissociative trance and possession disorders: etiological, diagnostic, therapeutic, and nosological issues. Can J Psychiatry 2011; 56(4): 235–242.
Escamilla I, Juan N, Peñalva C, et al. Treatment of dissociative symptoms with opioid antagonists: a systematic review. Eur J Psychotraumatol 2023; 14(2): 2265184.
Finkelstein SA, Diamond C, Carson A, Stone J. Incidence and prevalence of functional neurological disorder: a systematic review. J Neurol Neurosurg Psychiatry 2025; 96(4): 383–395.
Goffinet S, Beine A. Prevalence of dissociative symptoms in adolescent psychiatric inpatients. Eur J Trauma Dissoc 2018; 2(1): 39–45.
Hébert M, Langevin R, Charest F. Disorganized attachment and emotion dysregulation as mediators of the association between sexual abuse and dissociation in preschoolers. J Affect Disord 2020; 267: 220–228.
Hunter EC, Sierra M, David AS. The epidemiology of depersonalisation and derealisation: a systematic review. Soc Psychiatry Psychiatr Epidemiol 2004; 39: 9–18.
Jans T, Schneck-Seif S, Weigand T, et al. Long-term outcome and prognosis of dissociative disorder with onset in childhood or adolescence. Child Adolesc Psychiatry Ment Health 2008; 2: 1–10.
Kozlowska K, Nunn KP, Rose D, Morris A, Ouvrier RA, Varghese J. Conversion disorder in Australian pediatric practice. J Am Acad Child Adolesc Psychiatry 2007; 46(1): 68–75.
Loewenstein RJ. Dissociation debates: Everything you know is wrong. Dialogues Clin Neurosci 2018; 20(3): 229–242.
Longden E, Branitsky A, Moskowitz A, Berry K, Bucci S, Varese F. The relationship between dissociation and symptoms of psychosis: a meta-analysis. Schizophr Bull 2020; 46(5): 1104–1113.
Lynn SJ, Polizzi C, Merckelbach H, et al. Dissociation and dissociative disorders reconsidered: Beyond sociocognitive and trauma models toward a transtheoretical framework. Annu Rev Clin Psychol 2022; 18(1): 259–289.
Lyssenko L, Schmahl C, Bockhacker L, Vonderlin R, Bohus M, Kleindienst N. Dissociation in psychiatric disorders: a meta-analysis of studies using the dissociative experiences scale. Am J Psychiatry 2018; 175(1): 37–46.
Maijer K, Begemann MJ, Palmen SJ, Leucht S, Sommer IE. Auditory hallucinations across the lifespan: a systematic review and meta-analysis. Psychol Med 2018; 48(6): 879–888.
Mavroudis I, Kazis D, Kamal FZ, et al. Understanding functional neurological disorder: recent insights and diagnostic challenges. Int J Mol Sci 2024; 25(8): 4470.
Munoz IB, Liu-Zarzuela J, Oorjitham N, Jacob D. YouTube and TikTok as a source of medical information on dissociative identity disorder. J Affect Disord Rep 2024; 15: 100707.
Pietkiewicz IJ, Bańbura-Nowak A, Tomalski R, Boon S. Revisiting false-positive and imitated dissociative identity disorder. Front Psychol 2021; 12: 637929.
Pilton M, Varese F, Berry K, Bucci S. The relationship between dissociation and voices: a systematic literature review and meta-analysis. Clin Psychol Rev 2015; 40: 138–155.
Rajkumar RP. The molecular genetics of dissociative symptomatology: a transdiagnostic literature review. Genes 2022; 13(5): 843.
Roenneberg C, Sattel H, Schaefert R, Henningsen P, Hausteiner-Wiehle C. Functional somatic symptoms. Dtsch Arztebl Int 2019; 116(33–34): 553.
Saini F, Ponzo S, Silvestrin F, Fotopoulou A, David AS. Depersonalization disorder as a systematic downregulation of interoceptive signals. Sci Rep 2022; 12(1): 22123.
Salter M, Brand BL, Robinson M, Loewenstein R, Silberg J, Korzekwa M. Self-diagnosed cases of dissociative identity disorder on social media: conceptualization, assessment, and treatment. Harvard Rev Psychiatry 2025; 33(1): 41–48.
Şar V, Ross CA. A research agenda for the dissociative disorders field. In: Dorahy MJ, Gold, SN, O'Neil JA (eds.), Dissociation and the Dissociative Disorders: Past, present, future. 2nd ed. Abingdon, UK: Routledge 2022; 793–810.
Scalabrini A, Cavicchioli M, Fossati A, Maffei C. The extent of dissociation in borderline personality disorder: a meta-analytic review. J Trauma Dissoc 2017; 18(4): 522–543.
Schimmelmann BG, Resch F. Diagnostisches Vorgehen und Differentialdiagnostik. In: Schimmelmann BG, Resch F

15

(Hrsg.), Psychosen in der Adoleszenz. Entwicklungspsychopathologie Früherkennung und Behandlung. Stuttgart: Kohlhammer 2013; 126–144.

Seth AK, Bayne T. Theories of consciousness. Nat Rev Neurosci 2022; 23(7): 439–452.

Shao X, Liao Y, Gu L, Chen W, Tang J. The etiology of auditory hallucinations in schizophrenia: from multidimensional levels. Front Neurosci 2021; 15: 755870.

Silberg J. Guidelines for the evaluation and treatment of dissociative symptoms in children and adolescents. J Trauma Dissoc 2004; 5(3): 119–150.

Silberg J, Dallam S. Dissociative disorders in children and adolescents. In: Dorahy MJ, Gold, SN, O'Neil JA (eds.), Dissociation and the Dissociative Disorders: Past, present, future. 2nd ed. Abingdon, UK: Routledge 2022; 433–447.

Somer E, Herscu O, Samara M, Abu-Rayya HM. Maladaptive daydreaming and psychopathology: a meta-analysis. Int J Psychol 2025; 60(2): e70027.

Stone J, Smyth R, Carson A, Warlow C. La belle indifférence in conversion symptoms and hysteria: systematic review. Br J Psychiatry 2006; 188(3): 204–209.

Sutar R, Sahu S. Pharmacotherapy for dissociative disorders: a systematic review. Psychiatry Res 2019; 281: 112529.

Tanaka R, Ando S, Kiyono T, et al. The longitudinal relationship between dissociative symptoms and self-harm in adolescents: a population-based cohort study. Eur Child Adolesc Psychiatry 2024; 33(2): 561–568.

Tseng ST, Georgiades A. A phenomenological comparison of auditory hallucinations between borderline personality disorder and schizophrenia: a systematic review. Clin Psychol Psychother 2024; 31(1): e2958.

Van der Hart O, Dorahy MJ. History of the concept of dissociation. In: Dorahy MJ, Gold, SN, O'Neil JA (eds.), Dissociation and the Dissociative Disorders: Past, present, future. 2nd ed. Abingdon, UK: Routledge 2022; 13–38.

Van Os J, Linscott RJ, Myin-Germeys I, Delespaul P, Krabbendam L. A systematic review and meta-analysis of the psychosis continuum: evidence for a psychosis proneness–persistence–impairment model of psychotic disorder. Psychol Med 2009; 39(2): 179–195.

Waters F, Fernyhough C. Hallucinations: a systematic review of points of similarity and difference across diagnostic classes. Schizophr Bull 2017; 43(1): 32–43.

Wearne D, Curtis GJ, Melvill-Smith P, et al. Exploring the relationship between auditory hallucinations, trauma and dissociation. BJPsych Open 2020; 6(3): e54.

Wilkinson S, Dodgson G, Meares K. Predictive processing and the varieties of psychological trauma. Front Psychol 2017; 8: 1840.

Woolard A, Boutrus M, Bullman I, et al. Treatment for childhood and adolescent dissociation: a systematic review. Psychol Trauma 2024; 16 (Suppl 3): S483–S491.

Yang J, Millman LM, David AS, Hunter EC. The prevalence of depersonalization-derealization disorder: a systematic review. J Trauma Dissoc 2023; 24(1): 8–41.

Erklärung

Während der Vorbereitung dieser Arbeit hat der Autor Michael Frey ChatGPT und DeepSeek verwendet, um Tabellen zu erstellen, Formulierungen zu optimieren und Textstellen aus dem Englischen zu übersetzen. Nach der Nutzung dieser Tools hat der Autor den Inhalt nach Bedarf überprüft und bearbeitet und übernimmt die volle Verantwortung für den Inhalt der Veröffentlichung. Diese Erklärung gilt nicht für die Verwendung grundlegender Hilfsmittel zur Überprüfung von Grammatik, Rechtschreibung, Referenzen usw.

KAPITEL

16 Fütter- oder Essstörungen

16.1 Essstörungen (6B80–6B83)

Caroline Engel und Philine Jascha Köln

Wichtige Neuigkeiten auf einen Blick

- Mit Einführung der ICD-11 ergeben sich wichtige Änderungen im Bereich der Diagnosekriterien von Essstörungen bei Kindern und Jugendlichen, z. B. werden nun die Binge-Eating-Störung und ARFID (Avoidant-Restrictive Food Intake Disorder) als eigenständige Störungen erfasst.
- Die ICD-11 erlaubt bei Anorexia nervosa jetzt eine Schweregradeinteilung anhand der BMI-Altersperzentile.
- Familienzentrierte Therapien, bei denen Eltern aktiv in die Behandlung eingebunden werden, rücken in den letzten Jahren auch in der deutschsprachigen Behandlungslandschaft zunehmend in den Vordergrund.
- Auch aufgrund der durch die SARS-CoV-2-Pandemie gestiegenen Fallzahlen weitet sich das Spektrum der Anorexiebehandlung in Richtung ambulanter Konzepte wie stationsäquivalente Behandlungen (StäB) oder familienbasierte Therapie (FBT) aus.
- Medikamente werden häufiger und gezielter eingesetzt, jedoch nicht als primäre Behandlung – die psychosoziale Therapie bleibt zentral.

Essstörungen zählen zu den häufigsten psychischen Erkrankungen und treten meist erstmalig im Kindes- und Jugendalter auf. Aufgrund häufiger somatischer Begleit- und Folgeerscheinungen sind Essstörungen als psychosomatische Störungsbilder zu betrachten.

Tab. 16.1 Essstörungen – Übersicht

	AN	BN	BES
Geschlechterverteilung	m <<< w (1 : 10–20)	m << w	m < w
Manifestationsalter	Adoleszenz	Jugend- bis junges Erwachsenenalter	Junges Erwachsenenalter
Komorbiditäten	Affektive Störungen Angst- und Zwangserkrankungen ADHS, Impulskontrollstörungen Persönlichkeitsakzentuierungen und -störungen		
Therapie	Ambulante oder stationäre Behandlung Keine zugelassene Medikation	Ambulante Behandlung (KVT) Fluoxetin	Ambulante Behandlung (KVT) Keine in Europa zugelassene Medikation

Man unterscheidet im Wesentlichen drei Hauptformen (➤ Tab. 16.1):

- Anorexia nervosa (AN)
- Bulimia nervosa (BN)
- Binge-Eating-Störung (BES)

Die Behandlung von Essstörungen stellt aufgrund des hohen Chronifizierungsrisikos sowie der teilweise hohen Mortalität eine besondere Herausforderung in der Kinder- und Jugendpsychiatrie dar.

16.1.1 Klassifikation

Auch wenn seit 2022 die ICD-11 in Kraft ist, wird im deutschsprachigen Raum weiterhin vorrangig nach den Diagnosekriterien der ICD-10 diagnostiziert. Die aktuell gültigen Kriterien für AN und BN sind ➤ Tab. 16.2 zu entnehmen. Unter Beachtung der Diagnosekriterien des DSM-5 (APA 2013) wurden in der ICD-11 erhebliche Veränderungen vorgenommen, die auch den Bereich der Ess- und Fütterstörungen betreffen.

Tab. 16.2 Vergleich von Diagnosen und Diagnosekriterien ICD-11 (WHO 2022) vs. ICD-10 (DIMDI 2019)

Fütter- und Essstörungen nach ICD-11	Essstörungen nach ICD-10
6B80 Anorexia nervosa Signifikant niedriges Körpergewicht (KG) für Größe, Alter und Entwicklungsstand; BMI < 18,5 kg/m^2 bzw. < 5. BMI-Altersperzentile; alternativ schneller Gewichtsverlust > 20 % des KG innerhalb von 6 Monaten	**F50.0 Anorexia nervosa** KG mind. 15 % unterhalb der Norm oder BMI < 17,5 kg/m^2
Untergewicht nicht durch andere Erkrankung/Nichtverfügbarkeit von Nahrung begründbar Persistierendes Verhaltensmuster zur Verhinderung der Wiederherstellung eines normalen KG (reduzierte Kalorienzufuhr, Gegenmaßnahmen wie selbstinduziertes Erbrechen, Abusus von Laxanzien/Diuretika, Verzicht auf notwendiges Insulin, Erhöhung des Verbrauchs durch bspw. exzessives Sporttreiben) Oft Angst vor Gewichtszunahme	Selbstinduzierter Gewichtsverlust (oder unzureichende Gewichtszunahme bei Kindern)
Extreme Beschäftigung mit dem Gewicht, niedriges KG und Figur sind zentral für den Selbstwert, Figur wird fälschlich als normal oder zu dick erlebt	Körperschemastörung
	Endokrine Störung auf der Hypothalamus-Hypophysen-Gonaden-Achse
	Bei Erkrankungsbeginn vor der Pubertät: Störung der pubertären Entwicklung inkl. des Wachstums (nach Remission häufig reversibel)

Tab. 16.2 Vergleich von Diagnosen und Diagnosekriterien ICD-11 (WHO 2022) vs. ICD-10 (DIMDI 2019) *(Forts.)*

Fütter- und Essstörungen nach ICD-11				Essstörungen nach ICD-10	
	6B80.0 mit signifikant niedrigem KG BMI 14–18,5 kg/m^2 0,3–5. BMI-Altersperzentile	**6B80.1** mit gefährlich niedrigem KG BMI < 14 kg/m^2 < 0,3. BMI-Altersperzentile	**6B80.2** in Remission mit normalem KG		
	6B80.0Z nicht näher bezeichnet **6B80.00** vom restriktiven Typus	**6B80.1Z** nicht näher bezeichnet **6B80.10** vom restriktiven Typus			**F50.00** Restriktiver Typ ohne aktive Maßnahmen zur Gewichtsabnahme *(Gewichtsverlust wird vor allem durch Diäten, Fasten und/oder übermäßige Bewegung erreicht)*
	6B80.01 vom Binge-Purge-Typ	**6B80.11** vom Binge-Purge-Typ			**F50.01** Binge-Purge-Typ mit aktiven Maßnahmen zur Gewichtsabnahme *(wiederkehrende Essanfälle oder Purging-Verhalten, bspw. selbstinduziertes Erbrechen oder Missbrauch von Laxanzien/Diuretika)*
	6B80.Y Andere spezifische AN				**F50.08** Sonstige und nicht näher bezeichnete AN
	6B80.Z Sonstige AN				
				F50.1 Atypische AN *(nicht alle Kriterien der AN sind erfüllt oder nur in leichter Ausprägung)*	
6B81 Bulimia nervosa Häufige, wiederkehrende Essanfälle (mindestens 1 ×/Woche über mind. 1 Monat)				**F50.2 Bulimia nervosa**	
Essanfall gekennzeichnet durch Kontrollverlusterleben (Betroffene essen mehr oder anders als üblich; Schwierigkeiten, mit dem Essen aufzuhören oder Nahrungszufuhr einzuschränken)				Andauernde Beschäftigung mit Essen und Verlangen nach Nahrungsmitteln Heißhungerattacken (große Mengen Nahrung werden in kurzer Zeit konsumiert)	
Wiederkehrend unangemessenes Kompensationsverhalten zur Verhinderung einer Gewichtszunahme (bspw. Erbrechen)				Gewichtskontrolle durch gegensteuernde Maßnahmen	
Übermäßige Beschäftigung mit KG oder Körperform Kein signifikantes Untergewicht				Krankhafte Furcht, zu dick zu werden	
				F50.3 Atypische BN *(nicht alle Kriterien der BN sind erfüllt oder nur in leichter Ausprägung)*	
				F50.4 Essattacken bei anderen psychischen Störungen	
				F50.5 Erbrechen bei anderen psychischen Störungen	

Tab. 16.2 Vergleich von Diagnosen und Diagnosekriterien ICD-11 (WHO 2022) vs. ICD-10 (DIMDI 2019) *(Forts.)*

Fütter- und Essstörungen nach ICD-11	Essstörungen nach ICD-10
6B82 Binge-Eating-Störung Häufige, wiederkehrende Essanfälle (mind. 1 ×/Woche über mind. 3 Monate)	**F50.8** Sonstige Essstörungen
Essanfall gekennzeichnet durch Kontrollverlusterleben (Betroffene essen mehr oder anders als üblich; Schwierigkeiten, mit dem Essen aufzuhören oder Nahrungszufuhr einzuschränken)	
Kein regelhaftes unangemessenes Kompensationsverhalten zur Verhinderung einer Gewichtszunahme	
Symptomatik nicht erklärbar durch körperliche oder andere psychische Erkrankung oder Medikation/Substanz	
	F50.9 Nicht näher bezeichnete Essstörung
6B83 Vermeidend-restriktive Essstörung (ARFID, siehe Exkurs)	

AN: Anorexia nervosa; BN: Bulimia nervosa; KG: Körpergewicht

Um weniger wertend klingende, deskriptivere Kriterien zu schaffen, wurde in der ICD-11 die Formulierung „selbstinduziert" bei der AN aufgegeben. Die endokrine Störung in Form einer Amenorrhö wurde ebenfalls als diagnostisches Kriterium gestrichen, da diese durch mögliche Verhütungsmethoden beeinflussbar und vor Einsetzen der Menarche oder bei biologisch männlichen Patienten als Kriterium nicht anwendbar ist. Eine weitere wichtige Neuerung in der ICD-11 ist die primäre Unterscheidung entsprechend dem **Schweregrad anhand der BMI-Altersperzentile.** Ab einem Körpergewicht zwischen der 0,3. und 5. BMI-Altersperzentile wird die Diagnose einer AN mit deutlich niedrigem Untergewicht, bei einem Körpergewicht unter der 0,3. BMI-Altersperzentile einer AN mit gefährlich niedrigem Körpergewicht vergeben. Eine AN kann auch diagnostiziert werden, wenn Patient*innen sich noch im normalen Gewichtsbereich befinden, jedoch im Rahmen einer erheblichen Gewichtsabnahme von > 20 % des Körpergewichts innerhalb von 6 Monaten entsprechende psychische und physische Folgeerscheinungen aufweisen.

EXKURS

Kritische Bewertung

Obwohl eine Einführung verschiedener Schweregrade insgesamt eine wünschenswerte Entwicklung ist, weil damit differenzierte und individualisierte Behandlungskonzepte gestützt werden, kann die neue Einteilung der ICD-11 auch kritisch gesehen werden. Es handelt sich um eine eindimensionale Betrachtung anhand des absoluten Körpergewichts, der Schweregrad einer AN sollte jedoch anhand verschiedener Kriterien eingeschätzt werden (u. a. Vitalparameter, Krankheitseinsicht, Chronifizierung, Komorbiditäten). Insbesondere Patient*innen, die aus einem höheren prämorbiden Gewicht rapide abnehmen, können noch normgewichtig sein und bereits ähnliche somatische Komplikationen aufweisen wie schwer untergewichtige Patient*innen. Entscheidend für den Schweregrad ist hier also vor allem die Geschwindigkeit der Gewichtsabnahme (Garber et al. 2019). Diese Patient*innen werden durch die in der ICD-11 vorgeschlagenen Einteilung nicht gut abgebildet.

Nachfolgend ist eine weitere Subklassifizierung in einen **restriktiven oder Binge-Purge-Typus** möglich. Im kinder- und jugendpsychiatrischen Bereich ist bei der AN vor allem restriktives Essverhalten zu beobachten. Typischerweise zeigen Patient*innen initial meist eine zunehmend selektive und häufig orthorektische Ernährung. Im Verlauf verringern sich dann auch die Portionsgrößen, und das Essverhalten erscheint stark ritualisiert. Patient*innen mit einer AN vom restriktiven Typ zeigen zudem oft einen ausgeprägten Bewegungsdrang. Seltener kommt es im Kindes- und Jugendalter zum Binge-Purge-Typ, bei dem Patient*innen auch Essanfälle und Purging-Verhalten in Form von selbstinduziertem Erbrechen oder der Einnahme von Medikamenten (z. B. Laxanzien) zeigen können. Eine Sonderform stellt das **Insulin-Purging** dar; hierbei lassen die Patient*innen mit diagnostiziertem Diabetes mellitus ihr Insulin absichtlich aus oder reduzieren die Dosis; dies führt zu einer reduzierten Aufnahme von Glukose in die Zellen und zu einer vermehrten Ausscheidung über die Niere („Diabulimie" oder „Erbrechen über die Niere" mit potenziell lebensbedrohlichen Folgen). Bei Patient*innen in Remission kann laut ICD-11 auch eine AN mit normalem Körpergewicht vergeben werden, wenn die Diagnosekriterien im Behandlungsverlauf nicht mehr vollumfänglich erfüllt sind. Als genesen gelten Patient*innen mit AN erst, wenn sie ihr Gewicht nach Ende der Behandlung über 1 Jahr stabil im normalen Gewichtsbereich halten und Maßnahmen zur Gewichtsreduktion einstellen konnten.

Zu den Diagnosekriterien der **BN** ist anzumerken, dass in der ICD-11 ein Zeitkriterium für die Essanfälle (mind. 1 ×/Woche über mind. 1 Monat) ergänzt wurde. Zudem müssen nicht länger objektivierbar große Nahrungsmengen konsumiert werden, um eine entsprechende Diagnose vergeben zu können. Relevant ist vielmehr der individuelle Leidensdruck aufgrund eines ausgeprägten Kontrollverlusterlebens während des Essanfalls. Auslöser für Essanfälle können dabei wiederkehrende Fastenphasen in zeitlichem Zusammenhang mit kürzlich zurückliegenden Essanfällen (Zunker et al. 2011) sowie negative Affekte (Headt-Matt und Keel 2011) sein. Die in der ICD-10 noch gültige Diagnose einer atypischen Essstörung entfällt in der ICD-11.

Erstmals kann in der ICD-11 die **Binge-Eating-Störung (BES)** als eigenständige Diagnose vergeben werden. Hierbei kommt es, wie bei der BN, zu Essanfällen mit ausgeprägtem Leidensdruck durch den subjektiv erlebten Kontrollverlust, denen jedoch *kein* regelhaftes unangemessenes Kompensationsverhalten zur Verhinderung einer Gewichtszunahme folgt (APA 2013). Im kinder- und jugendpsychiatrischen Bereich ist dabei zu beachten, dass im Rahmen einer adäquaten elterlichen Aufsicht und Steuerung entsprechendes Essverhalten ggf. begrenzt wird und Patient*innen nicht zwingend große Portionsmengen konsumieren können. Bei Kindern und Jugendlichen sollte daher vor allem das subjektive Gefühl eines Kontrollverlustes erfragt und als entsprechendes Diagnosekriterium gewertet werden.

Auch die **vermeidend-restriktive Ernährungsstörung** („avoidant-restrictive food intake disorder" = **ARFID**) stellt eine neue Diagnose der ICD-11 dar, die im nachstehenden Exkurs weiter thematisiert wird.

16.1.2 Symptomatik und somatische Komplikationen

Der Erkrankungsbeginn bei Patient*innen mit **Anorexia nervosa** liegt meist in der Adoleszenz und somit in einer sehr sensiblen Lebensphase, in der Entwicklungen auf vielerlei Ebenen ablaufen. Dabei kann der vorherrschende Hungerzustand zu diversen somatischen Auffälligkeiten in teils lebensbedrohlichem Ausmaß führen (➤ Tab. 16.3). Zu beachten ist, dass hierbei nicht nur das tatsächliche Untergewicht anhand der BMI-Altersperzentile für die Entwicklung somatischer Komplikationen relevant ist, sondern vor allem auch die **Geschwindigkeit der Gewichtsabnahme** (Garber et al. 2019). Zunehmend häufig finden sich auch normal- oder übergewichtige Patient*innen, die durch eine teils massive und rasche Gewichtsabnahme ebenso schwerwiegende somatische Komplikationen aufweisen können wie Patient*innen im untergewichtigen Bereich. Anamnestisch sollte daher sowohl der **absolute Gewichtsverlust** als auch der **konkrete Gewichtsverlust in kg/Monat** erfragt werden (Garber et al. 2019).

Als wichtige somatische Komplikationen sind insbesondere Störungen des Elektrolyt- und des Säure-Basen-Haushalts zu nennen, die zu lebensbedrohlichen **Herzrhythmusstörungen** und Nierenschäden führen können. Insbesondere Patient*innen mit AN vom Binge-Purge-Typus können durch die meist rasche Gewichtsabnahme in Kombination mit rezidivierendem Erbrechen ausgeprägte **Elektrolytstörungen** entwickeln (**cave** Hypokaliämie).

Ebenso ist jedoch im Rahmen der Behandlung bei Dosierung und Steigerung der Wiederernährung auf die etwaige Entwicklung eines **Refeeding-Syndroms** zu achten: Aufgrund der schlagartigen Zufuhr großer Mengen Glukose bei zu hoher bzw. schneller Kalorienzufuhr entsteht eine reaktive Hyperinsulinämie mit nachfolgenden Elektrolytverschiebungen nach intrazellulär. Im Zuge dessen kann es zu Hypokaliämie, Hypophosphatämie und Hypomagnesiämie kommen, die wiederum zu Volumenüberladung mit Ödemen, Herzrhythmusstörungen, neurologischen und hämatologischen Symptomen führen können. Das Refeeding-Syndrom tritt sehr selten auf, kann jedoch potenziell letal enden. Insbesondere eine Nulldiät oder ein besonders niedriger BMI können dabei Risikofaktoren für ein Refeeding-Syndrom darstellen

Tab. 16.3 Symptome der AN (modifiziert nach Herpertz-Dahlmann und Dahmen 2019 und Herpertz-Dahlmann und Hebebrand 2008)

<table>
<tr><th></th><th></th><th>Somatische Diagnostik</th></tr>
<tr><td>Körperliche Untersuchung</td><td>Trockene, schuppige Haut
Brüchige Haare und Nägel, Haarausfall
Speicheldrüsenschwellung
Lanugobehaarung
Akrozyanose
Niedrige Körpertemperatur
Dehydratation
Ödeme (cave Refeeding-Syndrom)
Evtl. Entwicklungsverzögerung (auch bzgl. der sexuellen Reife)</td><td rowspan="7">Basisabklärung:
Körperliche Untersuchung, insbesondere:
• Erhebung der Vitalwerte (Herzfrequenz, Blutdruck, Körpertemperatur)
• Inspektion von Haut, Haaren und Nägeln, Mundhöhle inkl. Zahnstatus, Speicheldrüsen, Gefäßstatus
• Auskultation von Thorax und Abdomen
• Palpation des Abdomens
• Bestimmung des Pubertätsstadiums nach Tanner
• Neurologische Untersuchung
Labor: Differenzialblutbild, Elektrolyte, Schilddrüsen-, Nieren- und Leberwerte, Gerinnung, CRP, Glukose, HbA_{1c}, Eisen, Ferritin, Amylase, Lipase, Kreatinkinase; Vitamine und Spurenelemente im Einzelfall; im Rahmen der Differenzialdiagnostik Immunglobulin A, Transglutaminase-A-Antikörper IgA, Calprotectin im Stuhl; Urinstatus
EKG
Weiterführende Abklärung:
• Bestimmung der Sexualhormone bei Hinweis auf Funktionsstörung
• Sonografie des Abdomens/Stuhluntersuchung bei entsprechenden Symptomen und zur Differenzialdiagnostik bei V. a. gastroenterologische Erkrankung
• Echokardiografie z. A. eines hämodynamisch relevanten Perikardergusses
• Zerebrale Bildgebung (MRT)/EEG/augenärztliche Vorstellung zur Differenzialdiagnostik bei V. a. neurologische Grunderkrankung, z. B. Raumforderung</td></tr>
<tr><td>Nervensystem</td><td>Pseudoatrophia cerebri (Verminderung der weißen und grauen Substanz, Erweiterung der Liquorräume)</td></tr>
<tr><td>Kardiovaskuläres System</td><td>Bradykardie (< 50/min)
Hypotonie (< 80/50 mmHg)
Posturale Tachykardie (> 20/min)
EKG-Veränderungen (ggf. Arrhythmien, QT_c-Zeit-Verlängerung)
Perikarderguss
Herzgeräusch durch Mitralklappenprolaps</td></tr>
<tr><td>Gastrointestinales System</td><td>Gastroparese
Obstipation
Pankreatitis</td></tr>
<tr><td>Skelettsystem</td><td>Verringerung der Knochendichte/Osteoporose</td></tr>
<tr><td>Labor</td><td>Blutbildveränderungen (Leukozytopenie, Thrombozytopenie, Anämie)
Elektrolytverschiebungen (Hypokaliämie, Hyponatriämie, Hypomagnesiämie, Hypokalzämie, Hypophosphatämie [cave Refeeding-Syndrom])
Hypoglykämie
Erhöhung von Transaminasen, Kreatinin, Amylase, Lipase und Cholesterin
Erniedrigung von Gesamteiweiß und Albumin sowie Zinkmangel</td></tr>
<tr><td>Endokrinologie</td><td>Nebennierenrinde: Kortisolerhöhung
Schilddrüse: fT_3 erniedrigt, TSH und fT_4 meist normal
Gonaden: FSH, LH, Estradiol erniedrigt
Leptin erniedrigt</td></tr>
</table>

(Matthews et al. 2018). **Regelmäßige Laborkontrollen** und ggf. eine Supplementierung im Rahmen der Erstdiagnostik sowie im Kostaufbau sind daher essenziell.

Patient*innen können aufgrund der vorhandenen **Körperschemastörung** die gesundheitlichen Gefährdungen oft nicht realistisch einschätzen, da sie sich selbst als „zu dick“ wahrnehmen, und zeigen im Zuge dessen häufig eine unzureichend ausgeprägte Krankheitseinsicht – der tatsächliche Gesundheitszustand wird zudem oft bagatellisiert und durch weite Kleidung verborgen. Viele Folgen der Mangelernährung sind generell reversibel, aber insbesondere eine Verminderung der Knochendichte sowie mögliche kognitive Einschränkungen durch die zerebrale Atrophie können, zumindest teilweise, irreversibel sein. Endokrinologische Veränderungen können zu Knochendichteminderung führen, bei chronisch niedrigem Untergewicht kann sich die Knochendichte um bis zu 10 % pro Jahr reduzieren (Zipfel et al. 2001). In der Zusammenschau kann dies, insbesondere in der Adoleszenz, im Verlauf zu schwerwiegenden Konsequenzen führen, die alle Lebensbereiche der Betroffenen beeinträchtigen und zum Tod führen können. So kann im Rahmen der Mangelernährung die Pubertät verzögert eintreten, die allgemeine Entwicklung (auch das Körperlängenwachstum) kann beeinträchtigt sein, und kognitive Beeinträchtigungen können zu schulischen Problemen mit Konsequenzen für das spätere Berufsleben führen.

Bei der **Bulimia nervosa** können sich trotz eines meist im Normalbereich liegenden Gewichts ähnliche Komplikationen zeigen, wobei hier vor allem die Folgen des rezidivierenden Erbrechens im Fokus stehen. Durch das gehäufte Erbrechen kann es aufgrund der Magensäure zu Zahnveränderungen (insbesondere Karies) und Ösophagitis kommen, die Speicheldrüsen können geschwollen sein, auch Hyperkeratosen der Fingergrundgelenke durch digitales Auslösen des Würgereflexes („Russell's sign") sind möglich. Bei rezidivierendem Erbrechen sollten insbesondere aufgrund der Gefahr einer Hypokaliämie engmaschige Laborkontrollen erfolgen. Abgesehen von den anamnestischen Angaben kann eine erhöhte Serumspeichelamylase ein laborchemischer Hinweis auf gehäuftes Erbrechen sein.

Patient*innen mit **Binge-Eating-Störung** sind häufiger von Übergewicht und Adipositas betroffen. Daher stehen im somatischen Bereich mit Übergewicht und Adipositas verbundene Komplikationen im Vordergrund.

EXKURS

Vermeidend-restriktive Ernährungsstörung [ARFID]

Die vermeidend-restriktive Ernährungsstörung („avoidant-restrictive food intake disorder", ARFID) stellt in der ICD-11 erstmals eine eigenständige, zu den Essstörungen zählende Diagnose dar (6B83). Im Rahmen einer Untersuchung mittels Selbstbeurteilungsfragebögen zeigten 19,3 % einer Gruppe von 8- bis 13-jährigen Schüler*innen eine unzureichende Nahrungszufuhr, 26,1 % eine stark wählerische Ernährungsweise und 5 % eine angstbedingte Nahrungsvermeidung (Kurz et al. 2016). Insbesondere im kinder- und jugendpsychiatrischen Bereich könnte diese Diagnose deshalb in Zukunft zunehmend relevant werden. ARFID ist gekennzeichnet durch **Vermeidung und/oder Restriktion der Nahrungsaufnahme,** die dazu führt, dass

1. durch eine **unzureichende Deckung des Energie- und Nährstoffbedarfs** bedeutsame **gesundheitliche Konsequenzen** resultieren (signifikanter Gewichtsverlust, ggf. defizitäres Größenwachstum, klinisch bedeutsame Ernährungsdefizite, Abhängigkeit von oralen Nahrungsergänzungsmitteln oder Sondennahrung) und/oder
2. **signifikante Beeinträchtigungen in diversen Lebensbereichen** entstehen, bspw. aufgrund von Vermeidungsverhalten oder Stresserleben im Zusammenhang mit Aktivitäten, die mit dem Essen verbunden sind.

Dabei kann es diverse Gründe für die unzureichende Deckung des Energie- und Nährstoffbedarfs geben: mangelndes Interesse am Essen, mangelnder Appetit oder auch unzureichende Fähigkeit zur Wahrnehmung von Hungergefühlen, Vermeidung von Lebensmitteln mit bestimmten sensorischen Merkmalen (z. B. Geruch, Geschmack, Aussehen, Beschaffenheit, Farbe, Temperatur) oder Sorgen bzgl. verspürter aversiver Folgen des Essens (z. B. Verschlucken, Erbrechen, gesundheitliche Beschwerden). Im Unterschied zur AN ist das restriktive Essverhalten dabei nicht durch körperbildassoziierte Sorgen oder den Wunsch nach einer Gewichtsabnahme motiviert (APA 2013). Die eingeschränkte Nahrungsaufnahme und die daraus resultierenden Beeinträchtigungen sind weder auf die Nichtverfügbarkeit von Nahrungsmitteln zurückzuführen noch Ausdruck einer anderen somatischen Grunderkrankung (z. B. Nahrungsmittelallergie, Schilddrüsenüberfunktion). Sie sind auch nicht auf die Wirkung einer Substanz oder eines Medikaments, inkl. Entzugserscheinungen, zurückzuführen.

In Situationen, in denen Nahrungsaufnahme erwartet wird, kann es zu ausgeprägter emotionaler Erregung und Widerstand kommen. Nahrungsmittel aus dem bevorzugten Spektrum können jedoch meist problemlos verzehrt werden, sodass Kinder und Jugendliche mit ARFID nicht zwingend untergewichtig sind und bei Behandlungsbeginn im Vergleich zur AN meist ein höheres Gewicht besteht. Trotzdem können die Auswirkungen dieser Erkrankung denen der AN ähneln, insbesondere können ähnliche **somatische Komplikationen** auftreten (Pinhas et al. 2011). Auch kann laborchemisch eine Erhöhung der Blutfettwerte auftreten, wenn es zum selektiven Verzehr fetthaltiger Nahrungsmittel kommt. Eine somatische Abklärung wird bei Patient*innen mit ARFID daher, angelehnt an die Empfehlungen zur Diagnostik bei AN, immer empfohlen. In der ICD-10 wurden die hier beschriebenen Symptome am ehesten unter Fütterstörungen im frühen Kindesalter (F98.2) erfasst.

Da diese Diagnose erstmals ins DSM-5 aufgenommen wurde (APA 2013), sind bislang nur wenige epidemiologische Daten und Untersuchungen zum Verlauf dieser Störung verfügbar. Bekannt ist, dass die Störung meist im frühen Kindesalter auftritt. Essprobleme im Kleinkindalter sind mit einem höheren Risiko für Essstörungen im Jugendlichen- und Erwachsenenalter verbunden (Ammaniti et al. 2012). ARFID ist mit Angst- und Zwangsstörungen assoziiert (Norris et al. 2014; Zickgraf et al. 2016), insbesondere mit der generalisierten Angststörung (Fisher et al. 2014), es treten aber auch Lern- und Entwicklungsstörungen auf (Nicely et al. 2014), insbesondere die Autismus-Spektrum-Störung (Sharp et al. 2013). Verglichen mit der AN besteht eine höhere Wahrscheinlichkeit für das Vorliegen von somatischen Komorbiditäten für Angststörungen, jedoch eine geringere Wahrscheinlichkeit für das komorbide Vorliegen einer affektiven Störung (Fisher et al. 2014; Norris et al. 2014). Die Prävalenz bei beiden Geschlechtern ist ähnlich hoch, in Zusammenhang mit dem Vorliegen einer Autismus-Spektrum-Störung ist die Prävalenz beim männlichen Geschlecht jedoch höher.

Aktuell gibt es noch keine evidenzbasierten Behandlungsempfehlungen. Behandlungsziel sollte die Reduktion, idealerweise Sistierung, der Nahrungsrestriktion und die damit verbundene Entwöhnung von (par-)enteraler Nahrungsergänzung sein. Da die Störung erhebliche Auswirkungen auf das familiäre Zusammenleben haben kann, sind im Essenskontext involvierte Bezugspersonen eng in die Therapie einzubeziehen. Bei somatischer Gefährdung aufgrund von Mangelernährung und Gewichtsverlust sollte die Therapie stationär erfolgen, in den meisten Fällen ist jedoch eine ambulante oder teilstationäre Behandlung ausreichend. Dabei profitieren Betroffene von einer Behandlung im multiprofessionellen Team und der Anwendung verhaltenstherapeutischer Techniken unter klar strukturierter und vorhersehbarer Gestaltung der Mahlzeiten, inkl. Festlegung von Portionsgröße und -textur (Sharp et al. 2017).

16

16.1.3 Differenzialdiagnostik und psychische Komorbiditäten

Bei Gewichtsverlust und Verdacht auf das Vorliegen einer Essstörung sollte initial immer eine somatische Abklärung erfolgen, um neben den o. g. drohenden somatischen Komplikationen auch differenzialdiagnostische Gründe für die Gewichtsabnahme auszuschließen. Dabei sollte bei Kindern und Jugendlichen an maligne Tumore, endokrinologische Störungen (bspw. Schilddrüsenfunktionsstörungen) und vor allem an gastroenterologische Erkrankungen gedacht werden. Im differenzialdiagnostischen Sinne, aber auch aufgrund einer erhöhten Komorbidität von Essstörungen bei **chronisch entzündlichen Darmerkrankungen** und **glutensensitiver Enteropathie,** sollte bei entsprechenden Symptomen im Rahmen der Erstdiagnostik eine laborchemische Untersuchung von Calprotectin im Stuhl, Transglutaminase-A-Antikörper (tTG-IgA und Gesamt IgA erfolgen. Zudem liegen Hinweise auf eine bidirektionale Beziehung im Sinne einer gegenseitigen Risikoerhöhung zwischen Essstörungen und Autoimmunerkrankungen vor, insbesondere **Diabetes mellitus Typ 1** (Hedman et al. 2018). Die Essstörung wird dabei in der Regel zu einem späteren Zeitpunkt als die Stoffwechselerkrankung diagnostiziert, sodass bei wiederholt unerklärbar schlechter Stoffwechsellage bei Patient*innen mit Autoimmunerkrankung an eine komorbide Essstörung gedacht werden sollte (Young et al. 2013). Bei Minderjährigen mit Typ-1-Diabetes sollte bei Hinweisen für ein gestörtes Essverhalten frühzeitig interveniert werden, da das Risiko für die Entwicklung einer BN und BES im weiteren Behandlungsverlauf erhöht ist. Zudem bestehen Hinweise für einen Zusammenhang zwischen einer SARS-CoV-2-Infektion und einem Anstieg der Inzidenz von Typ-1-Diabetes bei Kindern und Jugendlichen (Weiß et al. 2023). Die Ursachen für diesen Zusammenhang sind noch nicht ausreichend erforscht; der Anstieg der Inzidenz von Typ-1-Diabetes könnte jedoch mit einer Zunahme von gestörtem Essverhalten bei Kindern und Jugendlichen während der Pandemie einhergehen.

Auch andere **psychische Störungen** können zu einer Gewichtsabnahme führen. So kann es bspw. im Rahmen einer affektiven Störung zu Appetitveränderungen oder im Rahmen einer Abhängigkeitserkrankung zu unzureichender Nahrungsaufnahme kommen. Hierbei spielen Sorgen bzgl. des eigenen Körpergewichtes und der Figur keine oder nur eine untergeordnete Rolle. Häufig treten weitere psychische Erkrankungen jedoch auch komorbid auf, wobei zu beachten ist, dass diese auch Folge des gestörten Essverhaltens sein können. So kann ursächlich bspw. eine gemeinsame genetische Prädisposition vorliegen, Komorbiditäten können jedoch auch als Folge der teils massiven Gewichtsveränderung entstehen. In der Therapieplanung sollten komorbide Störungen aufgrund einer möglichen wechselseitigen Beeinflussung erfasst und ggf. mitbehandelt werden. In einer Langzeit-Follow-up-Studie wies etwas mehr als ein Drittel der Betroffenen 30 Jahre nach Erstdiagnose einer Essstörung andere psychiatrische Diagnosen auf (Dobrescu et al. 2019).

Als mögliche komorbide Diagnosen sind vor allem folgende Störungsbilder zu benennen:

- Bis zu 50 % der Patient*innen mit einer Essstörung weisen eine **affektive Störung** auf, wobei Essstörungen und Depression wechselseitige Risikofaktoren darstellen (Puccio et al. 2016). Im Rahmen der Starvation zeigen Patient*innen mit AN meist eine zunehmend gedrückt-gereizte Grundstimmung. Möglicherweise auftretende Essanfälle oder Gewichtsabnahmen müssen hierbei nicht zwingend Ausdruck der Essproblematik sein, sondern können auch im Rahmen der affektiven Symptomatik auftreten.
- Auch **Angst- und Zwangserkrankungen** kommen vermehrt bei Patient*innen mit Essstörungen, vor allem AN, vor. Soziale Ängste treten dabei gehäuft auf, wobei eine ausgeprägte soziale Ängstlichkeit oft auch mit einer schwereren Ausprägung der Essstörung korreliert und die Ängste sich mit Behandlung der Essstörung ebenfalls deutlich bessern können (Kerr-Gaffney et al. 2018). Eine weitere Studie konnte zeigen, dass 13,9 % der Patient*innen im Laufe ihres Lebens an einer Zwangsstörung erkranken (Drakes et al. 2021).
- Zudem scheinen **ADHS** und Essstörungen einen wechselseitigen Risikofaktor darzustellen, wobei insbesondere Patient*innen mit Essanfällen im Rahmen einer BN oder BES häufiger Symptome einer ADHS aufweisen (Ziobrowski et al. 2018).
- Viele Patient*innen mit Essstörungen weisen **Persönlichkeits*akzentuierungen* oder seltener Persönlichkeits*störungen*** auf. Dabei scheinen Patient*innen mit AN eher zwanghafte und ängstlich-vermeidende Akzentuierungen, Patient*innen mit BN und BES eher emotional-instabile Akzentuierungen aufzuweisen (Martinussen et al. 2017). Patient*innen mit emotional instabiler Symptomatik können im Rahmen der bestehenden dysfunktionalen Affektregulation sowohl restriktives Essverhalten als auch Essanfälle entwickeln. Unabhängig von möglichen Strukturdefiziten zeigen Patient*innen mit Essstörungen häufiger **nicht-suizidale selbstverletzende Verhaltensweisen** (NSSV) als die Allgemeinbevölkerung.

Ergänzend sind als mögliche komorbide Störungen **schädlicher Substanzgebrauch bis hin zur Substanzabhängigkeit, Traumafolgestörungen** sowie **Autismus-Spektrum-Störungen** zu nennen.

16.1.4 Epidemiologie und Verlauf

Das Ersterkrankungsalter bei **AN** liegt in den meisten Fällen in der Pubertät, der Altersgipfel bzgl. der Erstmanifestation bei 15,5 Jahren (Solmi et al. 2022), wobei während und nach der COVID-19-Pandemie auch zunehmend jüngere Patient*innen an einer Essstörung erkrankten (van Eaden et al. 2023).

MERKE

Folgende Faktoren gelten als prognostisch relevant (u. a. nach Vall und Wade 2015):

- **Prognostisch günstig:** Beginn in der Adoleszenz, höherer BMI bei stationärer Aufnahme und Entlassung und positive Gewichtsentwicklung während der Behandlung (vor allem in den ersten Wochen), kurze Erkrankungsdauer, höhere Behandlungs- und Genesungsmotivation, wenige Komorbiditäten, hohes zwischenmenschliches Funktionsniveau
- **Prognostisch ungünstig:** Beginn in der Kindheit (Herpertz-Dahlmann et al. 2018), Beginn im Erwachsenenalter, niedriger BMI bei Aufnahme mit unzureichender Gewichtsentwicklung, lange Erkrankungsdauer, Binge-Purge-Verhalten (Fichter et al. 2017), komorbide depressive Symptomatik, ausgeprägte Sorgen bzgl. Körperform und -gewicht, familiäre Probleme

Die Lebenszeitprävalenz der AN beträgt bis zu 3,6 % bei Frauen und 0,3 % bei Männern (van Eaden et al. 2021). Das Geschlechterverhältnis liegt bei 1 : 10–20 (m : w), wobei es Hinweise darauf gibt, dass die tatsächliche Prävalenz beim männlichen Geschlecht höher ist. Während der COVID-19-Pandemie war bei Kindern und Jugendlichen ein deutlicher Anstieg der AN-Prävalenz zu beobachten. Der Erkrankungsverlauf ist sehr variabel, wobei viele Betroffene einen langen Behandlungsverlauf berichten. Verglichen mit anderen psychiatrischen Erkrankungen und innerhalb der Gruppe der Essstörungen zeigen Patient*innen mit AN die höchste Sterblichkeitsrate. Die standardisierte Mortalitätsrate ist dabei mit 5,35 (normal: 1,0) stark erhöht (Fichter und Quadflieg 2016). Als Todesursachen sind vor allem Folgen der Mangelernährung (bspw. Pneumonie, Herz- und Organversagen) zu nennen.

Patient*innen mit **BN** erkranken verglichen mit AN in der Regel später und eher im Jugend- bis jungen Erwachsenenalter (Nagl et al. 2016). Die 12-Monats-Prävalenz bei erwachsenen Frauen liegt bei 1,5 % (Hudson et al. 2007), aufgrund des späteren Erkrankungsbeginns sind die Prävalenzen bei Kindern und Jugendlichen deutlich niedriger (Nagl et al. 2016). Etwa ein Viertel der Patient*innen leidet initial an einer anorektischen Symptomatik. Auch hier ist der Erkrankungsverlauf sehr variabel. Insbesondere Übergewicht in der Kindheit, der ausgeprägte Wunsch nach einer schlanken Figur und eine depressive Beteiligung (Naumann et al. 2018) deuten auf einen möglicherweise lang andauernden Erkrankungsverlauf hin. Die standardisierte Mortalitätsrate ist mit 1,5–1,9 moderat erhöht (Fichter und Quadflieg 2016). Essstörungen im Allgemeinen sind mit einer erhöhten Rate an Suizidgedanken verbunden, wobei insbesondere bei Jugendlichen mit BN von vermehrter Suizidalität ausgegangen werden muss. In einer Befragung berichteten mehr als die Hälfte der Jugendlichen mit BN von Suizidgedanken, ein Drittel beschrieb Suizidversuche in der Vergangenheit (Swanson et al. 2011).

Auch bei der **BES** liegt der Zeitpunkt der Erstmanifestation meist zwischen der Spätadoleszenz und dem frühen Erwachsenenalter. Für das Kindes- und Jugendalter beträgt die Prävalenz der BES 1,6 % (Swanson et al. 2011). Im Erwachsenenalter ist die BES die häufigste Essstörung (Giel et al. 2022) und kommt, verglichen mit AN und BN, kommt deutlich häufiger bei Männern vor. Etwa die Hälfte der Betroffenen führt anfangs eine Diät durch, bevor es zum ersten Essanfall kommt (sog. „Diet-first"-Gruppe). Die andere Hälfte erleidet zuerst einen Essanfall, bevor die erste Diät durchgeführt wird („Binge-first"-Gruppe), und erkrankt im Vergleich zur „Diet-first"-Gruppe meist früher. Die standardisierte Mortalitätsrate ist aufgrund des höheren Risikos für die Entwicklung einer Adipositas mit ihren möglichen Folgeschäden mit 2,39 moderat erhöht (Fichter und Quadflieg 2016).

16.1.5 Ätiologie

Bei allen Essstörungen wird eine multifaktorielle Genese angenommen. Im Rahmen von Familien- und Zwillingsstudien konnte gezeigt werden, dass insbesondere bei AN, aber auch bei BN, von einer hohen **genetischen Komponente** auszugehen ist. In einer großen genomweiten Assoziationsstudie konnten acht Loci auf verschiedenen Chromosomen und signifikante genetische Korrelationen zwischen AN und anderen psychiatrischen Störungen, u. a. Zwangserkrankungen, aber auch Korrelationen mit körperlicher Aktivität sowie metabolischen Merkmalen identifiziert werden (Watson et al. 2019). Mehrere Studienergebnisse ermutigen aufgrund der großen und signifikanten genetischen Korrelationen mit metabolischen Merkmalen zu einer Neukonzeptualisierung der AN als psychiatrisch-metabolische Störung (Duncan et al. 2017). Auch bei der BES gibt es aufgrund familiärer Häufungen Hinweise für die Beteiligung genetischer Faktoren, die jedoch noch weiterer Forschung bedürfen.

Auf **neurobiologischer Ebene** deuten humangenetische und bildgebende Untersuchungen darauf hin, dass es bei der BES zu Veränderungen in Dopamin- und Opioid-bezogenen Neurotransmitternetzwerken sowie zur Fehlanpassung der kortikostriatalen Schaltkreise, die Motivation und Impulskontrolle regulieren, kommt (Kessler et al. 2016). Patient*innen mit BES neigen zu impulsivem Verhalten und scheinen eine erhöhte Belohnungssensitivität sowie Aufmerksamkeitsverzerrungen in Bezug auf Nahrungsreize zu zeigen (Stojek et al. 2018). Die funktionelle Bildgebung liefert Hinweise, dass es auch bei der AN zu einer Störung der Belohnungsverarbeitung kommt. Im akuten Untergewicht zeigt sich ein Volumenverlust der grauen Substanz, wobei insbesondere Gehirnareale, die mit Belohnungsverarbeitung und Steuerung des eigenen Verhaltens assoziiert sind, betroffen sein könnten (Seitz et al. 2016). Bei der AN und auch bei der BN kommt es im Rahmen der Starvation zu Dysfunktionen verschiedener Neurotransmitternetzwerke, insbesondere des Serotonin- und Dopaminsystems. Einige Studien deuten jedoch darauf hin, dass diese bereits vor Erkrankungsbeginn bestehen und somit eher als Vulnerabilitätsfaktor angesehen werden sollten (Beeler et al. 2021).

Zudem liegt bei Essstörungen eine Vielzahl **psychosozialer Risikofaktoren** vor (➤ Tab. 16.4).

In westlich sozialisierten Gesellschaften stellt die **Idealisierung von Schlankheit** – bspw. über die Darstellung in sozialen Medien oder dem daraus re-

Tab. 16.4 Wichtige Risikofaktoren für AN und BN. *Kursiv: retrospektive Korrelationen* (modifiziert nach Jacobi und Neubert 2005)

Geburt	Genetische Faktoren Weibliches Geschlecht *Schwangerschaftskomplikationen* AN: *Frühgeburt, Geburtstrauma*
Kindheit	Frühkindliche Gesundheitsprobleme AN: gastrointestinale Probleme, wählerisches und gestörtes Essverhalten, Konflikte im Rahmen der Mahlzeiten, *überbesorgter elterlicher Erziehungsstil, Angststörungen, zwanghafte Persönlichkeitszüge, sexueller Missbrauch, negative Lebensereignisse* BN: Angst und Depression, sexueller Missbrauch, körperliche Vernachlässigung, *Überängstlichkeit, Übergewicht*
Adoleszenz	Adoleszentes Alter Früher Pubertätsbeginn Übermäßige Beschäftigung mit Figur und Gewicht, Durchführen von Diäten *AN: hohes Maß an sportlicher Betätigung, Zwangsstörung, negative Selbstbewertung, Perfektionismus* BN: negatives Körperbild, niedriges Selbstwertgefühl, negative Affektivität, mangelnde soziale Unterstützung, negative Lebensereignisse, *sexueller Missbrauch, negative familiäre Erfahrungen, elterlicher Alkoholismus und Übergewicht, kritische Anmerkungen der Eltern zu Gewicht und Figur, soziale Phobie*

sultierenden Schönheitsdruck seitens der Peergroup oder der Familie – einen prädisponierenden Faktor für die Entwicklung einer Essstörung und eines restriktiven Essverhaltens dar (Culbert et al. 2015). Die Internalisierung des bestehenden Schlankheitsideals und Schlankheitsdrucks sind grundlegend an der Entstehung der BN beteiligt. Von Essstörungen betroffene Menschen weisen oft ein reduziertes Selbstwertgefühl und ein negatives Selbstbild auf. Das in der Familie vorgelebte Essverhalten kann dabei Diätverhalten begünstigen. Dysfunktionale Konfliktlösestrategien im Sinne einer Konfliktvermeidung innerhalb der Familie können die Dauer und Schwere der Erkrankung maßgeblich beeinflussen. Patient*innen mit AN zeigen häufig ängstliche und zwanghaft-perfektionistische Persönlichkeitszüge. Auch in den Familien von Patient*innen mit AN sind häufig hoher Perfektionismus sowie kognitive Inflexibilität zu beobachten. Die Rolle von Persönlichkeitsakzentuierungen bei der Entstehung der BN ist noch unklar.

Die Ergebnisse einer Studie von Gander et al. (2015) legen nahe, dass Patient*innen mit Essstörungen einen eher **unsicheren Bindungsstil** zeigen, der im Zuge der Pubertät ggf. zu Schwierigkeiten in der Auseinandersetzung mit körperlicher Reifung und Autonomieentwicklung führen kann. Zudem zeigt sich ein signifikanter Zusammenhang zwischen Missbrauchs- und Misshandlungserfahrungen und der Entwicklung einer Essstörung, insbesondere bei BN und **BES** (Larsen et al. 2017). Auch negative Lebensereignisse (z. B. Trennung oder Verlust) können ein gestörtes Essverhalten begünstigen. Folgende weitere Risikofaktoren sind bzgl. der BES gesondert zu nennen: elterliche Vernachlässigung und Ablehnung, Übergewicht in der Kindheit, Depressivität und Schwierigkeiten in der Emotionsregulation mit Neigung zu emotionalem Essen und NSSV.

Bei der AN kommt es im Rahmen des Gewichtsverlustes zu starvationsbedingten Veränderungen, die wiederum Ängste, Depressionen und zwanghaftes Verhalten verstärken und zur Verstärkung von restriktivem Essverhalten führen können. Auch bei der BN ist von einem Circulus vitiosus auszugehen, bei dem restriktives Essverhalten zu Essanfällen mit Kontrollverlusterleben führt, die wiederum Angst vor Gewichtszunahme und gegenregulierende Maßnahmen sowie weiteres restriktives Essverhalten verstärken. Aufrechterhaltend wirken hierbei die Überbetonung des eigenen Aussehens sowie negativer Affekt mit bestehenden Affektregulationsschwierigkeiten.

16.1.6 Diagnostik

Beim Verdacht auf eine Essstörung sollte zunächst formal geprüft werden, ob die Diagnosekriterien nach dem jeweils gültigen Klassifikationssystem erfüllt sind. Eine valide und reliable Erfassung von essstörungsspezifischen Psychopathologien kann mittels **strukturierter klinischer Interviews** erfolgen. Das *SIAB-EX*, das ab dem 12. Lebensjahr angewendet werden kann, bildet darüber hinaus auch assoziierte Symptome wie Ängste und Beeinträchtigung der Sozialkompetenz ab.

Tab. 16.5 Gängige Diagnostikverfahren im Bereich der Essstörungen

Verfahren	Alter	Skalen/Subskalen
Klassifikatorische Diagnostik (essstörungsspezifisches Interview)		
Eating Disorder Examination für Kinder (ChEDE) (dt. Übersetzung Hilbert 2016a)	8–14 J.	Gezügeltes Essen; Essensbezogene Sorgen; Gewichtssorgen; Figursorgen
Eating Disorder Examination (EDE) (dt. Übersetzung Hilbert et al. 2004; Hilbert und Tuschen-Caffier 2006, 2016)	Ab Jugendalter	Gezügeltes Essen; Essensbezogene Sorgen; Gewichtssorgen; Figursorgen
Strukturiertes Inventar für Anorektische und Bulimische Essstörungen zur Expertenbeurteilung (SIAB-EX) (Fichter und Quadflieg 1999, 2001, 2004; Fichter et al. 1998)	Ab 12 J.	Körperschema und Schlankheitsideal; Allgemeine Psychopathologie und soziale Integration; Sexualität; Bulimische Symptome; Gegensteuernde Maßnahmen, Fasten und Substanzmissbrauch; Atypische Essanfälle
Dimensionale Diagnostik (Selbst- und Fremdbeurteilungsinstrumente)		
Anorectic Behaviour Observation Scale (ABOS) (dt. Übersetzung Salbach-Andrae et al. 2009)	Ab 12 J.	**Fremdbeurteilung durch Bezugspersonen:** Auffälliges Essverhalten; Bulimie-ähnliches Verhalten; Hyperaktivität
Eating Disorder Examination-Questionnaire für Kinder (ChEDE-Q) (dt. Übersetzung Hilbert 2016; Hilbert et al. 2008)	8–14 J.	**Selbstbeurteilung:** Gezügeltes Essen; Essensbezogene Sorgen; Gewichtssorgen; Figursorgen
Eating Disorders in Youth Questionnaire (EDY-Q) (Kurz et al. 2015, 2016; van Dyck et al. 2013; van Dyck und Hilbert 2016)	8–13 J.	**Selbstbeurteilung:** Nahrungsvermeidung mit emotionaler Störung; Selektives Essen; Funktionelle Dysphagie; Pica/Ruminationsstörung; Fütter- und Essstörung mit Beginn im frühen Lebensalter
Eating Disorder Inventory (EDI, EDI-2) (dt. Übersetzung Paul und Thiel 2004; Rathner und Rainer 1997; Rathner und Waldherr 1997)	Ab 13 J.	**Selbstbeurteilung:** Schlankheitsstreben; Bulimie; Körperunzufriedenheit; Minderwertigkeitsgefühle; Perfektionismus; Zwischenmenschliches Misstrauen; Interozeption; Angst vor dem Erwachsenwerden; Askese; Impulsregulierung; Soziale Unsicherheit

Ergänzend gibt es verschiedene Fragebögen zur dimensionalen Diagnostik, die mittels **Selbst- und Fremdbeurteilungsverfahren** zur weiteren Einschätzung herangezogen werden können. Exemplarisch sind einige geläufige Verfahren in ➤ Tab. 16.5 aufgeführt.

16.1.7 Behandlung

LEITLINIEN

S3-Leitlinie Diagnostik und Therapie der Essstörungen. AWMNF-Registernummer 051-026. Stand: 31.05.2018 (in Überarbeitung); https://register.awmf.org/de/leitlinien/detail/051-026

Von den beteiligten Fachgesellschaften ist lediglich die DGKJP auf die Behandlung von Kindern und Jugendlichen spezialisiert, darüber hinaus waren verschiedene Fachgesellschaften aus den Bereichen Psychosomatik (DGPM, DKPM), Psychiatrie (DGPPN) und Psychotherapie (DÄVT, DGPs, DGVM) an der Erstellung der Leitlinie beteiligt.

Die Behandlung von Essstörungen erfolgt primär psychotherapeutisch; psychopharmakologische Interventionen sind zweitrangig und sollten nur in Verbindung mit Psychotherapie zur Anwendung kommen. Ein zentrales Thema der psychotherapeutischen Arbeit stellt die Eigenmotivation der Betroffenen dar, die aufgrund des häufig ich-syntonen Charakters der Essstörungskognitionen oft schwach ausgeprägt ist und starken Schwankungen unterliegt. Das Einbeziehen der Eltern und anderer Bezugspersonen ist daher für den Behandlungserfolg ebenso entscheidend wie häufige und klare Absprachen innerhalb des Behandlungsteams.

Es stehen verschiedene Behandlungssettings (ambulant, teilstationär, stationär) zur Verfügung, wobei für die Behandlung stets auf Essstörungen spezialisierte Konzepte vorliegen sollten. Der Vermeidung von Chronifizierung durch frühzeitige Interventionen und Rezidivprophylaxe kommt in der Behandlung von Essstörungen eine besondere Bedeutung zu.

Anorexia nervosa (6B80)

Die Therapie der AN stellt aufgrund der hohen Rezidiv- und Chronifizierungsraten sowie der **hohen Mortalität** eine der größten Herausforderungen in der Kinder- und Jugendpsychiatrie dar. Die Behandlung wird zudem durch häufige somatische Komplikationen erschwert, die mit dem Untergewicht bzw. der Gewichtsabnahme verbunden sind. Regelmäßige körperliche Untersuchungen mit Kontrollen von Gewicht, Vitalparametern und ggf. Laborwerten gehören unabhängig vom Setting zu jeder AN-Behandlung.

Für die Behandlung der AN stehen verschiedene Settings zur Verfügung. Sowohl ambulante als auch teilstationäre und stationäre Therapiekonzepte sind etabliert und wirksam. Familien und Bezugspersonen sollten in jedem Fall in die Behandlung einbezogen werden, insbesondere da die Eigenmotivation der Patient*innen zu Beginn der Therapie in der Regel stark eingeschränkt ist. Die Auswahl des Settings sollte sich sowohl nach der Präferenz der Betroffenen und ihrer Familien als auch nach dem Schweregrad und dem bisherigen Erkrankungsverlauf richten. Die Kriterien für eine stationäre AN-Behandlung bei Kindern und Jugendlichen, basierend auf der aktuellen S3-Leitlinie, sind in ➤ Box 16.1 zusammengefasst.

BOX 16.1

Kriterien für die stationäre Behandlung bei AN basierend auf der S3-Leitlinie von 2018

- **Rapider oder anhaltender Gewichtsverlust** (> 20 % binnen 6 Monaten)
- **Gravierendes Untergewicht** (BMI < der 3. Altersperzentile)
- Anhaltender Gewichtsverlust oder **unzureichende Gewichtszunahme** über mehrere Wochen (max. 3 Monate trotz ambulanter oder tagesklinischer Behandlung)
- **Soziale oder familiäre Einflussfaktoren,** die einen Gesundungsprozess stark behindern (z. B. soziale Isolation, problematische familiäre Situation, unzureichende soziale Unterstützung, Kinderschutzaspekte)
- Ausgeprägte psychische **Komorbidität**
- **Akute Suizidalität**
- **Schwere bulimische Symptomatik** (z. B. Laxanzien-/Diuretikaabusus, Erbrechen) und/oder **exzessiver Bewegungsdrang,** die ambulant nicht beherrscht werden können
- Körperliche Gefährdung oder Komplikationen
- **Geringe Krankheitseinsicht**
- **Überforderung im ambulanten Setting** (mangelnde Struktur/Aufsicht bzgl. Mahlzeiten und Bewegung, fehlende Adhärenz bei Betroffenen und Familien, Zusammenbruch der familiären Ressourcen)

Bei kritischen Verläufen und fehlender Therapiebereitschaft muss in seltenen Fällen ggf. auch über eine geschlossene stationäre Unterbringung nach § 1631b BGB nachgedacht werden, um die Patient*innen einer Behandlung zuzuführen. In der Regel erfolgt die stationäre Behandlung jedoch freiwillig und im offenen psychotherapeutischen Setting.

Ambulante Behandlung

Für die ambulante Behandlung stehen verschiedene Therapieverfahren zur Verfügung. Sowohl **Kognitive Verhaltenstherapie (KVT)** als auch **Tiefenpsychologisch fundierte Psychotherapie** sind als Therapieverfahren für Kinder und Jugendliche mit AN in Deutschland zugelassen und werden von den Krankenkassen erstattet. Eine Überlegenheit eines der beiden Verfahren konnte bisher nicht nachgewiesen werden (Zipfel et al. 2014). Eine Psychoanalyse ist aufgrund der fehlenden Evidenz bei AN insbesondere für Kinder und Jugendliche grundsätzlich nicht zu empfehlen. Die Behandelnden sollten in jedem Fall über ausreichende Erfahrung mit dem Störungsbild verfügen. Darüber hinaus ist eine ärztliche Begleitung der psychotherapeutischen Behandlung immer notwendig, um den somatischen Zustand der Patient*innen zu überwachen und eine ausreichende medizinische Stabilität sicherzustellen. Bereits zu Behandlungsbeginn sollten klare Rahmenbedingungen wie Gewichtsgrenzen und Mindeststandards für die Gewichtszunahme definiert werden, damit ein Settingwechsel bei unzureichendem Behandlungserfolg zügig eingeleitet werden kann.

Die **Familienbasierte Therapie (FBT)** ist das ambulante Therapieverfahren mit der stärksten Evidenz für die Behandlung der AN im Kindes- und Jugendalter (Monteleone et al. 2022). Verschiedene internationale Leitlinien empfehlen die FBT bzw. die sehr ähnliche **Maudsley-Familientherapie** daher als Therapiemethode der Wahl (NICE 2017; CPS 2024; APA 2023). Bei der FBT handelt es sich um ein eigenständiges manualisiertes Therapieverfahren, bei dem die Eltern (oder andere Bezugspersonen) dazu befähigt werden, die Gewichtszunahme ihres Kindes zu begleiten. Im weiteren Behandlungsverlauf wird die Verantwortung für die Ernährung Schritt für Schritt an die Betroffenen zurückübertragen, sodass der altersentsprechende Alltag mit der Zeit wieder aufgenommen werden kann. Auch Familien- und Entwicklungsthemen wie Identität, Autonomie und Ablösung werden im Rahmen der FBT adressiert. In Deutschland und anderen europäischen Ländern ist die FBT bisher kaum etabliert und noch nicht als Therapieverfahren zugelassen, die Machbarkeit konnte jedoch bereits an einer Kohorte von 30 Patient*innen belegt werden (Haas et al. 2024). Ein Vergleich mit einer Kontrollgruppe aus dem vollstationären Behandlungssetting ergab, dass FBT bzgl. Gewichtszunahme und Verbesserung der essstörungsspezifischen Psychopathologie nach 1 Jahr der multimodalen stationären Behandlung nicht unterlegen war. Als Alternative zur FBT wird in den britischen Leitlinien zudem die **Adoleszentenfokussierte Therapie (AFT)** genannt (NICE 2017), die in Deutschland ebenfalls nicht zugelassen ist.

Stationäre Behandlung

Für die stationäre Behandlung kommen sowohl teil- als auch vollstationäre Konzepte infrage, wobei der somatische Zustand, die Krankheitseinsicht und etwaige Komorbiditäten bei der Auswahl des Settings bedacht werden sollten. In der ANDI-Studie konnte gezeigt werden, dass die Kombination aus einer kurzen vollstationären und einer anschließenden tagesklinischen Behandlung einer alleinigen vollstationären Behandlung nicht unterlegen und mit weniger Kosten verbunden war (Herpertz-Dahlmann et al. 2014). Die Behandlung sollte stets im Rahmen eines **auf AN spezialisierten multimodalen Therapiekonzepts** erfolgen; einheitliche Standards liegen jedoch für Deutschland bisher nicht vor. Die vollstationären Behandlungskonzepte für AN in Deutschland sind heterogen.

In der Regel umfasst die Behandlung Einzelpsychotherapie, familientherapeutische Interventionen und Psychoedukation sowie die Festlegung eines Zielgewichts und eines einheitlichen Mindeststandards für die wöchentliche Gewichtszunahme (Föcker et al. 2017). Im Rahmen des multidisziplinären Behandlungsansatzes kommen häufig weitere therapeutische Verfahren wie Körpertherapie, Ernährungstherapie oder Elemente aus der Dialektisch-behavioralen Therapie (DBT) zum Einsatz. Auch ein Home-Treatment im Sinne einer stationsäquivalenten Behandlung zeigte bereits vielversprechende Ergebnisse und wird aktuell in einer randomisierten kontrollierten Studie (RCT) untersucht (Herpertz-Dahlmann et al. 2021). Da die Behandlung meist mehrere Monate bis sogar Jahre umfasst, ist es üblich, das Behandlungssetting im Laufe der Therapie zu wechseln. So kann z. B. ein Wechsel von vollstationärer zu teilstationärer und/oder ambulanter Behandlung erfolgen, um den Betroffenen übermäßig lange Klinikaufenthalte zu ersparen. Gleichzeitig kann bei einer Verschlechterung die Intensivierung des Settings notwendig werden (➤ Box 16.1), um einer Chronifizierung entgegenzuwirken.

Ziele der Behandlung

Das primäre Ziel in der Behandlung der AN ist eine zügige **Gewichtsnormalisierung,** da dadurch somatische Komplikationen und Spätfolgen sowie das Risiko einer Chronifizierung minimiert werden. Aufgrund der neurobiologischen Zusammenhänge zwischen Starvationszustand und anorektischen Kognitionen (Södersten et al. 2008) ist die Gewichtszunahme auch die Voraussetzung für eine Verbesserung der essstörungsbezogenen Psychopathologie. Im Anfangsstadium der Erkrankung sind die Patient*innen für zielgerichtetes psychotherapeutisches Arbeiten oft kaum empfänglich, da die AN mit einer deutlichen Reduktion der kognitiven Leistungsfähigkeit und der Konzentration, einer starken gedanklichen Einengung sowie einer fehlenden Krankheitseinsicht und Behandlungsmotivation einhergeht. Entgegen der früheren Prämisse, mit einem niedrigkalorischen und kleinschrittigen Kostaufbau das Risiko eines Refeeding-Syndroms zu minimieren, hat sich die AN-Behandlung in den letzten Jahren zugunsten einer höherkalorischen Wiederernährung (mind. 2.000 kcal/Tag) entwickelt, um eine Gewichtsabnahme zu Behandlungsbeginn (Underfeeding-Syndrom) zu vermeiden

richtet Klara, dass sie seit ca. 4 Monaten täglich 2 Stunden Sport in Form von YouTube-Home-Workouts treibe. Sie vermeide fett- und zuckerhaltige Lebensmittel und zähle penibel die eingenommenen Kilokalorien. Sie schmeiße ihr Essen in der Schule weg und versuche auch sonst, Mahlzeiten auszulassen. Erbrechen und weitere aktive Maßnahmen zur Gewichtsreduktion werden verneint. Die Pat. beschreibt, dass sie sich, insbesondere an den Oberschenkeln und nach dem Essen am Bauch, als zu dick empfinde und gern weiter abnehmen möchte. Das höchste erinnerliche Gewicht habe vor ca. 6 Monaten bei etwa 49 kg gelegen. Aufgrund des starken Untergewichts stellt der Kinderarzt die Indikation für eine sofortige Vorstellung über die Rettungsstelle, wo die Pat. aufgrund der raschen Gewichtsabnahme und des nunmehr kritischen Untergewichts vollstationär pädiatrisch zur weiteren somatischen Abklärung und Stabilisierung aufgenommen wird. Im Rahmen einer konsiliarischen Mitbeurteilung durch die KJP wird eine Anorexia nervosa diagnostiziert und die Empfehlung zur stationären kinder- und jugendpsychiatrischen Behandlung ausgesprochen, die von Klara bei unzureichender Behandlungseinsicht und Sorge vor Verschlechterung der schulischen Leistungen abgelehnt wird. Sie sei Gymnasialschülerin mit sehr guten schulischen Leistungen; die KM berichtet von einem hohen Selbstanspruch ihrer Tochter. Bei leichter Gewichtszunahme im Rahmen des stationären Aufenthalts auf nun 43 kg (3. BMI-Altersperzentile) wird Klara mit hochkalorischem Kostplan entlassen und beginnt zeitnah eine ambulante Psychotherapie, worunter sich das Gewicht vorerst weiter stabilisiert. Im Rahmen regelmäßiger Gewichtskontrollen in der Psychiatrischen Institutsambulanz wird einige Wochen später eine erneute Gewichtsabnahme auf 41,9 kg festgestellt (2. BMI-Altersperzentile). Die Pat. berichtet im Gesprächsverlauf, dass sie aufgrund schulischen Stresses erneut wenig Appetit verspüre, Mahlzeiten auslasse und am Nachmittag wieder vermehrt Sport treibe und sich ihrer ambulanten Therapeutin bislang nicht mitgeteilt habe. Die Menstruation bleibe weiterhin aus, und auch laborchemisch ist weiterhin ein Low-fT_3-Syndrom nachweisbar. Nach ausführlichem Gespräch mit der besorgten KM stimmen Klara und die KM einer vollstationären Aufnahme und Behandlung zu, in deren Rahmen die Pat. innerhalb von 8 Wochen durch einzel- und gruppentherapeutische Interventionen sowie einen hochkalorischen Kostplan eine Gewichtszunahme auf 48 kg erreichen kann und in die ambulante Weiterbehandlung entlassen wird. Klara besucht bis dato in wöchentlichen Abständen eine ambulante Psychotherapie und kann ihr Gewicht, wenn auch mit Schwankungen, über der 10. BMI-Altersperzentile halten.

16

LITERATUR

Ammaniti M, Lucarelli L, Cimino S, D'limpio F, Chatoor I. Feeding disorders of infancy: a longitudinal study to middle childhood. Int J Eat Disord 2012; 45(2): 272–80. doi: 10.1002/eat.20925.

APA – American Psychiatric Association, DSM-5 Task Force. Diagnostic and statistical manual of mental disorders: DSM-5 (5th ed.). Washington, DC: APA 2013. doi: 0.1176/appi.books.9780890425596Attia et al. 2019.

Attia E, Steinglass JE, Walsh BT, Wang Y, Wu P, Schreyer C, et al. Olanzapine versus placebo in adult outpatients with anorexia nervosa: a randomized clinical trial. Am J Psychiatry 2019; 176(6): 449–456. doi: 10.1176/appi.ajp.2018.18101125.

Beeler JA, Mourra D, Zanca RM, Kalmbach A, Gellman C, Klein BY, et al. Vulnerable and resilient phenotypes in a mouse model of anorexia nervosa. Biol Psychiatry 2021; 90(12): 829–842. doi: 10.1016/j.biopsych.2020.06.030.

Brownley KA, Berkman ND, Peat CM, Lohr KN, Cullen KE, Bann CM, Bulik CM. Binge-eating disorder in adults: a systematic review and meta-analysis. Ann Intern Med 2016; 165(6): 409–420. doi: 10.7326/M15–2455.

Coret M, Vyver E, Harrison M, Toulany A, Vandermorris A, Agostino H. A guide to the community management of paediatric eating disorders. Paediatr Child Health 2024; 29(7): 446–462. doi: 10.1093/pch/pxae037.

Crone C, Fochtmann LJ, Attia E, Boland R, Escobar J, Fornari V, et al. The American Psychiatric Association practice guideline for the treatment of patients with eating disorders. Am J Psychiatry 2023; 180(2): 167–171. doi: 10.1176/appi.ajp.23180001.

Culbert KM, Racine SE, Klump KL. Research review: What we have learned about the causes of eating disorders – a synthesis of sociocultural, psychological, and biological research. J Child Psychol Psychiatry 2015; 56(11): 1141–1164. doi: 10.1111/jcpp.12441.

Dobrescu SR, Dinkler L, Gillberg C, Råstam M, Gillberg C, Wentz E. Anorexia nervosa: 30-yearoutcome. Br J Psychiatry 2020; 216(2): 97–104. doi: 10.1192/bjp.2019.113.
Drakes DH, Fawcett EJ, Rose JP, Carter-Major JC, Fawcett JM. Comorbid obsessive-compulsive disorder in individuals with eating disorders: an epidemiological meta-analysis. J Psychiatr Res 2021; 141: 176–191. doi: 10.1016/j.jpsychires.2021.06.035.
Fairburn CG, Cooper Z, Doll HA, Norman PA, O'Connor ME. The natural course of bulimia nervosa and binge eating disorder in young women. Arch Gen Psychiatry 2000; 57: 659–665.
Fichter MM, Quadflieg N. Mortality in eating disorders – results of a large prospective clinical longitudinal study. Int J Eat Disord 2016; 49(4): 391–401. doi: 10.1002/eat.22501.
Fisher MM, Rosen DS, Ornstein RM, Mammel KA, Katzman DK, Rome ES, et al. Characteristics of avoidant/restrictive food intake disorder in children and adolescents: a "new disorder" in DSM-5. J Adolesc Health 2014; 55(1): 49–52. doi: 10.1016/j.jadohealth.2013.11.013.
Föcker M, Heidemann-Eggert E, Antony G, Becker K, Egberts K, Ehrlich S et al. Die Versorgung von Kindern und Jugendlichen mit Anorexia nervosa in deutschen Kliniken. Z Kinder Jugendpsychiatr Psychother 2017; 45(5): 381–390. doi: 10.1024/1422–4917/a000545.
Fornaro M, Mondin AM, Billeci M, Fusco A, De Prisco M, Caiazza C, et al. Psychopharmacology of eating disorders: systematic review and meta-analysis of randomized controlled trials. J Affect Disord 2023; 338: 526–545. doi: 10.1016/j.jad.2023.06.068.
Frank B, Arnold S, Jait C, Correll CU. Antipsychotic effects on anthropometric outcomes in anorexia nervosa: a retrospective chart review of hospitalized children and adolescents. J Eat Disord 2023; 11(1): 151. doi: 10.1186/s40337-023-00862-4.
Gander M, Sevecke K, Buchheim A. Eating disorders in adolescence: attachment issues from a developmental perspective. Front Psychol 2015; 6: 1136. doi: 10.3389/fpsyg.2015.01136.
Garber AK, Cheng J, Accurso EC, Adams SH, Buckelew SM, Kapphahn CJ, et al. Weight loss and illness severity in adolescents with atypical anorexia nervosa. Pediatrics 2019; 144(6): e20192339. doi: 10.1542/peds.2019–2339.
Garber AK, Cheng J, Accurso EC, Buckelew SM, Downey AE, Le Grange D, et al. Short-term outcomes of the study of refeeding to optimize inpatient gains for patients with anorexia nervosa: a multicenter randomized clinical trial. JAMA Pediatr 2021; 175(1): 19–27. doi: 10.1001/jamapediatrics.2020.3359.
Giel KE, Bulik CM, Fernandez-Aranda F, Hay P, Keski-Rahkonen A, Schag K, et al. Binge eating disorder. Nat Rev Dis Primers 2022; 8(1): 16. doi: 10.1038/s41572-022-00344-y.
Glasofer DR, Muratore AF, Attia E, Wu P, Wang Y, Minkoff H, et al. Predictors of illness course and health maintenance following inpatient treatment among patients with anorexia nervosa. J Eat Disord 2020; 8(1): 69. doi: 10.1186/s40337-020-00348-7.
Golden NH, Jacobson MS, Sterling WM, Hertz S. Treatment goal weight in adolescents with anorexia nervosa: use of BMI percentiles. Int J Eat Disord 2008; 41(4): 301–306. doi: 10.1002/eat.20503.
Haas V, Wechsung K, Kaiser V, Schmidt J, Raile K, Busjahn A, et al. Comparing family-based treatment with inpatient treatment in youth with anorexia nervosa eligible for hospitalization: a 12-month feasibility study. Int J Eat Disord 2024; 57(2): 388–399. doi: 10.1002/eat.24098.
Hay P, Palavras MA, da Luz FQ, Dos Anjos Garnes S, Sainsbury A, Touyz S, et al. Physical and mental health outcomes of an integrated cognitive behavioural and weight management therapy for people with an eating disorder characterized by binge eating and a high body mass index: a randomized controlled trial. BMC Psychiatry 2022; 22(1): 355. doi: 10.1186/s12888-022-04005-y.
Hebebrand J, Bulik CM. Critical appraisal of the provisional DSM-5 criteria for anorexia nervosa and an alternative proposal. Int J Eat Disord 2011; 44(8): 665–678. doi: 10.1002/eat.20875.
Hebebrand J, Antel J, Tan S, Wabitsch M, Wiesing U, Barth N et al. Kurzzeitige Behandlung von Patient_innen mit Anorexia nervosa mit rekombinant hergestelltem Human-Leptin (Metreleptin): rasch einsetzende positive Effekte auf Stimmung, Kognition und Verhalten. Z Kinder Jugendpsychiatr Psychother 2021; 49(1): 1–5. doi: 10.1024/1422–4917/a000775.
Hedman A, Breithaupt L, Hübel C, Thornton LM, Tillander A, Norring C, et al. Bidirectional relationship between eating disorders and autoimmune diseases. J Child Psychol Psychiatry 2019; 60(7): 803–812. doi:10.1111/jcpp.12958.
Herpertz-Dahlmann B, Dahmen B. Children in need-diagnostics, epidemiology, treatment and outcome of early onset anorexia nervosa. Nutrients 2019; 11(8): 1932. doi: 10.3390/nu11081932.
Herpertz-Dahlmann B et al. Day-patient treatment after short inpatient care versus continued inpatient treatment in adolescents with anorexia nervosa (ANDI): a multicentre, randomised, open-label, non-inferiority trial. Lancet 2014; 383(9924): 1222–9. doi: 10.1016/S0140–6736(13)62411-3.
Herpertz-Dahlmann B, Borzikowsky C, Altdorf S, Heider K, Dempfle A, Dahmen B. 'Therapists in action' – Home treatment in adolescent anorexia nervosa: a stepped care approach to shorten inpatient treatment. Eur Eat Disord Rev 2021; 29(3): 427–442. doi: 10.1002/erv.2755.
Himmerich H, Kan C, Au K, Treasure J. Pharmacological treatment of eating disorders, comorbid mental health problems, malnutrition and physical health consequences. Pharmacol Ther 2021; 217: 107667. doi: 10.1016/j.pharmthera.2020.107667.
Himmerich H, Lewis YD, Conti C, Mutwalli H, Karwautz A, Sjögren JM, et al. World Federation of Societies of Biological Psychiatry (WFSBP) guidelines update 2023 on the pharmacological treatment of eating dis-

orders. World J Biol Psychiatry 2023 Apr 24: 1–64. doi: 10.1080/15622975.2023.2179663.

Horne RL, Ferguson JM, Pope HG Jr, Hudson JI, Lineberry CG, Ascher J, Cato A. Treatment of bulimia with bupropion: a multicenter controlled trial. J Clin Psychiatry 1988; 49(7): 262–266.

Hudson JI, Hiripi E, Pope HG Jr, Kessler RC. The prevalence and correlates of eating disorders in the National Comorbidity Survey Replication. Biol Psychiatry 2007; 61(3): 348–358. doi: 10.1016/j.biopsych.2006.03.040. Erratum in: Biol Psychiatry 2012; 72(2): 164.

Jacobi C, Neubert S. Psychosoziale Risikofaktoren und aufrechterhaltende Bedingungen von Essstörungen – Ein Überblick über den aktuellen Forschungsstand. Psychothérapies 2005; 10: 73–85.

Kerr-Gaffney J, Harrison A, Tchanturia K. Social anxiety in the eating disorders: a systematic review and meta-analysis. Psychol Med 2018; 48(15): 2477–2491. doi:10.1017/S0033291718000752.

Kessler RM, Hutson PH, Herman BK, Potenza MN. The neurobiological basis of binge-eating disorder. Neurosci Biobehav Rev 2016; 63: 223–238. doi: 10.1016/j.neubiorev.2016.01.013.

Kurz S, van Dyck Z, Dremmel D, Munsch S, Hilbert A. Variants of early-onset restrictive eating disturbances in middle childhood. Int J Eat Disord 2016; 49(1): 102–106. doi: 10.1002/eat.22461.

Larsen JT, Munk-Olsen T, Bulik CM, Thornton LM, Koch SV, Mortensen PB, Petersen L. Early childhood adversities and risk of eating disorders in women: a Danish register-based cohort study. Int J Eat Disord 2017; 50(12): 1404–1412. doi: 10.1002/eat.22798.

Le Grange D, Lock J, Agras WS, Bryson SW, Jo B. Randomized clinical trial of family-based treatment and cognitive-behavioral therapy for adolescent bulimia nervosa. J Am Acad Child Adolesc Psychiatry 2015; 54(11) :886–894.e2. doi: 10.1016/j.jaac.2015.08.008.

Martinussen M, Friborg O, Schmierer P, Kaiser S, Øvergård KT, Neunhoeffer AL, et al. The comorbidity of personality disorders in eating disorders: a meta-analysis. Eat Weight Disord 2017; 22(2): 201–209. doi: 10.1007/s40519-016-0345-x.

Matthews K, Hill J, Jeffrey S, Patterson S, Davis Aa, Ward W, et al. A higher-calorie refeeding protocol does not increase adverse outcomes in adult patients with eating disorders. J Acad Nutr Diet 2018; 118(8): 1450–1463. doi: 10.1016/j.jand.2018.01.023.

Monteleone AM, Pellegrino F, Croatto G, Carfagno M, Hilbert A, Treasure J, et al. Treatment of eating disorders: a systematic meta-review of meta-analyses and network meta-analyses. Neurosci Biobehav Rev 2022; 142: 104857. doi:10.1016/j.neubiorev.2022.104857.

Nagl M, Jacobi C, Paul M, Beesdo-Baum K, Höfler M, Lieb R, Wittchen HU. Prevalence, incidence, and natural course of anorexia and bulimia nervosa among adolescents and young adults. Eur Child Adolesc Psychiatry 2016; 25(8): 903–918. doi: 10.1007/s00787-015-0808-z.

National Guideline Alliance (UK). Eating Disorders: Recognition and Treatment. London: National Institute for Health and Care Excellence 2017.

Naumann E, Svaldi J, Wyschka T, Heinrichs M, von Dawans B. Stress-induced body dissatisfaction in women with binge eating disorder. J Abnorm Psychol 2018; 127(6): 548–558. doi: 10.1037/abn0000371.

Nicely TA, Lane-Loney S, Masciulli E, Hollenbeak CS, Ornstein RM. Prevalence and characteristics of avoidant/restrictive food intake disorder in a cohort of young patients in day treatment for eating disorders. J Eat Disord 2014; 2(1): 21. doi: 10.1186/s40337-014-0021-3.

Norris ML, Robinson A, Obeid N, Harrison M, Spettigue W, Henderson K. Exploring avoidant/restrictive food intake disorder in eating disordered patients: a descriptive study. Int J Eat Disord 2014; 47(5): 495–499. doi: 10.1002/eat.22217.

Puccio F, Fuller-Tyszkiewicz M, Ong D, Krug I. A systematic review and meta-analysis on the longitudinal relationship between eating pathology and depression. Int J Eat Disord 2016; 49(5): 439–454. doi: 10.1002/eat.22506.

Seitz J, Herpertz-Dahlmann B, Konrad K. Brain morphological changes in adolescent and adult patients with anorexia nervosa. J Neural Transm (Vienna) 2016; 123(8): 949–959. doi: 10.1007/s00702-016-1567-9.

Sharp WG, Berry RC, McCracken C, Nuhu NN, Marvel E, Saulnier CA, et al. Feeding problems and nutrient intake in children with autism spectrum disorders: a meta-analysis and comprehensive review of the literature. J Autism Dev Disord 2013 ;43(9): 2159–2173. doi: 10.1007/s10803-013-1771-5.

Södersten P, Nergårdh R, Bergh C, Zandian M, Scheurink A. Behavioral neuroendocrinology and treatment of anorexia nervosa. Front Neuroendocrinol 2008; 29(4): 445–462. doi: 10.1016/j.yfrne.2008.06.001.

Solmi M, Radua J, Olivola M, Croce E, Soardo L, Salazar de Pablo G, et al. Age at onset of mental disorders worldwide: large-scale meta-analysis of 192 epidemiological studies. Mol Psychiatry 2022; 27(1): 281–295. doi: 10.1038/s41380-021-01161-7.

Stefini A, Salzer S, Reich G, Horn H, Winkelmann K, Bents H, et al. Cognitive-behavioral and psychodynamic therapy in female adolescents with bulimia nervosa: a randomized controlled trial. J Am Acad Child Adolesc Psychiatry 2017; 56(4): 329–335. doi: 10.1016/j.jaac.2017.01.019.

Stojek M, Shank LM, Vannucci A, Bongiorno DM, Nelson EE, Waters AJ, et al. A systematic review of attentional biases in disorders involving binge eating. Appetite 20181; 123: 367–389. doi: 10.1016/j.appet.2018.01.019.

Swanson SA, Crow SJ, Le Grange D, Swendsen J, Merikangas KR. Prevalence and correlates of eating disorders in adolescents. Results from the national comorbidity survey replication adolescent supplement. Arch Gen Psychiatry 2011; 68(7): 714–723. doi:10.1001/archgenpsychiatry.2011.22.

Tesch F, Ehm F, Vivirito A, Wende D, Batram M, Loser F, et al. Incident autoimmune diseases in association with SARS-

16

CoV-2 infection: a matched cohort study. Clin Rheumatol 2023; 42(10): 2905–2914. doi: 10.1007/s10067-023-06670-0. Erratum in: Clin Rheumatol 2023; 42(10): 2919–2920. doi: 10.1007/s10067-023-06692-8.

Vall E, Wade TD. Predictors of treatment outcome in individuals with eating disorders: a systematic review and meta-analysis. Int J Eat Disord 2015; 48(7): 946–971. doi:10.1002/eat.22411. Erratum in: Int J Eat Disord 2016; 49(4): 432–433. doi:10.1002/eat.22518.

Van Eeden AE, van Hoeken D, Hoek HW. Incidence, prevalence and mortality of anorexia nervosa and bulimia nervosa. Curr Opin Psychiatry 2021; 34(6): 515–524. doi:10.1097/YCO.0000000000000739.

Van Eeden AE, van Hoeken D, Hendriksen JMT, Hoek HW. Increase in incidence of anorexia nervosa among 10- to 14-year-old girls: a nationwide study in the Netherlands over four decades. Int J Eat Disord 2023; 56(12): 2295–2303. doi: 10.1002/eat.24064.

Watson HJ, Yilmaz Z, Thornton LM, Hübel C, Coleman JRI, Gaspar HA, et al. Genome-wide association study identifies eight risk loci and implicates metabo-psychiatric origins for anorexia nervosa. Nat Genet 2019; 51(8): 1207–1214. doi: 10.1038/s41588-019-0439-2.

Weiss A, Donnachie E, Beyerlein A, Ziegler AG, Bonifacio E. Type 1 diabetes incidence and risk in children with a diagnosis of COVID-19. JAMA 2023; 329(23): 2089–2091. doi:10.1001/jama.2023.8674.

Young V, Eiser C, Johnson B, Brierley S, Epton T, Elliott J, Heller S. Eating problems in adolescents with type 1 diabetes: a systematic review with meta-analysis. Diabet Med 2013; 30(2): 189–198. doi: 10.1111/j.1464–5491.2012.03771.x.

Ziobrowski H, Brewerton TD, Duncan AE. Associations between ADHD and eating disorders in relation to comorbid psychiatric disorders in a nationally representative sample. Psychiatry Res 2018; 260: 53–59. doi: 10.1016/j.psychres.2017.11.026.

Zipfel S, Wild B, Groß G, Friederich HC, Teufel M, Schellberg D, et al. Focal psychodynamic therapy, cognitive behaviour therapy, and optimised treatment as usual in outpatients with anorexia nervosa (ANTOP study): randomised controlled trial. Lancet 2014; 383(9912): 127–137. doi: 10.1016/S0140–6736(13)61746-8.

Zipfel S, Seibel MJ, Lowe B, Beumont PJ, Kasperk C, Herzog W. Osteoporosis in eating disorders: a follow-up study of patients with anorexia and bulimia nervosa. J Clin Endocrinol Metab 2001; 86(11): 5227–5233.

Zunker C, Peterson CB, Crosby RD, Cao L, Engel SG, Mitchell JE, et al. Ecological momentary assessment of bulimia nervosa. Does dietary restriction predict binge eating. Behav Res Ther 2011; 49: 714–717. doi: 10.1016/j.brat.2011.06.006.

16.2 Fütter- und frühkindliche Störungen (6B84–6B85)

Josephine Kliewer-Neumann, Karen Krause und Silvia Schneider

Wichtige Neuigkeiten auf einen Blick

- Gemäß dem Lebenspannenansatz der ICD-11 wurden Pica und die Ruminations- oder Regurgitationsstörung in das Kapitel der Fütter- und Essstörungen aufgenommen.
- Seit Einführung des DSM-5 (APA 2023) werden somit erstmals gehäuft im Kindes- und Jugendalter auftretende Essstörungsformen in der gleichen diagnostischen Kategorie diagnostiziert wie Formen gestörten Essverhaltens im Erwachsenenalter. Die letzte AWMF-Leitlinie (Essstörung) ist aktuell abgelaufen und befindet sich in Überarbeitung.
- Bisher liegen keine empirischen Studien zur Behandlung von Pica und Ruminations- oder Regurgitationsstörung vor.
- Laut Leitlinie sollte stets eine somatisch-medizinische Abklärung der Symptome und ggf. eine Behandlung erfolgen.
- Bei Pica kann Verhaltenstherapie und bei der Ruminations- oder Regurgitationsstörung EMG-Biofeedbacktraining erwogen werden. Zudem haben sich in Fallstudien verhaltenstherapeutische Techniken bewährt.

16.2.1 Frühkindliche Regulationsschwierigkeiten

Das Baby- und Kleinkindalter ist eine hochdynamische Entwicklungsphase, in der Kinder in sehr kurzer Zeit vielen Reifungs- und Entwicklungsprozessen ausgesetzt sind. Kinder und Eltern sind in dieser Phase somit gefordert, sich ständig verändernden Bedingungen anzupassen. Insbesondere Eltern sind gefordert, Entwicklungsprozesse ihrer Kinder zu begleiten und zu unterstützen und mit ihnen zu wachsen. Die ersten Lebensjahre sind damit auch eine vulnerable Phase für

Verhaltensprobleme und Auffälligkeiten des Kindes sowie Belastungserleben bei den Bezugspersonen.

Unter dem Begriff **Regulationsschwierigkeiten** werden die zentralen Problembereiche des Baby- und Kleinkindalters zusammengefasst: exzessives Schreien, Schlafstörungen, Fütterstörungen, aggressive Verhaltensprobleme, hyperkinetische Symptome, Trotz und Angststörungen (von Gontard et al. 2020; Hemmi et al. 2011).

Einige Untersuchungen legen nahe, dass psychische Auffälligkeiten mit einer Prävalenz von 10–15 % im Säuglings- und Kleinkindalter bereits genauso häufig auftreten wie in der mittleren Kindheit und im Jugendalter (von Gontard et al. 2020). Darüber hinaus konnte in einer Metaanalyse gezeigt werden, dass Regulationsschwierigkeiten bei bis zu 20 % aller Kinder vorliegen. In Bezug auf frühkindliche Auffälligkeiten besteht zudem eine ähnlich hohe Komorbiditätsrate wie bei älteren Kindern, und es treten häufig Regulationsschwierigkeiten in mehreren Bereichen auf (Egger und Angold 2006; Hemmi et al. 2011). So fanden sich in einer Untersuchung bei Säuglingen/Kleinkindern mit exzessivem Schreien zusätzlich bei 77 % Schlafprobleme und bei 34 % Fütterprobleme (von Hofacker und Papoušek 1998). Frühkindliche Regulationsschwierigkeiten können passager sein (Cierpka 2015), doch können psychische Auffälligkeiten auch bei jungen Kindern persistieren und Schrittmacher für weitere psychopathologische Entwicklungen im Kindes-, Jugend- und Erwachsenenalter sein (Egger und Angold 2006; Bufferd et al. 2012). Im Entwicklungsverlauf zeigt sich, dass in der Kindheit und Jugend erstmals aufgetretene psychische Störungen häufig bis ins Erwachsenenalter persistieren. Insofern sind frühe psychische Störungen wie die Regulationsschwierigkeiten im Kleinkindalter **Schrittmacher für Psychopathologie in der Lebensspanne.**

MERKE

Psychisch kranke Kinder und Jugendliche haben ein erhöhtes Risiko für weitere Psychopathologie im Erwachsenenalter (Ravens-Sieberer et al. 2007). Somit stellt die Behandlung von Regulationsschwierigkeiten auch eine präventive Maßnahme für eine gesunde psychosoziale Entwicklung dar, und die zeitgerechte Behandlung von Regulationsschwierigkeiten zahlt sich auch aus gesundheitsökonomischer Perspektive aus, weil damit einer negativen Entwicklungskaskade rechtzeitig entgegengewirkt werden kann (Uhlhaas et al. 2023).

Zur **Diagnostik** von Regulationsstörungen gibt es verschiedene Fragebögen, Interviews und strukturierte Verhaltensbeobachtungen. In der Praxis wird empfohlen, ergänzend zu DSM und ICD das *DC: 0–5* zu verwenden, da DSM und ICD frühkindliche Störungen nicht differenziert abbilden. Das *Diagnostic Classification Systems 0–5* (DC:0–5; ZERO TO THREE 2016) ist ein multiaxiales System zur Klassifikation von Störungen im Altersbereich von 0 bis 5 Lebensjahren, das zur Ergänzung der Diagnosesysteme ICD und DSM entwickelt wurde, um speziell Auffälligkeiten des Baby- und Kleinkindalters spezifischer abbilden zu können. Für die Entstehung von frühkindlichen Regulationsstörungen wird ein **multifaktorielles, transaktionales Störungsmodell** angenommen (Papoušek und Papoušek 1990). Die Psychodiagnostik sollte leitliniengerecht (DGKJP 2024) multidimensional erfolgen und die verschiedenen Einflussfaktoren aufseiten des Kindes und der Eltern sowie Interaktionsmerkmale erfassen. Zur strukturierten Erfassung möglicher Symptome wurden diagnostische Interviews wie das *Kleinkind-DIPS* (Schneider et al. 2022) entwickelt. Darüber hinaus sind verschiedene Fragebögen zur Erhebung psychischer Auffälligkeiten bei jungen Kindern verfügbar. Elterliche Belastungsfaktoren sind mittels Selbstauskunftsfragebögen erfassbar. Für die klinische Beurteilung der Eltern-Kind-Interaktion wurden Beobachtungsskalen entwickelt, die zumeist auf Auswertungen von Interaktionsmerkmalen auf Basis von halbstrukturierten Videosequenzen beruhen. Aktuell stehen RCTs zu Behandlungsempfehlungen bei Regulationsschwierigkeiten im Säuglings- und Kleinkindalter noch aus, sodass die Leitlinienempfehlungen auf Expertenkonsens basieren.

Laut AWMF-Leitlinie (DGKJP 2024) können **Diagnostik, Elternberatung und Psychoedukation** die Symptomatik von Regulationsschwierigkeiten reduzieren. Die Eltern sollen in die Lage versetzt werden, die Bedürfnisse und Kompetenzen ihres Kindes entwicklungsgerecht einschätzen zu können und adäquate Umgangsformen mit dem Kind zu finden. So soll das Kompetenzerleben der Eltern im Umgang mit ihrem Säugling verbessert, die Eltern-Kind-Interaktion optimiert und die Fürsorgeumgebung so gestaltet werden, dass mögliche Stressoren reduziert oder ausgeschaltet werden, Ressourcen aktiviert werden und ein unterstützendes Umfeld entsteht. Begleitend kann **Heilpädagogik, Ergotherapie oder Logopädie** indiziert sein.

16.2.2 Pica (6B84)

Pica ist ein gefährliches Problemverhalten, bei dem über mindestens einen Monat regelmäßig nicht essbare Substanzen verzehrt werden, die nicht als Nahrungsmittel gelten und auch keinen Nährwert haben, bspw. Papier, Haare, Erde, Farbe etc. (APA 2022). Dabei muss berücksichtigt werden, dass es sich bei dem Problemverhalten nicht um kulturelle Besonderheiten oder eine sozial-normative Praxis der Nahrungsaufnahme handelt. Der Verzehr von anorganischen Stoffen wurde erstmals von Hippokrates beschrieben und ist seit Langem bekannt. Der medizinische Begriff „Pica" leitet sich vom lateinischen Wort für „Elster" (Pica pica) ab – einem Vogel, der laut Volksmund unablässig Gegenstände sammelt, um seine Neugier zu befriedigen (Roy et al. 2018).

Der **Beginn** der Pica liegt typischerweise in der Kindheit, weist eine hohe Spontanremission auf und persistiert selten bis ins Jugend- oder gar Erwachsenenalter. Bei Kindern mit Entwicklungsstörungen oder intellektueller Beeinträchtigung kann Pica jedoch auch persistieren, insbesondere wenn keine Behandlung erfolgt (Matson et al. 2011). Bisherige Forschungsergebnisse legen nahe, dass die Pica durch automatische Verstärkungsprozesse aufrechterhalten wird (Hagopian et al. 2011a; Moline et al. 2021). Zum **Verlauf** der Erkrankung ist wenig bekannt, da entsprechende repräsentative Langzeitstudien fehlen.

Epidemiologie

Angaben zur **Prävalenz** der Pica variieren nach aktueller Studienlage, wobei die Methodik der Datenerhebung von Studie zu Studie variiert (Mishori et al. 2014). Besonders häufig ist die Pica bei Menschen mit intellektuellen Beeinträchtigungen oder mit neurologischen Entwicklungsstörungen, bei hospitalisierten Menschen oder bei Menschen in unterentwickelten Regionen der Welt oder mit niedrigem sozioökonomischem Status (Rose et al. 2000). Die Prävalenz von Pica bei Personen mit geistiger Behinderung wird auf 4–25 % geschätzt, was darauf hindeutet, dass die Diagnostik und die Behandlung der Pica in dieser Bevölkerungsgruppe eine hohe Relevanz haben.

In ersten Studien mit Erwachsenen lagen die Häufigkeiten von Pica in kanadischen und US-amerikanischen Stichproben bei ca. 0,8–10,6 % (Murray et al. 2018). Eine weitere Studie fand bei Schulkindern der Primarstufe mit klinischer Ausprägung der Pica Prävalenzraten von bis zu 1,7 %. Weitere Studien berichten über eine Prävalenz von 37,5 % bei schwangeren spanischen Frauen in den USA und von 41,6 % in einer afrikanischen Migrantengruppe in Frankreich (Roy et al. 2018; Decaudin et al. 2018).

Klassifikation

Für die **Klassifikation** der Pica sind folgende wesentliche **diagnostische Merkmale nach ICD-11** relevant:

- Der Verzehr von nicht nahrhaften Stoffen ist anhaltend oder schwerwiegend genug, um eine klinische Behandlung zu erfordern. Das heißt, das Verhalten verursacht aufgrund der Häufigkeit, der Menge oder der Art der aufgenommenen Substanzen oder Gegenstände gesundheitliche Schäden, Beeinträchtigungen der Funktionsfähigkeit oder ein erhebliches Risiko.
- Je nach Alter und intellektuellem Entwicklungsstand sollten Betroffene in der Lage sein, zwischen essbaren und nicht essbaren Substanzen zu unterscheiden. Bei einer normativen Entwicklung ist dies im Alter von etwa zwei Jahren der Fall.
- Die Symptome oder Verhaltensweisen sind nicht Ausdruck eines anderen medizinischen Zustands (z. B. Nährstoffmangel).

Pica ist häufig assoziiert mit intellektuellen Beeinträchtigungen oder neurologischen Entwicklungsstörungen wie Autismus-Spektrum-Störungen (Clark et al. 2010). Bei den Betroffenen besteht meist keine grundsätzliche Aversion gegenüber normalen Lebensmitteln. Assoziierte Verhaltensweisen können sich bedeutsam unterschieden, d. h., dass einige Betroffene aufgrund des Geschmacks oder der Konsistenz eine Substanz konsumieren, für andere stellt der Konsum eine Beruhigungsstrategie dar etc.

Laut **DSM-5** soll Pica als zusätzliche Diagnose neben einer anderen psychischen Störung oder einem medizinischen Zustand nur dann vergeben werden, wenn ein zusätzlicher Behandlungsbedarf besteht.

Diagnostik

Diagnostische Instrumente

PARDI (**P**ica, **AR**FID, and **R**umination **D**isorder **I**nterview, Bryant-Waugh et al. 2019) ist ein Beispiel für ein semistrukturiertes, Multi-Informanten-Interview zur Diagnostik von Pica, ARFID und RD über die gesamte Lebensspanne hinweg, das für Kliniker und Forscher frei verfügbar ist. Das PARDI hat sich in Pilotstudien als hilfreich zur Verbesserung in der klinischen Kommunikation, zur Unterstützung der Behandlungsplanung, der Behandlungsevaluation und in der Grundlagenforschung erwiesen.

Differenzialdiagnose

Differenzialdiagnostisch gilt es, fünf andere Störungsbilder gegenüber der Pica abzugrenzen:

- Die Diagnose einer Pica soll **nicht** zusätzlich vergeben werden, wenn eine Substanz als Alternative zu Nahrungsmitteln konsumiert wird, um einer Gewichtszunahme entgegenzuwirken, z. B. im Rahmen einer Anorexie oder Bulimie (Delany et al. 2015).
- Dies gilt ebenso, wenn es um die Aufnahme einer Substanz geht, die eine gewünschte Beschaffenheit erfüllt, wie z. B. Geruch, Geschmack oder Konsistenz im Rahmen der ARFID (Hartmann et al. 2012).
- Menschen, die in nicht-suizidaler Absicht selbstverletzendes Verhalten zeigen und dafür potenziell gefährliche Substanze oder Gegenstände konsumieren, sollen ebenfalls **nicht** zusätzlich eine Pica-Diagnose erhalten.
- Erfolgt die Substanzaufnahme im Rahmen einer Psychose, ggf. als Konsequenz einer Halluzination oder eines Wahns, wird dieses Problemverhalten als Teil der Psychose subsummiert (Foulon 2003) und keine zusätzliche Diagnose vergeben.
- Zuletzt ist differenzialdiagnostisch an eine vorgetäuschte Störung zu denken, wenn Substanzen oder Objekte geschluckt werden, um medizinische Symptome zu produzieren mit dem Ziel medizinische Behandlungen zu erhalten.

Ätiologie

Die genaue Ätiologie der Pica ist noch unbekannt. Es werden Komorbiditäten mit verschiedenen schweren psychischen Störungen (Psychosen, Zwangsstörungen, Entwicklungsstörungen und neurodegenerativen Störungen) und eine Koinzidenz mit Schwangerschaft sowie anderen medizinischen Auffälligkeiten wie vorbestehendem Nährstoffmangel festgestellt. Einige Autoren weisen diesem Zusammenhang eine bedeutsame Rolle im Ätiologiemodell der Pica zu, aber eine Evidenzbasierung hierzu steht noch aus. In der Literatur finden sich weitere ätiologische Theorien zur Erklärung von Pica-Verhaltensweisen: Kulturelle Faktoren spielen eine große Rolle bei der Entstehung von Pica. Das DSM-5 erkennt die Bedeutung des kulturellen Hintergrunds an und warnt vor der Gefahr einer vorschnellen oder Überpathologisierung von Verhaltensweisen, die in vielen Bevölkerungsgruppen als nützlich angesehen werden und soziokulturellen Normen entsprechen (Bogdanovic et al. 2018). Psychiatrischen Komorbiditäten, insbesondere psychotischen Störungen, werden ebenfalls eine ätiologische Bedeutsamkeit zugeordnet. In Einzelfallstudien werden a priori psychisch Erkrankte mit Wahnvorstellungen und/oder Halluzinationen beschrieben, die Pica-Verhaltensweisen auslösen können, und in denen die Behandlung dieser Symptome folglich Pica auflöst. Andere Autoren vermuten, dass Pica ätiologisch mit einem Nährstoffmangel zusammenhängt, und beschreiben eine adaptive (z. B. Korrektur des Nährstoffmangels) oder nicht-adaptive Hypothese. Nicht-adaptive Theorien verstehen Pica-Verhalten als ein Epiphänomen von Nährstoffdefiziten, die neurologische Funktionen (z. B. appetitregulierende Enzyme im Gehirn) oder die Geschmacksempfindlichkeit irreversibel verändern, sodass Nichtnahrungsmittel als attraktiv wahrgenommen werden (Young et al. 2011).

Komorbidität

Die häufigste **komorbide Störung** bei Pica stellt die ARFID (**A**voidant and **R**estrictive **F**ood **I**ntake **D**isorder) dar (vgl. ➤ Kap. 16.1) – eine Störung, die eine unzureichende Nahrungszufuhr als Hauptmerkmal aufweist (Murray et al. 2018). Weitere

Komorbiditäten bestehen laut Einzelfallstudien und einzelnen größeren Studien häufig zu Zwangsstörung (Bhatia und Gupta 2009), zur Impulskontrollstörung (Stein et al. 1996), zur Schizophrenie (Dumaguing et al. 2003) und zu anderen Essstörungen (Delaney et al. 2015). Zudem können **medizinische Komplikationen** aufgrund der Aufnahme nicht essbarer Substanzen und Gegenstände komorbide auftreten wie bspw. intestinale Perforation oder Obstruktion, parasitäre und andere Infektionen, Vergiftung, Asphyxierung und Darmverschluss (Dumaguing et al. 2003).

Behandlung

LEITLINIEN

Bisher stehen keine empirisch fundierten, standardisierten Behandlungsempfehlungen der Pica gemäß Leitlinie zur Verfügung. Eine medizinische Abklärung wird aufgrund der Gefahr von Begleiterkrankungen und der hohen Wahrscheinlichkeit medizinischer Komplikationen (s. o.) sowie möglicher Mangelernährung dringend empfohlen. Es können verhaltenstherapeutische Interventionen (verhaltensmodifizierende Ansätze) erwogen werden (DGPM und DGKJP 2018). Differenzialdiagnosen und Komorbiditäten sollen systematisch abgeklärt werden.

Die Behandlung der Pica ist bisher nicht standardisiert, sondern hängt von individuellen Merkmalen der Betroffenen sowie ihrem spezifischen Pica-Verhalten ab (Thomas et al. 2023). Ziel der Behandlung ist die Reduktion oder idealerweise Beendigung des Konsums nicht essbarer Substanzen. Historisch war die Behandlung von Pica bei Personen mit neurologischen Entwicklungsstörungen durch Anwendung restriktiver oder stigmatisierender Verfahren gekennzeichnet, z. B. von Zwangsmaßnahmen, Bestrafungen oder hohen Dosierungen psychotroper Medikamente (Foxx und Martin 1975). Der Ansatz der funktionalen Bedingungsanalyse hat sich durch eine Reihe von systematischen Übersichtsarbeiten und Metaanalysen als wirksames Verfahren erwiesen, um die individuelle Funktion des problematischen Essverhaltens im Rahmen der Pica zu verstehen und eine entsprechende individualisierte Behandlung zu planen (Hagopian et al. 2011a, b). Bisherige Forschungsergebnisse legen nahe, dass die Pica durch automatische Verstärkungsprozesse aufrechterhalten wird (Hagopian et al. 2011a, b; Moline et al. 2021). Da Problemverhalten, das durch automatische Verstärkung aufrechterhalten wird, schwieriger zu beeinflussen sein kann als sozial vermitteltes Verhalten, ist die Behandlungsplanung herausfordernd. Die Quelle der Verstärkung ist oftmals unklar (z. B. die Art der sensorischen Empfindungen usw.), was eine genaue Diagnostik vor Einleitung einer passgenauen Behandlung erschwert (Rooker et al. 2018). Da eine automatische Verstärkung ohne Vermittlung einer anderen Person erhalten werden kann (z. B. Hagopian et al. 2015, 2017), kann das problematische Essverhalten bei geringer Überwachung oder in allen Kontexten fortbestehen. Die Behandlung kann daher sehr aufwendig und belastend sein, da sie oft eine vollständige Beobachtung der betroffenen Person während der gesamten wachen Zeit erfordert (z. B. Kurtz et al. 2020). Diese Intensität für das erforderliche Verhaltensmanagement ist in der Alltagspraxis extrem aufwendig und ggf. völlig undurchführbar.

Bislang wurden Bezugspersonen nur wenig in die Behandlung von Pica einbezogen (Moline et al. 2021). Ein Ansatz zur Behandlung von Pica umfasst die Bereitstellung alternativer und konkurrierender Gegenstände und Aktivitäten. Der erstmals von Piazza et al. (1998) beschriebene Ansatz beginnt mit einer Präferenzbewertung konkurrierender Stimuli, die darauf abzielt, Gegenstände und/oder Aktivitäten zu identifizieren, die bei Darbietung mit einer geringeren Rate an Pica-Problemverhalten einhergehen, z. B. Lebensmittel und Gegenstände, die oral verwendet werden, wie z. B. Zahnbürste etc. (Piazza et al. 1998). Seit seiner Erstveröffentlichung hat sich dieser Behandlungsansatz weiterentwickelt (Übersicht in Haddock und Hagopian 2020) mit dem Ziel der Förderung eines verstärkten Engagements mit den identifizierten, konkurrierenden Stimuli und in Kombination mit weiteren Maßnahmen bezogen auf die Bezugspersonen, z. B. dem Unterbrechen von Pica-Verhalten, der Aufforderung zur Beschäftigung mit den Alternativstimuli (Hagopian et al. 2020) sowie einer differenzierten Verstärkung des Engagements mit den Alternativstimuli (Ruckle et al. 2022).

Medizinische Gründe für das Pica-Verhalten, z. B. Nährstoffmangel, sollten bei Therapieplanung begleitend berücksichtigt werden.

CAVE

Da Pica eine der wenigen Formen von schwerem Problemverhalten ist, bei dem ein einziges Ereignis tödlich sein kann, sind die frühzeitige Diagnostik und anschließende Einleitung wirksamer Behandlungsmethoden von entscheidender Bedeutung. Aktuelle systematische Reviews weisen verhaltenstherapeutische Interventionen, vor allem aus der Gruppe der Verhaltensmodifikation (Stimuluskontrolle, Habit Reversal, positive Verstärkung) als wirksam aus. Restriktive Verfahren einschließlich Bestrafungsverfahren sollten die Behandlung erst ergänzen, wenn sich weniger restriktive Verfahren als unzureichend erwiesen haben (Moline et al. 2021; Williams und McAdam 2012).

Zusammenfassend lässt sich zur Pica sagen, dass die jüngsten Fortschritte bei verhaltenstherapeutischbasierten Behandlungsansätzen vielversprechend sind. Weitere Untersuchungen sind erforderlich, um die Wirksamkeit anhand größerer Stichproben nachzuweisen, die Durchführbarkeit für Bezugspersonen zu ermitteln und die langfristigen Behandlungseffekte beurteilen zu können.

16.2.3 Ruminations- oder Regurgitationsstörung (6B85)

Die Ruminations- oder Regurgitationsstörung (RRS) bezeichnet das Wiederhochwürgen von zuvor geschluckter Nahrung. Das Heraufwürgen der Nahrung ist dabei willkürlich, und es liegen keine somatischen Ursachen dafür vor. Nach dem Heraufwürgen wird die Nahrung erneut gekaut und ausgespuckt oder wieder geschluckt. Das Störungsbild kann in jeder Altersgruppe auftreten. In den verschiedenen Altersgruppen äußert sich die Symptomatik unterschiedlich.

Epidemiologie

Die **Prävalenz** ist insbesondere bei Kindern und Jugendlichen schwer zu bestimmen, da die Störung oft nicht erkannt oder falsch diagnostiziert wird. In einem Review von Martinez et al. (2021) wird hervorgehoben, dass die RRS in bestimmten Populationen häufiger vorkommt. Insbesondere bei Kindern mit Entwicklungsstörungen oder neurologischen Beeinträchtigungen ist die Prävalenz höher. Die Autoren zitieren verschiedene Studien, die eine Prävalenz von etwa 1–2 % in der allgemeinen pädiatrischen Population und bis zu 10 % bei Kindern in klinischen Stichproben angeben. Lange wurde angenommen, dass der Störungsbeginn in jedem Alter erfolgen kann (Müller et al. 2018). Spezifisch bei Erstauftreten im Säuglingsalter sei eine hohe Rate an Spontanremissionen.

Klassifikation

Nach den **diagnostischen Kriterien der ICD-11** ist die RRS charakterisiert durch das absichtliche und wiederholte Hochwürgen zuvor geschluckter Nahrung in den Mund (Regurgitation). Die heraufgewürgte Nahrung wird erneut gekaut und geschluckt (Rumination) oder ausgespuckt (jedoch nicht wie beim Erbrechen). Das Regurgitationsverhalten tritt mehrfach pro Woche über einen Zeitraum von mehreren Wochen auf. Das Regurgitationsverhalten darf dabei nicht vollständig durch das Vorliegen anderer Erkrankungen wie z. B. Erkrankungen die Speiseröhre betreffend, neuromuskuläre Erkrankungen, welche die Funktion der Speiseröhre beeinträchtigen, oder Erkrankungen, die Übelkeit und Erbrechen verursachen, erklärbar sein. Zudem sollte die Erkrankung nicht vor einem Entwicklungsalter von 2 Jahren diagnostiziert werden. Im **DSM-5** wird zudem beschrieben, dass die RRS im Kontext anderer psychischer Erkrankungen wie der generalisierten Angststörung vorkommen kann und häufiger im Kontext intellektueller Beeinträchtigung auftritt. Ein Alterskriterium ist dort nicht angegeben.

Nicholls und Bryant-Waugh (2008) beschrieben bei Säuglingen mit RRS eine angespannte Körperhaltung mit zurückgekrümmtem Rücken und ruckartigen Bewegungen als charakteristisch. Die RRS im Säuglingsalter ähnelt dem gastroösophagealen Reflux (Nikaki et al. 2020). In früheren Klassifikationssystemen wie ICD-10 und DSM-IV wurde die RRS auch bei Säuglingen und Kleinkindern diagnostiziert. Dies führte jedoch zu Herausforderungen bei der Differenzierung zwischen normalem Entwicklungsverhalten und pathologischen Zuständen.

Während die Ruminationsstörung in der ICD-10 nicht gesondert aufgeführt wurde, sondern unter der Fütterstörung im Kindesalter (F98.2) Erwähnung fand, ist sie im DSM-5-TR (APA 2022) im Kapitel der Fütter- und Essstörungen gelistet (307.53) und auch in der ICD-11 (WHO 2022) als eigenständige Kategorie aufgeführt (6B85). In der ICD-11 wurde erstmals ein **Alterskriterium** für die RRS festgelegt. Dies spiegelt die Bemühungen wider, die diagnostische Genauigkeit und Konsistenz zu verbessern. Bei Säuglingen und sehr kleinen Kindern können regurgitative Verhaltensweisen Teil normaler Entwicklungsprozesse sein. Das Festlegen eines Alterskriteriums hilft, normale Entwicklungsphänomene von pathologischen Verhaltensweisen zu unterscheiden. Dadurch wird auch gewährleistet, dass die Diagnose nur bei Kindern gestellt wird, die ein Entwicklungsalter erreicht haben, in dem solche Verhaltensweisen als abnorm betrachtet werden können. Dies reduziert die Wahrscheinlichkeit von Fehldiagnosen und stellt sicher, dass die Diagnose auf klinisch relevante Fälle beschränkt bleibt, bei denen die Symptome signifikante Beeinträchtigungen oder Leiden verursachen.

Diagnostik und Komorbidität

Da es auch im Rahmen von anderen Essstörungen (AN und BN) zum Hochwürgen von Nahrung kommen kann, ist dies differenzialdiagnostisch abzuklären. Auch müssen gastrointestinale Erkrankungen ausgeschlossen werden, da das Hochwürgen von Nahrung auch im Rahmen von gastroenterologischen Syndromen vorkommen kann (Bryant-Waugh et al. 2010).

Die Diagnose von RRS basiert in erster Linie auf der Anamnese und der klinischen Beobachtung. Es ist wichtig, andere Ursachen für das Erbrechen, wie gastroösophagealen Reflux, Infektionen oder anatomische Anomalien, auszuschließen. In einigen Fällen können zusätzliche diagnostische Tests wie eine Ösophagogastroduodenoskopie (ÖGD) oder eine pH-Metrie erforderlich sein (Rosen et al. 2016).

Die **Diagnostik** sollte eine somatische Untersuchung beinhalten und kann durch Fragebögen zum Essverhalten (z. B. *Eating Disorder Inventory-2,* EDI-2: Paul und Thiel 2004) und diagnostische Interviews (*PARDI:* Bryant-Waugh et al. 2019) unterstützt werden.

Zur **Komorbidität** der RRS fehlen bisher systematische empirische Arbeiten. Es bestehen bisher keine evidenzbasierten Störungsmodelle zur **Ätiologie** der Ruminationsstörung. Zum **Verlauf** der RRS ist wenig bekannt.

Behandlung

Das **Ziel der Behandlung** der RRS ist die Einstellung des Regurgitations- und Ruminationsverhaltens. Die Behandlung der RRS erfordert einen multidisziplinären Ansatz, der sowohl medizinische als auch verhaltenstherapeutische Maßnahmen umfasst. Barba et al. (2016) konnten in einer RCT zeigen, dass **EMG-Biofeedbacktraining** zu einer Reduktion des Ruminationsverhaltens führt. Biofeedback-Techniken können den Patienten zu helfen, die Kontrolle über ihre Magen-Darm-Muskulatur zu erlangen. Durch visuelle oder auditive Rückmeldungen lernen sie, ihre Körperfunktionen zu regulieren und das Hochwürgen von Nahrung zu verhindern.

Kognitive Verhaltenstherapie (KVT) kann helfen, die zugrunde liegenden psychologischen Faktoren zu adressieren, die zur RRS beitragen (Martinez et al. 2021). In Fallstudien haben sich verhaltenstherapeutische Techniken wie Habit Reversal und positive Verstärkung als wirkungsvoll erwiesen (Tack et al. 2011). Da RRS häufig mit Angst oder Stress assoziiert ist, können Entspannungstechniken wie progressive Muskelentspannung, Atemübungen und Meditation helfen, Stress und Angst zu reduzieren und so die Schwere der Symptome zu verringern (Tabbers et al. 2013). Des Weiteren kann die Einführung von operanten Methoden positives Essverhalten fördern und das Hochwürgen von Nahrung reduzieren. Eltern und Betreuer können geschult werden, wie sie angemessen auf das Verhalten des Kindes reagieren und positive Verstärkung einsetzen können. Zum Behandlungssetting gibt es aktuell keine evidenzbasierten Empfehlungen. Wenn durch die Symptomatik keine ernsthafte medizinische Gefährdung besteht, ist davon auszugehen, dass die Behandlung ambulant erfolgen kann.

MERKE

- Bisher bestehen keine empirisch fundierten Behandlungsempfehlungen.
- Eine medizinische Abklärung der Symptomatik ist indiziert. Es können Biofeedbacktraining und verhaltenstherapeutische Interventionen erwogen werden.

16.2.4 Sonstige näher bezeichnete Fütter- oder Essstörungen (6B8Y)

In dieser Kategorie werden Fütter- und Essstörungen kategorisiert, die nicht den diagnostischen Kriterien anderer Störungsbilder entsprechen. Die zuvor als Fütterstörung im frühen Kindesalter bezeichnete Kategorie kann nun als „Sonstige näher bezeichnete Fütter- oder Essstörung" klassifiziert werden. Hierbei handelt es sich um eine Störung beim Gefüttertwerden im frühen Kindesalter mit Nahrungsverweigerung und extrem wählerischem Essverhalten bei angemessenem Nahrungsangebot und Anwesenheit einer kompetenten Betreuungsperson. Im Rahmen dessen kann es zu einer mangelnden Gewichtszunahme, Gewichtsverlust oder anderen Gesundheitsstörungen kommen. Die Problematik sollte über 1 Monat andauern, um eine Diagnose zu rechtfertigen. Zudem sind organische Ursachen des problematischen Essverhaltens auszuschließen.

Weniger klar umrissene Fütter- oder Essschwierigkeiten, die in keiner anderen Störungskategorie zu klassifizieren sind, aber dennoch klinische Relevanz haben, werden in der Kategorie „Fütter- und Essstörungen, nicht näher bezeichnet" verortet.

LEITLINIE

Die S3-Leitlinie Diagnostik und Therapie der Essstörungen ist auf dem Stand von 2018 und befindet sich aktuell in Überarbeitung: https://www.awmf.org/leitlinien/detail/ll/051-026.html

16.2.5 Ausblick und Fallbeispiel

Unter Fütter- und frühkindlichen Störungen werden hier heterogene Störungskategorien gelistet. Durch die Betrachtung psychischer Erkrankungen aus Lebensspannenperspektive entfallen frühkindliche Störungen als eigene Kategorie, und Pica und die Ruminations- oder Regurgitationsstörung wurden in das Kapitel der Fütter- und Essstörungen aufgenommen.

Allen Störungsbildern dieses Kapitels ist gemein, dass es an evidenzbasierten Behandlungsansätzen mangelt. Während für frühkindliche Störungen 2024 eine aktualisierte Leitlinie erschien, befinden sich die Leitlinien zur Diagnostik und Therapie der Essstörungen in Überarbeitung. Bisher liegen keine empirischen Studien zur Behandlung von Pica und Ruminations- oder Regurgitationsstörung vor, doch können nach somatisch-medizinischer Abklärung Verhaltenstherapie und EMG-Biofeedbacktraining erwogen werden.

Fallbeispiel

Die Eltern von Ben (16 Monate) berichten, ihr Sohn sei ein Schreikind gewesen. Er habe übermäßig viel und lange geweint und sich nur durch langes Herumtragen beruhigen lassen. Ben habe stets viel Körpernähe gebraucht und auf kleinere Veränderungen der Alltagsabläufe mit starkem Frust reagiert. Mit etwa 6 Monaten hätten sie probiert, ihn mit Beikost zu füttern. Er habe aber kein Interesse an Nahrung gezeigt und weiterhin nur Fläschchen getrunken. Aktuell trinke er mehrmals täglich und in der Nacht „seine Milch". Feste Nahrung probiere er höchstens, kaue etwas darauf herum und spucke den Nahrungsbrei wieder aus. Gelegentlich gelinge es den Eltern, Ben mit Joghurt zu füttern, wenn er durch den Fernseher abgelenkt sei. Neue Nahrungsmittel verweigere er konsequent und sei nicht zu motivieren, selbstständig zu essen. Bei gemeinsamen Mahlzeiten habe Ben maximal mit den Lebensmitteln „herumgematscht". Dementsprechend seien sie dazu übergegangen, Ben keine Angebote mehr zu machen und ihn vor den Familienmahlzeiten abzufüttern. Der Kinderarzt habe körperliche Ursachen für Bens eingeschränktes Essverhalten ausgeschlossen. Jetzt seien sie ratlos und machten sich große Sorgen, Ben könne unter- oder mangelernährt sein.

In der Diagnostik zeigen sich Auffälligkeiten im Fragebogen zum Schreien, Schlafen und Füttern (Groß et al. 2013) im Bereich Füttern, die sich im *Baby-DIPS* (Schneider et al. 2022) bestätigen. Es kann eine „Essstörung mit Einschränkung der Nahrungsaufnahme" nach *DC: 0–5* und entsprechend eine „Sonstige näher bezeichnete Fütter- oder Essstörung" nach ICD-11 diagnostiziert werden, die durch folgende Merkmale gekennzeichnet ist:

A) Das Kind isst durchgängig weniger als für sein Alter angemessen.

B) Der Säugling/das Kleinkind zeigt eine oder mehrere der nachfolgend aufgeführten unangemessenen Essgewohnheiten (z. B. anhaltendes fehlendes Interesse an Essen, ängstliches Vermeiden des Essens, Regulationsschwierigkeiten während des Fütterns, selektives Essverhalten, Probleme beim Umstellen der Nahrung).
C) Möglicherweise folgt der Säugling/das Kleinkind nicht den altersentsprechenden Wachstumsverläufen.
D) Das unangemessene Essverhalten wird nicht besser durch medizinische Probleme oder medikamentöse Nebenwirkungen beschrieben.
E) Mindestdauer der Symptomatik: 4 Wochen.

Gemeinsam wird mit den Eltern ein Problemmodell in Anlehnung an die diagnostische Trias nach Papoušek erarbeitet (Papoušek und Papoušek 1990). Dabei kann herausgestellt werden, dass Bens mangelndes Interesse an Nahrungsmitteln bei den Eltern zu Verunsicherung und Sorge führt. Zudem können dysfunktionale Kognitionen bzgl. des Essens aufseiten der Eltern herausgestellt werden. In der Interaktion zeigt sich, dass die Eltern resigniert im Umgang mit den Mahlzeiten sind und – durch negative Erwartungshaltungen geprägt – keine kindgerechte Essatmosphäre herstellen.

Zunächst wird eine Psychoedukation zu altersentsprechenden Essfähigkeiten durchgeführt. Gemeinsam mit den Eltern werden funktionale Essroutinen (vgl. Essregeln nach Bernard-Bonin 2006) erarbeitet. Ein besonderer Schwerpunkt liegt hierbei auf der Schaffung einer geeigneten Mahlzeitenroutine, der Stimuluskontrolle während der Mahlzeiten und der elterlichen Haltung. So kann eine Atmosphäre geschaffen werden, in der Ben eingeladen ist, ohne Druck und Zwang neue Esserfahrungen zu machen. Gleichzeitig soll möglichst wenig Ablenkung durch Medien oder Spielzeug vorhanden sein und die Dauer der Mahlzeiten am Entwicklungsstand des Kindes orientiert zeitlich begrenzt werden. Die Eltern werden ermutigt, durch wiederholte Darbietung von Lebensmitteln eine systematische Desensibilisierung durchzuführen. Zudem wird im Sinne von Shaping jede kleine Annäherung an das gewünschte Essverhalten von den Eltern durch positive mimische Reaktionen verstärkt.

Zum Ende der Behandlung berichten die Eltern, dass Ben bereits ausgewogener esse und häufiger dazu motivierbar sei, neue Nahrungsmittel zu probieren. Durch ihre strukturierten Mahlzeitenroutinen seien sie selbst sicherer im Umgang mit schwierigen Situationen und vertrauten zunehmend darauf, dass Ben sich gut entwickeln werde. Die Eingangsdiagnose kann als vollständig remittiert betrachtet werden. Bei der Bewertung der Behandlung zeigen sich die Eltern hoch zufrieden mit den erreichten Fortschritten und der Behandlung.

LITERATUR

APA – American Psychiatric Association. Diagnostic and Statistical Manual of Mental Disorders. Fifth edition. Text Revision (DSM-5-TR). Washington, DC: APA 2022.

Barba E, Accarino A, Soldevilla A, Malagelade JR, Azpiroz F. Randomized, placebo-controlled trial of biofeedback for the treatment of rumination. Am J Gastroenterol 2016; 111(7): 1007–1013.

Bernard-Bonin AC. Feeding problems of infants and toddlers. Can Fam Physician 2006; 52(10): 1247–1251.

Bhatia MS, Gupta R. Pica responding to SSRI: An OCD spectrum disorder? World J Biol Psychiatry 2009; 10: 936–938.

Bogdanovic M, Alempijevic D, Curcic D, Durmic T. A fatal outcome of pica syndrome: an unusual case of delayed mortality. Am J For Med Pathol 2018; 39: 261–263. doi: 10.1097/PAF.00000 00000 000409.

Bryant-Waugh R, Markham L, Kreipe RE, Walsh BT. Feeding and eating disorders in childhood. Int J Eat Disord 2010, 43: 98–111.

Bryant-Waugh R, Micali N, Cooke L, Lawson EA, Eddy KT, Thomas JJ. Development of the Pica, ARFID, and Rumination Disorder Interview, a multi-informant, semi-structured interview of feeding disorders across the lifespan: a pilot study for ages 10–22. Int J Eat Disord 2019; 52: 378–387. doi: 10.1002/eat.22958.

Bufferd SJ, Dougherty LR, Carlson GA, Rose S, Klein DN. Psychiatric disorders in preschoolers: continuity from ages 3 to 6. Am J Psychiatry 2012; 169; 1157–1164.

Cierpka M. Regulationsstörungen. Berlin, Heidelberg: Springer 2015.

Clark B, Vandermeer B, Simonetti A, Buka I. Is lead a concern in Canadian autistic children? Paediatr Child Health 2010; 15: 17–22.

Decaudin P, Kanagaratnam L, Kmiec I, Nguyen Y, Migault C, Lebrun D, et al. Prevalence of geophagy and knowledge about its health effects among native Sub-Saharan Africa, Caribbean and South America healthy adults living in France. Eat Weight Disord 2018; doi: 10.1007/s40519-018-0624-9.

Delaney CB, Kamryn TE, Hartmann AS, Becker AE, Murray HB, Thomas J. Pica and rumination behavior among individuals seeking treatment for eating disorders or obesity. Int J Eat Disord 2015; 48(2): 238–248.

DGKJP – Deutsche Gesellschaft für Kinder- und Jugendpsychiatrie, Psychosomatik und Psychotherapie e.V. (Hrsg.). S2k-Leitlinie Psychische Störungen im Säuglings-, Kleinkind- und Vorschulalter. AWMF-Registernummer 028/041. Stand: 01.07.2024; gültig bis: 30.06.2029; https://register.awmf.org/de/leitlinien/detail/028-041 (letzter Zugriff: 28.5.2025).

DGPM und DGKJP – Deutsche Gesellschaft für Psychosomatische Medizin und Ärztliche Psychotherapie e.V., Deutsche Gesellschaft für Kinder- und Jugendpsychiatrie, Psychosomatik und Psychotherapie e.V. (Hrsg.). S3-Leitlinie Diagnostik und Therapie der Essstörungen. AWMF-Registernummer 051-026. Stand: 31.05.2018 (in Überarbeitung); https://www.awmf.org/leitlinien/detail/ll/051-026.html (letzter Zugriff: 28.5.2025).

Dumaguing NI, Singh I, Sethi M, Devanand DP. Pica in the geriatric mentally ill: Unrelenting and potentially fatal. J Geriatr Psychiatry Neurol 2003; 16: 189–191.

Egger HL, Angold A. Common emotional and behavioral disorders in preschool children: presentation, nosology, and epidemiology. J Child Psychol Psychiatry 2006; 47: 313–337.

Foulon C. Schizophrenia and eating disorders. Encephale 2003; 29: 463–466.

Foxx RM, Martin ED. Treatment of scavenging behavior (coprophagy and pica) by overcorrection. Behav Res Ther 1975; 13: 153–162.

Groß S, Reck C, Thiel-Bonney C, Cierpka M. Empirische Grundlagen des Fragebogens zum Schreien, Füttern und Schlafen (SFS). Praxis der Kinderpsychologie und Kinderpsychiatrie 2013; 62: 327–347. doi: 10.13109/prkk.2013.62.5.327.

Haddock JN, Hagopian LP. Competing stimulus assessments: a systematic review. J Appl Behav Anal 2020; 53(4): 1982–2001. doi: 10.1002/jaba.754.

Hagopian LP, Rooker GW, Rolider NU. Identifying empirically supported treatments for pica in individuals with intellectual disabilities. Res Dev Disabil 2011a; 32(6): 2114–2120.

Hagopian LP, Gonzales ML, Rivet TT, Triggs M, Clark SB. Response interruption and differential reinforcement of alternative behaviour for treatment of pica. Behav Intervent 2011b; 26: 309–325. doi: 10.1002/bin.339.

Hagopian LP, Rooker GW, Zarcone JR. Delineating subtypes of self-injurious behavior maintained by automatic reinforcement. J Appl Behav Anal 2015; 48(3): 523–543. doi: 10.1002/jaba.236.

Hagopian LP, Rooker GW, Zarcone JR, Bonner AC, Arevalo AR. Further analysis of subtypes of automatically reinforced SIB: a replication and quantitative analysis of published datasets. J Appl Behav Anal 2017; 50(1): 48–66. doi: h10.1002/jaba.368.

Hagopian LP, Frank-Crawford MA, Javed N, Fisher AB, Dillon CM, et al. Initial outcomes of an augmented competing stimulus assessment. J Appl Behav Anal 2020; 53(4): 2172–2185. doi: 10.1002/jaba.725.

Hartmann AS, Becker AE, Hampton C, Bryant-Waugh R. Pica and rumination disorder in DSM-5. Psychiatr Ann 2012; 42: 426–430.

Hemmi MH, Wolke D, Schneider S. Associations between problems with crying, sleeping and/or feeding in infancy and long-term behavioural outcomes in childhood: a meta-analysis. Arch Dis Child 2011; 96: 622–629.

Kurtz PF, Strohmeier CW, Becraft JL, Chin MD. Collateral effects of behavioral treatment for problem behavior on caregiver stress. J Autism Dev Disord 2020; 51(8): 1–14. doi: 10.1007/s10803-020-04694-y.

Martinez A, Rathod J, Friesen CA, Rosen JM, Friesen K, Schurman JV. Rumination syndrome in children and adolescents: a mini review. J Pediatr Gastroenterol Nutr 2021; 72(1): 1–6.

Matson JL, Belva B, Hattier MA, Matson M. Pica in persons with developmental disabilities: characteristics, diagnosis, and assessment. Res Autism Spectr Disord 2011; 5: 1459–1464.

Mishori R, McHale C. Pica: an age-old eating disorder that's often missed. J Fam Pract 2014; 63(7): E1–4.

Moline R, Hou S, Chevrier J, Thomassin K. A systematic review of the effectiveness of behavioural treatments for pica in youths. Clin Psychol Psychother 2021; 28: 39–55. doi: 10.1002/cpp.2491.

Müller A, Hartmann Firnkorn A, de Zwaan M, Atypische und nicht näher bezeichnete Essstörungen. In: S3-Leitlinie Diagnostik und Behandlung der Essstörungen; https://www.awmf.org/leitlinien/detail/ll/051-026.html (letzter Zugriff: 28.5.2025).

Murray HB, Thomas JJ, Hinz A, Munsch S, Hilbert A. Prevalence in primary school youth of pica and rumination behavior: the understudied feeding disorders. Int J Eat Disord 2018; 51(8): 994–998.

Nicholls D, Bryant-Waugh R. Eating disorders of infancy and childhood: definition, symptomatology, epidemiology and co-morbidity. Child Adolesc Psychiatr Clin North Am 2008, 18(1): 17–30.

Nikaki K, Rybak A, Nakagawa K, Rawat D, Yazaki E, Woodland P, et al. Rumination syndrome in children presenting with refractory gastroesophageal symptoms. J Pediatr Gastroenterol Nutr 2020; 70: 330–5. doi: 10.1097/MPG.0000000000002569.

Papoušek M, Papoušek H. Excessive infant crying and intuitive parental care: Buffering support and its failures in parent-infant interaction. Early Child Dev Care 1990; 65(1): 117–126.

Paul T, Thiel A. Eating Disorder Inventory-2 (EDI-2). Göttingen: Hogrefe 2004.
Piazza CC, Fisher WW, Hanley GP, LeBlanc LA, Worsdell AS, Lindaur SE, Keeney KM. Treatment of pica through multiple analyses of its reinforcing functions J Appl Behav Anal 1998; 31(2): 165–189.
Ravens-Sieberer U, Wille N, Bettge S, Erhart M. Psychische Gesundheit von Kindern und Jugendlichen in Deutschland Ergebnisse aus der BELLA-Studie im Kinder- und Jugendgesundheitssurvey (KiGGS). Bundesgesundheitsblatt – Gesundheitsforsch – Gesundheitsschutz 2007; 50: 871–878. doi: 10.1007/s00103-007-0250-6.
Rose EA, Porcerelli JH, Neale AV. Pica: common but commonly missed. J Am Board Fam Pract 2000; 13: 353–358.
Rosen R, Vandenplas Y, Singendonk M, Cabana M, Di Lorenzo C, Gottrand F, et al. Pediatric gastroesophageal reflux clinical practice guidelines: joint recommendations of the North American Society for Pediatric Gastroenterology, Hepatology, and Nutrition (NASPGHAN) and the European Society for Pediatric Gastroenterology, Hepatology, and Nutrition (ESPGHAN). J Pediatr Gastroenterol Nutr 2016; 63(5): 516–554.
Roy A, Fuentes-Afflick E, Fernald LCH, Young SL. Pica is prevalent and strongly associated with iron deficiency among Hispanic pregnant women living in the United States. Appetite 2018; 120: 163–170. doi: 10.1016/j.appet.2017.08.033.
Rooker GW, Bonner AC, Dillon CM, Zarcone JR. Behavioral treatment of automatically reinforced SIB: 1982–2015. J Appl Behav Anal 2018; 51(4): 974–997. doi: 10.1002/jaba.492.
Ruckle MM, Bednar MK, Suen K, Falligant JM. Brief assessment and treatment of pica using differential reinforcement, response interruption and redirection, and competing stimuli. Behav Intervent 2022; 38(1): 255–267. doi: 10.1002/bin.1881.
Schneider S, Wolke D, Popp L, von Brachel R. Kleinkind-DIPS. Interviewleitfaden-Elternversion. Unveröffentlichtes Manuskript. Ruhr-Universität Bochum 2022.
Stein DJ, Bouwer C, van Heerden B. Pica and the obsessive-compulsive spectrum disorders. S Afr Med J 1996; 86: 1586–1588.
Tabbers MM, DiLorenzo C, Berger MY, Faure C, Langendam MW, Nurko S, et al. Evaluation and treatment of functional constipation in infants and children: evidence-based recommendations from ESPGHAN and NASPGHAN. J Pediatr Gastroenterol Nutr 2013; 58(2): 258–274.
Tack J, Blondeau K, Boecxstaens V, Rommel N. Review article: The pathophysiology, differential diagnosis and management of rumination syndrome. Aliment Pharmacol Ther 2011; 33: 782–800.
Thomas BR, Bowman MD, Sanchez A, Strohmeier CW. Parent treatment of complex pica in a teen with autism. Behav Intervent 2023; 38(3): 611–624. doi: 10.1002/bin.1956.
Uhlhaas PJ, Davey CG, Mehta UM, Shah J, Torous J, Allen NB, et al. Towards a youth mental health paradigm: a perspective and roadmap. Mol Psychiatry 2023; 28: 3171–3181.
Von Gontard A, Bolten M, Equit M, In-Albon T. Psychische Störungen im Säuglings-, Kleinkind- und Vorschulalter – DC: 0–5. Kindheit und Entwicklung 2020; 29: 173–177.
Von Hofacker N, Papoušek M. Disorders of excessive crying, feeding and sleeping: the Munich interdisciplinary Research and intervention Program. Infant Mental Health J 1998; 19(2): 180–201.
WHO – World Health Organization. ICD-11: International Classification of Diseases, 11th Revision. Geneva: WHO 2022.
Young SL, Sherman PW, Lucks JB, Pelto GH. Why on earth? Evaluating hypotheses about the physiological functions of human geophagy. Q Rev Biol 2011; 86: 97–120. doi: 10.1086/65988 4.
Zero to Three. DC:0–3R: Diagnostic classification of mental health and developmental disorders of infancy and early childhood (Rev. ed.). ZERO TO THREE/National Center for Infants, Toddlers and Families 2005.

KAPITEL

17 Ausscheidungsstörungen (6C0)

Alexander von Gontard

Neuigkeiten auf einen Blick

- Die Klassifikationssysteme der International Children's Continence Society (ICCS) haben sich bei der Definition der Enuresis und Harninkontinenz bewährt. Ebenso ist die Rome-IV-Klassifikation für die Enkopresis und Obstipation weltweit etabliert.
- Neue molekulargenetische Untersuchungen zeigen, dass nicht nur die Enuresis nocturna, sondern auch die Harninkontinenz am Tag und die Obstipation auf einer genetischen Ätiologie beruhen.
- Neue bildgebende Verfahren weisen darauf hin, dass Funktionsstörungen des Zentralnervensystems entscheidende Faktoren in der Genese der Ausscheidungsstörungen sind.
- Neuronale Entwicklungsstörungen sind mit höheren Raten aller Ausscheidungsstörungen assoziiert.
- Auch Jugendliche sind von Ausscheidungsstörungen betroffen. Ausscheidungsstörungen in diesem Alter sind mit einem langfristigen Risiko für psychische Störungen verbunden.
- Auch nach neueren Studien beträgt die Rate psychischer Störungen bei der Enuresis nocturna 20–30 %, bei der Harninkontinenz tags 20–40 % und bei Obstipation und Stuhlinkontinenz 30–50 %.
- Die Ausscheidungsstörung mit der geringsten Komorbiditätsrate ist die primäre monosymptomatische Enuresis nocturna.

- Therapieleitend ist die Unterscheidung in eine monosymptomatische und nicht-monosymptomatische Enuresis nocturna.
- Komorbide psychische Störungen sind mit geringerer Compliance und schlechterem Therapieerfolg assoziiert und müssen zusätzlich behandelt werden.
- Die Urotherapie, die Elemente der Kognitiven Verhaltenstherapie enthält, gilt als Grundlage der Behandlung aller Ausscheidungsstörungen.
- Für die Dranginkontinenz (überaktive Blase) ist die transdermale elektrische Neurostimulation (TENS) sehr wirksam und hat einen hohen Stellenwert in der Behandlung erlangt.
- Neue Medikamente sind für die Dranginkontinenz (überaktive Blase) bei Erwachsenen eingeführt und werden in den nächsten Jahren vermutlich auch für Kinder zugelassen werden.
- Die Sonografie des Rektums ist zur Erkennung einer Stuhlretention so wichtig, dass sie in den meisten Fällen eine digitale Inspektion ersetzt hat.
- Orale Laxanzien (Macrogol) sind zur Desimpaktion wie auch zur Erhaltungstherapie der funktionellen Obstipation Mittel der ersten Wahl.
- Die Kombination aus Harninkontinenz und funktioneller Defäkationsstörung („bladder and bowel dysfunction", BBD) scheint eine besonders hohe Komorbidität für psychische Störungen aufzuweisen.
- Bei Therapieresistenz haben sich ambulante Schulungsprogramme sowohl für die Harninkontinenz als auch für die funktionelle Obstipation und Stuhlinkontinenz bewährt.

Ausscheidungsstörungen sind häufige, heterogene Störungen des Kindes- und Jugendalters. Basierend auf einer exakten Diagnostik ist eine spezifische und wirksame Therapie sehr erfolgversprechend. Das Ziel dieses Kapitels ist es, einen Überblick über die neuesten Entwicklungen, vor allem in der Therapie der Ausscheidungsstörungen, zu vermitteln. Eine erste Übersicht zum Störungsbild gibt ➤ Tab. 17.1.

17.1 Enuresis (6C00)

Weder das ICD-10- noch das ICD-11- noch das DSM-5-Klassifikationssystem entspricht den aktuellen Forschungsstandards (WHO 2008, 2022; APA 2013). In der ICD-11 wird lediglich zwischen einer Enuresis (6C00), einer Enkopresis (6C01) und Ausscheidungsstörungen, nicht näher bezeichnet (6C0Z), unterschieden. Spezifische Subtypen werden nicht berücksichtigt.

17.1.1 Klassifikation

In den AWMF-Leitlinien zur Enuresis und funktionellen Harninkontinenz wurde deshalb die weltweit etablierte Klassifikation der International Children's Continence Society (ICCS) übernommen (Austin et al. 2016; DGKJP und DGKJ 2021). Danach wird zunächst zwischen einer seltenen, kontinuierlichen (d. h. Harnträufeln), überwiegend organisch bedingten Harninkontinenz und einer häufigen, intermit-

Tab. 17.1 Ausscheidungsstörungen – Übersicht

	Enuresis und funktionelle Harninkontinenz tags	Funktionelle Obstipation und nicht-retentive Stuhlinkontinenz
Definition	Heterogene Gruppe von Störungen, definiert durch intermittierendes Einnässen im Schlaf oder im Wachzustand Ausschluss organischer Ursachen Dauer: 3 Monate Einnässfrequenz mind. 1 ×/Monat	Funktionelle Obstipation: chronische Obstipation mit typischen Symptomen, Dauer: 1 Monat *oder* Nicht-retentive Stuhlinkontinenz: wiederholtes Einkoten ohne Zeichen von Obstipation, Dauer: 1 Monat Ausschluss organischer Ursachen

Tab. 17.1 Ausscheidungsstörungen – Übersicht *(Forts.)*

	Enuresis und funktionelle Harninkontinenz tags	Funktionelle Obstipation und nicht-retentive Stuhlinkontinenz
Subtypen	4 Subtypen der Enuresis, 9 Subtypen der funktionellen Harninkontinenz tags	Nur die zwei Hauptgruppen der funktionellen Obstipation und der nicht-retentiven Stuhlinkontinenz
Manifestationsalter	Ab einem Alter von 5;0 Jahren	Funktionelle Obstipation: keine Altersbeschränkung Nicht-retentive Stuhlinkontinenz: ab einem Alter von 4;0 Jahren
Diagnostik	Klinische Standarddiagnostik in den meisten Fällen ausreichend	Klinische Standarddiagnostik in den meisten Fällen ausreichend
Therapeutische Optionen	Standard-Urotherapie Grundlage der Behandlung **Enuresis:** apparative Verhaltenstherapie (AVT) Mittel der 1. Wahl; Desmopressin Mittel der 2. Wahl **Funktionelle Harninkontinenz:** *Dranginkontinenz:* Protokolle, Anticholinergika, TENS *Harninkontinenz bei Miktionsaufschub:* Steigerung der Miktionsfrequenz *Detrusor-Sphinkter-Dyskoordination:* Biofeedback Behandlung der komorbiden Störungen Bei Therapieresistenz: Schulungsverfahren	Toilettentraining 3 ×/Tag Grundlage der Behandlung **Funktionelle Obstipation:** initiale Desimpaktion, Erhaltungstherapie mit oralen Laxanzien **Nicht-retentive Stuhlinkontinenz:** Laxanzien kontraindiziert Behandlung der komorbiden Störungen Bei Therapieresistenz: Schulungsverfahren
Wichtige Leitlinien	S2k-Leitlinie (DGKJP und DGKJ 2021) NICE Guideline zur Enuresis (NICE 2010; Nunes 2010) ICCS Guidelines: Standardisierung (Austin et al. 2016), Enuresis (Neveus et al. 2020), nicht-monosymptomatische Enuresis (Franco et al. 2013), funktionelle Harninkontinenz tags (Chang et al. 2017)	S2k-Leitlinie (GPGE und DGKJP 2022) NICE Guideline zur funktionellen Obstipation (NICE 2017) Gastroenterologische Leitlinie: Tabbers et al. (2014) ICCS Guidelines: funktionelle Obstipation (Burgers et al. 2013), nicht-retentive Stuhlinkontinenz (Koppen et al. 2016a), neurogene GI-Störungen (Kelly et al. 2023), BBD und Harnwegsinfekte (Yang et al. 2018)

tierenden, überwiegend funktionell bedingten Harninkontinenz unterschieden (➤ Tab. 17.2). Intermittierend bedeutet, dass Einnässepisoden und trockene Intervalle sich ablösen, aber dass das Einnässen nicht kontinuierlich erfolgt.

Organische Harninkontinenz umfasst strukturelle Störungen (wie Fehlbildungen des Harntraktes), neurogene Störungen (wie Spina bifida occulta, Tethered-Cord-Syndrom) und pädiatrische Störungen (wie Diabetes insipidus und Diabetes mellitus, Harnwegsinfekte). Diese müssen ausgeschlossen werden.

Ferner wird gemäß ICCS zwischen einer Enuresis nocturna (oder auch nur Enuresis) mit Einnässen im Schlaf (auch Mittagsschlaf) und einer funktionellen Harninkontinenz mit Einnässen tagsüber im Wachzustand unterschieden (Austin et al. 2016). Der Begriff

Tab. 17.2 Unterschiede zwischen kontinuierlicher und intermittierender Harninkontinenz (Austin et al. 2016)

	Kontinuierliche Harninkontinenz	Intermittierende Harninkontinenz
Definition	ununterbrochener Harnabgang, Träufeln	abgrenzbare Füllungsphase (trocken) und Entleerungsphase (nass)
Häufigkeit	sehr selten	häufig
Ursache	fast immer organisch	fast immer nicht-organisch (funktionell)

Enuresis diurna sollte nicht verwendet werden. Wenn ein Kind im Schlaf und im Wachzustand einnässt, erhält es zwei Diagnosen.

MERKE

Jedes intermittierende Einnässen im Schlaf wird als Enuresis nocturna – oder kurz Enuresis – bezeichnet. Ein Einnässen im Wachzustand wird als nicht-organische oder funktionelle Harninkontinenz tags bezeichnet.

Weitere Kriterien umfassen ein chronologisches Mindestalter von 5;0 Jahren, eine Mindestdauer von 3 Monaten und mindestens eine Episode pro Monat (Austin et al. 2016). Es werden vier Subtypen der Enuresis und sogar neun der Harninkontinenz tags unterschieden.

Enuresis

Die Klassifikation der Enuresis orientiert sich am längsten trockenen Intervall und daran, ob Zeichen einer Blasenfunktionsstörung vorliegen oder nicht (➤ Tab. 17.3). Dabei ist die Unterscheidung zwischen mono- und nicht-monosymptomatischer Enuresis therapieleitend, da die Blasenfunktionsstörungen immer zuerst behandelt werden müssen. Dabei folgt man den Prinzipien der funktionellen Harninkontinenz. Die sekundäre Enuresis geht mit einer höheren Rate an psychischen Störungen einher.

MERKE

Die Diagnose einer nicht-monosymptomatischen Enuresis ist therapieleitend: Die Blasendysfunktion muss zuerst behandelt werden nach den Prinzipien der funktionellen Harninkontinenz.

Funktionelle Harninkontinenz tags

Die Klassifikation der Harninkontinenz tags ist heterogener. Die drei häufigen Störungen sind die Dranginkontinenz (überaktive Blase), die Harninkontinenz mit Miktionsaufschub und die Detrusor-Sphinkter-Dyskoordination. Diese werden in ➤ Kap. 17.1.7 ausführlicher besprochen. In ➤ Tab. 17.4 finden sich die Subformen mit typischen Leitsymptomen.

17.1.2 Komorbidität

Viele Kinder mit Enuresis und funktioneller Harninkontinenz sind psychisch belastet. So ist die Lebensqualität erniedrigt und die Rate negativer Lebensereignisse erhöht, und bei vielen Kindern ist das Selbstwertgefühl eingeschränkt. Zusätzlich beträgt die Rate an psychischen Störungen 20–30 % bei der Enuresis und 20–40 % bei der funktionellen Harninkontinenz (von Gontard et al. 2011). Eine aktuelle systematische Übersicht mit Metaanalyse konnte zeigen, dass Kinder mit Inkontinenz insgesamt ein geringeres Selbstkonzept sowie internalisierende und externalisierende, Aufmerksamkeits-, aggressive und soziale Probleme und Symptome aufweisen (Aymerich et al. 2023).

Neuronale Entwicklungsstörungen wie ADHS, Autismus-Spektrum-Störungen und Intelligenzmin-

Tab. 17.3 Formen und Leitsymptome der Enuresis

	Form der Enuresis	Wichtige Leitsymptome
Monosymptomatisch	Primäre monosymptomatische Enuresis	Keine Blasenfunktionsstörungen tagsüber, längstes trockenes Intervall < 6 Monate
	Sekundäre monosymptomatische Enuresis	Keine Blasenfunktionsstörungen tagsüber, längstes trockenes Intervall > 6 Monate
Nicht-monosymptomatisch*	Primäre nicht-monosymptomatische Enuresis	Blasenfunktionsstörungen tagsüber*, längstes trockenes Intervall < 6 Monate
	Sekundäre nicht-monosymptomatische Enuresis	Blasenfunktionsstörungen tagsüber*, längstes trockenes Intervall > 6 Monate

* Zeichen von Drang, Aufschub, Dyskoordination, d. h. ähnlich wie bei der funktionellen Harninkontinenz, jedoch kein Einnässen tagsüber

Tab. 17.4 Formen und Leitsymptome der funktionellen Harninkontinenz tags

	Form der Harninkontinenz	Wichtige Leitsymptome
Häufige Formen	Überaktive Blase/Dranginkontinenz	Drangsymptome, erhöhte Miktionsfrequenz > 7 ×/Tag, kleine Urinvolumina
	Harninkontinenz bei Miktionsaufschub	Seltene Miktionen < 5 ×/Tag, habitueller Aufschub der Miktionen
	Detrusor-Sphinkter-Dyskoordination	Pressen zu Beginn der Miktion, unterbrochener Harnfluss
Seltene Formen	Stressinkontinenz	Einnässen bei Husten, Niesen, erhöhtem intraabdominalem Druck, kleine Volumina
	Lachinkontinenz	Einnässen bei Lachen, große Volumina, komplette Entleerung
	Unteraktive Blase	Unterbrochener Harnfluss, Entleerung nur mit Pressen
	Vaginaler Influx	Einnässen nur 5–10 Minuten nach Miktion aufgrund des Refluxes
	Funktionelle Obstruktion	Behinderung und Verminderung des Harnflusses
	Erhöhte diurnale Miktionsfrequenz	Benigne, zeitliche begrenzte Störung mit Drangsymptomen und erhöhter Miktionsfrequenz

derung tragen ein besonders hohes Risiko für Ausscheidungsstörungen (von Gontard et al. 2022). Ansonsten ist die Komorbidität heterogen und umfasst sowohl externalisierende Störungen (z. B. Störung des Sozialverhaltens) als auch internalisierende Störungen wie Angststörungen und Depressionen (von Gontard et al. 2011).

Kinder mit einer primären monosymptomatischen Enuresis haben die geringste Rate von komorbiden Störungen (von Gontard et al. 2011). Eine Harninkontinenz mit Miktionsaufschub geht mit einer besonders hohen Rate psychischer Störungen einher, vor allem einer Störung des Sozialverhaltens mit oppositionellem Verhalten (von Gontard et al. 2016).

Tab. 17.5 Diagnostik der Enuresis und der funktionellen Harninkontinenz

Enuresis und funktionelle Harninkontinenz
Standarddiagnostik
• Anamnese • Miktionsprotokoll • Fragebogen zur Enuresis/Harninkontinenz • Körperliche Untersuchung • Ultraschall • Urinstatus • Kinder- und jugendpsychiatrische Diagnostik bzw. Screening mit Fragebögen • Dokumentation der Enuresis/Harninkontinenz
Erweiterte Diagnostik: nur bei Indikation
• Urinbakteriologie • Uroflowmetrie (ggf. mit EMG) • Weitergehende kinderärztliche und kinderurologische Diagnostik: Röntgenaufnahmen, Blasenspiegelung, Blasen-Innendruckmessungen, MRT, Szintigrafie

17.1.3 Diagnostik

In den meisten Fällen von Enuresis und funktioneller Harninkontinenz ist die Standarddiagnostik ausreichend (➤ Tab. 17.5). Sie ist klinisch orientiert und kann in verschiedenen therapeutischen Settings durchgeführt werden. An erster Stelle steht eine ausführliche **Anamnese,** die durch Fragebögen und Miktionsprotokoll ergänzt wird. Das **Miktionsprotokoll** ist besonders wichtig, da es objektiv über 48 Stunden die Einfuhr von Trinkflüssigkeit sowie die Miktionsfrequenz und das Miktionsvolumen erfasst. Weitere Symptome wie Drang oder Aufschub werden ebenfalls notiert. Eine **körperliche Untersuchung** ist in jedem Fall notwendig. Eine **Sonografie** wird empfohlen. Dabei spielen funktionelle Parameter wie Resturin, Blasenwanddicke und Rektumdurchmesser eine besondere Rolle. Es wird empfohlen, zumindest einen **Urinstatus** zu erheben. In kinderpsychiatrischen Settings ist die volle Diagnostik und in somatischen Kliniken ein Screening für begleitende psychische Symptome mit einem Breitbandfragebogen zu empfehlen. In einem Kalender wird die Häufigkeit des

Einnässens mindestens 14 Tage, bestenfalls über 4 Wochen erfasst.

Weitergehende diagnostische Maßnahmen erfordern eine besondere Indikation und sind routinemäßig nicht notwendig (➤ Tab. 17.5).

Einzelheiten zur Diagnostik finden sich im Leitfaden Enuresis (von Gontard 2018) sowie in der S2k-Leitlinie (DGKJP und DGKJ 2021).

CAVE

Die körperliche Untersuchung soll nur im Beisein der Eltern/Pflegekräfte erfolgen.

17.1.4 Behandlung

Psychotherapeutische Interventionen

Die Grundlage der Behandlung aller Formen der Enuresis und der funktionellen Harninkontinenz ist die Standard-Urotherapie (Austin et al. 2016). Diese umfasst alle nicht-pharmakologischen, nicht-chirurgischen Interventionen zur Behandlung von Ausscheidungsstörungen und enthält viele Elemente der Kognitiven Verhaltenstherapie (Nieuwhof-Leppink et al. 2021). Einer sorgfältigen Metaanalyse von Schäfer et al. (2015) zufolge ist die Standard-Urotherapie bei funktioneller Harninkontinenz hoch wirksam.

Die **Standard-Urotherapie** umfasst Informationsvermittlung, Aufklärung und Psychoedukation. Miktionsverhalten, Trinkverhalten und Darmentleerung sollten optimiert und protokolliert werden. Einzelheiten finden sich in ➤ Tab. 17.6. Die wichtigsten Elemente der **speziellen Urotherapie** sind die apparative Verhaltenstherapie bei Enuresis, TENS bei Dranginkontinenz und Biofeedbackverfahren bei Detrusor-Sphinkter-Dyskoordination (➤ Tab. 17.6).

Bei komplexen, komorbiden Ausscheidungsstörungen werden Obstipation/Stuhlinkontinenz zuerst behandelt, gefolgt von der Harninkontinenz tags und zuletzt der Enuresis nocturna (DGKJP und DGKJ 2021). Bei der nicht-monosymptomatischen Enuresis werden Auffälligkeiten der Blasenfunktion zuerst behandelt.

Tab. 17.6 Unterschiede zwischen der Standard- und der speziellen Urotherapie (Austin et al. 2016; DGKJP und DGKJ 2021)

Elemente der Standard-Urotherapie (ICCS)	• Aufklärung, Information, Entmystifizierung – Physiologie der Harnblase – Beschreibung der normalen Blasenfunktion als Reifungsprozess – Charakterisierung der Blasenfunktionsstörung (Pathophysiologie) – Berücksichtigung von Komorbiditäten – Mögliche Therapiekonzepte • Anleitung zu optimalem Miktionsverhalten, z. B. – Absprache von Regeln bei Miktion – Miktion rechtzeitig, entspannt und mit Zeit – Miktion nach der Uhr – Förderung von Wahrnehmungsübungen für die Blase • Anleitung zur regelmäßigen Darmentleerung • Instruktionen zu Trink- und Ernährungsverhalten • Anwendung von Protokollsystemen – „Sonne-Wolken-Kalender" – Toiletten- und Miktionspläne – Kalendersysteme • Unterstützung und Begleitung – Regelmäßige Kontakte – Förderung der Motivation – Ansprechbarkeit des therapeutischen Teams
Elemente der speziellen Urotherapie	• Apparative Verhaltenstherapie (AVT) • Beckenbodentraining • Biofeedbacktraining • Elektrostimulation (z. B. TENS) • Sauberer intermittierender Einmalkatheterismus

Pharmakologische Therapie

Die Pharmakotherapie kann die Urotherapie sinnvoll ergänzen, wenn sie indiziert ist. Die wichtigsten Medikamente sind Desmopressin bei Enuresis nocturna und Anticholinergika bei Dranginkontinenz. Eine Übersicht über die Pharmakotherapie nach den S2k-Leitlinien findet sich in ➤ Tab. 17.7 (DGKJP und DGKJ 2021).

Nach der allgemeinen Einführung sollen im Folgenden zuerst die Enuresis und dann die funktionelle Harninkontinenz dargestellt werden.

Tab. 17.7 Pharmakologische Behandlung gemäß S2k-Leitlinie (DGKJP und DGKJ 2021)

Medikament	Dosierungsempfehlung	Nebenwirkungen
Desmopressin	Einnahme 30–60 Minuten vor dem Einschlafen Tablette: • Beginn mit 0,2 mg • Steigerung auf 0,4 mg Lösung (360 µg/ml Lösung) • Beginn mit 0,5 ml (180 µg) • Steigerung auf 1,0 ml (360 µg) Schmelztablette: • Beginn mit 120 µg • Steigerung auf max. 240 µg Behandlungsdauer: bis 12 Wochen, dann Absetzversuch Max. Trinkmenge am Abend: 250 ml	Kopfschmerzen Übelkeit Erbrechen Gewichtszunahme Zerebrale Krampfanfälle (Hypotone Hyperhydratation)
Propiverin-Hydrochlorid (zugelassen ab 5 Jahre)	0,4–0,8 mg/kg KG/Tag in 2 Einzeldosen Maximaldosis 15 mg/Tag	Mögliche Nebenwirkungen aller Anticholinergika: **Allgemein:** • Obstipation • Restharnbildung • Tachykardie • Mundtrockenheit • Hautrötung **ZNS-Nebenwirkungen:** • Kopfschmerzen • Schwindel • Sehstörungen • Müdigkeit • Konzentrationsstörungen • Wesensveränderungen
Oxybutynin (zugelassen ab 5 Jahre) **Trospiumchlorid** (zugelassen ab 12 Jahre)	0,1–0,3 mg/kg KG/Tag in 2–3 Einzeldosen Maximaldosis 15 mg/Tag 2–3 × 5(–10) mg/Tag	

17.1.5 Enuresis nocturna

Epidemiologie

Die Prävalenz der Enuresis nocturna im Alter von 7 Jahren liegt in unterschiedlichen Kollektiven zwischen 7 und 13 %, im Mittel bei 10 % (Buckley und Lapitan 2010). Jungen sind etwa 2-mal häufiger betroffen. Die Spontanremissionsrate liegt bei ca. 15 %/Jahr (Forsythe und Redmond 1974; Buckley und Lapitan 2010). Primäre Formen sind häufiger als sekundäre und monosymptomatische häufiger als nicht-monosymptomatische Formen der Enuresis. Auch Jugendliche sind weiter betroffen (von Gontard et al. 2017).

Ätiologie

Bei der **monosymptomatischen Enuresis** nocturna findet sich eine unbeabsichtigte, meist vollständige Blasenentleerung während des Schlafs (Neveus et al. 2020). Die Blasenfunktion ist sowohl in der Füllungs- als auch in der Entleerungsphase normal. Es handelt sich dabei um eine genetisch bedingte Reifungsstörung des Zentralnervensystems (ZNS) nach formal- und molekulargenetischen Studien mit einer Heritabilität von 0,7 und assoziierten Genloci auf Chromosomen 6 und 13 in einer bahnbrechenden genomweiten Assoziationsstudie (Hublin et al. 1998; Jorgensen et al. 2022).

Drei wesentliche **pathogenetische Mechanismen** spielen bei der Enuresis eine Rolle, die auf Funktionsstörungen des ZNS hinweisen:

- Arousaldefizit mit tiefem Schlaf und erschwerter Erweckbarkeit
- Mangelnde zentrale Inhibition des Entleerungsreflexes des Detrusors im Schlaf
- Nächtliche Polyurie (bei Subgruppen der Enuresis)

Bei der **nicht-monosymptomatischen Enuresis** (NE) handelt es sich um eine Mischform mit sowohl Beteiligung des ZNS als auch der peripheren Blasenfunktion (Neveus et al. 2020; Franco et al. 2013).

Neue bildgebende Studien weisen auf die Bedeutung des ZNS in der Ätiologie der Enuresis hin. In einer MRT-Studie fanden Jiang et al. (2018) bspw. signifikante Unterschiede im hinteren Kleinhirnlappen, im anterioren cingulären Kortex, im medialen frontalen Kortex und im linken temporalen Gyrus bei Kindern mit NE im Vergleich zu Kontrollen. In ihrer Übersicht zu bildgebenden Studien kommen Dang und Tang (2021) zu dem Schluss, dass die Ergebnisse aufgrund der heterogenen Methodik derzeit noch nicht vergleichbar sind und Replikationen fehlen. Eine Übersicht über bildgebende Studien findet sich bei de Rijk et al. (2023).

17

Diagnostik

Die Standarddiagnostik reicht in den meisten Fällen der Enuresis aus (➤ Tab. 17.5).

Komorbidität

Die Rate komorbider psychischer Störungen ist erhöht. So sind 20–30 % der Kinder mit einer Enuresis von einer manifesten psychischen Störung betroffen (von Gontard et al. 2011). Die Störungen sind heterogen (Joinson et al. 2007). Neuronale Entwicklungsstörungen, vor allem ADHS, spielen eine besondere Rolle (von Gontard et al. 2022).

Therapie

Primäre und sekundäre Formen der Enuresis werden gleich behandelt, dabei ist die höhere psychiatrische Komorbidität der sekundären Enuresis zu berücksichtigen. Bei der nicht-monosymptomatischen Enuresis muss zuerst die Blasendysfunktion tags behandelt werden (Franco et al. 2013; Neveus et al. 2020).

Die Behandlung der Enuresis beginnt mit einer Standard-Urotherapie (Maternik 2018; ➤ Kap. 17.1.4), wobei diese als alleinige Behandlung für manche Kinder mit Enuresis nicht ausreicht (Borgström et al. 2022). Empfohlen wird eine Registrierung der nassen und trockenen Nächte in einem Plan, wodurch ca. 15–20 % der Betroffenen nachts trocken werden (Nunes et al. 2010; Caldwell et al. 2013; Neveus et al. 2020).

Führen diese Empfehlungen nicht zum Erfolg, stehen zwei Therapiemöglichkeiten zur Verfügung:

- Apparative Verhaltenstherapie (AVT)
- Desmopressin

Beide Verfahren sind nach ICCS als wirksame, evidenzbasierte Therapien anzusehen (Neveus et al. 2020). In einer Metaanalyse von Peng et al. (2018) schneidet die AVT im Vergleich zu Desmopressin sowohl partiell und langfristig als auch in Bezug auf die Rückfallquote besser ab. Auch in einer neuen randomisierten kontrollierten Studie war AVT wirksamer als Desmopressin (und auch Imipramin) (Mello et al. 2023).

MERKE

Nach Standard-Urotherapie und Kalenderführung ist die apparative Verhaltenstherapie Mittel der ersten, Desmopressin Mittel der zweiten Wahl in der Therapie der Enuresis.

Apparative Verhaltenstherapie (AVT)

Die apparative Verhaltenstherapie (AVT) ist Mittel der ersten Wahl, da die Langzeiterfolge von allen Methoden am günstigsten sind (Peng et al. 2018; Mello et al. 2023). Einzelheiten zur praktischen Durchführung finden sich im Leitfaden Enuresis (von Gontard 2018).

Voraussetzung für eine AVT sind Motivation und Mitarbeit sowohl des Kindes als auch der Eltern. Die Dauer beträgt in den meisten Fällen 10–12 Wochen (max. 16 Wochen), bis 14 Nächte hintereinander trocken waren. Eine längere Behandlungsdauer von 16–20 Wochen war in einer Studie mit einem günstigeren Langzeiterfolg assoziiert (Kosilov et al. 2018). Nach der bisher größten Studie wurden 76 % der

Kinder mit einer mittleren Behandlungsdauer von 9 Wochen trocken, bei einer Rückfallquote von 23 % (Apos et al. 2018). Manche Kinder benötigen deshalb mehrere Behandlungsdurchläufe mit AVT (Apos et al. 2018).

Da es sich bei der AVT um eine operante Konditionierung handelt, ist es wichtig, dass das Kind positive Verstärkung (Lob, Freude) wie auch aversive Elemente der Therapie (das Klingeln selbst, Aufstehen, Toilettengang, Wechsel der Wäsche) bewusst erlebt. Eine **enge therapeutische Begleitung** der Familie ist wichtig; sie ist mit einer niedrigeren Abbruchrate assoziiert (Larsson et al. 2023). Falls nach 6–8 Wochen keine Verbesserung eintritt, kann die Behandlung mit zusätzlichen verhaltenstherapeutischen Modulen kombiniert werden, wie z. B. mit dem **Arousal-Training.** Dabei handelt es sich um ein Belohnungssystem, bei dem die Kinder eine kleine materielle positive Verstärkung erhalten, wenn sie innerhalb von 3 Minuten nach Klingeln auf der Toilette sind (van Londen et al. 1995; van Dommelen et al. 2004).

Die Wirkungsweise der AVT ist nicht geklärt. Tsuji et al. (2018) konnten zeigen, dass der Behandlungserfolg unabhängig davon, ob das Kind geweckt wird oder selbst aufwacht, gleichermaßen gut ist. Weitere Studien konnten zeigen, dass die Blasenkapazität sowohl tags als auch nachts unter einer AVT zunimmt (Taneli et al. 2004). Ferner werden zwei Drittel der erfolgreich behandelten Kinder mit AVT trocken, indem sie durchschlafen (d. h., die Blasenentleerungsreflexe werden im Schlaf inhibiert), während ein Drittel durch die Blasenfüllung wach wird und zur Toilette geht (Nykturie) (Ikeda et al. 2006). Beide Ergebnisse stellen gleichwertige Therapieerfolge dar.

Ein langfristiger Therapieerfolg nach Beendigung der AVT ist bei etwa der Hälfte der Kinder zu erwarten. Rückfälle sind bei 15–30 % der Kinder in den ersten 6 Monaten nach Behandlung zu beobachten (Butler und Stenberg 2001), und es wird empfohlen, direkt wieder mit einer AVT zu beginnen.

Desmopressin

Desmopressin ist ein synthetisches Analogon des antidiuretischen Hormons (ADH; ➤ Tab. 17.7). Etwa 70 % der Kinder sprechen auf die Behandlung an: 30 % der Kinder sind trocken, solange sie Desmopressin einnehmen, 40 % sind partielle Responder und 30 % Non-Responder (Neveus et al. 2020). Langfristig bleiben nach Absetzen des Desmopressins nur 18–38 % der Kinder trocken (van Kerrebrock 2002). Gemäß ICCS gilt die Desmopressin-Behandlung daher als nicht kuratives Verfahren. Die Indikationen für Desmopressin sind vor allem mangelnde Mitarbeit von Kind und Eltern, eine erfolglose AVT und Wunsch nach kurzfristigem Trockenwerden (z. B. vor Schulausflügen).

Empfohlen wird, Desmopressin etwa 60 Minuten vor dem Zubettgehen einzunehmen, bei Kindern, die vor Mitternacht einnässen, etwa 2 Stunden vor dem Schlafengehen (Kamperis et al. 2017). Die Wirkdauer von Desmopressin beträgt dosisabhängig etwa 8–10 Stunden bei einer Halbwertszeit von etwa 4–6 Stunden (Vande Walle et al. 2006). Aufklärung über Nebenwirkungen von Desmopressin und eine Beratung über eine Einschränkung der abendlichen Trinkmenge (max. 250 ml) sind erforderlich, um eine (seltene) Wasserintoxikation mit dem Risiko zerebraler Krampfanfälle zu verhindern (NICE 2010; Nunes et al. 2010). Weitere Nebenwirkungen sind sehr selten.

CAVE

Wegen der seltenen Nebenwirkung einer Wasserintoxikation sollten nach der abendlichen Gabe von Desmopressin nicht mehr als 250 ml Flüssigkeit getrunken werden.

Desmopressin steht als Tablette, Schmelztablette und Lösung zur Verfügung (➤ Tab. 17.7). Begonnen wird die Therapie mit der einmaligen abendlichen Gabe von 0,2 mg einer Tablette, 120 µg einer Schmelztablette oder 180 µg (0,5 ml) einer oralen Lösung. Eine Dosiserhöhung der Tablette bis auf 0,4 mg, der Schmelztablette bis auf 240 µg oder 360 µg (1 ml) der Lösung ist bei unzureichendem Therapieeffekt nach 2 Wochen möglich. Weitere Dosissteigerungen sind nicht sinnvoll, da die Gefahr von Nebenwirkungen steigt (Kamperis et al. 2017).

Falls sich nach 4 Wochen bei ausreichender Dosis kein Erfolg einstellt, wird empfohlen, das Medikament abzusetzen. Falls erfolgreich, kann Desmopressin 3 Monate lang eingenommen werden, danach sollte ein Absetzversuch über 1 Woche erfolgen. Das Medikament kann sofort, aber auch schrittweise abgesetzt werden (Gökce et al. 2014; Ohtomo et al. 2015). Eindeutige Empfehlungen zur Art des Absetzens (sofort oder schleichend) bestehen nicht (Neveus et al. 2020).

Bei Versagen einer der beiden Behandlungsverfahren empfiehlt die ICCS ein pragmatisches Vorgehen: Bei fehlendem Erfolg mit der einen Methode wird auf die jeweils andere gewechselt, d. h. von AVT auf Desmopressin und umgekehrt (Neveus et al. 2020). In einer Metaanalyse zeigte die Kombinationstherapie keine Vorteile gegenüber einer Behandlung mit AVT allein (Song et al. 2019).

Weitere Medikamente

Das trizyklische Antidepressivum **Imipramin** hat bei etwa 50 % der Kinder einen eindeutigen antienuretischen Effekt. Die Rückfallquote nach Absetzen des Arzneimittels ist ähnlich hoch wie bei Desmopressin (Caldwell et al. 2016). Imipramin sollte nur bei Therapieresistenz als Mittel der dritten Wahl durch erfahrene Ärzte angeboten werden (Neveus et al. 2020). Übelkeit und Stimmungsschwankungen sind neben dem Risiko von Herzrhythmusstörungen häufige Nebenwirkungen (Franco et al. 2018). Wegen kardialer Nebenwirkungen sollte eine EKG-Kontrolle mit Messung des QT_c-Intervalls durchgeführt werden. Imipramin kann mit Desmopressin kombiniert werden, wenn es allein nicht ausreicht (Neveus et al. 2020).

Reboxetin, ein selektiver Noradrenalin-Wiederaufnahmehemmer, hat eine antienuretische Wirkung (Lundmark und Neveus 2009; Lundmark et al. 2016) und kann bei Kindern mit therapieresistenter Enuresis als Mittel der vierten Wahl erwogen werden. Reboxetin ist nicht kardiotoxisch, allerdings nicht für das Kindesalter zugelassen.

Der SSRI Fluoxetin ist in der Behandlung der Enuresis dagegen nicht wirksam (Hussiny et al. 2022).

CAVE

Weitere Medikamente sollten zur Behandlung der Enuresis nur nach Therapieresistenz und enger ärztlicher Überwachung erwogen werden.

Therapieresistenz der Enuresis

Bei therapieresistenter Enuresis sind Schulungsprogramme, die für Kinder mit einer funktionellen Harninkontinenz tags und Enuresis entwickelt wurden, sinnvoll und wirksam (Equit et al. 2025).

17.1.6 Funktionelle Harninkontinenz tags

Epidemiologie

Von der Harninkontinenz tags sind häufiger Mädchen betroffen. Die Prävalenz bei 7-jährigen Kindern liegt zwischen 3,2 und 9,0 % (Buckley und Lapitan 2010). Die Häufigkeit der Harninkontinenz tagsüber nimmt mit dem Alter ab: So haben 2,5 % der 7-Jährigen, 0,5 % der 11- bis 13-Jährigen und 0,3 % der 15- bis 17-Jährigen eine Harninkontinenz tags (Hellström et al. 1990, 1995). Die Spontanremissionsrate der Harninkontinenz tags beträgt ebenfalls ca. 15 % (Schäfer et al. 2018). Auch Jugendliche können weiter betroffen sein (von Gontard et al. 2017).

Ätiologie

Auch bei der funktionellen Harninkontinenz tags spielen genetische Faktoren eine große Rolle, wie die neue genomweite Assoziationsstudie (GWAS) von Breinbjerg et al. (2013, 2024) zeigen konnte. Die Harninkontinenz ist eine polygene Störung mit Loci auf den Chromosomen 6 und 20 und genetischen Assoziationen mit ADHS.

Subgruppen wie die Drang- und die Lachinkontinenz haben eine starke genetische Komponente, andere wie die Harninkontinenz bei Miktionsaufschub beruhen eher auf einem erlernten Verhalten.

Komorbidität

20–40 % der Kinder mit einer funktionellen Harninkontinenz haben manifeste psychische Störungen, wobei die externalisierenden Störungen überwiegen (von Gontard et al. 2025; Joinson et al. 2006a). Neuronale Entwicklungsstörungen erhöhen das Risiko für die Harninkontinenz deutlich (von Gontard et al. 2022).

Diagnostik

Die Standarddiagnostik ist in den meisten Fällen der funktionellen Harninkontinenz ausreichend, bei Verdacht auf Harnwegsinfekte ist eine Urinbakteriologie notwendig (➤ Tab. 17.5).

Therapie der funktionellen Harninkontinenz tags und der überaktiven Blase/ Dranginkontinenz

Standard-Urotherapie

Die Standard-Urotherapie stellt die Grundlage der Behandlung der **funktionellen Harninkontinenz tags** dar und ist hoch wirksam (Schäfer et al. 2018; Nieuwhof-Leppink et al. 2021; ➤ Tab. 17.6). Sie wird je nach Indikation mit der speziellen Urotherapie sowie mit einer Pharmakotherapie kombiniert. Das therapeutische Vorgehen ist nach der ICCS für jede Subform der funktionellen Harninkontinenz tags spezifisch (Chang et al. 2017). Das praktische Vorgehen wird in der Leitlinie Enuresis erläutert (von Gontard 2018).

Bei der **Dranginkontinenz** führen unwillkürliche Kontraktionen des Detrusors, die nicht durch das ZNS inhibiert werden, zu Drangsymptomen und Inkontinenz (Franco 2007). In der Urotherapie lernen Kinder, den Harndrang wahrzunehmen, auf die Toilette zu gehen, auf Haltemanöver zu verzichten und Toilettengänge und Inkontinenzereignisse in einem Plan für mindestens 4 Wochen zur vermerken (Vijverberg et al. 1997, 2011). Die Erfolgsrate liegt bei 40–45 %. In einer neuen Studie war die Standard-Urotherapie bei 52 % der Kinder mit Dranginkontinenz erfolgreich, 35 % benötigten eine Medikation (Jessen et al. 2022).

MERKE

Standard-Urotherapie ist immer der erste Schritt in der Behandlung der Dranginkontinenz. Falls sie nicht ausreicht, stehen zwei Optionen zur Verfügung: eine Pharmakotherapie mit Anticholinergika oder eine Neurostimulation (TENS).

Anticholinergika

Wenn urotherapeutische Maßnahmen allein nicht erfolgreich sind, kann entweder eine Neurostimulation (TENS) oder eine Pharmakotherapie mit einem Anticholinergikum zusätzlich durchgeführt werden.

Nach der S2k-Leitlinie ist **Propiverin** Mittel der ersten und **Oxybutynin** Mittel der zweiten Wahl (beide ab dem 5. Lebensjahr zugelassen), gefolgt von **Trospiumchlorid** (zugelassen ab 12 Jahren; DGKJP und DGKJ 2021). Da die Nebenwirkungsrate von Propiverin mit 3,9 % geringer ist als die von Oxybutynin (16,3 %) (Aloussi et al. 2010), wird Propiverin als Mittel der ersten Wahl empfohlen. Anticholinergika führen bei 60 % der Kinder zu einer Besserung der Symptome.

LEITLINIEN

Nur die zugelassenen Anticholinergika sollen bei Kindern routinemäßig eingesetzt werden: Propiverin (1. Wahl), Oxybutynin (2. Wahl), Trospium (ab 12 Jahren.)
Anticholinergika sollten langsam eingeschlichen werden, um das Auftreten von Nebenwirkungen zu minimieren.

Typische **Nebenwirkungen** von Anticholinergika sind: Obstipation, Restharnbildung, Akkommodationsstörungen, Mundtrockenheit, Hautrötung, Tachykardie, seltener auch Müdigkeit, Kopfschmerzen, Schwindel und Konzentrationsstörungen (➤ Tab. 17.7).

Falls Propiverin nicht wirksam sein sollte, wird auf Oxybutynin gewechselt. Ist die Behandlung erfolgreich, kann sie für mehrere Monate durchgeführt und dann langsam reduziert werden.

Die neueren Anticholinergika (Tolterodin, Solifenacin und Fesoterodin) haben keine Zulassung für das Kindes- und Jugendalter. **Solifenacin** ist nur für die Behandlung der neurogenen überaktiven Blase bei Kindern und Jugendlichen von 2 bis 18 Jahren zugelassen (Franco et al. 2020). Auch **Mirabegron,** ein β_3-Adrenozeptor-Agonist, ist bei Erwachsenen mit überaktiver Blase wirksam, aber bei Kindern nicht zugelassen. Systematischen Übersichtsarbeiten und einer randomisierten kontrollierten Studie zufolge sind Solifenacin und Mirabegron bei Kindern erfolgversprechend (Raman et al. 2023; Kim et al. 2022; Mansour et al. 2025).

Nach der S2k-Leitlinie sollten neue Anticholinergika im Off-Label-Gebrauch nur dann erwogen werden, wenn die für das Kindesalter zugelassenen Anticholinergika entweder wirkungslos sind oder die Behandlung wegen Nebenwirkungen abgebrochen werden muss. Zudem ist zuvor eine Reevaluation der Symptomatik der Patienten erforderlich.

CAVE

Neuere Medikamente wie Mirabegron und Solifenacin sind zur Behandlung der Dranginkontinenz erfolgversprechend, aber bei Kindern und Jugendlichen nicht zugelassen. Sie sollten nicht routinemäßig angewendet werden.

Sakrale Neuromodulation

Die transdermale elektrische Neurostimulation (TENS) ist Teil der speziellen Urotherapie. Sie ist nicht invasiv und gut verträglich und hat einen wachsenden Stellenwert in der Behandlung der Dranginkontinenz (Nieuwhof-Leppink et al. 2021).

Netto et al. (2020) konnten in einer MRT-Studie zeigen, dass unter parasakraler TENS vor allem der anteriore Gyrus cinguli stimuliert wird, d. h. eine direkte Wirkung auf das ZNS hat. Dagegen fanden Borch et al. (2017) keinen Effekt von TENS auf die Blasenkapazität oder Blasenaktivität.

Bei TENS werden zwei Elektroden parasakral bei S2–3 aufgeklebt. Die Anwendung von TENS (Dauer, Stimulationsfrequenz, Impulsbreite, Reizintensität, Häufigkeit und Dauer) ist nicht standardisiert. TENS kann im häuslichen Bereich oder ambulant in Praxen/Kliniken angeboten werden.

Nach einer systematischen Übersichtsarbeit ist TENS eine hoch wirksame Behandlungsmethode (Barroso et al. 2011). TENS beeinflusst die Lebensqualität positiv, aber nicht komorbide psychische Symptome (Santos et al. 2022). Auch die Kombination von Anticholinergika mit TENS kann Erfolge aufweisen (Barroso et al. 2011). Die ICCS empfiehlt deshalb die Anwendung von TENS als Alternative zu Anticholinergika oder als zusätzliche Behandlung zur Standard-Urotherapie und Pharmakotherapie (Chang et al. 2017). Bei Enuresis ist TENS einer systematischen Übersicht von Toale et al. (2022) zufolge dagegen nicht wirksam.

MERKE

Die sakrale Neurostimulation (TENS) ist ähnlich wirksam wie die Pharmakotherapie bei der Dranginkontinenz. Sie erfordert mehr Mitarbeit und dauert z. T. etwas länger, hat aber keine Nebenwirkungen.

Empfehlungen für Kinder mit mangelndem Therapieerfolg (Kontinenzschulung)

Für Kinder und Jugendliche mit einer therapieresistenten funktionellen Harninkontinenz sind wirksame manualisierte Schulungsprogramme entwickelt worden, die einzeln oder in Gruppen angeboten werden können (Equit et al. 2025).

17.1.7 Sonstige Formen der Harninkontinenz

Harninkontinenz bei Miktionsaufschub

Hierbei handelt es sich um ein erlerntes Verhalten mit habitueller Verzögerung der Miktion. Die Standard-Urotherapie steht im Vordergrund. Ziel ist die Steigerung der Miktionsfrequenz auf 7 ×/Tag (von Gontard et al. 2016; Chang et al. 2017). Dies wird in einem Plan dokumentiert. Kinder können dazu auch von ihren Eltern regelmäßig auf die Toilette geschickt werden. Ein besonderes Problem ist die hohe Rate von Störungen des Sozialverhaltens mit oppositionellem Verhalten, welche die Mitarbeit erschweren (von Gontard et al. 2016).

Detrusor-Sphinkter-Dyskoordination

Bei der Detrusor-Sphinkter-Dyskoordination liegt eine paradoxe Kontraktion des Sphinkters während der Blasenentleerung vor, die zu einem unterbrochenen Harnfluss führt. Therapeutisch wird mit der Standard-Urotherapie begonnen (Chase et al. 2010). Mittel der Wahl ist eine spezielle Urotherapie mit Biofeedback. Dazu können optische oder/oder akustische Signale des Uroflows sowie des Beckenboden-EMGs verwendet werden; sie sind hoch wirksam (Desantis et al. 2010; Chase et al. 2010; Nieuwhof-Leppink et al. 2020), was auch eine neue systematische Übersicht mit Metaanalyse belegt (Li et al. 2024).

Seltene Harninkontinenzformen

Lachinkontinenz Bei der Lachinkontinenz kommt es zu einer kompletten Blasenentleerung beim Lachen.

Pharmakotherapie, Standard-Urotherapie, Physiotherapie, Biofeedback und Kognitive Verhaltenstherapie werden therapeutisch eingesetzt (Fernandes et al. 2018). Eine Behandlung mit regelmäßiger Miktion und Oxybutynin führt zu Erfolgen bei > 80 %, die Behandlung mit Urotherapie und Methylphenidat bei > 50 % (Richardson und Palmer 2009; Berry et al. 2009; Fernandes et al. 2018). Die Indikation von Methylphenidat leitet sich daraus ab, dass der Lachinkontinenz und der Kataplexie/Narkolepsie ein ähnlicher Pathomechanismus zugrunde liegt. Die erforderliche Dosis von Methylphenidat beträgt nach Berry et al. (2009) 0,2–0,5 mg/kg KG/Tag.

Belastungsinkontinenz (früher Stressinkontinenz) Bei der Belastungsinkontinenz kommt es zum Abgang kleinerer Urinmengen bei erhöhtem intraabdominellem Druck wie durch Niesen, Husten und Heben. Hier stehen spezielle urotherapeutische Interventionen im Vordergrund. Ein konsequentes Beckenbodentraining kann indiziert sein.

Unteraktive Blase Bei der unteraktiven Blase kommt es zu einer Erweiterung der Blase und zu einer unvollständigen Entleerung mit Resturin. Zusätzlich zu Standard-Urotherapie, Biofeedbackverfahren oder TENS kann ein intermittierender sauberer Einmalkatheterismus indiziert sein (Fuentes et al. 2019).

Funktionelle Obstruktion Diese Störung ist selten und erfordert ebenfalls eine intensive Urotherapie.

Erhöhte diurnale Miktionsfrequenz Die Ätiologie ist nicht geklärt; diese Störung ist meist selbstlimitierend und verschwindet häufig innerhalb von 6 Monaten. Standard-Urotherapie, verhaltenstherapeutische Maßnahmen und die Gabe eines Anticholinergikums können sinnvoll sein. Bei komorbiden psychischen Störungen ist eine kinderpsychiatrische Mitbehandlung sinnvoll (Bergmann et al. 2009).

Vaginaler Influx Hierbei sind meistens urologische Interventionen und Urotherapie notwendig.

17.2 Enkopresis (6C01)

Nach ICD-10, ICD-11 und DSM-5 wird die Enkopresis mit dem Hauptsymptom unwillkürliches und willkürliches Einkoten definiert (APA 2013; WHO 2008, 2022).

17.2.1 Klassifikation

Auch bei der Enkopresis entspricht die ICD-11 nicht dem aktuellen Forschungsstand. Deshalb wurde in den S2k-Leitlinien die Klassifikation der pädiatrischen Gastroenterologie, die sog. **Rome-IV-Klassifikation**, übernommen (Hyams et al. 2016; Classen und von Gontard 2022). Darin wird zunächst der neutrale Begriff Stuhlinkontinenz statt Enkopresis empfohlen. Ferner wird zwischen einer funktionellen Obstipation als übergeordneter Störung, die mit oder ohne Einkoten assoziiert sein kann, und einer nicht-retentiven Stuhlinkontinenz unterschieden. Die spezifischen Rome-IV-Kriterien finden sich in ➤ Tab. 17.8.

Tab. 17.8 Diagnostische Kriterien der Ausscheidungsstörungen nach der Rome-IV-Klassifikation (Hyams et al. 2016)

Funktionelle Obstipation	Mind. 1 ×/Woche für mind. 1 Monat vor Diagnose Ausschluss eines Reizdarmsyndroms oder einer anderen organischen Erkrankung Entwicklungsalter von 4 Jahren
	Zwei oder mehr der folgenden Kriterien: • Absetzen von Stuhl in die Toilette 2 ×/Woche (oder seltener) • Einkoten mind. 1 ×/Woche • Retentionshaltung oder exzessives willkürliches Zurückhalten von Stuhl • Schmerzhafte Defäkation oder harter Stuhl • Große Stuhlmassen im Rektum • Großkalibrige Stühle, die die Toilette verstopfen können
Nicht-retentive Stuhlinkontinenz	Mind. 1 Monat vor Diagnose Entwicklungsalter von 4 Jahren
	Alle der folgenden Kriterien: • Absetzen von Stuhl in unangemessenen sozialen Kontexten • Keine Stuhlretention • Ausschluss einer anderen organischen Erkrankung

17.2.2 Ätiologie

Bei der funktionellen Obstipation liegt eine genetische Komponente vor. Erste molekulargenetische Untersuchungen bei Patienten mit Obstipation wurden durchgeführt, konnten allerdings keine Kandidatengene identifizieren (Arslan et al. 2023). Eine Übersicht über weitere formal- und molekulargenetische Studien zur Obstipation finden sich bei Peeters et al. (2011). Basierend auf dieser Disposition handelt es sich um ein erlerntes Verhalten mit Retention von Stuhlmassen (Cox et al. 1998).

Die Ätiologie der nicht-retentiven Stuhlinkontinenz ist nicht bekannt (Koppen et al. 2016; Bongers 2007).

Organische Ursachen

Die Rate organischer Ursachen beträgt bei der Obstipation ca. 5 % und liegt bei der nicht-retentiven Stuhlinkontinenz unter 1 %.

Die wichtigsten organischen Ursachen der Obstipation sind neurologische und neuromuskuläre Störungen, Fehlbildungen des Anorektums, Morbus Hirschsprung, allergische und endokrine Erkrankungen sowie Medikamentennebenwirkungen. Je jünger das Kind ist, umso sorgfältiger ist die somatische Diagnostik durchzuführen. Besonders sog. Red Flags müssen gemäß Leitlinien als Warnhinweise beachtet werden (GPGE und DGKJP 2022).

Die Rate organischer Faktoren ist bei der nicht-retentiven Stuhlinkontinenz sehr gering (ca. 1 %). Die Hauptwarnzeichen für organische Faktoren sind infektiöser Durchfall, Zeichen einer Kolitis (Tenesmen, Blut oder Schleim im Stuhl), Malabsorption (Gedeihstörung, Untergewicht) sowie in seltenen Fällen neurologische Störungen (wie Spina bifida).

17.2.3 Epidemiologie

Die Gesamtrate der Stuhlinkontinenz variiert abhängig von Definitionen, Alter und Häufigkeit. Die Prävalenz reicht von 1,4 % mit einer Häufigkeit von mindestens 1 ×/Woche bis zu 5,4 % bei weniger als 1 ×/Woche bei 7-jährigen Kindern (Joinson et al. 2006b). In Sri Lanka waren 2 % der 10- bis 16-Jährigen von einer Stuhlinkontinenz betroffen, wovon vier Fünftel auch eine funktionelle Obstipation aufwiesen (Rajindrajith et al. 2010).

Die funktionelle Obstipation ist die sehr viel häufigere Störung. Nach einer neueren systematischen Übersicht beträgt die Prävalenz in Europa 11,4 % (Bloem et al. 2023), vergleichbar mit der weltweiten Prävalenz, die zwei Metaanalysen zufolge (van den Berg et al. 2006; Mugie et al. 2011) bei 9–12 % liegt.

Die nicht-retentive Stuhlinkontinenz ist eine seltene Störung mit einer weltweiten Prävalenz von 0,4 % (Koppen et al. 2018) und 0,24 % in Europa (Bloem et al. 2023).

17.2.4 Komorbidität

Die Rate von psychischen Störungen ist bei der funktionellen Obstipation und der nicht-retentiven Stuhlinkontinenz noch höher als bei der Enuresis und Harninkontinenz. Sie liegt für beide Störungen bei 30–50 %, in klinischen Settings sogar bei bis zu 60 % (von Gontard et al. 2011). Die komorbiden Störungen sind heterogen und reichen von Angststörungen, depressiven Störungen bis hin zu Störungen des Sozialverhaltens (Joinson et al. 2006b). Wenn eine behandlungsbedürftige psychische Störung vorliegt, soll sie zusätzlich zur Obstipation und Stuhlinkontinenz leitliniengerecht therapiert werden (von Gontard et al. 2025). Die symptomorientierte Behandlung der Obstipation/Stuhlinkontinenz wird genauso weitergeführt wie bei Kindern ohne psychische Komorbidität.

Ferner haben Jugendliche mit **Anorexia nervosa** ein erhöhtes Risiko für Obstipation. In einer Studie waren 27,6 % der Patienten mit Anorexia nervosa betroffen (Mattheus et al. 2020). Dagegen gibt es keinen eindeutigen Zusammenhang zwischen funktioneller Obstipation/Stuhlinkontinenz und Übergewicht und Adipositas (Koppen et al. 2016b).

Kinder mit **neuronalen Entwicklungsstörungen,** vor allem ADHS (von Gontard und Equit 2015), Autismus-Spektrum-Störungen (ASS; Niemczyk et al. 2018) und Intelligenzminderung (von Gontard et al. 2025), haben ein erhöhtes Risiko für Obstipation und Stuhlinkontinenz. In einer großen populationsbasierten Zwillingsstudie wurden 1.021 Kinder mit neurobiologischen Entwicklungsstörungen mit 22.028 Kontrollpersonen verglichen (Alabaf et al. 2019). Die Raten von Obstipation (bzw. Stuhlinkontinenz) betrugen bei ADHS 16,2 % (11,1 %), bei ASS 25,3 % (33 %) und bei Intelligenzminderung 16,3 % (12,6 %) – im Vergleich zu 7,3 % (2,7 %) in der Kontrollgruppe. Besonders disponiert sind Kinder mit ASS. In ihrer systematischen Übersichtsarbeit und Metaanalyse stellten Gan et al. (2023) fest, dass die Odds Ratio für Kinder mit ASS mit mindestens einem gastrointestinalen Symptom um 3,64 höher war als bei Kontrollen. Die Prävalenz von Obstipation lag bei 37 %, 21 % hatten Bauchschmerzen, 19 % Durchfall, 8 % Erbrechen und 23 % abdominale Distension.

Ferner ist das Zusammentreffen von funktionellen Störungen des Harn- und Gastrointestinaltrakts häufig und wird von der ICCS als **„bladder and bowel dysfunction" (BBD)** bezeichnet (Austin et al. 2016). Die Prävalenz von BBD betrug in China 4,0 %, mit einer Abnahme von 6,2 % im Alter von 4 Jahren auf 2,0 % im Alter von 10 Jahren (Xu et al. 2021). Kinder mit BBD haben eine besonders hohe weitere Komorbidität mit psychischen Symptomen und Störungen.

17.2.5 Diagnostik

In den meisten Fällen reicht eine Standarddiagnostik aus (➤ Tab. 17.9).

Weitere Hinweise zum praktischen Vorgehen finden sich im Leitfaden Enkopresis (von Gontard 2024). Eine besonders wichtige Untersuchung dabei ist die Sonografie mit Messung des Rektumdurchmessers. Ein Rektumdurchmesser von > 30 mm ist nach vielen Studien ein reliabler Indikator für eine Obstipation, sodass die Sonografie die rektale Untersuchung ersetzt hat (Joenssen et al. 2005; Modin et al. 2015).

Tab. 17.9 Diagnostik der funktionellen Obstipation und Stuhlinkontinenz

Funktionelle Obstipation und Stuhlinkontinenz
Standarddiagnostik
• Anamnese • Stuhlprotokolle • Fragebögen zur Obstipation/Stuhlinkontinenz • Körperliche Untersuchung • Ultraschall • Kinder- und jugendpsychiatrische Diagnostik bzw. Screening mit Fragebögen • Dokumentation der Obstipation/Stuhlinkontinenz
Erweiterte Diagnostik: nur bei Indikation
• Laboruntersuchungen • Röntgendiagnostik (Transitzeitbestimmung) • Manometrie • Szintigrafie • MRT • Endoskopie und Biopsie

CAVE

Die Sonografie des Rektumdurchmessers hat die digitale rektale Untersuchung ersetzt. Ein Durchmesser von über 30 mm liefert Hinweise auf eine Stuhlretention.

17.2.6 Behandlung

Therapie der funktionellen Obstipation

Desimpaktion

Die Desimpaktion dient dem Abführen der retinierten Stuhlmassen zu Beginn der Therapie. Die Desimpaktion kann oral oder rektal erreicht werden – beide Methoden sind wirksam (Bekkali et al. 2010). Inzwischen ist die orale Desimpaktion mit Polyethylenglykol (Macrogol) mit Abstand Mittel der ersten Wahl (Gordon et al. 2016). Die orale Desimpaktion ist weniger belastend, aber wässrige Stühle, Stuhlinkontinenz und Bauchschmerzen können als Nebenwirkungen auftreten. Macrogol ist zur Desimpaktion ab 5 Jahren zugelassen. Es wird dazu hoch dosiert, z. B. 1,5 g/kg KG/Tag über mehrere Tage bis zum Stuhlabgang (Tabbers et al. 2014).

Bei ausgeprägter Stuhlretention reicht eine orale Desimpaktion möglicherweise nicht aus. In solchen Fällen sollte die rektale Desimpaktion mit Natriumcitrat-Einläufen oder Sorbitol-Klysmen erfolgen (NICE 2017). Phosphathaltige Klysmen sind bei Kleinkindern kontraindiziert (Ladenhauf et al. 2012).

MERKE

Die Desimpaktion soll möglichst mit dem oralen Laxans Macrogol hoch dosiert durchgeführt werden.

Erhaltungstherapie

Nach der Desimpaktion beginnt die Erhaltungstherapie mit Informationsvermittlung, Psychoedukation, Motivationssteigerung, Dokumentation und einfachen verhaltenstherapeutischen Interventionen (NICE 2017). Maßnahmen wie Steigerung der Ballaststoffzufuhr, eine Erhöhung der Flüssigkeitszufuhr und vermehrte sportliche Aktivität reichen zur Behandlung der Obstipation nicht aus (Boilesen et al. 2017; Tabbers et al. 2014; Koppen et al. 2016b).

Die Grundlage der Behandlung ist das **Toilettentraining.** Die Kinder sollen nach den Hauptmahlzeiten (2–3 ×/Tag) 5–10 Minuten bequem auf der Toilette sitzen und dürfen sich mit angenehmen Aktivitäten beschäftigen. Zusätzlich wird das osmotische Laxans **Macrogol** (Polyethylenglykol, PEG) als Dauertherapie gegeben, das ab dem Alter von 6 Monaten zugelassen ist. Macrogol ist ein langes, lineares Polymer, das Wassermoleküle bindet und weder resorbiert noch metabolisiert wird. Es ist gut verträglich; Nebenwirkungen wie dosisabhängige Diarrhö, Bauchschmerzen, Übelkeit, Erbrechen und Blähungen sind sehr selten. Die Anfangsdosis beträgt 0,4 g/kg KG/Tag. Die Dosis wird der Stuhlkonsistenz angepasst, meist zwischen 0,2 und 0,8 g/kg KG/Tag.

Mittel der zweiten Wahl ist **Lactulose,** ein nicht resorbierbares Disaccharid, das Flüssigkeit im Kolon bindet. Die Wirksamkeit ist im Vergleich zu Macrogol/PEG deutlich geringer, insbesondere in Bezug auf den Defäkationsschmerz (Candy und Belsey 2008). Weitere Laxanzien sind nur bei Therapieresistenz notwendig und werden in den Leitlinien beschrieben (GPGE und DGKJP 2022).

Therapie der nicht-retentiven Stuhlinkontinenz

Im Vordergrund stehen ebenfalls Beratung, Informationsvermittlung, Psychoedukation, Motivationssteigerung, Dokumentation, Toilettentraining und andere verhaltenstherapeutische Maßnahmen (Bongers et al. 2007; Koppen et al. 2016a; Rajindrajith et al. 2021).

Das Toilettentraining sollte, wie oben beschrieben, 2–3 ×/Tag nach den Mahlzeiten durchgeführt und dokumentiert werden. Falls erforderlich, kann das Toilettentraining mit Verstärkerplänen oder anderen verhaltenstherapeutischen Maßnahmen kombiniert werden. Laxanzien dagegen können die Symptomatik verstärken und sind kontraindiziert (Bongers et al. 2007).

MERKE

Die Grundlage der Behandlung ist das Toilettentraining, dass bei der funktionellen Obstipation mit oralen Laxanzien kombiniert wird. Bei der nicht-retentiven Stuhlinkontinenz sind Laxanzien kontraindiziert.

Therapieresistenz

Für die therapieresistente Stuhlinkontinenz und/oder Obstipation wurden ebenfalls spezielle Schulungsprogramme entwickelt (Hussong et al. 2020).

17.3 Ausblick und Fallbeispiel

Das Ziel dieses Kapitels war es, den aktuellen Stand zusammenzufassen sowie auf neue Studien zu Ausscheidungsstörungen hinzuweisen. Es wird deutlich, dass eine exakte Diagnose nach der Klassifikation der ICCS und der Rome-IV-Kriterien eine spezifische, evidenzbasierte und wirksame Therapie ermöglicht. Die Ausscheidungsstörungen an sich werden immer symptomorientiert behandelt. Dabei müssen komorbide psychische Störungen berücksichtigt und separat behandelt werden. Es ist wünschenswert, dass dieses Vorgehen in der Praxis zum Wohle der jungen Patienten umgesetzt wird.

Fallbeispiel

Christina, 6;8 Jahre: Primäre monosymptomatische Enuresis nocturna; Artikulationsstörung

Christina wurde wegen einer Enuresis nocturna vorgestellt. Sie schlief sehr tief und war schwer erweckbar. Die Einnässmengen waren sehr groß, und sie nässte jede Nacht ein. Die längste trockene Periode betrug maximal 14 konsekutive Nächte. Sie war mit 2½ Jahren tagsüber trocken, sie hatte keine Harnwegsinfekte oder Miktionsauffälligkeiten gehabt. Die bisherigen Maßnahmen umfassten Kalenderführung mit Belohnungen, nächtliches

Wecken, Flüssigkeitsrestriktion und Tragen von Windeln. Sie hatte einen hohen Leidensdruck.

Die Vorgeschichte war bis auf eine verzögerte Sprachentwicklung unauffällig. Christina erhielt eine logopädische Behandlung wegen einer Artikulationsstörung. Die Einschulung erfolgte mit 6 Jahren. Sie hatte vielseitige Freizeitinteressen und war sozial gut integriert. In der Familie haben beide Eltern als Kinder eingenässt.

Die körperliche und die neurologische Untersuchung waren unauffällig. Der Ultraschall war ebenfalls unauffällig, die Blasenwanddicke betrug maximal 2,4 mm, der Resturin maximal 3 ml. Die Uroflowmetrie ergab eine unauffällige Glockenform. Das Miktionsprotokoll war bis auf einen einmaligen Drang unauffällig.

Der psychopathologische Befund war bis auf einen leichten Sigmatismus und Schetismus vollkommen unauffällig; sie war freundlich, zugewandt und fröhlich, der Antrieb war nicht gesteigert. Die Intelligenz lag im Durchschnittsbereich (IQ = 105). Es fanden sich keine Hinweise auf familiäre Interaktionsprobleme. Im *Child Behavior Checklist* (CBCL) lagen alle Dimensionen im unterdurchschnittlichen Bereich.

Zusammengefasst liegt bei Christina eine primäre monosymptomatische Enuresis mit typischer Symptomatik vor. Sie schläft sehr tief und ist schwer erweckbar. Sie nässt häufig und mit großen Volumina ein. Die längste trockene Periode betrug 2 Wochen, d. h., es handelt sich um eine primäre Form. Es finden sich keine Zeichen für eine Blasendysfunktion, sodass die Enuresis eindeutig monosymptomatisch ist. Es liegt ein genetisches Risiko vor, da beide Eltern auch von einer Enuresis betroffen waren. Zuletzt hatte sie keine komorbide psychische Störung.

Diagnostisch sind körperliche Untersuchung, Sonografie, Miktionsprotokoll und die kinderpsychiatrische Diagnostik sinnvoll. Eine Uroflowmetrie und ein Intelligenztest sind dagegen routinemäßig nicht notwendig.

Da keine weitere psychische Problematik vorliegt und Christina motiviert ist, wird mit einer apparativen Verhaltenstherapie (AVT) mit einem tragbaren Klingelgerät begonnen. Dadurch kommt es zu einer raschen Reduktion der nassen Nächte, und nach wenigen Wochen ist Christina trocken. Hätte sie nicht auf die AVT angesprochen, wäre eine Umstellung auf Desmopressin sinnvoll gewesen.

LITERATUR

Alabaf S, Gillberg C, Lundström S, Lichtenstein P, Kerekes N, Råstam M, Anckarsäter H. Physical health in children with neurodevelopmental disorders. J Autism Dev Disord 2019; 49: 83–95.

Alloussi SH, Mürtz G, Lang C, Madersbacher H, Strugala G, Seobold J, et al. Desmopressin treatment regimens in monosymptomatic and nonmonosymptomatic enuresis: a review from a clinical perspective. J Pediatr Urol 2011; 7:10–20.

APA – American Psychiatric Association. Diagnostic and Statistical Manual of Mental Disorders (DSM-5). Washington, DC: American Psychiatric Publishing 2013.

Apos E, Schuster S, Reece J, Ehitaker S, Murphy K, Golder J, et al. Enuresis management in children: retrospective clinical audit of 2,861 cases treated with practitioner-assisted bell-and pad alarm. J Pediatr 2018; 193: 211–216.

Arslan B, Dogan G, Orenay-Boyacioglu S, Caliskan M, Elevli M. Serotonin, ghrelin, and motilin gene/receptor/transporter polymorphisms in childhood functional constipation. AMB Rev Assoc Med Bras 2023; 69: 279–284.

Austin PF, Bauer SB, Bower W, Chase J, Franco I, Hoebeke P, et al. The standardization of terminology of lower urinary tract function in children and adolescents: update report from the Standardization Committee of the International Children's Continence Society. Neurourol Urodynam 2016; 35: 471–481.

Aymerich C, Pedruzo B, Pacho M, Herrero J, Laborda M, Bordenave M, et al. Relationship between elimination disorders and internalizing-externalizing problems in children: a systematic review and meta-analysis. J Child Psychol Psychiatry 2023; 3: e12185.

Barroso U, Tourinho R, Lordelo P, Hoebeke P, Chase J. Electrical stimulation for lower urinary tract dysfunction in children: a systematic review of the literature. Neurourol Urodynam 2011; 30: 1429–1436.

Bekkali NL, van den Berg MM, Dijkgraaf MG, van Wijk MP, Bongers ME, Liem O, Benninga MA. Rectal fecal impaction treatment in childhood constipation: enemas versus high doses oral PEG. Pediatrics 2009; 124: e1108–1115.

Bergmann M, Corigliano T, Ataia I, Renella R, Simonetti GD, Bianchetti MG, von Vigier RO. Childhood extraordinary daytime urinary frequency – a case series and a systematic literature review. Pediatr Nephrol 2009; 24: 789–795.

Berry AK, Zderik S, Carr M. Methylphenidate for giggle incontinence. J Urol 2009; 182 (Suppl 4): 2028–2032.

Bloem MN, Baaleman DF, Thapar N, Roberts SE, Koppen IJN, Benninga MA. Prevalence of functional defecation disorders in European children: a systematic review and meta-analysis. J Pediatr Gastroenterol Nutr 2025; 1–18. DOI: 0.1002/jpn3.12437.

Boilesen SN, Tahan S, Dias FC, Melli LCFL, de Morais MB. Water and fluid intake in the prevention and treatment of functional constipation in children and adolescents: Is there evidence? J Pediatr (Rio) 2017; 93: 320–327.

Bongers MEJ, Tabbers MM, Benninga MA. Functional nonretentive fecal incontinence in children. J Pediatr Gastroenterol Nutr 2007; 44: 5–13.

Borch L, Rittig S, Kamperis K, Mahler B, Djurhuus JC, Hagstroem S. No immediate effect on urodynamic parameters during transcutaneous electrical nerve stimulation (TENS) in children with overactive bladder and daytime incontinence – a randomized, double-blind, placebo-controlled study. Neurourol Urodyn 2017; 36: 1788–1795.

Borgström M, Bergsten A, Tunebjer M, Hedin Skogman B, Nevéus T. Daytime urotherapy in nocturnal enuresis: a randomised, controlled trial. Arch Dis Child 2022; 107: 570–574.

Breinbjerg A, Jørgensen CS, Walters GB, Grove J, Als TD, Kamperis K, et al. Exploring the genetic risk of childhood daytime urinary incontinence: a genome-wide association study. J Urol 2014; 212: 851–861.

Breinbjerg A, Jørgensen CS, Borg B, Rittig S, Kamperis K, Christensen JH. The genetics of incontinence: a scoping review. Clin Genet 2023; 104: 22–62.

Buckley BS, Lapitan MC. Epidemiology Committee of the Fourth International Consultation on Incontinence, Paris 2008. Prevalence of urinary incontinence in men, women and children – current evidence: findings of the Fourth International Consultation on Incontinence. Urology 2010; 76: 265–270.

Burgers RE, Mugie SM, Chase J, Cooper CS, von Gontard A, Siggard-Rittig C, et al. Management of functional constipation in children with lower urinary tract symptoms: report from the standardisation committee of the international Children's Continence Society. J Urol 2013; 190: 29–36.

Butler R, Stenberg A. Treatment of childhood nocturnal enuresis: an examination of clinically relevant principles. BJU Int 2001; 88: 563–571.

Caldwell PH, Nankivell G, Sureshkumar P. Simple behavioural interventions for nocturnal enuresis in children. Cochrane Database Syst Rev 2013; 7: CD003637.

Caldwell PH, Sureshkumar P, Wong WC. Tricyclic and related drugs for nocturnal enuresis in children. Cochrane Database Syst Rev 2016; 1: CD002117.

Candy D, Belsey J. Macrogol (polyethylene glycol) laxatives in children with functional constipation and faecal impaction: a systematic review. Arch Dis Child 2008; 94: 156–160.

Chang JH, Lee KY, Kim TB, Yoon SJ, Lee T, Kim KH. Clinical and urodynamic effect of methylphenidate for the treatment of giggle incontinence (enuresis risoria). Neurourol Urodynam 2011; 30: 1338–1342.

Chang SJ, van Laecke E, Bauer SB, von Gontard A, Bagli D, Bower WF, et al. Treatment of daytime urinary incontinence: a standardization document from the International Children's Continence Society. Neurourol Urodynam 2017; 36: 36–50.

Chase J, Austin P, Hoebeke P, McKenna P. The management of dysfunctional voiding in children: a report from the standardisation committee of the International Children's Continence Society. J Urol 2010; 183: 1296–1302.

Cox DJ, Sutphen J, Borowitz S, Kovatchev B, Ling W. Contribution of behavior therapy and biofeedback to laxative therapy in the treatment of pediatric encopresis. Ann Behav Med 1998; 20: 70–76.

Dang J, Tang Z. Pathogenesis and brain functional imaging in nocturnal enuresis: a review. EBM 2021; 246: 1483–1490.

De Rijk M, Drake M, von Gontard A, Solomon E, Dmochowski R, Schurch B, van Koeveringe G. Functional neuroimaging related to lower urinary tract sensations: future directions of study designs and selection of patient groups: ICI-RS 2023. Neurourol Urodyn 2023; 43: 1400–1408.

Desantis DJ, Leonard MP, Preston MA, Barrowman NJ, Guerra LA. Effectiveness of biofeedback for dysfunctional elimination syndrome in pediatrics: a systematic review. J Pediatr Urol 2011; 7: 342–348.

DGKJP und DGKJ – Deutsche Gesellschaft für Kinder- und Jugendpsychiatrie, Psychosomatik und Psychotherapie e.V., Deutsche Gesellschaft für Kinder- und Jugendmedizin e.V. (Hrsg.). S2k-Leitlinie Enuresis und nicht-organische (funktionelle) Harninkontinenz bei Kindern und Jugendlichen. AWMF-Registernummer 028/026. Stand: 31.05.2021; gültig bis: 30.05. 2026; https://register.awmf.org/de/leitlinien/detail/028-026 (letzter Zugriff: 28.5.2025).

Equit M, Sambach H, Hussong J, von Gontard A. Ausscheidungsstörungen bei Kindern und Jugendlichen. 2. A. Göttingen: Hogrefe 2025.

Fernandes L, Martin D, Hum S. A case of the giggles: diagnosis and management of giggle incontinence. Can Fam Physician 2018; 64: 445–447.

Forsythe WI, Redmond A. Enuresis and spontaneous cure rate. Study of 1,129 enuretics. Arch Dis Child 1974; 49: 259–263.

Franco I. Overactive bladder in children. Part I: Pathophysiology. J Urol 2001; 178: 761–768.

Franco I, von Gontard A, DeGennaro M. Evaluation and treatment of nonmonosymptomatic nocturnal enuresis: a standardization document from the International Children's Continence Society. J Pediatr Urol 2013; 9: 234–243.

Franco I, Arlen AM, Collett-Gardere T, Zelkovic PF. Imipramine for refractory daytime incontinence in the pediatric population. J Pediatr Urol 2018; 14: 58.e1–58.e5.

Franco I, Hoebeke P, Baka-Ostrowska M, Bolong D, Davies LN, Dahler E, et al. Long-term efficacy and safety of soli-

17

fenacin in pediatric patients aged 6 months to 18 years with neurogenic detrusor overactivity: results from the phase 3 prospective open-label studies. J Pediatr Urol 2020; 16: 180.e1–180.e8.

Gan H, Su Y, Zhang L, Huang G, Lai C, Lv Y, Li Y. Questionnaire-based analysis of autism spectrum disorders and gastrointestinal symptoms in children and adolescents: a systematic review and meta-analysis. Front Pediatr 2023; 11: 1120728.

Gökçe MI, Hajıyev P, Süer E, Kibar Y, Sılay MS, Gürocak S, et al. Does structured withdrawal of desmopressin improve relapse rates in patients with monosymptomatic enuresis? J Urol 2014; 192: 530–534.

Gordon M, MacDonald JK, Parker CE, Akobeng K, Thomas AG. Osmotic and stimulant laxatives for the management of childhood constipation. Cochrane Database Syst Rev 2016; 8: CD009118.

GPGE und DGKJP – Gesellschaft für Pädiatrische Gastroenterologie und Ernährung e.V., Deutsche Gesellschaft für Kinder- und Jugendpsychiatrie, Psychosomatik und Psychotherapie e.V. (Hrsg.). S2k-Leitlinie Funktionelle (nicht-organische) Obstipation und Stuhlinkontinenz im Kindes- und Jugendalter. AWMF-Registernummer 068-019. Stand: 04.04.2022; gültig bis: 03.04.2027; https://register.awmf.org/de/leitlinien/detail/068-019 (letzter Zugriff: 28.5.2025).

Hellström AL, Hanson E, Hansson S, Hjälmas K, Jodal U. Incontinence and micturition habits in 7-year-old Swedish school entrants. Eur J Pediatr 1990; 149: 434–437.

Hellström AL, Hanson E, Hansson S, Hjälmas K, Jodal U. Micturition habits and incontinence at age 17 – reinvestigation of a cohort studied at age 7. Br J Urol 1995; 76: 231–234.

Hublin C, Kaprio J, Partinen M, Koskenvuo M. Nocturnal enuresis in a nationwide twin cohort. Sleep 1998; 21: 579–585.

Hussiny M, Hashem A, Soltan MA, Helmy TE, El-Kenawy MR, Abdelhalim A. The safety and efficacy of fluoxetine for the treatment of refractory primary monosymptomatic nocturnal enuresis in children: a randomized placebo-controlled trial. J Urol 2022; 208: 1126–1134.

Hussong J, Sambach H, Equit M, von Gontard A. Enkopresis und Obstipation bei Kindern: Das Therapieprogramm „Auf's Klo – Wieso?" zur Darmschulung. Göttingen: Hogrefe 2020.

Hyams JS, Di Lorenzo C, Saps M, Shulman RJ, Staiano A, van Tilburg M. Childhood functional gastrointestinal disorders: child/adolescent. Gastroenterology 2016; 150: 1456–1468.

Ikeda K, Koga A, Minami. Evaluation of a cure process during alarm treatment for nocturnal enuresis. J Clin Psychol 2006; 62: 1245–1257.

Jessen AS, Hagstroem S, Borch L. Comparison and characteristics of children successfully treated for daytime urinary incontinence J Pediatr Urol 2022; 18: 24.e1–24.e9.

Jiang K, Ding L, Li H, Shen H, Zheng A, Zhao F, et al. Degree centrality and voxel-mirrored homotopic connectivity in children with nocturnal enuresis: a functional MRI study. Neurol India 2018; 66: 1359–1364.

Joensson IM, Siggaard C, Rittig S, Hagstroem S, Djurhuus JC. Transabdominal ultrasound of rectum as a diagnostic tool in childhood constipation. J Urol 2008; 179: 1997–2002.

Joinson C, Heron J, von Gontard A; ALSPAC study team. Psychological problems in children with daytime wetting. Pediatrics 2006a; 118: 1985–1993.

Joinson C, Heron J, Butler U, von Gontard A; ALSPAC study team. Psychological differences between children with and without soiling problems. Pediatrics 2006b; 117: 1575–1584.

Joinson C, Heron J, Emond A, Butler R. Psychological problems in children with bedwetting and combined (day and night) wetting: a UK population-based study. J Pediatr Psychol 2007; 32: 605–616.

Jørgensen CS, Horsdal HT, Rajagopal VM, Grove J, Als TD, Kamperis K, et al. Identification of genetic loci associated with nocturnal enuresis: a genome-wide association study. Lancet Child Adolesc Health 2021; 5: 201–209.

Kamperis K, van Herzeele C, Rittig S, vande Walle J. Optimizing response to desmopressin in patients with monosymptomatic nocturnal enuresis. Pediatr Nephrol 2017; 32: 217–226.

Kelly MS, Benninga MA, Yang SS, Franco I, Payne C, Wei CH, et al. Pediatric neurogenic bowel dysfunction: ICCS review document. J Pediatr Urol 2023; 19: 232–239.

Kim JK, de Jesus MJ, Lee MJ, dos Santos J, Dy JS, Ming JM, et al. Beta3-adrenoceptor agonist for the treatment of bladder dysfunction in children: a systematic review and meta-analysis. J Urol 2022; 207: 524–533.

Koppen IJH, von Gontard A, Chase J, Cooper CS, Rittig CS, Bauer SB, et al. Management of functional nonretentive fecal incontinence in children. Report from the Standardization Committee of the International Children's Continence Society. J Ped Urol 2016a; 12: 56–64.

Koppen IJN, Kuizenga-Wessel S, Saps M, Di Lorenzo C, Benninga MA, van Etten-Jamaludin FS. Functional defecation disorders and excessive body weight: a systematic review. Pediatrics 2016b; 138: e20161417–e20161417.

Koppen IJN, Vriesman MH, Saps M, Rajindrajith S, Shi X, van Etten-Jamaludin FS, et al. Prevalence of functional defecation disorders in children: a systematic review and meta-analysis. J Pediatr 2018; 198: 121–130.e6.

Kosilov KV, Geltser BI, Loparev SA, Kuzina IG, Shakirova OV, Zhuravskaya NS, Lobodenko A. The optimal duration of alarm therapy use in children with primary monosymptomatic nocturnal enuresis. J Pediatr Urol 2018; 447: e1–447.e6.

Ladenhauf HN, Stundner O, Spreitzhofer F, Deluggi S. Severe hyperphosphatemia after administration of sodium-phosphate containing laxatives in children: case series and systematic review of literature. Pediatr Surg Int 2012; 28: 805–814.

Larsson J, Borgström M, Karanikas B, Nevéus T. Can enuresis alarm therapy be managed by the families without the

support of a nurse? A prospective study of a real-world sample. Acta Paediatr 2023; 112: 537–542.
Li F, Feng L, Yang Y, Ma X, Kang T, Huang W. The effect of biofeedback on nonneurological dysfunctional voiding in children: a meta-analysis and systematic review. J Pediatr Urol 2024; 20: 565–580.
Lundmark E, Neveus T. Reboxetine in therapy-resistant enuresis: a retrospective evaluation. Scand J Urol Nephrol 2009; 43: 365–368.
Lundmark E, Hagglöf B, Sternberg A, Neveus T. Reboxetine in therapy-resistant enuresis – a randomized, placebo-controlled study. J Pediatr Urol 2016; 12: 397.e1–e5.
Mansour I, Laymon M, Abdelhalim A, Dawaba MS, El-Hefnawy AS. Efficacy and safety of mirabegron compared to solifenacin in treatment of non-neurogenic overactive bladder in children: a randomized controlled trial. Int Braz J Urol 2025; e20240425.
Maternik M. Understanding of and misconceptions around monosymptomatic nocturnal enuresis: findings from patient and physician surveys. J Pediatr Urol 2018; 15: e1–37.
Mattheus HK, Wagner C, Becker K, Bühren K, Correll CU, Egberts KM, et al. Incontinence and constipation in adolescent patients with anorexia nervosa – results of a multicenter study from a German web-based registry for children and adolescents with anorexia nervosa. Int J Eat Dis 2020; 53: 219–228.
Mello FM, Locali RF, Araujo RM, Reis JN, Saiovici S, Mello LF, Rocha FET. A prospective and randomized study comparing the use of alarms, desmopressin and imipramine in the treatment of monosymptomatic nocturnal enuresis. J Pediatr Urol 2023; 19: 241–246.
Modin L, Dalby K, Walsted AM, Jakobsen M. Transabdominal ultrasound measurement of rectal diameter is dependent on time to defecation in constipated children: rectal diameter in constipated children. J Paediatr Child Health 2015; 51: 875–880.
Mugie SM, Benninga MA, Di Lorenzo C. Epidemiology of constipation in children and adults: a systematic review. Best Pract Res Clin Gastroenterol 2011; 25: 3–18.
Netto JMB, Scheinost D, Onofrey JA, Franco I. Magnetic resonance image connectivity analysis provides evidence of central nervous system mode of action for parasacral transcutaneous electro neural stimulation – a pilot study. J Pediatr Urol 2020; 16: 536–542.
Nevéus T, Fonseca E, Franco I, Kawauchi A, Kovacevic L, Nieuhof-Leppink A, et al. Management and treatment of nocturnal enuresis – an updated standardisation document from the International Children's Continence Society. J Pediatr Urol 2020; 16: 10–19.
NICE – National Institute for Health and Clinical Excellence. Nocturnal enuresis – the management of bedwetting in children and young people. London: National Institute for Health and Clinical Excellence 2010.
NICE – National Institute for Health and Clinical Excellence. Constipation in children and young people: diagnosis and management – Clinical guideline. London: National Institute for Health and Clinical Excellence 2017.
Niemczyk J, Wagner C, von Gontard A. Incontinence in autism spectrum disorder – a systematic review. ECAP 2018; 27: 1523–1537.
Nieuwhof-Leppink AJ, Hussong J, Chase J, Larsson J, Renson C, Hoebeke P, et al. Definitions, indications and practice of urotherapy in children and adolescents: a standardization document of the International Children's Continence Society (ICCS). J Pediatr Urol 2021; 17: 172–181.
Nunes VD, O'Flynn N, Evans J, Sawyer L; Guideline Development Group. Management of bedwetting in children and young people: summary of NICE guidelines. BMJ 2010; 341: c5399.
Ohtomo Y, Umino D, Takada M, Fujinaga S, Niijma S, Shimizu T. The gradual tapering of desmopressin leads to a better outcome in nocturnal enuresis. Pediatr Int 2005; 57: 656–658.
Peeters B, Benninga MA, Hennekam RC. Childhood constipation: an overview of genetic studies and associated syndromes. Best Pract Res Clin Gastroenterol 2011; 25: 73–88.
Peng CC, Yang SS, Austin PF, Chang SJ. Systematic review and meta-analysis of alarm versus desmopressin therapy for pediatric monosymptomatic enuresis. Sci Rep 2018; 13: 16755.
Rajindrajith S, Devanarayana NM, Benninga MA. Constipation-associated and nonretentive fecal incontinence in children and adolescents: an epidemiological survey in Sri Lanka. JPGN 2010; 51: 472–476.
Rajindrajith S, Devanarayana NM, Thapar N, Benninga MA. Functional fecal incontinence in children: epidemiology, pathophysiology, evaluation, and management. JPGN 2021;72: 794–801.
Raman G, Tunnicliffe D, Lai E, Bennett T, Caldwell PJ. Safety and tolerability of solifenacin in children and adolescents with overactive bladder- a systematic review. Pediatr Urol 2023; 19: 19.e1–19.e13.
Richardson I, Palmer LS. Successful treatment for giggle incontinence with biofeedback. J Urol 2009; 182 (Suppl 4): 2062–2066.
Santos HLS, Caldwell P, Hussong J, von Gontard A, de Abreu GE, Braga AA, et al. Quality of life and psychological aspects in children with overactive bladder treated with parasacral transcutaneous electrical nerve stimulation – a prospective multicenter study. J Pediatr Urol 2022; 18: 739.e1–739.
Schäfer SK, Niemczyk J, von Gontard A, Pospeschill M, Becker N, Equit M. Standard urotherapy as first-line intervention for daytime incontinence: a meta-analysis. ECAP 2018; 27: 949–964.
Song P, Huang C, Wang Y, Wang Q, Zhu W, Yue Y, et al. Comparison of desmopressin, alarm, desmopressin plus alarm and desmopressin plus anticholinergic agents in the management of pediatric monosymptomatic nocturnal enuresis: a network meta-analysis. BJU Int 2019; 123: 388–400.

Tabbers MM, Di Lorenzo C, Berger MY, Faure C, Langendam MW, Nurko S, et al. Evaluation and treatment of functional constipation in infants and children: evidence-based recommendations from ESPGHAN and NASPGHAN. JPGN 2014; 58: 265–281.

Taneli C, Ertan P, Taneli F, Genç A, Günsar C, Sencan A, et al. Effect of alarm treatment on bladder storage capacities in monosymptomatic nocturnal enuresis. Scand J Urol Nephrol 2004; 38: 207–210.

Toale J, Kelly G, Hajduk P, Cascio S. Assessing the outcomes of parasacral transcutaneous electrical nerve stimulation (PTENS) in the treatment of enuresis in children: a systematic review and meta-analysis of randomized control trials. Neurourol Urodyn 2022; 41: 1659–1669.

Tsuji S, Suruda C, Kimata T, Kino J, Yamanouchi S, Kaneko K. The effect of family assistance to wake children with monosymptomatic enuresis in alarm therapy: a pilot study. J Urol 2018; 199: 1056–1060.

Van den Berg MM, Benninga MA, Di Lorenzo C. Epidemiology of childhood constipation: a systematic review. Am J Gastroenterol 2006; 101: 2401–2409.

Vande Walle JG, Bogaert GA, Mattsson S, Schurmans T, Hoebeke P, Deboe V, Norgaard JP. Desmopressin Oral Lyophilisate PD/PK Study Group. A new fast-melting oral formulation of desmopressin: a pharmacodynamic study in children with primary nocturnal enuresis. BJU Int 2006; 97: 603–609.

Van Dommelen P, Kamphuis M, van Leerdam FJM, De Wilde JA, Ripstra A, Campagne AE, Verkerk PH. The short- and long-term effects of simple behavioural interventions for nocturnal enuresis in young children: a randomized controlled trial. J Pediatr 2004; 154: 662–666.

Van Kerrebrock PEV. Experience with the long-term use of desmopressin for nocturnal enuresis in children and adolescents. BJU Int 2002; 89: 420–425.

Van Londen A, van Londen-Barensten M, van Son M, Mulder G. Relapse rate and parental reaction after successful treatment of children suffering from nocturnal enuresis: a 2½-year follow-up of bibliotherapy. Behav Res Ther 1995; 33: 309–311.

Vijverberg MA, Elzinga-Plomp A, Messer AP, van Gool JD, de Jong TP. Bladder rehabilitation, the effect of a cognitive training programme on urge incontinence. Eur Urol 1997; 31: 68–72.

Vijverberg MA, Stortelder E, de Kort LM, Kok ET, de Jong TP. Long-term follow-up of incontinence and urge complaints after intensive urotherapy in childhood (75 patients followed up for 16.2–21.8 years). Urology 2011; 78: 1391–1396.

von Gontard A. Leitfaden Enuresis. 3. A. Göttingen: Hogrefe 2018.

von Gontard A. Enkopresis – Leitfaden Kinder- und Jugendpsychotherapie. 2. A. Göttingen: Hogrefe 2024.

von Gontard A, Equit M. Comorbidity of ADHD and incontinence in children – a review. ECAP 2015; 24: 127–140.

von Gontard A, Niemczyk J, Wagner C, Equit M. Voiding postponement in children – a systematic review. ECAP 2016; 25: 809–820.

von Gontard A, Cardozo L, Rantell A, Djurhuus JC. Adolescents with nocturnal enuresis and daytime urinary incontinence – how can paediatric and adult care be improved – ICI-RS 2015? Neurourol Urodynam 2017; 36: 843–849.

von Gontard A, Hussong J, Yang S, Chase J, Franco I, Wright A. Neurodevelopmental disorders and incontinence in children and adolescents: attention-deficit-/hyperactivity disorder (ADHD), autism spectrum disorder (ASD) and intellectual disability (ID) – a position document of the International Children's Continence Society (ICCS). Neurourol Urodynam 2022; 41: 102–114.

von Gontard A, Baeyens D, van Hoecke E, Warzak W, Bachmann C: Psychological and psychiatric issues in urinary and fecal incontinence. J Urol 2011; 185: 1432–1437.

WHO – World Health Organization. Multiaxial Classification of Child and Adolescent Psychiatric Disorders: The ICD-10 Classification of Mental and Behavioural Disorders in Children and Adolescents. Cambridge: WHO 2008.

WHO – World Health Organization. ICD-11 for Mortality and Morbidity Statistics (version: 02/2022). https://icd.who.int/browse11/l-m/en#/http%3a%2f%2fid.who.int%2ficd%2fentity%2f334423054

Xu PC, Wang YH, Meng QJ, Wen YB, Yang J, Wang XZ, et al. Delayed elimination communication on the prevalence of children's bladder and bowel dysfunction. Sci Rep 2021; 11: 12366.

Yang S, Chua ME, Bauer S, Wright A, Brandström P, Hoebeke P, et al. Diagnosis and management of bladder bowel dysfunction in children with urinary tract infections: a position statement from the International Children's Continence Society. Pediatr Nephrol 2018; 33: 2207–2219.

17

KAPITEL

18 Somatische Belastungsstörung oder Störungen der Körpererfahrung (6C2)

Michael Frey

Wichtige Neuigkeiten auf einen Blick

- Die somatoformen Störungen wurden in der ICD-11 in der „**somatischen Belastungsstörung oder Störungen der Körpererfahrung**" neu gefasst.
- Das zuvor erforderliche Kriterium, dass die Beschwerden keiner organischen Ursache zugeordnet werden können, wurde gestrichen.
- Neu ist die Diagnose einer **Körper-Integritäts-Identitätsstörung.** Sie ist dadurch gekennzeichnet, dass der intensive und anhaltende Wunsch besteht, körperlich behindert zu sein.

Eine Übersicht zum Störungsbild ist ➤ Tab. 18.1 zu entnehmen.

Tab. 18.1 Somatische Belastungsstörung oder Störungen der Körpererfahrung – Übersicht

Definition	Störungen im Erleben des eigenen Körpers
Manifestationsalter	• Somatische Belastungsstörung: über die gesamte Lebensspanne • Körper-Integritäts-Identitätsstörung: Beginn im Kindesalter. Aufgrund von Scham oft lange Latenz, bevor bis Hilfe gesucht wird
Diagnostik	• Anamnese • Klinische Symptomatik und Verlauf • Bei einer somatischen Belastungsstörung die organische Diagnostik auf das notwendige Maß beschränken
Komorbiditäten	Somatische Belastungsstörung: häufig Komorbiditäten, sowohl externalisierende als auch internalisierende

Tab. 18.1 Somatische Belastungsstörung oder Störungen der Körpererfahrung – Übersicht *(Forts.)*	
Therapeutische Optionen	• Somatische Belastungsstörung: Psychoedukation, Erarbeiten eines individuellen Störungsmodells, Förderung der Adhärenz, KVT, MBSR, Entspannungsverfahren, Förderung der Interozeption • Körper-Integritäts-Identitätsstörung: einzelfallorientiertes Vorgehen
Wichtige Leitlinien	Leitlinie „Funktionelle Körperbeschwerden", hier sind die „somatischen Belastungsstörungen" als Unterkategorie mit aufgeführt (Roenneberg et al. 2019)

18.1 Epidemiologie

Somatoforme Symptome bei Kindern und Jugendlichen sind häufig. Bis zu ein Drittel zeigt Symptome wie Kopf- und Bauchschmerzen, Schwindel, Müdigkeit oder Rückenschmerzen (Vesterling et al. 2023). Die Punktprävalenz für somatoforme Störungen beträgt über alle Altersgruppen hinweg in der Primärversorgung etwa 25–35 % der Patienten (Haller et al. 2015). Für das stationäre kinder- und jugendpsychiatrische Setting zeigt eine aktuelle Studie, dass bei einem Screening mehr als die Hälfte der Patienten die Diagnosekriterien erfüllt (Geremek et al. 2024). In der Allgemeinbevölkerung erfüllen die Diagnosekriterien für eine somatoforme Störung allerdings nur ca. 3 % der Minderjährigen (Lieb et al. 2000; Vesterling et al. 2023). Vor der Pubertät sind beide Geschlechter gleichermaßen betroffen, danach häufiger Mädchen (Lieb et al. 2000; Vesterling et al. 2023).

18.2 Diagnostik und Komorbiditäten

18.2.1 Symptomatik nach ICD-11

Die somatoformen Störungen wurden in der ICD-11 in der „somatischen Belastungsstörung oder Störungen der Körpererfahrung" neu gefasst (zur Klassifikation ➤ Tab. 18.2). Mit der Umstellung von DSM-IV auf DSM-5 sowie von ICD-10 auf ICD-11 gab

Tab. 18.2 Übersicht zur Klassifikation		
Somatische Belastungsstörung	Erhebliche Belastung durch körperliche Symptome, übermäßige Gedanken, Emotionen oder Verhaltensweisen bezüglich der Symptome	DSM-5 & ICD-11
Somatisierungsstörung	Multiple, wechselnde körperliche Beschwerden über mehrere Jahre, oft ohne organische Ursache, Beginn meist vor dem 30. Lebensjahr	ICD-10
Undifferenzierte somatoforme Störung	Wenige oder weniger ausgeprägte somatoforme Symptome als bei der Somatisierungsstörung, dennoch erheblicher Leidensdruck	ICD-10
Somatoforme autonome Funktionsstörung	Symptome betreffen vorrangig autonom innervierte Organe (z. B. Herz-Kreislauf, Magen-Darm), verbunden mit übermäßiger Fokussierung auf körperliche Funktionen	ICD-10
Somatoforme Schmerzstörung	Chronische Schmerzen ohne klare medizinische Ursache, oft mit psychosozialen Belastungsfaktoren verbunden	ICD-10
Konversionsstörung (Dissoziative Störung)	Neurologische Symptome (z. B. Lähmungen, Sehstörungen, Krampfanfälle) ohne medizinische Erklärung, oft mit psychischem Stress verbunden	ICD-10
Hypochondrische Störung	Dominante Angst, schwer krank zu sein, trotz medizinischer Entkräftung der Befürchtungen, häufiges Arzt-Hopping	ICD-10 ICD-11 und DSM-5: Krankheitsangststörung
Körperdysmorphe Störung	Übermäßige Sorge um ein vermeintlich entstelltes äußeres Erscheinungsbild, das von anderen nicht als abnorm wahrgenommen wird	ICD-10: Dysmorphophobie (hypochondrische Störung) ICD-11 & DSM-5 (Zwangsspektrumsstörung)

es eine konzeptionelle Veränderung: **Das zuvor erforderliche Kriterium, dass die Beschwerden keiner organischen Ursache zugeordnet werden können, wurde gestrichen.** Damit wurde den Forschungsbefunden und neuen ätiologischen Modellen, dass hier komplexe Interaktionen zwischen Psyche und Körper zugrunde liegen, Rechnung getragen. Charakteristisch für diese Krankheitsentität ist die **subjektive Belastung durch körperliche Symptome** sowie die fehlende Verhältnismäßigkeit zwischen der Aufmerksamkeit, die diesen Symptomen geschenkt wird, und deren Schwere und Verlauf. Im Gegensatz zu Menschen mit Hypochondrie, die lediglich befürchten, an einer schweren, oft lebensbedrohlichen Erkrankung zu leiden, konzentrieren sich Betroffene der somatischen Belastungsstörung auf bestehende Symptome und deren Einfluss auf ihren Alltag. Es handelt sich in der Regel um mehrere Symptome, gelegentlich kann es jedoch auch nur ein einzelnes (z. B. Schmerzen oder Müdigkeit) sein (ICD-11). Kinder neigen eher dazu, dass sie einzelne, sich wiederholende Symptome erleben als mehrere unterschiedliche. Bei Kindern und Jugendlichen sind gastrointestinale Symptome, Kopf- und Muskelschmerzen sowie Müdigkeit am häufigsten. Es gibt kulturelle Einflüsse, die sich vor allem in der Art der Symptomatik zeigen. Schmerz ist z. B. kulturübergreifend häufig, aber z. B. sind Hitzegefühle im Körper oder Schweregefühle kulturspezifischer (ICD-11). Bei Kindern und Jugendlichen können sich die aus der Symptomatik resultierende Interaktion mit den Eltern im Sinne eines **sekundären Krankheitsgewinns** und eines die schulische Karriere gefährdenden Schulabsentismus komplizierend auf den Verlauf auswirken. In der S3-Leitlinie „Funktionelle Körperbeschwerden" findet sich die „somatische Belastungsstörung" als eine Unterkategorie (Roenneberg et al. 2020). Im Folgenden wird die Begrifflichkeit entsprechend der in den Studien verwendeten diagnostischen Kriterien benutzt.

MERKE

Für die Diagnose ist die übermäßige Aufmerksamkeit, die der Symptomatik geschenkt, wird entscheidend – unabhängig von einer möglichen nachweisbaren organischen Ursache.

Es gibt weitere Diagnosen, bei denen die Körper-Psyche-Interaktion von großer Bedeutung ist, die aber mehr von der somatischen Seite her betrachtet werden, z. B. funktionelle ösophageale oder gastroduodenale Störungen (ICD-11: DD90) im Kindesalter.

Neu ist die Diagnose einer **Körper-Integritäts-Identitätsstörung.** Sie ist dadurch gekennzeichnet, dass der intensive und anhaltende Wunsch besteht, körperlich behindert zu sein. Dies kann sich z. B. im Wunsch nach einer Amputation wie im Fallbeispiel (➤ Kap. 18.6) ausdrücken. Häufiger sind die unteren Gliedmaßen betroffen. Dieser Wunsch tritt typischerweise bereits im Kindesalter oder früh in der Adoleszenz auf, und es besteht ein starkes Gefühl, dass die derzeitige nicht behinderte Körpergestalt unstimmig bzw. störend ist. Daraus resultiert eine erhebliche psychosoziale Beeinträchtigung (z. B. durch die Beschäftigung mit dem Wunsch oder die daraus folgenden sozialen Beeinträchtigungen). Durch Versuche, die entsprechende Behinderung herbeizuführen, kann es zudem zu gesundheitsgefährdenden und potenziell lebensgefährlichen Handlungen kommen (ICD-11). Die Betroffenen suchen aus Scham selten oder erst 30–50 Jahre später professionelle Hilfe. Es handelt sich um eine sehr seltene Störung, die überwiegend das männliche Geschlecht betrifft (Barrow und Oyebode 2019; Herpertz-Dahlmann 2021).

Die **diagnostische Einordnung von somatischen Belastungsstörungen** ist oft nicht leicht, und es besteht ein deutlich erhöhtes Risiko für nicht erforderliche und potenziell schädliche Interventionen (z. B. Röntgen, CT) (Schneider et al. 2021). Bei Verdacht auf eine somatische Belastungsstörung sollte von Beginn an eine Sowohl-als-auch-Perspektive eingenommen werden. Diese berücksichtigt psychosoziale wie auch somatische Aspekte und begrenzt die somatische Diagnostik auf das notwendige Maß. In diesem Fall stellen die Diagnostik, die Einordnung der Befunde und das Erarbeiten eines individuellen Störungsmodells bereits Teile der therapeutischen Intervention dar (Roenneberg et al. 2020).

18.2.2 Diagnostische Tools

Für Jugendliche ab 14 Jahren steht z. B. die *Bodily Distress Syndrome 25* zur Verfügung (Schmalbach et al. 2020).

18.2.3 Komorbidität

Komorbiditäten bei Kindern und Jugendlichen mit somatoformen Störungen sind mit 50–90 % häufig (Díez-Suárez und Hernández-González 2025). In einer Studie wies die Hälfte der Betroffenen eine weitere psychiatrische Diagnose auf, 22 % zwei und 3,7 % mehr als zwei. Dabei traten externalisierende (z. B. ADHS) wie auch internalisierende Komorbiditäten (z. B. Angststörung, Trennungsangst und Depressionen) auf (Essau et al. 2000).

18.3 Ätiologie

Die somatische Belastungsstörung kann vor dem Hintergrund des **biopsychosozialen Diathese-Stress-Modells** verstanden werden. Die Wahrnehmung und Interpretation von körperlichen Signalen wie Schmerzen, Völlegefühl und Unwohlsein sind dabei sowohl durch individuelle Eigenschaften des Organismus (z. B. Rezeptorendichte, Innervation, Mikrobiom) als auch durch psychische Prozesse (Aufmerksamkeit) und soziale Faktoren (z. B. familiäres Umfeld) beeinflusst. Menschen mit einer somatischen Belastungsstörung bringen eine gewisse **Vulnerabilität** mit und scheinen z. B. zu einer emotionalen „Überregulierung" und einer verminderten Gefühlswahrnehmung bis hin zu Alexithymie zu neigen (Schmaling und Fales 2018; van den Bergh et al. 2017). **Genetische Faktoren** tragen zu ca. 30 % der individuellen Vulnerabilität für eine somatoforme oder chronische Schmerzstörung bei (Henningsen et al. 2018b). Ein weiterer Faktor ist die Rolle von **frühkindlicher Bindung und familiären Interaktionen.** Unsichere Bindungsmuster, überprotektive Eltern, niedriger Bildungsstand oder das Aufwachsen in psychosomatogenen Familien (in denen Symptome als zentrales Kommunikationsmittel genutzt werden) können die Entwicklung somatoformer Beschwerden begünstigen (Lieb et al. 2000; van den Bergh et al. 2017). Zudem besteht ein erhöhtes Risiko durch verschiedene **Belastungsfaktoren** wie traumatisierende Ereignisse in der Kindheit oder aktuelle psychosoziale Belastungen, z. B. Mobbing.

Neuere Modelle nehmen zusätzlich die neuronalen Prozesse in den Blick. Sie gehen davon aus, dass Symptome nicht einfach ein direktes Abbild physiologischer Prozesse sind, sondern durch ein Wechselspiel aus sensorischen Signalen, Erwartungen und kognitiver Verarbeitung entstehen (van den Bergh et al. 2017).

Das Modell des **Predictive Processing** beschreibt, dass das Gehirn kontinuierlich Vorhersagen basierend auf früheren Erfahrungen und Erwartungen trifft und diese mit eingehenden Informationen abgleicht, und folgt dabei Bayes-Prinzipien. Je eindeutiger die sensorischen Signale sind, z. B. ein klar verständliches Wort, desto mehr dominiert die Wahrnehmung. Je diffuser die sensorischen Signale sind (z. B. Geräusche, die nach Sprache klingen), desto mehr dominiert die Vorhersage bzw. die Erwartung die Wahrnehmung. Das erklärt, dass insbesondere bei diffuser Interozeption ggf. Annahmen und Erwartungen dominieren und damit z. B. vor allem frühere Erfahrungen zu entsprechendem Erleben beitragen. Es wird dabei von einer hierarchischen Organisation ausgegangen, wobei das Gehirn Vorhersagen schrittweise eine Ebene nach der anderen nach unten weitergibt (z. B. vom Neokortex über die limbische Ebene bis hin zum Hirnstamm). Treten Vorhersagefehler auf, werden diese schrittweise wieder nach oben „verarbeitet". Sinnesreize, die den Vorhersagen entsprechen, werden nicht nach oben weitergegeben (Henningsen et al. 2018a). In Bezug auf Kinder und Jugendliche sind hier Entwicklungsaspekte zu beachten. So entwickeln wir ab dem Säuglingsalter schrittweise immer zutreffendere Vorhersagemodelle über unseren Körper – sensomotorisch und interozeptiv (Köster et al. 2020). Lernerfahrungen in dieser Zeit nehmen damit Einfluss auf spätere Vorhersagemodelle, und es ist anzunehmen, dass ggf. abhängig von Zeitfenstern der Entwicklung korrigierende Erfahrungen gemacht werden können.

So führt ganz allgemein Stress zu einer autonomen Erregung im Organismus. Die dadurch ausgelösten Reize sind eher diffuse und wenig präzise sensorische Signale, und damit besteht Interpretationsspielraum. Eine chronische Aktivierung der Stresshormonachsen scheint zudem einerseits die interozeptive Wahrnehmung in ihrer Präzision zu beeinträchtigen und andererseits den Fokus noch mehr auf die Interozeption zu legen. Das heißt, obwohl die tatsächlichen Körperempfindungen weniger genau verarbeitet werden, neigen Menschen mit chronischem Stress dazu, verstärkt auf ihren Körper zu achten. Die anhaltende Selbstbeobachtung und Fokussierung auf Symptome, die als hoch relevant wahrgenommen werden, kann eine negative Rückkopplungsschleife erzeugen, in der sich Symptome und ihre Wahrnehmung gegenseitig verstärken. Damit sind psychosoziale Einflüsse, die Einfluss auf das Stresserleben haben, auch indirekt Risikofaktoren für eine somatische Belastungsstörung (Henningsen et al. 2018b).

Eine mögliche Erklärung für den Einfluss von **Kindheitstraumata** und **ungünstigen Bindungserfahrungen** liegt in ihrer Rolle bei der Entwicklung einer erhöhten Bedrohungssensitivität. Bei Menschen mit ausgeprägter Bedrohungswahrnehmung – sei sie genetisch veranlagt oder durch biografische Erlebnisse verstärkt – kann die subjektive Einschätzung körperlicher Symptome als bedrohlich deren tatsächliches Ausmaß übersteigen. Unsere Erwartung an die Welt, die Fähigkeit, unsere Emotionen wahrzunehmen, einzuordnen und zu regulieren, erlernen wir zu großen Teilen in den ersten Lebensjahren im Kontakt mit unseren Bezugspersonen. Wenn hier aversive Erfahrungen gemacht werden oder das Bedürfnis nach einer sicheren Bindung nicht erfüllt wird, kann dies zu einer gesteigerten Bedrohungssensitivität führen und zu Defiziten im Bereich der Emotionswahrnehmung und -regulation. Insbesondere Menschen, die eine geringere Fähigkeit zur Wahrnehmung ihrer Gefühle oder gar eine Alexithymie aufweisen, zeigen ein Risiko für eine bedrohungsorientierte Fehlinterpretation körperlicher Symptome (Henningsen et al. 2018a).

Eine Grafik von Henningsen et al. (> Abb. 18.1) gibt einen guten Überblick über ätiologische Faktoren unter Einbeziehung des Predictive-Processing-Modells. Neben individueller Vulnerabilität, z. B. durch (epi-)genetische Faktoren oder aversive Kindheitserfahrungen, und Auslösern wie z. B. akuten Erkrankungen, die zu vorübergehendem somatischem Belastungserleben führen können, kommt für eine chronische Störung den aufrechterhaltenden Faktoren eine besondere Bedeutung bei: zum einen die medizinische Behandlung an sich, die durch Unverständnis für die Symptomatik, nicht indizierte Diagnostik oder eine ablehnende Haltung zu weiterer psychischer Belastung und häufigem Arztwechsel führen kann, zum anderen emotionale Faktoren wie depressiver Affekt und Ängste bzw. Kognitionen, welche die Krankheitsüberzeugung fördern. Und natürlich spielt auch sekundärer Krankheitsgewinn eine Rolle, wie die Entlastung von ungeliebten Aufgaben, z. B. durch

18

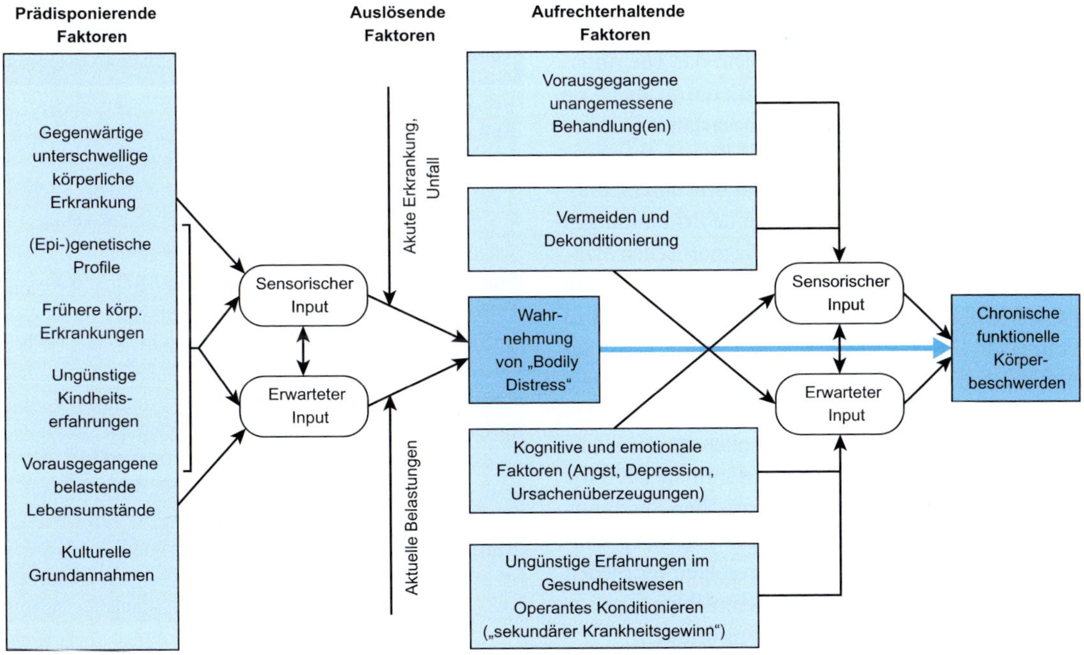

Abb. 18.1 Schematisches Modell zur Entstehung belastender Körperbeschwerden (nach Henningsen et al. 2018a, vgl. Henningsen et al. 2018b). [F971-002/L231]

Krankschreibung oder Befreiung von schulischen Verpflichtungen.

Für die **Körper-Integritäts-Identitätsstörung** existiert kein etabliertes ätiologisches Modell. Es gibt verschiedene neurobiologische Hypothesen, u. a. Überlegungen, dass eine fehlende Integration sensorischer Reize mitverantwortlich sein könnte. Damit existieren Überschneidungen zu somatosensorischen Störungen. Dies lässt allerdings psychologische Faktoren außer Acht (Barrow und Oyebode 2019).

18.4 Behandlung

LEITLINIEN

In der S3-Leitlinie „Funktionelle Körperbeschwerden" sind die „somatischen Belastungsstörungen" als Unterkategorie mit aufgeführt (Roenneberg et al. 2020).

18.4.1 Psychotherapie

Therapeutische Beziehung

In der Versorgung stellen vor allem **Behandlungsabbrüche** und damit wiederholte oder **nicht indizierte somatische Diagnostik** ein Problem dar. Die Adhärenz der Patienten hängt dabei stark davon ab, ob sie sich hinsichtlich ihrer Beschwerden verstanden fühlen. Daher ist es essenziell, die Beschwerden der Patienten ernst zu nehmen, notwendige Diagnostik durchzuführen, um mögliche zugrunde liegende Erkrankungen auszuschließen, und zugleich die diagnostischen Maßnahmen auf das Notwendige zu begrenzen. Zudem ist es wichtig, ein **individuelles Störungsmodell** zu erarbeiten. Dabei wird von der S3-Leitlinie eine „Sowohl-als-auch-Perspektive" empfohlen, d. h., es werden sowohl psychosoziale als auch somatische Aspekte berücksichtigt. Den Betroffenen sollen verständliche Erklärungen vermittelt werden, damit sie auch die Wechselwirkungen zwischen somatischen Beschwerden und psychosozialen Einflüssen verstehen können. Monokausale Zuschreibungen sollten vermieden werden. Roenneberg et al. (2020) empfehlen folgende Aspekte für ein **günstiges Erklärungsmodell:**

- Entsteht im Dialog zwischen Behandler, Patient und Eltern
- Ist für Behandler, Patient und Eltern nachvollziehbar
- Wertfrei, ohne Schuldzuweisungen
- Fördert Adhärenz und Therapie
- Mehr beschreibend als auf Diagnose reduzierend
- Erklärt Mechanismen, nicht zwingend Ursachen

Ein **stufenweises Vorgehen** hat sich bei Erwachsenen bewährt und kann auch auf Kinder und Jugendliche extrapoliert werden:

- Bei **leichter bis mittlerer Ausprägung** sind Verständnis und Wertschätzung sowie ein individuelles Erklärungsmodell mit beruhigenden und verständlichen Informationen über die pathophysiologischen Zusammenhänge meist zielführend.
- Bei **schwerer Ausprägung** und ungünstigen Verläufen ist eine multimodale Behandlung einzuleiten. Wichtig sind in allen Fällen eine Förderung des Selbstwirksamkeitserlebens, z. B. im Rahmen der Unterstützung zur Umsetzung von gesundheitsfördernden Maßnahmen (Lebensstiländerung), und der Abbau von aufrechterhaltenden Faktoren (sekundärer Krankheitsgewinn) (Roenneberg et al. 2019; ➤ Tab. 18.3).

Tab. 18.3 Interventionen, um aufrechterhaltende Faktoren zu adressieren

Aufrechterhaltende Faktoren	Intervention
Behandlungsabbruch/ Behandlerwechsel	Patient soll sich verstanden fühlen, es soll nicht am subjektiven Erleben gezweifelt werden. Förderung der therapeutischen Beziehung durch Verständnis
Suche nach einer rein organischen Erklärung	Psychoedukation. „Sowohl-als-auch"-Strategie zur Erarbeitung eines individuellen Störungskonzepts
Sekundärer Krankheitsgewinn	Unter Einbeziehung der Eltern ressourcenorientiert sukzessiver Abbau von verstärkenden Faktoren (z. B. Befreiung von schulischen Verpflichtungen)
Komorbide Störungen	Behandlung von komorbiden Störungen, z. B. Depression oder Angststörung

MERKE
Ein entscheidender Risikofaktor für eine Chronifizierung ist ein (erneuter) Therapieabbruch! Deshalb muss insbesondere während der Diagnostikphase und im Zuge der Diagnoseübermittlung besondere Sorgfalt walten. Die Überleitung in ein psychiatrisch-psychotherapeutisches Setting muss gut begleitet werden.

Therapeutische Interventionen

Die **beste Evidenz liegt für Kognitive Verhaltenstherapie (KVT) vor. Achtsamkeitsbasierte (z. B. MBSR) und Entspannungsverfahren** (Progressive Muskelentspannung, Autogenes Training etc.) können hilfreich sein. Sie reduzieren das Stressniveau und damit die mit der autonomen Erregung einhergehenden Effekte (➤ Kap. 18.3). Zudem fördern Entspannungsverfahren das Selbstwirksamkeitserleben (Roenneberg et al. 2019).

Das **Predictive-Processing-Modell** hat auch Konsequenzen hinsichtlich **neuer Therapieansätze,** da nicht davon ausgegangen wird, dass Symptome durch nachträgliche Fehlinterpretation ausgelöst werden, sondern dass der Wahrnehmungsprozess an sich adressiert werden muss. Das Erleben der Betroffenen ist ein Versuch, Vorhersage und Interozeption in Einklang zu bringen.

Eine Strategie dafür ist das **Fördern der Interozeption,** um die Präzision zu erhöhen, damit falsche Vorhersagen in den Hintergrund treten. Techniken, die dafür eingesetzt werden können, sind bspw. Biofeedback ebenso wie achtsamkeitsbasierte Methoden (z. B. MBSR). Ein weiterer Ansatz richtet sich an die Erwartungen, die übermäßige Sorge und Aufmerksamkeit bzw. elaborierten Krankheitsüberzeugungen. Hier können **akzeptanzbasierte Ansätze,** d. h. Symptome zu akzeptieren und nicht ständig kontrollieren bzw. analysieren zu müssen, hilfreich sein. Auch **Verhaltensexperimente,** z. B. Provokation physiologischer Reaktionen, wie Tachykardie oder Ähnliches, dienen dazu, diese zu „normalisieren". Hier spielt auch **Sport,** der das Erleben physiologischer Anpassungsreaktionen (z. B. Tachykardie, Schwitzen) in einen anderen Kontext setzt, eine wesentliche Rolle. Auch die Nutzung von Virtual Reality zeigt Potenzial, indem interozeptive Modelle damit verändert werden können (Henningsen et al. 2018b).

Für die **Körper-Integritäts-Identitätsstörung** gibt es Hinweise, dass Psychotherapie helfen kann, den psychischen Leidensdruck zu reduzieren, aber in der Regel den Amputationswunsch nicht vermindert oder gar verstärkt (Kröger et al. 2022; Noll und Kasten 2022). In einer Studie wurden 18 Männer und 3 Frauen (27–73 Jahre) nach einer elektiven Amputation bzgl. ihrer psychischen Gesundheit und Lebensqualität vor und nach der Operation befragt. Das Ergebnis zeigte, dass niemand die Amputation bereute und die Lebensqualität sich verbesserte. Das wirft natürlich erheblich ethische Fragen auf und stellt vor allem im Kindes- und Jugendalter keine Therapieoption dar (Noll und Kasten 2022).

Komplementäre Verfahren

Viele **naturheilkundliche bzw. komplementäre Ansätze** haben mit Blick auf somatoforme und funktionelle somatische Syndrome den Vorteil, dass ihnen konzeptionell keine Soma-Psyche-Dichotomie zugrunde liegt, sondern sie einem „ganzheitlichen" Paradigma folgen. Dies kann für die Betroffenen hilfreich sein, da Zusammenhänge von Körper und Psyche vor dem jeweiligen Hintergrund plausibel dargestellt werden können und sich die Patienten mit ihren Beschwerden verstanden fühlen. Wirksamkeitsnachweise bestehen nur in begrenztem Umfang. Am besten belegt ist die **Akupunktur** als ein Verfahren der Traditionellen Chinesischen Medizin (TCM). Für Fibromyalgie oder Reizdarmsyndrom besteht hier bspw. ein moderates bis sehr gutes Evidenzlevel (Roenneberg et al. 2019).

18.4.2 Pharmakotherapie

Es existiert **keine belastbare Evidenz für eine pharmakologische Behandlung** von somatischen Belastungsstörungen im Kindes- und Jugendalter. Lediglich für Antidepressiva gibt es bei komorbiden Depressionen oder Angststörungen Hinweise auf Wirksamkeit (Agarwal et al. 2019; Díez-Suárez und Hernández-González 2025). Schmerzmedikation sollte vermieden bzw. abgesetzt werden. Auch wenn Placeboreaktionen gerade bei Kindern ausgeprägt sind und bei somatoformen Beschwerden hilfreich sein können, ist vor dem Hintergrund des Vertrauens in die therapeutische Beziehung ein intransparenter Einsatz nicht zielführend (Díez-Suárez und Hernández-González 2025).

Crawford et al. (2020) bieten eine Übersicht über Studien zur Medikation für somatische Symptome und verwandte Störungen (SSRD) sowie funktionelle Magen-Darm-Störungen (FGID), die im Kindesalter beginnen.

18.5 Prognose

Studien an Erwachsenen zeigen, dass sich somatische Symptome in ca. 30–50 % der Fälle innerhalb von 6–12 Monaten zurückbilden; ca. 10 % der Betroffenen leiden lebenslang an den Symptomen. Weibliches Geschlecht, komorbide Depression und psychiatrische Erkrankung der Eltern werden mit einer schlechteren Prognose in Verbindung gebracht (ICD-11) (Díez-Suárez und Hernández-González 2025).

18.6 Ausblick und Fallbeispiel

Mit der Neufassung dieser Diagnosegruppe wird einem neuen Verständnis hinsichtlich der Ätiologie Rechnung getragen. Das für die somatoformen Störungen bisher zentrale Kriterium, dass keine organische Ursache vorliegen darf, wurde gestrichen, wodurch die komplexe Körper-Psyche-Interaktion stärker berücksichtigt wird. Für die somatische Belastungsstörung besteht die diagnostische und therapeutische Herausforderung darin, diesen Störungen frühzeitig mit einem verständnisvollen, biopsychosozialen und interdisziplinären Ansatz zu begegnen – bei gleichzeitigem Verzicht auf unnötige somatische Abklärungen.

Die neue Diagnose der Körper-Integritäts-Identitätsstörung erfasst eine seltene Störung, bei der hinsichtlich Ätiologie und therapeutischem Vorgehen noch viel Forschungsbedarf besteht und die daher im Augenblick ein primär einzelfallorientiertes Vorgehen erfordert.

18

Fallbeispiel

Mirkos rechter Fuß war fest mit Bandagen eingewickelt, sodass sich der 16-Jährige nur mit Gehstützen fortbewegen konnte. Angefangen hatte alles vor 3 Jahren, als Mirko sich beim Eishockeyspiel am rechten Schienbein verletzte. Daraufhin entwickelte er ausgeprägte Schmerzen und wurde in zahlreichen Kliniken behandelt. Zu Beginn war die Diagnose „komplexes regionales Schmerzsyndrom“ („complex regional pain syndrome“, CRPS) gestellt worden. Die therapeutischen Interventionen erzielten jedoch immer nur eine kurzzeitige Besserung.

Zum Zeitpunkt der stationären Aufnahme in die KJP hatte Mirko den Verband seit ca. 3 Monaten nicht mehr wechseln lassen, da die Schmerzen dabei unerträglich seien. Trotz zahlreicher Schmerzmedikamente gab er auf der visuellen Analogskala eine Schmerzintensität von 10/10 an. Im Aufnahmegespräch nennt er als Grund für seinen stationären Aufenthalt einigermaßen beschwingt, dass er unter Depressionen leide. Auf seine Schmerzproblematik und den bandagierten Fuß angesprochen, antwortet er, dass er nur den Wunsch nach einer Amputation habe, um die Schmerzen nicht mehr spüren zu müssen. Auch die Eltern berichten im Aufnahmegespräch davon, dass Mirko seit ca. 2 Jahren den Wunsch nach einer Amputation äußere.

LITERATUR

Agarwal V, Sitholey P, Srivastava C. Clinical practice guidelines for the management of dissociative disorders in children and adolescents. Indian J Psychiatry 2019; 61(Suppl 2): 247.

Barrow E, Oyebode F. Body integrity identity disorder: clinical features and ethical dimensions. BJPsych Advances 2019; 25(3): 187–195.

Díez-Suárez A, Hernández-González C. Somatization in childhood and adolescence: a guide to facilitate its understanding. Anales de Pediatría (English Edition) 2025: 503711.

Essau CA, Conradt J, Petermann F. Häufigkeit und Komorbidität somatoformer Störungen bei Jugendlichen: Ergebnisse der Bremer Jugendstudie. Z Klin Psychol Psychother 2000; 29(2): 97–108.

Geremek A, Lindner C, Jung M, Calvano C, Munz M. Prevalence of somatic symptoms and somatoform disorders among a German adolescent psychiatric inpatient sample. Children 2024; 11(3): 280.

Henningsen P, Gündel H, Kop WJ, et al. Persistent physical symptoms as perceptual dysregulation: a neuropsychobehavioral model and its clinical implications. Psychosom Med 2018a; 80(5): 422–431.

Henningsen P, Zipfel S, Sattel H, Creed F. Management of functional somatic syndromes and bodily distress. Psychother Psychosom 2018b; 87(1): 12–31.

Herpertz-Dahlmann B. Klassifikation der dissoziativen Störungen und der Störung der körperlichen Belastung–ein Vergleich zwischen ICD-10 und ICD-11. Z Kinder Jugendpsychiatr Psychother 2021; 49(6): 417–420.

Köster M, Kayhan E, Langeloh M, Hoehl S. Making sense of the world: infant learning from a predictive processing perspective. Perspect Psychol Sci 2020; 15(3): 562–571.

Kröger K, Schnell T, Kasten E. Effects of psychotherapy on patients suffering from Body Integrity Identity Disorder (BIID). Am J Appl Psychol 2022; 3(5): 110–115.

Lieb R, Pfister H, Mastaler M, Wittchen HU. Somatoform syndromes and disorders in a representative population sample of adolescents and young adults: prevalence, comorbidity and impairments. Acta Psychiatr Scand 2000; 101(3): 194–208.

Noll S, Kasten E. Body integrity identity disorder (BIID): how satisfied are successful wannabes. Psychol Behav Sci 2022; 3(6): 222–232.

Roenneberg C, Hausteiner-Wiehle C, Henningsen P. „Funktionelle Körperbeschwerden": Klinisch relevante Leitlinien-Empfehlungen. PSYCH up2date 2020; 14(01): 35–53.

Roenneberg C, Sattel H, Schaefert R, Henningsen P, Hausteiner-Wiehle C. Functional somatic symptoms. Dtsch Arztebl Int 2019; 116(33–34): 553.

Schmalbach B, Roenneberg C, Hausteiner-Wiehle C, et al. Validation of the German version of the bodily distress syndrome 25 checklist in a representative German population sample. J Psychosom Res 2020; 132: 109991.

Schmaling KB, Fales JL. The association between borderline personality disorder and somatoform disorders: a systematic review and meta-analysis. Clin Psychol Sci Pract 2018; 25(2): 110.

Schneider A, Donnachie E, Zipfel S, Enck P. Somatoforme Störungen und potenziell schädliche Interventionen in der ambulanten Versorgung. Dtsch Arztebl 2021; 118: 425–431.

Van den Bergh O, Witthöft M, Petersen S, Brown RJ. Symptoms and the body: taking the inferential leap. Neurosci Biobehav Rev 2017; 74: 185–203.

Vesterling C, Schütz-Wilke J, Bäker N, et al. Epidemiology of somatoform symptoms and disorders in childhood and adolescence: a systematic review and meta-analysis. Health Soc Care Community 2023; 2023(1): 6242678.

Erklärung

Während der Vorbereitung dieser Arbeit hat der Autor Michael Frey ChatGPT und DeepSeek verwendet, um Tabellen zu erstellen, Formulierungen zu optimieren und Textstellen aus dem Englischen zu übersetzen. Nach der Nutzung dieser Tools hat der Autor die Inhalte nach Bedarf überprüft und bearbeitet und übernimmt die volle Verantwortung für den Inhalt der Veröffentlichung. Diese Erklärung gilt nicht für die Verwendung grundlegender Hilfsmittel zur Überprüfung von Grammatik, Rechtschreibung, Referenzen usw.

KAPITEL

19 Störungen durch Substanzgebrauch oder Verhaltenssüchte

19.1 Störungen durch Substanzgebrauch (6C4)

Stefanie Leopold, Eliza Schlinzig und Tobias Hellenschmidt

Wichtige Neuigkeiten auf einen Blick

Veränderungen im ICD-10-Kapitel **Psychische und Verhaltensstörungen durch Substanzen** zu **Störungen durch Substanzgebrauch** in der ICD-11:

- Erweiterung um die Diagnose der sog. Episode des schädlichen Gebrauchs als Möglichkeit, präklinische Phänotypen einer Suchtstörung zu klassifizieren.
- Erweiterung auf 14 Substanzen bzw. Substanzklassen unter Einbezug neuer psychoaktiver Substanzen sowie substanzbezogene Anpassung von (Folge-)Diagnosen.
- Anpassung der Kriterien der Abhängigkeitserkrankung.
- Die Datenlage zur Prävalenz von Substanzgebrauchsstörungen sowie zur (substanzbezogenen) Behandlung im Jugendalter ist defizitär.
- Eine motivationsorientierte therapeutische Haltung unter Anwendung von **Motivational Interviewing (motivierende Gesprächsführung)** und **Kognitiver Verhaltenstherapie** ist mit höchster Evidenz für das Erreichen von Abstinenz assoziiert.
- Vor dem Hintergrund ausgeprägter Komorbiditätsraten ist eine parallel stattfindende psychotherapeutische wie pharmakologische Mitbehandlung komorbider psychiatrischer Erkrankungen indiziert.
- Rückfälle gehören zur Suchttherapie.

Tab. 19.1 Störungen durch Substanzgebrauch – Übersicht

Definition	• Störungen, die auf den einmaligen oder wiederholten Gebrauch von Substanzen mit psychoaktiven Eigenschaften – einschließlich bestimmter Medikamente – zurückzuführen sind.
Manifestationsalter	• In Abhängigkeit vom Alter bei Erstkonsum, Frequenz und Menge des Konsums sowie der Substanz • 90 % in Adoleszenz (Simon et al. 2024)
Diagnostik	• Suchtanamnese mit differenzierter Erhebung von Konsummustern und -verläufen • Körperliche und neurologische Untersuchungen • Laborchemische Untersuchungen inkl. toxikologischer Blut- oder Urinkontrollen
Therapeutische Optionen	• Abstinenzorientierte Behandlung mit Akut- und Postakutphase sowie ergänzende Vor- und Nachsorgekonzepte (Rückfallprophylaxe) • Motivierende Gesprächsführung • Kognitive Verhaltenstherapie • Achtsamkeitsbasierte Interventionen • Reizkonfrontation mit Reaktionsverhinderung • Konsumverhalten mindernde Interventionen • Familienorientierte Interventionen sowie ggf. Jugendhilfemaßnahmen

In der ICD-11 werden **Störungen durch Substanzgebrauch** definiert als *„Störungen, die auf den einmaligen oder wiederholten Gebrauch von Substanzen mit psychoaktiven Eigenschaften, einschließlich bestimmter Medikamente, zurückzuführen sind"* (WHO 2021; ➤ Tab. 19.1). Der Gebrauch der Substanzen führt in der Regel zunächst zu angenehmen bzw. ansprechenden psychoaktiven Wirkungen, wobei die Wiederholung belohnend und verstärkend wirkt. Bei regelmäßigem Konsum können viele dieser Substanzen zu Abhängigkeit führen und zahlreiche psychische und/oder physische Folgeschäden verursachen (WHO 2021).

19

Der Konsum **psychoaktiver Substanzen** gilt als einer der Hauptrisikofaktoren für eine erhöhte Morbidität und Mortalität. Neben teilweise schwerwiegenden negativen Auswirkungen für die physische und psychische Gesundheit ist der regelmäßige Konsum psychotroper Substanzen nicht nur mit gesellschaftlichen Konsequenzen für die Betroffenen selbst (z. B. niedriger Bildungsstand, Arbeits- oder Obdachlosigkeit, Kriminalität), sondern auch mit hohen direkten und indirekten gesamtgesellschaftlichen Kosten assoziiert (Peacock et al. 2018; WHO 2009). Bei Jugendlichen kommt hinzu, dass diese im Vergleich zu Menschen anderer Altersgruppen eher zu Hochrisikoverhalten neigen und gleichzeitig besonders vulnerabel für die Entwicklung von substanzbezogenen Störungen sind. Auch sind psychiatrische Komorbiditäten in dieser Altersgruppe mit rund 70 % besonderes hoch (Bushnell et al. 2025; Wiedmann et al. 2022).

LEITLINIEN

- S3-Leitlinie: Rauchen und Tabakabhängigkeit: Screening, Diagnostik und Behandlung (DG-Sucht 2021; in Überarbeitung)
- S3-Leitlinie: Screening, Diagnose und Behandlung alkoholbezogener Störungen (DGPPN 2021; gültig bis 31.12.2025)
- S3-Leitlinie: Medikamentenbezogene Störungen (DGPPN und DG-Sucht 2020)
- NICE Guideline: Drug misuse prevention: targeted interventions (NICE 2017)
- NICE Guideline: Alcohol-use disorders: diagnosis, assessment and management of harmful drinking (high-risk drinking) and alcohol dependence (NICE 2014)
- NICE Guideline: Tobacco: preventing uptake, promoting quitting and treating dependence (NICE 2025)

19.1.1 Epidemiologie

Für Europa und Deutschland gibt es nur wenige repräsentative Daten zur Prävalenz von Substanzkonsum bei Jugendlichen. Dabei erheben viele Studien auch nur die Konsumhäufigkeit und -menge, nicht aber im Zusammenhang mit dem Konsum psychotroper Substanzen auftretende psychiatrische Diagnosen, wie z. B. Abhängigkeitserkrankungen. In Deutschland ist seit 2002 ein signifikanter Anstieg der Häufigkeit von Diagnosen substanzbezogener Störungen bei Jugendlichen feststellbar (Thomasius et al. 2022).

Alkohol Im Rahmen einer aktuellen Erhebung der **Bundeszentrale für gesundheitliche Aufklärung**

(BZgA) wurden ca. 7.000 Jugendliche und junge Erwachsene zu ihrem Substanzkonsum befragt (2024). Knapp zwei Drittel (63,0 %) der 12- bis 17-Jährigen und die überwiegende Mehrheit (93,8 %) der 18- bis 25-Jährigen hatten bereits mindestens einmal **Alkohol** getrunken (BZgA 2024). Laut dem **Präventionsradar** (Schülerfragebogen für 12- bis 15-Jährige) betrug das mittlere Alter für Rauschtrinken 13,8 Jahre mit einem ausgeglichenen Geschlechterverhältnis. Der durchschnittliche Erstkonsum von Alkohol lag bei den 12- bis 25-Jährigen bei 15,1 Jahren – also unter der Altersgrenze des legalen Alkoholkonsums von 16 Jahren (BZgA 2024). Die **Lebenszeitprävalenz für das Rauschtrinken** stieg von 2016 bis 2023 signifikant um 3,6 % auf 25,3 % (Hanewinkel und Hansen 2024). Im Gegensatz dazu findet sich in der Forschungsumfrage der BZgA für 2023 eine 30-Tage-Prävalenz für das Rauschtrinken von 17,1 % bei männlichen und 13,1 % bei weiblichen Jugendlichen, was nach einem Rückgang von 2019 bis 2021 nunmehr wieder einer Steigerung auf das Niveau vor der Corona-Pandemie entspricht (BZgA 2024). Rauschtrinken gilt als **Risikofaktor** für die spätere Entwicklung einer Abhängigkeitserkrankung. Im Jahr 2023 tranken 6,9 % der weiblichen und 12,4 % der männlichen 12- bis 17-Jährigen regelmäßig (mind. 1 ×/Woche) Alkohol. Im Vergleich zu 2004 haben sich diese Werte mehr als halbiert (BZgA 2024).

Cannabis Von 8,3 % der 12- bis 17-Jährigen sowie 47,3 % der 18- bis 25-Jährigen wird Cannabis mindestens einmal im Leben ausprobiert. Regelmäßiger Konsum findet sich bei 1,3 % der Jugendlichen und 8,0 % der jungen Erwachsenen. Die Lebenszeitprävalenz des Cannabiskonsums ist bei männlichen 12- bis 17-Jährigen seit 2019 in Deutschland leicht rückläufig (13,1 %), wobei das Einstiegsalter sukzessiv sinkt (BZgA 2024). Die Anzahl der vollstationären Behandlungen für jugendliche Betroffene mit cannabisbezogenen Störungen hat sich seit 2002 mehr als vervierfacht, wobei sich zusätzlich ein sinkendes Einstiegsalter mit riskanteren Konsumformen feststellen ließ (Thomasius et al. 2022).

Nikotin Im Jahr 2023 gaben rund 83 % der 12- bis 17-Jährigen an, noch nie geraucht zu haben. Das entspricht im Vergleich zu 2001 einem erheblichen Anstieg. Der Anteil rauchender Individuen lag 2023 mit ca. 6–7 % auf einem ähnlichen Niveau wie 2015/2016 (BZgA 2024).

Illegale Drogen Die Lebenszeitprävalenz des Konsums 12- bis 17-Jähriger sowie junger Erwachsener in Deutschland zeigt ➤ Tab. 19.2. Männliche Jugendliche konsumieren tendenziell mehr als weibliche und ältere mehr als jüngere Personen. Allgemein konsumieren Jugendliche wenig spezifisch und eher multiple Substanzen (Palmer et al. 2009).

Der **European Drug Report** aus dem Jahr 2024 berichtet deutlich höhere Konsumzahlen (➤ Abb. 19.1), wobei hier 15-bis 34-Jährige untersucht wurden. Der Konsum psychotroper Substanzen steigt im Alter von 15 bis 24 Jahren pro Altersjahr dramatisch und bis 29 Jahre weiter signifikant an (EMCDDA 2024; Danpanichkul et al. 2025).

Tab. 19.2 Lebenszeitprävalenz des Konsums illegaler Drogen in % (Orth und Merkel 2020)

	12- bis 17-Jährige			18- bis 25-Jährige		
		m	w		m	w
Mind. eine illegale Droge	8,3	11,0	5,4	24,8	29,5	19,5
Cannabis	8,1	10,8	5,3	24,1	28,7	19,0
Mind. eine illegale Droge – außer Cannabis	1,1	1,1	1,0	3,6	4,4	2,9
Ecstasy	0,5	0,4	0,5	3,6	4,8	2,2
LSD	0,2	0,2	0,1	1,5	2,6	0,3
Amphetamin	0,3	0,4	0,2	2,8	3,9	1,6
Crystal Meth	–	–	0,1	0,2	0,3	0,2
Kokain	0,2	0,1	0,4	2,9	4,1	1,6
Crack	–	0,1	–	0,2	0,3	–
Heroin	–	0,1	–	0,1	0,3	–
Neue psychoaktive Substanzen	0,1	0,1	0,1	0,2	0,2	0,2

19

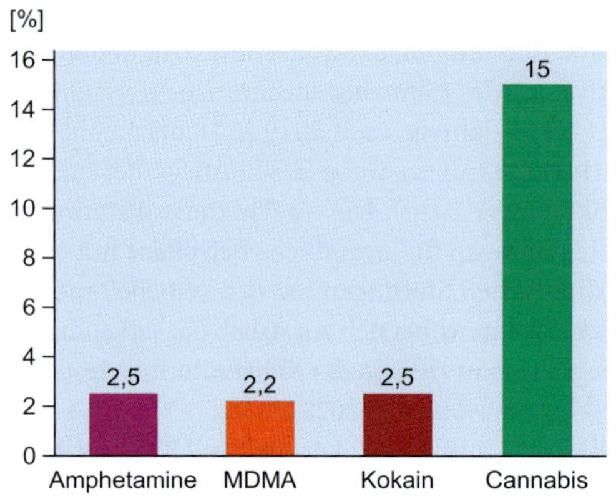

Abb. 19.1 Konsum psychotroper Substanzen 15- bis 34-Jähriger im Jahr vor der Befragung (EMCDDA 2024) [W1375]

Laut Daten der **Global Burden of Disease Study** aus dem Jahr 2019 ist der Konsum vor allem illegaler psychoaktiver Substanzen z. T. stark angestiegen (nach Danpanichkul et al. 2025). Schätzungsweise wurde 2017 bei insgesamt ca. 7,7 Mio. Menschen weltweit eine Störung durch Substanzkonsum diagnostiziert, was im Vergleich zu 1990 einer Steigerung von 33,5 % entspricht (Pan et al. 2020).

Für Entwicklungen während und nach der Corona-Pandemie (2020–2023) fehlen insgesamt und besonders für Jugendliche aussagekräftige Studien. Bekannt ist, dass bei Erwachsenen sowohl die Prävalenz des Cannabiskonsums als auch die Verbreitung zahlreicher anderer illegaler Substanzen anstieg. Wahrscheinlich stellen sich die Veränderungen durch die Pandemie je nach Substanz und Altersgruppe heterogen dar. Zusätzlich haben sich die gesetzlichen Grundlagen für konsumbeeinflussende Faktoren, wie z. B. Besteuerung, Verfügbarkeit sowie Entkriminalisierung von Cannabis, zuletzt deutlich verändert (Kuitunen-Paul et al. 2024). Nicht zuletzt unterscheiden sich Konsumtrends regional, national und im Hinblick auf die Substanzen, sodass verallgemeinernde Aussagen kaum möglich sind.

Obwohl sich Substanzgebrauchsstörungen in jedem Alter manifestieren können, sind sie im Jugend- und jungen Erwachsenenalter besonders häufig. Sie spielen sowohl in Europa als auch weltweit in dieser Altersgruppe eine entscheidende Rolle in Bezug auf **Krankenhausbehandlung, Morbidität und Mortalität** sowie nicht zuletzt im Hinblick auf durch die Krankheit **verlorene Lebenszeit.** Die stärksten Auswirkungen haben diesbezüglich Alkoholkonsumstörungen, gefolgt von Cannabis- und Opioidkonsumstörungen. Die hohe alkoholbedingte Sterblichkeitsrate von Jugendlichen ist auf Verkehrsunfälle, zwischenmenschliche Gewalt und Selbstverletzungen zurückzuführen (Danpanichkul et al. 2025; EMCDDA 2024).

Früher Erstkonsum, besonders unter 14 Jahren, geht mit einem höheren Risiko für die Entwicklung einer Substanzgebrauchsstörung einher. Eine US-amerikanische Studie geht von einer 34-prozentigen Wahrscheinlichkeit aus (Jordan und Andersen 2017). Der **National Survey on Drug Use and Health 2020** zeigte für die USA nach DSM-5 Kriterien vorliegende Substanzgebrauchsstörungen bei 5,5 % der 12- bis 17-jährigen Mädchen und bei 7,2 % der Jungen (Simon et al. 2022). Im Jahr 2022 waren es mit 8,7 % (2,2 Mio.) deutlich mehr Jugendliche, die im vorherigen Jahr eine entsprechende Diagnose erhielten (Substance Abuse and Mental Health Services Administration 2023). Laut Pan et al. (2020) zeigen sich Substanzkonsumstörungen international bei Jugendlichen vor allem durch den Konsum von Cannabis, gefolgt von Opioiden, Amphetaminen und Kokain. Bei Kindern zwischen 10 und 14 Jahren spielen vor allem Störungen durch Cannabiskonsum eine Rolle.

Arnaud et al. (2023), die in Deutschland eine repräsentative Stichprobe von 4.001 Jugendlichen im Alter von 12 bis 18 Jahren analysierten, fanden höhere Prävalenzen. Die Diagnosekriterien nach DSM-IV waren bei **11,2 % der Jugendlichen für mindestens eine Substanzgebrauchsstörung** erfüllt. Die höchste Prävalenzrate (10,1 %) fand sich bei Alkohol, gefolgt von Cannabis (2,6 %). Bei beiden Substanzen wurden die Kriterien für **Missbrauch etwa doppelt so häufig** erfüllt wie für Abhängigkeit. Die Prävalenz der Abhängigkeit von Zigaretten lag bei 1,7 % und die von E-Zigaretten bei 0,1 %. Die Prävalenzraten waren – außer beim Alkohol – bei männlichen Jugendlichen höher als bei weiblichen und nahmen mit steigendem Alter zu (Arnaud et al. 2023).

19.1.2 Ätiologie und neuroadaptive Veränderungen

Ätiologie

Bei der Entstehung von Abhängigkeitserkrankungen geht man von einer **multifaktoriellen Genese** aus. Jugendliche zeigen in der Adoleszenz in vielen Bereichen Hochrisikoverhalten. Dazu gehört häufiger und oft hoher Konsum legaler und illegaler psychotroper Substanzen. Eine Minderheit setzt den regelmäßigen Konsum bis ins Erwachsenenalter fort (Arnett 2000). Studien zur Übergangswahrscheinlichkeit von gelegentlichem Konsum zu einer **Abhängigkeitserkrankung** kommen je nach untersuchter Substanz zu heterogenen Ergebnissen. Lopez-Quintero et al. (2011) berichten für den Übergang in eine Abhängigkeit eine kumulative Wahrscheinlichkeitsschätzung von 67,5 % für Nikotin, von 22,7 % für Alkohol, von 20,9 % für Kokain und von 8,9 % für Cannabis.

Ob sich aus regelmäßigem Konsum eine Abhängigkeit entwickelt, scheint neben der Wirkung der Substanz selbst von einer Vielzahl verschiedener Faktoren abzuhängen. Neben einer **genetischen Vulnerabilität** (Young et al. 2006) gelten **männliches Geschlecht,** Persönlichkeitseigenschaften wie **hohe Impulsivität, Emotionsregulationsdefizite** und **Sensation Seeking, psychiatrische Komorbiditäten** und **Zugehörigkeit zu einer Minderheit** als empirisch ermittelte Risikofaktoren (Arnaud et al. 2024; Nawi et al. 2021). Weitere das Abhängigkeitsrisiko erhöhende **Umweltfaktoren** sind: niedriger Bildungsstand (auch als Folge), Einfluss der Peergroup, Aufwachsen in familiären und sozioökonomisch belastenden Strukturen, physische und psychische Missbrauchserfahrungen inkl. Vernachlässigung sowie traumatische Erfahrungen (Morales et al. 2020; Nawi et al. 2021). Zusätzlich für die Entwicklung einer Abhängigkeit einflussgebend sind: **Alter** bei Erstkonsum, **Wirkung** der Substanz, **Kosten** und **Verfügbarkeit** von Substanzen bzw. konsumierende Familienmitglieder und Peers (Nawi et al. 2021).

Neuroadaptive Mechanismen

Der Konsum potenziell abhängigkeitserzeugender Substanzen fördert die überaus starke Freisetzung des Neurotransmitters **Dopamin** im **mesolimbischen System** (ventrales Striatum). Im ventralen Striatum befindet sich der **Nucleus accumbens,** der Teil des **dopaminerg** gesteuerten **Belohnungs- und Lernsystems** im Gehirn ist. Verhaltensweisen, die positiv und angenehm erscheinen, werden durch die Aktivierung des dopaminergen Belohnungssystems als wiederholenswert markiert. Dadurch entsteht bei **Hinweisreizen** auf eine mögliche Wiederholung der angenehmen Aktivität eine Reaktion im Belohnungssystem, die man als starke Motivation oder **Verlangen** bezeichnen kann. Dieses Verlangen löst „Such-Verhaltensweisen" aus, die das Erlangen der erwarteten angenehmen Handlung zur Folge haben sollen. Bei diesem **dopaminerg** gesteuerten Vorgang geht es also nicht so sehr um das **Vergnügen (Liking),** sondern mehr um die Motivation, sich etwas zu merken, und das **Verlangen (Wanting),** dieses wiederzuerlangen (Berrige und Robinson 1998; Hyman et al. 2006). Dieses Reaktionsmuster ist grundsätzlich Teil des normalen Lernvorgangs. Wenn eine Verhaltensweise als gut bewertet und sozusagen „gelernt" wurde, nimmt die dopaminerge Reaktion während des angenehmen Vorgangs bei Wiederholung ab.

Die durch den Drogenkonsum verstärkte Freisetzung von Dopamin im Belohnungssystem führt zu einer erhöhten Wahrscheinlichkeit, dass ein Konsumverhalten wiederholt wird. Psychotrope Substanzen mit Abhängigkeitspotenzial haben also, durch z. T. sehr unterschiedliche biochemische Prozesse, alle die Eigenschaft, die **dopaminerge Neurotransmission** im Ncl. accumbens direkt und unabhängig von der erlebten und zu bewertenden Verhaltensweise zu aktivieren. Zudem scheinen diese Substanzen eine deutlich **stärkere** Reaktion auszulösen, als sie durch herkömmliche Stimuli möglich ist (Tiffany und Conklin 2000). In der Folge wird der oben geschilderte Lern- und Belohnungsvorgang des Gehirns verhindert. Stattdessen ist jede Reaktion überaus stark und wird von Konsumierenden auch bei Wiederholung als unerwartet positiv beurteilt (Keiflin und Janak 2015).

Untersuchungen bestätigen den drogeninduzierten schnellen und überaus starken Anstieg von Dopamin im ventralen Striatum (**Ncl. accumbens**). Dabei werden Hinweisreize, die im räumlichen, zeitlichen oder auch nur gedanklichen Zusammenhang zum Substanzkonsum standen, von vormals neutralen zu diskriminativen Reizen (**Cues** oder **Triggerreize**) (Volkow et al. 2011). Diese lösen dann oft ein unerwartet starkes Konsumverlangen (**Craving**) aus, das häufig zu **Konsumrückfällen** führt. Weiterhin konnte gezeigt werden, dass die Sensitivität für alternative, nicht drogenassoziierte Belohnungsreize gleichzeitig abnimmt, was in der Folge die Fokussierung auf den Substanzkonsum weiter verstärkt (Chase et al. 2011). Die dargestellten Prozesse werden **Sensitivierung** genannt. Zusammen mit den empirisch phänomenologischen Beobachtungen stellen sie mit allen zugrunde liegenden wissenschaftlichen Befunden ein wichtiges Modell für das Verständnis von Substanzabhängigkeit dar.

MERKE

Zentrale Phänomene bei der Entstehung von Abhängigkeitserkrankungen sind **Sensitivierung** und **Toleranzentwicklung.**

Ein weiteres zentrales Phänomen bei Abhängigkeitserkrankungen ist die **Toleranzentwicklung.** Bei der Mehrzahl der psychotropen Substanzen führt chronischer Konsum zu einer Down-Regulation oder verminderten Ansprechbarkeit von Neurorezeptoren, die durch die entsprechende Substanz stimuliert werden. Rezeptoren, an denen die Substanz inhibitorisch wirkt, werden gegenregulatorisch vermehrt exprimiert oder aktiviert. Die Wirkung der Substanz wird durch Gegenregulation ausgeglichen und stabilisiert sich auf einem neuen Niveau (**Neuroadaptation**). Der Konsum muss jetzt erhöht werden, um die gleiche Wirkung zu erzielen. Bei plötzlicher Beendigung des regelmäßigen Konsums entsteht eine Dysbalance zwischen Inhibition bzw. Exzitation, und in der Folge kommt es zu Entzugserscheinungen. Am Beispiel des Alkoholkonsums lässt sich die Toleranzentwicklung gut zeigen: Alkohol blockiert die **N**-**M**ethyl-**D**-**A**spartat-Rezeptoren des stark exzitatorisch wirksamen glutamatergen neuronalen Netzwerks. Gegenregulativ werden mehr NMDA-Rezeptoren gebildet, die eine größere Menge Alkohol benötigen, um erneut inhibiert zu werden. Wird nun der Alkoholkonsum eingestellt, werden die Rezeptoren durch den Neurotransmitter Glutamat aktiviert – mit einer starken Überexzitation. Alkoholentzugssymptome wie Krampfanfälle oder das gefährliche Delirium tremens sind die Folge.

Neurowissenschaftlicher Empirie folgend wird Substanzkonsum bei Jugendlichen durch eine **gehirnentwicklungsbedingte Dysbalance** zwischen diesen Systemen zusätzlich begünstigt. Während das mesolimbische Belohnungssystem frühzeitig entwickelt ist, dauert die Ausreifung des präfrontalen Kortex bis ins Erwachsenenalter an (Lees et al. 2021).

CAVE

Die **Regelmäßigkeit** und die **Menge** des Substanzkonsums erhöhen das Risiko für die Ausbildung einer Abhängigkeitserkrankung. Umgekehrt mindert die Reduktion der Frequenz und der Menge das Risiko einer Abhängigkeit bei noch riskant konsumierenden Menschen. Das Erarbeiten von **Punktabstinenzen** kann hierfür eine wirksame Intervention sein.

19.1.3 Diagnose und Klassifikation

Klassifikation nach ICD-10, ICD-11 und DSM-5

Das DSM-5 unterteilt im Zusammenhang mit dem Konsum von psychotropen Substanzen auftretende psychische Störungen in zwei Gruppen:

1. **Substanzkonsumstörungen** im Sinne der Störung direkt durch den Konsum der Substanz und
2. **substanzinduzierte Störungen** wie Intoxikationen, Entzugssyndrome oder andere induzierte psychische Störungen (APA 2018).

Es werden **Substanzkonsumstörungen** für insgesamt 10 Substanzklassen beschrieben, wobei der **Schweregrad** anhand von insgesamt 11 Diagnosekriterien im Sinne eines Kontinuums beurteilt wird (APA 2018):

- **Leichtgradige** Substanzkonsumstörung: Vorliegen von 2–3 Kriterien
- **Mittelgradige** Substanzkonsumstörung: Vorliegen von 4–5 Kriterien
- **Schwergradige** Substanzkonsumstörung: Vorliegen von mind. 6 Kriterien

Die Substanzkonsumstörung ist *„durch ein charakteristisches Muster kognitiver, verhaltensbezogener und körperlicher Symptome sowie den fortgesetzten Gebrauch der Substanz trotz klinisch bedeutsamer substanzbezogener Probleme charakterisiert“* (APA 2018, S. 662). Substanzinduzierte Störungen werden pro Substanz kodiert.

Die aus der ICD-10 (WHO 2004) bekannte Unterteilung in **schädlichen Gebrauch** und **Abhängigkeit** wurde in der ICD-11 (WHO 2021) um die Diagnosekategorie **Episode des schädlichen Gebrauchs** erweitert. Zu den Substanzgebrauchsstörungen gehören nach ICD-10 Störungen, die *„auf den einmaligen oder wiederholten Gebrauch von Substanzen mit psychoaktiven Eigenschaften, einschließlich bestimmter Medikamente, zurückzuführen sind“*.

Der anfängliche Substanzgebrauch führt zumeist zu angenehmen oder ansprechenden psychoaktiven Wirkungen, die sich bei Wiederholung belohnend und verstärkend auswirken. Bei Aufrechterhaltung des Konsums können sich **Abhängigkeitserkrankungen** entwickeln. Aufgeführt werden **14 Substanzklassen** von psychoaktiven Substanzen und Medikamenten, was einer deutlichen Erweiterung im Vergleich zur ICD-10 entspricht, wie ➤ Tab. 19.3 zeigt. Die Diagnose **Störung durch multiplen Substanzgebrauch** (F19.x) der ICD-10 soll nur kodiert werden, wenn der Substanzkonsum chaotisch und wahllos verläuft oder wenn Substanzen untrennbar vermischt sind. Das Äquivalent in der ICD-11, **Störungen durch multiple näher bezeichnete psychoaktive Substanzen, einschließlich Medikamente (6C4F)**, soll eher in Einzelfällen genutzt werden. Empfohlen wird, die Kodierung spezifischer Störungen aufgrund des jeweiligen Substanzgebrauchs zu verwenden.

In der ICD-11 gibt es erstmals die Möglichkeit, frühe **präklinische Phänotypen der Suchtstörungen** zu kodieren (Arnaud und Thomasius 2021; Heinz et al. 2022). Die zugehörige Diagnose **Episode des schädlichen Gebrauchs (6C4x.0)** ist darüber definiert, dass der Konsum einer Substanz über **eine Episode** zur Schädigung der körperlichen und geistigen Gesundheit einer Person oder zum Nachteil der Gesundheit anderer Personen geführt hat (ICD-11).

Tab. 19.3 Kodierung der Störungen nach Substanzklasse in ICD-10 und ICD-11

ICD-10 Psychische und Verhaltensstörungen durch …		ICD-11 Störungen durch Substanzgebrauch	
F10.x	Alkohol	6C40.x	Alkohol
F11.x	Opioide	6C41.x	Cannabis
F12.x	Cannabinoide	6C42.x	Synthetische Cannabinoide
F13.x	Sedativa und Hypnotika	6C43.x	Opioide
F14.x	Kokain	6C44.x	Sedativa, Hypnotika oder Anxiolytika
F15.x	Andere Stimulanzien, einschließlich Koffein	6C45.x	Kokain
F16.x	Halluzinogene	6C46.x	Stimulanzien (Amphetamine, Methamphetamine, Methcathinone)
F17.x	Tabak	6C47.x	Synthetische Cathinone
F18.x	Flüchtige Lösungsmittel	6C48.x	Koffein
F19.x	Multiplen Substanzgebrauch und Konsum anderer psychotroper Substanzen	6C49.x	Halluzinogene
		6C4A.x	Nikotin
		6C4B.x	Volatile Inhalanzien
		6C4C.x	MDMA oder verwandte Drogen (MDA)
		6C4D.x	Dissoziative (Ketamine, PCP)
		6C4E.x	Sonstige näher bezeichnete psychoaktive Substanzen und Medikamente
		6C4F.x	Sonstige multiple näher bezeichnete psychoaktive Substanzen & Medikamente
		6C4G.x	Unbekannte oder nicht näher bezeichnete psychoaktive Substanzen
		6C4H.x	Nichtpsychoaktive Substanzen
		6C4Y.x	Sonstige näher bezeichnete Störungen durch Substanzgebrauch
		6C4Z.x	Störungen durch Substanzgebrauch, nicht näher bezeichnet

Sofern es sich um ein bekanntes Muster des Substanzgebrauchs handelt, ist die Diagnose **Schädliches Muster des Gebrauchs (6C4x.1)** je Substanz nach ICD-11 zu nutzen, die in ihren Kriterien weitgehend der bekannten ICD-10-Diagnose **Schädlicher Gebrauch** (F1x.1) entspricht. Nach ICD-11 kann zwischen einem **episodischen** und einem **kontinuierlichen schädlichem Verhaltensmuster bei Gebrauch** der Substanz unterschieden werden.

Die sechs ICD-10-Kriterien für die Diagnose des **Abhängigkeitssyndroms** (F1x.2) werden in der ICD-11 zu drei Paaren zusammengefasst: **Abhängigkeit (6C4x.2).** Während in der ICD-10 insgesamt drei Kriterien über einen Zeitraum von 12 Monaten wiederholt oder mindestens 1 Monat zusammen erfüllt sein müssen, kann nach ICD-11 eine Abhängigkeit klassifiziert werden, wenn mindestens **zwei der drei Kriterien** über einen Zeitraum von 12 Monaten oder kontinuierlich (täglich oder fast täglich) über mindestens 1 Monat vorliegen (zu den Abhängigkeitskriterien der Klassifikationssysteme vgl. ➤ Tab. 19.5). Auch in der ICD-11 kann die Abhängigkeitserkrankung in gegenwärtig, früh vollremittiert, anhaltend teilremittiert sowie anhaltend vollremittiert klassifiziert werden.

Die Reduktion der Diagnosekriterien in der ICD-11 wurde in Studien kritisch reflektiert, wobei die inhaltliche Sinnhaftigkeit infrage gestellt wird, insbesondere da befürchtet wird, die **Häufigkeiten der Diagnose deutlich zu erhöhen.** Beispielsweise kam eine Untersuchung bei Anwendung der ICD-11-Kriterien bei Jugendlichen zu einer 2,3-fach höheren Prävalenz für die Abhängigkeit von Alkohol und zu einer etwa 50 % häufigeren Diagnose der Abhängigkeit von Cannabis im Vergleich zur Anwendung der ICD-10-Kriterien (Chung et al. 2017). Studien an Erwachsenen zeigen ähnliche Ergebnisse.

Einen Überblick über die Diagnosecodes gibt ➤ Tab. 19.4. Die kodierbaren ICD-11-Diagnosen unterscheiden sich im Gegensatz zur ICD-10 je nach **konsumierter Substanz.**

Eine **akute Intoxikation** psychotroper Substanzen geht mit Störungen von Bewusstsein, kognitiven Funktionen, Wahrnehmung, Affekt und Verhalten einher. Sie kann eine Indikation für eine intensivmedizinische Behandlung darstellen. Beim **Entzugssyndrom** handelt es sich um einen Symptomkomplex unterschiedlicher Zusammensetzung und wechselndem Schweregrad. Es entsteht bei absolutem oder relativem Entzug, nachdem eine Substanz wiederholt und meist über einen längeren Zeitraum in hoher Dosierung konsumiert wurde. Es sollte kodiert werden, wenn es Grund für eine Konsultation ist und eine Behandlung erfordert. Die spezifischen Entzugssyndrome sind bei den einzelnen Substanzen in ➤ Kap. 19.1.4 beschrieben.

Tab. 19.4 Diagnosecodes nach ICD-10 (WHO 2004) und ICD-11 (WHO 2021)

ICD-10 (F1x.)	Psychische und Verhaltensstörungen durch:	ICD-11 (6C4x.)	Störungen durch x:
F1x.0	Akute Intoxikation [akuter Rausch]	6C4x.0	Episode des schädlichen Gebrauchs durch x
F1x.1	Schädlicher Gebrauch	6C4x.1	Schädliches Muster des Gebrauchs durch x
F1x.2	Abhängigkeitssyndrom	6C4x.2	x-Abhängigkeit
F1x.3	Entzugssyndrom	6C4x.3	x-Intoxikation
F1x.4	Entzugssyndrom mit Delir	6C4x.4	x-Entzug
F1x.5	Psychotische Störung	6C4x.5	x-Induziertes Delir
F1x.6	Amnestisches Syndrom	6C4x.6	Psychotische Störung durch x
F1x.7	Restzustand und verzögert auftretende psychotische Störung	6C4x.7	Bestimmte näher bezeichnete psychische oder Verhaltensstörungen durch x
F1x.8	Sonstige psychische und Verhaltensstörungen	6C4x.Y	Sonstige näher bezeichnete Störungen durch x
F1x.9	Nicht näher bezeichnete psychische und Verhaltensstörung	6C4x.Z	Störungen durch x, nicht näher bezeichnet

Tab. 19.5 Zusammenfassung der Abhängigkeitskriterien nach ICD-10, ICD-11 und DSM-5 (Heinz et al. 2022; Falkai und Wittchen 2018)

ICD-10	ICD-11	DSM-5
• Ein starkes Verlangen (**Craving**) oder eine Art Zwang, die Substanzen zu konsumieren • Verminderte Kontrolle über den Substanzgebrauch bzgl. Beginn, Beendigung oder Menge (intensiverer oder längerer Konsum als geplant oder erfolglose Versuche, den Konsum zu verringern/zu kontrollieren) • Toleranzentwicklung gegenüber der Wirkung der Substanz (Konsum größerer Mengen für eine Intoxikation bzw. gewünschte Wirkung oder geringere Effekte bei Konsum derselben Menge) • Körperliches Entzugssyndrom bei Reduktion oder Absetzen der Substanz (inkl. Gebrauch ähnlicher Substanz zur Milderung und Vermeidung von Entzugssymptomen) • Einengung auf den Substanzgebrauch (Aufgabe oder Vernachlässigung anderer Vergnügungen oder Interessen zugunsten des Substanzgebrauchs oder Aufwendung von viel Zeit für den Konsum bzw. die Erholung davon) • Anhaltender Konsum trotz eindeutiger schädlicher Folgen (Fortsetzung des Konsums, obwohl sich die Betroffenen über Art und Ausmaß der Folgen im Klaren sind)	• Verminderte Kontrolle über den Substanzkonsum, bezogen auf Beginn, Menge und Umstände oder Beendigung des Konsums. Ist oft, aber nicht notwendigerweise von subjektiven Empfindungen eines Drangs oder Verlangens (**Craving**), die Substanz zu konsumieren, begleitet • Physiologische Merkmale (indikativ für substanzbezogene Neuroadaptation), manifestiert als: 1. Toleranz 2. Entzugserscheinungen nach Konsumstopp oder -reduktion **oder** 3. wiederholter Konsum der Substanz, um Entzugserscheinungen zu mindern oder zu verhindern-Entzugserscheinungen müssen dem Entzugssyndrom der Substanz entsprechen (≠ anhaltende Substanzeffekte) • Substanzkonsum wird fortschreitend zur Priorität im Leben (Substanz erhält Vorrang über andere Interessen, Vergnügungen, Alltagsaktivitäten, Verpflichtungen oder der Gesundheits- oder persönlichen Pflege). Der Substanzkonsum nimmt zunehmend eine zentrale Rolle im Leben der Person ein und verschiebt andere Aspekte des Lebens an die Peripherie und wird oft trotz des Auftretens von Problemen fortgeführt	• Wiederholter Konsum, sodass wichtige Verpflichtungen in der Arbeit, in der Schule oder zu Hause vernachlässigt werden • Wiederholter Konsum in Situationen, in denen es aufgrund des Konsums zu einer körperlichen Gefährdung kommen kann • Wiederholter Konsum trotz ständiger oder wiederholter sozialer oder zwischenmenschlicher Probleme • Toleranzentwicklung, gekennzeichnet durch Dosissteigerung oder verminderte Wirkung • Entzugssymptome oder Substanzkonsum, um Entzugssymptome zu vermeiden • Längerer Konsum oder Konsum in größerer Menge als geplant (Kontrollverlust) • Anhaltender Kontrollwunsch oder erfolglose Versuche der Kontrolle • Hoher Zeitaufwand, um die Substanz zu beschaffen, zu konsumieren oder sich von der Wirkung des Konsums zu erholen • Aufgabe oder Reduzierung von Aktivitäten zugunsten des Substanzkonsums • Fortgesetzter Gebrauch, obwohl körperliche oder psychische Probleme bekannt sind • Starkes Verlangen oder Drang, die Substanz zu konsumieren (**Craving**)

Je nach Substanz gibt die ICD-11 zusätzlich die Möglichkeit, spezifische Folgestörungen aufgrund des Substanzkonsums zu kodieren, wie z. B. depressive Störungen als direkte Folge. Dazu gehören auch die **substanzinduzierten psychotischen Störungen,** die als solche während oder nach Substanzkonsum auftreten und anschließend Tage bis Wochen fortbestehen. Sie sind je nach Substanz unterschiedlich häufig und können selbstremittierend sein, aber auch schwere, z. T. irreversible Erkrankungen darstellen, die eine spezifische, oft vollstationäre Behandlung erfordern (Hirjak et al. 2022) (➤ Kap. 9).

Diagnostik

Grundlegend für die Einschätzung von Substanzgebrauchsstörungen ist neben dem psychopathologischen Befund die klinische Erhebung einer ausführlichen und nach Substanzart differenzierten Eigenanamnese. Die explorierende Person sollte anschließend die Quantität bzw. Frequenz des Konsums sowie dessen Beginn, aber auch die individuelle Funktion des Konsums und das Vorliegen von Diagnosekriterien einschätzen können (Hellenschmidt und Kölch 2020). Fremdanamnestische Daten können (getrennt) erhoben und ergänzend hinzugezogen werden. Medizinische Untersuchungen sollten indikationsbezogen ausgewählt werden. Widersprüche zwischen Angaben während der klinischen Exploration und medizinischen Untersuchungen sollten mittels motivierender Gesprächsführung ergebnisoffen und transparent mit den Jugendlichen thematisiert werden. Von Vorwürfen und Konfrontationen mit augenscheinlichen Beweisen, wie z. B. toxikologischer Untersuchungen, oder moralisierenden Schuldzuweisungen ist im Sinne des Motivationsaufbaus dringend abzuraten.

Substanzanamnese

Eine differenzierte Abhängigkeitsanamnese sollte folgende Schwerpunkte setzen, wobei je nach Erhebungssetting (ambulant vs. stationär) die Ausführlichkeit angepasst werden kann (➤ Box 19.1):

- Vorstellungsanlass und aktuelle Lebenssituation
- Substanzanamnese sowie substanzbezogene Anamnese
- Körperliche, psychische und soziale Folgeerscheinungen
- Komorbide psychische Störungen/psychische Belastungsfaktoren
- Vorbehandlungen
- Einschätzung der Motivation durch die explorierende Person

BOX 19.1

Abhängigkeitsanamnese

Vorstellungsanlass inkl. aktueller Lebenssituation:
- Subjektive Gründe für die Vorstellung? Wieso **jetzt?** Umstände der Vorstellung? Auflagen aus dem Justiz- oder Jugendhilfesystem?
- Einschätzung der Freiwilligkeit der Vorstellung inkl. Erwartungen Bezugssystem aus Sicht der Betroffenen
- Fremdanamnese Bezugspersonen: Wünsche/Anliegen/Erwartungen? Wieso **jetzt?**

Substanzanamnese sowie substanzbezogene Anamnese:
- Substanzklassen und Stoffgruppen – Herausarbeitung der Hauptsubstanz(en) mittels offener Fragen
  Pro Substanz/Substanzklasse:
  Beginn und Entstehung des Substanzkonsums (genaue Zeitangaben, erinnerter Erstkonsum inkl. der Wirkung, anschließende Konsumphase, Beschaffung der Substanz, soziale Einbindung etc.)
  Substanzkonsum in Menge, Frequenz und Applikationsform im Verlauf (Erhebung längerfristiger Konsummuster sowie Abstinenzphasen, ggf. auch abgeschlossene Konsumepisoden einzelner Substanzen)
  Substanzkonsum in Menge, Frequenz und Applikationsform aktuell (zeitnahen Substanzkonsum konkret erfragen, inkl. der Konsumsituationen)

Körperliche, psychische und soziale Folgeerscheinungen:
- Aktuelle und **im Zusammenhang mit dem Substanzkonsum** stehende psychosoziale Belastungsfaktoren im freien Interview erfragen

Komorbide psychische Störungen/psychische Belastungsfaktoren:
- Screening von möglichen komorbiden psychischen Störungen z. B. mittels Erhebung des psychopathologischen Befunds und unter Einsatz gängiger Screening-Instrumente

Vorbehandlungen:
- Allgemeine kinder- und jugendpsychiatrische sowie psychotherapeutische Vorbehandlungen
- Vorbehandlungen bzgl. substanzbezogener Störungen und Behandlungsverlauf (inkl. reguläres Ende oder frühzeitige Entlassung, bei Behandlungsabbruch: Gründe, anschließende Abstinenzdauer)

Zu beachten ist, dass Jugendliche nicht unbedingt die definierten Bezeichnungen für Substanzen nutzen, sondern die gängigen Trendbezeichnungen. Nachfragen hilft Missverständnissen vorzubeugen. Strukturierte Interviewinstrumente liegen für den deutschsprachigen Raum nicht vor, eine hilfreiche Übersicht über konkrete Fragen findet sich aber sowohl bei Hellenschmidt und Kölch (2020) als auch bei Arnaud und Thomasius (2023).

Klinischer Erfahrung nach erfolgt die Erstvorstellung substanzkonsumierender Jugendlicher erst nach einer gewissen Zeit eines z. T. bereits hochfrequenten und intensiven Konsums. Im Hinblick auf die **Einschätzung der Motivation durch die explorierende Person** sollten daher die Gründe für die **aktuelle Vorstellung** ausführlich exploriert werden. Sich die Motivation zusätzlich frei beschreiben zu lassen, kann im späteren therapeutischen Setting hilfreich sein, um an einer längerfristigen Abstinenzmotivation zu arbeiten.

Medizinische Untersuchungen

Zu jeder Vorsorge- und körperlichen Untersuchung im späten Kindes- und Jugendalter, auch außerhalb des psychiatrischen Kontextes, gehören orientierende Fragen über den Konsum von Nikotin, Alkohol und anderen Substanzen. Bei Verdacht auf Substanzgebrauchsstörungen sollten eine ausführliche körperliche Untersuchung und ergänzende Laboruntersuchungen durchgeführt werden (➤ Box 19.2). Standard zur Objektivierung vor allem des aktuellen Konsums ist der Einsatz von Blut- und vor allem Urinscreenings.

BOX 19.2

Medizinische Untersuchungen

(nach Hellenschmidt und Kölch 2020; Stolle et al. 2007)

Körperliche Untersuchung:
- Pupillenweite und -reagibilität (Intoxikation/Entzug)
- Haut (Kolorit, Einstichstellen/Spritzenabszesse, Infektionen, Thrombophlebitis)
- Nase (Rhinorrhö, Ulzerationen)
- Herz-Kreislauf-System (z. B. Herzrhythmusstörungen)

Neurologische Untersuchung:
- Gleichgewichts- und Koordinationsstörungen, Gang
- Hirnnerven, Bewusstseins- und kognitive Störungen
- EEG: Beeinflussung der Krampfschwelle durch psychotrope Substanzen, Entzugszeichen – nur im klinisch begründeten Einzelfall

Laboruntersuchungen:
- Leber- und Pankreasenzyme, Nierenwerte
- Blutbild, Eiweiß, Gerinnung
- Bei **chronischem Alkoholkonsum** vor allem häufig erhöhte γ-Glutamyl-Transferase (GGT), spezifischer und sensitiver ist das CDT („carbohydrate-deficient transferrin"), Erhöhung des mittleren Erythrozytenvolumens (MCV – Hinweise auf Störung der Erythropoese)
- **Cave:** Werte bei Jugendlichen oft trotz entwicklungsgefährdenden Konsums sehr viel seltener pathologisch als bei Erwachsenen
- Bei einem (V. a.) i. v. Konsum: Antikörper auf Hepatitis A, B und C sowie HIV – nur mit **expliziter Einwilligung** der Patient*innen und Sorgeberechtigten!

Toxikologische Untersuchungen im Blut oder Urin:
- Nachweisbarkeit ist substanz- und mengenabhängig.
- Einige – vor allem neuere psychoaktive – Substanzen werden mit dem gängigen U-Tox-Screening nicht erfasst (z. B. Tilidin, synthetische Cannabinoide etc.).
- Regelmäßige toxikologische Untersuchungen können für das Monitoring von Abstinenz hilfreich sein.

Komorbidität(en)

Komorbide psychiatrische Störungen sind bei Jugendlichen mit Substanzgebrauchsstörungen eher die Regel als die Ausnahme. Die Daten zeigen, dass Jugendliche mit psychiatrischer Komorbidität Behandlungen signifikant häufiger abbrechen und schlechter auf Standardinterventionen ansprechen. Daher sind **integrative Behandlungsansätze** notwendig, die gleichzeitig die psychiatrische und die substanzbezogene Störung adressieren. Der Zusammenhang zwischen Substanzkonsum und komorbiden Störungen ist bidirektional – der Konsum kann sowohl Ursache als auch Folge einer psychiatrischen Symptomatik sein, z. B. als sog. **Selbstmedikation** im Sinne der Einnahme von psychotropen Substanzen zur Minderung von Symptomen anderer psychischer Störungen.

MERKE

Psychische Komorbiditäten sind bei Jugendlichen mit Substanzkontrollstörungen die Regel, nicht die Ausnahme!

In einer deutschen Untersuchung mit 200 Jugendlichen aus einer Spezialambulanz für Abhängigkeitserkrankungen zeigten 72 % aller Teilnehmenden eine komorbide psychische Erkrankung: 67 % eine weitere Substanzgebrauchsstörung, 40 % eine Störung des Sozialverhaltens, 21 % hyperkinetische Störungen und 18 % depressive Störungen (Wiedmann et al. 2022). Weitere häufige komorbide Störungen sind posttraumatische Belastungsstörungen, wobei das Erleben von Traumata als Risikofaktor gilt, wie auch Angststörungen und psychotische Erkrankungen (Buchholz und Röhrig 2024).

Menschen mit **ADHS** haben ein 4-fach erhöhtes Risiko, eine Substanzabhängigkeit zu entwickeln. Dabei besteht ein Zusammenhang zwischen einer ADHS-Diagnose im Kindesalter mit Alkohol- und Drogenkonsumstörungen im Erwachsenenalter. Auch der Nikotinkonsum im Jugendalter ist mit ADHS assoziiert (Charach et al. 2011). Die hohe Komorbidität erklärt sich neben bekannten Defiziten der exekutiven Funktionen bei ADHS möglicherweise auch durch eine Unteraktivität im Belohnungssystem (Scheres et al. 2007). Die medikamentöse Behandlung der ADHS bei komorbider Substanzstörung, besonders mit Stimulanzien, wurde lange kontrovers diskutiert. Neuere empirische Hinweise auf eine **deutlich protektive Wirkung** der pharmakologischen Behandlung belegen die **Behandlungsindikation,** wobei auch die Behandlung der ADHS bei Kindern das Risiko für eine spätere Substanzkonsumstörung mindert (Holtmann et al. 2025; Özgen et al. 2021).

MERKE

Eine Behandlung mit Methylphenidat kann bei komorbider ADHS protektiv wirken.

Jugendliche mit Substanzkonsumstörungen berichten über eine 3-fach erhöhte Rate an **traumatogenen Ereignissen** und weisen eine 5-fach erhöhte Prävalenz von **PTBS** im Vergleich zu Jugendlichen in der Allgemeinbevölkerung auf; darüber hinaus zeigen Jugendliche mit komorbider PTBS einen schwerwiegenderen Drogenkonsum als jene ohne PTBS (Basedow et al. 2020). Traumatische Erlebnisse vor einem Alter von 11 Jahren sind mit einem höheren Risiko für den Konsum von Marihuana, Kokain, verschreibungspflichtigen Medikamenten sowie multiplem Substanzkonsum assoziiert (Carliner et al. 2016). Mehrere Studien betonen, dass eine alleinige Behandlung der Abhängigkeitserkrankung bei komorbider PTBS nur selten zu einer überdauernden Abstinenz führt (Wieland und Klein 2018). Gleichzeitig führt eine Traumatherapie nicht zu einer Bewältigung einer Abhängigkeitserkrankung; diese erfordert zusätzlich eine spezifische Suchttherapie (➤ Kap. 19.1.6). Zusammenfassend betonen aktuelle Leitlinien die Notwendigkeit traumasensibler Suchtprävention bereits ab dem 12. Lebensjahr (Schäfer et al. 2019).

CAVE

Frühzeitiger Substanzkonsum bis hin zur Abhängigkeit gilt als einer der stärksten Risikofaktoren für Teilhabedefizite in fast allen Lebensbereichen von Jugendlichen.

Besonders die schulische und berufliche Laufbahn sind betroffen. Auch Konflikte in der Familie oder der konsumbedingte Ausschluss aus Jugendhilfemaßnahmen führen zur Verschlechterung der Lebenssituation der Heranwachsenden (Hellenschmidt und Kölch 2020). Jugendliche mit Substanzgebrauchsstörung und komorbider psychiatrischer Erkrankung haben ein 4- bis 6-fach erhöhtes Suizidrisiko, besonders bei Opioidkonsumstörungen und Polytoxikomanie. Bei Erwachsenen mit Substanzkonsumstörungen finden sich häufig kinder- und jugendpsychiatrische Erkrankungen in der Anamnese.

Neurowissenschaftliche Studien geben erste Hinweise, dass die hohe Komorbidität zwischen externalisierenden Erkrankungen und Substanzkonsumstörungen bei Jugendlichen mit strukturellen und funktionellen Veränderungen in den Basalganglien und dem präfrontalen Kortex assoziiert sind. Der neuronale Mechanismus des Zusammenhangs zwischen komorbiden internalisierenden Störungen bei Substanzkonsumerkrankungen scheint weniger eindeutig, weist jedoch auf einen Einfluss der Amygdala sowie ebenfalls des präfrontalen Kortex hin (Kroll et al. 2020).

19.1.4 Substanzbezogene Erkrankungen

Um sowohl der Erweiterung der ICD-11 auf 14 Substanzklassen als auch der zumeist fehlenden empirischen Datenlage zu Jugendlichen gerecht zu werden, sind im nachfolgenden Abschnitt die wichtigsten Informationen pro Substanz gebündelt aufgeführt. Die Reihenfolge entspricht dabei (weitgehend) der Kodierung in der ICD-11.

Störungen durch Alkohol (ICD-10: F10.x, ICD-11: 6C40.x)

Die Anzahl Minderjähriger, die aufgrund akuter Alkoholvergiftungen in Deutschland stationär im Krankenhaus behandelt werden, ist insgesamt rückläufig. Jugendliche bleiben jedoch besonders gefährdet. In der Altersgruppe der 15- bis 19-Jährigen finden sich die höchsten Fallzahlen für eine stationäre Behandlung aufgrund von Alkoholintoxikationen (Destatis 2023). Aktuelle Prävalenzschätzungen gehen von 7,0 % für Alkoholmissbrauch (F10.1) und von 3,1 % für Alkoholabhängigkeit bei 12- bis 18-Jährigen in Deutschland aus, wobei nur der Alkoholmissbrauch signifikant mit dem männlichen Geschlecht assoziiert war (Arnaud et al. 2024). Empirische Daten zur Prävalenz behandlungsbedürftiger (ggf. substitutionspflichtiger) Alkoholentzugssyndrome bei Kindern und Jugendlichen in Deutschland fehlen. Trotz vieler Behandlungsangebote kommen nur ca. 10–15 % der erwachsenen alkoholabhängigen Personen in Behandlung, wobei es durchschnittlich 10 Jahre bis zur erstmaligen Inanspruchnahme von Hilfe dauert (Rehm et al. 2014). In ➤ Tab. 19.6 sind die wichtigsten Aspekte zu Alkohol aufgeführt.

Tab. 19.6 Alkohol (nach Hellenschmidt und Kölch 2020; Kiefer et al. 2024)	
Konsumform	Oral
Wirkmechanismus	Stimuliert $GABA_A$-Rezeptoren Blockiert glutamaterge Blockade der NMDA-Rezeptoren Blockiert spannungsabhängige Kalziumkanäle vom L-Typ
Angestrebte Wirkung	Euphorisierend, anxiolytisch, enthemmend Zunächst aktivierend, dann sedierend
Intoxikationszeichen	• Tachykardie, Gang- und Standunsicherheit, mnestische Lücken, Übelkeit, Erbrechen, lallende Sprache, Aufmerksamkeits- und Reaktionsreduktion, Enthemmung, • Schwer: Sedierung mit Bewusstseinsstörung, Dysarthrie, Schwindel, Ataxie, Hypothermie bis Koma
Entzugssymptome	• Übelkeit, Schwitzen, Unruhe, Reizbarkeit, Angst, Konzentrationsstörungen, erhöhte Suggestibilität, Schlafstörungen, Tachykardie, Hypertonie, Tachypnoe, Hyperthermie, Elektrolytentgleisung, Kopf- und Rückenschmerzen, Tremor • Schwer: Krampfanfälle, Delir
Behandlung Entzugssymptomatik	• Behandlungsbedürftiges Alkoholentzugssyndrom bei Jugendlichen sehr selten • Engmaschige klinische Überwachung, Kontrolle der Vitalzeichen • Flüssigkeits- und Elektrolytausgleich • Prophylaktisch Thiaminsubstitution • Benzodiazepine mit Ausschleichschema bei ausgeprägter Abhängigkeit • Für Clomethiazol keine Untersuchungen im Jugendalter vorliegend • Ggf. Clonidin (bei hypertensiver Krise), Carbamazepin (bei Krampfanafällen in der Vorgeschichte)
Komplikationen und Besonderheiten	• Delirium tremens: hohe Letalität ohne Behandlung

In der Leitlinie zur **Behandlung alkoholbedingter Störungen** (DGPPN 2021) sind neben einer Beschreibung der qualifizierten Entzugsbehandlung auch Empfehlungen zur Behandlung von Minderjährigen enthalten: Der Einsatz von KVT (Evidenzgrad A) und der Einbezug von Familienangehörigen (Evidenzgrad A) hat hohe Empfehlungsgrade. Die S3-Leitlinie weist außerdem auf die erwiesene Wirksamkeit von Früherkennung und Frühinterventionen hin. Für spezifischere Interventionen, inkl. diagnostischer Verfahren oder medikamentöser Behandlungsstrategien, fehlen Daten für diese Altersgruppe. Bei Erwachsenen finden (selten) auch sog. **Anticraving-Substanzen** zur Rückfallprophylaxe als Teil eines Gesamtbehandlungsplans Anwendung (u. a. Acamprosat, Naltrexon oder Nalmefen; Kiefer et al. 2024). Bei Minderjährigen sind diese nicht zugelassen und können nur in Einzelfällen nach sorgfältiger Abwägung als individueller Heilversuch eingesetzt werden.

Störungen durch Cannabinoide (ICD-10: F12.x, ICD-11: 6C41.x) und Störungen durch synthetische Cannabinoide (ICD-10: F19.x, ICD-11: 6C42.x)

Aktuelle Prävalenzschätzungen gehen von 1,8 % für den Missbrauch (F12.1) und von 0,8 % für die Abhängigkeit von **Cannabis** bei 12- bis 18-Jährigen in Deutschland aus, wobei beides signifikant mit dem männlichen Geschlecht (bei Abhängigkeit insgesamt 3,5-mal häufiger als beim weiblichen Geschlecht), dem Ausmaß komorbider hyperkinetischer Symptome und zunehmendem Alter assoziiert ist (Arnaud et al. 2024). Es ist noch nicht abzusehen, wie sich das Cannabiskontrollgesetz aus dem Jahr 2024 auf diese Prävalenzzahlen auswirken wird.

In einer kanadischen Untersuchung fand sich kein Zusammenhang zwischen der Legalisierung und dem Einstiegsalter, **jedoch** eine erhöhte Wahrscheinlichkeit für jeglichen und täglichen Cannabiskonsum sowie für die Cannabisabhängigkeit (Imtiaz et al.

Tab. 19.7 Cannabinoide (nach Gouzoulis-Mayfrank 2024a; Hellenschmidt und Kölch 2020)

Konsumform	• Inhalativ, oral
Wirkmechanismus	• Hauptwirkstoff: Δ9-Tetrahydrocannabinol (THC) • Binden an körpereigene Cannabinoidrezeptoren (CB1 und CB2) mit Hemmung des GABA-ergen Systems
Angestrebte Wirkung	• Initial: Euphorie („Lachflashs"), Entspannung, halluzinogene Effekte • Im Verlauf: Passivität, Antriebshemmung, gesteigerter Appetit
Intoxikationszeichen	• Übelkeit, Erbrechen, Tachykardie, Vasodilatation mit konjunktivaler Injektion, Appetitsteigerung, Mundtrockenheit, Durstgefühl, Angst bis Panik, psychotische Symptome
Entzugssymptome	• Beginn ab ca. 12 Stunden bis Tage nach letztem Konsum • Bis zu ca. 3 Wochen andauernd • Appetit- und Gewichtsverlust, Schlafstörungen, motorische Unruhe, Tremor, Schwitzen, Irritabilität, Aggressionen, Angst, Depression
Behandlung Entzugssymptomatik	• Häufig pflegerische und psychotherapeutische Maßnahmen ausreichend • Bei ausgeprägter Symptomatik insb. Irritabilität, Aggressionen, Schlafstörung: Einsatz niedrigpotenter Antipsychotika
Komplikationen und Besonderheiten	• **Amotivationales Syndrom** • Cannabisinduzierte Psychose • Kontrovers diskutiert: medizinischer Einsatz von Cannabinoiden (chronische Schmerzen, Übelkeit, Kachexie, konsumierende Erkrankungen usw.)

2024). In ➤ Tab. 19.7 sind die wichtigsten Aspekte zu Cannabis zusammengefasst.

Im Hinblick auf die **synthetischen Cannabinoide** liegen kaum epidemiologische Studien vor (➤ Kap. 19.1.1), wobei die Prävalenz für den Konsum synthetischer Cannabinoide in jugendlichen Kohorten insbesondere für E-Liquids in den letzten Jahren deutlich angestiegen ist (EMCDDA 2024). In mehreren Untersuchungen wurde eine erhöhte neuropsychiatrische Toxizität von synthetischen Cannabinoid-Rezeptor-Agonisten im Vergleich zu Cannabis berichtet (bspw. Waters et al. 2024). Im Vergleich zu herkömmlichem Cannabis ist die Wirkung z. T. deutlich intensiver; das gilt auch für das Auftreten von epileptischen Anfällen oder intensivpflichtigen Intoxikationen (Scherbaum 2024a). Es liegen keine klinischen oder empirischen Daten für die Behandlung von Jugendlichen mit Konsum synthetischer Cannabinoide vor.

Das sog. **amotivationale Syndrom** geht mit einem deutlich verminderten Antrieb und reduzierter Fähigkeit zur (vor allem kurzfristigen) Entscheidungsfindung einher (Scherbaum 2024a). Die betroffene Person verliert sukzessiv das Interesse an Freizeitaktivitäten, schulischen oder beruflichen Verpflichtungen sowie im Verlauf an alltäglichen Aufgaben. Es wird z. T. als eine Art Dauerintoxikation interpretiert, sodass die Symptome bei Abstinenz remittieren sollten (Scherbaum 2024a). Entsprechend ist bei konstantem THC-Konsums eine differenzialdiagnostische Einschätzung einer depressiven Symptomatik vor allem im ambulanten Kontext ohne Abstinenz kaum möglich.

Regelmäßiger Cannabiskonsum stellt im Jugendalter bei nicht abgeschlossener Hirnentwicklung u. a. einen Risikofaktor für kognitive Leistungseinschränkungen dar, die bei Abstinenz (teil-)reversibel sind. Auch psychotische Erkrankungen können durch den Konsum ausgelöst werden (Schuster et al. 2022). Das Risiko für eine Psychose steigt mit frühem Beginn, bei regelmäßigem Konsum sowie einem hohen THC-Gehalt (McDonalds et al. 2024), wobei der THC-Gehalt in den letzten Jahren international drastisch angestiegen ist (Petrilli et al. 2022).

LEITLINIEN

Eine **S3-Leitlinie** zur Behandlung cannabisbezogener Störungen ist angemeldet: AWMF-Registernummer: 076-005; https://register.awmf.org/de/leitlinien/detail/076-005

19

Störungen durch Opioide (ICD-10: F11.x, ICD-11: 6C43.x)

Für Deutschland liegen keine Daten zur Prävalenz der **Opioidkonsumstörungen bei Jugendlichen** vor; in den USA stieg die Prävalenz bei 13- bis 25-Jährigen von 2001 bis 2014 auf das 6-Fache und lag 2017 bei 1,5 pro 100.000 Personen (Hadland et al. 2017). Bei **Erwachsenen** in Deutschland stellt der i. v. Konsum von Heroin (Diamorphin) den häufigsten Opioidkonsum dar, wobei die Anzahl der opioidabhängigen Erwachsenen insgesamt leicht rückläufig ist (Scherbaum 2024b).

Die Abhängigkeit von synthetisch hergestellten Opioiden, wie z. B. Buprenorphin, Fentanyl, Tilidin oder Tramadol, ähnelt der von Heroin oder Morphin (Scherbaum 2024a). Neben dem indizierten und kontrollierten Einsatz im Rahmen der Notfallmedizin, bei chirurgischen Behandlungen oder in der Substitutionsbehandlung werden diese Präparate z. B. von Heroinabhängigen als Ausweichsubstanzen konsumiert (Scherbaum 2024a). Nicht zu unterschätzen ist, dass die Entwicklung neuer psychoaktiver Substanzen auch das Angebot hoch wirksamer synthetischer Opioide (z. B. Fentanylderivate) beinhaltet, für die bzgl. Konsum oder assoziierte Konsumstörungen keine Prävalenzdaten vorliegen (Scherbaum 2024b).

Im internationalen Vergleich, insbesondere mit Blick auf die Opioidkrise in den USA, aber auch auf vergleichbare Entwicklungen in Kanada und Australien, ist die Prävalenz in Deutschland vergleichsweise niedrig (Scherbaum 2024b). Dennoch ist auch in Deutschland in den letzten zwei Jahrzehnten der Einsatz opioidhaltiger Schmerzmittel deutlich gestiegen (Scherbaum 2024b). Nach klinischem Eindruck hat der zumindest missbräuchliche, z. T. abhängige Konsum von Substanzen wie Tilidin oder Codein auch unter Jugendlichen in den letzten Jahren nicht zuletzt aufgrund von Einflüssen aus dem popkulturellen Bereich sukzessive zugenommen.

Laut Kreek et al. (2005) erkranken Personen **ab 12 Jahren an einer Opioidabhängigkeit mit einer Häufung zwischen dem 15. und 25. Lebensjahr.** Eine Differenzierung von Opioiden im Hinblick auf Konsum bzw. Konsumstörungen im Jugendalter liegt nicht vor. Auch existieren **keine** kontrollierten randomisierten Studien (RCTs) zur Behandlung von Opioidkonsumstörungen im Kindes- und Jugendalter. In ➤ Tab. 19.8 sind die wichtigsten Aspekte zu

Tab. 19.8 Opioide (nach Hellenschmidt und Kölch 2020; Scherbaum 2024b)

Konsumform	• Nasal, inhalativ, intravenös, oral
Wirkmechanismus	• Bindung an µ-Rezeptoren: • Hemmung des GABAergen Systems • Enthemmung des dopaminergen Belohnungssystems
Angestrebte Wirkung	• Starke Euphorie, Anxiolyse, Sedierung, Abschirmung negativer Reize und Emotionen, starke Analgesie
Intoxikationszeichen	• Vigilanzminderung, Miosis, Atemdepression, Bradykardie, QT-Zeit-Verlängerung • Behandlung: kompetitiver Antagonist Naloxon (**cave:** Halbwertszeit [HWZ] kürzer als bei den meisten Opioiden)
Entzugssymptome	• Unangenehm, ausgeprägtes Craving, in der Regel nicht vital bedrohlich • Tachykardie, Hypertonie, Mydriasis, Diarrhö, Übelkeit, Erbrechen, Tränenfluss und Rhinorrhö, Kältegefühl, Muskel- und Gelenkschmerzen, Tremor, Schwitzen, Angst, Unruhe, Schlafstörungen
Behandlung Entzugssymptomatik	• Bei mildem Entzug: symptomatisch (Antiemetika, Analgetika, Loperamid, niederpotente Antipsychotika, ggf. trizyklische Antidepressiva, ggf. Clonidin) • Bei starkem Entzug: Substitution (Methadon, Levomethadon, Buprenorphin oder Buprenorphin-Naloxon-Kombination) • Dosierung individuell mit Ziel vollständiger Unterdrückung von Entzugs- und Cravingsymptomatik
Komplikationen und Besonderheiten	• Sehr heftige Entzugserscheinungen mit ausgeprägtem Craving (auch bei falscher Anwendung von Substitution) • Vor allem bei Rückfällen nach längerer Abstinenz hohe Gefahr der Überdosierung mit Letalität • Folgeerkrankungen (bspw. durch häufigen i. v. Konsum oder Nebenwirkungen der Opioide)

Konsumstörungen im Zusammenhang mit Opioiden dargestellt.

In Deutschland ist nach klinischer Erfahrung in der Kinder- und Jugendpsychiatrie nach sorgfältiger Nutzen-Risiko-Abwägung beim Vorliegen einer ausgeprägten Abhängigkeit von Opioiden eine **substitutionsgestützte Entzugstherapie** vor allem mit dem partiellen Opioidagonisten/-antagonisten **Buprenorphin** üblich (geringe Gefahr der Überdosierung, lange HWZ). Bei einer vor allem für unter 16-Jährige defizitären Datenlage liegt keine Zulassung für Kinder bzw. Jugendliche vor, sodass es sich um individuelle Heilversuche handelt.

Im Erwachsenenbereich wird die **abstinenzorientierte Behandlung** von der **Substitutionsbehandlung** unterschieden, wobei sich empirisch bisher keine nachhaltige Überlegenheit einer der beiden Ansätze bzgl. des Erreichens langfristiger Abstinenz ermitteln lässt (Scherbaum 2024b). Dennoch ist im Erwachsenenalter die zumeist ambulant durchgeführte Therapieform die Substitutionsbehandlung. Dabei ist die Substitution nur ein Teil eines multidimensionalen Behandlungsplans. Eine anhaltende Abstinenz wird nur bei einer Minderheit der opioid-, vor allem heroinabhängigen Menschen erreicht. Bei **minderjährigen (abhängigen) Konsumenten** wird die **abstinenzorientierte Behandlung** empfohlen (Scherbaum 2024b). Soweit uns bekannt, findet in Deutschland keine Langzeit-Substitutionsbehandlung von Jugendlichen statt. Die stabilisierenden Effekte einer Substitutionsbehandlung können aber auch bei Minderjährigen sinnvoll sein; so kann z. B. ein verlängerter substituierter Entzug notwendig sein.

Störungen durch Sedativa, Hypnotika und Anxiolytika (ICD-10: F13.x, ICD-11: 6C44.x)

In Anbetracht der Vielzahl möglicher Substanzen, die zu den Sedativa, Hypnotika und Anxiolytika zu zählen sind, wurden in ➤ Tab. 19.9 die nach klinischer Erfahrung **am häufigsten konsumierten** Substanzen ausgewählt.

Empirische Untersuchungen liefern vielfältige Hinweise auf einen **Anstieg der Prävalenz** von Konsumstörungen bzgl. dieser Substanzen sowie auf eine **Zunahme der mit (Misch-)Konsum assoziierten Todesfälle** in den letzten Jahrzehnten (Bushnell et al. 2025; Kobayashi et al. 2022). Auch hier fehlen Daten

Tab. 19.9 Sedativa, Hypnotika und Anxiolytika (nach Dijkstra et al. 2016; Morgan et al. 2012; Shimada et al. 2022; Soyka und Batra 2024)

Konsumform	• Oral, intravenös
Wirkmechanismus	• **Benzodiazepine:** $GABA_A$-Rezeptor-Agonisten • **Gamma-Hydroxybuttersäure (GHB):** Vorstufe Gamma-Butyrolakton (GBL); exzitatorische Wirkung an speziellen GHB-Rezeptoren, $GABA_B$-Rezeptor-Agonisten • **Pregabalin:** nicht vollständig geklärt, Bindung an $\alpha_2\delta$-Untereinheit spannungsabhängiger Ca^{2+}-Kanäle, Reduktion der Glutamat-/Dopaminfreisetzung (nicht GABAerg wirksam, chemisch Analogon)
Angestrebte Wirkung	• **Benzodiazepine:** anxiolytisch, sedierend, amnestisch, zentral muskelrelaxierend, antikonvulsiv • **GHB:** dosisabhängig; niedrig: Entspannung, Euphorie, Anxiolyse, Sedierung, erhöhtes Kontaktbedürfnis, Intensivierung des Erlebens • **Pregabalin:** medizinisch: Anxiolyse, neuropathische Schmerzen, Antiepileptikum, weiters: Euphorie, Schlafanstoß
Intoxikationszeichen	• **Benzodiazepine:** Vigilanzminderung, Ataxie, Hypotonie, Schwindel, Bradypnoe bis zu Atemdepression, Amnesie, Muskelschwäche, paradoxe Erregung. Lebensbedrohliche Intoxikationen bei Monointoxikation selten, **cave** Atemdepression bei Mischkonsum, insbesondere mit Alkohol und Opioiden. Behandlung: Antagonisierung mit Flumazenil möglich (**cave:** Auslösen schwerer Entzugserscheinungen) • **GHB:** dosisabhängig; mittel: Übelkeit, Erbrechen, Myoklonien, Bradykardie, Amnesie; hoch: Atemdepression, Koma • **Pregabalin:** Atemnot, Sedierung, Tachy- oder Bradykardie, Ataxie, Tremor, Myoklonien, Unruhe, Aggression, epileptische Anfälle, QT_c-Zeit-Verlängerung

Tab. 19.9 Sedativa, Hypnotika und Anxiolytika (nach Dijkstra et al. 2016; Morgan et al. 2012; Shimada et al. 2022; Soyka und Batra 2024) *(Forts.)*

Entzugssymptome	• **Benzodiazepine:** bereits nach wenigen Wochen des Konsums möglich, Beginn wenige Stunden nach letztem Konsum, Irritabilität, Angst, Depression, Schlafstörung, Unruhe, Schwindel, Hypertonie, Tachykardie, Schwitzen, Übelkeit, Erbrechen, Appetitlosigkeit, Kopfschmerzen Tremor, epileptische Anfälle, Delir • **GHB:** 5–15 Tage; Tremor, Angst, Tachykardie, Hypertonie, Delir, Krampfanfälle, Psychose • **Pregabalin:** 7–14 Tage; Schlafstörungen, Kopfschmerzen, Übelkeit, Angst, Durchfall, Nervosität, Depression, Schmerzen, Krampfanfälle
Behandlung Entzugssymptomatik	• **Benzodiazepine:** Entzug: langsames Ausschleichen der Substanz, in der Regel 6–10 Wochen, ggf. über Monate, ggf. Anfallsprophylaxe. Supportiv: niedrigpotente Antipsychotika • **GHB:** Titration und Ausschleichschema entweder von pharmazeutischem GHB oder (üblicher) von Benzodiazepinen (**cave:** z.T. sehr hohe Dosierungen notwendig) (nachzulesen in Kamal et al. 2013) • **Pregabalin:** symptomatische Therapie, ggf. schrittweises Ausschleichen
Komplikationen und Besonderheiten	• **Benzodiazepine:** sehr unterschiedliche, teils sehr lange HWZ (bspw. Diazepam, **cave** Urin-Screening lange positiv); Krampfanfälle, Entzugsdelir • **GHB:** oft bei Straftaten (K.O.-Tropfen) verwendet, auch Liquid Ecstasy genannt, „Chemsex-Partys"; kurze HWZ begünstigt raschen Toleranzaufbau und hohen Konsum • **Pregabalin:** hohe Raten an Mischkonsum, Letalität insbesondere mit Alkohol und Opioiden hoch

für Jugendliche (in Deutschland). Unsere klinische Erfahrung zeigt eine ebenfalls popkulturell beeinflusste Zunahme des zumindest missbräuchlichen Konsums im Jugendalter, insbesondere von Benzodiazepinen sowie zuletzt auch vermehrt von Pregabalin. Auffällig ist dabei besonders, dass der Inanspruchnahme von ersten Hilfen meist mehrere Monate, z. T. sogar Jahre des im sozialen Umfeld weitgehend unbekannten Substanzkonsums vorausgegangen sind.

Risiken für die Entwicklung einer Abhängigkeitserkrankung sind entsprechend der multifaktoriellen Genese vielfältig, wobei im Hinblick auf die Benzodiazepine ein leicht erhöhtes Abhängigkeitspotenzial für Präparate mit raschem Wirkeintritt bzw. kurzer Wirkdauer beschrieben ist (Soyka und Batra 2024). Im Erwachsenenalter finden sich vor allem bei abruptem Vorgehen hohe Abbruchraten bei der Entzugsbehandlung von Benzodiazepinen, sodass ein schrittweiser Entzug zu bevorzugen ist (Soyka und Batra 2024).

CAVE

Potenziell **letaler Verlauf bei Mischintoxikation** von Benzodiazepinen (insbesondere Alprazolam) und Opioiden mit Alkohol oder Pregabalin.

Die **Verordnung von Benzodiazepinen** sollte nur nach sorgfältiger Indikationsstellung und Aufklärung über das Abhängigkeitspotenzial in möglichst geringer Dosis, möglichst kurzfristig und ausschließlich unter ärztlicher Kontrolle erfolgen (Soyka und Batra 2024; DGPPN und DG-Sucht 2020). Auch die **Verschreibung von Pregabalin** sollte bei Jugendlichen nur äußerst restriktiv erfolgen; das Risiko für Missbrauch und Abhängigkeit ist insbesondere bei Personen mit anderen Substanzkonsumstörungen deutlich erhöht (Kleinau et al. 2004).

LEITLINIEN

Die **S3-Leitlinie** zu medikamentenbezogenen Störungen (DGPPN und DG-Sucht 2020) adressiert Jugendliche als besondere Zielgruppe, vor allem **Kinder medikamentenabhängiger Eltern,** und empfiehlt in dieser Altersgruppe vor allem Prävention.

Störungen durch Kokain (ICD-10: F14.x, ICD-11: 6C45.x)

Deutsche Daten zur Prävalenz von Kokainkonsumstörungen bei Jugendlichen fehlen. Bei Erwachsenen wird die Prävalenz von problematischem Kokainkonsum mit steigender Tendenz auf 0,4 % geschätzt (Rauschert et al. 2022), wobei 0,8 % der 18- bis 64-Jährigen berichten, in den letzten 12 Monaten Kokain konsumiert zu haben (Scherbaum 2024a). Es handelt sich bei kokainkonsumierenden Menschen um eine sehr heterogene Gruppe, wobei eine hohe Komorbidität mit Opioidabhängigkeit vorliegt (Scherbaum 2024a, c). ➤ Tab. 19.10 fasst die wichtigsten Aspekte zu Kokain zusammen.

Tab. 19.10 Kokain (nach Hellenschmidt und Kölch 2020; Scherbaum 2024c)

Konsumform	• Nasal, intravenös, oral, inhalativ (sog. Crack)
Wirkmechanismus	• Wiederaufnahmehemmung von Dopamin, Serotonin und Noradrenalin
Angestrebte Wirkung	• Euphorie, Verbesserung von Vigilanz und Konzentration, Steigerung Selbstbewusstsein und Libido, Logorrhö
Intoxikationszeichen	• Tachykardie, Hypertonie, Tachypnoe, Mydriasis, Hyperthermie, Appetitlosigkeit, motorische Unruhe, Aggression, Verwirrtheit • Ggf. Behandlung mit Benzodiazepinen
Entzugssymptome	• Angst, Antriebslosigkeit, Insomnie oder vermehrtes Schlafbedürfnis, Verlangsamung oder Agitation, Albträume, Depression → **cave:** Suizidalität • Gipfel nach etwa 4 Tagen • Ausgeprägtes Craving noch monatelang
Behandlung Entzugssymptomatik	• Symptomatisch, psychotherapeutisch • Vorübergehend: Benzodiazepine • Ggf. antriebssteigernde trizyklische Antidepressiva
Komplikationen und Besonderheiten	• Herzrhythmusstörungen bis zu Myokardinfarkt, Psychose, zerebrale Krampfanfälle, subarachnoidale Blutungen • Delirante Zustandsbilder • Störung der kognitiven Fähigkeiten wie Aufmerksamkeit und Lernfähigkeit

CAVE

Bei jugendlichen Konsumenten sollte im Rahmen der Suchtanamnese besonders auch auf die **Finanzierung des Konsums** geachtet werden. Klinischer Erfahrung nach geht regelmäßiger Kokainkonsum im Jugendalter mit einer hohen Beschaffungskriminalität bzw. Prostitution einher.

Etablierte medikamentöse Behandlungsstrategien der Kokainabhängigkeit liegen nicht vor. Spezifische Psychotherapie mit **Ziel der Abstinenz** reduziert bei Erwachsenen den Konsum, wobei RCTs in Deutschland fehlen (Scherbaum 2024c). Sowohl akute als auch chronische Kokainexposition im Jugendalter führt zu **neurobiologischen Veränderungen,** u. a. in der **Neuroplastizität** (Caffino et al. 2022).

Störungen durch Stimulanzien (ICD-10: F15.x, ICD-11: 6C46.x) und Störungen durch Koffein (ICD-10: F15.x, ICD-11: 6C48.x)

Angaben zur Prävalenz von Stimulanzienkonsum bzw. -konsumstörungen bei Jugendlichen in Deutschland fehlen. Bei Erwachsenen wird die Prävalenz von problematischem Amphetaminkonsum auf 0,4 % geschätzt (Rauschert et al. 2022). Die höchste Prävalenz zeigt sich bei jungen Männern bis 25 Jahre (Gouzoulis-Mayfrank 2024b). Im Erwachsenenalter wird der Konsum von Amphetaminen vor allem zur Leistungssteigerung oder als „Partydroge“ beschrieben, wohingegen mit dem Konsum von Methamphetaminen eher schwerwiegendere und oftmals abhängige Konsummuster einhergehen bzw. Zusammenhänge mit sexuellem Risikoverhalten (sog. Chemsex) bestehen (Gouzoulis-Mayfrank 2024b). In ➤ Tab. 19.11 sind die wichtigsten Informationen zu Stimulanzien zusammengefasst.

Tab. 19.11 Stimulanzien (nach Gouzoulis-Mayfrank 2024b; Hellenschmidt und Kölch 2020; Scherbaum 2024a)

Konsumform	• Nasal, oral, inhalativ, intravenös
Wirkmechanismus	• Gesteigerte Ausschüttung und Hemmung der Wiederaufnahme von Noradrenalin und Dopamin • Methamphetamine: mehr Dopamin
Angestrebte Wirkung	• Euphorie, erhöhte Vigilanz, Konzentration, gesteigertes Selbstbewusstsein und Libido, Appetitminderung, Logorrhö
Intoxikationszeichen	• Mydriasis, Hyperthermie (**cave:** letaler Ausgang in Einzelfällen), Angst, Hyperhidrose, motorische Unruhe, Trismus und Bruxismus, Übelkeit, Erbrechen, Elektrolytstörungen, Hypertonie, Tachykardie, Tachypnoe, Dyskinesie, Aggression (insbesondere bei Methamphetaminen)

Tab. 19.11 Stimulanzien (nach Gouzoulis-Mayfrank 2024b; Hellenschmidt und Kölch 2020; Scherbaum 2024a) *(Forts.)*

Entzugssymptome	• 1–2 Wochen • Angst, Depression, **cave** Suizidalität
Behandlung Entzugssymptomatik	• Vorübergehend Benzodiazepine und niederpotente Antipsychotika • Ggf. antriebssteigernde Trizyklika oder Bupropion
Komplikationen und Besonderheiten	• **Cave:** Methamphetamin lange Wirkdauer (bis 20 Stunden) • Amphetamine: Myokardinfarkt, Krampfanfälle, Stereotypien bei chronischem schädlichem Gebrauch, Psychose, Affektlabilität

Bezüglich der Diagnose **Störungen durch Koffein** ist anzumerken, dass keine Abhängigkeitserkrankung diagnostizierbar ist. Etwaige Konsumfolgestörungen sind im Jugendbereich nicht bekannt, sodass auf eine erweiterte Erläuterung verzichtet wird.

Eine (Substitutions-)Behandlung mit **Lisdexamfetamin** und **Methylphenidat** bei Personen mit Amphetaminkonsumstörung scheint in Bezug auf Hospitalisierung und Mortalität zu wirken (Hartikainen et al. 2023). Bei Erwachsenen lässt sich der Konsum durch KVT und Kontingenzmanagement reduzieren (Gouzoulis-Mayfrank 2024b). Für Jugendliche liegen keine Daten vor.

Störungen durch Halluzinogene (ICD-10: F16.x, ICD-11: 6C49.x)

Bei Halluzinogenen handelt es sich um eine chemisch wie pharmakologisch ausgesprochen heterogene Gruppe natürlicher und synthetischer Substanzen (Gouzoulis-Mayfrank 2024c). Im Erwachsenenbereich sind **LSD** und **psilocybinhaltige Pilze** am weitesten verbreitet, wobei die 12-Monats-Prävalenz bei Jugendlichen auf 0,2–0,3 % geschätzt wird (Gouzoulis-Mayfrank 2024c). Regelmäßige bzw. höherfrequente Konsummuster gelten als selten; vielmehr handelt es sich in der überwiegenden Mehrheit um Probier- oder geregelten Konsum bei keinem oder nur äußerst geringem Abhängigkeitspotenzial (Gouzoulis-Mayfrank 2024c). In ➤ Tab. 19.12 sind die wichtigsten Informationen zu Halluzinogenen zusammengefasst. Das im Erwachsenenbereich eher neue Phänomen des sog. **Microdosing,** also die regelmäßige bis ggf. tägliche Einnahme von geringen Dosen zur Förderung von Kreativität und Wohlbefinden, ist im Jugendbereich bisher nicht beschrieben (Gouzoulis-Mayfrank 2024c).

Im Hinblick auf die vor allem im letzten Jahrzehnt erfolgte Zunahme von psychotherapeutischen Verfahren mit Unterstützung durch Halluzinogene zeigen erste multizentrische Studien positive Hinweise auf die Wirksamkeit bei erwachsenen Personen (Gouzoulis-Mayfrank 2024c). Die Frage, ob sich die Ergebnisse perspektivisch auch auf die Anwendung bei Jugendlichen übertragen lassen, kann aktuell nicht beantwortet werden.

Tab. 19.12 Halluzinogene (nach Gouzoulis-Mayfrank 2024c; Hellenschmidt und Kölch 2020)

Konsumform	• Oral
Wirkmechanismus	• Unterschiedlich, LSD-Partialagonist am Serotonin-$5HT_{2A}$ – und am D_2-Rezeptor • Viele Halluzinogene haben auch cholinerge, GABAerge und opioiderge Wirkungen
Angestrebte Wirkung	• Optische Halluzinationen mit illusionärer Verkennung, Veränderung von Raum- und Zeitwahrnehmung, Ich-Störungen
Intoxikationszeichen	• Intoxikationspsychose („Horrortrip", **cave**: Antipsychotika kontraindiziert, können Symptome verschlimmern, Mittel der Wahl: Benzodiazepine) • Je nach Substanz anticholinerge und vegetative Symptome
Entzugssymptome	• keine
Behandlung Entzugssymptomatik	• keine
Komplikationen und Besonderheiten	• Microdosing • Induzierte Psychose, Flashback- oder Echopsychose (**cave**: Exazerbation der Symptomatik durch Antipsychotika wiederholt beschrieben)

Störungen durch Tabak (ICD-10: F17.x) bzw. Nikotin (ICD-11: 6C4A.c)

Die Prävalenz der Nikotinabhängigkeit bei Jugendlichen ist mit 6,4 % insgesamt rückläufig, wobei der Konsum von E-Zigaretten gleichzeitig zuzunehmen scheint (BZgA 2024): 37,5 % der 12- bis 17-Jährigen hatten diese mindestens einmal probiert (IFT-Nord 2024). Besonders hohe Prävalenzen des Nikotinkonsums finden sich bei Menschen mit psychischen Erkrankungen, insbesondere bei komorbiden Suchterkrankungen. Nikotinkonsum ist mit einer erheblich erhöhten Morbidität und Mortalität assoziiert (Batra et al. 2024). ➤ Tab. 19.13 beinhaltet die wichtigsten Aspekte zu Nikotin.

Die Evidenzlage zur Behandlung der Nikotinabhängigkeit bei Jugendlichen ist begrenzt. Es gibt Hinweise, dass Gruppentherapieprogramme wirksamer sind als Einzelbehandlungen (Fanshawe et al. 2017).

LEITLINIEN

Die aktuelle **S3-Leitlinie** „Rauchen und Tabakabhängigkeit: Screening, Diagnostik und Behandlung" (DG-Sucht 2021) empfiehlt für Jugendliche eine altersgerechte Kombination aus Psychoedukation, Motivationssteigerung und verhaltenstherapeutischen Interventionen (Empfehlungsgrad A) sowie Tabakentwöhnungsprogramme mit verhaltenstherapeutischem Schwerpunkt (Empfehlungsgrad A).

Störungen durch flüchtige Lösungsmittel (ICD-10: F18.x) bzw. volatile Inhalanzien (ICD-11: 6C4B.x)]

Spezifische Daten zur Prävalenz und Therapie von Konsumstörungen durch flüchtige Lösungsmittel bzw. volatile Inhalanzien existieren weder für Erwachsene noch für Jugendliche. Sie scheinen insgesamt eher selten zu sein und machen in Suchthilfeeinrichtungen als Hauptdiagnose (F18) weniger als 2,5 % der Behandlungen aus (DBDD 2023). ➤ Tab. 19.14 fasst die wichtigsten Aspekte zu flüchtigen Lösungsmitteln zusammen.

Tab. 19.14 Flüchtige Lösungsmittel (nach O'Malley 2025)

Konsumform	• Inhalativ
Wirkmechanismus	• Vielfältig • Verstärken GABA und Dopamin, hemmen Glutamat • Einfluss auf Serotonin und Noradrenalin
Angestrebte Wirkung	• Euphorie, Halluzinationen, Erhabenheit und Allmachtsgefühle

Tab. 19.13 Nikotin (nach Batra et al. 2024)

Konsumform	• Inhalativ (Shisha, Schnupftabak, E-Zigarette) • Oral (Kautabak)
Wirkmechanismus	• Innerhalb von 10–20 Sekunden im ZNS • Bindet an nikotinerge Acetylcholinrezeptoren (höchste Affinität: α_4/β_2-Rezeptor) • Sekundäre Freisetzung von Dopamin, Serotonin, Noradrenalin, β-Endorphin
Angestrebte Wirkung	• Zahlreiche positive psychotrope Wirkungen (Verbesserung der Vigilanz, antidepressiv, anxiolytisch), Appetitreduktion
Intoxikationszeichen	• Kopfschmerzen, Übelkeit, Erbrechen, Schwindel, psychomotorische Unruhe, Kreislaufregulationsstörung, Tachykardie • Bis hin zu Ateminsuffizienz, Bradykardie, Krampfanfälle und Koma • Letale Dosis für Nichtrauchende ca. 1 mg/kg KG
Entzugssymptome	• Reizbarkeit, Angst, Unruhe, Konzentrationsstörungen, Schlafstörungen, Appetitsteigerung
Behandlung Entzugssymptomatik	• Verschiedene Nikotinpräparate (Pflaster, Kaugummi, Lutschtabletten, Mundspray, Inhaler, Nasenspray) mit schrittweiser Reduktion über 8–12 Wochen bis max. 6 Monate • Bupropion (bei Erwachsenen in dieser Indikation zugelassen) für 7–12 Wochen
Komplikationen und Besonderheiten	• Vielzahl an (auch internetbasierten) Rauchstopp-Programmen, Selbsthilfematerialien, Apps usw.

Tab. 19.14 Flüchtige Lösungsmittel (nach O'Malley 2025) *(Forts.)*

Intoxikationszeichen	• ZNS-Depression, Atemdepression, Herzrhythmusstörungen, Hypotonie, Bewusstseinsstörungen bis zu Koma
Entzugssymptome	• Kein klassisches Entzugssyndrom • Nach längerem Konsum z.T. Craving
Behandlung Entzugssymptomatik	• Psychosoziale Interventionen, Reintegration
Komplikationen und Besonderheiten	• Rausch setzt innerhalb von Sekunden ein und kann bis zu 30 Minuten anhalten • Häufige Rückfälle • Mehrheit der Jugendlichen beendet Konsum im Erwachsenenalter

Störungen durch MDMA oder verwandte Substanzen (ICD-10: F19.x, ICD-11: 6C4C.x)

Als Unterkategorie der Amphetamine werden **Störungen durch MDMA oder verwandte Substanzen, einschließlich MDA** in der ICD-11 als eigene Kategorie geführt. Ecstasy, mit der bekanntesten Form des MDMA (Methylendioxymethamphetamin), hat ein vergleichsweise geringes Suchtpotenzial, wobei ca. 10–20 % der überwiegend jungen Konsumenten einen zumindest schädlichen Gebrauch oder eine Abhängigkeitserkrankung aufweisen (Gouzoulis-Mayfrank 2024b). In Tierexperimenten zeigt sich bei einer überdauernden Verabreichung als Folge eine toxische Degeneration der Axone dopaminerger sowie serotonerger Neurone, einhergehend mit kognitiven Einschränkungen im korrelativen Zusammenhang mit der Menge des Ecstasy-Konsums (Gouzoulis-Mayfrank 2024b). Auch gibt es empirische Hinweise auf subtile Störungen des Alltagsgedächtnisses bei regelmäßigem MDMA-Konsum (Gouzoulis-Mayfrank 2024b). ➤ Tab. 19.15 gibt einen kurzen Überblick zu Ecstasy bzw. MDMA.

Therapeutisch werden im Erwachsenenbereich motivationsfördernde und kognitiv-verhaltenstherapeutische Interventionen sowie Kontingenzmanagement empfohlen (Gouzoulis-Mayfrank 2024b).

Tab. 19.15 Ecstasy bzw. MDMA (nach Gouzoulis-Mayfrank 2024b; Hellenschmidt und Kölch 2020; Scherbaum 2024a)

Konsumform	• Nasal, oral
Wirkmechanismus	• Erhöhte Ausschüttung und Hemmung der Wiederaufnahme von Serotonin • Erhöhte Verfügbarkeit von Noradrenalin und Dopamin
Angestrebte Wirkung	• Euphorie, Antriebssteigerung, ekstatisch • Als erhöht wahrgenommene Empathie und Introspektionsfähigkeit • Beruhigend, „beglückend"
Intoxikationszeichen	• Mydriasis, Hyperthermie (**cave:** letaler Ausgang in Einzelfällen), Angst, Hyperhidrose, motorische Unruhe • Trismus und Bruxismus, Übelkeit, Erbrechen, Elektrolytstörungen, Hypertonie, Tachykardie, Tachypnoe
Entzugssymptome	• Stimmungseinbruch im Anschluss an den Rausch • Angst, Depression
Behandlung Entzugssymptomatik	• Symptomatisch bei Intoxikation
Komplikationen und Besonderheiten	• Geringes Suchtpotenzial • Serotonerges Syndrom und Syndrom der inadäquaten ADH-Sekretion (SIADH)

Störungen durch Dissoziativa einschließlich Ketamin oder PCP (ICD-10: F19.x, ICD-11: 6C4D.x)

Auch die Kategorie **Störungen durch Dissoziativa, einschließlich Ketamin oder Phencyclidin (PCP)** ist im Vergleich zur ICD-10 neu in der ICD-11 verankert worden. Es liegen keine epidemiologischen Studien zu Jugendlichen vor. Der ausschließliche Konsum von Dissoziativa ist nach klinischer Erfahrung im Jugendalter selten und eher als Probierkonsum einzuordnen. Relevante Informationen zur bekannteren Substanz **Ketamin,** das wie PCP zu den sog. Arylcylohexaminen gehört, ist in ➤ Tab. 19.16 aufgeführt.

Tab. 19.16 Ketamin (nach Scherbaum 2024a)

Konsumform	• Nasal, intravenös/intramuskulär, inhalativ, oral
Wirkmechanismus	• Primär nicht-kompetitiver NMDA-Rezeptor-Antagonist • Zusätzlich Modulation von $GABA_A$- und Opioid-Rezeptoren und Katecholamin-Wiederaufnahme
Angestrebte Wirkung	• Medizinisch: Analgesie (vor allem in der Notfallmedizin), Anästhesie und neu als Antidepressivum • Euphorie, Enthemmung, veränderte Körperwahrnehmung
Intoxikationszeichen	• Bewusstseinsstörung bis hin zu Bewusstseinsverlust (Schutzreflexe und Spontanatmung erhalten) • „K-Whole"-Effekt (Dissoziation, Halluzinationen) • Nystagmus, Ich-Störungen, Schwindel, motorische Unruhe, Tachykardie, Hypertonie
Entzugssymptome	• 1–4 Wochen; Übelkeit, Tremor, Hyperhidrose, Angst, Depression, Gedächtnisstörungen • Reduzierte exekutive Symptome (Langzeitkonsum)
Behandlung Entzugssymptomatik	• Primär psychotherapeutisch, ggf. symptomatisch (bspw. mit SSRIs) • Kaum Daten zu spezifischer Entzugsbehandlung
Komplikationen und Besonderheiten	• Sog. Partydroge • Sehr hohe Raten an Mischkonsum, insbesondere mit Alkohol erhöhte Letalität aufgrund von Atemdepression (Kobayashi et al. 2022)

Sonstige näher bezeichnete psychoaktive Substanzen und Medikamente (ICD-10: F19.x, ICD-11: 6C4E.x)

Mit der ICD-11 werden weitere Kategorien psychoaktiver Substanzen klassifizierbar, u. a. **Methcathinone** (unter 6C46.x – Störungen durch Stimulanzien substituiert) oder **synthetische Cathinone** (Störungen durch synthetische Cathinone: 6C47.x). Letztere gehören zu einer Gruppe psychoaktiver Substanzen mit amphetaminähnlichen Effekten bei deutlich höherer Potenz. Die **Störungen durch synthetische Cannabinoide** wurden bereits bei den Störungen durch Cannabinoide angerissen. Im Hinblick auf die Prävalenz der Substanzkonsumstörungen neuerer psychoaktiver Substanzen liegen keine umfassenden Daten vor. Die Behandlung der assoziierten Konsumstörungen richtet sich nach der jeweiligen Stoffklasse.

Abschließend soll kurz auf den Konsum von **Lachgas** (Distickstoffmonoxid – N_2O) als Freizeitdroge eingegangen werden, der in den letzten Jahren in Deutschland einen erheblichen Anstieg vor allem unter Jugendlichen zu verzeichnen hat. Laut **European Drug Report** stieg die Prävalenz unter 15- bis 24-Jährigen in Deutschland im Jahr 2021 auf 2,7 % (EMCDDA 2024). Im Giftinformationszentrum Nord konnte ein signifikanter Anstieg der Anfragen zu Lachgasvergiftungen verzeichnet werden, wobei im Jahr 2023 insgesamt 11 Todesfälle im Zusammenhang mit Lachgas polizeilich registriert wurden (DBDD 2024). Besonders relevant ist, dass Lachgas legal und ohne Altersbeschränkung im Einzelhandel (Kioske, Automaten) oder online erhältlich ist.

19.1.5 Prävention, Früherkennung und Frühintervention

Neben gesellschaftlicher Aufklärung über mögliche Risiken des Substanzkonsums weisen die o. g. Leitlinien bei Jugendlichen vor allem auf die Notwendigkeit von Maßnahmen der **Früherkennung und Frühintervention** besonders in allgemeinen Settings hin, z. B. mittels Kurzinterventionen. Dahingehend ist die neue Diagnose des **episodischen schädlichen Gebrauchs** (6C4x.0), die frühzeitig niederschwellige Kurzinterventionen ermöglicht, günstig (Arnaud und Thomasius 2021). Nicht zuletzt finden sich bei Abhängigkeitserkrankungen im Jugendalter mehrheitlich Episoden des ausgeprägten Substanzmissbrauchs in der Anamnese, was die Notwendigkeit von Präventivmaßnahmen gegen die Entwicklung von schwerwiegenden Substanzkonsumstörungen unterstreicht (Arnaud und Thomasius 2021).

Generell wird im Suchtbereich zwischen **universeller** Prävention (z. B. Aufklärungsarbeit mittels Kampagnen oder in Schulen), **selektiver** Prävention

(Adressieren spezifischer Zielgruppen, z. B. Kinder suchtkranker Eltern) und **indizierter** Prävention (Personen nach Intoxikationsbehandlung) unterschieden (Schepker 2021). Ein in Deutschland etabliertes Modell der indizierten Prävention ist das sog. **HALT-Projekt,** das die höchste Effektivität bei unmittelbarer Intervention in Form eines sog. Brückengesprächs nach einer Akutbehandlung aufgrund einer Intoxikation zeigt, wobei anschließend Einzel- und Gruppengespräche angeboten werden (Schepker 2021). In Europa finden sich zunehmend Angebote der selektiven Prävention, z. T. auch online-basiert, wobei auch inhaltlich differenzierte und strukturiert aufbereitete Internetseiten für Jugendliche präventiv eingesetzt werden (Schepker 2021).

19.1.6 Behandlung

In Anbetracht fehlender differenzierter Studien zur Behandlung substanzbezogener Konsumstörungen bei Jugendlichen erfolgt die Darstellung von Behandlungsoptionen in Anlehnung an die klinischen Erfahrungen bei Minderjährigen und die Befunde bei Erwachsenen. Für substanzbezogene empirische Erkenntnisse aus dem Erwachsenenbereich wird auf die aktuell gültige 20. Auflage von *Therapie psychischer Erkrankungen – State-of-the-Art* (Voderholzer 2024) verwiesen.

Vor dem Hintergrund der z. T. schwerwiegenden psychischen und physischen Folgeerkrankungen von Substanzkonsumstörungen wird im Jugendalter die **abstinenzorientierte Behandlung** empfohlen, wobei als wichtige Zwischenziele der Behandlung sowohl die Reduktion des Substanzkonsums und der Konsumrückfälle als auch die Verbesserung des allgemeinen psychosozialen Funktionsniveaus angestrebt wird (Arnaud und Thomasius 2023). Die Behandlung von Jugendlichen mit substanzbezogenen Abhängigkeiten bezieht als multimodaler Ansatz den Entwicklungsstand des Jugendlichen, familiäre und soziale Dynamiken sowie die spezifischen Substanzen mit den assoziierten Wirkprofilen vor dem Hintergrund komorbider Erkrankungen in den Behandlungsplan ein.

Voraussetzungen für eine **ambulante Behandlung** sind nachweisbare Abstinenzphasen, die Aufrechterhaltung der Alltagsstruktur und eine gute soziale Integration (Schepker 2021; Thomasius et al. 2022). Die Jugendlichen müssen sich absprachefähig und zur Mitwirkung bereit zeigen, wobei keine oder nur gering ausgeprägte komorbide psychische Störungen vorliegen sollten. Die Durchführung kann z. B. in Spezialsprechstunden oder spezialisierten Suchtberatungsstellen niederschwellig erfolgen. Für eine Regelpsychotherapie ist die Abstinenz im Verlauf von 10 Sitzungen zu erreichen und nachzuweisen (Schepker 2021).

MERKE

Eine stationär durchgeführte **qualifizierte Suchtbehandlung** der Akut- und Postakutphase sollte idealerweise in dafür spezialisierten Abteilungen der Kinder- und Jugendpsychiatrie mit ambulanten Vor- und Nachsorgeangeboten erfolgen.

Die überwiegend stationär durchgeführte **qualifizierte Suchtbehandlung** (Mann und Stetter 1991) beinhaltet den Einbezug kinder- und jugendpsychiatrischer Diagnostik und Therapie. Indikationen für eine vollstationäre Behandlung sind: Substanzkonsum in ausgeprägter Menge und Frequenz, bereits gescheiterte ambulante Behandlungsversuche, ausgeprägte komorbide Erkrankungen, ein dysfunktionales soziales Umfeld, der Verlust von Tagesstruktur sowie vorliegende Selbst- und/oder Fremdgefährdung (Thomasius et al. 2022). Die vollstationäre qualifizierte Suchtbehandlung kann in eine **Akutphase** und eine **Postakutphase** unterteilt werden, die **ohne zeitliche Unterbrechung** als Suchttherapie in derselben, darauf spezialisierten Kinder- und Jugendpsychiatrie (Suchtstation) durchgeführt werden sollte (Hellenschmidt und Kölch 2020). Suchttherapie sollte bei Kindern und Jugendlichen hoch strukturiert und einsichtsfördernd orientiert sein, wobei das **reguläre Therapieende** als bester Indikator für einen längerfristigen Erfolg gilt (Thomasius et al. 2022). Das höchste Rückfallrisiko besteht in den ersten 6 Monaten nach Behandlungsende, wobei als Risikofaktoren substanzkonsumierende Gleichaltrige bzw. eine substanzkonsumierende Umgebung, die leichte Verfügbarkeit von Substanzen, persistierende psychiatrische Erkrankungen und fehlende Nachsorgeangebote zählen (Thomasius et al. 2022).

Akutphase

Somatische und pharmakologische Behandlung: Die **Akutphase** der Behandlung stellt die qualifizierte Entzugsbehandlung dar, wobei die im Erwachsenenbereich etablierte, ausschließlich medizinische „Entgiftung" in psychiatrischen Institutionen in dieser Altersgruppe nicht empfohlen wird (Arnaud und Thomasius 2023). In der Akutphase der Entzugsbehandlung, insbesondere beim Entzug von Alkohol, Benzodiazepinen und Opioiden, sollte eine **engmaschige klinische Überwachung** erfolgen. Diese beinhaltet eine sorgfältige Kontrolle der Vitalzeichen und stellt sicher, dass im Falle eines schweren Entzugssyndroms rechtzeitig reagiert werden kann. Je nach Substanz stehen zur Erfassung eines Entzugssyndroms auch sog. **Scoring-Skalen** zur Verfügung, anhand derer die Entzugssymptome quantifiziert werden können, z. B. *Alkohol-Entzugs-Skala* (AES) oder *Clinical Opiate Withdrawal Scale* (COW). Jedwede, auch niederschwellige Linderung der Entzugssymptomatik sollte neben den o. g. pharmakologischen Möglichkeiten (siehe dazu die Tabellen in ➤ Kap.19.1.4) und vor dem Hintergrund einer wertschätzenden, motivierenden Grundhaltung vorgehalten werden.

Weiterhin ist die Akutphase bereits für eine differenzialdiagnostische Einschätzung, einschließlich des individuellen biopsychosozialen Störungsmodells und assoziierter Risikofaktoren, zu nutzen. Ferner sollte bereits in der Akutphase begonnen werden, erste psychotherapeutische Interventionen umzusetzen und mittels motivierender Gesprächsführung die Verfestigung einer ggf. noch ambivalenten Abstinenzmotivation zu fokussieren. Nicht zuletzt können die Entzugssymptome sowie das damit einhergehende, oftmals stark ausgeprägte Craving therapeutisch genutzt werden, um die noch gering ausgeprägte Störungseinsicht aufzubauen. Der Übergang in die ebenfalls noch überwiegend stationäre **Postakutphase** ist fließend.

Postakutphase

Die Dauer der meist vollstationären Postakutphase ist individuell verschieden. Sie hängt u. a. von vorliegenden **komorbiden Erkrankungen** ab und wird, abgesehen von deren Behandlung, vor allem zur **Festigung** suchttherapeutischer Therapieziele genutzt (Arnaud und Thomasius 2023). Die suchttherapeutische Behandlung profitiert von **strukturierten Settings mit interdisziplinären Behandlungsteams,** die **motivationsorientiert** arbeiten und das Bezugspersonensystem (Kindseltern wie Jugendhilfe) engmaschig in den Verlauf einbeziehen (Arnaud und Thomasius 2023). Vor allem gruppentherapeutische Settings haben sich bei Jugendlichen bewährt, wobei die Peer-to-Peer-Lernerfahrung oft wirksamer ist als die Einzeltherapie.

Grundsätzlich ist die wirksamste Behandlungsform für Jugendliche mit Substanzkontrollstörungen ein **individueller, multimodaler Ansatz.** Etablierte therapeutische Bestandteile sind: KVT, motivierende Gesprächsführung, familienbasierte Therapien, Kontingenzmanagement, suchtspezifische vollstationäre Jugendhilfe, Pharmakotherapie, Mitbehandlung komorbider Erkrankungen, Unterstützung im sozialen Umfeld, Nachsorge und Rückfallprophylaxe. Die Datenlage zur Wirksamkeit einzelner therapeutischer Methoden im Jugendalter ist, insbesondere im deutschsprachigen Raum, noch sehr spärlich.

Weitere Therapieansätze sind achtsamkeitsbasierte Methoden, in Einzelfällen (z. B. bei starkem Craving) die Reizkonfrontation mit Reaktionsverhinderung, das geleitete Entdecken von Triggern und das Skillstraining zum Aufbau von alternativen Handlungsstrategien.

Kognitive Verhaltenstherapie, motivierende Gesprächsführung und familienbasierte Interventionen

Die KVT gilt als evidenzbasierte Therapieform bei der Behandlung substanzbezogener Abhängigkeitserkrankungen im Jugendalter, wobei vorliegende Übersichtsarbeiten die **Kombination von KVT** mit **motivierender Gesprächsführung** und **familienbasierten Interventionen** als wirksam bei Jugendlichen herausstellen (u. a. Mauries et al. 2024; Steele et al. 2020).

Motivierende Gesprächsführung (**Motivational Interviewing** nach Miller und Rollnick 2015) ist als klientenzentrierte Methode und hauptsächliche Gesprächsführungsstrategie wirksam (Schepker 2021). Ziel ist die Verstärkung der mit Substanzkonsum verbundenen Ambivalenz, um die Abstinenzmotivation zu stärken, um den Substanzkonsum rechtfertigende kognitive Verzerrungen aufzulösen und um Veränderungszuversicht zu fördern und zu verstärken.

International etablierte familienzentrierte Interventionen sind u. a. die **Multidimensionale Familientherapie** (MDFT), die **Multisystemische Therapie** (MST), die **Funktionale Familientherapie** (FFT) sowie die **Integrierte Familien- und kognitiv-behaviorale Therapie** (IFCBT), die sich als wirksam zur Behandlung Jugendlicher mit Substanzkonsum erwiesen haben (Arnaud und Thomasius 2023). Die Therapieformen fokussieren die Verbesserung der familiären Dynamiken sowie umweltbedingter Einflussfaktoren, um den Substanzkonsum langfristig zu verringern.

MERKE

Die Kombination aus KVT, motivierender Gesprächsführung und familienbasierten Interventionen ist Behandlungsstandard.

Kontingenzmanagement

Kontingenzmanagement bezieht sich auf die Etablierung individuell relevanter Verstärker für funktionale Verhaltensweisen, besonders im Hinblick auf die Aufrechterhaltung der Abstinenz oder die Wahrnehmung von therapeutischen Sitzungen. Eingebettet in die Anwendung o. g. therapeutischer Settings verbessert es nachweislich die Behandlungscompliance und die Rückfallraten. Die behandelnden Kinder- und Jugendpsychiatrien sollten idealerweise ein spezifisches ambulantes Vor- und Nachsorgekonzept vorhalten, um schnelle und unkomplizierte Wiederaufnahmen, z. B. nach Rückfallphasen, umsetzen zu können (Hellenschmidt und Kölch 2020). Auch sog. Care-and-Case-Manager*innen, die den therapeutischen Prozess auch außerhalb der stationären Behandlung begleiten, können wirksam sein.

Vollstationäre Jugendhilfe

Besonders bei Jugendlichen mit ausgeprägtem Substanzkonsum, wiederholter Rückfälligkeit im ambulanten Setting oder ausgeprägten komorbiden Erkrankungen sowie dysfunktionalen Familiensystemen kann die Überleitung in eine **vollstationäre Jugendhilfeeinrichtung mit Erfahrung im Suchthilfesystem** sinnvoll sein. Die Jugendlichen profitieren vom strukturierten Umfeld und von intensiver pädagogischer wie therapeutischer Unterstützung, meist als Einzel- und Gruppentherapien mit ergänzendem Einbezug des familiären Umfelds. Vor dem Hintergrund erwartbarer Rückfälle, einhergehend mit (erneuten) vollstationären Behandlungen, sollten Jugendhilfeeinrichtungen eine hohe Flexibilität aufweisen.

Pharmakotherapie und Mitbehandlung komorbider Erkrankungen

Sofern infrage kommend, sind spezifische **pharmakologische Optionen** in den Tabellen in ➤ Kap. 19.1.4 aufgeführt. Im Hinblick auf die Mitbehandlung komorbider Erkrankungen, die bei der überwiegenden Mehrheit substanzabhängiger Jugendlichen vorliegen (➤ Kap. 19.1.2), ist die Integration psychopharmakologischer Strategien in den Behandlungsplan unbedingt erforderlich.

Unterstützung im sozialen Umfeld

Neben o. g. familienbasierten Interventionen kann zur Unterstützung im sozialen Umfeld individuell, vor allem bei jungen Heranwachsenden, das Aufsuchen eher selbsthilfeorientierter gruppentherapeutischer Settings sinnvoll sein (z. B. Anonyme Alkoholiker etc.). Peerorientierte Gruppentherapien mit konkreter Abstinenzmotivation können eine wertvolle Unterstützung im Alltag darstellen.

Nachsorge und Rückfallprophylaxe

In Anbetracht der Gefahr einer Chronifizierung substanzbezogener Abhängigkeit im Jugendalter sind engmaschige Nachsorgekonzepte im Sinne der Rückfallprävention essenziell. Suchttherapeutisch arbeitende Schwerpunktkliniken oder Abteilungen bieten zumeist eine nachstationäre, kontinuierliche Betreuung durch ambulante Termine an, wobei gruppentherapeutische Settings komplementär eingesetzt werden können. Insbesondere im Hinblick auf den **Umgang mit Rückfällen** im klinischen Setting herrschen vor dem Hintergrund eher eng pädagogisch strukturierter kinder- und jugendpsychiatrischer Stationen oft ausgeprägte Ambivalenzen im Behandlungsteam. Dabei kann aus suchttherapeutischer Sicht die differenzierte Auseinandersetzung mit Konsumrückfällen helfen,

Craving frühzeitiger erkennen zu lernen, assoziierte kognitive Verzerrungen wahrzunehmen und aufzulösen sowie funktionale Skills im Umgang mit Suchtdruck (Craving) zu erlernen. Rückfälle sind daher ein fester Bestandteil suchttherapeutischer Behandlung und sollten keinesfalls zu einem disziplinarischen Behandlungsabbruch führen (Hellenschmidt und Kölch 2020).

MERKE

Rückfälle gehören zur Suchttherapie!

19.1.7 Ausblick und Fallbeispiel

Substanzbezogene Störungen im Jugendalter stellen im klinischen Alltag eine wachsende Herausforderung für kinder- und jugendpsychiatrische Behandlungsteams dar. Trotz einer zunehmend erhöhten Anzahl präventiver Angebote sehen wir im klinischen Alltag vermehrt Jugendliche mit bereits langjährigen und hochfrequenten Konsummustern.

Studien liefern erste Hinweise, dass sich mit der Veränderung der ICD-11-Diagnosen die Prävalenz von Abhängigkeitserkrankungen auch im Jugendalter erhöhen wird. Die Auswirkungen im ambulanten und stationären Behandlungssetting bleiben abzuwarten.

Insbesondere Abhängigkeitserkrankungen müssen dabei auch bei Jugendlichen gesondert diagnostiziert und spezifischen Behandlungen zugeführt werden. Dementsprechend ist die Entwicklung spezialisierter Behandlungsangebote dringend geboten.

Daten zu Abhängigkeitserkrankungen bei Minderjährigen und Versorgungsforschung zur Behandlung von Konsumstörungen wären zukünftig für evidenzbasierte Behandlungen unbedingt notwendig.

Fallbeispiel

Die 14;0-jährige Sarah wird kurz nach ihrem Geburtstag von ihrer alleinerziehenden Kindsmutter (KM) in einer auf Suchterkrankungen spezialisierten Sprechstunde einer kinder- und jugendpsychiatrischen Institutsambulanz vorgestellt. Der Kindsvater habe seit Geburt keinen Kontakt zur Patientin. Es gebe einen 4 Jahre jüngeren Halbbruder, der die überwiegende Zeit in einem Sportinternat lebe. Die KM gehe einer Vollzeitbeschäftigung nach.

Die KM berichtet zu Beginn, dass Sarah inzwischen „regelmäßig Cannabis“ konsumiere, wobei unklar sei, in welcher Menge und Frequenz. Sie falle durch eine zunehmende Schuldistanz auf, gehe inzwischen häufig mehrere Tage in Folge nicht zur Schule. Außerdem sei unklar, ob andere Drogen eine Rolle spielen würden und wie sich Sarah den Konsum finanziere. Die KM vermute, dass sie inzwischen mit Drogen handle. Es würden sich innerfamiliäre Konflikte häufen, wobei sich Sarah kaum noch an Absprachen oder Regeln halte. Sie sei wiederholt aufgrund sach- und fremdaggressiver Verhaltensweisen z. T. auch polizeilich aufgefallen. Aufgrund des Alters seien bisher keine Anzeigen erfolgt. Auch konsumiere sie im mütterlichen Haushalt, was diese insbesondere bei Anwesenheit des jüngeren Bruders erfolglos zu untersagen versuche.

Sarah erzählt in Abwesenheit ihrer Mutter, sie habe mit 11 Jahren das erste Mal zusammen mit einem Freund Cannabis ausprobiert. Sie erinnere die Wirkung als „entspannend“, habe sich entlastet und innerlich ruhig gefühlt, was ein angenehmer Zustand gewesen sei. Nach anfänglich unregelmäßigem Konsum und ausschließlich am Wochenende mit Freunden habe sich dieser zunehmend verselbstständigt. Inzwischen konsumiere sie seit ca. 1 Jahr täglich zwischen 2 und 4 Gramm als Joint, zunehmend allein ohne ihren Freundeskreis. Andere Substanzen habe sie z. T. ausprobiert, wobei sie außer Nikotin sonst nichts regelmäßig nehme. Sie erlebe die Vorstellung in einer KJP als unnötig, ihr Cannabiskonsum mache ihr keine Schwierigkeiten im Alltag. Die zunehmende Schuldistanz sei „kein Problem“, sie könne das Schuljahr „doch einfach nachholen“. Vor der drohenden Schulversäumnisanzeige habe sie keine Sorgen, schließlich habe ihre Mutter „am Ende doch immer alles bezahlt“. Auch könne sie den Konsum einfach einstellen, es sei nur eine „Frage des Willens“.

Bei deutlichem Verdacht auf eine Cannabisabhängigkeit liegt der Fokus der engmaschigen ambulanten Termine auf dem Motivationsaufbau für eine vollstationäre Suchtbehandlung. Sarah zeigt sich dabei durchgehend ambivalent im Hinblick auf ihre Abstinenz- bzw. Behandlungsmotivation. Die KM zeigt sich mit Unterstützung des Jugendamtes zunehmend konsequenter gegenüber Sarah. Im Verlauf entscheidet sich die Pat., der gemachten Auflage einer vollstationären Behandlung zur Aufrechterhaltung des Lebensmittelpunkts bei der KM zu folgen.

Die ambulant bereits deutlich gewordene Ambivalenz besteht nach Aufnahme in derselben KJP auf einer spezialisierten Station für die Behandlung von Abhängigkeitserkrankungen fort. Während sich die Cannabisabhängigkeit diagnostisch sichern lässt und sich vor allem in der Fremdanamnese sowie in der Verhaltensbeobachtung im stationären Setting deutliche Hinweise auf eine komorbide ADHS feststellen lassen, zeigt sich Sarah wenig behandlungsmotiviert. Sie lehnt eine aktive Teilnahme an einzel- und gruppentherapeutischen Angeboten ab, verneint eine langfristige Abstinenzmotivation, zeigt sich grenztestend und verlässt wiederholt unerlaubt die Station, um zu konsumieren. Entsprechend erfolgt nach wenigen Wochen die Entlassung auf eigenen Wunsch in Abwesenheit von akuten Gefährdungsaspekten in den mütterlichen Haushalt mit Weiterbehandlung in der hausinternen Ambulanz.

Im anschließenden halben Jahr zeigt sich Sarah zwar zuverlässig in der Terminwahrnehmung, jedoch weiterhin stark schwankend in ihrer Krankheitseinsicht in die Abhängigkeitserkrankung. Sie konsumiert täglich Cannabis und beginnt im Verlauf weitere Substanzen zunehmend regelmäßig auszuprobieren (u. a. Tilidin und Amphetamine), wobei die Finanzierung über Drogenhandel erfolgt. Es findet kein Schulbesuch mehr statt, die mütterlichen Regeln werden von ihr ignoriert. Bei zunehmender Eskalation des Konsummusters, einhergehend mit eigengefährdenden Verhaltensweisen im Rausch (z. B. U-Bahn-Surfing), und fehlender Aufnahmebereitschaft wurde mit der KM eine Behandlung mittels geschlossener Unterbringung nach § 1631b BGB initiiert. Die Aufnahme erfolgt auf die geschlossene Akutstation derselben kinder- und jugendpsychiatrischen Abteilung.

Im Rahmen der 6-wöchigen Unterbringung wird begonnen, mit Sarah eine Krankheitseinsicht sowie Behandlungsmotivation aufzubauen. Sie zeigt sich zunehmend zugänglich für therapeutische Interventionen und kann nach Ablauf der Unterbringung auf die offene Suchtstation übergeleitet werden. Im nachfolgenden 4-monatigen Klinikaufenthalt kann mit ihr mittels motivierender Gesprächsführung im einzel- und gruppentherapeutischen Setting eine überdauernde Abstinenzmotivation erarbeitet werden. Neben der Anerkennung der Abhängigkeitserkrankung zielt die Behandlung auf eine Integration der gesicherten ADHS ins Selbstbild ab. Die Pat. profitiert von einer medikamentösen Behandlung mit Zielsymptomatik der Verbesserung der Konzentration und Verminderung der Ablenkbarkeit mittels Methylphenidat. Die während der Behandlung aufgetretenen Rückfälle mit Cannabis, zuletzt kurz vor Entlassung, können mit Sarah genutzt werden, um sie für die Wahrnehmung von und den Umgang mit Craving weiter zu sensibilisieren.

Im Verlauf der Behandlung kann mit der Pat. und der KM erarbeitet werden, dass eine Rückkehr in das bekannte Umfeld mit einer hohen Wahrscheinlichkeit schneller und hochfrequenter Rückfälle einhergehen würde. Beide entscheiden sich nach längeren Abwägungsprozessen, der Empfehlung zur Überleitung in eine suchtspezifische Jugendhilfeeinrichtung zu folgen. Die Entlassung kann direkt in eine mit der KJP kooperierende Einrichtung erfolgen, in der Sarah von der strukturierten Umgebung profitiert. Aufrechterhalten bleibt die ambulante Betreuung in der KJP zur Nachsorge und medikamentösen Weiterbehandlung. Die Jugendhilfeeinrichtung unterstützt Sarah auch dabei, einen Schulabschluss der mittleren Reife zu erreichen und mit auftretenden Rückfällen umzugehen.

LITERATUR

AACAP Official Action. Practice parameter for the assessment and treatment of children and adolescents with substance use disorder. J Am Acad Child Adolesc Psychiatry 2005; 44: 609–621.

APA – American Psychiatric Association. Diagnostisches und Statistisches Manual Psychischer Störungen DSM-5®: Deutsche Ausgabe herausgegeben von P. Falkai und H.-U. Wittchen. Göttingen: Hogrefe 2018.

Arnaud N, Thomasius R. Störungen durch Substanzgebrauch und abhängige Verhaltensweisen in der ICD-11. Z Kinder Jugendpsychiatr Psychother 2021; 49(6): 486–493. doi: 10.1024/1422–4917/a000748.

Arnaud N, Thomasius R. Sucht und Drogen bei Jugendlichen – State of the Art. Psychotherapie im Dialog 2023; 24(04): 16–22. doi: 10.1055/a-1959–4687.

Arnaud N, Thomasius R, Konsortium I-M. Prävalenz der Substanzkonsumstörung und Relevanz einzelner diagnostischer Kriterien im Jugendalter. Deutscher Suchtkongress 2023; 1(1). doi: 10.18416/DSK.2023.871.

Arnaud N, Wartberg L, Simon-Kutscher K, et al. Prevalence of substance use disorders and associations with mindfulness, impulsive personality traits and psychopathological symptoms in a representative sample of adolescents in Germany. Eur Child Adolesc Psychiatry 2024; 33: 451–465. doi: 10.1007/s00787-023-02173-0.

Arnett JJ. Emerging adulthood: a theory of development from the late teens through the twenties. Am Psychol 2000; 55(5): 469–480. doi: 10.1037/0003-066X.55.5.469.

Basedow LA, Kuitunen-Paul S, Roessner V, Golub Y. Traumatic events and substance use disorders in adolescents. Front Psychiatry 2020; 11: 559. doi: 10.3389/fpsyt.2020.00559.

Batra A, Jähne A, Rüther T. Tabakabhängigkeit. In: Voderholzer U (Hrsg.), Therapie psychiatrischer Erkrankungen: State of the Art 2025. München: Elsevier Urban & Fischer 2024; 94–108.

Berridge KC, Robinson TE. What is the role of dopamine in reward: hedonic impact, reward learning, or incentive salience? Brain Res Rev 1998; 28(3): 309–369. doi: 10.1016/S0165-0173(98)00019-8.

Buchholz A, Röhrig J. Psychotherapie bei Substanzabhängigkeit und psychischer Komorbidität. PSYCH up2date 2024; 18: 201–216. doi: 10.1055/a-2119–2677.

Bushnell G, Lloyd K, Olfson M, Gerhard T, Keyes K, Cerdá M, Hasin D. Nationwide trends in diagnosed sedative, hypnotic or anxiolytic use disorders in adolescents and young adults enrolled in Medicaid: 2001–2019. Addiction 2025; 120(5): 951–961. doi: 10.1111/add.16749.

BZgA – Bundeszentrale für gesundheitliche Aufklärung. „Die Drogenaffinität Jugendlicher in der Bundesrepublik Deutschland 2023". Stand: 2024; https://www.bioeg.de/presse/daten-und-fakten/suchtpraevention (letzter Zugriff: 27.8.2025).

Caffino L, Mottarlini F, Zita G, Gawliński D, Gawlińska K, Wydra K, et al. The effects of cocaine exposure in adolescence: behavioural effects and neuroplastic mechanisms in experimental models. Br J Pharmacol 2022; 179(17): 4233–4253. doi: 10.1111/bph.15523.

Carliner H, Keyes KM, McLaughlin KA, Meyers JL, Dunn EC, Martins SS. Childhood trauma and illicit drug use in adolescence: a population-based national comorbidity survey replication-adolescent supplement study. J Am Acad Child Adolesc Psychiatry 2016; 55(8): 701–708. doi: 10.1016/j.jaac.2016.05.010.

Charach A, Yeung E, Climans T, Lillie E. Childhood attention-deficit/hyperactivity disorder and future substance use disorders: comparative meta-analyses. J Am Acad Child Adolesc Psychiatry 2011; 50(1): 9–21. doi: 10.1016/j.jaac.2010.09.019.

Chase, HW, Eikhoff, S, Laird, A, Hogarth, L. The neural basis of drug stimulus processing and craving: an activation likelihood estimation meta-analysis, Biol Psychiatry 2011; 70(8): 785–793. doi: 10.1016/j.biopsych.2011.05.025.

Chung T, Cornelius J, Clark D, Martin C. Greater prevalence of proposed ICD-11 alcohol and cannabis dependence compared to ICD-10, DSM-IV and DSM-5 in treated adolescents. Alcohol Clin Exp Res 2017; 41(9): 1584–1592. DOI. org/10. 1111/acer.13441.

Danpanichkul P, Duangsonk K, Díaz LA, Chen VL, Rangan P, Sukphutanan B, et al. The burden of alcohol and substance use disorders in adolescents and young adults. Drug Alcohol Depend 2025; 266: 112495. doi: 10.1016/j.drugalcdep.2024.112495.

DBDD – Deutsche Beobachtungsstelle für Drogen und Drogensucht. REITOX Bericht 2023 - Workbook Behandlung. Frankfurt a. M.: DBDD 2023.

DBDD – Deutsche Beobachtungsstelle für Drogen und Drogensucht). REITOX Bericht 2024 - Workbook Drogenmärkte und Kriminalität. Frankfurt a. M.: DBDD 2024.

Destatis – Statistisches Bundesamt. Zahl der Klinikbehandlungen junger Menschen wegen Alkoholmissbrauchs 2022 weiter rückläufig. Pressemitteilung Nr. N060 vom 10. November 2023; https://www.destatis.de/DE/Presse/Pressemitteilungen/2023/11/PD23_N060_23.html (letzter Zugriff: 27.8.2025).

DGPPN – Deutsche Gesellschaft für Psychiatrie und Psychotherapie, Psychosomatik und Nervenheilkunde e.V. (Hrsg.). S3-Leitlinie Screening, Diagnose und Behandlung alkoholbezogener Störungen. AWMF-Registernummer 076-001. Stand: 01.01.2021 (in Überarbeitung); https://www.awmf.org/leitlinien/detail/ll/076-001.html (letzter Zugriff: 27.8.2025).

DGPPN und DG-Sucht – Deutsche Gesellschaft für Psychiatrie und Psychotherapie, Psychosomatik und Nervenheilkunde e.V., Deutsche Gesellschaft für Suchtforschung und Suchttherapie e.V. (Hrsg.). S3-Leitlinie Medikamentenbezogene Störungen. AWMF-Registernummer 038-025. Stand: 01.08.2020; gültig bis: 31.07.2025; https://register.awmf.org/de/leitlinien/detail/038-025 (letzter Zugriff: 27.8.2025).

DG-Sucht – Deutsche Gesellschaft für Suchtforschung und Suchttherapie e.V. (Hrsg.). S3-Leitlinie Rauchen und Tabakabhängigkeit: Screening, Diagnostik und Behandlung.

19

AWMF-Registernummer 076-006. Stand: 01.01.2021 (in Überarbeitung); https://register.awmf.org/de/leitlinien/detail/076-006 (letzter Zugriff: 27.8.2025).

Dijkstra BAG, Kamal R, van Noorden MS. et al. The neurobiological mechanisms of gamma-hydroxybutyrate dependence and withdrawal. J Addict Med 2016; 10(5): 313–321.

EMCDDA – European Monitoring Centre for Drugs and Drug Addiction. European Drug Report 2024: Trends and Developments; https://www.emcdda.europa.eu/publications/european-drug-report/2024_en (letzter Zugriff: 27.8.2025).

Falkai P, Wittchen H-U (Hrsg.). Diagnostisches und Statistisches Manual Psychischer Störungen DSM-5. 2., korr. A. Göttingen: Hogrefe 2018. doi: 10.1026/02803-000

Fanshawe TR, Halliwell W, Lindson N, Aveyard P, Livingstone-Banks J, Hartmann-Boyce J. Tobacco cessation interventions for young people. Cochrane Database of Systematic Reviews 2017, Issue 11. Art. No.: CD003289. doi: 10.1002/14651858.CD003289.pub6. Accessed 17 March 2025.

Flagel SB, Clark JJ, Robinson TE, Mayo L, Czuj A, Willuhn I, et al. A selective role for dopamine in stimulus–reward learning. Nature 2011; 469(7328): 53–57.

Gouzoulis-Mayfrank E. Störungen durch Cannabis. In: Voderholzer U (Hrsg.), Therapie psychiatrischer Erkrankungen: State of the Art 2025. 20. A. München: Elsevier Urban & Fischer 2024a; 73–75.

Gouzoulis-Mayfrank E. Störungen durch Stimulanzien des Amphetamintyps. In: Voderholzer U (Hrsg.), Therapie psychiatrischer Erkrankungen: State of the Art 2025. 20. A. München: Elsevier Urban & Fischer 2024b; 69–72.

Gouzoulis-Mayfrank E. Störungen durch Halluzinogene. In: Voderholzer U (Hrsg.), Therapie psychiatrischer Erkrankungen: State of the Art 2025. 20. A. München: Elsevier Urban & Fischer 2024c; 76–77.

Hadland SE, Wharam JF, Schuster MA, Zhang F, Samet JH, Larochelle MR. Trends in Receipt of Buprenorphine and Naltrexone for Opioid Use Disorder Among Adolescents and Young Adults, 2001–2014. JAMA Pediatr 2017; 171(8): 747–755. doi:10.1001/jamapediatrics.2017.0745

Hanewinkel, R., Hansen, J. Rauschtrinken in der frühen Adoleszenz. Bundesgesundheitsbl 2024; 67: 439–445. doi: 10.1007/s00103-024-03861-1.

Hartikainen M, Taipale H, Tanskanen A, Mittendorfer-Rutz E, Lähteenvuo M, Tiihonen J. Association of pharmacological treatments and hospitalization and death in individuals with amphetamine use disorders in a Swedish nationwide cohort of 13,965 patients. JAMA Psychiatry 2023; 80(1): 31–39. doi: 10.1001/jamapsychiatry.2022.3788. Erratum in: JAMA Psychiatry 2024; 81(1): 110. doi: 10.1001/jamapsychiatry.2023.4365.

Hellenschmidt T, Kölch M. Psychische und Verhaltensstörungen durch psychotrope Substanzen. In: Kölch M, Rassenhofer M, Fegert JM (Hrsg.), Klinikmanual Kinder- und Jugendpsychiatrie und -psychotherapie. Berlin, Heidelberg: Springer 2020; 231–247.

Heinz A, Gül Halil M, Gutwinski S, Beck A, Liu S. ICD-11: Änderungen der diagnostischen Kriterien der Substanzabhängigkeit. Nervenarzt 2022; 93(1): 51–58. doi: 10.1007/s00115-021-01071-7.

Hirjak D, Meyer-Lindenberg A, Brandt GA, Dreßing H. Differenzialdiagnostische Unterscheidung zwischen substanzinduzierten und primären Psychosen: Empfehlungen für die allgemeinpsychiatrische und forensische Praxis. Nervenarzt 2022; 93(1): 11–23. doi: 10.1007/s00115-021-01083-3.

Holtmann M, Klein M, Krömer I, Melchers P, Reis O, Schimansky G, et al. Empfehlungen zur medikamentösen Behandlung von ADHS bei komorbiden, substanzbezogenen Störungen: Stellungnahme der Gemeinsamen Suchtkommission der Deutschen Kinder- und Jugendpsychiatrischen Fachgesellschaft und Verbände. Z Kinder Jugendpsychiatr Psychother 2025; 53(1): 31–39.

Hyman SE, Malenka RC, Nestler EJ. Neural mechanisms of addiction: the role of reward-related learning and memory. Annu Rev Neurosci 2006; 29: 565–598. doi: 10.1146/annurev.neuro.29.051605.113009.

Imtiaz S, Nigatu YT, Sanches M, Ali F, Boak A, Douglas L, et al. Effects of cannabis legalisation on patterns of cannabis consumption among adolescents in Ontario, Canada (2001–2019). Drug Alcohol Rev 2024; 43(3): 764–774. doi: 10.1111/dar.13786.

IFT-Nord – Institut für Therapie- und Gesundheitsforschung. Studie zur Nutzung von E-Zigaretten bei Kindern und Jugendlichen. Kiel: IFT-Nord 2024.

Jarczok TA, Hasan A, Unterlaß G. Cannabiskonsum und Cannabis-assoziierte psychische Störungen bei Kindern und Jugendlichen. Kinder- und Jugendmedizin 2025; 25(01): 50–57.

Jordan C, Andersen S. Sensitive periods of substance abuse: early risk for the transition to dependence. Dev Cogn Neurosci 2017 Jun 25: 29–44. doi: 10.1016/j.dcn.2016.10.004.

Kamal R, Dijkstra BAG, van Iwaarden JA, van Noorden MS, de Jong CAJ. Praxisbezogene Empfehlungen zur Entzugsbehandlung bei GHB-Abhängigkeit [Practice-based aanbevelingen voor de detoxificatie van patienten met een stoornis in het gebruik van GHB] (E. Franzek, L. Becker, B.A.G. Dijkstra, Transl.). Amersfoort: Resultaten Scoren 2013.

Kandel ER, Markram H, Matthews PM, Yuste R, Koch C. Neuroscience thinks big (and collaboratively). Nat Rev Neurosci 2013; 14(9): 659–664.

Keiflin R, Janak PH. Dopamine prediction errors in reward learning and addiction: from theory to neural circuitry. Neuron 2015; 88(2): 247–263.

Kiefer F, Koopmann A, Müller C, Heinz A. Alkoholabhängigkeit. In: Voderholzer U (Hrsg.), Therapie psychiatrischer Erkrankungen: State of the Art 2025. 20. A. München: Elsevier Urban & Fischer 2024; 46–60.

Kleinau A, Köberle U, Bonnet U Lütkehermölle W, Dicheva-Radev S. Gabapentin und Pregabalin: Missbrauch und

Abhängigkeit. Arzneiverordnung in der Praxis 2024; 51(4): 327–332.
Kobayashi NHC, Farias SV, Luz DA, Machado-Ferraro KM, Conceição BCD, Silveira CCMD, et al. Ketamine plus alcohol: what we know and what we can expect about this. Int J Mol Sci 2022; 23(14): 7800. doi: 10.3390/ijms23147800.
Kreek MJ, Nielsen DA, Butelman ER, LaForge KS. Genetic influences on impulsivity, risk taking, stress responsivity and vulnerability to drug abuse and addiction. Nat Neurosci 2005; 8(11): 1450–1457.
Kroll DS, Feldman DE, Wang SYA, Zhang R, Manza P, Wiers CE, et al. The associations of comorbid substance use disorders and psychiatric conditions with adolescent brain structure and function: a review. J Neurol Sci 2020; 418: 117099.
Kuitunen-Paul S, Schwarzbach C, Atzendorf J. Trends in der Verbreitung des Konsums psychoaktiver Substanzen in Deutschland: Ein deskriptives Review von Bevölkerungsstudien vor, während und nach der COVID-19 Pandemie. Suchttherapie 2024; 2(02): 92–98. doi: 10.1055/a-2244-4254.
Lees B, Garcia AM, Debenham J, Kirkland AE, Bryant BE, Mewton L, Squeglia LM. Promising vulnerability markers of substance use and misuse: a review of human neurobehavioral studies. Neuropharmacol 2021; 187: 108500. doi: 10.1016/j.neuropharm.2021.108500.
Lopez-Quintero C, Pérez de los Cobos J, Hasin DS, Okuda M, Wang S, Grant BF, Blanco C. Probability and predictors of transition from first use to dependence on nicotine, alcohol, cannabis, and cocaine: results of the National Epidemiologic Survey on Alcohol and Related Conditions (NESARC). Drug Alcohol Depend 2011; 115(1–2): 120–130. doi: 10.1016/j.drugalcdep.2010.11.004.
Mann K, Stetter F. Keine Entgiftung ohne psychotherapeutische Begleitung. Psycho 1991; 5: 296–304.
Mauries S, Dufayet G, Lengereau A, Lejoyeux M, Geoffroy PA, Dupong I. Cognitive-behavioral therapies in the management of adolescents with cannabis use disorder (CUD): a systematic review. Drug Alcohol Depend 2024; 260: 111321. doi: 10.1016/j.drugalcdep.2024.111321.
McDonald AJ, Kurdyak P, Rehm J, Roerecke M, Bondy SJ. Age-dependent association of cannabis use with risk of psychotic disorder. Psychol Med 2024; 54(11): 2926–2936. doi: 10.1017/S0033291724000990.
Miller WR, Rollnick S. Motivierende Gesprächsführung: Menschen für Veränderung gewinnen. (3., überarb. A. Freiburg: Lambertus 2015.
Morales AM, Jones SA, Kliamovich D, et al. Identifying early risk factors for addiction later in life: a review of prospective longitudinal studies. Curr Addict Rep 2020; 7: 89–98. doi: 10.1007/s40429-019-00282-y.
Morgan CJA, Muetzelfeldt L, Curran HV. Ketamine use: a review of cognitive and neuropsychiatric effects. J Psychopharmacol 2012; 26(11): 1467–1474.
Nawi AM, Ismail R, Ibrahim F, Hassan MR, Manaf MRA, Amit N, et al. Risk and protective factors of drug abuse among adolescents: a systematic review. BMC Public Health 2021; 21: 1–15.
NICE (National Institute for Health and Care Excellence). Alcohol-use disorders: Diagnosis, assessment and management of harmful drinking (high-risk drinking) and alcohol dependence. London: NICE 2014; https://www.nice.org.uk/guidance/cg115 (letzter Zugriff: 27.8.2025).
NICE (National Institute for Health and Care Excellence). Drug misuse prevention: Targeted interventions. London: NICE 2017; https://www.nice.org.uk/guidance/ng64 (letzter Zugriff: 27.8.2025).
NICE (National Institute for Health and Care Excellence). Tobacco: preventing uptake, promoting quitting and treating dependence. London: NICE 2025; https://www.nice.org.uk/guidance/ng209 (letzter Zugriff: 27.8.2025).
O'Malley GF. Flüchtige Lösungsmittel. MSD Manual Profi-Ausgabe 2025; https://www.msdmanuals.com/de/profi/spezielle-fachgebiete/illegale-drogen-und-rauschmittel/flüchtige-lösungsmittel (letzter Zugriff: 27.8.2025).
Orth B, Merkel C. Die Drogenaffinität Jugendlicher in der Bundesrepublik Deutschland 2019. Rauchen, Alkoholkonsum und Konsum illegaler Drogen: aktuelle Verbreitung und Trends. BZgA-Forschungsbericht. Köln: Bundeszentrale für gesundheitliche Aufklärung 2020.
Özgen H, Spijkerman R, Noack M, Holtmann M, Schellekens A, Dalsgaard S, et al. Treatment of adolescents with concurrent substance use disorder and attention-deficit/hyperactivity disorder: a systematic review. J Clin Med 2021; 10(17): 3908.
Palmer RH, Young SE, Hopfer CJ, Corley RP, Stallings MC, Crowley TJ, Hewitt JK. Developmental epidemiology of drug use and abuse in adolescence and young adulthood: evidence of generalized risk. Drug Alcohol Depend 2009; 102(1–3): 78–87. doi: 10.1016/j.drugalcdep.2009.01.012.
Pan Z, Zhang J, Cheng H, et al. Trends of the incidence of drug use disorders from 1990 to 2017: an analysis based on the Global Burden of Disease 2017 data. Epidemiol Psychiatr Sci 2020; 29: e148. doi: 10.1017/S2045796020000657.
Peacock A, Leung J, Larney S, et al. Global statistics on alcohol, tobacco and illicit drug use: 2017 status report. Addiction 2018; 113: 1905–1926.
Petrilli K, Ofori S, Hines L, Taylor G, Adams S, Freeman TP. Association of cannabis potency with mental ill health and addiction: a systematic review. Lancet Psychiatry 2022; 9(9): 736–750. doi: 10.1016/S2215-0366(22)00161-4.
Rauschert C, Seitz N-N, Olderbak S, Kraus L, Atzendorf J. Epidemiologischer Suchtsurvey 2021. Repräsentativerhebung zum Gebrauch und Missbrauch psychoaktiver Substanzen bei Jugendlichen und Erwachsenen in Deutschland. Dtsch Arztebl 2022; 119: 527–534.
Rehm J, Rehm M, Shield K, Gmel G, Frick U, Mann K. Reduzierung alkoholbedingter Mortalität durch Behandlung der Alkoholabhängigkeit. Sucht 2014; 60: 93–105. doi: 10.1024/0939-5911.a000299.

Schäfer I, Gast U, Hofmann A, Knaevelsrud C, Lampe A, Liebermann P, et al. S3-Leitlinie Posttraumatische Belastungsstörung. Berlin, Heidelberg: Springer 2019.
Schepker R. Substanzgebundener Missbrauch und Abhängigkeit im Kindes- und Jugendalter. In: Fegert JM, Resch F, Kaess M et al. (Hrsg), Psychiatrie und Psychotherapie des Kindes- und Jugendalters (pp.). Berlin, Heidelberg: Springer 2021; 1–23.
Scherbaum N. Das Drogentaschenbuch. Stuttgart: Thieme 2024a.
Scherbaum N. Störungen durch Opioide. In: Voderholzer U (Hrsg.), Therapie psychiatrischer Erkrankungen: State of the Art 2025. 20. A. München: Elsevier Urban & Fischer 2024b; 63–67.
Scherbaum N. Störungen durch Kokain. In: Voderholzer U (Hrsg.), Therapie psychiatrischer Erkrankungen: State of the Art 2025. 20. A. München: Elsevier Urban & Fischer 2024c; 67–69.
Scheres A, Milham M, Knutson B, Castellanos F. Ventral Striatal hyporesponsiveness during reward anticipation in attention-deficit/hyperactivity disorder. Biol Psychiatry 2007; 61: 720–724. doi: 10.1016/j.biopsych.2006.04.042.
Schuster R, Vogel M, Ströhle A. Langzeiteffekte von Cannabiskonsum auf kognitive Funktionen bei Jugendlichen. Suchterkrankungen 2022; 24(3): 45–58. doi: 10.1234/such.2022.0034.
Shimada T, Hori R, Ogasawara T, et al. Involvement of the dopaminergic system in the reward-related behavior of pregabalin. Sci Rep 2022; 12(1): 1842.
Simon KM, Levy SJ, Bukstein OG. Adolescent substance use disorders. New Engl J Med Evid 2022; 1(6): EVIDra2200051. doi: 10.1056/EVIDra2200051.
Smyth BP, Elmusharaf K, Cullen W. Opioid substitution treatment and heroin dependent adolescents: reductions in heroin use and treatment retention over twelve months. BMC Pediatr 2018; 18(1): 151. doi: 10.1186/s12887-018-1137-4.
Soyka M, Batra A. Abhängigkeit von Schlaf- und Beruhigungsmitteln. In: Voderholzer U (Hrsg.), Therapie psychiatrischer Erkrankungen: State of the Art 2025. 20. A. München: Elsevier Urban & Fischer 2024; 81–91.
Steele DW, Becker SJ, Danko KJ, Balk EM, Saldanha IJ, Adam GP, et al. Interventions for substance use disorders in adolescents: a systematic review. AHRQ Comparative Effectiveness Reviews No. 225. Report No.: 20-EHC014. Rockville (MD): Agency for Healthcare Research and Quality (US) 2020.
Stolle M, Sack PM, Thomasius, R. Drogenkonsum im Kindes- und Jugendalter - Früherkennung und Intervention. Dtsch Arztebl 2007; 104(28–29): A2061–2070.
Substance Abuse and Mental Health Services Administration. Key substance use and mental health indicators in the United States: Results from the 2022 National Survey on Drug Use and Health (HHS Publication No. PEP23-07-01-006, NSDUH Series H-58). Center for Behavioral Health Statistics and Quality, Substance Abuse and Mental Health Services Administration 2023; https://www.samhsa.gov/data/report/2022-nsduh-annual-national-report (letzter Zugriff: 27.8.2025).
Thomasius R, Paschke K, Arnaud N. Substanzbezogene Störungen bei Kindern und Jugendlichen. Dtsch Arztebl Int 2022; 119: 440–450.
Tiffany ST, Conklin CA. A cognitive processing model of alcohol craving and compulsive alcohol use. Addiction 2000; 95(8 Suppl 2): 145–153.
Voderholzer U (Hrsg.). Therapie psychischer Erkrankungen. State of the Art. 20. A. München: Elsevier Urban & Fischer 2024.
Volkow ND, Wang GJ, Fowler JS, Tomasi D, Telang F. Addiction: beyond dopamine reward circuitry. Proc Natl Acad Sci U S A 2011; 108(37): 15037–15042. doi: 10.1073/pnas.1010654108.
Waedel L, Breitwieser A, Herdering R et al. Spezielle Risikogruppen für Suchtstörungen im Kindes- und Jugendalter. Monatsschr Kinderheilkd 2025; 173: 42–47. doi: 10.1007/s00112-024-02128-y.
Waters ML, Dargan PI, Yates C, Dines AM, Eyer F, Giraudon I, et al. Clinical effects of cannabis compared to synthetic cannabinoid receptor agonists (SCRAs): a retrospective cohort study of presentations with acute toxicity to European hospitals between 2013 and 2020. Clin Toxicol (Phila) 2024; 62(6): 378–384. doi: 10.1080/15563650.2024.2346125.
WHO (World Health Organization). The ICD-10 classification of mental and behavioural disorders: Diagnostic criteria for research. Geneva: WHO 2004.
WHO (World Health Organization). Global health risks: Mortality and burden of disease attributable to selected major risks. Geneva: World Health Organisation 2009.
WHO (World Health Organization). ICD-11 for Mortality and Morbidity Statistics. Geneva: WHO 2021; latest version: 2025-01. https://icd.who.int/browse11 (letzter Zugriff: 1.6.2025).
Wiedmann M, Atzendorf J, Basedow LA, Roessner V, Golub Y, Kuitunen-Paul S. Substanzkonsum, Störungen durch Substanzkonsum und begleitende psychische Störungen bei Jugendlichen: Zahlen aus einer Spezialambulanz für Suchterkrankungen. Z Kinder Jugendpsychiatr Psychother 2022; 50(2): 105–119. doi: 10.1024/1422–4917/a000846.
Wieland N, Klein M. Substanzbezogene Störungen und traumatische Erfahrungen in der Kindheit. Suchttherapie 2018; 19(02): 66–75.
Young SE, Rhee S, Stallings MC, et al. Genetic and environmental vulnerabilities underlying adolescent substance use and problem use: general or specific? Behav Genet 2006; 36: 603–615. doi: 10.1007/s10519-006-9066-7.

19.2 Störungen aufgrund von Verhaltenssüchten

Kristin Schneider und Daniel Illy

Die aus Sicht der Autorin und des Autors (K. S. und D. I.; aufgrund ihrer tagtäglichen Arbeit mit den im Anschluss vorgestellten Störungsbildern) wohl wichtigste Neuerung in der ICD-11 ist die Aufnahme der Verhaltenssüchte als eigene Kategorie. Die Abhängigkeit von Glücksspiel bestand bereits in der ICD-10, aber sie ordnet sich nun sehr organisch in die insbesondere im Jugendalter hoch relevante Abhängigkeit von Videospielen und anderen Internetmedien in der ICD-11 ein. Im DSM-5 wurde dazu bereits 2013 der Weg (im Zuge der Aufnahme als Forschungsdiagnose) geebnet, seitdem hangeln sich insbesondere klinisch-therapeutische Kolleginnen und Kollegen (die auf die Abrechnung nach ICD-10 angewiesen sind) mit komorbiden Diagnosen und Konstrukten wie der Impulskontrollstörung durch einen therapeutischen Alltag, der in den letzten 10 Jahren dank zunehmender Digitalisierung und COVID-Pandemie weiterhin an Stellenwert gewonnen hat. Wir sind an dieser Stelle also gleichermaßen erleichtert und stolz, die Verhaltenssüchte gleichberechtigt neben den stoffgebundenen Süchten präsentieren zu können.

Eine Übersicht zum Störungsbild ist ➤ Tab. 19.17 zu entnehmen.

Wichtige Neuigkeiten auf einen Blick

- Mit Einführung der ICD-11, die seit Januar 2022 in Kraft ist, wird die Glücksspielstörung unter dem Code 6C50 (Gambling Disorder) klassifiziert und ist wie die Computerspielstörung in die Kategorie der Verhaltenssüchte aufgenommen worden. Damit stehen stoffgebundene und stoffungebundene Suchterkrankungen nunmehr nosologisch gleichberechtigt nebeneinander.
- Durch die Digitalisierung hat sich die Glücksspielbeteiligung von Jugendlichen deutlich verändert – insbesondere Online-Glücksspiele und sog. Skin-Gambling-Angebote gewinnen an Relevanz.
- Trotz der gesetzlichen Beschränkungen spielen viele Jugendliche regelmäßig Glücksspiele (Hayer 2024; Buth 2024).
- Das Online-Automatenspiel und die Live-Sportwetten gehören zu den meistgespielten Spielformen von Menschen zwischen 18 und 70 Jahren mit Glücksspielproblemen nach DSM-5, die in den letzten 12 Monaten gespielt haben (Buth 2024).
- Die Prävalenz problematischen oder pathologischen Glücksspielverhaltens liegt bei Jugendlichen höher als bei Erwachsenen. Jugendliche stellen damit eine absolut unterschätzte Risikogruppe dar (BZgA 2023; Buth 2024; Hayer 2024).
- Für die Diagnostik und Therapie sollte unbedingt eine ausführliche Medienanamnese erhoben werden, um Konvergenzen zwischen Glücksspiel, Gaming, Social Media, Online-Shopping und anderen digitalen Aktivitäten sichtbar zu machen.
- Für die Behandlung von Jugendlichen mit Glücksspielproblemen ist der Einsatz verhaltenstherapeutischer Methoden in Kombination mit familientherapeutischen Ansätzen ausdrücklich zu empfehlen.
- Bis heute existieren keine deutschsprachigen evidenzbasierten Leitlinien für die Behandlung der bereits seit Jahren anerkannten Glücksspielstörung. Mangels spezifischer Leitlinien und kontinuierlicher wissenschaftlicher Erhebungen stellt die psychotherapeutische Betreuung von Jugendlichen mit Glücksspielstörung eine erhebliche Herausforderung dar – insbesondere in Bezug auf valide Diagnostiktools und die Weiterbildung von Fachpersonal.
- Ein erhöhtes Risiko für eine Glücksspielstörung besteht besonders bei männlichen Jugendlichen, bei Jugendlichen mit Migrationsintergrund sowie mit komorbiden psychischen Erkrankungen. Kinder und Jugendliche, die von elterlicher Glücksspielstörung betroffen sind, haben ein erhöhtes Risiko, selbst eine solche zu entwickeln (Dowling et al. 2017).
- Kinder und Jugendliche sind auch häufig als Drittbetroffene enormen Belastungen ausgesetzt. Die Prävalenz von Drittbetroffenen variiert je nach Methode; eine Übersichtsstudie

zeigt eine Betroffenheit von 4,5–21,2 % der Bevölkerung (Dowling et al. 2025).
- Maßnahmen in den Bereichen Früherkennung, Prävention, Frühintervention, Behandlung, Forschung sowie Ausbau von gesetzlichen Einschränkungen wie z. B. der Regulierung von Glücksspielwerbung sind dringend erforderlich, um den Kinder- und Jugendschutz in Deutschland zu gewährleisten.

Tab. 19.17 Glücksspielstörung – Übersicht

Definition	Die Abhängigkeitskriterien der Gambling Disorder nach ICD-11 (bfarm.de 2024) lauten: 1. **Beeinträchtigung der Kontrolle über das Glücksspiel** (z. B. Beginn, Häufigkeit, Intensität, Dauer, Beendigung, Kontext) 2. **Zunehmende Priorität des Glücksspiels** in dem Maße, dass das Glücksspiel Vorrang vor anderen Lebensinteressen und täglichen Aktivitäten hat 3. **Fortsetzung oder Eskalation des Glücksspiels trotz des Auftretens negativer Konsequenzen** Zudem wird beschrieben, dass *„das Glücksspielverhalten meist zu einem erheblichen Leidensdruck oder zu funktionalen Beeinträchtigungen in zentralen Lebensbereichen (z. B. Familie, Beruf, Ausbildung, Soziales) führt. Für eine Diagnosestellung müssen die Symptome typischerweise über mindestens 12 Monate bestehen. In schwerem Fällen kann dieser Zeitraum jedoch verkürzt werden."*
Manifestationsalter	Typischerweise nicht vor dem Jugendalter
Diagnostik	In Deutschland und international gibt es mehrere Fragebögen, die verwendet werden, um **Glücksspielprobleme** zu diagnostizieren (➤ Tab. 19.19). Aktuelle diagnostische Testverfahren zur Erkennung von Glücksspielsucht bei Jugendlichen sind begrenzt oder existieren nicht. Die bekanntesten und meistverwendeten: • South Oaks Gambling Screen (SOGS) • Kurzfragebogen zum Glücksspielverhalten (KFG) Speziell bei Jugendlichen im Alter von 13–20 Jahren: • Fragebogen zu glücksspielbezogenen Problemen im Jugendalter (FGP-J)
Komorbiditäten	• Bei Jugendlichen gehören meist antisoziale und delinquente Verhaltensweisen, aber auch psychische Auffälligkeiten wie Hyperaktivität, Depression und Ängste sowie eine auffällig hohe Stressbelastung zu den Komorbiditäten. • Problematisch glücksspielende Jugendliche zeigen zudem eine erhöhte Affinität zu Substanzkonsum oder auch zu anderen exzessiven Verhaltensweisen.
Therapeutische Optionen	Überwiegend Kognitive Verhaltenstherapie, motivierende Gesprächsführung und familienbasierte Interventionen, teilweise Gruppentherapie
Wichtige Leitlinien	Bis heute existieren keine deutschsprachigen evidenzbasierten Leitlinien zur Behandlung der seit vielen Jahren anerkannten Glücksspielstörung. Die australische Leitlinie des *Problem Gambling Research and Treatment Centre* (PGRTC) gibt evidenzbasierte Empfehlungen für das Screening, die Diagnostik und die Behandlung einer Glücksspielstörung (PGRTC 2011).

19.2.1 Glücksspielstörung (6C50)

Kristin Schneider

Epidemiologie

Erwachsene

Das Glücksspielverhalten ist für die öffentliche Gesundheit von zunehmendem Interesse, aber es liegen insgesamt nur wenige Daten zur Prävalenz vor und wenn, dann auffallend veraltete. Glücksspiele sind in Deutschland weiterhin weitverbreitet: 36,5 % der deutschen Bevölkerung im Alter von 16 bis 70 Jahren haben innerhalb der letzten 12 Monate mindestens einmal an einem Glücksspiel um Geld teilgenommen. Unter den 18- bis 70-jährigen Menschen in Deutschland zeigen gemäß den Kriterien des DSM-5 etwa 2,4 % Anzeichen einer „Glücksspielstörung"

(Glücksspiel-Survey 2023: Buth et al. 2023). Laut aktuellem Glücksspielatlas, der vom Bundesministerium für Gesundheit (BMG) gefördert wurde, weisen etwa 6,7 % der erwachsenen Bevölkerung in Deutschland ein problematisches oder suchtähnliches Spielverhalten auf; rund 1,9 % erfüllen die Kriterien einer diagnostizierten Glücksspielstörung (ISD et al. 2023).

Laut einer in *The Lancet* veröffentlichten Studie von Tran et al. (2024) wurden weltweit bei den Erwachsenen insgesamt 8,7 % als risikoreiches und 1,41 % als problematisches Glücksspiel eingestuft. Am höchsten waren bei den Erwachsenen die Raten des problematischen Glücksspiels bei Online-Casino- oder Spielautomaten-Spielen (15,8 %), und Männer waren mehr betroffen als Frauen.

Diese doch erheblichen Differenzen der Prävalenzzahlen erschweren genaue Vergleiche und verdeutlichen aus Sicht der Autorin die Dringlichkeit einheitlicher Erhebungsinstrumente sowie die Notwendigkeit kontinuierlicher Erhebungen.

Jugendliche

Laut Glücksspiel-Survey 2023 des Instituts für interdisziplinäre Sucht- und Drogenforschung (Buth et al. 2024) und der Universität Bremen haben 0,4 % der Jugendlichen in Deutschland ein problematisches Glücksspielverhalten gezeigt. Zu einem ähnlichen Ergebnis kam auch die Studie der Bundeszentrale für gesundheitliche Aufklärung (BzgA 2020), in der die Prävalenz bei Jugendlichen 0,39 %, betrug, wobei männliche Jugendliche häufiger betroffen waren (0,68 %) als weibliche (0,10 %). Eine ältere Untersuchung der Universitätsmedizin Mainz ergab, dass 1,9 % der Jugendlichen ein problematisches Glücksspielverhalten aufwiesen. Die Ergebnisse des Abschlussberichts (Ministerium für Gesundheit, Emanzipation, Pflege und Alter des Landes Nordrhein-Westfalen 2014) zeigten, dass 69 % der Jugendlichen (zwischen 12 und 19 Jahren) bereits Erfahrungen mit Glücksspielen gemacht hatten, wobei 44 % angaben, im Jahr davor an einem Glücksspiel mit Geldeinsatz teilgenommen zu haben. Sehr besorgniserregend ist, dass mehr als 5 % der befragten Jugendlichen ein problematisches Glücksspielverhalten aufwiesen oder gefährdet waren, eine Glücksspielsucht zu entwickeln.

Auch wenn die Zahlen auf den ersten Blick rückläufig erscheinen, bleibt die Entwicklung einer Glücksspielstörung bei Kindern und Jugendlichen weiterhin stark unterschätzt und stellt ein wenig erforschtes Thema im Vergleich zu Erwachsenensuchtstudien dar. In Deutschland fehlt es nach wie vor an repräsentativen Studien zur jugendlichen Glücksspielnutzung. Auch wurden Internetglücksspiele, die unter den Jugendlichen vorwiegend verbreitet sind, erst in den letzten Jahren in die Studien einbezogen.

Da viele Jugendliche ihr Spielverhalten nicht als besorgniserregend empfinden und Glücksspiel per se erst ab dem 18. Lebensjahr erlaubt ist, bleiben viele Probleme unentdeckt. Durch die mangelnde Studienlage zur Epidemiologie sowie die gesellschaftliche Akzeptanz in Verbindung mit bestehenden Jugendschutzlücken, die z. B. (simuliertes) Glücksspiel auch ohne Geldeinsatz mit wenig oder keinerlei Zugangsbeschränkungen ermöglichen, muss von einer **erhöhten Dunkelziffer bei Jugendlichen** ausgegangen werden, die bereits ein mindestens risikoreiches Spielverhalten entwickelt haben.

MERKE

Die Prävalenzraten einer Glücksspielsucht bei Kindern und Jugendlichen können in Abhängigkeit der Definition, der Region und der verwendeten diagnostischen Instrumente erheblich variieren. Einer der Hauptgründe dafür ist die nach wie vor unzureichende Datenlage speziell im deutschsprachigen Raum (Ministerium für Gesundheit, Emanzipation, Pflege und Alter des Landes Nordrhein-Westfalen 2014).
Obwohl das wissenschaftliche Interesse steigt, fehlt es bisher an einer systematischen Datenerhebung und vergleichbaren Standards zur Diagnostik von Glücksspielproblemen bei Jugendlichen.

Internationale Studien lassen ähnliche Herausforderungen erkennen. Calado et al. (2017) berichten bspw. in einem Review über die Verbreitung problematischen Glücksspielens bei Jugendlichen, dass der Anteil an jugendlichem Glücksspiel je nach Region sowie Erhebungsmethode und -zeitraum zwischen 0,2 und 12,3 % schwankt. Der sehr umfangreichen *Lancet*-Studie zufolge wurden nur wenige Daten zu risikoreichem und problematischem Glücksspiel bei Jugendlichen gefunden (Tran et al. 2024). In allen untersuchten Regionen der Studie (k = 12) waren Jungen schätzungsweise häufiger an einem Risikospielen von Glücksspielen beteiligt (9,3–38-1 %) als Mädchen (2,5–25,6 %). In 20 Stichproben, in denen die Prävalenz des problematischen Glücksspiels unter Jugendlichen geschätzt wurde, lagen die Schätzungen für Nordamerika (k = 1) mit 10,4 % signifikant höher als in anderen regionalen Schätzungen, die von 0,7 % in Australasien bis zu 1,9 % in Osteuropa reichten.

Bei Betrachtung der Studien fallen methodische Unterschiede auf, die in der Folge die Ergebnisse beeinflussen, z. B. die Definitionen problematischen und süchtigen Glücksspielverhaltens, unterschiedliche Erhebungsmethoden (Selbstauskunft, klinische Interviews, Telefon- oder Onlineabfragen) sowie eine unterschiedliche Auswahl der Altersgruppe. Es bleibt zu hoffen, dass sich die Datenlage durch die Aufnahme der Diagnose in die ICD-11 weiter verbessern wird. Zudem ist davon auszugehen, dass soziale und kulturelle Unterschiede sowie gesetzliche Regelungen in den verschiedenen Regionen eine Rolle spielen. Da sich das Glücksspielverhalten von Jugendlichen im Laufe der Zeit ändern kann, insbesondere durch digitale und gesetzliche Veränderungen, sind aktuellere und spezifisch auf Jugendliche ausgerichtete Studien dringend erforderlich, um präzise Aussagen über die derzeitige Prävalenz von Glücksspielsucht in der Altersgruppe 13–18 in Deutschland treffen zu können. Vor dem Hintergrund, dass Glücksspielsucht und internetbezogene Verhaltensstörungen zu den jüngsten und am schnellsten zunehmenden Abhängigkeitsformen bei Jugendlichen gehören, scheint in Bezug auf die Diagnostik eine schnellstmögliche Anpassung der Erhebungsinstrumente an neue Glücksspielformen zwingend erforderlich.

MERKE

Die Jugendlichen, die im Mobile-Game auf den großen Gewinn mit ihrer im Spiel gekauften „Lootbox" (Überraschungsbox) hoffen, die in lustiger Plüschtier- oder Piratenoptik auf ihrem Smartphone um Punkte, Goldmünzen oder Diamanten zocken, die in Demo-/Trainingsglücksspielen Online-Automaten „for fun" spielen, die Influencerinnen und Influencern live beim Glücksspielzocken mit 300 Zuschauerinnen und Zuschauern auf z. B. Kick.com zuschauen oder auch auf Kinder- und Jugendsportveranstaltungen von ihren Idolen vermarkteter Sportwettenwerbung ausgesetzt sind – sie alle tauchen in den meisten Suchtberatungsstellen erfahrungsgemäß nicht auf – noch nicht. Da sie offiziell noch keine Glücksspiele spielen (dürfen), können sie ohne Geldeinsatz auch vorerst keine Probleme als negative Konsequenz entwickeln und durch designte und im Vergleich zum echten Glücksspiel irreführend hohe Gewinnraten auch keine hohen Verluste erleben. Das macht sie zu einer sehr ernst zu nehmenden, aufgrund der neuen digitalen Trends völlig unterschätzten Risikogruppe, die ab dem 18.Lebenjahr für den echten Glücksspielmarkt „geködert" zu werden droht. Hier besteht dringender Handlungs- und Forschungsbedarf, neue Nutzungsphänomene zu erkunden und Konvergenzen zwischen den Verhaltenssüchten mitzudenken (➤ Kap. 19.2.2, ➤ Kap. 19.2.3).

Hindernisse bei Prävalenzschätzungen: Adoleszenzphase und Entwicklungstrends bei internetbasierten (Glücks-)Spielen

Die Adoleszenzphase ist eine Entwicklungsphase **tiefgreifender neurologischer und psychosozialer Veränderungen,** die Jugendliche für impulsives Verhalten und risikobehaftete Entscheidungen anfälliger machen. Eine erhöhte Freisetzung von Dopamin im jugendlichen Gehirn kann das Verlangen nach Belohnung und aufregenden Erlebnissen steigern und damit das Glücksspiel besonders verlockend machen. Darüber hinaus definieren viele Jugendliche ihre Identität und ihr Selbstwertgefühl durch Vergleiche mit anderen in der Gesellschaft – dies macht sie in der Regel anfälliger für Glücksspielwerbung oder Gruppendruck. Studien haben gezeigt, dass Jugendliche in dieser Entwicklungsphase ein erhöhtes Risiko für problematisches Glücksspielverhalten aufweisen. Beispielsweise berichtet eine Studie, dass Jugendliche, die zusätzlich Glücksspiele im Internet spielen, mit höherer Wahrscheinlichkeit zu den problematischen Glücksspielerinnen und -spielern gehören (MAGS NRW 2014).

Ein wichtiger zu erwähnender Faktor ist der **Einfluss der Digitalisierung.** Die Digitalisierung hat das Glücksspiel für Jugendliche zugänglicher und schwerer regulierbar gemacht. Durch Online-Glücksspiele, In-App-Käufe und sog. Lootboxen in Videospielen verschwimmen die Grenzen zwischen „einfachen", kostenlosen Videospielen und Glücksspielelementen, die den echten Glücksspielen sehr ähneln. Die nach wie vor kontrovers diskutierte Einbettung von glücksspielähnlichen Angeboten bzw. Spielmechanismen in Online-Angebote führt neben der ungeklärten

Rechtslage auch zu einer sehr heterogenen wissenschaftlichen Datenlage in Bezug auf die Abfrage und Einordnung von jugendlichem Glücksspielverhalten. Eine rechtliche Bewertung fehlt bislang. Auch wenn echtes Glücksspiel per Definition und Gesetz bei von Jugendlichen genutzten Online-Angeboten (z. B. eingebettet in Social-Media-Plattformen oder Smartphone- und PC-Spiele) ausgeschlossen ist, ähneln neue Spielmechaniken zunehmend sehr den echten Glücksspielen, was junge Spielerinnen und Spieler stark beeinträchtigen kann. Die Warnungen von Expertengruppen, dass simuliertes Glücksspiel Kinder und Jugendliche an die Mechanismen echten Glücksspiels gewöhnen kann, falsche Gewinn- und Erfolgsvorstellungen und den Wunsch verstärken, später an sog. echten Glücksspielen mit echtem Geldeinsatz teilzunehmen, sind bislang unberücksichtigt geblieben. Die ständige Verfügbarkeit und die oft **manipulative Gestaltung digitaler Glücksspiele** können das Risiko für eine problematische Nutzung erhöhen, insbesondere wenn Jugendliche früh damit in Kontakt kommen. Die Thematik von Glücksspielen im Kindes- und Jugendalter ist demnach nicht nur wissenschaftlich relevant, sondern natürlich auch gesamtgesellschaftlich bedeutsam. Obwohl es begrenzte Daten zur Glücksspielsucht bei Jugendlichen gibt, deutet die aktuelle Studienlage auf eine deutlich unterschätzte Gefahr für Kinder und Jugendliche hin (Tran et al. 2024), was den Handlungsbedarf an Prävention und Behandlung für die nächsten Jahre für die Autorin dieses Kapitels offenkundig macht. Frühzeitige Intervention und Aufklärung sind von entscheidender Bedeutung., um langfristige Abhängigkeitsverläufe zu verhindern.

Diagnostik, Anamnese und Komorbidität

Die Glücksspielstörung ist bereits seit 1980 als Erkrankung offiziell anerkannt und somit keine neuartige Suchterkrankung im Bereich der Verhaltenssüchte. Durch die Aufnahme in das DSM-III der American Psychiatric Association (APA) und später in das im deutschsprachigen Raum vorrangig verwendete Klassifikationssystem ICD-10 (seit 2001) wurde das „Pathologische Spielen" als Erkrankung lange Zeit den Impulskontrollstörungen zugeordnet.

Die Aufnahme der Glücksspielstörung („Gambling Disorder") in das **DSM-5** (APA 2018) in die Kategorie der Abhängigkeitserkrankungen („Substance-Related and Addictive Disorders") kann als absoluter **Paradigmenwechsel** bezeichnet werden, da seitdem stoffgebundene und stoffungebundene Suchterkrankungen nunmehr nosologisch gleichberechtigt nebeneinanderstehen. Im deutschsprachigen Raum wurde nun erst kürzlich mit Einführung der **ICD-11** die Glücksspielsucht unter dem Code 6C50 als Glücksspielstörung („Gambling Disorder") klassifiziert und ebenfalls in die Kategorie der Verhaltenssüchte aufgenommen. Dies verdeutlicht nicht nur, dass sie endlich als ernst zu nehmende Suchterkrankung anerkannt wird, sondern auch, dass trotz Entwicklung von Versorgungsangeboten und wissenschaftlichen Untersuchungen in den Bereichen Praxis, Forschung und auch Politik lange Zeit eine grundlegende Legitimation und ein Handlungsdruck für gewisse suchtspezifische, suchtpräventive und vor allem auch gesetzlich regulierende Maßnahmen für einen öffentlichen Gesundheitsschutz fehlte. Leider wird die Verantwortung für die Suchtprävention nach wie vor größtenteils in die Hände der Glücksspielanbieter gelegt (vgl. Hayer 2024), und die finanzielle Förderung von wissenschaftlichen Studien sowie von Präventionsprogrammen muss im Vergleich zu anderen Ländern als eher mangel- und lückenhaft bezeichnet werden. Australien, Kanada, Großbritannien und die USA gehören international wohl zu den führenden Ländern, die mit starker staatlicher und universitärer Unterstützung die Glücksspielstörung erforschen. Gerade eine gesetzlich verankerte Förderung kontinuierlicher empirischer Studien könnte in Deutschland entsprechende Wissenslücken schließen. Die ebenfalls in der ICD-11 etablierte Computerspielstörung (➤ Kap. 19.2.2) stellt die Glücksspielstörung in Bezug auf die Gesundheitsversorgung von Kindern und Jugendlichen, wie aktuell durch die Medienpräsenz wahrzunehmen, wohl eher zusätzlich in den Schatten.

So ist es kaum verwunderlich, dass die Entwicklung einer Glücksspielstörung bei Kindern und Jugendlichen massiv unterschätzt wird und ein im Vergleich zu Erwachsenensuchtstudien wenig erforschtes Thema darstellt – nicht zuletzt auch aufgrund der Herausforderung, mit den ethischen und rechtlichen Hindernissen umzugehen, sowie der zuverlässigen Erfassung pathologischen Spielverhaltens bei Minderjährigen, und das, obwohl Expertengruppen vor der zunehmenden Gefahr durch die internationale Ausbreitung des kommerziellen Glücksspiels warnen und Minderjährige als absolute Risikogruppe benennen (vgl. Hayer 2024; Tran et al. 2024).

Diagnosekriterien

Das Erscheinungsbild einer Glücksspielstörung zeichnet sich durch wiederholtes und fortgesetztes Spielverhalten aus, das mit einem Kontrollverlust einhergeht und trotz schwerwiegender negativer Folgen aufrechterhalten wird. Bei Kindern und Jugendlichen können die negativen Auswirkungen von Vernachlässigung und Beeinträchtigung der schulischen Leistungen über soziale Beziehungen bis hin zur Entwicklung krimineller Verhaltensweisen im Zusammenhang mit Verschuldung reichen. In ➤ Box 19.3 werden die Diagnosekriterien für eine Glücksspielstörung nach DSM-5 und ICD-11 vorgestellt. Zudem wird auf die Möglichkeit einer weiteren Diagnostik nach ICD-11 als Unterkategorie hingewiesen, die für die Behandlung von Kindern und Jugendlichen besonders interessant sein dürfte.

BOX 19.3

Abhängigkeitskriterien der Gambling Disorder nach DSM-5

Die Abhängigkeitskriterien der Gambling Disorder nach DSM-5 (hier in der deutschen Übersetzung) lauten:

1. **Toleranzsteigerung:** Bedürfnis, mit immer höheren Geldbeträgen zu spielen, um das gewünschte Erregungsniveau zu erreichen.
2. **Unruhe/Reizbarkeit:** beim Versuch, das Glücksspiel zu reduzieren oder zu beenden.
3. **Kontrollverluste:** wiederholte erfolglose Versuche, das Glücksspielen zu kontrollieren, einzuschränken oder aufzugeben.
4. **Gedankliche Vereinnahmung:** z. B. starke Beschäftigung mit gedanklichem Nacherleben vergangener Spielerfahrungen, mit Verhindern oder Planen der nächsten Spielunternehmung, mit Geldbeschaffung.
5. **Dysfunktionale Emotionsregulation:** häufiges Glücksspiel in belastenden Gefühlszuständen, z. B. als Flucht bei Hilflosigkeit, Schuldgefühlen, Ängsten, depressiver Stimmung).
6. **„Verluste zurückgewinnen":** Nach Verlusten wird am nächsten Tag wieder gespielt, um Geld zurückzugewinnen; dem Verlust hinterherjagen („chasing").
7. **Lügen oder Bagatellisieren,** um das Ausmaß des Spielens zu verbergen.
8. **Gefährdungen oder Verluste in wichtigen Lebensbereichen:** Das Glücksspielverhalten führt zu Problemen in sozialen, beruflichen oder anderen wichtigen Lebensbereichen.
9. **Finanzielle Abhängigkeit:** sich auf andere verlassen, um durch das Glücksspiel verursachte finanzielle Notlagen zu überwinden.

Für die Diagnose einer **Gambling Disorder** nach DSM-5 müssen mindestens **4 der o. g. 9 Kriterien** innerhalb eines Zeitraums von **12 Monaten** erfüllt sein. Als eine schwächere Ausprägung gilt das problematische Spielen. Für diese Form des Glücksspielens liegt keine einheitliche Definition vor.

Abhängigkeitskriterien der Gambling Disorder (6C50) nach ICD-11

Die Abhängigkeitskriterien der Gambling Disorder nach ICD-11 (hier in der deutschen Fassung nach bfarm.de 2024) lauten:

1. **Beeinträchtigung der Kontrolle über das Glücksspiel** (z. B. Beginn, Häufigkeit, Intensität, Dauer, Beendigung, Kontext)
2. **Zunehmende Priorität des Glücksspiels** in dem Maße, dass das Glücksspiel Vorrang vor anderen Lebensinteressen und täglichen Aktivitäten hat
3. **Fortsetzung oder Eskalation des Glücksspiels trotz des Auftretens negativer Konsequenzen**

Zudem wird beschrieben, dass *„das Glücksspielverhalten **kontinuierlich oder episodisch und wiederkehrend** sein kann. Das Spielverhalten führt zu **erheblichem Leidensdruck** oder zu **erheblichen Beeinträchtigungen** in persönlichen, familiären, sozialen, ausbildungsbezogenen, beruflichen oder anderen wichtigen Funktionsbereichen. Das Glücksspielverhalten und andere Merkmale sind in der Regel über einen Zeitraum von **mindestens 12 Monaten** zu beobachten, damit eine Diagnose gestellt werden kann, obwohl die erforderliche Dauer verkürzt werden kann, wenn alle diagnostischen Anforderungen erfüllt sind und die Symptome schwerwiegend sind".*

Diese neue Definition der **Glücksspielstörung (Gambling Disorder)** in der **ICD-11,** unter dem Code 6C50 klassifiziert, stellt die Glücksspielstörung als eigenständige Diagnose dar und ersetzt die frühere Kategorisierung als Impulskontrollstörung in der **ICD-10.** Sie wird durch **drei Hauptkriterien** definiert, die vereinfacht und präzisiert wurden, um das Störungsbild klarer und diagnostisch einfacher zu erfassen.

MERKE

Zusammenfassung mit abgeleiteten Diagnosekriterien für das Gefährliche Glücksspielen oder Wetten (QE21) nach ICD-11

Die Abhängigkeitskriterien des gefährlichen Glücksspielens oder Wettens nach ICD-11 (hier in der deutschen Fassung) lauten:

- **Erhöhtes Risiko für negative Konsequenzen** (körperlich, psychisch oder sozial) durch Glücksspiel- oder Wettverhalten.
- **Häufiges oder lang andauerndes Spielen,** das über sozial akzeptierte Normen hinausgeht.
- **Vernachlässigung anderer wichtiger Aktivitäten** (z. B. Schule, Arbeit, Familie, Schlaf).
- **Risikoverhalten im Kontext des Spielens,** z. B. Spielen unter Einfluss von Substanzen, illegalen Bedingungen etc.
- **Negative Konsequenzen** sind bereits eingetreten (z. B. finanzielle, zwischenmenschliche, schulische oder berufliche), das Verhalten wird jedoch beibehalten.
- **Bewusstheit über das Risiko** ist vorhanden, dennoch erfolgt keine Verhaltensänderung.

Die Kategorie könnte für die diagnostische Einordnung im Kinder- und Jugendbereich besonders nützlich sein, etwa bei Jugendlichen oder jungen Erwachsenen, die noch keine voll ausgeprägte Störung (im Sinne der Kriterienerfüllung) zeigen, aber durchaus durch ihren Konsum sehr gefährdet sind. Die ICD-11-Beschreibung enthält keine Grenzwerte für eine diagnostische Einschätzung wie bei der Glücksspielstörung, sondern wird ausschließlich narrativ beschrieben. Eine Diagnosevergabe könnte in dem speziellen Fall erwogen werden, wenn mehrere (z. B. drei oder mehr) der beschriebenen Risikofaktoren zutreffen (Vorschlag der Autorin).

Chancen und Herausforderungen bei der Diagnosestellung im Jugendalter

Die Aufnahme in die ICD-11 ist ausdrücklich zu begrüßen, da mit ihr eine klarere und breiter akzeptierte Grundlage im internationalen Vergleich für die Versorgung von Betroffenen und Angehörigen sowie für die weitere Forschung, insbesondere im Jugendbereich, geschaffen wurde. Doch auch wenn die Aufnahme in die ICD-11 grundsätzlich positiv zu bewerten ist, wird über die Kürzung der Kriterien generell auch kritisch diskutiert (vgl. ➤ Kap. 19.2.2). Die Diagnosevergabe mit deutlich weniger Kriterien bei Jugendlichen, bei denen viele Symptome entwicklungsbedingt schwanken können, wird also mit großer Wahrscheinlichkeit nach wie vor eine Herausforderung bleiben.

Ein möglicher Nachteil der ICD-11-Diagnostik könnte sein, dass bei Jugendlichen **wichtige Suchtanzeichen übersehen** werden, weil weniger spezifische und ergänzende Unterkriterien wie „Entzugserscheinungen" oder „Toleranzentwicklung" als Leitfaden dienen. Im Unterschied zum DSM-5 nennt die ICD-11 für eine Glücksspielstörung nicht neun konkrete Kriterien, sondern verwendet stattdessen allgemeinere diagnostische Beschreibungen (➤ Tab. 19.18). *Beispiel:* Um von einer Glücksspielstörung zu sprechen, müssen eine „beeinträchtigte Selbstkontrolle", eine „Prioritätensetzung" und besonders auch ein „fortgesetztes Verhalten trotz negativer Konsequenzen" vorhanden sein. Das mag logisch klingen, ist aber bei Jugendlichen, deren Verhalten bekanntermaßen entwicklungspsychologische Besonderheiten aufweist, relativ schwer zu fassen. Hier könnten Fachkräfte ohne ausreichende Erfahrung Symptome übersehen oder

Tab. 19.18 Abgrenzung DSM-5 vs. ICD-11 bei Glücksspielsucht

Klassifikationssystem	DSM-5 (2013)	ICD-11 (2022)
Bezeichnung	Gambling Disorder	Gambling Disorder
Klassifikation	Unter „Substanzbezogene und abhängige Störungen" (Substance-Related and Addictive Disorders)	Unter „Störungen aufgrund von Verhaltenssüchten" (Disorders due to addictive behaviors)
Anzahl der Kriterien	9 Kriterien, davon ≥ 4 in 12 Monaten	3 Kernmerkmale (funktionale Beeinträchtigung, Kontrollverlust, Fortsetzung trotz negativer Folgen)
Diagnose bei Jugendlichen	Möglich, aber ohne spezifische Anpassung	ICD-11 ist altersunspezifisch, berücksichtigt aber zunehmend entwicklungspsychologische Aspekte
Besonderheit	Erste Verhaltenssucht im DSM	Anerkennung als vollwertige Verhaltenssucht mit klarer Abgrenzung zur normalen Nutzung

falsch einschätzen – besonders bei subtileren oder beginnenden Verläufen. In der Adoleszenzphase existieren natürliche Phasendurchläufe – sei es in Bezug auf intensiven Medienkonsum, sozialen Rückzug oder risikoreiches Verhalten aufgrund von noch nicht vollends entwickelter Impulskontrolle. Ohne eine klare Abgrenzung zwischen normalem Verhalten für das jeweilige Alter und ernsten klinischen Symptomen besteht das **Risiko von Über- oder Unterbewertung** in der Pathologisierung.

Vor diesem Hintergrund erscheint es in der realen Anwendung sinnvoll, die ICD-11-Kriterien mit den DSM-5-Kriterien zu kombinieren und validierte Screeningtests zu ergänzen, die möglichst viele Beurteilungen abdecken. Auch Zusatzinstrumente wie entwicklungspsychologische Einschätzungen und Familienanamnesen sowie eine gründliche Medienanamnese (➤ Kap. 19.2.2) sind unbedingt notwendig, um sich ein möglichst ganzheitliches Bild zu verschaffen und Fehldiagnosen zu vermeiden.

Anamnese – sich ein ganzheitliches Bild verschaffen

In der Beratung und Therapie stellt eine möglichst ganzheitliche Anamnese einen wesentlichen Bestandteil der Diagnostik dar, da sie eine präzise Diagnosestellung sowie auch die Entwicklung individueller Behandlungsziele ermöglicht. Um das Suchtverhalten im individuellen Kontext zu verstehen, erfasst die Anamnese die Suchtgeschichte der betroffenen Person, ihre persönlichen Belastungen und sozialen Lebensumstände. Eine dezidierte Anamnese zu Behandlungsbeginn bildet erfahrungsgemäß die Grundlage für den gesamten Therapieprozess, beeinflusst die Wahl der Behandlungsmethoden und fördert erfahrungsgemäß den Therapieerfolg. Studien zeigen, dass eine sorgfältige Anamnese eine vertrauensvolle Therapeut-Patient-Beziehung fördert, was den Genesungsprozess eindeutig unterstützen kann (vgl. Bordin 1979; Lambert und Barley 2001).

Medienanamnese – Konvergenzen der verschiedenen Nutzungsformen bei Verhaltenssüchten und Kategorie Internetbezogene Störungen

Erfahrungsgemäß zeigt sich in der Beratung und Behandlung, dass Verhaltenssüchte, insbesondere internetbezogene Störungen, nicht isoliert auftreten, sondern sich oft überlappen und gegenseitig verstärken können. Mit dem Begriff **Internetnutzungsstörung** werden hauptsächlich die folgenden suchtartigen Online-Aktivitäten zusammengefasst:

- Online-Glücksspielstörung, (Online/Offline)
- Computerspielstörung (➤ Kap. 19.2.2)
- Soziale-Netzwerke-Nutzungsstörung (➤ Kap. 19.2.3)
- (Online-)Kauf-Shopping-Störung (➤ Kap. 19.2.3)
- Pornografie-Nutzungsstörung (➤ Kap. 19.2.3)

Unter diesem mittlerweile sehr geläufigen Begriff werden Studien verfasst, und erst im November 2024 wurde die S1-Leitlinie „Diagnostik und Therapie von Internetnutzungsstörungen“ veröffentlicht (DG-Sucht 2024). Hier wurden die Glücksspielstörung und auch jegliche glücksspielähnliche Nutzungsformen jedoch bewusst ausgeschlossen, was aus Sicht der Autorin dieses Kapitels angesichts der bekannten Verschränkungen, der neuen digitalen Entwicklungstrends sowie des angezeigten Forschungsbedarfs zu bedauern ist.

Verhaltenssüchte weisen **gemeinsame Mechanismen** auf, also psychologische und verhaltensbezogene Prozesse, die über verschiedene Konsumformen hinweg ähnliche Abhängigkeitseffekte hervorrufen können, etwa Belohnungseffekte, Kontrollverlust, Selbstregulation, personalisierte Algorithmen oder soziale Verstärker, um nur einige Beispiele zu nennen:

- **Aktivierung des Belohnungssystems:** Alle Formen der Nutzung sind darauf ausgelegt, schnelle und wiederholbare Belohnungen zu liefern, sei es durch „Likes“ in Social Media, das nächste Level im Spiel oder den Kick beim Online-Shopping oder Online-Glücksspielen.
- **Zeitverlust und Kontrollverlust:** Nutzerinnen und Nutzer verlieren oft das Gefühl für die aufgewendete Zeit und empfinden einen Kontrollverlust, wenn sie versuchen, die Nutzung einzuschränken.
- **Eskapismus und Selbstregulation:** Viele Betroffene nutzen ein bestimmtes Konsumverhalten zur Emotionsregulation, um sich von Stress, Einsamkeit oder Problemen abzulenken.
- **Personalisierte Algorithmen:** Online-Plattformen setzen gezielt auf KI-gestützte Empfehlungssysteme, um Nutzerinnen und Nutzer möglichst

lange zu halten (z. B. Autoplay bei Streaming, personalisierte Videos und Werbung beim Shopping oder Glücksspiel).
- **Soziale Verstärkung:** Besonders Social Media und Online-Games bieten soziale Anerkennung durch Likes, Kommentare oder Teamerfolge, was die Nutzung verstärken kann.

Das bedeutet für die Überschneidungen der Nutzungsformen konkret, dass durch die zunehmende Integration verschiedener digitaler Angebote die Grenzen zwischen einzelnen Online-Aktivitäten verschwimmen und dieser Mischkonsum für die diagnostische und therapeutische Arbeit mitgedacht werden sollte. Dafür sollte nicht nur die primäre Nutzung betrachtet und direkt erfragt werden. Vielmehr sollten mögliche Nebenformen ebenso erfragt werden wie individuelle Nutzungsmuster, da problematisches Verhalten in einem Bereich oft durch andere digitale Aktivitäten verstärkt wird. Weiterhin sollte gezielt auf Wechselwirkungen zwischen den einzelnen Online-Bereichen eingegangen werden, um nachhaltige Lösungsansätze zu entwickeln. Das „Ampelmodell" als Therapie-Tool kann bspw. dabei helfen, nicht nur die Problematik eines einzelnen Verhaltens zu bewerten, sondern auch zu erkennen, wie verschiedene digitale Nutzungsformen miteinander verknüpft sind, welche Risikofaktoren eine problematische Nutzung begünstigen und welche Funktionen für die Betroffenen persönlich damit verbunden sind.

Beispiele für Konvergenzen im Bereich Glücksspielen können sein:
- **Videospiele (Gaming) & Glücksspielen (Gambling) – „Gamblification":** Viele Videospiele weisen dem Glücksspiel sehr ähnliche Mechanismen auf, z. B. Lootboxen, die ein Suchtverhalten fördern können. Auch umgekehrt nutzen Online-Casinos und Sportwetten Gaming-Elemente, um Spieler emotional zu binden.
- **Glücksspielen (Gambling) und Soziale Netzwerke:** Soziale Netzwerke wie Instagram beinhalten viele Videos von Menschen und ihrem Glücksspielverhalten; insbesondere Influencerinnen und Influencer haben eine große Community und verbreiten ein sehr verzerrtes Bild von Glücksspielgewinnen. Nicht selten sind Verlinkungen und Weiterleitungen zu echten Glücksspielanbietern nicht viele Klicks entfernt. Eine Altersbeschränkung gibt es hier lediglich für die Nutzung der Plattform Instagram generell.
- **Glücksspielen & Streaming & Gaming & Pornografie:** Plattformen wie z. B. Kick.com kombinieren Live-Interaktionen mit Videoinhalten, wodurch die Nutzenden länger online bleiben. Über Live-Chats können viele Menschen miteinander und vor allem mit der darstellenden Person in den sozialen Austausch gehen, was die Verbindung von Spiel- und Konsumverhalten verstärken kann.

MERKE

Bei Jugendlichen kann und sollte eine Medienanamnese ein großer „Türöffner" sein, indem ihre Interessen geschätzt werden und ihr teilweise umfangreiches Wissen zu bestimmten digitalen Aktivitäten gewürdigt wird. Die behandelnde Person muss sich hierbei nicht zwingend selbst mit allen aktuellen Trends auskennen, jedoch gehört eine gewisse neugierbegründete Medien(weiter)bildung aus Sicht der Autorin unbedingt zur Behandlungsarbeit dazu, um eine adäquate und vor allem zeitgemäße Hilfe für junge Menschen anbieten zu können.

Soziale Anamnese mit Methoden der Motivierenden Gesprächsführung und Systemischer Therapie

Die Anamnese bietet einen besonderen Erkenntnisgewinn, wenn sie neben dem individuellen Erleben auch das soziale Umfeld der betroffenen Person einbezieht. Insbesondere bei Jugendlichen erscheint eine ausführliche Familienanamnese mit ergänzenden kompetenzstärkenden Angehörigengesprächen aufgrund der meist noch sehr engen Verbindung durch eine gemeinsame Lebenssituation und auch Regulation durch die Eltern mehr als empfehlenswert. Eine soziale Anamnese kann anzeigen, in welchen Bereichen existenzielle Nöte bestehen, die sofortigen Handlungsbedarf fordern (z. B. finanzielle Nöte, Schuldistanz, belastete minderjährige Kinder im Haushalt, gewaltvoller Umgang). Therapeutinnen und Therapeuten gewinnen dadurch die Möglichkeit, passende weiterführende Hilfsangebote wie Familientherapie oder sozialpädagogische Unterstützung zu empfehlen. Sowohl die Systemische Therapie als auch die Motivierende Gesprächsführung erweisen sich aufgrund ihrer ressourcenorientierten Methoden als sehr wirkungsvoller Ansatz für anamnestische Gespräche.

Testverfahren

In Deutschland und international gibt es mehrere Fragebögen, die verwendet werden, um **Glücksspielprobleme** zu diagnostizieren.

Aktuelle diagnostische Testverfahren zur Erkennung von Glücksspielsucht bei Jugendlichen sind begrenzt, oder sie existieren nicht. Die bekanntesten und meistverwendeten sind in (➤ Tab. 19.19) aufgelistet, wobei anzumerken ist, dass es in der Literatur an Hinweisen

Tab. 19.19 Testverfahren zur Erkennung einer Glücksspielstörung, vorwiegend bei Erwachsenen (eigene Darstellung)

South Oaks Gambling Screen (SOGS) (Lesieur und Blume1987; Stinchfield 2002)	• In Deutschland und international weitverbreiteter Fragebogen in Praxis und Wissenschaft • Diese 20 Items decken verschiedene Aspekte des Glücksspielverhaltens ab – z. B. Häufigkeit, finanzielle Folgen, emotionale Auswirkungen und Probleme im sozialen Umfeld • Verwendet im Glücksspiel-Survey 2023
Kurzfragebogen zum Glücksspielverhalten (KFG) (Petry und Baulig 1995)	• In Deutschland verbreitet • 20 Items in Anlehnung an „20 Questions" der GA, vor allem für klinische Stichproben zur Erfassung einer beratungs- und behandlungsrelevanten Glücksspielproblematik und Differenzierung des Schweregrads geeignet
Screening-Instrument Früherkennung (Hamburg/Bremen) (Hayer et al. 2013)	• 18 verhaltensbasierte Items als Instrument zur Früherkennung im Spielermilieu
Problem Gambling Severity Index (PGSI) (Ferris und Wynne 2001)	• Ein standardisierter 9-Item-Selbstbeurteilungsbogen, der zur Messung von Glücksspielproblemen in der Gesamtbevölkerung entwickelt wurde. • Der PGSI wird weltweit eingesetzt, u. a. in Bevölkerungsstudien in Großbritannien; auch Australien, Kanada. • In Deutschland wird er seltener eingesetzt.
Strukturiertes klinisches Interview zu Internetbezogenen Störungen (AICA-SKI:IBS) (Müller und Wölfling 2017); auch als kürzere Checkliste vorhanden	• Basierend auf DSM-5-Kriterien für Verhaltenssüchte • Anwendung in klinischer Praxis, Forschung und Suchtberatungsstellen • Erfassung von Nutzungsmustern, Kontrollverlust, psychosozialen Folgen • Besonderheit: Differenzierung zwischen pathologischer und intensiver, aber nicht süchtiger Nutzung • Abgefragte Nutzungsformen: Online- und Offline-Computerspiele, Soziale Netzwerke, Streamingdienste, Online-Pornografie, Online-Einkäufe, Online-Glücksspiel, Informationssuche/Recherchen, Messengerdienste
Testverfahren zur Erkennung einer Glücksspielstörung speziell bei Jugendlichen	
Fragebogen zu glücksspielbezogenen Problemen im Jugendalter (FGP-J) (Hayer et al. 2016)	• Richtet sich an Jugendliche im Alter von 13 bis 20 Jahren und kann in verschiedenen Kontexten wie Sucht- und Jugendberatung, Jugendpsychotherapie sowie Schulpsychologie eingesetzt werden • 19 Items zum Glücksspielverhalten der letzten 6 Monate; dient sowohl als Screening-Instrument als auch zur Messung des Schweregrads einer Glücksspielproblematik • Kann einzeln oder in der Gruppe bearbeitet werden
DSM-IV-Multiple Response-Adapted for Juveniles (DSM-IV-MR-J) (Fisher 2000)	• Anlehnung an die Kriterien des DSM-IV • 12 Items, erfasst neun potenzielle Merkmale eines problematischen Spielverhaltens bei vier oder mehr erfüllten Kriterien • Verwendet im Glücksspiel-Survey 2023
TecnoTest (Marcos und Chóliz 2023)	• 24 Items, 12 zur Erkennung von Abhängigkeiten und 12 als Füller zur Maskierung des Testziels • Hauptziel: Entwicklung eines Screening-Tools für Technologiesucht (Videospiele, mobile und soziale Netzwerke) sowie Glücksspiel zur Früherkennung bei insbesondere Jugendlichen und jungen Erwachsenen
Canadian Adolescent Gambling Inventory (CAGI) (Tremblay et al. 2010)	• In Deutschland eher nicht verbreitet, es wurden internationale Versionen entwickelt und validiert, wie z. B. eine spanische Übersetzung

zur praktischen Verwendung von diagnostischen Screenings für Erwachsene bei Kindern und Jugendlichen mangelt.

Trotz dieser Diagnoseinstrumente bleibt die Entwicklung spezifischer, validierter Testverfahren speziell für Jugendliche eine Herausforderung. Es besteht aus Sicht der Autorin nach dieser Recherche ein großer Bedarf an weiteren Forschungsarbeiten, um präzise und altersgerechte Instrumente zur Diagnose von Glücksspielsucht in dieser Altersgruppe zu entwickeln.

MERKE

Testdiagnostische Verfahren dienen der Validierung der Diagnose, sollten jedoch nicht die alleinige Entscheidungsquelle sein, sondern stets durch eine ausführliche Medienanamnese sowie eine Betrachtung der biografischen und systemischen Lebenssituation ergänzt werden.

Komorbide Störungen

Einige Erkrankungen treten häufiger als andere in Kombination mit der Glücksspielstörung auf. Hierzu gehören Depressionen, Angst- sowie Persönlichkeitsstörungen (Kräplin und Bühringer 2020; Wölfling 2023). Mehrere Studien weisen explizit darauf hin, dass die Suizidrate bei Personen mit einer Glücksspielstörung deutlich erhöht ist. Die Übersichtsarbeit von Veit et al. (2020) stellt heraus, dass zwischen 19 und 62 % der Betroffenen Suizidgedanken geäußert und 10–26 % einen Suizidversuch unternommen hatten. Zudem scheint es laut der Expertengruppe auch Hinweise zu geben, dass das Glücksspiel selbst ein Risikofaktor für Suizidgedanken und -versuche darstellt. Eine Glücksspielstörung kann also weitaus größere verheerende Folgen haben, als die meisten Menschen annehmen – nämlich weitreichende psychische und physische Schäden sowie das Risiko für Suizid, finanzielle Probleme und Kriminalität (vgl. Wardle et al. 2024). Auch weitere Abhängigkeitsstörungen sind mögliche und sehr häufige Begleiterkrankungen, wobei bei den stoffgebundenen Abhängigkeiten besonders die Nikotin- und die Alkoholabhängigkeit verbreitet sind; bei den stoffungebundenen (Verhaltenssüchten) ist es die Internetsucht (Wölfling 2023).

Eine klare Entstehungsreihenfolge im Verlauf der Krankheitsgeschichte lässt sich oft durch die Wechselwirkung verschiedener Erkrankungen nicht eindeutig feststellen. Gehen also komorbide Störungen dem Glücksspiel voraus, oder sind sie Folge davon? Eine ausführliche Anamnese der Suchtgeschichte und des Konsumverhaltens gibt hier erfahrungsgemäß sehr nützliche Hinweise für den weiteren Behandlungsplan. In der ambulanten Psychotherapie und auch in der stationären Behandlung wird meist die Störung zuerst behandelt, welche die größte Symptomschwere anzeigt und das psychosoziale Funktionsniveau der betroffenen Person am meisten beeinträchtigt.

Bei Jugendlichen gehören meist antisoziale und delinquente Verhaltensweisen, aber auch psychische Auffälligkeiten wie Hyperaktivität, Depression und Ängste sowie eine auffällig hohe Stressbelastung zu den Komorbiditäten. Problematisch glücksspielende Jugendliche zeigen zudem eine erhöhte Affinität zu Substanzkonsum oder auch zu anderen exzessiven Verhaltensweisen. Etwa 22 % der männlichen und 28 % der weiblichen betroffenen Jugendlichen konsumierten laut Müller et al. (2014) regelmäßig Cannabis, und 24 % der betroffenen Jugendlichen erfüllten zusätzlich die Suchtkriterien für einen pathologischen Computerspiel-/Internetgebrauch.

MERKE

Das Glücksspielverhalten sollte nie ausschließlich betrachtet werden, sondern ergänzend, im Sinne einer ganzheitlichen Anamnese, immer auch weitere Konsumverhaltensweisen in den Blick genommen werden. Ein Konsumfragebogen könnte hier als Therapie-Tool verwendet werden, um die notwenige strukturierte und schnelle Übersicht zu schaffen.

Ätiologie der Glücksspielstörung bei Jugendlichen und jungen Erwachsenen

Die multifaktoriellen Ursachen einer Glücksspielstörung werden zurzeit noch erforscht. In Deutschland forscht vor allem die Expertengruppe der Universität Bremen mit z. B. Tobias Hayer, Gerhard Meyer, Tim Brosowski und Marc von Meduna rund um das Thema Glücksspielsucht bei Erwachsenen, aber auch bei Kindern und Jugendlichen.

Bislang liegt kein einheitliches störungsspezifisches und evidenzbasiertes Ätiologiemodell zur Glücksspielstörung vor. In der Behandlung kommt zumeist das **biopsychosoziale Erklärungsmodell** zum Einsatz, das im Rahmen der Psychoedukation eingesetzt wird und im weiteren Verlauf auch bei der Verhaltensänderung und beim Ressourcenaufbau in der Behandlung seinen Platz findet. Hier schlagen Kräplin und Bühringer (2020) das **Vulnerabilitäts-Risiko-Modell** vor, das Umweltfaktoren (Verfügbarkeit, soziale Normen, soziales Umfeld), individuelle Vulnerabilitätsfaktoren (Persönlichkeitseigenschaften, Lernerfahrungen) und die Risikofaktoren des Glücksspiels (z. B. Ereignisfrequenz, kognitive Verzerrung) integriert und ihre Wechselwirkung verdeutlicht.

Es lassen sich jedoch über diese Kategorien hinaus weitere Risikofaktoren benennen, die im Folgenden in Anlehnung an Hayer (2024) vorgestellt werden.

Individuelle Risikofaktoren Ein erhöhtes Risiko für eine Glücksspielstörung besteht besonders bei männlichen Jugendlichen, bei Jugendlichen mit Migrationsintergrund sowie bei psychischen Komorbiditäten (Müller et al. 2014; Giralt et al. 2018; Calado et al. 2017). Als weiterer individueller soziodemografischer Risikofaktoren wird eine auffällige Tendenz zu einer ADHS, einer Angstsymptomatik und einer geringen Selbstwirksamkeit genannt. Weiterhin gelten ein niedriger sozioökonomischer Status und Migrationserfahrung sowie Arbeitslosigkeit als wichtige Faktoren, welche die Entstehung einer Glücksspielstörung negativ beeinflussen können. Per se birgt die Pubertätsphase, die sehr oft mit neuropsychologischen Auffälligkeiten wie Impulsivität und mangelnder Verhaltenskontrolle einhergeht, die Gefahr, ein risikoreiches Verhalten zu zeigen, was Jugendliche zu einer sehr vulnerablen Risikogruppe macht.

Risikofaktoren des sozialen Umfelds Hierzu gehört allem voran die soziale Akzeptanz gegenüber Glücksspielen in der jeweiligen Gesellschaft. Im repräsentativen Glücksspiel-Survey 2023 gaben in der Altersgruppe der minderjährigen 16- bis 17-Jährigen an, in den vergangenen 30 Tagen mit Werbung für Glücksspiele konfrontiert gewesen zu sein (Buth et al. 2023), obwohl sie gar nicht an Glücksspielen teilnehmen dürfen. Die ständige Präsenz von Glücksspielangeboten im Alltag, wie z. B. durch die teils sehr aufdringliche Werbung in Verbindung mit Sportveranstaltungen, kann eine normalisierende oder sogar glorifizierende Wirkung auf Menschen haben, ihre Einstellungsmuster und Verhaltensintentionen formen und Faszination sowie Nachahmungseffekte bewirken. Im nahen sozialen Umfeld stellen eine bestehende Glücksspielproblematik bei Familienangehörigen und ein Glücksspiel-tolerantes Einstellungsmuster der Eltern wesentliche Risikofaktoren dar. Aber auch fehlender Familienzusammenhalt, geringe Bindung zu den Eltern oder ungünstige/ineffektive Erziehungspraktiken können die Entstehung einer Glücksspielsucht begünstigen. Zuletzt ist zu erwähnen, dass (neue) Trends wie Influencer mit Live-Glücksspielvideos und Berichten über ihre Gewinne sowie Wetten auf E-Game-Ereignisse ebenfalls Einfluss speziell auf Jugendliche nehmen.

Glücksspielbezogene Risikofaktoren Hierunter fallen Faktoren, welche die Entwicklung und Chronifizierung einer Glücksspielstörung beeinflussen können. So können manche Glücksspielmechanismen durch ihre Attraktivität zum Potenzial für riskantes Spielverhalten beitragen. Glücksspiele sind in hohem Maße verfügbar (besonders online) und meist so gestaltet, dass sie eine hohe Ereignisfrequenz haben und positive Erwartungen auf einen Gewinn erzeugen. Durch weitere Mechanismen wie kognitive Verzerrung oder eine ausgefeilte Benutzer*innenfreundlichkeit werden Spielende schneller an Glücksspiele gebunden. Ein bargeldloser Zahlungsverkehr erhöht die Attraktivität, und die Belohnung des impulsiven Verhaltens kann zur Steigerung des Konsums beitragen.

Behandlung

Psychotherapie

Die Behandlung im Kinder- und Jugendbereich sollte sich an verwandte Störungsbereiche wie die Substanzstörungen und auch andere Verhaltenssüchte wie die Computerspielstörung anlehnen – insbesondere vor dem Hintergrund der Konvergenzen der nur scheinbar unterschiedlichen Online-Konsumformen (Glücksspiel, Computerspiele, Kaufen, Pornografie, Social Media und Streaming). Neben der Entwicklung von validen Diagnostiktools speziell für Jugendliche und wirksamen Therapiemethoden muss auch der hohe Weiterbildungsbedarf von Behandelnden in der Kinder- und Jugendpsychiatrie und -psychotherapie zu diesem Störungsbild adressiert werden.

Wie Illy in ➤ Kap. 19.2.2 für die Computerspielstörung beschreibt, ist für die Behandlung von Jugendlichen mit einer Verhaltenssucht idealerweise ein **strukturiertes Setting mit interdisziplinärem**

Behandlungsteam anzustreben, die das Bezugspersonensystem engmaschig einbeziehen kann. Erfahrungsgemäß haben sich hier verhaltenstherapeutische und multimodale Behandlungsmethoden bewährt. Darüber hinaus können aber auch Varianten der Verhaltenstherapie wie die Akzeptanz- und Commitment-Therapie zur Anwendung kommen, da sie eine hohe Priorität auf Motivations- und Ressourcenbildung legen – bei eher fremdmotivierten Jugendlichen mit noch wenig ausgeprägter Problemeinsicht ein wichtiger Faktor in der Behandlung.

Kognitive Verhaltenstherapie, motivierende Gesprächsführung und familienbasierte Interventionen

Kognitive Verhaltenstherapie (KVT) gilt als eine der anerkanntesten Methoden zur Behandlung von Substanzabhängigkeit bei Jugendlichen und könnte hier für Verhaltenssüchte und speziell für die Glücksspielstörung als Suchterkrankung abgeleitet werden. Internationale Behandlungsmethoden für Familien wie die Multidimensionale Familientherapie (MDFT), die Multisystemische Therapie (MST), die Funktionale Familientherapie (FFT) und die Integrierte Familien- und Kognitiv-verhaltenstherapeutische Therapie haben sich ebenfalls als wirksam bei der Unterstützung von Jugendlichen mit Suchterkrankungen erwiesen. Diese Ansätze legen den Schwerpunkt auf die Förderung der familiären Beziehungen und die Verminderung von Umwelteinflüssen mit Risikopotenzial (➤ Kap. 19.2.2).

MERKE

Bei der Behandlung von Jugendlichen mit einer Glücksspielstörung ist die Kombination aus KVT, motivierender Gesprächsführung und familienbasierten Interventionen zu empfehlen.

Inhalte und Themenschwerpunkte in der Behandlung

Im Rahmen der Beratung und Behandlung lassen sich die in ➤ Tab. 19.20 aufgeführten meistverwendeten Bausteine nach vorwiegend verhaltenstherapeutischem Ansatz zusammenfassen.

LEITLINIEN

Bis heute existieren keine deutschsprachigen evidenzbasierten Leitlinien zur Behandlung der seit vielen Jahren anerkannten Glücksspielstörung. Die australische Leitlinie des **Problem Gambling Research and Treatment Centre (PGRTC)** gibt evidenzbasierte Empfehlungen für das Screening, die Diagnostik und die Behandlung einer Glücksspielstörung (PGRTC 2011).

19

Tab. 19.20 Bausteine eines verhaltenstherapeutischen Ansatzes (adaptiert aus Müller und Schneider 2021)

Aufbau einer vertrauensvollen und stabilen Zusammenarbeit, ressourcenorientierte Haltung	Erkundung und Orientierung individueller Therapieziele, Auftragsklärung	Durchführung einer ausführlichen Anamnese in Bezug auf die Lebensbereiche und die digitale Mediennutzung	Diagnostische Ersteinschätzung (Abklärung bestehender psychosozialer Defizite und Ressourcen sowie komorbider Störungen)
Etablierung und Ausbau von Veränderungsmotivation und Erarbeitung einer Zielvereinbarung	Analyse des gegenwärtigen Konsumverhaltens mit situativen Auslösern, assoziierten Gedanken, Gefühlen und Konsequenzerwartungen	Umgang mit Ambivalenzen und damit verbundenen Ängsten	Psychoedukation (störungsspezifische Kenntnisse, Ausarbeitung eines individuellen Störungsmodells)
Modifikation dysfunktionaler Kognitionen und Verhaltenskomponenten	Ressourcenaktivierung, Wertearbeit	Alternative Stressbewältigung und Freizeitgestaltung, Stärkung eines ausgleichenden Lebensstils	Emotionsdiskriminationstraining
Soziales Kompetenztraining	Expositionsübungen und Identifikation von sog. Craving-Skills	Etablierung von Strategien zur Rückfallprophylaxe, Vermittlung in Nachsorge und Selbsthilfe	Einbeziehung des sozialen Umfelds (u. a. Unterstützung, Reflexion, Selbstfürsorge, Co-Abhängigkeit)

Einbeziehen des sozialen Umfelds

Das soziale Umfeld spielt eine entscheidende Rolle bei der Behandlung von Jugendlichen mit einer Glücksspielstörung. Eine enge Einbeziehung von Familie, Freundinnen, Freunden und anderen Bezugspersonen in den Therapieprozess kann wesentliche Vorteile haben. Familie und Freundeskreis können als wichtige Unterstützungssysteme dienen, die den Jugendlichen motivieren, die Therapie ernst zu nehmen, und ihm in Krisensituationen beistehen. Sie können positive Veränderungen im Alltag des Jugendlichen fördern, indem sie gesunde Freizeitaktivitäten anregen und neue Bewältigungsstrategien unterstützen. Zudem tragen sie dazu bei, dem Jugendlichen Verantwortung für sein Verhalten zu übertragen, indem sie klare, aber unterstützende Grenzen setzen und den Zugang zu Glücksspielplattformen regulieren. Eine offene und unterstützende Kommunikation kann zudem Vertrauen zwischen dem Jugendlichen und seinem Umfeld (wieder) aufbauen und das Gefühl von Scham und Schuld abmildern. Das soziale Umfeld kann im Prozess dabei unterstützen, dass die erlernten Bewältigungsstrategien und Sicherungsmaßnamen im Alltag angewendet und Rückfallrisiken frühzeitig erkannt werden. Für eine langfristige Stabilität und Rückfallprävention ist die Einbindung des sozialen Umfelds unverzichtbar, um die neu erlernten Bewältigungsstrategien auch nach Abschluss der Therapie im Alltag zu integrieren.

Pharmakologische Behandlung

Neben der psychologischen Behandlung einer Glücksspielstörung wie bspw. KVT können begleitend auch pharmakologische Ansätze eingesetzt werden. Eine medikamentöse Behandlung soll hauptsächlich das Ziel verfolgen, einerseits komorbide Störungen mitzubehandeln und andererseits die suchtspezifischen Merkmale wie das Suchtverlangen (Craving), die Impulskontrolle sowie alternative Stressbewältigung zu verbessern. In diesem Zusammenhang wurde eine Reihe verschiedener Arzneimittel erprobt. Bislang gibt es jedoch kein Medikament, das offiziell für die Behandlung einer Glücksspielstörung zugelassen ist, weshalb alle Anwendungsempfehlungen als „off-label" (außerhalb der zugelassenen Anwendungsgebiete) zu betrachten sind.

Lange Zeit gab es kaum evidenzbasierte Studienergebnisse zur medikamentösen Behandlung einer Glücksspielstörung, was sich nun seit 2022 durch einige wichtige Übersichtsarbeiten zur Wirksamkeit und Verträglichkeit entsprechender Medikamente geändert hat. Das wichtigste Ergebnis der klinischen Studien ist, dass aktuell die beste Evidenz für die pharmakologische Behandlung einer Glücksspielstörung mit **Opioidantagonisten** (z. B. Naltrexon, Nalmefen) vorliegt, wenn auch teilweise mit geringer Effektstärke. Insbesondere fand sich eine gute Wirksamkeit bei komorbider Depression, Ängsten und funktioneller Beeinträchtigung, und es konnten positive Effekte auf suchtspezifische Beschwerden wie Verringerung von Symptomschwere, Spielverlangen und Spielhäufigkeit festgestellt werden (Ioannidis et al. 2025; NICE 2025; Dowling et al. 2022; Berger et al. 2018; Guidelines: PGRTC 2011).

In ➤ Tab. 19.21 sind die Studienergebnisse zur Wirksamkeit der untersuchten Medikamente aus den letzten größeren Übersichtsarbeiten zur pharmakologischen Behandlung einer Glücksspielstörung bei Menschen ab 18 Jahren zusammengefasst. Nicht erfasst wurde dabei in fast allen Fällen die Wirkung der Medikamente auf die Variablen Glücksspielausgaben, Spielhäufigkeit sowie Spielzeit.

Eine pharmakologische Behandlung sollte also vor allem dann in Betracht gezogen werden, wenn von den Komorbiditäten eine hohe Belastung ausgeht. Da sich positive Effekte insbesondere bei depressiven Symptomen, Angstsymptomen sowie funktionalen Beeinträchtigungen zeigen, kann eine medikamentöse Behandlung begleitend erwogen werden, um den insgesamt mit der Erkrankung einhergehenden Gesamtschaden zu verringern.

MERKE

Kein Medikament ist offiziell für eine Glücksspielstörung zugelassen, sodass nur ein Off-Label-Use infrage kommt. Eine medikamentöse Behandlung sollte demnach immer nur Teil eines multimodalen Behandlungsansatzes sein, mit dem Fokus auf die entsprechenden Komorbiditäten. Es gibt keine Hinweise auf eine pharmakologische Behandlung von Kindern und Jugendlichen mit Glücksspielstörung, weshalb diese ausschließlich bei sehr belastenden Komorbiditäten indiziert sein sollte.

Tab. 19.21 Medikamente in der Behandlung einer Glücksspielstörung bei erwachsenen Betroffenen (eigene Darstellung: Studienergebnisse aus Ioannidis et al. 2025; NICE 2025; Dowling et al. 2022; Berger et al. 2018; PGRTC 2011)

Medikament/Gruppe	Wirkung auf Spielsucht	Bemerkungen/Komorbiditäten
Opioidantagonisten (vor allem Naltrexon und Nalmefen)	Zeigen konsistente Reduktion von Craving und Spielhäufigkeit und der Symptomschwere insgesamt	Beste Evidenzlage, insbesondere bei komorbider **Depression, Ängsten und funktioneller Beeinträchtigung;** auffallende Nebenwirkungen
Stimmungsstabilisierer (z. B. Lithium, Topiramat)	Reduktion der Spielintensität; auch wirksam im Hinblick auf Responder-Status	Vor allem wirksam bei komorbider **bipolarer Störung**
Atypische Antipsychotika (z. B. Olanzapin)	Keine oder sehr geringe nachgewiesene Wirkung; in Bezug auf den Symptomschweregrad der Glücksspielstörung teilweise wirksamer als Placebo	Werden oft eingesetzt bei **Schizophrenie, schweren Ängsten und Unruhezuständen** sowie auch **bipolaren Störungen**
Antidepressiva/SSRIs (z. B. Fluoxetin, Bupropion, Escitalopram, Paroxetin)	Im Vergleich mit Placebo kein oder kaum ein Effekt; werden vorwiegend nicht empfohlen, da zu wenige bis keine Effekte auf Glücksspielstörungssymptome	Anwendung bei **Depressionen oder Angst- und Zwangsstörungen**
Anticraving-Medikamente aus der Suchttherapie (z. B. Acamprosat, Baclofen)	Keine oder sehr geringe nachgewiesene Wirkung; bei Glücksspielstörung geringe Effektstärke vermutet	Von **anderen Suchterkrankungen** bekannt (z. B. Alkoholabhängigkeit); in vielen Ländern Off-Label-Use von Medikamenten

19

Ausblick und Fallbeispiel

Die Aufnahme der Diagnose Glücksspielstörung in die ICD-11 ist in Bezug auf die praktische und wissenschaftliche Versorgung von Betroffenen als weiterer Meilenstein zu sehen, da die Glücksspielstörung damit offiziell als Suchterkrankung klassifiziert ist und gleichberechtigt neben stoffgebundenen Suchterkrankungen steht. Die zunehmende Digitalisierung in Verbindung mit der Regulierung des Online-Glücksspiels wird weiterhin eine zentrale Rolle spielen, da immer mehr junge Menschen über Online-Glücksspiele mit Glücksspielen und seinen neuen Formen in Kontakt kommen. Dies erfordert eine kontinuierliche Anpassung der Präventionsstrategien und eine verstärkte Sensibilisierung sowohl der Öffentlichkeit als auch der Fachkräfte. Angesichts der Tatsache, dass die Prävalenz von problematischem Glücksspielverhalten bei Jugendlichen höher ist als bei Erwachsenen (Hayer 2024), wird es entscheidend sein, frühzeitig in der Kindheit und Jugend anzusetzen. Die Entwicklung evidenzbasierter Leitlinien zur Behandlung von Glücksspielstörungen stellt aus Sicht der Autorin in den kommenden Jahren eine wichtige Aufgabe dar, um hier eine relevante Lücke zu schließen. Weiterhin gehört eine gründliche Medienanamnese zu den ersten Behandlungsschritten, um die Überschneidungen zwischen Glücksspiel, Gaming und anderen digitalen Aktivitäten zu erkennen. Auch die Entwicklung von aktuelleren Diagnostiktools sollte eine zentrale Rolle spielen, um noch präzisere Studienergebnisse zu erhalten. Eine weitere zentrale Aufgabe betrifft die Weiterentwicklung von Präventions- und Frühinterventionsmaßnahmen. Dies umfasst neben der direkten Arbeit mit betroffenen Jugendlichen auch den Ausbau von Aufklärung und Medienkompetenz in Schulen und Jugendeinrichtungen. Im Zuge dessen wird es zudem wichtig sein, die Konvergenzen zwischen Glücksspiel, Gaming und anderen digitalen Suchtverhaltensweisen zu verstehen und aufeinander abgestimmte Präventionsprogramme zu entwickeln. Darüber hinaus mangelt es nach wie vor an Behandlungsangeboten für Jugendliche mit Verhaltenssüchten und ihre Familien, wie Jugendsuchtberatungsstellen, ambulante oder stationäre Therapieangebote (und auch Reha-Angebote) mit einem gruppenorientierten Ansatz.

Insgesamt zeigt sich, dass es in der gesellschaftlichen Verantwortung liegt, den Kinder- und Jugendschutz im Bereich Glücksspiel weiter zu stärken.

Gesetzliche Maßnahmen wie die Regulierung von Glücksspielwerbung müssen weiter ausgebaut werden, um den negativen Einfluss von Glücksspielangeboten auf junge Menschen zu verringern. In den kommenden Jahren sollte daher die Zusammenarbeit zwischen Forschung, Praxis und Politik verstärkt werden, um Jugendliche vor den Gefahren der Glücksspielstörung wirksam zu schützen.

Fallbeispiel

Der 17-jährige Elias kommt mit seinem Vater, vermittelt durch eine Suchtberatungsstelle für Verhaltenssüchte, in die Psychotherapiesprechstunde, nachdem es zunehmend familiäre Konflikte über das Online-Spielverhalten des Jugendlichen in Verbindung mit sehr hohen finanziellen Ausgaben gegeben habe. Der Vater berichtet auch, dass Elias sich schon länger sozial immer weiter zurückziehe, kaum noch an schulischen oder außerschulischen Aktivitäten teilnehme und sehr gereizt auf Ansprache oder Kontrollversuche durch die Eltern reagiere. Die schulischen Leistungen hätten sich in den letzten Monaten drastisch verschlechtert. Nun sei die Situation eskaliert, da die Eltern auf dem Konto des Jugendlichen sowie auf ihrem eigenen Konto auffällige Abbuchungen durch Online-Zahlungen an Glücksspielanbieter oder unbekannte Anbieter festgestellt hätten. Der Vater erzählt verärgert, dass Elias heimlich die Kreditkarte seiner Eltern benutzt habe, um in Online-Glücksspielen Geld einzusetzen. Insgesamt habe Elias 1.000 Euro der Eltern ausgegeben, was sie erst nicht bemerkt hätten; außerdem habe er 1.500 Euro von seinem eigenen Sparkonto vollständig ausgegeben. Im Gespräch schildert Elias, dass er schon länger Geld in Spielen ausgebe, einerseits in Videospielen wie „FC 24" für zeitlich limitierte „Event-Special Packs" und andererseits auch in Online-Casinospielen oder Online-Sportwetten, die er über sein Smartphone spiele und anschaue. Elias berichtet, dass er erstmals mit 16 Jahren mit Online-Glücksspielen durch einige Klassenkameraden in Kontakt gekommen sei, die ihm von den schnellen Gewinnen bei den Spielen im Internet erzählt hätten und es „for fun" spielten. Dann habe er es immer wieder zwischendurch auch als Ablenkung von schulischem Stress oder aus Langeweile genutzt. Ein Gewinn von 100 Euro habe bei ihm ein starkes Erfolgserlebnis ausgelöst und ihn emotional geprägt. In den folgenden Monaten habe das Glücksspielen stetig zugenommen, und er habe mehrfach vergeblich versucht, aufzuhören und seine Verluste durch weitere Einsätze auszugleichen. Elias gesteht, dass er zunehmend die Kontrolle über sein Spielverhalten verloren und sich nicht getraut habe, mit jemandem darüber zu sprechen, weil er sich für sein Verhalten auch schäme. Auf die Nachfrage, was Elias an den Spielen fasziniert, beschreibt er, dass er sich während des Spielens oft lebendig und erfolgreich fühle – Gefühle, die er im Alltag und besonders in der Schule selten oder nie erlebe. Hier beschreibt Elias sich als Einzelgänger und dass er sich sozial eher zurückziehe, wobei er sich dann sehr einsam und traurig fühle. Auf Nachfrage gibt Elias an, dass er selbst in seinem Glücksspielverhalten ein Problem sehen und sich wünsche, mit dem Glücksspielen aufzuhören. Allerdings könne er sich nicht vorstellen, die Videospiele aufzugeben, weshalb er hier einen kontrollierten Konsum erlernen möchte.

Bei Anwendung der DSM-5-Kriterien für eine Glücksspielstörung können bei Elias mindestens fünf der neun geforderten Kriterien innerhalb von 12 Monaten bestätigt werden, insbesondere Kontrollverlust, Toleranzentwicklung, Rückzug, wiederholte erfolglose Versuche, das Verhalten zu beenden, sowie Vernachlässigung wichtiger Lebensbereiche und Verheimlichung des Ausmaßes gegenüber der Familie. Auch eine Diagnose gemäß ICD-11 ist anhand des fortschreitenden Musters trotz negativer Konsequenzen gegeben. Zusätzlich kam es bereits zu einem delinquenten Verhalten durch den Diebstahl der elterlichen Kreditkarte, was die Kriterien der negativen Konsequenzen sowie den Kontrollverlust zusätzlich unterstreicht.

Der Vater und auch Elias wirken einer Behandlung gegenüber offen, und Elias stimmt nach anfänglicher Zurückhaltung der Teilnahme an einer verhaltenstherapeutisch orientierten Gesprächsgruppe für Jugendliche zu. Da es zu dem Zeitpunkt keine Gruppe zum Thema Glücksspielstörung für Jugendliche gibt, besucht Elias eine Gruppe zum Thema „Exzessive Mediennutzung". Parallel finden regelmäßig Einzel- und Angehörigengespräche statt, in denen Elias zunehmend offenbart, insbesondere im Hinblick auf sein geringes Selbstwertgefühl und den Schuldruck, im Leben „etwas leisten" zu müssen. In der Behandlung werden gemeinsam Copingstrategien erarbeitet sowie konkrete Schutzmaßnahmen in Form von Zugangsbeschränkungen zu entsprechenden Glücksspielinternetseiten festgelegt (z. B. technische Sperrprogramme und Kontenlöschung). Auch die Eltern werden in die Beratungsgespräche einbezogen, um ein unterstützendes Umfeld zu schaffen und mögliche weitere Hilfsangebote zur Verbesserung der Schulsituation zu besprechen. Den Eltern wird eine weitere Begleitung durch eine Erziehungs- und Familienberatung empfohlen, um z. B. problemaufrechterhaltende Faktoren zu reflektieren und lösungsorientierte Ansätze zu finden. Weiterhin werden mit Elias die Themen Förderung von sozialer Kompetenz, Aufbau von sozialen Kontakten sowie alternativen Freizeitaktivitäten im therapeutischen Rahmen bearbeitet. Vertrauensbildende Maßnahmen werden allen Familienmitgliedern zusätzlich nahegelegt.

19

LITERATUR

APA – American Psychiatric Association. Diagnostic and Statistical Manual of Mental Disorders, Fifth Edition (DSM-5). Washington, DC: American Psychiatric Publishing 2013: https://www.psychiatry.org/psychiatrists/practice/dsm (letzter Zugriff: 1.6.2025).

Berger P, Clemens-Marinschek, Hoffmann P et al. Spielsucht. Eine nicht stoffgebundene Sucht. Konsensus-Statement – State of the Art 2018; https://www.bmf.gv.at (letzter Zugriff: 1.6.2025).

Bordin ES. The generalizability of the psychoanalytic concept of the working alliance. Psychol Psychother Theory Res Pract 1979; 16(3): 252–260.

Buth S, Rosenkranz M, Kalke J. Glücksspiel-Survey 2021: Glücksspielverhalten und problematisches Spielen in Deutschland. Hamburg: Institut für interdisziplinäre Sucht- und Drogenforschung (ISD) 2021; https://www.isd-hamburg.de/wp-content/uploads/2022/03/Gluecksspiel-Survey_2021.pdf (letzter Zugriff: 1.6.2025).

Buth S, Rosenkranz M, Kalke J. Glücksspiel-Survey 2023: Einblicke in das Spielverhalten Deutschlands. Hamburg: Institut für interdisziplinäre Sucht- und Drogenforschung (ISD) 2023. https://gluecksspielsucht-nrw.de/forschung-wissenschaft/gluecksspiel-survey-2023-einblicke-in-das-spielverhalten-deutschlands-copy (letzter Zugriff: 1.6.2025).

Buth S, Meyer G, Rosenkranz M, Kalke J. Glücksspielteilnahme und glücksspielbezogene Probleme in der Bevölkerung – Ergebnisse des Glücksspiel-Survey 2023. Hamburg: Institut für interdisziplinäre Sucht- und Drogenforschung (ISD) 2024.

BZgA – Bundeszentrale für gesundheitliche Aufklärung. Glücksspielverhalten und Glücksspielsucht in Deutschland: Ergebnisse des Surveys 2019 und Trends. Forschungsbericht 2020; https://www.bzga.de/fileadmin/user_upload/PDF/studien/BZgA-Forschungsbericht_Gluecksspielsurvey_2019.pdf (letzter Zugriff: 1.6.2025).

Calado F, Alexandre J, Griffiths MD. Prevalence of adolescent problem gambling: a systematic review of recent research. J Gambl Stud 2017; 33(2): 397–424. doi: 10.1007/s10899-016-9627-5.

DG-Sucht – Deutsche Gesellschaft für Suchtforschung und Suchttherapie e.V. (Hrsg.). S1-Leitlinie Diagnostik und Therapie von Internetnutzungsstörungen. AWMF-Registernummer 076-011. Stand: 20.11.2024; gültig bis: 19.11.2029; https://register.awmf.org/de/leitlinien/detail/076-011 (letzter Zugriff: 1.6.2025).

Dowling NA, Merkouris SS, Greenwood CJ, Oldenhof E, Toumbourou JW, Youssef GJ. Early risk and protective factors for problem gambling: a systematic review and meta-analysis of longitudinal studies. Clin Psychol Rev 2017; 51: 109–124.

Dowling N, Merkouris S, Lubman D, Thomas S, Bowden-Jones H, Cowlishaw S. Pharmacological interventions for the treatment of disordered and problem gambling. Cochrane Database Syst Rev 2022; 9: CD008936.

Dowling NA, Hawker CO, Merkouris SS, Rodda SN, Hodgins DC. Addressing gambling harm to affected others: a scoping review (Part I: Prevalence, socio-demographic profiles, and harm). Clin Psychol Rev 2025; 116: 102542.

Duven E, Giralt S, Müller KW, Wölfling K, Dreier M, Beutel ME. Problematisches Glücksspielverhalten bei Kindern und Jugendlichen in Rheinland-Pfalz. 2. A. Mainz: Universitätsmedizin Mainz 2011; https://www.unimedizin-mainz.de/fileadmin/kliniken/verhalten/Dokumente/Broschuere_KIJU-RLP.pdf (letzter Zugriff: 27.7.2025).

Ferris J, Wynne H. The Canadian Problem Gambling Index (Final report). Ottawa, Ontario, Canada: Canadian Centre on Substance Abuse 2001; https://novopsych.com/assessments/health/problem-gambling-severity-index-pgsi/ (letzter Zugriff: 1.6.2025).

Fisher S. Developing the DSM-IV criteria to identify adolescent problem gambling in non-clinical populations. J Gambl Stud 2000; 16(2–3): 253–273.

Giralt S, Müller KW, Beutel ME, Dreier M, Duven E, Wölfling K. Prevalence, risk factors, and psychosocial adjustment of problematic gambling in adolescents: results from two representative German samples. J Behav Addict 2018; 7(2): 339–347. doi: 10.1556/2006.7.2018.37.

Hayer T. Glücksspielsucht – Politische Gegenstrategien zur Vermeidung von individuellen und gesellschaftlichen Negativfolgen. Bremen: Gesundheitspolitisches Kolloquium 2024 https://www.socium.uni-bremen.de/uploads/Bremen_GK_2024.pdf (letzter Zugriff: 8.6.2025).

Hayer T, Meyer G, Petermann F. FGP-J – Fragebogen zu glücksspielbezogenen Problemen im Jugendalter: Manual. Göttingen: Hogrefe 2016.

Ioannidis K, Del Giovane C, Tzagarakis C, Solly JE, Westwood SJ, Parlatini V, et al. Pharmacological management of gambling disorder: a systematic review and network meta-analysis. Compr Psychiatry 2025; 137: 152566. doi: 10.1016/j.comppsych.2024.152566.

ICD-11 in Deutsch – Entwurfsfassung. In: bfarm.de. Bundesinstitut für Arzneimittel und Medizinprodukte, Januar 2024 (letzter Zugriff: 22.7.2025).

ISD (Institut für interdisziplinäre Sucht- und Drogenforschung), DHS (Deutsche Hauptstelle für Suchtfragen), Arbeitseinheit Glücksspielforschung der Universität Bremen) Hrsg.). Glücksspielatlas Deutschland 2023. Zahlen, Daten, Fakten; https://www.bundesgesundheitsministerium.de/service/publikationen/details/gluecksspielatlas-2023.html (letzter Zugriff: 8.6.2025).

Kräplin A, Bühringer G. Störung durch Glücksspielen und andere abhängige Verhaltensweisen. In: Hoyer J, Knappe S (Hrsg.), Klinische Psychologie & Psychotherapie. 3. A. Berlin, Heidelberg: Springer 2020; 933–946.

Kraus L, Seitz NN, Piontek D. Soziale Ungleichheit und Konsum von psychoaktiven Substanzen und Glücksspielen bei Kindern und Jugendlichen. In: Pfau S, Piontek D (Hrsg.), Drogen, Alkohol, Glücksspiel: Epidemiologische Befunde und Prävention. Wiesbaden: Springer 2013; 57–78. doi: 10.1007/978-3-658-00528-3_3.

Lambert MJ, Barley DE. Research summary on the therapeutic relationship and psychotherapy outcome. Psychother Theory Res Pract Training 2001; 38(4): 357–361.

Lesieur HR, Blume SB. The South Oaks Gambling Screen (SOGS): a new instrument for the identification of pathological gamblers. Am J Psychiatry 1987; 144: 1184–1188.

MAGS NRW – Ministerium für Arbeit, Gesundheit und Soziales des Landes Nordrhein-Westfalen (Hrsg.). Konsum von Glücksspielen bei Kindern und Jugendlichen: Verbreitung und Prävention. Abschlussbericht. Mainz: Ministerium für Gesundheit, Emanzipation, Pflege und Alter des Landes Nordrhein-Westfalen 2014; https://materialdatenbank.gluexxit.de/wp-content/uploads/2023/07/konsum-von-gluecksspielen.pdf (letzter Zugriff: 1.6.2025).

Marcos M, Chóliz M. Tecnotest: a screening tool for technological addictions and gambling disorder. Adicciones 2023; 35(3): 235–248. doi: 10.20882/adicciones.1380.

Meyer G. Risikofaktoren und Verlauf des problematischen Glücksspiels: Eine empirische Untersuchung zur Entwicklung von Glücksspielsucht. Dissertation, Universität Bremen 2012; https://core.ac.uk/download/pdf/161970722.pdf (letzter Zugriff: 1.6.2025).

Müller KW, Schneider K. Verhaltenssüchte nach ICD-11. Online-Computerspiele – was verbirgt sich hinter Internetnutzungsstörungen? VPP aktuell 2021; 55: 4–7.

Müller KW, Dreier M, Duven E, Giralt S, Beutel ME, Wölfling K. Konsum von Glücksspielen bei Kindern und Jugendlichen in Nordrhein-Westfalen: Eine Handreichung für Fachkräfte. Ministerium für Gesundheit, Emanzipation, Pflege und Alter des Landes Nordrhein-Westfalen (MGEPA). 2014; https://materialdatenbank.gluexxit.de/wp-content/uploads/2023/07/konsum-von-gluecksspielen.pdf (letzter Zugriff: 24.7.2025).

NICE – National Institute for Health and Care Excellence. Gambling-related harms: identification, assessment and management (NG248). London: NICE 2025; https://www.nice.org.uk/guidance/ng248 (letzter Zugriff: 1.6.2025).

Petry NM, Maccallum L. A comparison of treatment-seeking pathological gamblers based on preferred gambling activity. Addiction 2003; 98(5): 645–655. doi: 10.1046/j.1360-0443.2003.00336.x.

PGRTC – Problem Gambling Research and Treatment Centre. Guideline for Screening, Assessment and Treatment in Problem Gambling. Melbourne: PGRTC 2011.

Stinchfield R. Reliability, validity, and classification accuracy of the South Oaks Gambling Screen (SOGS). Addict Behav 2002; 27(1): 1–19.

Tran LT, Wardle H, Colledge-Frisby S, Taylor S, Lynch M, Rehm J, et al. The prevalence of gambling and problematic gambling: a systematic review and meta-analysis. Lancet Public Health 2024; 9(8): e594–e613.

Tremblay J, Stinchfield R, Wiebe J, Wynne H. Canadian Adolescent Gambling Inventory (CAGI). Phase III Final Report 2010; https://www.greo.ca/Modules/EvidenceCentre/files/Tremblay%20et%20al%20(2010)Canadian_Adolescent_Gambling_Inventory_Phase_III.pdf (letzter Zugriff: 1.6.2025).

Veit R, Lenz B, Bührer M. Suizidalität bei Menschen mit pathologischem Glücksspiel. Psychother Psychosom Med Psychol 2020; 70(4): 134–141. doi: 10.1055/a-0899-7307.

Wardle H, Reith G, Langham E, Rogers R. Gambling as a public health issue: We need policy action to protect vulnerable populations. Lancet Public Health 2024; 9(10): e567–e574. doi: 10.1016/S2468–2667(24)00203-9.

WHO – World Health Organization. International Classification of Diseases 11th Revision (ICD-11). Geneva: WHO 2018; https://www.who.int/classifications/icd/en/ [Die Glücksspielstörung ist unter den Verhaltensstörungen gelistet.] (letzter Zugriff: 1.6.2025).

Wölfling K. Ratgeber Glücksspielsucht: Informationen für Betroffene und Angehörige. Göttingen: Hogrefe 2023.

19.2.2 Computerspielstörung (6C51)

Daniel Illy

Wichtige Neuigkeiten auf einen Blick

- Die durchaus kontrovers diskutierte Aufnahme der Computerspielstörung in die ICD-11 ermöglicht erstmalig die Behandlung der Abhängigkeit von Computer- und Videospielen ohne die Notwendigkeit einer begleitenden Erkrankung.
- Die Computerspielstörung wird damit, insbesondere in der Altersgruppe jugendlicher Patienten, die bereits etablierte Abhängigkeit von Glücksspielangeboten (➤ Kap. 19.2.1) und die anderen Verhaltenssüchte (➤ Kap. 19.2.3) komplettieren und dabei aufgrund der Häufigkeit eine Vorreiterrolle einnehmen.
- Der abhängige Gebrauch der sog. neuen Medien ist zwar in aller Munde, aber bislang selbst in Fachkreisen ein wenig beachtetes Randthema. Doch nicht erst seit der COVID-Pandemie besteht ein großer Therapie- und Aufklärungsbedarf zu diesem sehr häufigen Problem. Aktuell muss in der Altersgruppe der 10- bis 17-Jährigen von 6,3 % Abhängigen ausgegangen werden (mediensuchthilfe.info 2022).
- Die Diagnosekriterien nach ICD-11 sind Kontrollverlust, Interessenverlust und die Fortsetzung trotz negativer Konsequenzen. Die DSM-5-Kriterien bleiben insbesondere im therapeutischen Kontext (z. B. bei der dysfunktionalen Gefühlsregulation) jedoch weiterhin wichtig.
- Relevant für die Diagnostik und Behandlung des Störungsbildes ist die deutschsprachige S1-Leitlinie „Diagnostik und Therapie von Internetnutzungsstörungen".
- Für die Behandlung gilt aktuell:
  - Die **Verhaltenstherapie** ist der Goldstandard in der Behandlung einer Computerspiel- bzw. Internetnutzungsstörung. Der Autor dieses Kapitels propagiert das von ihm entwickelte Therapiemanual zur Aufrechterhaltung einer Teilabstinenz unter Nutzung spielimmanenter Faktoren als Ressource.
  - Die hohen Komorbiditätsraten verbieten eine isolierte Behandlung der Computerspielthematik und setzen insbesondere im Bereich der Aufmerksamkeitsstörungen vielfach eine **pharmakologische Behandlung** voraus.
- Für Behandelnde werden die kommenden Jahre aufgrund der Etablierung der ICD-11-Diagnose spannend. Quasi über Nacht werden Millionen Menschen plötzlich eine neue Erkrankung haben, und es besteht aktuell eine große therapeutische Unterversorgung. Eine feste Verankerung des Störungsbildes und seiner Behandlung in den Ausbildungscurricula von Kinder- und Jugendlichen-Psychotherapeutinnen und -therapeuten ist von großer Wichtigkeit.

Eine Übersicht zum Störungsbild ist ➤ Tab. 19.22 zu entnehmen.

Tab. 19.22 Computerspielstörung – Übersicht

Definition	Abhängigkeit von Computer- und Videospielen
Manifestationsalter	Mit zunehmender Selbstständigkeit im Jugendalter ansteigendes Risiko, bei Grundschulkindern ist eher Elternberatung indiziert
Diagnostik	Höchsten Stellenwert hat eine umfangreiche Medienanamnese; Selbst- und Fremdbeurteilungsbögen dienen der objektiven Sicherung, die reine Spielzeit ist nicht so entscheidend wie insbesondere von Eltern oft angenommen
Komorbiditäten	Sehr hohe Komorbiditätsraten (vor allem ADHS, Depression und soziale Angststörung)
Therapeutische Optionen	In der Regel bieten sich verhaltenstherapeutische Verfahren an, vorzugsweise in der Gruppe (z. B. das „Git Gud in Real-Life"-Programm des Herausgebers)
Wichtige Leitlinien	S1-Leitlinie Diagnostik und Therapie von Internetnutzungsstörungen

Epidemiologie

Die Prävalenzraten der Internet Gaming Disorder variieren stark. Dies ist einerseits auf die unzureichende Studienlage, aber auch auf die fehlende gemeinsame Sprache bis zur Schaffung der Diagnose im DSM-5 im Jahr 2013 zurückzuführen. Es bleibt zu hoffen, dass sich die Datenlage durch die Aufnahme in die ICD-11 weiter verbessern wird; der Anstieg der Publikationsraten in den letzten Jahren deutet darauf hin. Mihara et al. (2017) etwa fanden weltweit Prävalenzraten der Internet Gaming Disorder von 0,7–27,5 %, was es schwierig macht, Vergleiche anzustellen. In vielen Studien sind vor allem jüngere Menschen betroffen; insbesondere die Altersgruppe der Adoleszenten sticht häufig heraus (Paulus et al. 2018).

PINTA – eine wegweisende Studie

Eine auch nach über 1ß Jahren noch sehr wichtige Studie zur Beschreibung des Krankheitsbildes ist die PINTA-Studie von Rumpf et al. (2011). Diese bezog sich auf die gesamte Internetabhängigkeit. Die aus der Studie abgeleitete Prävalenzschätzung ergab eine für die Internetabhängigkeit eine Prävalenzrate von 1 % der Bevölkerung zwischen 14 und 64 Jahren (Männer: 1,2 %, Frauen: 0,8 %). Interessanterweise waren die 14- bis 16-jährigen Mädchen stärker von einer Abhängigkeit betroffen als Jungen (gesamt: 4,0 %, Mädchen: 4,9 %, Jungen: 3,1 %). Darauf soll nachfolgend noch ausführlicher eingegangen werden. Insgesamt zeigte sich eine Zunahme der Prävalenz einer Abhängigkeit im jüngeren Lebensalter (14–64 Jahre: 1 %, 14–24 Jahre: 2,4 % und 14–16 Jahre: 4,0 %). Hinsichtlich eines problematischen Internetgebrauchs lag die Gesamtprävalenz bei 4,6 %. Auch hier zeigte sich ein deutlicher Anstieg im jüngeren Lebensalter (14–24 Jahre: 13,6 %, 14–16 Jahre: 15,4 %).

Das Thema Abhängigkeit vom Internet und den entsprechenden Medien ist also bereits seit vielen Jahren ein sehr zentrales Thema bei Jugendlichen. Mädchen scheinen dabei ebenfalls (sogar häufiger) betroffen zu sein, und doch werden sie an den entsprechend spezialisierten Stellen kaum gesehen, auch nicht in den Sprechstunden des Kapitelautors. Das hat meiner Meinung nach einen sehr wichtigen Grund, der junge Frauen sogar zu einer Risikogruppe werden lässt.

MERKE

Der Junge, der vor dem Rechner oder der Konsole sitzt und „Headshots verteilt", fällt tendenziell eher auf als das Mädchen, das im Rahmen von Sozialen Netzwerken mit ihren Freundinnen „quatscht". Weibliche Betroffene zeigen vielfach einen sozial erwünschteren Konsum der neuen Medien und sind damit vor allem eines: eine Risikogruppe. Nicht nur aus diesem Grund lohnt sich die differenzierte Betrachtung der Sozialen Netzwerke auch in diesem Buch (➤ Kap. 19.2.3).

Einfluss der COVID-19-Pandemie

Nicht zuletzt durch die „Lockdown"-Maßnahmen und das „Homeschooling" kam es während der Pandemie bei Kindern und Jugendlichen zu einem Anstieg der Nutzungszeiten von Computer- und Videospielen. Dies zeigte insbesondere die sehr umfangreiche Hamburger Studie (mediensuchthilfe.info 2024). So lag die tägliche Nutzung am Wochenende bzw. in den Ferien 2019 bei 166 Minuten/Tag und 2020 bei 190 Minuten/Tag. Nach den Pandemiemaßnahmen fand sich 2022 eine durchschnittliche tägliche Nutzungszeit am Wochenende von 182 Minuten/Tag. Die Medienzeiten fielen 2024 nicht auf das Ausgangsniveau zurück und blieben am Wochenende mit 171 Minuten/Tag weiterhin sehr hoch. Unter der Woche waren die Zeiten kürzer, doch auch hier ist der Anstieg sehr deutlich zu sehen (➤ Abb. 19.2).

Die Studie zeigt, dass die durchschnittlichen **Nutzungszeiten** der Kinder und Jugendlichen nach einem signifikanten Anstieg während der COVID-Maßnahmen zwar wieder etwas zurückgingen, insgesamt aber noch nicht ihr präpandemisches Ausgangsniveau erreicht haben.

Ein ähnlicher Trend zeigt sich auch bei den **Nutzungsmustern.** Die Prävalenzen pathologischer Nutzungsmuster nach ICD-11-Kriterien stiegen im Verlauf der Pandemie deutlich an (➤ Abb. 19.3). Zwischen 2019 und 2022 hat sich die Zahl betroffener Kinder und Jugendlicher bereits mehr als verdoppelt (mediensuchthilfe.info 2024).

Diagnostik und Komorbidität

Diagnosekriterien

Erstmals fand die Erkrankung unter dem Namen „Internet Gaming Disorder" im Jahr 2013 in einem Klas

19

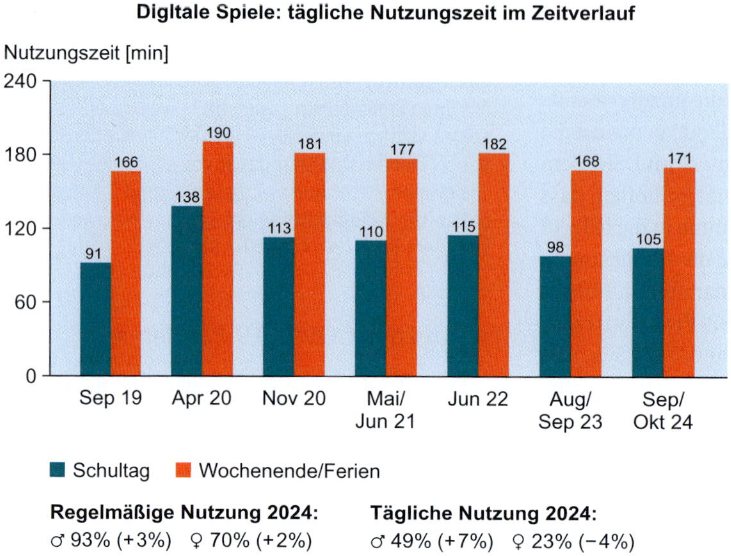

Abb. 19.2 Nutzungszeiten digitaler Spiele in Minuten vor und in der Pandemie (10–17 Jahre) (Zahlen: mediensuchthilfe.info 2022) [W1376/L231]

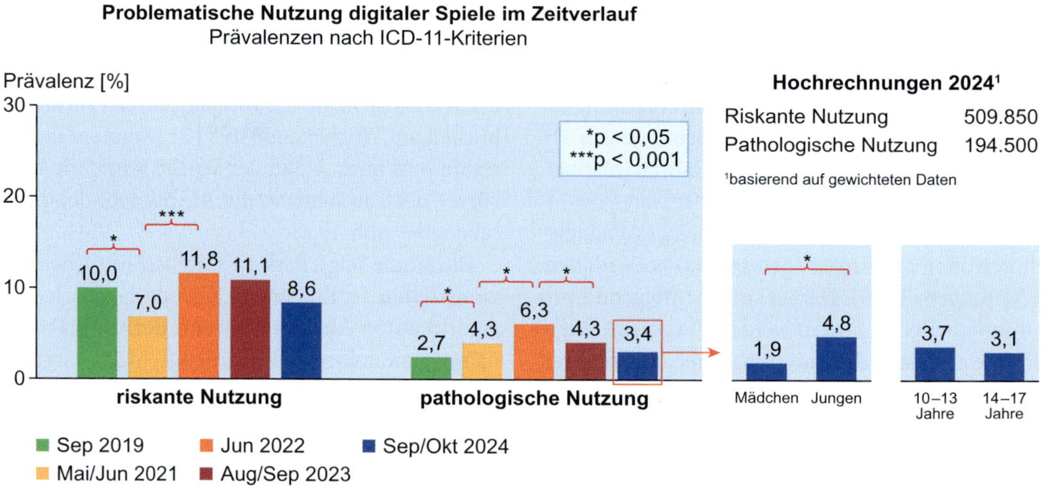

Abb. 19.3 Riskante und pathologische Nutzung bei digitalen Spielern (10–17 Jahre) (Zahlen: mediensuchthilfe.info 2022) [W1376/L231]

sifikationssystem Berücksichtigung, als sie von der American Psychiatric Association in das Forschungskapitel des US-amerikanischen Klassifikationssystems für psychische Störungen (DSM-5) aufgenommen wurde. Für Behandelnde stellte diese Aufnahme einen sehr wichtigen Meilenstein dar. Der Name „Internet Gaming Disorder" ist allerdings etwas unglücklich, da man annehmen könnte, er beziehe sich lediglich auf Online-Spiele. Der Begriff wurde gewählt, um einer Verwechslung mit der ähnlich klingenden „Gambling Disorder" aus dem Weg zu gehen. Die Internet Gaming Disorder des DSM-5 lieferte erstmalig eine Definition der Erkrankung und bildete die Grundlage für weitere Forschungen. Zum ersten Mal konnten Forschende weltweit diesbezüglich eine gemeinsame Sprache sprechen.

Das DSM-5 definierte insgesamt neun Abhängigkeitskriterien, die das Störungsbild auf symptomaler

Ebene erstmalig einheitlich beschreibbar machten (➤ Box 19.4).

BOX 19.4

Abhängigkeitskriterien der Internet Gaming Disorder nach DSM-5

Die neun Abhängigkeitskriterien der Internet Gaming Disorder nach DSM-5 (hier in der deutschen Übersetzung der Computerspielabhängigkeitsskala von Rehbein 2015) lauten:

- Gedankliche Vereinnahmung (übermäßige Beschäftigung)
- Entzugserscheinungen
- Toleranzentwicklung
- Kontrollverlust
- Verhaltensbezogene Einengung (Interessenverlust)
- Fortsetzung trotz psychosozialer Probleme
- Lügen/Verheimlichen (Täuschen anderer)
- Dysfunktionale Gefühlsregulation
- Gefährdung/Verluste

Die Diagnose kann vergeben werden, wenn fünf der neun Kriterien über einen Zeitraum von 12 Monaten erfüllt sind. Ab dem Vorliegen von zwei Kriterien wird von „gefährdetem Spielverhalten" gesprochen.

Die Aufnahme der Diagnose wurde etwa aufgrund der Qualität der (zu Teilen aus der Glücksspielabhängigkeit „entliehenen") Kriterien fand nicht nur Zustimmung (Aarseth et al. 2017) und wurde auch im Zuge der Schaffung einer Diagnosekategorie in der ICD-11 durchaus kontrovers diskutiert (Illy 2018). Aus Platzgründen wird an dieser Stelle auf die ausführliche Darlegung in Illy (2020) verwiesen.

Ein paar Sätze noch zur Nomenklatur: Aus meiner Sicht ist der Abhängigkeitsbegriff sinnvoller als der Störungsbegriff (der sich ja aus der englischen, wortgetreuen Übersetzung herleitet). Zudem halte ich es für korrekter, von Videospielen anstatt von Computerspielen zu sprechen, da so auch Konsolen- und Smartphone-Spiele miterfasst werden. Im Zuge der Vereinheitlichung der Bezeichnungen für Verhaltenssüchte (Rumpf et al. 2021) sind jedoch folgende Begriffe festgelegt worden: Computerspielstörung bzw. Internetnutzungsstörung. Einen Überblick über die verschiedenen Nutzungsformen gibt ➤ Abb. 19.4.

Die Abhängigkeit von Sozialen Netzwerken wird Soziale-Netzwerke-Nutzungsstörung genannt. Diese wird in der ICD-11 unter „Näher bezeichnete Störung durch Verhaltenssüchte" (➤ Kap. 19.2.3) kodierbar sein. Das aktuelle Kapitel soll schwerpunktmäßig die Abhängigkeit von Videospielen behandeln. Auf dieser Internet Gaming Disorder basieren auch die ursprünglichen Abhängigkeitskriterien, die wie bereits genannt, kontrovers diskutiert wurden.

19

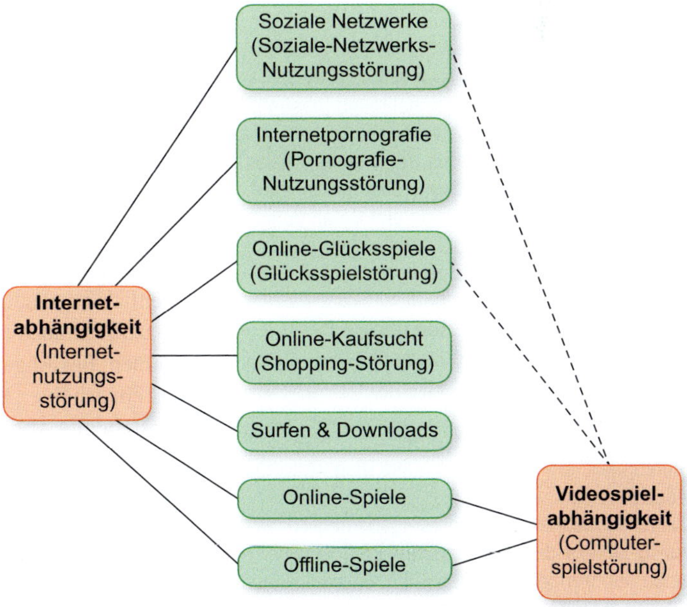

Abb. 19.4 Formen der Internetabhängigkeit samt offizieller Benennungen in Klammern (modifiziert nach Rehbein 2015) [G1493]

Den Schwierigkeiten mit der Qualität der neun Kriterien des DSM-5 geht die ICD-11 ein wenig aus dem Weg, indem sie für die neu aufgenommene Computerspielstörung die Anzahl der Kriterien reduziert.

MERKE

Kriterien der neu in die ICD-11 aufgenommen Computerspielstörung:

- Kontrollverlust
- Interessenverlust
- Fortsetzung trotz negativer Konsequenzen

Zusatzkriterium: Funktionale Beeinträchtigung aufgrund des Konsums

Die Symptome müssen für 12 Monate bestehen. Bei einer entsprechenden Schwere der Erkrankung ist auch eine frühere Diagnosevergabe möglich.

Die Aufnahme in die ICD-11 ist ausdrücklich zu begrüßen, doch gehen durch die Reduktion der Kriterien auch entscheidende Informationen verloren, z. B. die therapeutisch sehr relevante dysfunktionale Gefühlsregulation. Da in Zukunft nicht nur Abhängigkeits-Experten (die über die neun Abhängigkeitskriterien informiert sind und ihre Anamnese daran ausrichten) Diagnosen vergeben werden, sondern beispielsweise auch Haus- und Kinderärzte, ist dieser Punkt durchaus relevant.

19

EXKURS

Exemplarisch lässt sich dies am Fallbeispiel für dieses Kapitel (siehe Ende ➤ Kap. 19.2.2) demonstrieren.

- **Vermutlich erfüllte Kriterien nach DSM-5:** Die Kriterien gedankliche Vereinnahmung (übermäßige Beschäftigung), verhaltensbezogene Einengung (Interessenverlust), Fortsetzung trotz psychosozialer Probleme, Lügen/Verheimlichen (Täuschen anderer), dysfunktionale Gefühlsregulation und Gefährdung/Verluste sind erfüllt. Entzugserscheinungen, Toleranzentwicklung und Kontrollverlust lassen sich aktuell nicht sicher erfassen.
- **Vermutlich erfüllte Kriterien nach ICD-11:** Interessenverlust, Fortsetzung trotz negativer Konsequenzen und funktionale Beeinträchtigung sind gegeben (Schule und Familie). Kontrollverlust lässt sich nicht sicher erfassen. Aufgrund der Schwere der Symptomatik könnte an eine frühere Diagnosevergabe gedacht werden.

Nach ICD-11 wäre eine Diagnosevergabe fraglich, da bei einem 16-Jährigen die fremdanamnestischen Angaben nur sekundär einbezogen werden sollten. Allerdings lassen sich einige therapeutische Ansatzpunkte finden, und es zeigt sich ein spezifischer Behandlungsbedarf für Finn. So könnte man etwa vor dem Hintergrund der Mobbing-Erfahrungen gut therapeutisch in die Thematik einsteigen. Die virtuelle Welt, in welcher der Patient offenbar erfolgreich zu sein scheint, könnte bspw. einen dysfunktionalen Eskapismus bedingen. Spielinhalte („Ich bin einer der Besten") könnten in die reale Welt übertragen werden („Ich habe meine Stärken"). Auch das Thema Einsamkeit und Partnerschaft liegt auf der Hand.

In ersten Studien zur Prävalenz zeigt sich unter den ICD-11-Kriterien mit 3,28 % eine konservativere Schätzung als unter den DSM-5-Kriterien (5,74 %) (Montag et al. 2019). Bei der Diagnosestellung Internet Gaming Disorder im DSM-5 liegt ein stärkerer Fokus auf den Symptomkriterien, während die Gaming Disorder in der ICD-11 die Problemkriterien stärker fokussiert. Dies erhöht den Schwellenwert und sorgt für eine niedrigere Prävalenz (Kewitz et al. 2023).

Diese Erkenntnisse sind auch bei den (älteren) epidemiologischen Studien zu beachten, die ja in der Regel die DSM-5-Kriterien anlegen. Insgesamt ist die Verwendung der ICD-11-Kriterien (auch aufgrund der scheinbar besseren Validität) uneingeschränkt zu empfehlen, solange man im psychotherapeutischen Kontext die weiteren Kriterien im Hinterkopf behält, da z. B. insbesondere die dysfunktionale Emotionsregulation ungeachtet der Nichtbeachtung als Diagnosekriterium in der ICD-11 ein wichtiges therapeutisches Kriterium bleibt.

Medienanamnese

Die Patienten sind unter besonderer Berücksichtigung ihrer jeweiligen Lebensphase zu diagnostizieren. Dies gilt insbesondere für Jugendliche. Aufgrund komplexer neurobiologischer und psychosozialer Entwicklungsprozesse geht diese Phase in der Regel mit zeitlich begrenzten Verhaltensauffälligkeiten einher. Dazu kann auch ein passager erhöhter Medienkonsum zählen. Bei jüngeren Kindern (Faustregel < 14 Jahre) ist ein erhöhter Medienkonsum meist nicht auf eine bestehende Abhängigkeit zurückzuführen, sondern vielmehr Ausdruck einer unzureichenden Erziehungskompetenz der Eltern. Ein 8-Jähriger, der bspw. unkontrolliert und stundenlang „Minecraft" spielt, hat in der Regel keine „autonome" Abhängigkeit, sondern erhält seitens der Erziehungsberechtigten unzureichende Grenzen und Strukturen aufgezeigt.

Fallbeispiel

Der 17-jährige Jakob kommt in Begleitung seiner Eltern nach vorangegangener Vorstellung beim Kinder- und Jugendpsychiatrischen Dienst (KJPD) und mit dringender Empfehlung für eine spezifische Behandlung in die „Sprechstunde für Videospiel- und Internetabhängigkeit". Seit 2 Monaten bestehe eine zunehmende Schulabstinenz; die eigentlich angestrebte Hochschulreife sei gefährdet. Die verheirateten und beide zum Gespräch anwesenden Eltern zeigen sich mit der aktuellen familiären Situation überfordert. Es wird eine große Sorge sichtbar, da aufgrund von Jakobs Alters nicht mehr viel „Handhabe" bestünde, ihn entsprechend zu „formen". Fremdanamnestisch lässt sich ein verschobener Tag-Nacht-Rhythmus eruieren.

Auf den aktuellen Konsum angesprochen, schildert Jakob, dass er vor allem „Rainbow Six Siege" spiele und sich überlegt habe, das Abitur doch nicht zu machen, weil er professioneller „Twitch-Streamer" werde wolle. Er habe ja einen Schulabschluss und verstehe nicht, warum seine Eltern so einen „Riesenzirkus" veranstalten würden. Er könne nicht nachvollziehen, warum man sich Sorgen um ihn mache. Schließlich habe er einen Lebensplan gefasst, der einfach nur nicht zu den „spießigen" Vorstellungen seiner als Juristen tätigen Eltern passe. Er beschäftige sich sehr viel mit Gaming, habe ja auch ein berufliches Interesse daran und bereits einige Turniere gewonnen. Andere Hobbys habe er keine mehr. Den Versuch, seine Spielzeit zu reduzieren, habe er nie unternommen, außerdem habe sich seine Spielzeit in den letzten 12 Monaten nur unwesentlich verändert. Lediglich nach der Entscheidung, nicht mehr so häufig in die Schule zu gehen, habe er natürlich mehr Zeit zum Spielen gehabt. Entzugserscheinungen werden verneint. Zuletzt habe er auch heimlich in der Nacht gespielt, um den Diskussionen mit seinen Eltern aus dem Weg zu gehen.

Erst auf mehrfache Nachfrage gibt er an, manchmal zu spielen, um sich danach besser zu fühlen. In der Schule sei er zuletzt Mobbing ausgesetzt gewesen, da er noch nie eine Freundin gehabt habe.

Bei Anwendung der Kriterien der Forschungsdiagnose „Internet Gaming Disorder" des DSM-5 und unter Einbezug der Anamnese kann bei Jakob eine Abhängigkeit bestätigt werden. Auf Nachfrage räumt er auch einen (durchaus aversiv erlebten) Kontrollverlust ein. So gesehen ist auch die Diagnosevergabe nach ICD-11 möglich. Im Verlauf entschließt Jakob sich zur Teilnahme an einem spezifischen Gruppentherapieprogramm für Jugendliche, nachdem er wiederholt wichtige Turniere verloren hat und sich nun zunehmend selbst um seine Zukunft zu sorgen beginnt. Mit den Eltern kann im Rahmen von Beratungsgesprächen eine unterstützende Haltung zur Förderung der Teilabstinenz erarbeitet werden. In den einzeltherapeutischen Gesprächen öffnet sich Jakob hinsichtlich des Mobbings und seines Einsamkeitserlebens. Er gibt an, sich sehr zu wünschen, eine Partnerin zu finden, dass er jedoch zu schüchtern sei. Es kann die Diagnose einer sozialen Phobie gesichert werden, die sich jedoch durch die Teilnahme an der Gruppentherapie bereits deutlich gebessert zeigt.

19

LITERATUR

Aarseth E, Bean AM, Boonen H et al. Scholars' open debate paper on the World Health Organization ICD-11 Gaming Disorder proposal. J Behav Addict 2017; 6(3): 267–270.

Bozkurt H, Coskun M, Ayaydin H, Adak İ, Zoroglu SS. Prevalence and patterns of psychiatric disorders in referred adolescents with Internet addiction. Psychiatry Clin Neurosci 2013; 67(5): 352–359.

Brand M, Young KS, Laier C, Wölfling K, Potenza MN. Integrating psychological and neurobiological considerations regarding the development and maintenance of specific Internet-use disorders: an Interaction of Person-Affect-Cognition-Execution (I-PACE) model. Neurosci Biobehav Rev 2016; 71: 252–266.

DAK-Gesundheit. WhatsApp, Instagram und Co. – so süchtig macht Social Media. 2018; https://www.eukids-online.de/wp-content/uploads/DAK-Studie-Social-Media-Abh%C3%A4ngigkeit.pdf (letzter Zugriff: 8.6.2025).

DAK-Gesundheit. Mediensucht 2020 – Gaming und Social Media in Zeiten von Corona - DAK-Längsschnittstudie: Befragung von Kindern, Jugendlichen (12–17 Jahre) und deren Eltern. 2020. https://caas.content.dak.de/caas/v1/media/12654/data/e364341b499ec01105a44cdd5eed

6f97/dak-studie-gaming-social-media-und-corona.pdf (letzter Zugriff: 8.6.2025).
DAK-Gesundheit. Mediensucht während der Corona-Pandemie. Ergebnisse der Längsschnittstudie von 2019 bis 2021 zu Gaming und Social media mit dem UKE Hamburg. November 2021; https://caas.content.dak.de/caas/v1/media/12626/data/e13ccd9d1b752d7972b5ecebffb8053a/dak-studie-mediensucht-ergebnisse.pdf (letzter Zugriff: 8.6.2025).
Illy D. Videospielabhängigkeit: Behandlung ohne Diagnose. Dtsch Arztebl 2018; 3: 118.
Illy D (Hrsg.). Praxishandbuch Videospiel- und Internetabhängigkeit. München: Elsevier Urban & Fischer 2020.
Illy D. Ratgeber Daueronline in Sozialen Netzwerken. Unterschätzte Gefahr der Abhängigkeit von Instagram, TikTok und Co. München: Elsevier Urban & Fischer 2022.
Illy D, Florack J. Behandlungsmanual Videospiel- und Internetabhängigkeit Verhaltenstherapeutisch-orientierte Gruppenbehandlung zur Teilabstinenz bei Adoleszenten – Das „Git Gud in Real-Life"-Programm. München: Elsevier Urban & Fischer 2021.
Mediensuchthilfe.info. Längsschnittstudie zur Mediennutzung von Kindern und Jugendlichen in Deutschland vor und während der COVID-19 Pandemie (2019–2022) https://mediensuchthilfe.info/unsere-studien/ (letzter Zugriff: 8.6.2025).
Mihara S, Higuchi S. Cross-sectional and longitudinal epidemiological studies of Internet gaming disorder: a systematic review of the literature. Psychiatry Clin Neurosci 2017; 71(7): 425–444.
Montag C, Schivinski B, Sariyska R, Kannen C, Demetrovics Z, Pontes HM. Psychopathological symptoms and gaming motives in disordered gaming – A psychometric comparison between the WHO and APA diagnostic frameworks. J Clin Med 2019; 8(10): 1691.
Müller K, Wölfling K, Brand M et al. Internetbezogene Störungen bei weiblichen Betroffenen: nosologische Besonderheiten und deren Effekte auf die Inanspruchnahme von Hilfen (IBSfemme). 2019; https://www.bundesgesundheitsministerium.de/fileadmin/Dateien/5_Publikationen/Drogen_und_Sucht/Berichte/IBSfemme_Abschlussbericht.pdf (letzter Zugriff: 8.6.2025).
Paschke K, Austermann MI, Thomasius R. Assessing ICD-11 gaming disorder in adolescent gamers: development and validation of the Gaming Disorder Scale for Adolescents (GADIS-A). J Clin Med 2020, 9: 993.
Paulus FW, Ohmann S, von Gontard A, Popow C. Internet gaming disorder in children and adolescents: a systematic review. Dev Med Child Neurol 2018; 60(7): 645–659.
Rehbein F. Computerspielabhängigkeitsskala CSAS: ein Verfahren zur Erfassung der Internet Gaming Disorder nach DSM-5. Göttingen: Hogrefe 2015.
Rumpf H-J, Meyer C, Kreuzer A, John U. Prävalenz der Internetabhängigkeit (PINTA). Bericht an das Bundesministerium für Gesundheit. 2011; www.berlin-suchtpraevention.de/wp-content/uploads/2016/10/2011_PINTA-Studie.pdf (letzter Zugriff: 8.6.2025).
Rumpf H-J, Batra A, Bischof A et al. Vereinheitlichung der Bezeichnungen für Verhaltenssüchte. Sucht 2021; 67(4): 181–185.
Wartberg L, Zieglmeier M, Kammerl R. Accordance of adolescent and parental ratings of Internet gaming disorder and their associations with psychosocial aspects. Cyberpsychol Behav Soc Netw 2019; 22(4), 264–270.
Wölfling K, Jo C, Bengesser I, Beutel ME, Müller KW. Computerspiel- und Internetsucht: ein kognitiv-behaviorales Behandlungsmanual. 2., erw. u. überarb. A. Stuttgart: Kohlhammer 2022.
Zhang JT, Brand M. Editorial: Neural mechanisms underlying internet gaming disorder. Front Psychiatry 2018; 9: 404.

19

19.2.3 Sonstige näher bezeichnete Störungen durch Verhaltenssüchte (6C5Y), Schwerpunkt Soziale-Netzwerke-Nutzungsstörung

Daniel Illy

Wichtige Neuigkeiten auf einen Blick

- In diesem Kapitel liegt der Schwerpunkt auf der Abhängigkeit von Social-Media-Angeboten (Soziale-Netzwerke-Nutzungsstörung). Die Shopping-Störung und die Pornografie-Nutzungsstörung werden aufgrund ihrer (in der Altersgruppe) untergeordneten Relevanz nur kurz adressiert. Die „Streaming-Störung" wird in der ICD-11 als „Nicht näher bezeichnete Verhaltenssucht" (6C5Z) geführt und in ➤ Kap. 19.2.3 nur als Exkurs behandelt.
- Mädchen scheinen aufgrund eines sozial erwünschteren Konsums („mit Freundinnen chatten" vs. „Ballerspiele") weniger häufig in spezifischen Behandlungsangeboten gesehen zu werden. Sie sind damit eine Risikogruppe!
- Nicht zuletzt die Zunahme der Medienzeit durch die COVID-19-Pandemie sowie die zunehmende Digitalisierung führen zu einem kontinuierlichen Anstieg der Prävalenzraten (aktuell > 6 %).
- Die Diagnostik einer Soziale-Netzwerke-Nutzungsstörung ist schwieriger als die einer Computerspielstörung (an deren Kriterien sie sich anlehnt (➤ Kap. 19.2.2), da spezifische

Diagnosekriterien fehlen und der Konsum meist sehr viel fragmentierter stattfindet. Umso mehr sollte diese daher auf Basis einer ausführlichen Anamnese und einer psychiatrischen Einschätzung der Betroffenen erfolgen.
- Relevant für die therapeutische Behandlung des Störungsbildes ist die erste deutschsprachige Leitlinie „Diagnostik und Therapie von Internetnutzungsstörungen". Aktuell gilt:
  - **Verhaltenstherapie** ist der Goldstandard in der Behandlung einer Computerspiel- bzw. Internetnutzungsstörung. Der Autor dieses Kapitels propagiert das von ihm entwickelte Therapiemanual zur Aufrechterhaltung einer Teilabstinenz unter Nutzung nutzungsformimmanenter Faktoren als Ressource.
  - Die **pharmakologische Behandlung** ist nur bei komorbiden Störungen indiziert und seltener als bei Abhängigkeit von Videospielen (vor allem aufgrund des Geschlechterbias und der Aufmerksamkeitsstörungen).
- Für Behandelnde werden die kommenden Jahre aufgrund der Etablierung der ICD-11-Diagnose spannend. Quasi über Nacht werden Millionen Menschen plötzlich eine neue Erkrankung haben – bei einer aktuell großen therapeutischen Unterversorgung. Eine feste Verankerung des Störungsbildes und seiner Behandlung in den Ausbildungscurricula von Kinder- und Jugendlichen-Psychotherapeutinnen und -therapeuten ist von großer Wichtigkeit. Das gilt umso mehr für die weniger in Beratung und Therapie ankommenden (jungen) Frauen und Mädchen, die in sozialen Netzwerken mitunter noch größeren Risiken (Cybergrooming, Pro-Anorexie etc.) ausgesetzt sind.

Eine Übersicht zum Störungsbild ist ➤ Tab. 19.24 zu entnehmen.

Tab. 19.24 Sonstige näher bezeichnete Verhaltenssüchte – Übersicht

Definition	Abhängigkeit von sozialen Netzwerken (Pornografie, Online-Shopping und Streaming als nnb)
Manifestationsalter	• Mit zunehmender Selbstständigkeit im Jugendalter ansteigendes Risiko; bei Grundschulkindern ist eher Elternberatung indiziert. • Pornografieabhängigkeit und Shopping-Störung sind eher Themen der Erwachsenen
Diagnostik	Höchsten Stellenwert hat eine umfangreiche Medienanamnese; Selbst- und Fremdbeurteilungsbögen dienen der objektiven Sicherung; die reine Nutzungszeit ist nicht so entscheidend wie insbesondere von Eltern oft angenommen
Komorbiditäten	Sehr hohe Komorbiditätsraten (vor Depression, soziale Angststörung und ADS bei Mädchen)
Therapeutische Optionen	In der Regel bieten sich verhaltenstherapeutische Verfahren an, vorzugsweise in der Gruppe (z. B. das „Git Gud in Social-Life"-Programm des Herausgebers)
Wichtige Leitlinien	S1-Leitlinie Diagnostik und Therapie von Internetnutzungsstörungen

Die näher bezeichneten Verhaltenssüchte gliedern sich in die Soziale-Netzwerke-Nutzungsstörung, die Shopping-Störung und die Pornografie-Nutzungsstörung (➤ Kap. 19.2.3). Da für die Zielgruppe der Kinder und Jugendlichen insbesondere die Abhängigkeit von Sozialen Netzwerken relevant ist, soll darauf ein Fokus gelegt werden. Die anderen beiden Störungsbilder sind in der vorliegenden Altersgruppe bei Weitem nicht so häufig (auch wenn es sicherlich eine Dunkelziffer aufgrund fehlender Berücksichtigung in der psychiatrischen Anamnese gibt).

Die „Nicht näher bezeichneten Verhaltenssüchte" der ICD-11 (6C5Z) könnten langfristig gesehen als Sammelbecken für weitere Verhaltenssüchte (z. B. eine „Sportsucht") genutzt werden. Hierbei gibt es jedoch aus meiner Sicht (im Unterschied zur deutlich besser erforschten Abhängigkeit von digitalen Medien) eine durchaus berechtigte Skepsis an der Schaffung neuer Diagnosen und einer Pathologisierung von Alltagsverhalten. Bis weitere Daten zu den entsprechenden Störungsbildern vorliegen, soll daher an dieser Stelle nur als kurzer Exkurs auf die im Kindes- und Jugendalter durchaus relevante „Streaming-Störung" eingegangen werden, ehe nachfolgend die näher bezeichneten Verhaltenssüchte und dabei allen voran die „Soziale-Netzwerke-Nutzungsstörung" vorgestellt werden.

EXKURS

„Streaming-Störung" als „Nicht näher bezeichnete Verhaltenssucht" (6C5Z)

Das sog. Binge-Watching digitaler Medien ist ein relativ neues Verhaltensmuster, dessen Popularität nicht zuletzt durch Streaming-Anbieter wie Netflix zunimmt und sich vor allem bei jungen Menschen zu einer beliebten Form der Freizeitgestaltung entwickelt hat. Rückblickend ist ein solches Verhalten natürlich schon in Zeiten von DVDs und sogar VHS oder Fernsehen aufgetreten, allerdings hat sich die Zugänglichkeit durch digitale Distribution und Abonnementmodelle extrem erhöht. Bereits 2013, also kurz vor der Einführung von Netflix in Deutschland, gaben 62 % der amerikanischen Bevölkerung an, dass sie regelmäßig Binge-Watching betreiben (Harris Interactive 2013).
Von Binge Watching spricht man, wenn mindestens zwei bis sechs Episoden einer Serie am Stück geschaut werden (Starosta und Izydoczyk 2020). Es gibt bislang jedoch keine Studien zur Prävalenz, erst recht nicht für den Kinder- und Jugendbereich. Ein entscheidender Faktor scheint beim Binge-Watching, analog zum Gaming (➤ Kap. 19.2.2), die dysfunktionale Emotionsregulation zu sein. Im Bereich Gaming ergeben sich weitere Überschneidungspunkte, etwa beim Schauen von Gaming-Streams oder Let's Plays. Weiterführende Informationen dazu finden sich bspw. im *Praxishandbuch Videospiel- und Internetabhängigkeit* (Illy 2020.)

Soziale-Netzwerke-Nutzungsstörung

Die Soziale-Netzwerke-Nutzungsstörung bezeichnet die Abhängigkeit von Social-Media-Angeboten und steht in der ICD-11 neben der Abhängigkeit von Computer- und Videospielen (➤ Kap. 19.2.2), wobei das „Nebeneinanderstehen" nicht ganz zutreffend ist – gilt es doch unbedingt zu beachten, dass viele digitale Inhalte eine hohe Verschränkung miteinander (Konvergenz; vgl. dazu auch ➤ Kap. 19.2.1) aufweisen. Diese Konvergenz ist insbesondere in den sozialen Netzwerken und bei Streaming-Angeboten zu beobachten, wie schon in ➤ Abb. 19.4 (➤ Kap. 19.2.2) illustriert. Angebote wie Instagram, YouTube oder Twitch arbeiten und planen z. T. strategisch mit integrierten Second-Screen-Inhalten, was sich sehr deutlich an den Aufforderungen der Content-Ersteller, Beiträge zu kommentieren, erkennen lässt.

Epidemiologie

Epidemiologische Fragestellungen ließen sich lange Zeit nur durch Betrachtung der Diagnose „Computerspielstörung" (➤ Kap. 19.2.2) klären, wobei die Angaben zur Prävalenz der „Internet Gaming Disorder" mit 0,7–27,5 % stark variieren (Mihara et al. 2017). Ein Grund hierfür ist vor allem das Fehlen wissenschaftlicher Studien zu diesem noch sehr neuen und noch nicht breit erforschten Krankheitsbild. Erst 2013 war die Aufnahme der Diagnose in das DSM-5 erfolgt, was sich dann positiv auf die nachfolgenden Publikationen auswirkte. Erstmals sprach man wissenschaftlich gesehen eine gemeinsame Sprache. Vermutlich werden in den kommenden Jahren, nach der Aufnahme in die ICD-11, weitere und belastbarere Studien publiziert werden.

Ein wichtiger Durchbruch in der Beschreibung des Krankheitsbildes war die **PINTA-Studie** (Rumpf et al. 2011), die sich auf die Internetabhängigkeit insgesamt bezog, nicht nur auf das Gaming. Die aus der Studie abgeleitete Häufigkeitsrate lag für die Bevölkerung zwischen 14 und 64 Jahren bei 1 % (Männer: 1,2 %; Frauen: 0,8 %). Interessanterweise waren die 14- bis 16-jährigen **Mädchen stärker von** einer **Abhängigkeit** betroffen **als** die **Jungen** (Gesamt: 4,0 %; Mädchen: 4,9 %; Jungen: 3,1 %). Vermutlich tauchen Mädchen, obwohl sie häufiger von Abhängigkeit betroffen sind, seltener in spezifischen Behandlungsangeboten wie z. B. den diesbezüglichen Sprechstunden des Autors auf, weil es sich bei ihnen um einen „sozial erwünschteren" Konsum handelt („mit Freundinnen chatten" vs. „Ballerspiele"). Die PINTA-Studie konnte auch aufzeigen, dass die Internetabhängigkeit ein wichtiges Thema im Jugendalter ist und in dieser Altersgruppe gehäuft auftritt (14–64 Jahre: 1 %; 14–24 Jahre: 2,4 %; 14– 16 Jahre: 4,0 %). Auch der gefährdete Gebrauch (also lediglich die Teilerfüllung der Abhängigkeitskriterien) zeigte einen deutlichen Anstieg im jüngeren Lebensalter (14–64 Jahre: 4,6 %; 14–24 Jahre: 13,6 %; 14–16 Jahre: 15,4 %). Doch seitdem sind knapp 15 Jahre ins Land gegangen: Damals gab es weder TikTok noch Fortnite, und auch die COVID-19-Pandemie war noch kein Thema.

Studien zur reinen Soziale-Netzwerke-Nutzungsstörung sind (auch aufgrund der fehlenden Diagnose) noch selten; erwähnen sollte man an dieser Stelle allerdings die Metaanalyse von Cheng et al. (2021). Insgesamt gehen die Autoren davon aus, dass 5 % von einer Abhängigkeit von sozialen Netzwerken betroffen sind. Auf Deutschland übertragen (was nur eingeschränkt möglich ist) würde dies auf eine wirklich hohe Anzahl Betroffener hinauslaufen. Eine deutsche Studie fand im Zeitraum eines Jahres eine Rate von 2,6 % Betroffener (Wartberg et al. 2017). Auch die Arbeitsgruppe der Studie „DAK-Gesundheit: WhatsApp, Instagram und Co. – so süchtig macht Social Media“ (DAK-Gesundheit 2018) hat sich gezielt deutsche Jugendliche angeschaut und untersuchte erstmals die Intensität der Nutzung sowie die Auswirkung sozialer Medien bei 12- bis 17-jährigen Kindern und Jugendlichen in Deutschland. Das Ergebnis: 85 % der 12- bis 17-Jährigen nutzen soziale Medien täglich, und die durchschnittliche Nutzungshäufigkeit steigt mit zunehmendem Alter an. Die 16- bis 17-Jährigen nutzen soziale Medien in der Regel jeden Tag. Die durchschnittliche tägliche Nutzungsdauer aller Altersgruppen liegt bei 166 Minuten. Mädchen (182 min) nutzen soziale Netzwerke länger als Jungen (151 min).

Diese Daten waren vor der COVID-19-Pandemie erhoben worden. Welche Auswirkungen die pandemiebedingten Einschränkungen auf das Medienverhalten hatten, wurde – mit sehr interessanten Ergebnissen – ebenfalls von der DAK-Arbeitsgruppe untersucht: Im Vergleich zu den präpandemischen Daten stellte man fest, dass nicht zuletzt durch die „Lockdown“-Maßnahmen und das „Homeschooling“ während der Pandemie die **Nutzungszeiten** sozialer Medien bei Kindern und Jugendlichen weiter anstiegen, was insbesondere auch durch die sehr umfangreiche Hamburger Studie unterstrichen wurde (mediensuchthilfe.info 2022):

Werktags lag die tägliche Nutzung 2019 bei 123 min/Tag und 2020 bei 137 min/Tag und stieg bis Juni 2022 deutlich auf 164 min/Tag an.

An Wochenenden nahm die Nutzungsdauer von 191 min/Tag im Jahr 2019 auf 233 min/Tag in 2020 zu und lag 2022 bei 229 min/Tag (➤ Abb. 19.5).

Ein ähnlicher Trend zeigt sich auch bei den **Nutzungsmustern.** Die Prävalenzen pathologischer Nutzungsmuster nach ICD-11-Kriterien zeigten im Verlauf der Pandemie einen deutlichen Anstieg (➤ Abb. 19.6). Zwischen 2019 und 2022 hat sich die Zahl betroffener Kinder und Jugendlicher mehr als verdoppelt (mediensuchthilfe.info 2024), trotz eines Rückgangs wurde das präpandemische Ausgangsniveau nicht mehr erreicht.

Diagnostik und Komorbidität

Die **Symptomkriterien** entsprechen denen der Computerspielstörung (➤ Kap. 19.2.2). Allerdings gilt es im Unterschied zum Konsum von Videospielen

19

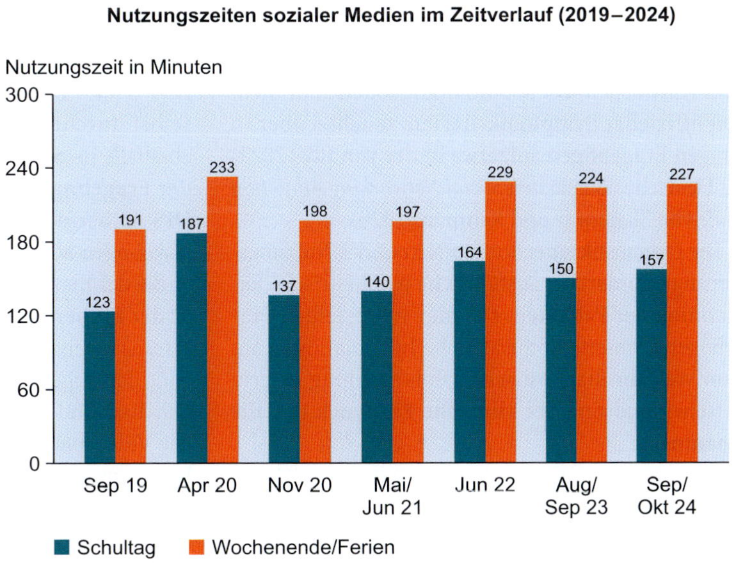

Abb. 19.5 Nutzungszeiten sozialer Medien in Minuten vor und während der Pandemie in der Altersgruppe 10–17 Jahre (Zahlen: mediensuchthilfe.info 2024) [W1376/L231]

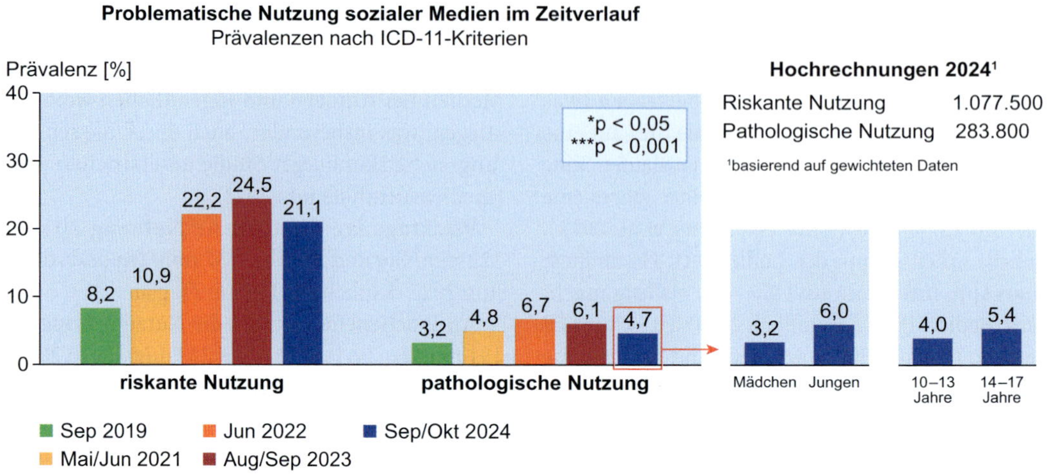

Abb. 19.6 Riskante und pathologische Nutzung sozialer Medien in der Altersgruppe 10–17 Jahre (Zahlen: mediensuchthilfe.info 2024) [W1376/L231]

einige Besonderheiten zu beachten. So ist der Konsum meist fragmentierter (mal schnell an der Bushaltestelle vs. nächtelang „zocken"), der Interessenverlust scheint weniger ausgeprägt zu sein (wobei es auch als eine Art Interessenverlust angesehen werden kann, wenn man sich mit Freundinnen im Park trifft und dann nur aufs Smartphone schaut), und Betroffene schildern z. B., dass sie Schwierigkeiten damit haben, eine Aktivität (bspw. Sport oder Lernen) zu beginnen, ohne vorher nochmal auf dem Smartphone nachzusehen, ob es etwas Neues gibt. Vielfach ist die Nutzung des Smartphones abends die letzte Aktion vor dem Schlafengehen und morgens die erste nach dem Aufwachen. Diese Spitzfindigkeiten sind nicht Teil offizieller Symptomkriterien, tauchen aber in einigen **Fragebögen** auf, etwa in der von Illy (2022) ins Deutsche übersetzten *Social Networking Addiction Scale* von Shanawaz und Rehman (2020).

Die Diagnostik einer Soziale-Netzwerke-Nutzungsstörung erfordert die ausführliche psychiatrische Exploration der Patienten. Die hier vorgestellten Fragebögen können nur zusätzliche Informationen auf dem Weg zur diagnostischen Entscheidung liefern; entscheidend sind der **klinische Eindruck** und die **Anamnese.**

MERKE

Fragebögen sollten niemals alleiniges Diagnostikum sein, um eine Soziale-Netzwerke-Nutzungsstörung zu diagnostizieren oder auszuschließen. Entscheidend sind vor allem der klinische Eindruck und die Anamnese. Dennoch dienen Fragebögen nicht zuletzt auch einer Verlaufsbeobachtung, was gerade im teilabstinenzorientierten Ansatz sehr wichtig ist.

Bereits durch Definition der Kriterien der Internet Gaming Disorder war es möglich, mittels Filter verschiedene Nutzungsformen wie Social-Media-Angebote zu erfassen, etwa mit dem *AICA-SKI oder der OSV-S* (➤ Tab. 19.23). Ein einfaches, auch online selbst durchführbares Tool und Gegenstück zum ebenfalls in ➤ Tab. 19.23 vorgestellten *GADIS-A ist* der **Fragebogen zur Social-Media-Sucht (SOMEDIS-A),** abrufbar unter https://mediensuchthilfe.info/fragebogen-somedis-a/.

Bei der Exploration von Kindern und Jugendlichen ist der **Einbezug von Angehörigen** (in der Regel der Eltern) essenziell. Meist steht die Problemeinschätzung der Angehörigen der Einschätzung der Betroffenen diametral entgegen (vor allem bei Konfliktthemen wie Videospielen oder im pubertären Altersbereich). Im diagnostischen Erstgespräch, vor allem aber in den Angehörigengesprächen, sollten Therapierende daher versuchen, die unterschiedlichen Haltungen zu verstehen und eine Annäherung zu erwirken.

Essenziell im Rahmen der ganzheitlichen Betrachtung der Patienten ist die Diagnostik hinsichtlich **komorbider Störungen.** Hier ist die Datenlage zur reinen Abhängigkeit von sozialen Netzwerken unzureichend. Aufgrund des Geschlechterbias ist im Unterschied zu den komorbiden Störungen der Computerspielstörung (➤ Kap. 19.2.2) aber mit einer größeren Häufigkeit von affektiven Störungen und eher weniger Aufmerksamkeitsstörungen zu rechnen. Bei Jugendlichen mit einer sozialen Phobie bietet die digitale Kommunikation die Möglichkeit, Face-to-Face-Kontakte zu vermeiden, und ermöglicht so das Gefühl sozialer Bindung bei gleichzeitiger Distanz.

Ätiologie

Die Datenlage zu ätiologischen Faktoren der Abhängigkeit von sozialen Netzwerken ist zwar schlechter als bei der Abhängigkeit von Videospielen (➤ Kap. 19.2.2), es ist jedoch aufgrund der Nähe der Nutzungsformen von sehr vielen Überschneidungen auszugehen. Aus den Therapieverläufen kann ich aus klinischer Sicht ergänzen, dass häufiger Themen wie das (im Internet häufig geschönte) Selbstbild oder das Suchen nach Anerkennung (durch Likes und Follower) eine Rolle spielen.

Behandlung

Psychotherapie

Analog zu den Videospielen gilt: Neben der psychopharmakologischen Behandlung etwaiger behandlungsbedürftiger komorbider Störungen ist die **Verhaltenstherapie** der Goldstandard in der Behandlung einer Soziale-Netzwerke-Nutzungs- bzw. Internetnutzungsstörung. Nachfolgend sollen die Kernelemente aus dem Therapiemanual **Git Gud in Social-Life** (Illy 2023) vorgestellt werden, das auf dem Manual „Git Gud in Real-Life" (Illy und Florack 2021) aufbaut, insbesondere aber die Zielgruppe der Mädchen und (jungen) Frauen mit einer abhängigen Nutzung von Sozialen-Netzwerk-Applikationen fokussiert.

Der zentrale Aspekt dieses Therapieregimes ist die spezifische Abhängigkeitsbehandlung mit dem Fokus auf **Teilabstinenz.** Das Setting ist primär eine offene Gruppentherapie mit zehn Modulen, die von den Teilnehmenden in beliebiger Reihenfolge durchlaufen werden können, wenngleich eine kontinuierliche Teilnahme zu bevorzugen ist. Flankierend finden Einzel- und Angehörigengespräche statt. Alle vorgestellten Inhalte lassen sich (mit Ausnahme der Rollenspiele und der aus der Gruppe resultierenden Wirkfaktoren) auch in Einzelgesprächen anwenden. Die Behandlung mischt Elemente der Verhaltenstherapie mit Techniken der motivierenden Gesprächsführung. Der oder die Behandelnde begegnet den Betroffenen mit Wertschätzung und auf Augenhöhe. Dabei ist der Konsum von sozialen Netzwerken und anderen Internetangeboten nicht per se negativ zu werten, vielmehr soll gemeinsam mit den Patienten versucht werden, neue Wege zu einem maß- und freudvollen Umgang mit dem Medium zu finden. Im Unterschied zu den Videospielen bedarf es meist einer intensiveren Stimuluskontrolle, da bspw. der Schritt, ein bestimmtes Videospiel nicht mehr mit der Freundesgruppe zu spielen („Jungs, ich habe einfach keinen Bock mehr auf das Game"), sehr viel einfacher umsetzbar ist, als sich bspw. von TikTok abzumelden.

EXKURS

Wichtige Regeln für Kinder und Jugendliche zu ihrem persönlichen Schutz im Internet (Illy 2022a)

- Auf öffentlich zugänglichen Profilen solltest du nach Möglichkeit ein Profilfoto verwenden, auf dem man dich nicht vollständig erkennen kann.
- Jeden Kontakt mit fremden Personen solltest du zunächst kritisch hinterfragen. Nicht selten verbirgt sich hinter „suesseMaus05" ein 50-jähriger Mann mit anderen Absichten, als du zunächst gedacht hast!
- Reale Treffen mit Personen, die du im Internet kennengelernt hast, sollten zu Beginn grundsätzlich und unabhängig davon, wie lange ihr euch bereits kennt, an einem öffentlichen Ort und im Beisein anderer Personen (wenn du minderjährig bist: deinen Eltern) stattfinden!
- Niemals, auch nicht, wenn du schon jahrelang mit deinem Freund oder deiner Freundin zusammen bist, solltest du Nacktfotos (oder auch Fotos in Unterwäsche etc.) von dir verschicken! Man weiß leider nie, was das Leben so bringt und ob du damit jemandem ein Druckmittel in die Hand gibst!
- Das Internet ist kein rechtsfreier Raum, und Kommunikationsregeln gelten auch dort! Hate Speech und Mobbing sind Dinge, die du dir nicht gefallen lassen musst und die man auch juristisch verfolgen kann. Wende dich dazu am besten an deine Eltern. Genauso solltest du aber auch deinen eigenen Ton und deine Wortwahl im Internet überprüfen.

- Das Internet ist ein wunderbarer Ort, um Informationen zu finden, aber auch der Tummelplatz von Fake News & Co. Selbst Wikipedia ist letztlich nicht so objektiv, wie man vielleicht annehmen könnte. Versuche deshalb, jede Information kritisch zu bewerten und ggf. gegenzuchecken!
- Vorsicht vor dubiosen Websites, Apps oder Downloads! Wenn du dir unsicher bist, ob ein bestimmter Inhalt nicht vielleicht schädliche Software (z. B. Viren) enthält, beziehe deine Eltern oder technisch versierte Erwachsene mit ein.
- Bei Internetinhalten, bei denen du bezahlen musst, solltest du unbedingt mit deinen Eltern Rücksprache halten. Insbesondere wiederkehrende Zahlungen im Rahmen von Abo-Diensten, aber auch dubiose Gewinnspiele etc. solltest du skeptisch betrachten!
- Auch im Internet gilt das Urheberrecht. Bücher, Filme und Musik, aber auch Bilder gehören in der Regel jemandem, der dich eventuell strafrechtlich belangen kann, wenn du sie herunterlädst oder nutzt. Mitunter drohen hohe Geldstrafen!
- Wenn ein Inhalt damit lockt, gratis zu sein, solltest du kritisch prüfen, warum das so ist. In der Regel bezahlst du mit deinen persönlichen Daten, wirst im Nachgang zur Kasse gebeten oder bewegst dich auf illegalen Seiten.
- Solltest du im Rahmen der Internetnutzung auf etwas dich Verstörendes treffen, besprich diesen Inhalt mit deinen Eltern! Egal, worum es geht! Das muss nicht nur pornografische Inhalte oder Gewalt betreffen! Alles, was dich in irgendeiner Weise stört, solltest du ansprechen! Deine Eltern haben durch die Lektüre dieses Buches vielleicht bereits Fortschritte hinsichtlich ihrer Medienkompetenz machen können; trau dich, ihnen mitzuteilen, was dich beschäftigt!
- Die letzte Regel bezieht sich auf deine Erfolge im Kampf gegen eine abhängige Nutzung: Solltest du bemerken, dass dir ein gewisser Inhalt nicht guttut, habe den Mut, diesen abzulehnen. Deinen Freunden gegenüber, aber vor allem dir selbst gegenüber! Dafür hast du schon zu viel in deine psychische Gesundheit investiert!

Aus eigener praktischer Erfahrung kann ich berichten, dass die Abhängigkeit von Videospielen ein – entgegen der Häufigkeit der Nutzung von Videospielen – in psychiatrischen/psychotherapeutischen Kreisen wenig beachtetes Randthema ist. Bei den sozialen Netzwerken ist die Verbreitung der Nutzungsgeräte (Smartphones) noch größer, die Beachtung durch Eltern, aber auch durch Kolleginnen und Kollegen aber noch weniger gegeben. Die Etablierung der o. g. Regeln ist daher ein essenziell wichtiges Thema.

Das Dilemma zeigt sich leider auch in den Leitlinien. Die deutschsprachige S1-Leitlinie fasst die insgesamt eher überschaubaren Informationen gut zusammen, auch wenn mehr praktisch-therapeutische Inhalte wünschenswert gewesen wären. Diesbezüglich kann ich hier die Adaptation des Teilabstinenz-Therapiemanuals für die Soziale-Netzwerke-Nutzungsstörung empfehlen (Illy 2022b).

LEITLINIEN

S1-Leitlinie Diagnostik und Therapie von Internetnutzungsstörungen. AWMF-Registernummer 076-011. Stand: 20.11.2024; gültig bis: 19.11.2029; https://register.awmf.org/de/leitlinien/detail/076-011

Mittlerweile gibt es eine große Anzahl digitaler Helfer, die es Betroffenen ermöglichen, ihren Social-Media-Konsum zu regulieren. Eine sehr sinnvolle Applikation ist etwa „one sec" (https://one-sec.app/), die sich gewissermaßen über die Applikationen des Smartphones legt und die Nutzer*innen zwingt, erst einmal tief durchzuatmen, ehe sie auf das soziale Netzwerk weitergeleitet werden. Ein Zähler gibt zudem einen Überblick über die Häufigkeit der Aufrufe. Die Wirkung ist, wie ich aus eigener Erfahrung berichten kann[1], wirklich unglaublich, sogar was eine langfristige Stimuluskontrolle angeht, und wissenschaftlich bestätigt (Grüning et al. 2023).

Pharmakotherapie

Die **pharmakologische Behandlung** ist ausschließlich bei Vorliegen von Begleiterkrankungen indiziert. Auch der Einsatz von Bedarfsmedikation bei Entzugssymptomen ist aufgrund der stärker fragmentierten Konsummuster eine absolute Seltenheit.

Ausblick und Fallbeispiel

Die Aufnahme der Diagnosen Computerspielstörung und Soziale-Netzwerke-Nutzungsstörung unter „Sonstige, näher bezeichnete Störungen durch Verhaltenssüchte" in die ICD-11 wurde von Beginn an kontrovers diskutiert. Gleichzeitig ist der abhängige Gebrauch der

[1] Der Transparenz halber sei an dieser Stelle erwähnt, dass ich vor Erscheinen dieses Buches auf Honorarbasis als psychiatrischer Berater für die App tätig war, jedoch keine fortlaufenden, an die Verbreitung der App geknüpften Vergütungen beziehe.

19

sog. neuen Medien in aller Munde, aber bislang selbst in Fachkreisen ein wenig beachtetes Randthema. Einen enormen Therapie- und Aufklärungsbedarf gibt es nicht erst seit der COVID-19-Pandemie. Die Anzahl betroffener Menschen wird wahrscheinlich weiter steigen. Videospiel- und Internetabhängigkeit führt bei Kindern, Jugendlichen und jungen Erwachsenen oft zu Schulabstinenz und Brüchen im Lebensweg. Zumeist geht sie auch mit anderen psychischen Erkrankungen einher. Vielfach wird dem Störungsbild dabei mit falschen Vorstellungen begegnet, obwohl sich bei der Arbeit mit dem Medium viele therapeutische Ressourcen nutzen lassen. Auch deshalb scheint die Teilabstinenz-Therapie auf Augenhöhe, in Kenntnis der Faszination der Medien, insbesondere für die Altersgruppe der Adoleszenten ein guter Weg zu sein. Neben der Beobachtung der Prävalenzzahlen, wenn (quasi über Nacht) Millionen Menschen plötzlich eine neue Erkrankung haben werden, ist die feste Verankerung in den Ausbildungscurricula von Kinder- und Jugendlichen-Psychotherapeutinnen und -therapeuten von großer Wichtigkeit.

Anders als bei Videospielen gilt die Abhängigkeit von sozialen Netzwerken insbesondere aufgrund des sozial eher erwünschten Konsums in den Augen von Erziehungspersonen häufig nicht als problembehaftet. Das kann gefährlich werden, wenn – bei teils erschreckend schwacher Medienkompetenz in den Familien – Mädchen und junge Frauen einem im Vergleich zu Videospielen deutlich größeren Risiko von Cybergrooming oder Anorexie-Coaches ausgesetzt sind (Näheres dazu im Ratgeber Daueronline: Illy 2022a).

Fallbeispiel

Die 16-jährige Alecia wird mit ihrem alleinerziehenden Vater in der Mediensprechstunde der Psychiatrischen Institutsambulanz vorstellig. Die Terminvereinbarung erfolgt eher fremdmotiviert durch den Vater, dem es „sauer aufstößt", dass seine Tochter „nur noch am Handy und von früh bis spät von diesem Ding gefangen ist". Er könne den Anblick und die Geräusche dieser „idiotischen Videos" nicht mehr ertragen. Alecia selbst sieht darin zunächst kein Problem; sie sehe das Ganze zurückblickend eher darin begründet, dass der selbstständig tätige Vater sich früher nicht hinreichend mit ihr beschäftigt und nur „seine Firma im Kopf gehabt" habe. Außerdem habe „dieser Boomer" sowieso keine Ahnung, was sie da mache. Aufgrund der konflikthaften Beziehung wird Alecia zunächst allein angehört. Im vertrauensvollen Gespräch schaut sich die das Gespräch führende Psychotherapeutin in den Einstellungen des Smartphones gemeinsam mit Alecia die Gesamtnutzungszeit ihrer Applikationen an. Die Tatsache, dass sie über 30 Stunden/Woche in sozialen Netzwerken verbringt, überrascht sie sehr. Sie kann bereits im Erstgespräch berichten, dass sie sich oft einsam fühle und online „ein anderes, ein besseres Mädchen" sein könne. In der sich anschließenden Diagnostik ergibt sich im SOME-DIS-A eine gefährdete Nutzung. Mit Alecia kann vereinbart werden, dass die Mädchengruppe für Social-Media-Nutzung besucht. Dort entwickelt sie sich im Verlauf von 10 Gruppenterminen zu einer sehr motivierten Patientin. Im Rahmen der Diagnostik komorbider Störungen findet sich eine deutliche depressive Symptomatik, die Alecia jedoch nicht medikamentös behandeln lassen möchte. Im Verlauf der begleitenden Einzelgespräche fasst sie genügend Vertrauen zur Psychotherapeutin, um ihr gegenüber offenlegen zu können, dass sie Opfer von Cybergrooming geworden ist und von einem ihr nur oberflächlich bekannten jungen Mann wegen einiger Nacktfotos erpresst wird. In Zusammenarbeit mit dem Sozialdienst kann Alecia bei der Anzeige des Täters unterstützt werden. Parallel kann in den Elterngesprächen mit dem Vater (der von der Patientin eingeweiht wird) daran gearbeitet werden, in Zukunft mehr Zeit mit seiner Tochter zu verbringen, ohne dabei beruflich selbst das Handy nutzen zu müssen. Alecia freundet sich im Gruppenverlauf mit einer Mitpatientin an, mit der sie das gemeinsame Hobby Beachvolleyball teilt. Zum Abschluss der Gruppe zeigen sich sowohl das Nutzungsverhalten als auch die depressive Symptomatik deutlich gebessert.

Kauf-Shopping-Störung

Die Kauf-Shopping-Störung beschreibt ein Krankheitsbild, bei dem Menschen wiederholt Kontrollverlust bei Geldausgaben für Konsumgüter erleben und damit Dinge erwerben, die sie nicht benötigen. Diese „Kaufsucht" kann zu erheblichen psychosozialen Problemen (z. B. durch Partnerschaftskonflikte oder Verschuldung) führen. Wie bei anderen Verhaltenssüchten besteht zumeist eine dysfunktionale Emotionsregulation. Das Krankheitsbild ist nicht neu und wurde bereits im späten 19. Jahrhundert von Magnan und später Kraepelin als „Oniomanie" beschrieben. Durch die Digitalisierung ist es heutzutage allerdings (wie bei anderen vorgestellten Störungsbildern wie z. B. der Streaming-Störung) wesentlich einfacher geworden, schnell Dinge zu kaufen, ohne überhaupt das Haus verlassen zu müssen. Das Störungsbild ist schlecht erforscht; die geschätzte Prävalenzrate bei Erwachsenen beträgt 5 %, wobei Frauen und jüngere Altersgruppen häufiger betroffen sind als Männer (Müller et al. 2021). Die Kolleginnen und Kollegen aus dem Arbeitskreis um Astrid Müller bemühen sich jedoch, dem Thema mehr Aufmerksamkeit zu widmen, zuletzt etwa im Rahmen eines State-of-the-Art-Symposiums auf dem DGPPN-Kongress 2023. Zu Kindern und Jugendlichen existieren allenfalls nicht publizierte Einzelfallbeschreibungen, was sich möglicherweise mit der zumeist bestehenden Rahmung durch die Eltern und den geringeren finanziellen Ressourcen in dieser Altersgruppe erklären ließe, weshalb man ein geringeres Risiko postulieren könnte.

Pornografie-Nutzungsstörung

Betroffene einer Pornografie-Nutzungsstörung zeigen ein abhängiges Nutzungsverhalten hinsichtlich pornografischer Medien, insbesondere online gesehener Videos. Während die (nicht abhängige) Nutzung solcher Videos insbesondere bei männlichen Jugendlichen sehr beliebt ist und heutzutage vielleicht auch schon als Entwicklungsaufgabe angesehen werden kann (sich dem Thema zu entziehen erscheint unmöglich), ist die manifeste Abhängigkeit eher ein Phänomen des (jungen) Erwachsenenalters.

Dabei ist einschränkend festzustellen, dass bereits die Datenlage für ein nicht pathologisches Nutzungsverhalten sehr schlecht ist. Prävalenzzahlen zum Anschauen pornografischer Medien (beabsichtigt und unbeabsichtigt) durch Minderjährige schwanken in einer Metaanalyse zwischen 7 und 71 % (Peter und Valkenburg 2016). Weber et al. (2012) fanden zudem, dass 93 % der Jungen und 52 % der Mädchen zwischen 16 und 19 Jahren in den letzten 6 Monaten mindestens einen pornografischen Film gesehen hatten. Auch bzgl. der manifesten Abhängigkeit im Erwachsenenalter liegen noch nicht viele Daten vor. Eine der besten Studien hierzu konnte bei 801 psychosomatischen Patienten eines Universitätskrankenhauses eine Rate von 5,4 % aufzeigen (Wölfling et al. 2021). In jedem Fall gilt: Zu einer guten Medienanamnese bei Kindern und Jugendlichen gehört auch die Erfragung der Nutzung pornografischer Inhalte. Gerade weil dieses Thema schambesetzt ist, wird es häufig ignoriert oder übersehen.

LITERATUR

Cheng C, Lau YC, Chan L, Luk JW. Prevalence of social media addiction across 32 nations: meta-analysis with subgroup analysis of classification schemes and cultural values. Addict Behav 2021; 117: 106845.

DAK-Gesundheit. WhatsApp, Instagram und Co. – so süchtig macht Social Media. 2018; https://www.eukids-online.de/wp-content/uploads/DAK-Studie-Social-Media-Abh%C3%A4ngigkeit.pdf (letzter Zugriff: 8.6.2025).

Grüning DJ, Riedel F, Lorenz-Spreen P. Directing smartphone use through the self-nudge app one sec. Proc Natl Acad Sci U S A 2023; 120(8): e2213114120. doi: 10.1073/pnas.2213114120.

Illy D. Ratgeber Daueronline in Sozialen Medien. München: Elsevier Urban & Fischer 2022a.

Illy D. Behandlungsmanual Soziale-Netzwerke-Nutzungsstörung. München: Elsevier Urban & Fischer 2022b.

Mediensuchthilfe.info. Längsschnittstudie zur Mediennutzung von Kindern und Jugendlichen in Deutschland vor und während der COVID-19 Pandemie (2019–2022). https://mediensuchthilfe.info/unsere-studien/ (letzter Zugriff: 8.6.2025).

mediensuchthilfe.info 2024

Mihara S, Higuchi S. Cross-sectional and longitudinal epidemiological studies of Internet gaming disorder: a systematic review of the literature. Psychiatry Clin Neurosci 2017; 71(7): 425–444.

Müller A, Laskowski NM, Trotzke P, Ali K, Fassnacht DB, de Zwaan M, et al. Proposed diagnostic criteria for compulsive buying-shopping disorder: a Delphi expert consensus study. J Behav Addict 2021; 10(2): 208–222.

Peter J, Valkenburg PM. Adolescents and pornography: a review of 20 years of research. J Sex Res 2016; 53(4–5): 509–531.

Rumpf H-J, Meyer C, Kreuzer A, John U. Prävalenz der Internetabhängigkeit (PINTA). Bericht an das Bundesministerium für Gesundheit. 2011; www.berlin-suchtpraevention.de/wp-content/uploads/2016/10/2011_PINTA-Studie.pdf (letzter Zugriff: 8.6.2025).
Shanawaz M, Rehman U. Social Networking Addiction Scale. Cogent Psychology 2020; 7/1.
Wartberg L, Kriston L, Kramer M, Schwedler A, Lincoln TM, Kammerl R. Internet gaming disorder in early adolescence: associations with parental and adolescent mental health. Eur Psychiatry 2017; 43: 14–18.
Weber M, Quiring O, Daschmann G. Peers, parents, and pornography: exploring adolescents' exposure to sexually explicit material and its developmental correlates. Sexuality and Culture 2012; 16(4): 408–427.
Wölfling K, Zeeck A, te Wildt B, Resmark G, Morawa E, Kersting A et al. Verhaltenssüchte in der psychosomatisch-psychotherapeutischen Versorgung. Psychother Psychosom Med Psychol 2021; 72(03/04): 139–147.

KAPITEL

20 Störungen der Impulskontrolle (6C7)

Daniel Illy

Wichtige Neuigkeiten auf einen Blick

- Die Impulskontrollstörungen in der ICD-11 sind (trotz einiger Veränderungen) weiterhin eine mitunter schlecht abgrenzbare Restkategorie für unterschiedliche psychische Erkrankungen.
- Die Einordnung erfolgt nun aufgrund der neuen Zuteilung einiger Störungsbilder eingerahmt zwischen die Störungsbilder Zwang (etwa Trichotillomanie) und Sucht (Glücksspielabhängigkeit).
- Die verbleibenden Störungsbilder haben größtenteils eine eher untergeordnete Rolle für die Kinder- und Jugendpsychiatrie.
- So bezeichnen **Pyromanie** und **Kleptomanie** das Unvermögen, sich dem Drang, Feuer zu legen bzw. Dinge zu stehlen, zu widersetzen, und sind eher in forensischen Patientengruppen relevant.
- Die **Störung mit zwanghaftem Sexualverhalten** zeigt sich in einem Unvermögen, sich sexuellen Impulsen zu widersetzen; aus Sicht des Autors ist die Abgrenzung zu einer Suchterkrankung schwierig.
- Durchaus relevant hingegen ist die **Intermittierende explosive Störung.** Betroffene zeigen heftige und wiederkehrende Wutanfälle. Es besteht ein hoher Bedarf für psychotherapeutische Behandlung (insbesondere zur Bearbeitung der Scham)

Eine Übersicht zum Störungsbild ist ➤ Tab. 20.1 zu entnehmen.

Die Impulskontrollstörungen haben durch die Aktualisierung in der ICD-11 deutliche Veränderungen erfahren.

- Das betrifft zum einen die Zuordnung des Pathologischen Spielens zu den Verhaltenssüchten in Form der Glücksspielsucht (➤ Kap. 19.2.1). Pyromanie und Kleptomanie bleiben bestehen, sind in der in diesem Buch betrachteten Altersgruppe (vielleicht mit Ausnahme forensischer Jugendlicher) allerdings nicht sehr relevant und sollen daher nur kurz besprochen werden.
- Die Trichotillomanie findet sich künftig unter den Zwangsstörungen (➤ Kap. 13).
- Die sehr kontrovers diskutierte Störung mit zwanghaftem Sexualverhalten ist ebenfalls eher im Erwachsenenbereich relevant; dieses Kapitel

Tab. 20.1 Störungen der Impulskontrolle – Übersicht

Definition	Schlecht abgrenzbare Restkategorie: • Im Falle der Pyromanie und Kleptomanie das Unvermögen, sich dem Feuerlegen bzw. Stehlen zu widersetzen • Die Störung mit zwanghaftem Sexualverhalten ist im Zuge der Etablierung von Verhaltenssüchten schlechter abzugrenzen. • Die Intermittierende explosive Störung definiert sich durch heftige und wiederkehrende Wutanfälle.
Manifestationsalter	Keine verlässlichen Daten zum Kindes- und Jugendalter. Legt man Straftäterstatistiken an, ist es, wenn aufgrund der geringen Prävalenzzahlen bei unter 18-Jährigen überhaupt relevant, überwiegend das Jugendalter (bei teilweise subklinischer Entwicklung seit der Kindheit)
Diagnostik	Anamnese unter Einbezug ggf. stattgefundener Vorfälle
Komorbiditäten	Keine verlässlichen Daten, zugrunde liegende komorbide Störung mit Impulsivität (etwa ADHS) ist zu prüfen!
Therapeutische Optionen	Versuch der verhaltenstherapeutischen Bearbeitung, z. B. mit Verstärkerplänen, ggf. vorübergehender Versuch einer Besserung der Impulskontrolle mit Antipsychotika
Wichtige Leitlinien	Keine vorhanden

soll allerdings für einen kurzen Exkurs zur grundsätzlichen Debatte über die Abgrenzung von Impulskontrollstörungen und von Verhaltenssüchten und die befürchtete Pathologisierung von menschlichem Verhalten genutzt werden.

- Die intermittierende explosive Störung hingegen ist ein sehr interessantes Störungsbild, und die Diagnose wurde vom Autor dieser Zeilen trotz fehlender praktischer Etablierung der ICD-11 auch schon häufiger vergeben als die restlichen Störungsbilder. Auch hier soll (vor allem aufgrund fehlender umfangreicher Daten) aber nur ein kurzer Überblick gegeben werden.

Grundsätzlich zeichnet die Impulskontrollstörungen in der ICD-11 das wiederholte Versagen aus, dem starken Impuls zu widerstehen, eine Handlung auszuführen, die kurzfristig belohnend, längerfristig jedoch mit negativen Folgen für die Person selbst oder andere, mit einem starkem Leidensdruck oder erheblichen Beeinträchtigungen verbunden ist (Bründl und Fuss 2021). Typischerweise kommt es durch das Ausüben der Handlung zu einem Spannungsabfall; Schuld- und Schamgefühle entwickeln sich meist im Anschluss daran.

Gegenüber der ICD-10 (welche die Impulsivität in den Vordergrund stellt), stärkt die ICD-11 in Anlehnung an das DSM-5 auch Handlungen, denen eine Absicht oder etwa der Wunsch nach Aufregung zugrunde liegt (Kröber 2015). Das betrifft vor allem die drei nachfolgend vorgestellten Störungsbilder.

20.1 Pyromanie (6C70)

Die Diagnose Pyromanie hat eine lange Historie und ist definiert als wiederkehrendes Unvermögen, dem Impuls, Feuer zu legen, zu widerstehen. Es kommt zu einem steigenden Anspannungszustand, der durch das Ausüben der Handlung Feuerlegen abgebaut werden kann. Meist findet sich eine starke inhaltliche Beschäftigung mit der Thematik. Betroffene berichten z. B., dass sie vom Anblick eines Feuers fasziniert sind oder sich mit damit verwandten Themen beschäftigen. Es darf keine andere intellektuelle Beeinträchtigung, Intoxikation oder die Symptome anderweitig erklärende psychische Symptomatik bestehen.

Immer wieder geben Autoren (Bründl und Fuss 2021) zu bedenken, dass es sich auch einfach um gesellschaftliches Fehlverhalten handeln könnte. Kröber (2015) etwa sieht Parallelen zwischen dem für Impulskontrollstörungen typischen Anspannungs- und Entspannungszustand und Handlungen des Alltags (etwa der Teilnahme an einem Wettkampf).

Epidemiologische Untersuchungen zeigen, dass das Störungsbild selten ohne begleitende psychische Störungen auftritt (Barnett 2005), was Konflikte mit der Definition eines singulären Auftretens (siehe oben) verursachen kann. Prävalenzzahlen im Erwachsenenalter sind nicht bekannt (Burton et al. 2012). Noch dürftiger ist die wissenschaftliche Grundlage im Altersbereich der Minderjährigen, was das Störungsbild im Kontext dieses Buches nahezu irrelevant erscheinen lässt.

Aufgrund der enormen Gefährdung Dritter durch das Legen von Bränden, so zumindest die erwachsenenpsychiatrischen Erfahrungen des Autors, geraten Betroffene schnell in einen forensischen Kontext. Die im kinder- und jugendforensischen Bereich tätigen Kolleginnen und Kollegen werden dem Störungsbild vielleicht häufiger begegnen, allerdings stellt sich hier auch wieder die Frage nach einer zugrunde liegenden Störung des Sozialverhaltens. Hier ist die Ausrichtung der ICD-11 auf die planvolle Absicht nicht ganz so hilfreich. Im Kern sollte die diagnostische Frage auf ein Nachlassen der Anspannungen abzielen. Dieses ist auch wichtig in der Abgrenzung gegenüber jugendtypischem Verhalten, etwa dem von der Peergroup angestifteten Zündeln oder dem Einsatz von Feuerwerkskörpern.

20.2 Kleptomanie (6C71)

Kleptomanie und Pyromanie teilen sich die gemeinsame Historie und die um diese Störungsbilder geführten Diskussionen. Kleptomanie beschreibt das wiederkehrende Unvermögen, starken Impulsen zum Stehlen von Gegenständen zu widerstehen. Dabei darf kein Motiv vorliegen, also z. B. nicht die Absicht bestehen, sich zu bereichern. Analog der Pyromanie bestehen ein Anspannungslevel und das Nachlassen nach dem erfolgten Diebstahl. Die gleichen Einschränkungen wie bei der Pyromanie gelten hinsichtlich der Abgrenzung von Intoxikation, Intelligenzminderung und anderen psychischen Erkrankungen, die Abgrenzung insbesondere gegenüber den Störungen des Sozialverhaltens erscheint unproblematischer (auch der Patient mit gestörtem Sozialverhalten findet es vielleicht spannend, Feuer beim Brennen zuzusehen, hat aber beim Diebstahl in der Regel einen Bereicherungswunsch). Die Kleptomanie hat bereits im Erwachsenenbereich eine sehr niedrige Prävalenz von 0,3–0,6 % mit einem Überwiegen weiblicher Betroffener (Torales et al. 2020). Die Relevanz für den Kinder- und Jugendbereich ist sehr gering, vielleicht mit der bereits angesprochenen Ausnahme forensischer Patienten.

Wichtig ist die Abgrenzung von jugendtypischem Verhalten, etwa dem von der Peergroup angestifteten oder durch ein zu geringes Einkommen verleiteten Stehlen in Geschäften.

20.3 Störung mit zwanghaftem Sexualverhalten (6C72)

Die Störung mit zwanghaftem Sexualverhalten zeigt sich, analog den bisherigen Störungsbildern, in einem Unvermögen, sexuellen Impulsen zu widerstehen. Das Ausüben der sexuellen Aktivität bekommt einen zentralen Stellenwert, und beim Versuch, das Verhalten zu reduzieren, besteht Kontrollverlust. Andere Interessen werden zugunsten des sexuellen Verhaltens vernachlässigt, und aufgrund des Verhaltens kommt es zu negativen Auswirkungen und Leidensdruck, z. B. zu Beziehungsabbrüchen.

Nach Bründl und Fuss (2021) ist die Beachtung des Lebensumfelds wichtig. So sollte die Diagnose erst nach 6 Monaten vergeben werden, um so z. B. eine Hypersexualität nach einer Trennung nicht zu pathologisieren. Die Sexualität kann sich dabei auf den tatsächlichen Geschlechtsverkehr, aber auch auf Internet- und Telefonsex oder exzessive Masturbation und Nutzung von Pornografie beziehen.

Und spätestens an dieser Stelle wird man als Leser vielleicht stutzig. Beschreiben die Diagnosekriterien nicht einfach eine Pornografie-Nutzungsstörung (➤ Kap. 19.2.3)? Legt man die DSM-5-Kriterien einer Verhaltenssucht (ausführlich dazu ➤ Kap. 19.2.2) an, so ergeben sich eindeutige Überschneidungen. Warum also wird dieses Störungsbild als Impulskontrollstörung und nicht als Suchterkrankung aufgefasst?

Nun, die Historie zeigt, dass diese Debatte nicht neu ist. Seit über 120 Jahren (Bründl und Fuss 2021) wird das Störungsbild unter verschiedenen Kategorien (Hypersexualität, Sexsucht, sexuelle Impulsivität und sexuelle Zwanghaftigkeit) aufgeführt und diskutiert (Fuss et al. 2019a). Und in der Nomenklatur spiegelt sich bereits wider, dass es genau darum geht: um die Abgrenzung der Impulskontrollstörung von Zwang und Sucht. In der ICD-11 wurden, wie zu Beginn des Kapitels dargestellt, einige andere Störungsbilder aus der Kategorie Impulskontrollstörungen entfernt. Bei der Störung mit zwanghaftem Sexualverhalten hat man sich für eine Zuordnung zu den Impulskontrollstörungen unter Verwendung von „Zwang“ im Namen entschieden und bedient damit zwei der drei abzugrenzenden Kategorien. Wenn jemand jedoch exzessiv pornografische Medien konsumiert, so steht eine Verhaltenssucht im Raum. Und wir sprechen hier über ein neues Störungsbild. In der ICD-10 konnte man nur die Diagnose „gesteigertes sexuelles Verlangen“ vergeben – ohne entsprechende Diagnosekriterien.

Die Debatte kann an dieser Stelle nicht abschließend besprochen werden. Persönlich stehe ich aufgrund meiner Arbeit mit Verhaltenssüchten dem Suchtkonzept deutlich näher. Die Diagnose ist zu neu, um auf umfangreiche epidemiologische Studien zurückblicken zu können. Ältere Studien mit ähnlichen Kriterien gehen von ca. 3–6 % Betroffenen in der Allgemeinbevölkerung aus (Kafka 2010), was – dieser Seitenhieb sei mir gestattet – auch eher in das Schema der Verhaltenssüchte passen würde. Interessanterweise sprechen viele der bekanntesten Autoren, so etwa Carnes in seinem 1992 erschienenen Buch *Don't Call It Love,* von Abhängigkeit. Die Zukunft (auch des vorliegenden Buches) wird zeigen, wo wir das Störungsbild einordnen werden. Mein Wunsch und Tipp wäre aktuell die Einordnung bei den Verhaltenssüchten in enger Verzahnung mit der Pornografie-Nutzungsstörung.

Analog den bisherigen Störungsbildern kommt der Störung in der Kinder- und Jugendpsychiatrie angesichts ihrer geringen Häufigkeit eher keine Relevanz zu. Schwierigkeiten bereitet hier auch die Abgrenzung gegenüber einem gesteigerten Sexualverhalten bei Jugendlichen oder dem exzessiven Masturbieren bei gerade die beginnende Pubertät auskostenden Kindern. gutes Unterscheidungskriterium ist dabei jedoch das Gefühl der Scham. Scham fehlt typischerweise bei den sich entdeckenden Kindern oder Jugendlichen, ist bei den Impulskontrollstörungen nach dem Nachlassen der Anspannung in der Regel jedoch gegeben.

20

20.4 Intermittierende explosive Störung (6C73)

Von größerer Relevanz ist hingegen ein neu in die ICD-11 aufgenommenes Störungsbild: die intermittierende explosive Störung. Diese Erkrankung hat eine sehr interessante Historie, die nachfolgend skizziert werden soll.

EXKURS

Von vermeintlich bipolaren Kindern zur „Intermittierend explosiven Störung“ (6C73)

Die Diagnosestellung einer bipolaren Störung im Jugendalter (➤ Kap. 11.1.2) ist aufgrund der teilweise nicht typischen Symptome schwierig. Zudem erschweren Abgrenzungen zu normalen (pubertären) Stimmungsschwankungen die Längsschnittbetrachtung. Noch schwieriger (da noch unspezifischer) wird es bei Kindern. Vermehrte Diagnosevergaben der „childhood bipolar disorder“ in den USA zeigten im Langzeitverlauf kein erhöhtes Risiko für die Entwicklung einer bipolaren Störung; schlussendlich schuf man im Verlauf mit der „disruptive mood dysregulation disorder“ ein neues Störungsbild. Man schloss damit eine Lücke in der symptomatischen Beschreibung von Kindern, die zwar primär mit oppositionellen Symptomen (Wutausbrüche, starke Impulsivität) auffielen, dabei jedoch eine deutliche affektive Symptomatik (vor allem Stimmungsschwankungen mit intermittierender Traurigkeit) aufwiesen. In der ICD-11 schlägt sich dieses Störungsbild in der „Intermittierenden explosiven Störung“ nieder.

Betroffene zeigen wiederholte kurze Wutausbrüche mit verbaler oder physischer Aggression oder Zerstörung von Eigentum, wobei die Auslöser zumeist nichtig sind. Es müssen ein Leidensdruck und eine Funktionseinschränkung bestehen. Anders als das DSM-5 verzichtet die ICD-11 vermutlich, soweit aktuell absehbar (Bründl und Fuss 2021), auf eine Quantifizierung der Wutausbrüche (im DSM-5: mehr als drei Wutausbrüche pro Woche). Auch Schuldgefühle sind, wie schon im DSM, kein Diagnosekriterium, jedoch therapeutisch hoch relevant und aus Sicht des Autors ein guter Marker für eine ansonsten nicht greifbare affektive Symptomatik.

Diagnostisch hilfreich können Screening-Tools wie der DADYS-Screen (**D**iagnostic Tool for **A**ffective **Dys**regulation in Children-**Screen**ing Questionnaire) von Otto et al. (2022) sein. Belastbare Häufigkeitsdaten liegen für den deutschsprachigen Raum nicht vor, und die Daten aus den USA (4 % in einer repräsentativen Stichprobe) sind aufgrund der bereits beschriebenen Historie mit Vorsicht zu betrachten. Bründl und Fuss (2021) beschreiben zudem eine hohe Komorbidität mit dissozialen Störungen, der emotional-instabilen Persönlichkeitsstörung (die in der ICD-10 auch favorisiert wurde), psychotischen und hirnorganischen Störungen sowie Zwangsstörungen (Fuss et al. 2019b). Wie schon bei den anderen in diesem Kapitel besprochenen Störungen scheint die intermittierende explosive Störung deshalb eher ein Symptom als eine eigene Krankheitsentität zu sein.

Durchaus relevant sind aus Sicht des Autors dieses Kapitels aber insbesondere der hohe psychotherapeutische Bedarf, das gute Ansprechen auf Psychotherapie und die Tatsache, dass man hier vielleicht eine (wenn auch kleine) Patientengruppe vor sich hat, die man fälschlicherweise als „kaum psychotherapeutisch erreichbar" deuten könnte.

20.5 Sonstiges und Behandlung von Impulsivität

Noch nicht erwähnt wurden bislang die „Substanzinduzierte Impulskontrollstörung" (64C [je nach Substanz].73; ➤ Kap. 19.1) sowie die Restkategorien „Sonstige" und „Nicht näher bezeichnet".

Die Impulskontrollstörungen in der ICD-11 bleiben also weiterhin eine mitunter schlecht abgrenzbare Restkategorie für unterschiedliche psychische Erkrankungen. Manches, etwa das Nägelkauen, geht in der Zwangsstörung auf, während anderes, z. B. die Abhängigkeit von Glücksspielen, in der ICD-11 nun den Verhaltenssüchten zugeordnet wird. Die noch verbliebenen Störungen sollten daher auch immer gegen die Pole Zwang und Sucht abgewogen werden, was beim Lesen dieses Kapitels hoffentlich deutlich geworden ist.

Was die Behandlung von Impulsivität betrifft, so sollte vielleicht noch erwähnt werden, dass impulsives Verhalten zunächst ein kritisches Prüfen komorbider Störungen erfordert. Der impulsive Patient mit unbehandelter ADHS braucht zunächst eine adäquate Behandlung seiner primären Erkrankung, z. B. mit Stimulanzien. Bedürfnisaufschub kann mit verhaltenstherapeutischer Behandlung positiv beeinflusst werden, z. B. mit Verstärkerplänen. Gegebenenfalls ist auch, gerade im forensischen Kontext, ein vorübergehender Versuch einer Besserung der Impulskontrolle mit Antipsychotika indiziert.

20.6 Ausblick und Fallbeispiel

Die Impulskontrollstörungen in der ICD-11 sind eine mitunter schlecht abgrenzbare Restkategorie für unterschiedliche psychische Erkrankungen. Für die hier behandelte Altersgruppe relevante Störungsbilder, wie etwa die Trichotillomanie, sind anderen Kategorien zugeordnet worden. Die verbleibenden Störungsbilder spielen in der Kinder- und Jugendpsychiatrie größtenteils eine eher untergeordnete Rolle; teilweise ist die wissenschaftliche Datenlage selbst im Erwachsenenbereich eher spärlich und allenfalls in forensischen Patientengruppen erwähnenswert. Zumindest aus psychotherapeutischer Sicht jedoch gilt das nicht für die intermittierende explosive Störung. In den kommenden Jahren (und damit auch Auflagen dieses Buches) wird man den Stellenwert der hier aufgerührten Erkrankungen neu einordnen können.

Fallbeispiel

Der 12-jährige Malte kommt mit der Polizei und dem Rettungswagen zur Notaufnahme in die Klinik. Er ist mit Handfesseln fixiert, weil er – so die Aussage des begleitenden Polizisten – auch auf der Fahrt in die Klinik „einen Riesenwirbel" gemacht habe und sich nicht habe beruhigen können. Vorausgegangen sei eine Situation in der Schule, in der ihn ein Mitschüler aus der Nachbarklasse als „Hurensohn" bezeichnet habe. Daraufhin habe er diesen Mitschüler ohne Vorwarnung angegriffen und erst von ihm abgelassen, als Lehrkräfte eingeschritten seien. Im Gespräch mit der aufnehmenden Ärztin hat sich Malte bereits beruhigen können. Die Handfesseln werden umgehend abgenommen, und er erhält etwas zu trinken. Während des Gesprächs fängt er mehrfach an zu weinen und berichtet, dass er den anderen Jungen nicht habe verletzen wollen. Es sei „einfach so über ihn gekommen, wie die Kapuze eines Hoodies". Die über die Aufnahme informierte und wenig später ebenfalls in der Klink eintreffende Kindsmutter berichtet, dass es in letzter Zeit mehrfach in der Woche zu solchen Wutausbrüchen gekommen sei. Sie selbst leide sehr darunter, da sie nicht genau sagen könne, weswegen Malte so ausraste – zuletzt etwa, als sie ihn zum Essen gerufen habe und er, seinen Äußerungen nach, „wegen seiner Scheißmutter" die aktuelle Runde in seinem Videospiel verloren habe. Nach solchen Episoden erlebe sie ihn meist als sehr traurig und zurückgezogen.

LITERATUR

Barnett W. Psychiatrie der Brandstiftung: eine psychopathologische Studie anhand von Gutachten Bd. 110. Darmstadt: Steinkopff 2005.

Bründl S, Fuss J. Impulskontrollstörungen in der ICD-11. Forens Psychiatr Psychol Kriminol 2021; 15: 20–29.

Burton PR, McNiel DE, Binder RL. Firesetting, arson, pyromania, and the forensic mental health expert. J Am Acad Psychiatr Law Online 2012; 40(3): 355–365.

Fuss J, Briken P, Stein DJ, Lochner C. Compulsive sexual behavior disorder in obsessive-compulsive disorder: prevalence and associated comorbidity. J Behav Addict 2019a; 8(2): 242–248.

Fuss J, Lemay K, Stein DJ, Briken P, Jakob R, Reed GM, Kogan CS. Public stakeholders' comments on ICD-11 chapters related to mental and sexual health. World Psychiatry 2019b; 18(2): 233.

Kafka MP. Hypersexual disorder: a proposed diagnosis for DSM-V. Arch Sex Behav 2010; 39: 377–400.

Kessler RC, Coccaro EF, Fava M, Jaeger S, Jin R, Walters E. The prevalence and correlates of DSM-IV intermittent explosive disorder in the National Comorbidity Survey Replication. Arch Gen Psychiatry 2006; 63(6): 669–678.

Kröber HL. Disruptive, Impulskontroll- und Sozialverhaltensstörungen im DSM-5. Forens Psychiatr Psychol Kriminol 2015; 9: 147–154.

Otto C, Kaman A, Barkmann C, Döpfner M, Görtz-Dorten A, Ginsberg C, et al. The DADYS-Screen: development and evaluation of a screening tool for affective dysregulation in children. Assessment 2023; 30(4):1080–1094.

Torales J, González I, Castaldelli-Maia JM, Ventriglio A. Kleptomania as a neglected disorder in psychiatry. Int Rev Psychiatry 2020; 32(5–6): 451–454.

KAPITEL

21

Anja Görtz-Dorten und Leonie Hofmann

Disruptives Verhalten oder dissoziale Störungen (6C9)

Wichtige Neuigkeiten auf einen Blick

- Durch konzeptionelle Änderungen in der ICD-11 wurde eine Angleichung an das DSM-5 erzielt (➤ Kap. 21.2.1). Besonders hervorzuheben ist die neue Möglichkeit, durch eine weitere Spezifizierung zu kodieren, ob chronische Reizbarkeit und Ärger und/oder reduzierte prosoziale Emotionalität vorliegen. Folgende Diagnosen werden in der ICD-11 geführt:
  - **6C90** Störung des Sozialverhaltens mit oppositionellem, aufsässigem Verhalten
  - **6C91** Störung des Sozialverhaltens mit dissozialem Verhalten
  - **6C9Y** Sonstiges näher bezeichnetes disruptives Verhalten oder sonstige näher bezeichnete dissoziale Störungen
  - **6C9Z** Disruptives Verhalten oder dissoziale Störungen, nicht näher bezeichnet
- Die deutschen S3-Leitlinien werden derzeit aktualisiert.
- Studien berichten für Jungen im Vergleich zu Mädchen erhöhte Prävalenzraten für Störungen des Sozialverhaltens. Weibliche Populationen sind bisher in vielen Studien jedoch unterrepräsentiert. Untersuchungen ergeben Hinweise auf Geschlechtsunterschiede: Die Symptomprofile von Mädchen unterscheiden sich von denen von Jungen, und der Störungsbeginn liegt häufiger erst im Jugendalter (➤ Kap. 21.1).
- Für das Kindesalter sind elternzentrierte Interventionen und für das Jugendalter kombinierte bzw. multimodale Behandlungen das Mittel der ersten Wahl (➤ Kap. 21.7). Es gibt Hinweise darauf, dass gängige Behandlungsmethoden auch beim Vorliegen reduzierter prosozialer Emotionalität zu vergleichbarer Symptomreduktion führen, die reduzierte prosoziale Emotionalität jedoch vorrangig im Rahmen von Elterninterventionen verändert wird.

- Digital unterstützte Interventionen bieten neue Möglichkeiten für die Behandlung von Störungen des Sozialverhaltens. Evidenz liegt bisher vor allem zu unterschiedlichen Formen von digitalen Elterntrainings vor (➤ Kap. 21.7).
- Die Evidenzlage zur Pharmakotherapie von Kindern und Jugendlichen mit Störungen des Sozialverhaltens hat sich in den letzten Jahren wenig verändert. Psychopharmaka sind nach wie vor nicht regelhaft und nur in Kombination mit weiteren psychosozialen Interventionen einzusetzen (➤ Kap. 21.8).

Eine Übersicht zu den wichtigsten Charakteristika des Störungsbildes gibt ➤ Tab. 21.1.

Tab. 21.1 Disruptives Verhalten oder dissoziale Störungen – Übersicht

Definition	Sehr heterogenes Störungsbild: Muster überdauernder oppositioneller, aggressiver und dissozialer Verhaltensprobleme
Manifestationsalter	• SSV mit oppositionellem, aufsässigem Verhalten: vor allem im Vorschulalter bis in die mittlere Kindheit • SSV mit dissozialem Verhalten: vor allem mittleres Kindes- bis Jugendalter
Diagnostik	• Ausführliche Exploration und Anamnese mit verschiedenen Informant*innen • Standardisierte störungsspezifische Diagnostik (z. B. FBB und SBB SSV) • Entwicklungs-, Intelligenz-, und Teilleistungsdiagnostik • Körperliche Untersuchungen • Verhaltensbeobachtung
Therapeutische Optionen	• Patient*innenzentrierte, eltern- und familienzentrierte sowie kindertagesstätten- und schulzentrierte Interventionen • Integration weiterer Hilfesysteme (z. B. Kinder- und Jugendhilfe, Justizsystem) • Kindesalter: vorrangig elternzentrierte Interventionen, auch kindzentrierte Interventionen z. B. bei Gleichaltrigenproblemen • Jugendalter: vorrangig kombinierte bzw. multimodale Interventionen • Pharmakotherapie nicht regelhaft und nur in Kombination mit weiteren Behandlungsbausteinen
Wichtige Leitlinien	• Deutsche S3-Leitlinie (DGKJP 2016) • Britische Leitlinien des National Institute for Health and Clinical Excellence (NICE 2013)

21.1 Epidemiologie

Oppositionelle, aggressive und dissoziale Verhaltensprobleme gehören zu den häufigsten Anlässen für die Vorstellung von Kindern und Jugendlichen in Einrichtungen des Gesundheitswesens. Eine aktuelle Metaanalyse zu Prävalenzraten von Kindern und Jugendlichen zwischen 5 und 18 Jahren in **Europa** berichtet für Störungen des Sozialverhaltens mit oppositionellem, aufsässigem Verhalten eine gepoolte Prävalenz von 1,9 % (95 %-KI 1,0–3,7), wobei die Raten je nach Land zwischen 0,5 % und 4,2 % schwanken (Sacco et al. 2024). Basierend auf zwei Studien ist die Prävalenz für Jungen 1,8-mal höher als die von Mädchen. Für Störungen des Sozialverhaltens mit dissozialem Verhalten variiert die Prävalenz je nach Land von 0,1–6,4 % und liegt gepoolt bei 1,5 % (95 %-KI 0,6–3,8). Basierend auf einer Studie liegt die Prävalenz von Jungen 1,3-mal höher als die von Mädchen (Sacco et al. 2024). Im Vergleich dazu berichten **weltweite Studien** Prävalenzraten von 3–5 % für die beiden Störungsbilder (z. B. Ayano et al. 2024; Vasileva et al. 2021). Ermittelt durch die BELLA-Kohortenstudie ergeben sich für **Deutschland** klinische Auffälligkeiten im Bereich Störung des Sozialverhaltens (SSV) bei 7,6 % (Ravens-Sieberer et al. 2007) bis 12,2 % (Klasen et al. 2016) der Kinder und Jugendlichen. Aggressives Verhalten kommt bei den Betroffenen häufiger vor als dissoziales Verhalten, und ein niedriger sozioökonomischer Status ist mit höheren Prävalenzraten verbunden (Ravens-Sieberer et al. 2007). Jungen zeigen zunächst höhere Symptomwerte bzgl. Störungen des Sozialverhaltens als

Mädchen, mit dem Alter nehmen die Auffälligkeiten bei beiden Geschlechtern jedoch deutlich ab, und ab dem Alter von 19 Jahren liegen die Werte von Jungen leicht unter denen von Mädchen (Klasen et al. 2016). Gründe für diese **Geschlechtsunterschiede** werden mittlerweile diskutiert: Das FemNAT-Konsortium fokussiert in Studien Mädchen mit SSV und zeigt für diese, dass sich ihr Symptomprofil von Jungen unterscheidet und der Störungsbeginn häufiger erst im Jugendalter liegt (Konrad et al. 2022). Bei 10–50 % der Kinder und Jugendlichen liegt zusätzlich zur Störung des Sozialverhaltens eine reduzierte prosoziale Emotionalität vor (Perlstein et al. 2023).

21.2 Diagnostik und Komorbiditäten

21.2.1 Erscheinungsbild und Diagnosekriterien

Störungen des Sozialverhaltens umfassen als **sehr heterogenes Störungsbild** ein Spektrum an Symptomen von oppositionellem Trotzverhalten bis hin zu aggressiven und dissozialen Handlungen. Diese treten als sich wiederholende Verhaltensmuster auf und verletzen häufig wichtige altersrelevante Normen, Regeln sowie grundlegende Rechte anderer.

MERKE

Im Laufe einer normalen Entwicklung kann oppositionelles und aggressives, aber auch dissoziales Verhalten auftreten, das nicht als klinisch auffällig einzuordnen ist. Dies gilt insbesondere für die Trotzphase im Kleinkindalter und die Pubertät im Jugendalter. Erst ein Muster solcher Verhaltensweisen, das über einen längeren Zeitraum auftritt und im Vergleich zu Gleichaltrigen verstärkt ist, sollte als Hinweis auf die Diagnose einer Störung des Sozialverhaltens interpretiert werden.

Störungen des Sozialverhaltens mit oppositionellem, aufsässigem Verhalten zeigen sich vor allem in trotzigem, verweigerndem Verhalten gegenüber Autoritätspersonen wie Eltern oder Lehrkräften. Betroffene Kinder neigen zu langen Diskussionen, streiten häufig und werden als aufsässig oder feindselig wahrgenommen (Fallbeispiel 1). Obwohl diese Form als weniger schwerwiegend gilt, kann sie eine Vorstufe für ausgeprägtere Auffälligkeiten sein.

Fallbeispiel

1: Störung des Sozialverhaltens mit oppositionellem, aufsässigem Verhalten

Der 9-Jährige Sam gerät fast täglich in Konflikte mit seinen Lehrkräften und Mitschüler*innen. Schon bei kleinen Korrekturen oder Kritik reagiert er gereizt und wütend. Wenn ihn jemand beispielsweise auf einen Fehler hinweist, fühlt er sich angegriffen und wird laut. Im Unterricht weigert er sich häufig, Anweisungen zu befolgen, diskutiert lange mit den Lehrkräften und provoziert diese gezielt, indem er ironische Bemerkungen macht. Zu Hause verhält er sich ähnlich: Er widerspricht seinen Eltern bei jeder Gelegenheit, ignoriert Verbote und treibt seine jüngere Schwester bewusst zur „Weißglut". Besonders auffällig ist zudem sein nachtragendes Verhalten. Wenn er sich ungerecht behandelt fühlt, sucht er nach Wegen, sich zu rächen – sei es durch abfällige Kommentare oder kleine, gemeine Streiche. Als ihn ein Mitschüler beim Spielen aus Versehen anrempelte, weigerte Sam sich für den Rest des Tages, mit ihm zu sprechen, und versteckte am nächsten Tag absichtlich dessen Schulhefte. Trotz häufiger Auseinandersetzungen sieht er keine Schuld bei sich selbst und schiebt anderen die Verantwortung für die häufigen Streitigkeiten zu.

Störungen des Sozialverhaltens mit dissozialem Verhalten umfassen schwerwiegende Verhaltensweisen wie offene oder verdeckte Aggressionen, die sich gegen Personen oder Gegenstände richten. Dazu zählen körperliche oder verbale Angriffe, aber auch dissoziale Handlungen wie Lügen, Diebstahl oder Raub, die sich in einem Muster verfestigen und die Rechte anderer systematisch missachten (Fallbeispiel 2).

Fallbeispiel

2: Störung des Sozialverhaltens mit dissozialem Verhalten

Die 16-Jährige Kerstin schwänzt bereits seit mehreren Jahren regelmäßig die Schule. Ihre Eltern versuchen zwar sie zum Unterricht zu schicken, haben jedoch kaum noch Kontrolle über sie. Oft bleibt Kerstin tagelang verschwunden und kehrt erst zurück, wenn sie es selbst für nötig hält. In ihrer Clique gilt sie als Anführerin und nutzt Einschüchterungen und Drohungen, um die anderen zu kontrollieren. Immer wieder verwickelt sie Freund*innen gezielt in Konfrontationen und stiftet sie dann zu Schlägereien an. Kerstin hat zudem bereits eine lange Vorgeschichte mit Diebstahl und Sachbeschädigung. Mehrmals wurde sie beim Ladendiebstahl erwischt, wobei sie gezielt teure Artikel entwendete. Einmal brach sie mit ihrer Clique in eine Lagerhalle ein und zerstörte mutwillig das Inventar. Kerstin zeigt dabei keinerlei Reue für ihre Handlungen und betrachtet sich selbst als Opfer der Umstände. In den letzten Monaten hat sich ihr Verhalten weiter verschärft. Es gibt immer wieder Gerüchte, dass Kerstin in einen Raubüberfall auf eine Mitschülerin verwickelt war, bei dem das Opfer mit einem Messer bedroht und bestohlen wurde.

In der neuen **Internationalen Klassifikation psychischer Störungen, 11. Revision** (ICD-11; WHO 2019/2021) wurden im Vergleich zur ICD-10 (WHO 2015) konzeptionelle Änderungen an den Störungen des Sozialverhaltens vorgenommen, die eine Annäherung an das *Diagnostische und Statistische Manual Psychischer Störungen 5* (DSM-5; Falkai et al. 2018) erzielten.

Die ursprüngliche Einordnung von Störungen des Sozialverhaltens in die Überkategorie der ICD-10 *F9: Verhaltens- und emotionale Störungen mit Beginn in der Kindheit und Jugend* wird abgelöst von einer Einordnung in die neue, **separate Überkategorie Disruptives Verhalten oder dissoziale Störungen.** Dies entspricht in etwa der DSM-5-Kategorie *Disruptive, Impulse-Control, and Conduct Disorders.* In der ICD-11, wie auch im DSM-5, werden oppositionelle Verhaltensweisen und Störungen des Sozialverhaltens im engeren Sinne durch **zwei getrennte Störungskategorien** deutlicher voneinander abgegrenzt.

- Die ICD-11-Diagnose *6C90 Störung des Sozialverhaltens mit oppositionellem, aufsässigem Verhalten* entspricht in etwa der ICD-10-Diagnose *F91.3* desselben Namens. Die Symptome sollen seit mindestens 6 Monaten vorliegen, im Vergleich zum Alters- und Entwicklungsstand erhöht sein und nicht nur im Geschwisterkontext auftreten. Neu ist, dass durch eine Spezifizierung angegeben werden kann, ob auch noch **chronische Reizbarkeit und Ärger und/oder reduzierte prosoziale Emotionalität** vorhanden sind. Im DSM-5 können chronische Reizbarkeit und Ärger dagegen in der eigenständigen Diagnose einer Disruptiven Affektregulationsstörung münden, die so in den ICD-Systemen nicht geführt wird.
- Weitere Subtypen der SSV aus der ICD-10, die beispielsweise den betroffenen Kontext (z. B. nur in Kernfamilie/direkte Lebensgemeinschaft) und beeinträchtigte soziale Beziehungen (z. B. fehlende sozialen Bindungen) berücksichtigen, wurden nicht in die ICD-11 übernommen und von der *6C91 Störung des Sozialverhaltens mit dissozialem Verhalten* abgelöst. Die Symptome sollen hier seit 12 Monaten oder länger bestehen, wobei einzelne delinquente oder dissoziale Handlungen in der Regel nicht ausreichen, um die Diagnose zu vergeben. Als Spezifizierung kann ein **Störungsbeginn** in der Kindheit von einem im Jugendalter abgegrenzt und wieder das Vorliegen begrenzter prosozialer Emotionalität bewertet werden (➤ Box 21.1).

In der ICD-11 entfällt – wie bereits im DSM-5 – die Möglichkeit, Kombinationsdiagnosen zu vergeben, die in der ICD-10 noch möglich waren. Statt einer kombinierten Diagnose, wie F90.1 (Hyperkinetische Störung des Sozialverhaltens) oder F92.- (Kombinierte Störung des Sozialverhaltens und der Emotionen) werden nun **getrennte Mehrfachdiagnosen** gestellt.

BOX 21.1

Beschreibung reduzierter prosozialer Emotionalität nach DSM-5 (Falkai et al. 2018)

Betroffene mit reduzierter prosozialer Emotionalität zeigen oft einen ausgeprägten Mangel an Reue oder Schuldbewusstsein. Sie empfinden keine Schuld für eigenes Fehlverhalten, es sei denn, sie werden erwischt oder müssen mit Konsequenzen rechnen. Die negativen Auswirkungen ihrer Handlungen auf andere berühren sie kaum. Auch Empathie und Mitgefühl sind stark eingeschränkt – sie interessieren sich wenig für die Emotionen anderer und werden häufig als gefühlskalt wahrgenommen, selbst wenn ihr Verhalten anderen erheblichen Schaden zufügt. Zudem zeigen sie eine Gleichgültigkeit gegenüber der eigenen Leistung und bemühen sich kaum, schulische oder berufliche Anforderungen zu erfüllen. Statt sich anzustrengen, schieben sie Misserfolge auf andere. Ihre emotionale Ausdrucksweise wirkt oft oberflächlich oder unaufrichtig. Gefühle werden entweder gar nicht gezeigt oder bewusst eingesetzt, um andere zu manipulieren oder einzuschüchtern.

21.2.2 Verlauf und Folgen

Der **Beginn** von Störungen des Sozialverhaltens mit oppositionellem, aufsässigem Verhalten liegt häufig im Vorschulalter bis zur mittleren Kindheit. Der Beginn von Störungen des Sozialverhaltens mit dissozialem Verhalten liegt im mittleren Kindes- bis Jugendalter und damit etwas später (Falkai et al. 2018). Oppositionelles Verhalten ist ein potenzieller Vorläufer einer späteren dissozialen Störung, jedoch können die Störungen auch unabhängig voneinander auftreten, und auch ein nur zeitweises Vorliegen klinisch relevanter Symptomatik ist möglich. In Studien werden häufig drei **verschiedene Verläufe** für Störungen des Sozialverhaltens beschrieben (Bevilacqua et al. 2018):

- Eine Gruppe zeichnet sich durch das Vorliegen zahlreicher Risikofaktoren aus; die Symptomatik beginnt bereits in der Kindheit und hält darüber hinaus langfristig an.
- Bei einer Gruppe mit weniger ausgeprägten Risikofaktoren liegt der Beginn der Symptomatik ebenfalls in der Kindheit, diese lässt jedoch bis zum Jugend- bzw. jungen Erwachsenenalter nach.
- Bei einer dritten Gruppe beginnen die Verhaltensprobleme dagegen erst im Jugendalter und halten darüber hinaus nicht langfristig an.

Alle drei Verläufe, auch die vorübergehenden Verhaltensprobleme, sind mit negativen psychosozialen **Langzeitfolgen** verbunden, jedoch ist die erste Gruppe am stärksten betroffen. So zeigt sich ein erhöhtes Risiko für eine Fortsetzung des aggressiven Verhaltens bis hin zu Delinquenz, eine schlechte mentale Gesundheit und einen erhöhten Alkohol- und Drogenkonsum im Erwachsenenalter (Bevilacqua et al. 2018).

21.2.3 Anamnese und Exploration

Eine **gründliche Exploration** der Symptomatik, von komorbiden Störungen, aufrechterhaltenden Faktoren sowie der Entwicklungsgeschichte und Lebensumstände sollte zu Beginn mit den Betroffenen selbst, deren Bezugspersonen und bei Bedarf auch mit pädagogischen Fachkräften erfolgen. Die Gespräche sollten sowohl mit den Eltern und dem Kind gemeinsam als auch einzeln geführt werden. Ein gemeinsames Setting ermöglicht es, die Eltern-Kind-Interaktion zu beobachten, jedoch wollen die Beteiligten unter Umständen nicht voreinander über alle Themen sprechen und halten Informationen zurück, oder es kommt zu Streit und und gegenseitig abwertenden Aussagen. Dann sollten Gespräche ggf. getrennt fortgesetzt werden.

Kinder und Jugendliche mit Störungen des Sozialverhaltens werden häufig zur Therapie „geschickt", d. h., sie kommen zunächst nicht eigenmotiviert, sondern weil sie z. B. zu Hause oder in der Schule stören. Gerade bei schwerer Symptomatik und negativen Erfahrungen mit anderen Erwachsenen kann es schwierig sein, eine gute Kommunikation aufzubauen, da Betroffene zunächst verschlossen oder oppositionell sind. Dies sollte in der Exploration berücksichtigt werden, indem beispielsweise zunächst die Interessen und Stärken fokussiert werden, um Vertrauen aufzubauen.

21.2.4 Diagnostik und Testverfahren

LEITLINIEN

Die S3-Leitlinie für Störungen des Sozialverhaltens der Deutschen Gesellschaft für Kinder- und Jugendpsychiatrie, Psychosomatik und Psychotherapie (DGKJP 2016) befindet sich derzeit in Überarbeitung. Die neue Leitlinie wird an die ICD-11 angepasst und enthält altersspezifische Empfehlungen für Kinder, Jugendliche und junge Erwachsene, die sich nicht nur an das Gesundheitssystem richten, sondern auch Maßnahmen des Bildungs-, Jugendhilfe- und Justizwesens einbeziehen. Zukünftig sollen regelmäßige Aktualisierungen im Sinne einer „Living Guideline" erfolgen.

Tab. 21.2 Standardisierte und strukturierte Verfahren zur Diagnostik von Störungen des Sozialverhaltens

Testverfahren	Beschreibung
Interviewleitfaden für externale Störungen (ILF-EXTERNAL) **Diagnose-Checkliste für Störungen des Sozialverhaltens** (DCL-SSV) (Döpfner und Görtz-Dorten 2017; Görtz-Dorten und Döpfner 2020)	Interview & Checkliste Klinische Beurteilung (4–18 Jahre) Exploration der Kinder/Jugendlichen, Eltern und/oder pädagogischen Fachkräfte) Erfassung der Kriterien für die Diagnose einer Störung des Sozialverhaltens (ICD-10 und DSM-5)
Fremd- und Selbstbeurteilungsbogen für Störungen des Sozialverhaltens (FBB SSV; SBB SSV) (Döpfner und Görtz-Dorten 2017)	Fragebogen Fremdbeurteilung für Eltern oder pädagogische Fachkräfte (4–18 Jahre) Selbstbeurteilung für Jugendliche (11–18 Jahre) Erfassung von Symptomkriterien (ICD-10 und DSM-5) inkl. begrenzter prosozialer Emotionalität, disruptiver Affektregulationsstörung und prosozialen Verhaltens
Fragebogen zum aggressiven Verhalten (FAVK-F/FAVK-S/FAVK-K) (Görtz-Dorten und Döpfner 2010)	Fragebogen Fremdbeurteilung für Eltern oder pädagogische Fachkräfte sowie klinische Beurteilung (4–14 Jahre) Selbstbeurteilung für Kinder und Jugendliche (9–14 Jahre) Erfassung von Störungen sozial-kognitiver Informationsverarbeitung, Störungen der Impulskontrolle, Störungen sozialer Fertigkeiten und Störungen sozialer Interaktion
Youth Psychopathic Traits Inventory-Short Version (YPI-S) (Köhler et al. 2011)	Fragebogen Selbstbeurteilung für Jugendliche und junge Erwachsene (12–25 Jahre) Erfassung von Psychopathie in 10 Subskalen (Unehrlicher Charme, Grandiosität, Lügen, Manipulation, Kaltherzigkeit, Unemotionalität, Reuelosigkeit, Impulsivität, Abenteuersuche und Unverantwortlichkeit)

Die Leitlinien empfehlen zur Diagnostik von Störungen des Sozialverhaltens den Einsatz **standardisierter und strukturierter diagnostischer Verfahren.** ➤ Tab. 21.2 gibt einen Überblick über eine Auswahl solcher störungsspezifischen Verfahren. Weitere Diagnostikverfahren zur Erfassung und Differenzierung des Störungsbildes finden sich in Görtz-Dorten et al. (2019).

Wichtig ist erneut, wie in der Exploration und Anamnese, das Einholen von Informationen aus **verschiedenen Informationsquellen.** Häufig zeigen sich deutliche Unterschiede, z. B. zwischen Eltern- und Selbsturteil. Bei Störungen des Sozialverhaltens gilt die Fremdbeurteilung in der Regel als zuverlässiger. Allerdings kann das Selbsturteil wertvolle zusätzliche Informationen liefern – einerseits als Hinweis auf die Störungseinsicht, andererseits zu Bereichen, die für Erwachsene schwerer zugänglich sind, wie Konflikte mit Gleichaltrigen, delinquentes Verhalten oder innere Belastungen. Zusätzlich zur störungsspezifischen Diagnostik sollten auch **Intelligenz, Entwicklung und mögliche Teilleistungsdefizite** überprüft werden. Außerdem kann eine orientierende **internistische und neurologische Untersuchung** sinnvoll sein. Dabei soll auf Anzeichen von Vernachlässigung, Misshandlung oder Substanzkonsum geprüft und ausgeschlossen werden, dass organische Psychosyndrome das aggressive Verhalten verursachen. Der Diagnostikprozess eignet sich gut, um die **Verhaltensbeobachtung** aus der Exploration fortzusetzen. Ergänzend sind auch Schulhospitationen möglich oder das Verabreden von Online-Terminen, um Eindrücke aus dem Familienalltag, z. B. der Hausaufgabensituation, zu erhalten. Zudem müssen **komorbide Störungen und Differenzialdiagnosen** sorgfältig berücksichtigt werden.

MERKE

Für die Diagnose Störung des Sozialverhaltens müssen Informationen aus den verschiedenen Lebensbereichen der Kinder und Jugendlichen eingeholt und verschiedene Quellen zum Verhalten und möglichen Problemen befragt werden. Erst die multimodale Diagnostik mit ausführlicher Exploration und Testverfahren ermöglicht eine fundierte Diagnosestellung.

21.2.5 Komorbide Störungen

Das Vorliegen von Komorbiditäten ist bei Störungen des Sozialverhaltens eher die Regel. Die verbreitetsten Diagnosen für beiden Störungsbereiche sind **hyperkinetische Störungen, Angst und Depressionen** (Fairchild et al. 2019; Hawes et al. 2023). Bei Störungen des Sozialverhaltens im engeren Sinne spielen darüber hinaus **Substanzkonsumstörungen** eine Rolle. Zudem werden bei Mädchen im Vergleich zu Jungen vermehrt Depressionen, Angststörungen, posttraumatische Belastungsstörungen und Borderline-Persönlichkeitsstörungen gefunden, während Jungen höhere Raten an hyperkinetischen Störungen aufweisen (Konrad et al. 2022). In einer Studie mit einer großen norwegischen Stichprobe (N = 114.500) wird bei Betroffenen mit einer Störung des Sozialverhaltens im engeren Sinne (n = 598) in 64,1 % der Fälle eine komorbide Störung angegeben (Tesli et al. 2024). Die höchste Komorbiditätsrate wird, wie in den meisten Studien, für hyperkinetische Störungen berichtet (37 %), gefolgt von Entwicklungsstörungen (23 %). Auch emotionale Störungen mit Beginn in der Kindheit (9 %) und die gemischte Diagnose einer SSV mit emotionaler Störung nach ICD-10 (7 %) sowie Anpassungs- (8 %) und Tic-Störungen (7,5 %) liegen neben weiteren, selteneren Komorbiditäten vor.

MERKE

External Symptome wie die von Störungen des Sozialverhaltens und hyperkinetischen Störungen fallen oft schnell auf, weil sie nach außen getragen und von Erwachsenen und anderen Kindern und Jugendlichen als stark störend wahrgenommen werden. Dagegen werden internale Symptome und Komorbiditäten bei Störungen des Sozialverhaltens eher übersehen, da sie von der externalen Symptomatik überlagert werden. Hier gilt es, bei der Diagnostik und Exploration besonders aufmerksam zu sein.

21.3 Ätiologie

Basierend auf kognitiv-behavioralen Theorien zur Entstehung von Störungen des Sozialverhaltens beziehen **klassische biopsychosoziale Modelle** verschiedene Einflüsse auf körperlicher, psychischer und sozialer Ebene mit ein. Es wird davon ausgegangen, dass erst das Zusammenspiel mehrerer solcher Einflussfaktoren zur Entstehung der Störung beiträgt (Görtz-Dorten et al. 2023). Studien identifizieren regelhaft eine Vielzahl potenzieller Risikofaktoren, wobei diese je nach spezifischer Diagnose, Symptombeginn, dem Vorliegen komorbider Störungen oder auch dem Geschlecht der betroffenen Kinder und Jugendlichen variieren und unterschiedliche Entwicklungspfade letztlich zu einer Störung des Sozialverhaltens führen können. Besonders hervorzuheben ist das **Erziehungs- und Elternverhalten** als Störung der sozialen Interaktion. Eine harsche, konflikthafte Erziehung, mangelnde Wärme in der Eltern-Kind-Beziehung sowie Vernachlässigung und Misshandlung zeigen sich in zahlreichen Studien als bedeutende Risikofaktoren für die Entwicklung einer Störung des Sozialverhaltens und stellen geeignete Ziele für Präventions- und Interventionsmaßnahmen dar (Fairchild et al. 2019; Hawes et al. 2023). Sogenannte Teufelskreismodelle beschreiben, wie Interaktionspartner*innen die Entstehung und Aufrechterhaltung von Konflikten und Verhaltensproblemen begünstigen (➤ Abb. 21.1). Darüber hinaus können ein niedriger sozioökonomischer Status, schwierige Nachbarschaftsverhältnisse und Kontakte zu devianten Gleichaltrigen eine Rolle spielen.

Auf **psychologischer Ebene** werden nach einem Modell von Görtz-Dorten und Döpfner (2019) Störungen der sozial-kognitiven Informationsverarbeitung, Defizite in der Problemlösefähigkeit sowie eine Störung der Emotionsverarbeitung und der Verhaltensfertigkeiten als mögliche Einflüsse auf die Entwicklung und Aufrechterhaltung einer Störung des Sozialverhaltens angenommen.

Genetische, hirnfunktionelle sowie -strukturelle, neuroendokrine und psychophysiologische Einflüsse werden auf biologischer Ebene als verursachende und aufrechterhaltende Faktoren für Störungen des Sozialverhaltens diskutiert (Görtz-Dorten et al. 2023). Die Evidenz ist meist noch unzureichend oder uneinheitlich, basiert auf veralteten Methoden sowie zu kleinen Stichproben und lässt so oft noch keine endgültigen Schlüsse zu. Genetische Einflüsse werden als moderat bis hoch eingeschätzt und liegen für oppositionelle Störungen zwischen 34–73 % (Hawes et al. 2023) und für dissoziale Störungen meist zwischen 40 und 50 % (Fairchild et al. 2019). Genomweite Assoziationsstudien berichten auf Molekularebene von einer Vielzahl an Genen und Genvariationen,

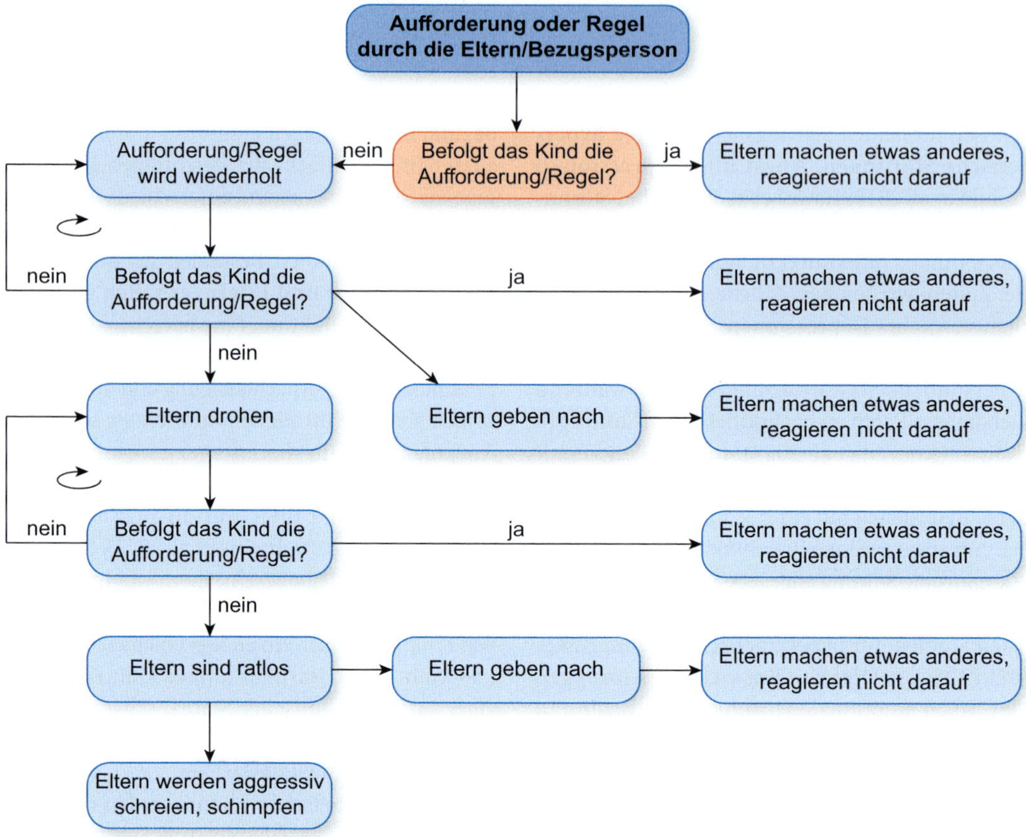

Abb. 21.1 Teufelskreismodell zur Entstehung und Aufrechterhaltung von Eltern-Kind-Konflikten modifiziert aus dem Therapiemanual für Kinder mit aggressivem Verhalten von Görtz-Dorten und Döpfner (2019) [G1494/L231]

die bzgl. Störungen des Sozialverhaltens eine Rolle spielen könnten (Baselmans et al. 2022; Ip et al. 2021; Odintsova et al. 2019). In den Bereichen des Verstärkerlernens, der Entscheidungsfindung und der emotionsbezogenen Prozesse wie Empathie sowie Emotionserkennung zeigen Kinder und Jugendliche mit Störungen des Sozialverhaltens Defizite in neurokognitiven Tests und Abweichungen (z. B. reduziertes Volumen der grauen Substanz, reduzierte kortikale Dicke) in den assoziierten Gehirnstrukturen (Fairchild et al. 2019; Hawes et al. 2023). Bezüglich verschiedener mit der Stressreaktion verbundener Parameter wie Kortisol, Herzrate und Hautleitfähigkeit wird tendenziell eher eine Hyporeaktivität berichtet (Fairchild et al. 2019; Hawes et al. 2023).

21.4 Behandlung

21.4.1 Psychotherapie

Vor Beginn der eigentlichen Psychotherapie, aber auch immer wieder im Verlauf der Behandlung muss geprüft werden, ob **weitere Hilfesysteme** wie beispielsweise die Kinder- und Jugendhilfe eingebunden werden müssen. Gründe dafür können das Vorliegen von Kindeswohlgefährdung sowie Selbst- oder Fremdgefährdung sein. In der Regel erfordert die Behandlung eine **enge interdisziplinäre Zusammenarbeit** mit verschiedenen Institutionen des Gesundheitssystems, aber auch mit pädagogischen Fachkräften und bei Bedarf Vertreter*innen des Justizsystems. Interventionen können patient*innenzentriert, eltern-

und familienzentriert sowie kindertagesstätten- und schulzentriert erfolgen oder verschiedene Ebenen miteinander kombinieren. **Psychoedukation** ist immer angeraten und stellt die Basis für alle weiteren Interventionen dar.

Laut einer aktuellen Metaanalyse zur **Behandlung von Störungen des Sozialverhaltens im Kindesalter** liegt die beste Evidenz für **elternzentrierte Interventionen** vor (Kaminski et al. 2024). Diese werden in verschiedenen Formaten als gut etabliert eingeschätzt: im Einzelsetting unter Einbeziehung des Kindes, im Gruppenformat nur mit den Eltern sowie als Elterngruppe kombiniert mit einer Verhaltenstherapie des Kindes in der Gruppe. Eltern sind demnach die Schlüsselfiguren, um Verhaltensprobleme im Kindesalter zu reduzieren. Als wahrscheinlich wirksam werden weitere elternzentrierte Ansätze wie Telefon-/videobasierte Trainings im Einzelsetting und Selbsthilfeformate, kombinierte Ansätze wie Elterngruppen mit Lehrkräftetraining und Verhaltenstherapie des Kindes, aber auch kindzentrierte Behandlungsformen wie Verhaltenstherapie und Spieltherapie im Einzel- oder Gruppensetting eingeordnet. Kindzentrierte Interventionen eignen sich vor allem dann, wenn Gleichaltrigenprobleme vorliegen und mangelnde soziale Kompetenzen und Problemlösefähigkeiten die Störung aufrechterhalten.

Eine Metaanalyse für die **Behandlung von Störungen des Sozialverhaltens im Jugendalter** identifiziert insgesamt weniger gut etablierte und wahrscheinlich wirksame Interventionen (McCart et al. 2023). Als gut etabliert für Jugendliche in Kontakt mit dem Strafrecht wird ein kombinierter Ansatz aus Verhaltenstherapie, Kognitiver Verhaltenstherapie und Familientherapie (u. a. Funktionale Familientherapie und Multisystemische Therapie) eingeordnet. Solche **multimodalen Ansätze** stimmen Interventionen auf verschiedenen Ebenen aktiv aufeinander ab, sind oft intensivtherapeutisch und richten sich an Jugendliche mit schweren Symptomen, Substanzkonsum oder delinquentem Verhalten. Der Einbezug verschiedener Ebenen, um individuelle und umweltbezogene Risikofaktoren zu adressieren, ist demnach bei Jugendlichen, insbesondere bei Straffälligkeit, angeraten. Kognitive Verhaltenstherapie und verschiedene kombinierte Ansätze sind darüber hinaus wahrscheinlich wirksam für Jugendliche mit und ohne Strafbezug (McCart et al. 2023).

Bezüglich **verminderter prosozialer Emotionalität** wurde häufig die Auffassung vertreten, dass Betroffene nicht auf die üblichen Behandlungsformen ansprechen. Demgegenüber zeigen Perlstein et al. (2023) in ihrer Metaanalyse, dass Betroffene mit einer Störung des Sozialverhaltens und zusätzlich vorliegender reduzierter prosozialer Emotionalität eine ebenso starke Symptomreduktion aufweisen wie Betroffene ohne reduzierte prosoziale Emotionalität. Behandlungsmethoden wie eltern-, kind- und familienzentrierte Interventionen können also durchaus angewendet werden. Allerdings fällt bei reduzierter prosozialer Emotionalität die Symptomausprägung zu Beginn und Ende der Behandlung höher aus, und nur Behandlungsformen, die die Eltern miteinbeziehen, vermindern auch spezifisch die reduzierte prosoziale Emotionalität. Geeignet sind insbesondere solche **Elterninterventionen,** die behaviorale Methoden einsetzen und elterliche Wärme adressieren.

MERKE

Das Therapieprogramm für Kinder mit aggressivem Verhalten (THAV) enthält kind- und bezugspersonenzentrierte Bausteine, die sich spezifisch an Kinder mit reduzierter prosozialer Emotionalität richten und dabei unterstützen, sich in die Perspektive einer anderen Person hineinzuversetzen, Gefühle und Beweggründe nachzuvollziehen sowie Empathie und prosoziale Emotionen zu fördern (Görtz-Dorten und Döpfner 2019).

Auch **digital gestützte Ansätze** zur Behandlung von Störungen des Sozialverhaltens wurden in den letzten Jahren verstärkt untersucht – insbesondere im Bereich **elternbasierter Interventionen** in verschiedenen Formaten: als reine Selbsthilfe, mit professioneller Unterstützung, mit oder ohne interaktive Elemente, sowie über das Internet, Apps, Videos oder andere digitale Medien. Mehrere Metaanalysen und Reviews zeigen vielversprechende Ergebnisse hinsichtlich ihrer Wirksamkeit bei der Reduktion kindlicher Symptomatik. Zudem gibt es Hinweise darauf, dass ihre Wirksamkeit, mit der von Präsenz-Elterntrainings vergleichbar ist (Kalvin et al. 2024). Auch für einzelne **kindzentrierte digitale Interventionen** liegen Wirksamkeitsnachweise vor, beispielsweise für das Soziale computerunterstützte Training für Kinder mit aggressivem Verhalten (ScouT), das Videovignetten von schwierigen Situationen und interaktive Animationen für ein soziales Kompetenztraining einsetzt (Goertz-Dorten et al. 2022).

21.4.2 Pharmakotherapie

In bestimmten Fällen kann in einem multimodalen Behandlungskonzept der Einsatz von Psychopharmaka erforderlich sein. Dies ist jedoch für Störungen des Sozialverhaltens **nicht der Regelfall und nur in Kombination mit weiteren Behandlungsbausteinen** umzusetzen. Die Leitlinien (DGKJP 2016) empfehlen dies beim Vorliegen einer schweren Symptomatik, einer starken Aggressivität, Wutausbrüchen und einer deutlichen emotionalen Dysregulation, einer starken Einschränkung des Funktionsniveaus, wenn bisherige Interventionen nicht ausreichen oder beim Vorhandensein einer komorbiden psychischen Störung, deren Behandlung möglicherweise auch die SSV-Symptomatik lindern könnte. Seit der letzten Aktualisierung der Leitlinie ist wenig Evidenz zur Pharmakotherapie von Störungen des Sozialverhaltens hinzugekommen, und bisher gibt es in Deutschland kein Medikament, das für die Behandlung von Kindern und Jugendlichen zugelassen ist.

Bei starker Aggression besteht die höchste Evidenz für die Verwendung des atypischen Antipsychotikums **Risperidon,** wobei sich in Studienpopulationen häufig Teilnehmende mit komorbider ADHS finden (Rajkumar 2022). Die Einnahme ist mit starken metabolischen Nebenwirkungen verbunden und sollte zeitlich begrenzt erfolgen. Kritisch zu bewerten ist der deutliche Anstieg der Verschreibungen von Antipsychotika bei Störungen des Sozialverhaltens in den letzten Jahren. Hinweise deuten darauf hin, dass dieser Trend bei vulnerablen Gruppen wie fremduntergebrachten Kindern und Jugendlichen noch ausgeprägter ist und nicht immer mit begleitenden psychosozialen Interventionen einhergeht (Rajkumar 2022). Liegen eine komorbide hyperkinetische Störung oder auch einzelne Symptome aus dem Bereich vor, sind **Psychostimulanzien** das Mittel der ersten Wahl und nur, wenn diese nicht wirken oder nicht eingesetzt werden können, sollte auf alternative Wirkstoffklassen ausgewichen werden (Khan et al. 2019). Liegt eine komorbide depressive oder Angststörung vor, sind **selektive Serotonin-Wiederaufnahmehemmer** (SSRIs) das Mittel der Wahl (Khan et al. 2019). Für den Einsatz von **Lithium und Valproat** liegt wenig Evidenz vor; starke Nebenwirkungen sind möglich, und die therapeutische Breite ist gering, sodass ein Einsatz, wenn überhaupt, stationär und unter hoher Kontrolle erfolgen sollte (Khan et al. 2019). Für den Einsatz von Psychopharmaka müssen Kosten und Nutzen gegeneinander abgewogen und die Wirksamkeit im Verlauf immer wieder überprüft werden.

21.5 Ausblick und Fallbeispiele

Durch die Einführung der Spezifizierungsmöglichkeiten in der ICD-11 wird der starken Heterogenität des Störungsbildes Rechnung getragen und der Fokus stärker auf störungsaufrechterhaltende Faktoren gelenkt. Dies ist auch klinisch von Bedeutung, und die Rolle reduzierter prosozialer Emotionalität sowie von chronischer Reizbarkeit und Ärger für die Prognose und Therapie von Störungen des Sozialverhaltens wird ein zentrales Thema zukünftiger Forschungsaktivitäten sein. Störungen des Sozialverhaltens sind weitverbreitet und können mit starken negativen Langzeitfolgen verbunden sein, weshalb ein frühzeitiger Einsatz von Prävention und Intervention unabdingbar ist. Gerade für Jugendliche und schwere, komplexe Fälle benötigen wir neue Ansätze und Forschung, um eine angemessene Behandlung zu gewährleisten. Auch in der Versorgung braucht es Veränderungen –Elterntrainings oder multimodale Behandlungsformen werden oft zu wenig angeboten, obwohl sie besonders wirksam wären. Digitale Anwendungen werden zukünftig wohl eine größere Rolle in der Diagnostik, Psychoedukation, Selbsthilfe und Behandlung spielen und können beispielsweise dabei helfen, Diagnostik und Behandlung zu verbessern, Wartezeiten zu verkürzen und Versorgungslücken zu schließen.

KAPITEL

22 Persönlichkeitsstörungen und zugehörige Persönlichkeitsmerkmale (6D1)

Marc Allroggen

Wichtige Neuigkeiten auf einen Blick

- In der ICD-11 werden die bestehenden kategorialen Persönlichkeitsstörungstypen durch ein dimensionales Modell ersetzt.
- Die Borderline-Persönlichkeitsstörung (BPS) bleibt als kategoriale Diagnose erhalten.
- Persönlichkeitsstörungen werden nicht mehr als lebenslange Störungen verstanden.
- Es bestehen keine Einschränkungen der Diagnosestellung bei Jugendlichen.
- Eine frühzeitige Diagnosestellung bei Jugendlichen ist notwendig, um ungünstige Entwicklungsverläufe zu verhindern.
- Psychotherapie sollte primär auf eine Verbesserung des psychosozialen Funktionsniveaus fokussieren.
- Eine pharmakologische Behandlung der BPS kann nicht empfohlen werden.

Eine Übersicht zum Störungsbild ist ➤ Tab. 22.1 zu entnehmen.

Tab. 22.1 Persönlichkeitskeitsstörungen – Übersicht

Definition	Störung im Bereich von Selbstaspekten und zwischenmenschlichen Beziehungen mit maladaptiven Mustern der Kognition, des emotionalen Erlebens, des emotionalen Ausdrucks und des Verhaltens, die situationsübergreifend und über einen längeren Zeitraum (mindestens 2 Jahre) auftritt.

Tab. 22.1 Persönlichkeitskeitsstörungen – Übersicht *(Forts.)*

Manifestationsalter	Häufig ab dem (frühen) Jugendalter
Diagnostik	Klinische Einschätzung und strukturierte Interviews
Komorbiditäten	Affektive Störungen, Essstörungen, PTBS, Substanzkonsumstörungen bei der Borderline-Persönlichkeitsstörung
Therapeutische Optionen	Störungsspezifische Psychotherapie mit Fokus auf Aufrechterhaltung bzw. Wiederherstellung des psychosozialen Funktionsniveaus sowie Reduktion von Krisen
Wichtige Leitlinien	S3-Leitlinie Borderline-Persönlichkeitsstörung (DGPPN 2022)

22.1 Epidemiologie

Bei Jugendlichen wird in der Allgemeinbevölkerung von einer Prävalenz zwischen 10 und 17 % ausgegangen, die im jungen Erwachsenenalter auf bis zu 25 % ansteigt, bevor sie dann wieder abnimmt. In klinischen Stichproben liegt die Prävalenz mit bis zu 30 % deutlich höher. In Bezug auf die ICD-11-Kriterien zeigt eine aktuelle Studie aus Dänemark eine Prävalenz von 6,9 % für das Vorliegen einer klinisch bedeutsamen Persönlichkeitsdysfunktion in der erwachsenen Allgemeinbevölkerung. Leichte Persönlichkeitsstörungen (4,8 %) waren dabei deutlich häufiger als mittelschwere (1,2 %) und schwere (0,9 %) Persönlichkeitsstörungen (Bach et al. 2023).

Für die klinisch bedeutsame Borderline-Persönlichkeitsstörung zeigen sich kumulative Prävalenzen, die von knapp 1 % im Kindesalter bis zu gut 3 % im jungen Erwachsenenalter reichen. In klinischen Populationen finden sich allerdings deutlich höhere Prävalenzzahlen: bis zu 10 % der ambulanten und 20–50 % der stationären Patient*innen. Dies betont den hohen Unterstützungs- und Behandlungsbedarf bei diesem Störungsbild. Anders als in der Allgemeinbevölkerung sind in klinischen Inanspruchnahmepopulationen Mädchen gegenüber Jungen deutlich überrepräsentiert.

22.2 Diagnostik und Komorbidität

22.2.1 Persönlichkeitsstörungen

Mit der ICD-11 wird in Bezug auf Klassifikation und Diagnosestellung der Persönlichkeitsstörungen ein Weg hin zu einer stärker dimensionalen Diagnostik beschritten, der sich bereits im sog. Alternativen Modell der Diagnostik von Persönlichkeitsstörungen im DSM-5 angedeutet hat. Unterschiedliche Formen von Persönlichkeitsstörungen werden nun im Sinne eines dimensionalen Störungsmodells primär als pathologische Ausprägung von Persönlichkeitseigenschaften angesehen. Dieser Schritt ist insofern sinnvoll, als sich die bisherigen kategorialen Persönlichkeitsstörungstypen als wenig trennscharf erwiesen haben und häufig die diagnostischen Kriterien für mehrere Persönlichkeitsstörungen gleichzeitig erfüllt werden.

Auch in Bezug auf die Bestimmung des Schweregrades handelt es sich um einen eher dimensionalen Ansatz. Die grundlegenden Kriterien, ob eine Persönlichkeitsstörung vorliegt, sind allerdings weiter kategorial geprägt (➤ Box 22.1). Eine entscheidende Veränderung gegenüber der ICD-10 ist der Wegfall des Kriteriums der hohen zeitlichen Stabilität, das durch ein Zeitkriterium von 2 Jahren ersetzt wurde.

BOX 22.1

Diagnostische Kriterien von Persönlichkeitsstörungen gemäß ICD-11

- Es bestehen Funktionsbeeinträchtigungen in Aspekten des Selbst und/oder Probleme in zwischenmenschlichen Beziehungen.
- Die Schwierigkeiten bestehen über einen längeren Zeitraum (> 2 Jahre).

- Die Störung äußert sich in maladaptiven Mustern der Kognition, des emotionalen Erlebens, des emotionalen Ausdrucks und des Verhaltens und zeigt sich in vielen persönlichen und sozialen Situationen.
- Die die Störungen charakterisierenden Verhaltensmuster sind nicht entwicklungstypisch.
- Die Symptome sind nicht auf die direkten Wirkungen eines Medikaments oder einer Substanz zurückzuführen und lassen sich nicht besser durch eine andere psychische Störung, eine Erkrankung des Nervensystems oder eine andere Erkrankung erklären.
- Die die Störungen charakterisierenden Verhaltensmuster sind nicht durch soziale oder kulturelle Faktoren zu erklären.
- Die Störung ist mit bedeutsamem Stress oder einer signifikanten Beeinträchtigung des psychosozialen Funktionsniveaus verbunden.

Der Schweregrad der Störung (leicht, mittel, schwer) richtet sich nach dem Ausprägungsgrad der Funktionsbeeinträchtigung auf intrapersoneller Ebene (Selbstaspekte), auf interpersoneller Ebene sowie auf der Ebene der Emotionalität, der Kognition und des Verhaltens (➤ Box 22.2).

BOX 22.2

Aspekte der Persönlichkeitsfunktion, die gemäß ICD-11zur Bestimmung des Schweregrades bei Persönlichkeitsstörungen beitragen

- **Ausmaß und Durchdringungsgrad von Störungen in der Funktion von Aspekten des Selbst:**
  - Stabilität und Kohärenz des eigenen Identitätsgefühls (z. B. Ausmaß, in dem die Identität oder das Selbstgefühl variabel und inkonsistent oder übermäßig starr ist)
  - Fähigkeit, ein insgesamt positives und stabiles Selbstwertgefühl aufrechtzuerhalten
  - Genauigkeit der eigenen Sicht auf die eigenen Eigenschaften, Stärken und Grenzen
  - Fähigkeit zur Selbststeuerung (Fähigkeit, geeignete Ziele zu planen, auszuwählen und umzusetzen)
- **Ausmaß und Durchdringungsgrad interpersoneller Dysfunktion in verschiedenen Kontexten und Beziehungen (z. B. Liebesbeziehungen, Schule/Arbeit, Eltern-Kind, Familie, Freundschaften, Peer-Kontexte):**
  - Interesse daran, Beziehungen mit anderen einzugehen
  - Fähigkeit, die Perspektiven anderer zu verstehen und zu schätzen
  - Fähigkeit, enge und für beide Seiten zufriedenstellende Beziehungen aufzubauen und zu pflegen
  - Fähigkeit, mit Konflikten in Beziehungen umzugehen
- **Durchdringungsgrad, Schwere und Chronizität emotionaler, kognitiver und verhaltensbezogener Manifestationen der Persönlichkeitsdysfunktion:**
- **Emotionale Manifestationen:** Bandbreite und Angemessenheit des emotionalen Erlebens und Ausdrucks; Tendenz zu emotionaler Über- oder Unterreaktion; Fähigkeit, Emotionen, die für den Einzelnen schwierig oder unerwünscht sind (z. B. Wut, Traurigkeit), zu erkennen und anzuerkennen
- **Kognitive Manifestationen:** Genauigkeit von situativen und interpersonellen Einschätzungen, insbesondere unter Stress; Fähigkeit, in Situationen der Unsicherheit angemessene Entscheidungen zu treffen; angemessene Stabilität und Flexibilität von Glaubenssystemen
- **Verhaltensmanifestationen:** Flexibilität bei der Steuerung von Impulsen und der Modulation des Verhaltens auf der Grundlage der Situation und der Berücksichtigung der Konsequenzen; Angemessenheit von Verhaltensreaktionen auf intensive Emotionen und belastende Umstände (z. B. Neigung zu Selbstverletzung oder Gewalt)
- **Ausmaß, in dem die Funktionsstörungen in den o. g. Bereichen mit Belastungen oder Beeinträchtigungen in persönlichen, familiären, sozialen, bildungsbezogenen, beruflichen oder anderen wichtigen Funktionsbereichen verbunden sind**

Bei leichter Ausprägung (**Leichtgradige Persönlichkeitsstörung,** ICD-11: 6D10.0) betreffen die Funktionsbeeinträchtigungen nur einige Aspekte des Selbst oder sind nur von leichter Ausprägung. Es gibt Probleme in einigen zwischenmenschlichen Beziehungen, aber gleichzeitig werden einige soziale Beziehungen aufrechterhalten und einige soziale Erwartungen erfüllt. In der Regel besteht kein erhebliches selbst- oder fremdschädigendes Verhalten. Die psychosozialen Beeinträchtigungen fokussieren in der Regel auf einige Lebensbereiche oder sind insgesamt nur gering ausgeprägt.

Bei mittlerer Ausprägung (**Mittelgradige Persönlichkeitsstörung,** ICD-11: 6D10.1) betreffen die Funktionsbeeinträchtigungen mehrere Aspekte des Selbst, und in den meisten zwischenmenschlichen Beziehungen gibt es ausgeprägte Probleme. Diese sind häufig durch Konflikte, Vermeidung, Rückzug oder extreme Abhängigkeit gekennzeichnet. Die Störung kann mit selbst- oder fremdschädigenden Verhaltensweisen verbunden sein. Es besteht eine ausgeprägte psychosoziale Beeinträchtigung, die Funktionsfähigkeit in begrenzten Bereichen kann aber aufrechterhalten werden.

Eine schwere Ausprägung (**Schwergradige Persönlichkeitsstörung,** ICD-11: 6D10.2) ist gekennzeichnet durch erhebliche Beeinträchtigungen in mehreren Bereichen der Selbstfunktionen und der zwischenmenschlichen Beziehungen und geht häufig mit selbst- oder fremdschädigendem Verhalten einher. Es besteht eine psychosoziale Funktionsbeeinträchtigung in (fast) allen Lebensbereichen.

MERKE

Beispiele für die Ausprägungsgrade finden sich in der ICD-11 for Mortality and Morbidity Statistics unter https://icd.who.int/browse/2025-01/mms/en#941859884.

22.2.2 Ausgeprägte Persönlichkeitsmerkmale oder -muster (6D11)

Die Diagnose einer Persönlichkeitsstörung kann über die Beschreibung der vornehmlich vorliegenden Persönlichkeitsmerkmale „Negative Affektivität", „Dissozialität", „Enthemmung", „Anankasmus" und „Distanziertheit" näher spezifiziert werden (➤ Box 22.3). Zudem kann das Vorliegen eines Borderline-Musters beschrieben werden. Dabei können auch mehrere Persönlichkeitsmuster kodiert werden.

BOX 22.3

Persönlichkeitsmerkmale nach ICD-11

Negative Affektivität (Neurotizismus) (6D11.0)
Emotionale Labilität, Beeinträchtigung der Emotionsregulation, negativistische Einstellungen, geringes Selbstwertgefühl und Selbstvertrauen, Misstrauen

Distanziertheit (6D11.1)
Soziale Distanz (z. B. Vermeidung sozialer Interaktionen, Mangel an Freundschaften und Vermeidung von Intimität), emotionale Distanz (z. B. Zurückhaltung, Unnahbarkeit und begrenzter emotionaler Ausdruck und Erfahrung)

Dissozialität (6D11.2)
Egozentrik (z. B. Anspruchsdenken, Erwartung der Bewunderung anderer, aufmerksamkeitssuchendes Verhalten, Sorge um die eigenen Bedürfnisse, Wünsche und Bequemlichkeit stehen im Mittelpunkt), Mangel an Empathie (z. B. Gleichgültigkeit gegenüber anderen, inkl. manipulatives, ausbeuterisches und aggressives Verhalten, Gefühllosigkeit als Reaktion auf das Leid anderer und Rücksichtslosigkeit beim Erreichen der eigenen Ziele)

Enthemmung (6D11.3)
Impulsivität, Ablenkbarkeit, Verantwortungslosigkeit, Rücksichtslosigkeit, mangelnde Planung

Zwanghaftigkeit (Anankasmus) (6D11.4)
Perfektionismus (z. B. Besorgnis über soziale Regeln, Verpflichtungen und Normen von Recht und Unrecht; Detailliebe; starre, systematische, alltägliche Routinen; übermäßige Terminplanung und Planmäßigkeit; Betonung von Organisation, Ordnung und Sauberkeit), emotionale und verhaltensbezogene Einschränkungen (z. B. starre Kontrolle über den emotionalen Ausdruck, Sturheit und Inflexibilität, Risikovermeidung, Beharrlichkeit und Überlegung)

Auch ohne Vorliegen einer Persönlichkeitsstörung können diese Persönlichkeitsmerkmale kodiert werden, sofern eine Persönlichkeitsproblematik vorliegt, die keine Störung im engeren Sinne darstellt (ICD-11: QE50.7). Dies kann durchaus kritisch diskutiert werden, da die Gefahr besteht, dass Persönlichkeitseigenschaften pathologisiert werden, ohne dass eine psychische Erkrankung im engeren Sinne vorliegt. Gleichzeitig besteht hierdurch aber die Möglichkeit, insbesondere bei einem vorliegenden Borderline-Muster, auch Schwierigkeiten in der Persönlichkeitsentwicklung abzubilden, die mit einem erhöhten Risiko für eine problematische Entwicklung einhergehen oder die Behandlung bei anderen bestehenden psychischen Störungen oder auch somatischen Erkrankungen beeinflussen (Bach et al. 2022).

22.2.3 Borderline-Persönlichkeitsstörung (BPS)

Die BPS ist die einzige Persönlichkeitsstörung, die als spezifische kategoriale Diagnose bestehen bleibt. Das sog. **Borderline-Muster** (6D11.5) entspricht in seinen Kriterien weitgehend denen im DSM-5 (Bohus et al. 2021). Von den beschriebenen neun Symptomen müssen für die Diagnosestellung fünf vorhanden sein. Dazu gehören Symptome in folgenden Bereichen:

- **Beziehungsgestaltung:** verzweifeltes Bemühen, tatsächliches oder vermutetes Verlassenwerden zu vermeiden; Muster instabiler, aber intensiver zwischenmenschlicher Beziehungen mit Wechsel zwischen den Extremen Idealisierung und Entwertung
- **Identität:** ausgeprägte und andauernde Instabilität von Selbstbild oder Selbstwahrnehmung
- **Impulsives Verhalten:** Risiko- und selbstschädigendes Verhalten, wiederholte suizidale Handlungen/Äußerungen oder selbstverletzendes Verhalten

- **Emotionsregulation und Affektivität:** ausgeprägte emotionale Dysregulation und Reaktivität der Stimmung; chronisches Gefühl der Leere; unangemessene Wut oder Schwierigkeiten, Wut zu kontrollieren)
- Durch Belastungen ausgelöste psychotische oder schwere dissoziative Symptome

Neben den o. g. Hauptsymptomen werden in der ICD-11 auch ein negativistisches Selbstbild, ein Gefühl der Entfremdung von anderen Personen, ein anhaltendes Gefühl von Einsamkeit sowie eine Überempfindlichkeit für Zurückweisungen und Schwierigkeiten im Aufbau und in der Aufrechterhaltung vertrauensvoller Beziehungen als Symptome benannt.

Bei Patient*innen mit einer BPS zeigt sich häufig ein buntes und z. T. auch wechselndes Symptombild. Die zugrunde liegenden Symptome führen im Verlauf zu erheblichen Schwierigkeiten in der psychosozialen Integration (z. B. in der Schule) aufgrund von Schwierigkeiten in der Emotionsregulation und interpersonellen Schwierigkeiten, aber auch zu wiederholten (suizidalen) Krisen. Bei vielen Jugendlichen mit einer BPS fallen zudem häufig körperliche Beschwerden und vegetative Symptome wie Schlafstörungen auf. Von besonderer Bedeutung ist zudem ein häufiges **Risikoverhalten,** das sich in delinquentem Verhalten, promiskuitivem Verhalten (einschließlich des damit verbundenen Risikos für Schwangerschaft und Erfahrungen sexualisierter Gewalt) und Substanzkonsum äußert. Nicht zuletzt zeigen viele Betroffene ein ausgeprägtes Misstrauen und haben auch Schwierigkeiten, sich auf eine Behandlung einzulassen.

22.2.4 Übrige Persönlichkeitsstörungen

Auch die bisherigen kategorialen Persönlichkeitsstörungen lassen sich mit den Persönlichkeitsmerkmalen abbilden. Ein Überblick nach Simon et al. (2023) findet sich in ➤ Tab. 22.2.

Tab. 22.2 Kategoriale Persönlichkeitsstörungen nach DSM-5 mit dem vorherrschenden Persönlichkeitsmuster nach ICD-11 (PS = Persönlichkeitsstörung)

Kategoriale Diagnose nach DSM-5	Kernsymptomatik	Vorherrschende Persönlichkeitsmuster nach ICD-11
Paranoide PS	Empfindlichkeit bei Rückschlägen, Misstrauen, querulatorisches Verhalten, Selbstbezogenheit	Negative Affektivität, Dissozialität, z.T. Distanziertheit
Schizoide PS	Sozialer Rückzug, emotionale Distanziertheit, übermäßige Inanspruchnahme durch Fantasien, wenig Gespür für soziale Normen	Distanziertheit
Zwanghafte PS	Perfektionismus, Rigidität, übermäßige Gewissenhaftigkeit und Befolgung sozialer Konventionen, ständige Beschäftigung mit Details und Ordnung	Zwanghaftigkeit, z.T. negative Affektivität
Vermeidende PS	Dauerndes Gefühl von Besorgtheit, Unsicherheit, Anspannung, Ängste vor sozialen Kontakten und Zurückweisung	Negative Affektivität, Distanziertheit, z.T. Zwanghaftigkeit
Abhängige PS	Trennungsängste, Delegation von Entscheidungsverantwortung, Unsicherheit bei Entscheidungen, Ängste, auch angemessene Forderungen zu formulieren	Negative Affektivität, Enthemmung
Borderline-PS	Instabilität in zwischenmenschlichen Beziehungen, im Selbstbild und in den Affekten, Impulsivität	Negative Affektivität, Enthemmung
Narzisstische PS	Gefühl der Großartigkeit, Bedürfnis nach Bewunderung, Mangel an Einfühlungsvermögen	Dissozialität, Zwanghaftigkeit, Enthemmung
Histrionische PS	Oberflächliche und labile Affektivität, theatralisches Verhalten, Suggestibilität, Verlangen nach Anerkennung und äußeren Reizen	Dissozialität, Enthemmung, negative Affektivität
Dissoziale PS	Missachtung sozialer Normen und Regeln, geringe Frustrationstoleranz, Reizbarkeit, fehlendes Schuldbewusstsein	Dissozialität, Enthemmung

22.2.5 Symptomentwicklung und Diagnosestellung im Kindes- und Jugendalter

Anders als früher angenommen, zeigen sich auch im Erwachsenenalter viele Persönlichkeitsstörungen wenig stabil, was durch das geänderte **Zeitkriterium** in der ICD-11 nun auch abgebildet wird. Insbesondere bei der BPS kommt es zu einer Abnahme der Anzahl der diagnostischen Merkmale im jungen Erwachsenenalter, was nicht allein auf therapeutische Maßnahmen, sondern im Wesentlichen auch auf z. B. einen Rückgang impulsiver Symptome zurückzuführen ist. Auch wenn die kategoriale Diagnose einer BPS damit im jungen Erwachsenenalter häufig nicht mehr erfüllt ist, bleiben jedoch oft noch erhebliche Symptome und damit verbundene Einschränkungen bestehen, wie das Gefühl der chronischen Leere, Ängste vor dem Verlassenwerden und die Instabilität bzw. Schwierigkeiten in sozialen Beziehungen. Hinzu kommt, dass andere Aspekte von Persönlichkeitsstörungen wie antisoziale, zwanghafte oder schizoide Persönlichkeitsmerkmale eine höhere Stabilität zeigen (Bor et al. 2023).

Zum Teil wird die Diagnose einer Persönlichkeitsstörung bei Kindern und Jugendlichen aus Angst vor Stigmatisierung oder mit der Begründung, dass Persönlichkeit im Kindesalter kein stabiles Konstrukt sei, noch zurückhaltend gestellt. Beide Argumente sind jedoch wenig überzeugend. So zeigen Persönlichkeitsmerkmale, anders als die kategoriale Diagnose einer BPS, auch im Kindes- und Jugendalter eine durchaus hohe Stabilität. **Nur ein frühzeitiges Stellen der Diagnose ermöglicht zudem auch eine störungsspezifische Therapie einschließlich Psychoedukation.** Gerade bei der BPS ist dies bedeutsam, da hier evaluierte Verfahren zur Behandlung vorliegen und Schwierigkeiten häufig in der frühen Adoleszenz in Verbindung mit zahlreichen Entwicklungsaufgaben auftreten. Eine späte Diagnosestellung und fehlende Behandlung sind daher mit langfristigen psychosozialen und gesundheitlichen Einschränkungen verbunden. Gleichzeitig muss beachtet werden, dass mögliche Symptome einer Persönlichkeitsstörung von entwicklungstypischem Risikoverhalten abgegrenzt werden. Viele bei einer BPS auftretende Symptome wie selbstverletzendes Verhalten, impulsives Verhalten oder Stimmungsschwankungen, aber auch im Rahmen einer narzisstischen Pathologie auftauchende Symptome wie Anspruchshaltung oder Grandiosität treten vorübergehend auch bei Jugendlichen ohne das Vorliegen einer Persönlichkeitsstörung auf, sodass die Schwelle für die Diagnosestellung höher sein sollte, wenn entsprechende, gerade im Jugendalter bestehende Symptome dominieren.

Auch wenn Symptome wie emotionale Probleme, Impulsivität, Aufmerksamkeitsprobleme und Beziehungsschwierigkeiten im Kindesalter einen Zusammenhang zur Entwicklung von Symptomen einer BPS im jungen Erwachsenenalter zeigen, sollte die Diagnose bei Präadoleszenten zurückhaltend gestellt werden. Wichtig ist hier aber eine Verlaufskontrolle und daran zu denken, dass eine initial als ADHS oder Depression imponierende Erkrankung auch Ausdruck einer beginnenden Persönlichkeitsstörung sein kann und im Behandlungsverlauf eine Anpassung des therapeutischen Vorgehens erforderlich ist.

Die Diagnostik einer Persönlichkeitsstörung erfolgt primär klinisch anhand der anamnestisch und fremdanamnetisch geschilderten Beeinträchtigungen sowie dem psychopathologischen Befund. Wichtig ist, im klinischen Alltag auch bei Kindern und Jugendlichen an das mögliche Vorliegen einer Persönlichkeitsstörung zu denken, insbesondere wenn sich ein komplexes Störungsbild zeigt mit Beeinträchtigungen in vielen Bereichen oder auch wechselnden Symptomen wie bei der BPS.

Für die BPS liegen einige Fragebögen und (semi-) strukturierte Interviews vor. Während Selbstauskunftsbögen vor allem zur Erfassung der Symptomausprägung geeignet sind, sollte zur Diagnosesicherung ein (semi-)strukturiertes Interview durchgeführt werden.

Ein für Jugendliche geeigneter Fragebogen ist z. B. das *Levels of Personality Functioning Questionnaire* (**LoPF-Q 12–18**), der ab 12 Jahren eingesetzt werden kann und die Bereiche Identität, Selbststeuerung, Empathie und Nähe erfasst. Für dieses Instrument liegt auch eine Fremdratingskala für Kinder ab 6 Jahre vor (**LoPF-Q 6–18 PR**). Spezifisch Störungen der Identitätsentwicklung erfasst das *Assessment of Identity Development in Adolescence* (**AIDA**) bei Jugendlichen ab 12 Jahren.

Selbst- und Fremdbeurteilungsinstrumente zur Erfassung des Persönlichkeitsmusters liegen sowohl mit dem modifizierten Persönlichkeitsinventar für DSM-5 und ICD-11 (**PID5BF+M**) als auch dem *Personality Inventory for ICD-11* (**PiCD**) vor. Für die Erfassung des Schweregrades einer Persönlichkeitsstörung liegen die *ICD-11 Personality Disorder Severity Scale* (**PDS-ICD-11**) und das *Standardized Assessment of Severity of Personality Disorder* (**SAS-PD**) auch in einer deutschen Version vor.

Strukturierte Interviews wurden vor allem für Erwachsene konstruiert, können aber auch bei Jugendlichen eingesetzt werden. Weitverbreitet ist das **SCID-5-PDS** (Halbstrukturiertes Klinisches Interview für DSM-5-Persönlichkeitsstörungen), dessen Anwendung ein Screeningbogen vorgeschaltet ist. Das Interview ist auf die bisherigen DSM-5-Kriterien ausgelegt, kann aber gerade bei der Diagnostik der BPS gut eingesetzt werden.

LEITLINIEN

Eine Übersicht über verschiedene diagnostische Verfahren auch im Kindes- und Jugendalter findet sich in der aktuellen S3-Leitlinie Borderline-Persönlichkeitsstörung: Deutsche Gesellschaft für Psychiatrie und Psychotherapie, Psychosomatik und Nervenheilkunde e.V. (Hrsg.). S3-Leitlinie Borderline-Persönlichkeitsstörung. Stand: 14.11.2022; gültig bis: 31.05.2026; https://register.awmf.org/de/leitlinien/detail/038-015 (letzter Zugriff: 29.08.2025).

22.2.6 Komorbidität

Komorbiditäten sind vor allem bei der BPS untersucht worden. Häufig finden sich begleitende Essstörungen, Substanzkonsumstörungen, Depressionen, Angststörungen, posttraumatische Belastungsstörungen sowie andere Persönlichkeitsstörungen. Insbesondere bei affektiven Störungen finden sich Lebenszeitprävalenzen von bis zu 80 % (Gunderson et al. 2018). Ebenfalls häufig – in bis zu 50 % der Fälle – werden **psychotische Phänomene** wie Halluzinationen beobachtet, die über die als Symptomkriterium bestehenden dissoziativen Symptome oder belastungsassoziierte Phänomene hinausgehen, ohne dass eine wahnhafte oder schizophrene Störung vorliegt (Chanen et al. 2020). Das Vorliegen von psychotischen Symptomen ist dabei mit einem prognostisch ungünstigen Verlauf verbunden, ebenso wie das Vorliegen von Substanzkonsumstörungen, eine hohe Belastung mit Symptomen einer BPS oder das Vorliegen zahlreicher belastender Kindheitserfahrungen („adverse childhood experiences“, ACE) (Hutsebaut und Aleva 2021).

Bedeutsam ist zudem das häufige Vorliegen von **suizidalen Gedanken und Handlungen** bei Persönlichkeitsstörungen, insbesondere in Verbindung mit dissozial-aggressiven Persönlichkeitsanteilen und Impulsivität. Aber auch eine ausgeprägte emotionale Instabilität, Identitätsdiffusion sowie Aspekte von narzisstischen Störungen sind mit Suizidalität assoziiert.

MERKE

Während der Behandlung ist ein enges Monitoring von Suizidalität erforderlich.

Die Abgrenzung zur **komplexen posttraumatischen Belastungsstörung (kPTBS)** kann zudem eine Herausforderung darstellen. Da viele Symptome einer kPTBS sich auch als Symptomkriterium einer Borderline-Persönlichkeitsstörung finden, besteht die Gefahr, dass diese dann nicht erkannt wird. Angst vor Verlassenwerden und Instabilität im Selbstbild deuten jedoch auf das Vorliegen einer BPS hin. Auch sind Beziehungsprobleme bei einer BPS eher die Folge eines desorganisierten Bindungsverhaltens und nicht einer sozialen Vermeidung, und auch Suizidalität und selbstverletzendes Verhalten sind spezifischer für eine BPS als für eine kPTBS. Nicht zuletzt sind zwar traumatische Erfahrungen bei Patient*innen mit BPS häufig, deren Fehlen spricht jedoch, anders als bei der PTBS, nicht gegen die Diagnose. Das Erkennen einer komorbid vorliegenden BPS ist für die Traumatherapie aufgrund des schlechteren Outcomes und der häufig notwendigen Anpassung der Behandlung in Bezug auf das Monitoring von Suizidalität, die Beziehungsgestaltung sowie den Umgang mit Krisen essenziell.

22.3 Ätiologie

Bei allen Persönlichkeitsstörungen ist wie bei anderen psychischen Erkrankungen von einer **multifaktoriellen Ätiologie** auszugehen, bei der sowohl Umwelt- als auch genetische und epigenetische Faktoren im Sinne eines **biopsychosozialen Störungsmodells** eine Rolle spielen. Die meisten Untersuchungen liegen auch hier für die BPS vor. Genetische Aspekte erklären etwa 40–60 % der Varianz in der Entstehung von BPS, bei narzisstischen Persönlichkeitsanteilen werden bis zu 80 % der Varianz durch genetische Faktoren erklärt. Allerdings muss betont werden, dass es sich um keine spezifische Vererbung einzelner genetischer Veränderungen handelt, sondern um eine grundlegende **Vulnerabilität,** die durch **Schwierigkeiten in der Emotionsregulation, der Impulskontrolle oder antagonistische Verhaltensweisen** gekennzeichnet ist.

Auf neurobiologischer Ebene finden sich bei Patient*innen mit BPS Hinweise auf eine **Beeinträchtigung der Emotionsverarbeitung** im Sinne einer verminderten Aktivität präfrontaler Strukturen und gleichzeitiger vermehrter Aktivität limbischer Strukturen, was zu einer ausgeprägten emotionalen Dysregulation führt. Allerdings ist unklar, wie spezifisch diese Befunde tatsächlich für die BPS sind.

Ebenfalls bedeutsam zu sein scheint eine **chronische Aktivierung der Hypothalamus-Hypophysen-Nebennierenrinden-Achse** (HHNA) aufgrund frühkindlicher belastender Erfahrungen und nachfolgend fehlender Reagibilität des autonomen Nervensystems (Drews et al. 2019). Ebenso wird diskutiert, inwieweit Beeinträchtigungen der Neuropeptide Oxytocin und Vasopressin, denen eine Rolle in Bezug auf die Regulation von Bindungsverhalten und sozialen Beziehungen zugeschrieben wird, eine Rolle bei der Entstehung der BPS spielen können (Uzar et al. 2024).

Gerade Schwierigkeiten in der **Beziehungsgestaltung** stellen einen wesentlichen Aspekt neben der emotionalen Dysregulation und der Impulsivität insbesondere in Bezug auf die langfristige Prognose dar. Hier sind vor allem Auffälligkeiten in der Verarbeitung sozialer Information wie eine besondere Sensibilität gegenüber sozialem Ausschluss und für negative affektive Stimuli bei der BPS, aber auch bei narzisstischen Störungen gut belegt.

An bedeutsamen **Umwelt- und Belastungsfaktoren** sind bei der BPS Misshandlungs- und vor allem Missbrauchserfahrungen, aber auch andere familiäre Belastungen wie eine psychische Erkrankung der Eltern sowie wenig Feinfühligkeit der Bezugspersonen beschrieben worden. Auch bei der Entwicklung anderer Persönlichkeitsstörungen wie der narzisstischen Störung spielen diese Faktoren eine Rolle. Als protektive Faktoren stehen dem eine gute soziale Unterstützung, eine gute psychosoziale Integration und eine gute Emotionsregulationsfähigkeit gegenüber (Kaur und Sanches 2023).

Störungsmodelle zur Entstehung der BPS gehen davon aus, dass es auf dem Boden einer genetisch bedingten Vulnerabilität und beim Vorliegen ungünstiger Entwicklungsbedingungen zur Entwicklung der typischen Symptomatik kommt. So stellen die **ungünstigen frühkindlichen Beziehungserfahrungen** und **frühkindliche Traumata** ein Risiko dar für die Entwicklung einer stabilen eigenen Identität, der Fähigkeiten zur Beziehungsgestaltung sowie der Stresstoleranz, was die Bewältigung von Entwicklungsaufgaben erschwert und letztlich zu einer Aufrechterhaltung und Verstärkung der Symptomatik führt.

22.4 Behandlung

22.4.1 Psychotherapie

Lediglich für die BPS liegen valide Studien zur Wirksamkeit von Behandlungen im Kindes- und Jugendalter vor. Grundlage jeder Behandlung ist die frühzeitige Diagnosestellung und daraus resultierend auch die Möglichkeit einer **störungsspezifischen Psychoedukation.** Die Verständigung über ein gemeinsames Störungsmodell ist Voraussetzung dafür, dass sich Betroffene trotz ihrer häufig bestehenden Ambivalenz auf eine Behandlung einlassen können. Auch die Bezugspersonen sollten in die Psychoedukation miteingeschlossen werden.

Die konkreten **Behandlungsziele** sollten gemeinsam mit den Patient*innen und den Bezugspersonen vereinbart und in einem Therapievertrag festgehalten werden. Aufgrund der häufig wechselnden Symptomatik und der Neigung zu Krisen sollte dabei ein **klarer Behandlungsfokus** gesetzt werden und auch eine **Hierarchisierung der Ziele** erfolgen. Im Vordergrund stehen dabei die Bewältigung von suizidalen Krisen, Risikoverhalten und therapieschädigendes Verhalten sowie die Arbeit an der Gestaltung interpersoneller Beziehungen. Die Etablierung einer **tragfähigen therapeutischen Beziehung** sowie ein transparentes Vorgehen können dazu beitragen, Behandlungsabbrüche zu verhindern (de Freixo Ferreira et al. 2023).

MERKE
Zentrales Ziel der Behandlung ist die Verbesserung des psychosozialen Funktionsniveaus.

Um dieses Ziel zu erreichen, ist es für die Patient*innen essenziell, eine Tagesstruktur und bestehende unterstützende soziale Bezüge aufrechtzuhalten. Dies bedeutet, dass sie, wenn irgendwie möglich, einer regelmäßigen Beschäftigung (z. B. Schulbesuch) und strukturierten Freizeitgestaltung nachgehen. Die Herausnahme aus diesen Bezügen ist mit einer deutlichen Verschlechterung der Prognose verbunden. Die Grundprinzipien der Therapie sind in ➤ Box 22.4 zusammengefasst.

BOX 22.4
Grundprinzipien der Behandlung

- Definition eines klaren Behandlungsfokus
- Etablierung eines Therapievertrages
- Etablierung einer tragfähigen therapeutischen Beziehung
- Ausreichend langfristige, aber zeitlich definierte Behandlung
- Einbeziehen des sozialen Umfelds
- Aktiver und strukturierender Ansatz zur Aufrechterhaltung des psychosozialen Funktionsniveaus

Mittlerweile liegen verschiedene **manualisierte Therapieansätze** für die Behandlung von Jugendlichen mit einer BPS vor, die in kontrollierten klinischen Studien in Bezug auf eine Reduktion der Symptombelastung wirksam waren (Chanen et al. 2020). Gemeinsam ist diesen evaluierten Verfahren im Wesentlichen, dass sie ein stark strukturierendes Therapieprinzip im Sinne der o. g. Grundprinzipien der Behandlung verfolgen, aber z. T. unterschiedliche inhaltliche Schwerpunkte haben. Viele dieser Verfahren basieren auf entsprechenden manualisierten Therapieverfahren für Erwachsene, die für Jugendliche angepasst worden sind:

- Die **Dialektisch-Behaviorale Therapie für Adoleszente (DBT-A)** ist ein verhaltenstherapeutisches Verfahren, das vor allem auf eine Verbesserung der Stresstoleranz, der Emotionsregulation und der zwischenmenschlichen Fertigkeiten abzielt.
- Die **Mentalisierungsbasierte Therapie bei Jugendlichen (MBT-A)** gehört zu den psychodynamischen Verfahren. Im Mittelpunkt steht hier die Arbeit an der Emotionswahrnehmung und Verbesserung der Mentalisierungsfähigkeiten.
- Das **Adolescent Identity Treatment (AIT)** ist von der übertragungsfokussierten Therapie abgeleitet und gehört zu den psychodynamischen Verfahren. Bei diesem Verfahren ist die Arbeit an der Identität sowie der beeinträchtigten Selbst- und Objektwahrnehmung zentral, um insbesondere die dysfunktionale Beziehungsgestaltung der Betroffenen zu verbessern.
- Auch weitere Verfahren wie z. B. das *Emotion Regulating Training (ERT)*, die *Cognitive Analytical Therapy (CAT)* oder die *Integrative Borderline Personality Disorder-oriented Adolescent Family Therapy* zeigten Wirksamkeit in Bezug auf die Symptomreduktion (Bo et al. 2021).

Auch wenn die o. g. Behandlungsansätze geeignet sind, Symptome im Rahmen der BPS zu reduzieren, fehlen bislang Nachweise, dass es auch zu einer Verbesserung des psychosozialen Funktionsniveaus kommt (Jørgensen et al. 2021; Wong et al. 2020). Es ist daher wichtig, diesen Aspekt im Rahmen der Behandlung durchgängig zu reflektieren und zu adressieren.

Vor dem Hintergrund, dass möglicherweise vor allem die eher strukturierenden Anteile und die Aspekte der Förderung der psychosozialen Integration bei den wirksamen Therapieverfahren für den Behandlungserfolg von Bedeutung sind, ist auch der Ansatz des **Good Psychiatric Management for Adolescents (GPM-A),** bei denen diese Faktoren pragmatisch im Mittelpunkt stehen, vielversprechend und im klinischen Alltag gut umsetzbar, wenn auch in seiner Wirksamkeit noch nicht wissenschaftlich untersucht (Ilagan und Choi-Kain 2021).

Die Behandlungsgrundsätze in ➤ Box 22.4 sowie des GPM-A-Ansatzes sollten auch bei der Behandlung anderer Persönlichkeitsstörungen Berücksichtigung finden, insbesondere die klare Definition konkreter Behandlungsziele, das Einbeziehen des sozialen Umfelds und die Fokussierung auf die psychosoziale Integration, auch wenn hier bislang keine kontrollierten Studien vorliegen. Welche Behandlungsziele dabei primär adressiert werden, richtet sich nach den Einschränkungen in den Bereichen, die auch zur Bestimmung des Schweregrades herangezogen werden. Zudem sollten auch die **vorherrschenden Persönlichkeitsmuster** identifiziert und in ihrer Bedeutung für die Einschränkungen der Patient*innen analysiert werden. So kann bei einer im Mittelpunkt stehenden **negativen Affektivität** vor allem eine Verbesserung der Emotionsregulation angestrebt werden, wofür insbesondere Verfahren wie die Dialektische-Behaviorale Therapie (DBT), die Kognitive Verhaltenstherapie (KVT) sowie ggf. auch Achtsamkeitsverfahren geeignet sind (Saccaro et al. 2024). Bei einem vorherrschenden **impulsiven Verhalten** (Enthemmung) steht die Verbesserung der Impulskontrolle und Handlungsplanung durch kognitive Verfahren im Vordergrund, bei **Distanziertheit** die Verbesserung sozialer Kompetenzen. Bei Anankasmus können ebenfalls kognitive Verfahren zum Einsatz kommen. Bei **Dissozialität** geht es um eine Verbesserung der Perspektivenübernahme und auch um eine Auseinandersetzung mit den grandiosen und egozentrischen Anteilen und der Erarbeitung von sozial akzeptablen Möglichkeiten der Bedürfnisbefriedigung. Hier kann und sollte auch auf Techniken und Methoden zurückgegriffen werden, wie sie bei anderen Störungsbildern genutzt werden, wenn berücksichtigt wird, dass die Symptomatik bei Menschen mit einer Persönlichkeitsstörung sich nicht nur auf bestimmte Bereiche, sondern auf viele soziale Situationen und Persönlichkeitsaspekte bezieht.

Eine Persönlichkeitsstörung sollte **primär ambulant unter Einbezug des familiären bzw. sozialen Umfelds** und mit dem Ziel erfolgen, soziale Teilhabe aufrechtzuerhalten oder wiederherzustellen, Krankschreibungen oder Herausnahme aus sozialen Bezügen sind in der Regel nicht indiziert.

Aufgrund der insbesondere bei der BPS häufig bestehenden familiären Belastungen (und Erschöpfung) aufgrund der krisenhaften Verläufe und der Beziehungsgestaltung der Betroffenen ist eine enge **Einbindung der Bezugspersonen** in die Behandlung notwendig. Eine Veränderung bei den Patient*innen wird nur gelingen, wenn sich auch die familiäre bzw. soziale Dynamik ändert, wozu eine Änderung der Erziehungshaltung der Eltern gehört. Im Idealfall erfolgt diese Änderung bereits zu einem Zeitpunkt, zu dem es noch nicht zu einer starken Symptomausprägung gekommen ist (Kaur und Sanches 2023).

22

Gelingt den Eltern bzw. Bezugspersonen eine entsprechende Änderung der Erziehungshaltung nicht oder kommt es (weiter) zu emotionaler, körperlicher oder sexualisierter Gewalt gegenüber den Betroffenen, so kann auch die Inanspruchnahme von **Jugendhilfemaßnahmen** in ambulanter oder auch stationärer Form notwendig sein. Eine Herausnahme der Patient*innen aus der Familie muss mit diesen gut vorbereitet und besprochen werden, da häufig erhebliche Ängste vor Veränderungen sowie eine auch gegenüber misshandelnden Elternteilen oft ambivalente Beziehung besteht, bei der eigene Schuldgefühle eine große Rolle spielen können.

MERKE

Die Behandlung sollte prinzipiell ambulant erfolgen.

Eine **stationäre Behandlung** ist nur indiziert bei einer akuten Gefährdungssituation oder bei sehr gravierenden Einschränkungen der sozialen Teilhabe, sodass auch ambulante Unterstützungsangebote nicht mehr aufgesucht werden können. Eine stationäre Behandlung sollte so kurz wie möglich gehalten werden und sich auf die Bewältigung der aktuellen Krise beschränken. Sofern eine stationäre Behandlung notwendig ist, sollte diese ebenfalls einen starken Fokus auf eine Integration in das gewohnte Lebensumfeld der Betroffenen haben, sich auf die Bearbeitung einiger zentraler Behandlungsziele in einem begrenzten Zeitraum beschränken und, sofern möglich, in einem zumindest teilstationären Setting erfolgen.

Auch **digitale Gesundheitsanwendungen** zeigen positive Ergebnisse in Bezug auf eine Unterstützung der Betroffenen und können in die psychotherapeutische Behandlung integriert werden (Drews-Windeck et al. 2023).

LEITLINIEN

Aktuell liegt lediglich für die Borderline-Persönlichkeitsstörung eine S3-Leitlinie vor, die auch altersübergreifend Empfehlungen zur Behandlung beinhaltet:
Deutsche Gesellschaft für Psychiatrie und Psychotherapie, Psychosomatik und Nervenheilkunde e.V. (Hrsg.). S3-Leitlinie Borderline-Persönlichkeitsstörung. AWMF-Registernummer 038-015. Stand: 14.11.2022; gültig bis: 31.05.2026; https://register.awmf.org/de/leitlinien/detail/038-015 (letzter Zugriff: 19.08.2025).

22.4.2 Pharmakotherapie

Untersuchungen zur Wirksamkeit von Pharmakotherapie liegen de facto nur für die BPS vor. Aus den vorliegenden Studien lässt sich **keine Indikation**

für eine Pharmakotherapie der BPS ableiten (Stoffers-Winterling et al. 2020; Ribeiro et al. 2024), da insbesondere dadurch keine Verbesserung des Funktionsniveaus erreicht wird (Gartlehner et al. 2021). Auch bei anderen Persönlichkeitsstörungen sollte die Indikation für eine Pharmakotherapie äußerst zurückhaltend gestellt werden. Dennoch erhalten Patient*innen mit Persönlichkeitsstörungen häufig eine Vielzahl von Medikamenten gleichzeitig, ohne dass dafür eine tatsächliche Indikation besteht. Insbesondere bei der Verordnung von **Benzodiazepinen** sollte Zurückhaltung geübt werden, da mit diesen möglicherweise ein erhöhtes Suizidrisiko verbunden ist (Lieslehto et al. 2023). Eine Indikation für eine Pharmakotherapie ergibt sich allenfalls für die Behandlung komorbider Störungen.

22.5 Ausblick und Fallbeispiel

Trotz evaluierter Therapieverfahren bleibt die Behandlung der BPS eine Herausforderung, die mit vielen Krisen und Behandlungsabbrüchen verbunden ist. Für andere Persönlichkeitsstörungen liegen bislang zudem noch keine evaluierten Therapieansätze vor. Vor dem Hintergrund, dass für die BPS mehrere evaluierte Behandlungsansätze vorliegen, ist die Entscheidung, diese als einzigen kategorialen Persönlichkeitsstörungstyp beizubehalten, nachvollziehbar. Damit verbunden ist allerdings auch die Gefahr, dass, wie bislang auch, eine starke wissenschaftliche und klinische Fokussierung auf dieses Störungsbild erfolgt. Wünschenswert ist daher, dass auch Persönlichkeitsstörungen mit anderen vorherrschenden Persönlichkeitsmustern oder Verhaltensauffälligkeiten stärker Berücksichtigung finden. Dennoch besteht die begründete Hoffnung, dass mit der Einführung der ICD-11 bei Kindern und Jugendlichen problematische Entwicklungsverläufe und früh beginnende Persönlichkeitsstörungen nun konsequenter diagnostiziert werden. Das Auftreten einer Persönlichkeitsstörung im Jugendalter führt zur Interferenz mit vielen Entwicklungsaufgaben, deren fehlende Bewältigung wiederum zu einer Verstärkung der Symptomatik führen kann. Eine frühzeitige Intervention ist also notwendig, um die langfristig negativen Folgen von Persönlichkeitsstörungen wie das erhöhte Mortalitätsrisiko oder ein geringerer sozioökonomischer Status bis hin zu einem erhöhten Risiko für sowohl andere psychische Erkrankungen als auch somatische Erkrankungen zu verhindern oder zumindest abzumildern.

Fallbeispiel

Die 14-jährige Jessica wird ambulant aufgrund von zwanghaften Verhaltensweisen vorgestellt. Aufgrund von Ängsten vor Verlust ihrer Bezugspersonen muss sie seit 6 Monaten ritualisiert gedanklich Zahlenreihen aufsagen sowie abends Türen und Fenster kontrollieren. Zudem bestehen eine leichte depressive Symptomatik mit gedrückter Stimmung und Interessensverlust sowie eine ausgeprägte Unsicherheit in sozialen Situationen. Vereinzelt kommt es in subjektiv als belastend erlebten Situationen auch zu selbstverletzendem Verhalten. Anamnestisch ist zu erfahren, dass die zwanghafte Symptomatik bereits im Grundschulalter bestanden habe und nach einer Kurzzeittherapie remittiert sei. Im Verlauf sei es dann mit dem Übergang auf die weiterführende Schule zu der depressiven Entwicklung und den sozialen Ängsten gekommen. Neben den Verdachtsdiagnosen einer Zwangsstörung, einer leichten depressiven Episode sowie einer sozialen Phobie finden sich auch deutliche Schwierigkeiten in der Emotionsregulation der Jugendlichen, ein sehr negatives Selbstbild sowie Schwierigkeiten, sich in andere hineinzuversetzen. Diese Auffälligkeiten bestehen seit der Kindheit und zeigen sich in verschiedenen Situationen. Aus diesem Grund wird auch die Verdachtsdiagnose einer Persönlichkeitsstörung gestellt. Aufgrund des weitgehend noch erhaltenen Funktionsniveaus handelt es sich um eine milde Ausprägung. Als vorherrschendes Persönlichkeitsmerkmal imponiert vor allem eine negative Affektivität, die als bedeutsam sowohl für die bestehenden sozialen Unsicherheiten als auch für die Zwangssymptomatik gesehen wird. Deshalb wird bereits während der weiteren diagnostischen Abklärung mit der Patientin an Emotionsregulationsstrategien gearbeitet, und sie wird in eine ambulante fortlaufende DBT-Gruppe integriert.

LITERATUR

Bach B, Kramer U, Doering S, et al. The ICD-11 classification of personality disorders: a European perspective on challenges and opportunities. Borderline Personal Disord Emot Dysregul 2022; 9: 12.

Bach B, Simonsen E, Kongerslev MT, et al. ICD-11 personality disorder features in the Danish general population: cut-offs and prevalence rates for severity levels. Psychiatry Res 2023; 328: 115484.

Bo S, Vilmar JW, Jensen SL, et al. What works for adolescents with borderline personality disorder: towards a developmentally informed understanding and structured treatment model. Curr Opin Psychol 2021; 37: 7–12.

Bohus M, Stoffers-Winterling J, Sharp C, Krause-Utz A, Schmahl C, Lieb K. Borderline personality disorder. Lancet 2021; 398: 1528–1540.

Chanen AM, Nicol K, Betts JK, Thompson KN. Diagnosis and treatment of borderline personality disorder in young people. Curr Psychiatry Rep 2020; 22: 25.

De Freixo Ferreira L, Guerra C, Vieira-Coelho MA. Predictors of psychotherapy dropout in patients with borderline personality disorder: a systematic review. Clin Psychol Psychother 2023; 30: 1324–1337.

D'Huart D, Seker S, Bürgin D, et al. The stability of personality disorders and personality disorder criteria: a systematic review and meta-analysis. Clin Psychol Rev 2023; 102: 102284.

Drews E, Fertuck EA, Koenig J, Kaess M, Arntz A. Hypothalamic-pituitary-adrenal axis functioning in borderline personality disorder: a meta-analysis. Neurosci Biobehav Rev 2019; 96: 316–334.

Drews-Windeck E, Greenwood K, Cavanagh K. A systematic review and meta-analysis of digital interventions targeted at individuals with borderline personality disorder (BPD), emotionally unstable personality disorder (EUPD), and related symptoms. J Clin Psychol 2023; 79: 2155–2185.

Gartlehner G, Crotty K, Kennedy S et al. Pharmacological treatments for borderline personality disorder: a systematic review and meta-analysis. CNS Drugs 2021; 35: 1053–1067.

Gunderson JG, Herpertz SC, Skodol AE, Torgersen S, Zanarini MC: Borderline personality disorder. Nat Rev Dis Primers 2018; 4: 18029.

Hutsebaut J, Aleva A. The identification of a risk profile for young people with borderline personality pathology: a review of recent literature. Curr Opin Psychol 2021; 37: 13–20.

Ilagan GS, Choi-Kain LW. General psychiatric management for adolescents (GPM-A) with borderline personality disorder. Curr Opin Psychol 2021; 37: 1–6.

Jørgensen MS, Storebø OJ, Stoffers-Winterling JM, Faltinsen E, Todorovac A, Simonsen E. Psychological therapies for adolescents with borderline personality disorder (BPD) or BPD features – a systematic review of randomized clinical trials with meta-analysis and Trial Sequential Analysis. PloS One 2021; 16: e0245331.

Kaur M, Sanches M. Parenting role in the development of borderline personality disorder. Psychopathology 2023; 56: 109–111.

Lieslehto J, Tiihonen J, Lähteenvuo M, Mittendorfer-Rutz E, Tanskanen A, Taipale H. Comparative effectiveness of pharmacotherapies for the risk of attempted or completed suicide among persons with borderline personality disorder. JAMA Netw Open 2023; 6: e2317130.

Pereira Ribeiro J, Juul S, Kongerslev MT, et al. Pharmacological interventions for co-occurring psychopathology in people with borderline personality disorder: secondary analysis of the Cochrane systematic review with meta-analyses. Br J Psychiatry 2025; 226(4): 226–237.

Saccaro LF, Giff A, De Rossi MM, Piguet C. Interventions targeting emotion regulation: an umbrella systematic review. J Psychiatr Res 2024; 174: 263–274.

Simon J, Lambrecht B, Bach B. Cross-walking personality disorder types to ICD-11 trait domains: an overview of current findings. Front Psychiatry 2023; 14: 1175425.

Stoffers-Winterling J, Storebø OJ, Lieb K. Pharmacotherapy for borderline personality disorder: an update of published, unpublished and ongoing studies. Curr Psychiatry Rep 2020; 22: 37.

Uzar M, Dmitrzak-Weglarz M, Slopien A. The role of oxytocin and vasopressin in people with borderline personality disorder: a closer look at adolescents. Int J Mol Sci 2024; 25: 12046.

Wong J, Bahji A, Khalid-Khan S. Psychotherapies for adolescents with subclinical and borderline personality disorder: a systematic review and meta-analysis. Can J Psychiatry 2020; 65: 5–15.

KAPITEL

23

Eliza Schlinzig und Tobias Hellenschmidt

Paraphile Störungen (6D3)

Wichtige Neuigkeiten auf einen Blick

- Veränderung der Diagnosen: ICD-10 (WHO): **Störungen der Sexualpräferenz** zu ICD-11 (WHO): **Paraphile Störungen**
- Zur **Entpathologisierung** exkludiert die ICD-11 Paraphilien ohne Leidensdruck bei einvernehmlicher Ausübung in sexuellen Kontakten.
- Paraphile Störungen im Jugendalter werden aufgrund fehlender Exploration durch Behandelnde oft nicht festgestellt und können aufgrund ihres persistierenden Charakters bereits im Jugend-, meist spätestens im jungen Erwachsenenalter mit **ausgeprägtem Leidensdruck** sowie je nach paraphiler Störung **mit Straftaten gegen die sexuelle Selbstbestimmung** einhergehen.
- Bestandteil einer jeden jugendpsychiatrischen Anamnese sollte **die nicht bewertende und ergebnisoffene Exploration** des sexuellen Erlebens und Verhaltens sein.
- **Psychotherapeutische Interventionen** zielen vor allem auf die **Integration** der paraphilen Neigung in das Selbstbild sowie das Erlernen von **Verhaltenskontrolle** bei selbst- und/oder fremdgefährdenden Inhalten ab.
- **Psychopharmakologische Interventionen** können bei komorbiden psychischen Erkrankungen, besonders jenen mit Impulskontrollstörungen, relevant sein. Bei entsprechender Indikation können pharmakologische Interventionen zur sexuellen Impulsdämpfung indiziert sein.
- Es fehlt an empirischer Forschung zu paraphilen Störungen bei Jugendlichen im Hinblick auf ihre Ätiologie, die Epidemiologie, den Zusammenhang mit Sexualstraftaten sowie zur Wirksamkeit therapeutischer Maßnahmen. Entsprechend liegen **keine Leitlinien** für paraphile Störungen bei Jugendlichen vor.

Obwohl die Sexualität eine der **zentralen Entwicklungsaufgaben** Jugendlicher und Heranwachsender darstellt, wird sie im diagnostischen und therapeutischen Rahmen fast immer unvollständig und oft gar nicht thematisiert. Die mit der Pubarche verbundenen körperlichen, emotionalen und psychischen Ver-

Tab. 23.1 Paraphilie Störungen – Übersicht

Definition	• **Anhaltende und intensive Muster atypischer Erregung:** – die sich in sexuellen Gedanken, Fantasien, dranghaften Bedürfnissen oder Verhaltensweisen äußern, – die bezogen sind auf nicht einwilligungsfähige oder -willige Personen, • gemäß derer die betroffene Person gehandelt hat **oder** unter denen sie stark leidet
Diagnostik	• Sorgfältige Sexualanamnese mit Erhebung der sexuellen Präferenzstruktur
Epidemiologie	• Prävalenzschätzungen bei Erwachsenen (Briken 2025): – Bis zu 7 % in nicht klinischen Studien für verschiedene paraphile Neigungen – Starke Varianz in klinischen bzw. forensischen Stichproben – Keine Studien unter Anwendung der DSM-5- bzw. ICD-11-Kriterien der paraphilen *Störungen* – Männer > Frauen – Ausnahme: sexueller Masochismus
Therapeutische Optionen	• **Nicht wertende psychotherapeutische Begleitung** zur: – Integration und Akzeptanz paraphiler Erregungsmuster ins Selbstbild zur Reduktion von Leidensdruck – Etablierung/Aufrechterhaltung von Verhaltenskontrolle über paraphile Erregungsmuster mit Selbst- und/oder Fremdgefährdung • Bei Partnerschaft ggf. Paarbehandlungen • Pharmakologische Interventionen bei ausgeprägtem Leidensdruck oder hohem Risiko der Fremdgefährdung
Wichtige Leitlinien	• The World Federation of Societies of Biological Psychiatry (WFSBP) guidelines for the treatment of adolescent sexual offenders with paraphilic disorders (Thibaut et al. 2016) • The World Federation of Societies of Biological Psychiatry (WFSBP) guidelines for the pharmacological treatment of paraphilic disorders (Thibaut et al. 2020)

änderungen stellen für Jugendliche herausfordernde Entwicklungsaufgaben dar. Das Eingehen und das Aufrechterhalten von Partnerschaften sind neben dem Erleben von sexueller Erregung und Befriedigung mit der notwendigen Entwicklung vieler neuer Fähigkeiten verbunden. Scheitern Jugendliche an dieser Entwicklungsaufgabe, können schwerwiegende psychische Krisen bis hin zur Suizidalität resultieren (Hellenschmidt und Levitan 2020).

Oft hemmen eigene Schamgefühle und Unsicherheiten die Behandelnden, das sexuelle Erleben und Verhalten ihrer Patientinnen und Patienten zu erfragen und in den therapeutischen Prozess einzubeziehen. Dies ist auch auf fehlende Wissensvermittlung im Rahmen der akademischen Ausbildung zurückzuführen. Sexuelles Erleben ist in all seinen Dimensionen eine **bedeutsame Ressource** für die menschliche Gesundheit und Zufriedenheit. Sexualität ist damit auch ein wichtiger Teil der **Salutogenese** (Neutze et al. 2006). Nicht zuletzt treten Störungen des sexuellen Erlebens und Verhaltens oft komorbid mit anderen psychischen Störungen auf. Sie bleiben bei fehlender Exploration durch Behandelnde häufig unerkannt, obwohl sie die Lebensqualität und Psychopathologie der Betroffenen erheblich beeinflussen können (➤ Kap. 26).

Eine Übersicht zu den wichtigsten Aspekten des Störungsbildes gibt ➤ Tab. 23.1.

23.1 Epidemiologie und Klassifikation

Die Vorliebe des Menschen für bestimmte sexuelle Stimuli wird als **sexuelle Präferenzstruktur** bezeichnet. Sie wird mit dem Beginn des Erlebens von sexueller Erregung in der Adoleszenz erkennbar und lässt sich auf **drei Achsen** beschreiben (Beier et al. 2021):

- **Achse 1** – sexuell präferiertes **Geschlecht:** männlich, weiblich, beide
- **Achse 2** – sexuell präferiertes **Entwicklungsalter** der Sexualpartner*innen
- **Achse 3** – sexuell präferierte **Art** (im Sinne der Beschaffenheit der Person oder des Objekts) und **Weise** (im Sinne der gewünschten sexuellen Handlung)

Angenommen wird, dass bei jedem Menschen auf jeder der beschriebenen Achsen eine individuelle sexuelle Ansprechbarkeit ausgeprägt ist. Die individuelle Ausprägung ist jedem Menschen mehr oder weniger deutlich bewusst. Diese individuellen sexuellen Erregungsmuster bezeichnet man zusammengefasst als **sexuelle Präferenz/-struktur.** Das Ausleben des individuellen Präferenzmusters geht mit dem höchsten Lustgewinn und dem stärksten Kohärenzgefühl einher (Beier et al. 2021).

Der Begriff **Paraphilie** ist eine deskriptive Bezeichnung für *„eine ‚neben' (griech. para) der Normalität liegende ‚Vorliebe' für eine Sexualität, die von den kollektiven Erwartungsvorstellungen abweicht"* (Beier et al. 2005, S. 480). Ungewöhnliche – im Sinne von der **Norm abweichende** – sexuelle Interessen weisen nicht per se Störungscharakter auf. Aufgrund gesellschaftlicher und kultureller Umbrüche hat sich die Bewertung von sexuellen Interessen als **atypisch** im Verlauf der Jahrhunderte wiederholt verändert. Letztlich bleibt auch heute zu diskutieren, ab wann eine sexuelle Ansprechbarkeit als normabweichend oder selten bezeichnet werden kann (Joyal und Carpentier 2017).

MERKE

Paraphile Störungen gehen mit Leidensdruck der Betroffenen unter dem sexuellen Reizmuster und/oder Fremdgefährdung beim Ausleben des paraphilen Stimulus einher.

Sowohl für die normativen als auch für die paraphilen sexuellen Präferenzmuster fehlen suffiziente ätiologische Modelle (➤ Kap. 23.3). Die Sexualpräferenz konstituiert sich im Rahmen der somato- bzw. psychosexuellen Entwicklung in der Adoleszenz und formt sich im frühen Erwachsenenalter ohne willentliche Einflussnahme aus (Beier et al. 2021). Das Bewusstwerden der eigenen Präferenzstruktur ist unmittelbar mit **kognitiven und emotionalen Bewertungen** bzgl. ihrer kulturellen und sozialen Akzeptanz verknüpft. Sowohl die normo- als auch die paraphile Ansprechbarkeit weist eine **biografische Persistenz** auf. Dabei können Häufigkeit und Intensität der sexuellen Impulse in verschiedenen Lebensphasen schwanken und nehmen mit steigendem Alter häufig ab (Beier et al. 2021).

Die meisten Studien widmen sich der Erhebung von Paraphilien bzw. paraphilen Störungen in klinischen oder forensischen Stichproben von Erwachsenen, was zusätzlich einen überrepräsentierten Anteil an (delinquenten) Männern bedeutet (Seto et al. 2021). Für Jugendliche liegen **keine Prävalenzschätzungen** für die Allgemeinbevölkerung oder im klinischen Kontext vor.

Nach ICD-10 (WHO, 1994) liegen **Störungen der Sexualpräferenz** vor, wenn *„intensive sexuelle Impulse (dranghaftes Verlangen) und Fantasien"* auftreten, die sich auf *„ungewöhnliche Gegenstände oder Aktivitäten beziehen"*. Die Betroffenen handeln entsprechend den Impulsen oder fühlen sich durch sie deutlich beeinträchtigt, wobei die Präferenz seit mindestens 6 Monate bestehen muss (WHO 1994).

Das DSM-5 (APA 2013) differenziert zwischen der Ebene der sexuellen Interessen sowie sexueller Verhaltensweisen (**Paraphilie**) und einer Störungsebene (**paraphile Störung**), die mit Leidensdruck oder bei Ausleben der sexuellen Fantasien mit Eigen- und/oder Fremdgefährdung einhergeht. Der Begrifflichkeiten des DSM-5 folgend, definiert die ICD-11 (WHO) **paraphile Störungen** als *„anhaltende und intensive Muster atypischer Erregung […], die sich in sexuellen Gedanken, Fantasien, dranghaften Bedürfnissen oder Verhaltensweisen äußern, die sich auf andere Personen beziehen, die aufgrund ihres Alters oder ihres Status nicht einwilligungsfähig oder -willig sind, und gemäß derer die Person gehandelt hat oder unter denen sie stark leidet"*. Die ICD-11 verzichtet im Gegensatz zum DSM-5 auf das Zeitkriterium von *„mindestens 6 Monaten"* aufgrund dafür fehlender empirischer Evidenz (Krueger et al. 2024).

Paraphile sexuelle Präferenzen treten sowohl als **ausschließliche** als auch als **nicht ausschließliche** Muster auf. Sie können die sexuelle Präferenz dominieren oder kommen auch zusätzlich zu normativen Erregungsmustern vor. Die vor allem durch die Differenzierung des DSM-5 etablierte Trennung zwischen Paraphilie und paraphilen Störungen ist hinweisgebend darauf, dass nicht der paraphile Stimulus per se den Störungscharakter aufweist, sondern vielmehr der damit assoziierte **Leidensdruck** oder das Ausleben im Rahmen **eigen- und/oder fremdgefährdender Verhaltensweisen.** Mit paraphilen Erregungsmustern assoziierter Leidensdruck entsteht u. a. aus Scham- und Schulderleben. Oft wird eine mögliche Partner- und Kinderlosigkeit als stark belastend erlebt. Häufig sind starke Ängste vor Ablehnung bei

Entdeckung der Paraphilie. Es können psychische und physische Komorbiditäten auftreten, insbesondere aus dem affektiven Spektrum sowie Angsterkrankungen.

MERKE

In Abgrenzung zu den einzelnen Störungsbildern der ICD-10 sind in der ICD-11 im Sinne des übergeordneten WHO-Ziels der Entpathologisierung und Entstigmatisierung nur noch jene paraphilen Interessen als separate Diagnosen klassifizierbar, die sich auf **nicht einwilligende oder nicht einwilligungsfähige Personen** beziehen (➤ Tab. 23.2).

In der Konsequenz sind Störungen der Sexualpräferenz, die sich nicht auf Menschen beziehen oder nur das betroffene Individuum selbst tangieren, unter der Kategorie **Paraphile Störung, die autosexuelles Verhalten oder einwilligende Personen involviert (6D36)** zu kodieren. Jene Erregungsmuster werden nur dann als *paraphile Störung* klassifiziert, wenn sie mit ausgeprägten Leidensdruck – über eine reale oder befürchtete Ablehnung durch andere Personen hinausgehend – oder mit ausgeprägtem Verletzungs- oder Todesrisiko einhergehen.

Dieser Logik folgend, wurde die ICD-10-Diagnose **Sadomasochismus** aufgelöst, wobei sich nunmehr die Diagnose **Sexuell-sadistische Störung unter Ausübung von Zwang (6D33)** stellen lässt und sich ein ggf. vorliegendes **sadistisches oder masochistisches Erregungsmuster** unter o. g. Kategorie 6D36 verschlüsseln ließe.

➤ Tab. 23.3 gibt Aufschluss über die **zentralen Erregungsmuster** sowie die zugehörigen **diagnostischen Ausschlusskriterien** pro klassifizierbarer paraphiler Störung. Für alle Diagnosen gilt, dass die betroffene Person unter den Gedanken, Fantasien oder dranghaften Bedürfnissen starken Leidensdruck empfindet **oder** diese als eigen- und/oder fremdgefährdendes Verhalten auslebt.

Unter der Kategorie **Paraphile Störungen, die Verhaltensweise als Einzelperson oder nicht einwilligende Personen beinhaltet (6D36)** lassen sich vier in DSM-5 und ICD-10 beinhaltete paraphile Störungen kodieren (bei Leidensdruck/Eigen- oder Fremdgefährdung).

Tab. 23.2 Klassifikation nach ICD-10, ICD-11 und DSM-5

ICD-10: Störungen der Sexualpräferenz		ICD-11: Paraphile Störungen		DSM-5: Paraphile Störungen	
F65.0	Fetischismus	6D36	Paraphile Störung, die Verhaltensweisen als Einzelperson oder mit einwilligenden Personen beinhaltet	302.81	Fetischistische Störung
F65.1	Fetischistischer Transvestitismus			302.3	Transvestitische Störung
F65.2	Exhibitionismus	6D30	Exhibitionistische Störung	302.4	Exhibitionistische Störung
F65.3	Voyeurismus	6D31	Voyeuristische Störung	302.82	Voyeuristische Störung
F65.4	Pädophilie	6D32	Pädophile Störung	302.2	Pädophile Störung
F65.5	Sadomasochismus	6D36	Paraphile Störung, die Verhaltens-weisen als Einzelperson oder mit einwilligenden Personen beinhaltet	302.83	Sexuelle masochistische Störung
		6D33	Sexuell-sadistische Störung unter Ausübung von Zwang	302.84	Sexuelle sadistische Störung
		6D34	Frotteuristische Störung	302.89	Frotteuristische Störung
F65.6	Multiple Störungen der Sexualpräferenz				
F65.8	Sonstige Störungen der Sexualpräferenz	6D35	Sonstige paraphile Störung mit nicht einwilligenden Individuen	302.89	Andere näher bezeichnete paraphile Störung
F65.9	Nicht näher bezeichnete Störungen der Sexualpräferenz	6D3Z	Paraphile Störungen, nicht näher bezeichnet	302.9	Nicht näher bezeichnete paraphile Störung

Tab. 23.3 Paraphile Störungen nach ICD-11 (WHO 2021)

Zentrales Erregungsmuster:	Ausschlusskriterien:
Exhibitionistische Störung (6D30)	
Entblößung der eigenen Genitalien vor einer ahnungslosen Person an einem öffentlichen Ort, ohne dass engerer Kontakt gewünscht oder beabsichtigt wird	Einvernehmliche exhibitionistische Verhaltensweisen mit Einverständnis des betroffenen Individuums und gesellschaftlich sanktionierte Formen
Voyeuristische Störung (6D31)	
Beobachten einer ahnungslosen Person, die nackt ist, sich gerade entkleidet oder sexuelle Handlungen vornimmt	Einvernehmliche voyeuristische Verhaltensweisen mit Einverständnis der beobachteten Individuen
Pädophile Störung (6D32)	
Vorpubertäre Kinder	Sexuelles Verhalten unter prä- oder postpubertären Kindern mit Gleichaltrigen, die dem Alter nach ähnlich sind
Sexuell-sadistische Störung unter Ausübung von Zwang (6D33)	
Zufügung körperlichen oder psychischen Leids an einer nicht einwilligenden Person	Einvernehmlicher sexueller Sadismus und Masochismus
Frotteuristische Störung (6D34)	
Berühren von oder Sich-Reiben an einer nicht einwilligenden Person an belebten öffentlichen Orten	Einvernehmliches Berühren oder Sich-Reiben mit einer einwilligenden Person
Sonstige paraphile Störung mit nicht einwilligenden Individuen (6D35)	
Fokus des Erregungsmusters liegt auf anderen Personen, die nicht willens oder in der Lage sind, ihre Zustimmung zu erteilen, z. B. Leichen oder Tiere betreffend	Spezifische Zuordnung zu einer der o. g. Kategorien ist möglich; sexuelle Verhaltensweisen mit dem Einverständnis betroffener Personen, sofern diese in der Lage sind, ihr Einverständnis zu geben
Paraphile Störungen, die Verhaltensweisen als Einzelperson oder nicht einwilligenden Personen beinhaltet (6D36)	
Einbezug von einwilligungsfähigen Erwachsenen oder einzelgängerisches Verhalten mit einem der nachfolgenden Merkmale: 1. Betroffene Person erlebt durch Erregungsmuster eine starke Beeinträchtigung (über reale/antizipierte Folgen einer Ablehnung hinausgehend) 2. Art des paraphilen Verhaltens birgt ein bedeutsames Verletzungs- oder Todesrisiko für die Person/den Partner	

- **Fetischistische Störung:** Das zentrale Erregungsmuster bezieht sich auf unbelebte Objekte („Fetische") und/oder auf nicht zur sexuellen Erregung bestimmte Körperteile.
- **Fetischistisch-transvestitische Störung:** Das zentrale Erregungsmuster bezieht sich auf das (heimliche) Tragen stereotyper Kleidungsstücke des anderen Geschlechts.
- **Sexuelle masochistische Störung:** Das zentrale Erregungsmuster bezieht sich auf das reale Erleben von Demütigungen bzw. totaler Submission.
- **Sexuelle sadistische Störung:** Das zentrale Erregungsmuster bezieht sich auf das Ausüben von Demütigungen bzw. Gewalt.

Klinisch wie empirisch ist eine Vielzahl weiterer Paraphilien bekannt, die sich nach ICD-11 in den Kategorien **6D35** sowie **6D36** kodieren lassen, u. a. Zoophilie (Tiere), Nekrophilie (Leichen), Urophilie (Urin), Koprophilie (Kot), Somnophilie (sexuelle Aktivität mit schlafenden, nicht einverstandenen Menschen) etc. Weder im DSM-5 noch in der ICD-11 ist die Möglichkeit der Kodierung **multipler Störungen der Sexualpräferenz** geblieben, obwohl es empirische Hinweise auf häufiges komorbides Vorliegen gibt (Seto et al. 2021). Abgesehen von der **pädophilen Störung** finden sich in den Diagnosekriterien keine Alterskriterien (➤ Tab. 23.3). Die paraphilen Störungen sind somit bereits bei Jugendlichen klassifizierbar, sollten jedoch in Anbetracht der noch stattfindenden sexuellen Entwicklung sowie der lebenslangen Stigmatisierung durch entsprechende Diagnosen mit Vorsicht vergeben werden (Krueger et al. 2024).

Mit Auftreten sexueller Erregung in der frühen Adoleszenz (Masturbarche) werden die sexuellen Präferenzmuster sichtbar. Die betroffenen Jugendlichen brauchen daher ab diesem Zeitpunkt Unterstützung und müssen trotz der vorgenannten Aspekte einen **sicheren Rahmen für die Auseinandersetzung** mit ihren sexuellen Fantasien und ihrer sexuellen Präferenz haben. Oft wird das Bewusstwerden von sexuellen Präferenzanteilen, die nicht der Norm des sozialen, kulturellen oder religiösen Umfelds entsprechen, als sehr verstörend erlebt. Die **Angst vor Ablehnung und Ausgrenzung** kann zu starker innerer Dissonanz führen und schwere suizidale Krisen auslösen. Zum **Abbau der Dissonanz** werden oft kognitive Verzerrungen genutzt, die zu gefährlichen, übergriffbegünstigenden Situationen führen können.

Pädophilie

Die höchste gesellschaftliche wie wissenschaftliche Aufmerksamkeit erfährt bei den paraphilen Störungen die Pädophilie bzw. pädophile Störung. Während sich in der ICD-10 unter der Diagnose **Pädophilie** (F65.4) das sexuelle Erregungsmuster auf **vor- und/ oder frühpubertäre** Kinder bezieht, ist die **pädophile Störung** nach ICD-11 als sexuelle Erregbarkeit durch **vorpubertäre Kinder** definiert. Die sexuelle Erregbarkeit durch das vorpubertäre Körperschema (Tanner-Stadium 1) lässt sich klinisch von der sexuellen Erregbarkeit durch das frühpubertäre Körperschema (Tanner-Stadien 2 und 3) abgrenzen, wobei Letztere als **Hebephilie** bezeichnet wird. Die Hebephilie wird in Fachkreisen kontrovers diskutiert (Beier et al. 2021), wobei sie in der ICD-11 unter **6D35** kodierbar ist.

Die in der ICD-10 bzw. dem DSM-5 erforderliche Altersgrenze von mindestens 16 Jahren des betroffenen Individuums sowie von mindestens 5 Jahren Abstand zum Alter des präferierten Kindes wurde in der ICD-11 geändert (➤ Tab. 23.3). Sofern Jugendliche sexuelles Interesse für vorpubertäre Kinder berichten, ist zur Diagnosestellung der **pädophilen Störung** die individuelle kognitive, emotionale und sexuelle Reife der betroffenen Person einzubeziehen (APA 2013). Die sexuelle Erregbarkeit kann sich als **exklusiver Typus** ausschließlich auf vorpubertäre Kinder beziehen oder als **nichtexklusiver Typus** auch die sexuelle Ansprechbarkeit durch das spätpubertäre/erwachsene Körperschema beinhalten (Beier et al. 2021).

Die Diagnose der **pädophilen Störung** kann ohne das Vorhandensein von Leidensdruck oder Problembewusstsein der Betroffenen gestellt werden, sofern die sexuellen Fantasien, bezogen auf vorpubertäre Kinder, als sexueller Kindesmissbrauch bzw. als Konsum von Missbrauchsabbildungen (sog. Kinderpornografie) ausgelebt werden. Dabei ist zu betonen, dass es sich bei der pädophilen Störung um eine **klinische Diagnose** und nicht um einen juristischen Begriff handelt. Die **Prävalenz** einer pädophilen Störung wird in der Allgemeinbevölkerung auf 0,3–3,8 % geschätzt (Malandain et al. 2021). Das Vorliegen einer pädophilen Störung gilt zumindest im sog. juristischen Hellfeld als Risikofaktor für das Begehen (erneuter) sexualisierter Gewalt an Kindern (Mann et al. 2010; Seto und Lalumière 2010). Ungefähr 50 % der Männer, die Kinder direkt sexuell missbrauchen, weisen auch eine pädophile Störung auf (Malandin et al. 2021). Bei weiterer Differenzierung nach der Form der sexualisierten Gewalt zeigte sich, dass Männer, die Missbrauchsabbildungen nutzten, ein stärkeres sexuelles Interesse an Kindern aufwiesen als jene, die direkte sexualisierte Gewalt ausgeübt hatten, wobei sich bei Tätern mit beiden Deliktformen das stärkste pädophile Interesse fand (Babchishin et al. 2015). Die Nutzung von Missbrauchsabbildungen von Kindern gilt bei Erwachsenen als starker diagnostischer Indikator für das Vorliegen einer pädophilen Sexualpräferenz (Seto et al. 2006).

23.2 Diagnostik und Komorbiditäten

Grundlage der Einschätzung der sexuellen Präferenzstruktur, einschließlich paraphiler Präferenzinhalte, ist eine **sorgfältige Sexualanamnese.** Es ist hilfreich, bei der Exploration **drei Ebenen** zu unterscheiden:

1. **Fantasieebene:** sexuell erregende Vorstellungen, vor allem (präorgastische) Masturbationsfantasien
2. **Verhaltensebene:** alle jemals konkret ausgelebten sexuellen Handlungen
3. **Ebene des sexuellen Selbstkonzepts:** Welche Schlüsse zieht eine Person aus ihren sexuellen

Fantasien und ihrem sexuellen Verhalten in Bezug auf ihre sexuelle Selbstdefinition? (Beier et al. 2021)

Die sexuelle Präferenz drückt sich dabei am verlässlichsten auf der **Fantasieebene** in sexuell erregenden Vorstellungen aus. Alle Ebenen können erheblich voneinander abweichen. Daher sollten von der Verhaltensebene keine Rückschlüsse auf die Fantasieebene gezogen werden:

MERKE

Präferenz ist nicht gleich Verhalten und umgekehrt. Auch muss eine Selbstdefinition nicht unbedingt dem eigenen sexuellen Erleben auf der Fantasieebene entsprechen. **Je aversiver** sexuelle Präferenzanteile erlebt werden, **desto desintegrierter** sind sie oft in Bezug auf das Selbstbild, was zu ausgeprägter Abweichung zwischen den aufgeführten Ebenen führen kann (Beier et al. 2021).

Paraphile sexuelle Fantasien und paraphiles sexuelles Verhalten werden in der Allgemeinbevölkerung **meist miteinander assoziiert gedacht.** Seto et al. (2021) fanden bei Erwachsenen positive und signifikante Korrelationen zwischen paraphilen Interessen und entsprechendem Verhalten, am stärksten für Masochismus und Sadismus, am schwächsten für Pädo-/Hebephilie und Frotteurismus. Die Korrelation bestand trotz moderierender Einflüsse des Geschlechts und der sexuellen Orientierung der Befragten. Joyal und Carpentier (2022) haben festgestellt, dass ca. 50 % der Erwachsenen mit paraphilen Interessen sich auch entsprechend verhalten, mit Korrelationen von .197 (Voyeurismus) bis .650 (sexueller Sadismus). Obwohl sich für den naheliegenden Rückschluss auf Parallelen zwischen Fantasie- und Verhaltensebene empirische Unterstützung finden lässt, zeigt sich, dass das Vorliegen paraphiler Interessen wohl **als Indikator** für entsprechendes Verhalten interpretiert werden kann, jedoch nicht aus dem Verhalten zwingende Rückschlüsse auf sexuelle Fantasien gezogen werden können.

Wirklich entscheidend für die Diagnostik von paraphilen Störungen ist die Exploration sexuell erregender Fantasien, vor allem der (präorgastischen) Masturbationsfantasien (Beier et al. 2021). Soziosexuelle Handlungen bzw. sexuell grenzverletzendes Verhalten können lediglich **diagnostisch hinweisgebend** sein. Dies gilt auch für die Art und Weise der genutzten pornografischen Materialien. Im Rahmen einer nicht moralisch wertenden diagnostischen Exploration sollten die einzelnen paraphilen Erregungsmuster aktiv erfragt werden (Beier et al. 2021).

Die diagnostische Befragung ist häufig erschwert, wenn sie im Rahmen einer Strafermittlung wegen Sexualstraftaten erfolgt. Die Angabe von paraphilen sexuellen Fantasien wird dann aus Angst vor juristischen Konsequenzen verweigert, verschwiegen oder bagatellisiert (Krueger et al. 2024). Vor allem in Nordamerika eingesetzte Messverfahren, wie Phallometrie oder die sog. Viewing Time, sind bzgl. ihres diagnostischen Mehrwerts aufgrund heterogener Evidenz (im Hinblick auf Spezifität und Sensitivität) sowie ethischer Aspekte umstritten (Carvalho et al. 2020; Krueger et al. 2024).

CAVE

Sexuelle Fantasien ≠ sexuelles Verhalten!

Eine einleitende Erklärung vor der Durchführung einer Sexualanamnese über die Inhalte und die Gründe der Befragung kann Sicherheit herstellen und dem Abbau von soziokulturell angemessenen Schamgefühlen dienen. Dies kann auch Sorgeberechtigten gegenüber hilfreich sein. Zu keinem Zeitpunkt sollten Antworten der Behandlungssuchenden vorweggenommen werden. Auf nicht gestellte Fragen werden keine Antworten gegeben. Jugendliche haben den Wunsch, **normal** zu sein, und nutzen vielleicht den Rahmen einer Sexualanamnese zur Rückversicherung. Empfehlenswert ist es, keine Aussagen zur Normativität von Inhalten sexuellen Erlebens und Verhaltens zu treffen. Vielmehr sollen die gestellten Fragen als Ausdruck von Verunsicherung oder Sorgen bzgl. der eigenen sexuellen Konstitution verstanden werden. Sie sollen validiert und in die Behandlung einbezogen werden. Widerstände sollten sensibel wahrgenommen und reflektierend thematisiert werden. Ziel ist es, einen nicht wertenden, empathisch zugewandten Gesprächsraum für die Durchführung einer Sexualanamnese zu schaffen.

Inhalte einer ausführlichen Sexualanamnese können sein:

- **Sexuelle Entwicklung und Reifung** (u. a. Umgang mit Sexualität in der Herkunftsfamilie, sexuelle Aufklärung, Menarche/Ejakularche, Masturbarche)
- **Masturbationsverhalten und sexuelle Begleitfantasien** (u. a. Frequenz/Funktionsstörungen,

Geschlecht und körperliches Entwicklungsalter fantasierter Sexualpartner*innen, fantasierte sexuelle Interaktion)
- **Erlebte sexualisierte Gewalt** (u. a. sexuell grenzverletzende Erfahrungen einschließlich differenzialdiagnostischer Einschätzung ggf. vorliegender PTBS-Symptomatik)
- **Partnerschaftsanamnese** (u. a. Alter/Gesamtzahl, Geschlecht und körperliches Entwicklungsalter bisheriger Partner*innen, Trennungsgründe)
- **Sozio-sexuelle Erfahrungen** (u. a. koitale/nichtkoitale Erfahrungen, Funktionsstörungen, Erfahrungen innerhalb oder außerhalb von Partnerschaften, Prostitution)
- **Konsum pornografischer Materialien** (u. a. Geschlecht und körperliches Entwicklungsalter der Darstellenden, Frequenz, Bezugsquellen)
- **Ausgeübte sexualisierte Gewalt** (u. a. Anzahl der Übergriffe/Ablauf, Gewaltausmaß, Motivlage, Problembewusstsein, juristische Dimension, Nutzung strafrechtlich relevanter Pornografie)

Die aufgeführten Aspekte erheben keinen Anspruch auf Vollständigkeit, sondern bieten einen orientierenden Handlungsleitfaden. Individuelle Schwerpunkte sollten in Abhängigkeit von der diagnostischen Fragestellung sowie dem biologischen, kognitiven und emotionalen Entwicklungsalter der Betroffenen gesetzt werden.

MERKE

Diagnostische Fragen zu sexuellem Erleben und Verhalten sollten fester Bestandteil jeder jugendpsychiatrischen Anamnese sein. Die Ausführlichkeit einer Sexualanamnese ist abhängig von der Fragestellung. Für die Erfassung der sexuellen Präferenz einschließlich paraphiler Inhalte ist die Exploration der **Fantasieebene** essenziell.

Es sind **keine Untersuchungen zur Häufigkeit psychiatrischer Komorbiditäten** bei Jugendlichen mit paraphilen Störungen bekannt. Außerhalb des forensischen Kontextes oder spezialisierter Angebote fallen paraphile Störungen erfahrungsgemäß eher selbst als komorbide Erkrankung bei Vorstellungsanlässen aufgrund anderer psychischer Störungen auf – sofern sie aktiv erfragt werden.

23.3 Ätiologie

Lerntheoretische Erklärungsansätze fokussieren die **klassische und operante Konditionierung.** Psychodynamische Modelle verweisen auf das Abwehrkonzept der **Perversion** von Sigmund Freud, auf Wilhelm Reich und Robert Stoller sowie auf das Konstrukt der **perversen Plombe** von Fritz Morgenthaler. Biomedizinische Hypothesen beziehen sich auf den Einfluss von **Serotonin** und **Dopamin** mit Parallelen zur Ätiologie von Zwangserkrankungen. Alle bisherigen Erklärungsmodelle stellen in ihrer Singularität keine ausreichende ätiologische Theorie dar (Beier et al. 2021).

Briken (2025) bezeichnet die Genese paraphiler Störungen als **multifaktoriell,** wobei vor dem Hintergrund einer insgesamt heterogenen Studienlage der Einfluss genetischer und konstitutioneller und hormoneller (Testosteron) Faktoren sowie die Bedeutung hirnstruktureller (Frontal- und Temporalhirn, Amygdala, serotonerge Neurotransmission) und funktioneller Auffälligkeiten diskutiert wird. Anzumerken ist, dass Studien mit dem Ziel ätiologischer Erklärungen insbesondere paraphile Störungen bei bereits auffällig gewordenen Sexualstraftätern untersuchen und darunter vor allem die pädophile Störung bzw. Männer mit gezeigter sexualisierter Gewalt an Kindern fokussiert werden.

23.4 Behandlung

23.4.1 Psychotherapie

Die Therapie von Jugendlichen mit paraphilen Störungen sollte durch vorerfahrene Behandler erfolgen. Die **Behandlungsplanung** erfordert eine sorgfältige diagnostische Einschätzung der sexuellen Präferenz sowie individueller Risikofaktoren, die das Ausleben etwaiger Fantasien zum Nachteil anderer mitbedingen können. Ziel ist zu keinem Zeitpunkt die „Heilung“ der paraphilen Störung, sondern die Minderung von Leidensdruck, indem die sexuellen Fantasien akzeptiert und prosozial in das eigene Leben integriert werden (Krueger et al. 2024). Auch die Reduktion des Risikos (erneuter) sexueller Übergriffe sollte durch die Behandlung angestrebt werden (Malandain et al. 2021). Sofern neben der Paraphilie komorbide psychiatrische Erkrankungen vorliegen, muss deren Einfluss mitbedacht werden. Viele psychische Störungen beeinträchtigen die Selbststeuerungsfähigkeit, daher muss die Behandlung komorbider Störungen von Beginn an mitgeplant werden. Das Ausmaß des persönlichen Leidensdrucks durch den paraphilen Stimulus, die Folgen für Partnerschaft und Familie, aber auch strafrechtliche Konsequenzen bedingen Behandlungscompliance und Therapieerfolg mit.

Betroffene mit paraphilen Störungen, die bereits dissexuelles Verhalten gezeigt haben, stellen eine besondere therapeutische Herausforderung dar. Als **Dissexualität** werden Verhaltensweisen definiert, welche die sexuelle Selbstbestimmung anderer Individuen einschränken (Beier et al. 2021). Dissexuelles Verhalten kann aufgrund einer Vielzahl heterogener Faktoren auftreten, z. B. kognitive Beeinträchtigungen im Sinne der Intelligenzminderung (Malandain et al. 2021), bei sexuell unerfahrenen Jugendlichen (Thibaut et al. 2016), im Rahmen von Impulskontrolldefiziten wie bei einer ADHS (Seto und Lalumiere 2014) oder im Rahmen von Erkrankungen aus dem Autismus-Spektrum (Margari et al. 2024).

Das Vorliegen paraphiler sexueller Interessen kann mit dem Risiko des Begehens von Sexualstraftaten einhergehen. In Metaanalysen bei erwachsenen sowie jugendlichen Sexualstraftätern gelten sog. **atypische sexuelle Interessen** als Hauptrisikofaktoren für das erneute Begehen solcher Delikte (Hanson und Morton-Bourgon 2005; Seto und Lalumière 2010). Gesellschaftlich erfolgt oft eine undifferenzierte Vermischung von Paraphilien und Sexualstraftaten. Aus psychiatrischer Sicht ist eine eindeutige **Abgrenzung** der Störungsbilder und juristischer Konstrukte indiskutabel.

Erschwerend kommt hinzu, dass keine Metaanalysen oder systematischen Reviews zur Behandlung von Jugendlichen mit paraphilen Störungen vorliegen. Die bekannten Untersuchungen zu Jugendlichen fokussieren bereits übergriffig gewordene Sexualstraftäter und sind nur vereinzelt, aufgrund ethischer Bedenken, randomisiert (Thibaut et al. 2016). Auch die einschlägige Empirie bei Erwachsenen bezieht sich überwiegend auf Stichproben aus dem forensischen Kontext und zieht oftmals Rückschlüsse auf ggf. vorliegende paraphile Störungen aufgrund des gezeigten (strafrechtlich relevanten) Verhaltens (Briken 2025). Bei jugendlichen Sexualstraftätern zeigt sich eine hohe Anzahl psychiatrischer Erkrankungen aller Störungsbereiche (Boonmann et al. 2015; Pullmann und Seto 2014). Die in Deutschland vorherrschenden Gesetze zur ärztlich-therapeutischen Schweigepflicht haben die Etablierung präventiver diagnostischer und therapeutischer Angebote für Menschen mit einer pädo-/hebephilen Sexualpräferenz ermöglicht (u. a. Netzwerk **Kein-Täter-werden** mit Angeboten für erwachsene und jugendliche Patienten; Beier et al. 2021).

Kognitiv-behaviorale Therapien dominieren aktuell die Therapie bei Erwachsenen und Jugendlichen mit Sexualstraftaten und (angenommenen) paraphilen Störungen, wobei vor allem bei Erwachsenen das *Risk-Need-Responsivity-Modell* bzw. der *Good-Lives-Ansatz* sowie eine Integration beider die Entwicklungen mitbestimmen (Krueger et al. 2024; Malandain et al. 2024). Ziele kognitiv-verhaltenstherapeutischer Ansätze sind: Reduktion sexueller Grenzverletzungen, Förderung der Akzeptanz für gezeigte sexuelle Übergriffe, Reduktion kognitiver Verzerrungen, Prävention von Rückfällen über die Identifikation von und Verhaltenskontrolle über potenzielle Trigger – bei Jugendlichen mit Unterstützung der Bezugssysteme (Malandain et al. 2024).

Psychotherapie bei Jugendlichen mit paraphilen Störungen ist ein **ergebnisoffener therapeutischer Prozess.** Neben einer psychoedukativen Vermittlung der Heterogenität des menschlichen Erlebens und Verhaltens zur Aufklärung und Entstigmatisierung gilt es, beim betroffenen Individuum eine innerlich verankerte akzeptierende Haltung für das paraphile Erregungsmuster zu etablieren. Die jugendlichen Betroffenen sollen zu Experten für ihre sexuelle Präferenz werden, was sowohl mit einer Verbesserung der psychischen Belastung als auch bei fremdgefährdenden paraphilen Inhalten mit der langfristigen Festigung von Verhaltenskontrolle über die sexuellen Impulse einhergehen soll. Auch wenn die fehlende willentliche Einflussnahme auf die eigene Ausgestaltung der sexuellen Präferenz entlastend wirkt, ist es zu keinem Zeitpunkt als Begründung für sexuelle Grenzverletzungen zu nutzen.

Neben der Akzeptanz paraphiler Interessen und deren Integration ins Selbstbild dient eine psycho therapeutische Begleitung der Aufdeckung kognitiver Verzerrungen wie z. B. einer missbrauchsbegünstigenden Einstellung. Gleichzeitig sollten funktionale Emotionsregulationsstrategien etabliert werden, die auch die Reduktion sexueller Selbstregulationsstrategien mitbedingen. Insbesondere bei fremdgefährdenden paraphilen Störungen sollten situative Risikosituationen individuell erarbeitet und ggf. vermieden werden. Verbesserte Selbstmanagementstrategien sollten etabliert werden, um langfristig Verhaltenskontrolle zu erlangen. Zusammenfassend sollen dynamische und situative Risikofaktoren durch die therapeutische Unterstützung verringert werden. Bei paraphilen Störungen ohne Risiko der Eigen- und/oder Fremdgefährdung dient eine psychotherapeutische Begleitung vor allem der Integration der sexuellen Präferenz in das Selbstbild sowie der Förderung emotionaler und sozialer Kompetenzen zu deren Umsetzung in partnerschaftlichen Kontakten.

Das Vorliegen einer paraphilen Störung stellt kein Ausschlusskriterium für die Überleitung in eine Jugendhilfeeinrichtung ohne entsprechenden Schwerpunkt dar. Eine begleitende sexualtherapeutische Intervention kann ambulant bei entsprechend erfahrenen Behandlern erfolgen.

Paraphile Störungen sind darüber hinaus oft mit der Ausbildung **sexueller Beziehungsstörungen** sowie **sexueller Funktionsstörungen** verbunden. Letztere treten vor allem dann auf, wenn der paraphile Stimulus die sexuelle Präferenz exklusiv dominiert und nicht in der partnerschaftlichen Sexualität ausgelebt werden kann. Bei älteren Jugendlichen und jungen Erwachsenen in bestehenden Partnerschaften kann daher der Einbezug von Partner*innen in die Therapie unter der Maßgabe des gegenseitigen Einverständnisses sinnvoll sein. Therapeutisch bedeutsame Faktoren sind dabei der Anteil des paraphilen Musters an der sexuellen Präferenz, damit bereits verknüpfte sexuelle Funktionsstörungen und die Bedeutung der Paraphilie für das Erleben des Betroffenen (vor allem bei fetischistischen Präferenzstrukturen); zuletzt auch die Fähigkeit zur Selbstrücknahme (Beier et al. 2021).

23.4.2 Pharmakotherapie

Bei Minderjährigen stehen psychotherapeutische und strukturelle Maßnahmen grundsätzlich im Vordergrund. Beim Vorliegen komorbider Störungen mit erhöhter Impulsivität kann eine pharmakologische Behandlung mit Zielsymptomatik der verbesserten Impulskontrolle sich ggf. bereits reduzierend mit auf die sexuelle Impulsivität auswirken. Entsprechend deutscher Zulassung handelt es sich beim Einsatz einer sexuellen Impulsdämpfung bei Jugendlichen immer um Off-Label-Anwendungen.

Leitlinien für die medikamentöse Behandlung paraphiler Störungen mit Zielsymptomatik der Reduktion des Risikos sexueller Übergriffe sowie des Leidensdrucks finden sich bei Thibaut et al. (2016, 2020). Die psychopharmakologische Dämpfung sexueller Impulse ist **Einzelfällen in besonderen Konstellationen nach gründlicher Nutzen-Risiko-Analyse** und **nach Ausschöpfen** der nichtpharmakologischen Handlungsoptionen vorbehalten. Sie kann dennoch hilfreich sein, da die Folgen sexueller Übergriffe die Teilhabefähigkeit und Lebensqualität der Betroffenen ebenfalls deutlich beeinträchtigen können.

Hinweisgebend für die zusätzliche psychopharmakologische, sexuell impulsdämpfende Behandlung sind:

- Wiederholte direkte sexuelle Übergriffe (sog. Hands-on-Übergriffe)
- Sexuelle Handlungen mit sadistischen Handlungen bzw. unter Anwendung (schwerer) Gewalt gegenüber dem Opfer
- Konstellative Risikofaktoren wie bspw. geringe Steuerungsfähigkeit oder verminderte Urteilsfähigkeit
- Hoher Leidensdruck und Wunsch des Patienten

Bevor eine sexuell impulsdämpfende Medikation durchgeführt werden kann, muss eine gründliche anamnestische Erfassung der Masturbationsfrequenz erfolgen. Zum einen ist es in der Therapie sinnvoll, über Art und Ausmaß der **sexuellen Befasstheit** der Betroffenen Bescheid zu wissen, zum anderen kann die Masturbationsfrequenz einen Indikator für die Wirksamkeit der Behandlung darstellen.

Als medikamentöse Behandlungsoptionen kommen bei Minderjährigen dieselben Medikamentengruppen infrage wie bei Erwachsenen, wobei gleichzeitig kaum Evidenz zur Wirksamkeit für diese Altersgruppe vorliegt. Möglich ist die Behandlung mit **SSRIs;** vor allem für Fluoxetin liegen hier einzelne Studien für Erwachsene vor. In einer experimentell klinischen Untersuchung erwiesen sich weiterhin

Opioidantagonisten (Naltrexon) bei männlichen jugendlichen Sexualstraftätern als wirksam. Sexuelle Impulsdämpfung durch **Antiandrogenrezeptor-Antagonisten** oder **Gonadotropin-Releasing-Hormon-Antagonisten,** die mit einer deutlichen Senkung des Testosteronspiegels einhergehen, sind Einzelfallentscheidungen, die z. B. im Zusammenhang mit einer gerichtlichen Unterbringung im Maßregelvollzug oder anderen extremen Fallkonstellationen erfolgen können. Diese Behandlungen müssen durch in diesem Bereich erfahrene urologisch-endokrinologisch ausgebildete Behandler durchgeführt werden. Zu Bedenken sind z. T. weitreichende, oft irreversible körperliche Beeinträchtigungen.

23.5 Ausblick und Fallbeispiel

In der klinischen Erfahrung mit Jugendlichen, die paraphile sexuelle Präferenzanteile bei sich entdecken, hat sich gezeigt, die die **Lebensqualität** durch die Exploration und die offene Thematisierung in der Therapie verbessert sowie das Übergriffsrisiko reduziert werden kann. Die Haltung einer abwartenden, nicht wertenden Begleitung sollte nicht dazu führen, dass Jugendlichen vermittelt wird, die paraphilen Impulse „werden sich schon verwachsen" – wobei gleichzeitig auch Hoffnung geweckt werden sollte, dass ein Umgang mit dieser Präferenzbesonderheit gefunden werden kann. Zuletzt sollten Betroffene niemals wegen ihrer sexuellen Präferenz abgewertet oder verurteilt werden. **Präferenz ist nicht Verhalten.**

Fallbeispiel

Der bei Erstvorstellung 15;4-jährige sportliche Martin wurde von seinen getrenntlebenden Kindseltern (KE) in der Sexualsprechstunde einer kinder- und jugendpsychiatrischen Ambulanz vorgestellt. Der im Wechselmodell lebende Jugendliche sei in den letzten Monaten dadurch aufgefallen, dass er wiederholt Socken seiner Mitschüler aus der Sportumkleidekabine gestohlen habe. Nachdem die KE durch die Schule darüber informiert worden waren, fanden sie entsprechende Socken versteckt im Zimmer ihres Sohnes. Es sei ihnen aufgefallen, dass Martin sich immer mehr zurückziehe – so habe er seine Vereinsmitgliedschaft beim Handball aufgegeben, obwohl er immer gern hingegangen sei. Im Sommer gehe er weniger schwimmen, woran er früher viel Spaß gehabt habe. Er treffe sich weniger mit Freunden, sei gereizter und kaum zugänglich für die KE. In den letzten Wochen habe er oft an Bauchschmerzen gelitten und sei deswegen nicht zur Schule gegangen. Eine ärztliche Abklärung habe keine auffälligen Ergebnisse gebracht.

In einem gemeinsamen Gespräch mit den KE räumt Martin nach anfänglichem Schweigen ein, dass er tatsächlich regelmäßig die Socken seiner Mitschüler mitnehme. Erstmalig habe er damit vor 2–3 Jahren begonnen, zunächst nur vereinzelt. In den letzten Monaten habe er häufiger Socken mitgenommen, weil er sich sicherer gewesen sei, dass es keinem auffalle. Zögerlich habe er den KE auf Nachfrage berichtet, dass er diese zur Masturbation nutze. Er wisse nicht, wieso er das tue. Er sei verunsichert, ob das normal sei, und schäme sich; daher habe er die Socken auch versteckt.

Im Rahmen der Sexualanamnese berichtet Martin, im Alter von 11 Jahren die Ejakularche erlebt zu haben. Er habe seither die regelmäßige Masturbation aufgenommen und befriedige sich meist einmal am Tag ohne sexuelle Funktionsstörungen selbst. Schon früh sei ihm aufgefallen, dass er sich ausschließlich für das männliche Körperschema interessiere. Das habe ihn verunsichert, die KE wüssten bisher nichts von der **androphilen Orientierung.** In seinen Masturbationsfantasien trage der präferierte spätpubertäre oder erwachsene Mann bei den sexuellen Handlungen sehr oft Socken. Neben Oral- und Analverkehr stelle er sich auch immer wieder vor, dass er seinen Penis an den besockten Füßen des Partners reibe und so zum Orgasmus komme. Die gestohlenen Socken nutze er bei der Masturbation, um diese Fantasien zu verstärken. Er habe dabei ausschließlich Socken von Mitschülern gestohlen, die er attraktiv fände. Es sei zusätzlich sexuell erregend, dass diese die Socken vorher getragen hätten. Manchmal nutze er pornografische Materialien aus dem Internet zur Selbstbefriedigung, wobei er auch dabei nach Videos suche, bei denen Socken am Männerfuß getragen werden.

Martin habe in der Vergangenheit keine sexuellen Grenzverletzungen erlebt. Es habe in der Grundschule zwei partnerschaftliche Verhältnisse zu Mädchen gegeben, sie hätten sich geküsst. Weitere soziosexuelle Erfahrungen würden nicht bestehen.

Martin habe Angst, sich vor seiner Familie oder Freund*innen als androphil orientiert zu outen. Er befürchte, insbesondere von seinen Mitschülern abgelehnt zu werden – besonders, wenn sie von den Gründen für den Diebstahl ihrer Socken erfahren würden. Er habe in der Sportumkleide in der Schule oder beim Handball wiederholt beim Anblick der besockten Füße seiner Mitschüler eine Erektion bemerkt. Aus Angst vor Entdeckung habe er den Vereinssport aufgegeben. Ähnliches sei ihm in Schwimmbädern passiert; nur den Sportunterricht könne er nicht dauerhaft vermeiden. Er habe eine ausgeprägte Angst davor, dass jemand seine Neigung entdeckt. Er könne sich kaum vorstellen, eine partnerschaftliche oder romantische Beziehung aufzubauen, weil er sich so sehr für seine sexuelle Neigung schäme.

Bei erfülltem Kriterium des Leidensdrucks kann die Diagnose des **Fetischismus** gesichert werden. Die affektive Symptomatik wird als komorbide leichte depressive Symptomatik eingeschätzt.

Auf Wunsch des Patienten werden die KE nicht weitergehend über die Präferenzstruktur des Patienten informiert; mit den KE wird die affektive Symptomatik als behandlungsleitend besprochen.

Nach psychoedukativen Informationen wird mit Martin die Integration der Paraphilie in das Selbstbild in niederfrequenter ambulanter Psychotherapie erarbeitet. Durch den Abbau kognitiver Verzerrungen und selbstabwertender Gedanken, auch im Hinblick auf die androphile Präferenz, kann mit Martin eine zunehmende Akzeptanz der eigenen sexuellen Präferenz erarbeitet werden. Dies trägt zu einer affektiven Stabilisierung und einem verbesserten Selbstwertgefühl bei. Er entscheidet sich nach längerer Abwägung für ein Outing gegenüber den KE, wobei deren wertschätzende und unterstützende Reaktion ausgesprochen entlastend auf ihn wirkt. Zukunftsorientierend wird mit Martin eine mögliche Integration des Fetischismus in partnerschaftliche Kontakte reflektiert, wobei zu Therapieende ein aktives Erproben noch aussteht.

LITERATUR

Aguirre B. Fluoxetine and compulsive sexual behavior. J Am Acad Child Adolesc Psychiatry 1999; 38: 943.

APA – American Psychiatric Association. Diagnostic and Statistical Manual of Mental disorders: DSM-5 (5th ed.). Washington, DC: American Psychiatric Association 2013.

Babchishin KM, Hanson RK, van Zuylen H. Online child pornography offenders are different: a meta-analysis of the characteristics of online and offline sex offenders against children. Arch Sex Behav 2015; 44(1): 45–66.

Beier KM, Bosinski HAG, Loewit K. Sexualmedizin. München: Elsevier Urban & Fischer2005.

Beier KM, Bosinski HAG, Loewit K. Sexualmedizin: Grundlagen und Klinik sexueller Gesundheit. München: Elsevier Urban & Fischer 2021.

Boonmann C, Doreleijers TA, Jansen LM, van Wijk AP, Vermeiren RR. Mental disorders and criminal re-referrals in juveniles who sexually offended. Child Adolesc Psychiatry Ment Health 2015; 9(1): 1.

Briken P. Paraphile Störungen. In: Voderholzer U. (Hrsg.), Therapie psychischer Erkrankungen – State of the Art. München: Elsevier Urban & Fischer 2025; 484–487.

Carvalho J, Bradford J, Murphy L, Briken P, Fedoroff P. Measuring pedophilic sexual interest. J Sex Med 2020; 17(3): 378–392.

Hanson RK, Morton-Bourgon KE. The characteristics of persistent sexual offender: a meta-analysis of recidivism studies. J Consult Clin Psychol 2005; 73: 1154–1163.

Hellenschmidt T, Levitan N. Störungen der Sexualität. In: Kölch M et al. (Hrsg.), Klinikmanual Kinder- und Jugendpsychiatrie und -psychotherapie. Berlin, Heidelberg: Springer 2020; 415–431.

Joyal CC, Carpentier J. The prevalence of paraphilic interests and behaviors in the general population: a provincial survey. J Sex Res 2017; 54(2): 161–171.

Joyal CC, Carpentier J. Concordance and discordance between paraphilic interests and behaviors: a follow-up study. J Sex Res 2022; 59(3): 385–390.

Krueger RB, Kaplan MS, Gijs L, Briken P, Aoun EG. Paraphilic Disorders. In: Tasman A, Riba MB, Alarcón RD, et al. (eds.), Tasman's Psychiatry. Cham: Springer International Publishing 2024; 3207–3236.

Mann RE, Hanson RK, Thornton D. Assessing risk for sexual recidivism: some proposals on the nature of psycho-

23

logically meaningful risk factors. Sex Abuse 2010; 22(2): 191–217.
Margari A, De Agazio G, Marzulli L, Piarulli FM, Mandarelli G, Catanesi R, Carabellese FF, Cortese S. Autism spectrum disorder (ASD) and sexual offending: a systematic review. Neurosci Biobehav Rev 2024; 162: 105687.
Pullman LE, Leroux EJ, Motayne G, Seto, MC. Examining the developmental trajectories of adolescent sexual offenders. Child Abuse Negl 2014; 38(7): 1249–1258.
Ryback RS. Naltrexone in the treatment of adolescent sexual offenders. J Clin Psychiatry Lalumière 2004; 65: 982–986.
Seto MC, Cantor JM, Blanchard R. Child pornography offenses are a valid diagnostic indicator of pedophilia. J Abnorm Psychol 2006; 115(3): 610–615.
Seto MC, Curry S, Dawson SJ, Bradford JM, Chivers ML. Concordance of paraphilic interests and behaviors. J Sex Res 2021; 58(4): 424–437.
Seto MC, ML. What is so special about male adolescent sexual offending? A review and test of explanations through meta-analysis. Psychol Bull 2010; 136(4): 526.
Thibaut F, Bradford JMW, Briken P, de La Barra F, Häßler F, Cosyns P, WFSBP Task Force on Sexual Disorders. The World Federation of Societies of Biological Psychiatry (WFSBP) guidelines for the treatment of adolescent sexual offenders with paraphilic disorders. World J Biol Psychiatry 2016; 17: 2–38.
Thibaut F, Cosyns P, Fedoroff JP, Briken P, Goethals K, Bradford JM, WFSBP Task Force on Paraphilias. The World Federation of Societies of Biological Psychiatry (WFSBP) 2020 guidelines for the pharmacological treatment of paraphilic disorders. World J Biol Psychiatry 2020; 21(6): 412–490.
WHO – Weltgesundheitsorganisation. Internationale Klassifikation der Krankheiten, Elfte Revision (ICD-11), 2021. Deutsche Entwurfsfassung unter https://www.bfarm.de/DE/Kodiersysteme/Klassifikationen/ICD/ICD-11/uebersetzung/_node.html (letzter Zugriff: 19.08.2025).
WHO – World Health Organization. International Statistical Classification of Diseases and Related Health Problems. Geneva: WHO 1994.

KAPITEL

24 Artifizielle Störungen (6D5)

Andrea Hüfner und Jan Schwendowius

Wichtige Neuigkeiten auf einen Blick

- Durch Differenzierung zwischen der gegen sich selbst und gegen andere gerichteten artifiziellen Störung (ehem. Münchhausen-by-proxy-Syndrom) wurde Letztere als eigenes, direkt kodierbares Störungsbild in die ICD-11 aufgenommen.
- Auf den Terminus „Münchhausen-Syndrom" wird aus Gründen der Entstigmatisierung zugunsten der Bezeichnung „artifizielle Störung" verzichtet, bei welcher der Fokus/Akzent auf der selbstinduzierten Genese der Symptome liegt.
- Neue Phänomenologie im Kontext der digitalen Interaktionen: artifizielle Störung by internet – ein weltweit beobachtetes Phänomen.

Eine Übersicht zum Störungsbild ist ➤ Tab. 24.1 zu entnehmen.

Tab. 24.1 Artifizielle Störungen – Übersicht

Definition	Artifizielle Störungen sind gekennzeichnet durch das heimliche Vortäuschen von körperlichen und/ oder psychischen Symptomen oder Krankheiten, welche die Inanspruchnahme medizinischer Maßnahmen erfordern. Dieses Verhalten geschieht ohne offensichtlichen Zweck. Die Symptome können beim Patienten selbst (selbstbezogene artifizielle Störung) oder bei einer anderen Person (gegen andere gerichtete artifizielle Störung) vorgetäuscht werden.
Manifestationsalter	Unbekannt
Diagnostik	Klinische Diagnose
Komorbiditäten	Artifizielle Störung bei sich selbst: Ess-, Sucht-, Borderline-, narzisstische Persönlichkeitsstörung
Therapeutische Optionen	• Größte Herausforderung und wesentlicher Teil der Behandlung ist die Erkenntnis und Akzeptanz der Störung bei Patient*innen und Behandelnden. • Die spezifische Behandlung ist psychotherapeutisch, interdisziplinär, das Setting kontextbezogen. • Keine spezifische Psychopharmakologie. • Bei der gegen andere gerichteten artifiziellen Störung ist der Kinderschutz wesentlich zu beachten.
Wichtige Leitlinien	Bislang keine

24.1 Einleitung und Definition

Artifizielle Störungen sind psychische Störungen, deren gemeinsames Merkmal das heimliche Erzeugen, Präsentieren und Vortäuschen körperlicher und/oder psychischer Symptome und Krankheiten ist und die das medizinische System zu teils invasiven Handlungen herausfordern. Dabei fügen die Betroffenen sich die Symptome selbst oder anderen zu – meist mit dem Ziel, die Krankenrolle ein- und eine ärztliche Behandlung in Anspruch zu nehmen. Die Täuschung hierbei ist den Patient*innen bewusst, die zugrunde liegenden motivationalen und psychodynamischen Aspekte sind aber oft schwer zugänglich.

Dies kann zu teils jahrelanger Inanspruchnahme wechselnder Behandler*innen führen, wobei die verschiedenen Versorgungssysteme gegeneinander ausgespielt werden. Dadurch wird die Diagnostik der zugrunde liegenden psychischen Erkrankung deutlich verzögert und erschwert, was eine Chronifizierung und letztlich auch Invalidisierung begünstigen kann und systematische Forschungsarbeiten erschwert. Im Kontext des Behandlungswunsches vorgetäuschter Störungen kommt es zu einem ethischen Dilemma und einer Störung bis hin zur Rollenkonfusion im Arzt-Patient-Verhältnis. Die Heilenden werden im Extrem zu Ausübenden einer als Behandlung deklarierten Selbstschädigung.

Bei der gegen andere gerichteten artifiziellen Störung (ehem. Münchhausen-by-proxy-Syndrom) werden Krankheitssymptome bei engen Bezugspersonen, zu denen in der Regel ein Abhängigkeitsverhältnis besteht, vorgetäuscht, um diese pflegen und sich als Pflegende präsentieren zu können. Auf diese Weise wollen die Betroffenen Achtung und Aufmerksamkeit für sich selbst und zugleich die Kontrolle über eine andere Person erlangen. Betroffen sind meist die Kinder der an dieser Störung erkrankten Mütter; hier gilt es, Aspekte des Kinderschutzes (Misshandlung Schutzbefohlener) in besonderem Maße zu beachten (➤ Kap. 24.8).

Der Zugang von Patient*innen mit induzierten somatischen Symptomen zur Kinder- und Jugend-/ Psychiatrie erfolgt am ehesten über den Konsildienst; hier besteht eine hohe Notwendigkeit der interdisziplinären Zusammenarbeit.

Durch Eröffnen der Spielfläche im virtuellen Raum haben sich in den vergangenen Jahren mit dem **Münchhausen-Syndrom im Internet** (MSI) neue Formen des Störungsbildes entwickelt (Sonnenmoser 2021).

emotional oder auch finanziell zu belasten und das in den Foren vorausgesetzte Vertrauen mit aufseiten der Getäuschten nachweislichen Belastung und deutlichem Schaden für die Vertrauensbasis der Selbsthilfegruppe zu zerstören. Es zeigt sich eine Assoziation mit Persönlichkeitsstörungen aus dem narzisstischen, dem Borderline- und dem dissozialen Spektrum. Die Täuschung ist nur schwer zu erkennen, da digitale Möglichkeiten eine gute Plattform für Fälschungen bieten (Sonnenmoser 2021; Feldmann 2000).

Bei der **gegen andere gerichteten artifiziellen Störung** wird die Symptomatik durch enge Bezugspersonen (80 % Mütter und deren Kinder) berichtet oder induziert und eine ärztliche Vorstellung mit entsprechendem Behandlungswunsch intendiert. Je jünger die Kinder sind, desto höher ist das Risiko. Die Prognose ist schlecht. Auch Geschwister können bis zu 50 % mitbetroffen sein. Die Mütter weisen oft eine eigene Krankheitsgeschichte mit artifiziellen Störungen oder anderen autodestruktiven Symptomen auf (Freyberger 2015). Ältere Kinder wissen oft um die Manipulationen durch ihre Mütter, schützen diese aber durch loyale Verschwiegenheit.

24.6 Diagnostik, Differenzialdiagnostik und Komorbidität

24.6.1 Diagnostisches Vorgehen und differenzialdiagnostischer Prozess

Der differenzialdiagnostische Prozess kann selbst als Teil der Behandlung der artifiziellen Störung gesehen werden. Nur sehr selten wird eine artifizielle Störung schon beim Erstkontakt vermutet; nur Kenntnis und Akzeptanz des Störungsbildes können einen solchen Verdacht frühzeitig aufkommen lassen. Typischerweise wird selbst bei Verdacht zunächst nach einer anderen plausiblen Ursache für die dargebotene Symptomatik gesucht.

Die Variabilität der möglichen Symptome führt dazu, dass das Störungsbild nicht wie sonst in der Medizin über die spezifischen Symptome kategorisiert werden kann. Das in der medizinischen Ausbildung erlernte differenzialdiagnostische Denken erweist sich als verwirrend, da immer neue, seltenere Differenzialdiagnosen geprüft werden müssen und die Ergebnisse keinen Sinn zu ergeben scheinen. Gerade dies ist nun aber das wegweisende Symptom, das zur Diagnose führt.

Wenn Ungereimtheiten auffallen, erwartbare Erfolge der Diagnostik oder Behandlung ausbleiben oder das Verhalten des Patienten vom erwartbaren Verhalten anderer Patienten abweicht, dann entsteht – meist schamvoll – der Verdacht auf eine artifizielle Störung. Unter Einbeziehung aller im Verlauf beteiligten Behandelnden sollten nun die Hinweise gesammelt und verschriftlicht werden, wobei kein Verhalten – außer der eindeutigen und nachweisbaren Täuschung ohne erkennbares Ziel – pathognomonisch ist.

In ➤ Tab. 24.3 sind, bezugnehmend auf Feldmann et al. (2001), übergeordnete Auffälligkeiten aufgeführt,

Tab. 24.3 Hinweise auf eine mögliche oder wahrscheinliche artifizielle Störung (modifiziert nach Feldmann et al. 2001)

Symptomatik	• Symptome sind unkontrollierbar, neigen zur Eskalation oder nach primärer Besserung zu stetem Rückfall mit neuen Variationen • Unpassendes Verhältnis zwischen objektiven Befunden und dem Ausmaß der Beschwerden • Zumindest Teile der Befunde sind klar selbstinduziert, oder eine Befundverschlechterung durch Selbstmanipulation ist ersichtlich • Symptomverschlimmerung wird vom Patienten vorhergesagt oder entsteht kurz vor Entlassung
Auffälligkeiten in Anamnese und Verlauf	• Wechselnde, selektive, teils irreführende Angaben anamnestischer Informationen • Hohe Anzahl frustraner Konsile und diagnostischer Tests • Wiederholt wird etwas Unkonventionelles kommentiert, z. B. der Patient müsse ein Pechvogel sein, zeige eine besondere Unfallneigung, weise eine bedeutsame psychogene Komponente auf o. Ä. • Verdacht eines Behandlers auf eine artifizielle Störung • Häufiger Behandlerwechsel, Behandlungen in verschiedenen Institutionen • Verweigerung von Schweigepflichtsentbindungen zur Einholung von Vorbefunden

Tab. 24.3 Hinweise auf eine mögliche oder wahrscheinliche artifizielle Störung (modifiziert nach Feldmann et al. 2001) *(Forts.)*

Auffälligkeiten im Verhalten	• Ungewöhnliche Compliance des Patienten gegenüber insbesondere chirurgischen Interventionen oder invasiver Diagnostik • Bevorzugen von invasiven gegenüber nicht- invasiven Interventionen • Jedoch auch: Non-Compliance gegenüber diagnostischer/therapeutischer Maßnahme, insbesondere psychiatrischer Konsultation • Intensive Suche nach internistischen und chirurgischen Interventionen bzw. beharrliche Verweigerung einer psychiatrischen Konsultation • Störverhalten in der Abteilung oder Klinik • Einengung der Patienten auf eine selbst empfundene Opfersituation im medizinischen System • Nachweis unbegründeten, selbstüberhöhenden Lügens

die an eine artifizielle Störung denken lassen, wobei die Auffälligkeiten nicht eindeutig störungsspezifisch, vollständig oder beweisend sind.

Bewusstsein und Intention der Selbstschädigung sind entscheidende differenzialdiagnostische Merkmale, die bei der Abgrenzung zwischen artifizieller Störung, Simulation sowie somatoformen und dissoziativen Störungen unterscheiden helfen.

- Bei der **Simulation** besteht das offensichtliche Begehren, durch das Vortäuschen oder Zufügen von Symptomen ein bestimmtes Ziel (z. B. Berentung, Straffreiheit etc.) zu erreichen. Der Patient ist sich dieser Intention wie auch des Vortäuschens der Symptome bewusst. Es kann zur Selbstschädigung kommen, um diese Symptome hervorzurufen.
- Bei der **artifiziellen Störung** ist sich der Patient des Vortäuschens der Symptome zwar bewusst, nicht jedoch der dahinterliegenden Intention. Auch hier kann es, um Symptome hervorzurufen, zur Selbstschädigung kommen.
- Bei **somatoformen oder dissoziativen Störungen** sind sich die Betroffenen weder der Intention noch des psychogenen Charakters der Symptome bewusst, d. h., sie täuschen den Behandler nicht bewusst. Auch fügen sie sich nicht bewusst (körperlichen) Schaden zu, wenngleich ihr Verhalten aufrechterhaltend oder aggravierend wirken kann. Bei der dissoziativen Störung ist die Integration von Erinnerung, Wahrnehmung oder Körperkontrolle gestört, was nicht durch Selbstmanipulation hervorgerufen wird. Bei der somatoformen Störung ist den Betroffenen der psychogene Charakter der somatoformen Beschwerden störungsimmanent nicht bewusst.
- Auch Patient*innen mit **funktionellen neurologischen Syndromen** verfolgen keine ersichtliche Intention, sind eher unwillkürlich und ohne Handlungsbewusstsein (Popkirov 2020).
- Bei der **hypochondrischen Störung** ist das Leitsymptom die übergroße unspezifische oder konkrete Gesundheitssorge, die ggf. mit dem Wunsch nach weiterführender Diagnostik verbunden ist. Zu intendierten Selbstverletzungen kommt es dabei nicht.
- Bei der **emotional instabilen Persönlichkeitsstörung** erfolgt die Selbstverletzung bewusst und meist auch mit bewusster Intention (innere Leere beenden, sich spüren, sich selbst bestrafen, Blut sehen, Dissoziationen oder Spannungszustände stoppen u. v. m.). Die Selbstverletzung wird von den Betroffenen benannt und erfolgt nicht, um den Behandler zu täuschen. Auch bei dieser Selbstverletzung gilt es die sekundäre Verstärkung durch inadäquate Zuwendung zu vermeiden. Neben der Selbstschädigung können auch die Intensität und Vielfalt der Symptomatik im Zusammenhang mit ihrem interaktionellen Charakter aufseiten der Behandelnden zu Unglauben führen. Bevor eine intendierte Täuschung angenommen wird, ist hier zu reflektieren, inwieweit dies der Eigenwahrnehmungsstörung der Patient*innen geschuldet ist. Ebenso kann über eine Komorbidität nachgedacht werden.

MERKE

Die differenzialdiagnostische Abgrenzung kann anhand der Aspekte der Bewusstheit und der Intentionalität der Selbstschädigung vorgenommen werden.

Selbstschädigungen können auch bei **anderen Störungsbildern** auftreten, etwa im Rahmen eines **psychotisch-wahnhaften** Erlebens, z. B. bei einer Schizophrenie. Die Intention ist dem Patienten hierbei im Wahn subjektiv klar (z. B. Entfernen einer halluzinierten implantierten Sonde), von außen aber nicht unbedingt ersichtlich. Eine Täuschungsabsicht liegt nicht vor. Auch bei **epileptischen** Erkrankungen kann es zu schwer einschätzbaren Selbstschädigungen kommen.

Der Täuschungscharakter bei artifiziellen Störungen erschwert die Einordnung ebenso sehr wie die fließenden Übergänge von unbewusst zu bewusst. Klassische Fragebögen oder direktes Erfragen sind somit nicht zielführend. Bei der umfangreichen **Anamnese** sollten auch Aspekte wie Lebenszeitbelastungen, Gewalt- und Krankheitserfahrungen und deren Verarbeitung erhoben werden. Außer durch den Nachweis der Manipulation von Befunden oder des Körpers kann es nur durch den Bericht der Betroffenen zu einer sicheren Diagnose kommen. Diese Unsicherheit steht in einem diametralen Gegensatz zur Bedeutung einer konkreten Diagnosestellung.

24.6.2 Komorbidität

Eine Nähe zur dissozialen Persönlichkeitsstörung ist für die chronische Form (ehemals „Münchhausen-Syndrom") beschrieben, während die artifiziellen Störungen mit episodischerem Verlauf eine Komorbidität zu Ess-, Sucht-, Borderline- und narzisstischer Persönlichkeitsstörung aufweisen (Freyberger 2015).

Ebenso sind **somatische Komorbiditäten** zu beachten. Nicht selten bestanden vor Ausbildung der artifiziellen Störung vorausgehende Erkrankungen, bevor sich eine herausgebildet hat. Etwa 20–30 % der Patient*innen haben eine chronische körperliche Erkrankung, in die das artifizielle Verhalten eingeht (z. B. Manipulation bei Diabetes mellitus, Wundheilungsstörung durch Manipulation nach chirurgischen Eingriffen) (Freyberger 2015).

24.7 Behandlung und Verlauf

24.7.1 Bedeutung der Diagnose für Verlauf und Prognose

Die Schwierigkeiten einer strukturierten Erforschung mit hoher Dunkelziffer machen auch die Prognoseeinschätzung schwierig. Folgende **Aspekte aufseiten der Patient*innen** verschlechtern störungsimmanent die **Prognose:**
- Das Leitsymptom der Täuschung widerspricht der Akzeptanz der Diagnose und verhindert eine schnelle und sichere Diagnostik.
- Indizierte Behandlungsangebote werden entsprechend der Störung abgelehnt, nicht indizierte eher angenommen.
- Häufige Arztwechsel erschweren eine kontinuierliche, spezifische Behandlung.

Wird die Diagnose der artifiziellen Störung nicht oder zu spät gestellt, werden weiterhin Schädigungen unternommen oder durch weitere Diagnostik oder symptomatisches Behandeln iatrogene, ggf. auch lebensbedrohliche Schäden erzwungen. Ferner schädigt eine verzögerte Diagnose durch Verstärkung des Verhaltensmusters iatrogen. Somit kommt dem Zeitpunkt der Diagnosestellung und Vermittlung des Störungsbildes eine besondere Bedeutung zu.

Auch die Diagnosevermittlung ist bei der artifiziellen Störung durch die Erfahrung einer bewussten Täuschung für die Behandelnden besonders herausfordernd. Seitens der **Behandelnden** sind **folgende Aspekte als prognoseverschlechternd** zu beachten:
- Nicht tragfähige Behandler-Patient-Beziehung
- Vermeidung der Konfrontation aufgrund eigener Unsicherheit in der Diagnostik oder aufgrund des zu erwartenden störungsimmanenten Widerstandes
- Verhinderung eines konstruktiven Gesprächs, durch die Enttäuschung evtl. Aggression der Behandelnden angesichts der bewussten Täuschung
- Schuld und Scham auch bei den Behandelnden
- Schutzaspekte erhöhen die Verantwortung
- Die weitere Gefährdung der Patient*innen oder – bei der gegen andere gerichteten artifiziellen Störung – von Dritten wird für eine sicherere Beziehung eingegangen (Kinderschutz; ➤ Kap. 24.8).

Um eine **wertfreie, patientenorientierte Haltung** einnehmen zu können, müssen sich die Behandelnden mit eigenen Unsicherheiten in der Diagnostik, aber auch mit ihren Gefühlen der Enttäuschung darüber, bewusst von ihren Patient*innen getäuscht worden zu sein, bzw. ihrer Aggression auseinandergesetzt haben. Auf Vorwürfe oder Schuldzuweisungen sollte verzichtet werden, was nur gelingen kann, wenn die Behandelnden den Störungscharakter akzeptieren. Nur so kann den Patient*innen ermöglicht werden, auf ein Behandlungsangebot einzugehen. Doch selbst dann ist aufgrund des Leitsymptoms der Täuschung nicht unbedingt mit Einsicht seitens der Patient*innen, sondern mit starkem Widerstand zu rechnen.

24.7.2 Therapeutisches Vorgehen

Als Konsequenz der Besonderheit des Störungsbildes existieren keine spezifischen, evidenzbasierten, geprüften Therapieverfahren. Entscheidend scheint zu sein, wie eine Behandlungsteilnahme erreicht werden kann (Eastwood und Bisson 2008). In Literatur finden sich einige allgemeine Behandlungsempfehlungen wie Behandlungsprotokolle für spezifische Interventionen (z. B. Sanders und Bursch 2020). Für die Behandlung von Komorbidität liegen Berichte vor (z. B. DBT-A bei artifizieller Störung und Borderline-Persönlichkeitsstörung; Joest et al. 2012).

Essenziell für Behandelnde ist, dass sie sich der Störungsentität des klinischen Phänomens im Sinne eines psychosomatischen Störungsverständnisses bewusst sind und die eigene Rolle reflektieren. Bei stationären Behandlungen sollte das gesamte Team sich ein solches Störungsverständnis erarbeitet haben. **Behandlungsziele** können sein:

- Schrittweiser Aufbau eines psychiatrischen **Störungskonzepts**
- Motivation für psychotherapeutische Behandlung
- Evtl. Überführen heimlicher Selbstschädigung in eine offene Form, die der Therapie und syndromspezifischen Interventionen zugänglich ist (Freyberger 2015)
- Schrittweise Verminderung der Symptomatik

Grundlegend ist jedoch die Teilnahme der Betroffenen an einer Behandlung (Eastwood und Bisson 2008).

Mehr noch als bei anderen psychiatrischen Störungsbildern kann die Diagnosefindung als Teil der Gesamtbehandlung verstanden werden. Nach Diagnosesicherung können **konfrontative** und **nicht-konfrontative** Techniken versucht werden. Bei **potenziell vitaler Gefährdung oder Gefährdung Dritter** ist die nicht-konfrontative Technik nicht verantwortbar. Aufgrund der fehlenden Evidenz kann sonst keine klare Indikation angegeben werden.

Nicht-konfrontatives Vorgehen Bei leichteren Fällen artifizieller Störung bietet ein nicht-konfrontativer Zugang die Möglichkeit, der Patientin gesichtswahrend die potenziell störungsaufrechterhaltenden Empfindungen durch die Täuschung zu entziehen. Eine stabile Behandlungsbeziehung ist ein wesentlicher Erfolgsfaktor. Es wird z. B. ein symptomorientierter Behandlungsplan vorgeschlagen und der Patientin die Erfolgsaussicht als so wahrscheinlich vermittelt, dass ein Weiterbestehen der Symptomatik klar für eine artifizielle Störung sprechen würde (Shapiro und Teasell 2004). So soll die Patientin in der Behandlung gehalten werden. Anschließend können komorbide Störungen fokussiert und gemeinsame störungsbedingende Elemente (z. B. Traumatisierung, Verlust, Kontrollbedürfnis o. Ä.) psychotherapeutisch bearbeitet werden. Hierbei ist auch die funktionelle Seite der Störung zu bedenken und ggf. multimodal zu adressieren.

Konfrontatives Vorgehen Mit dem Ziel, die Patientin einer Behandlung zugänglich zu machen und eine weitere Gefährdung abzuwenden, wird die Diagnose in einer nicht strafenden, nicht entwertenden, nicht vorwürflichen Haltung transparent besprochen. Diese Haltung bringt die Anerkennung des Störungsbildes in seiner Ernsthaftigkeit zum Ausdruck und eröffnet der Patientin die Möglichkeit zu einem eigenen Zugang und zur Behandlung. Eine belastbare Behandler-Patient-Beziehung ist dabei entscheidend.

Da es sich jedoch oft um Gefährdungsmomente handelt und eine offene Einsicht störungsimmanent unwahrscheinlich ist, ist das Etablieren einer tragfähigen Beziehung nicht immer rechtzeitig möglich. Stehen Gefährdungsmomente im Vordergrund, ist die Gestaltung eines Konfrontationsgesprächs mit Unterstützung durch Vertreter*innen aus der Pflege und aus dem Sozialdienst sowie ergänzend Konsiliarärzten (Somatik oder Psychiatrie) notwendig. Ein solches Gespräch hat zunächst informativen Charakter. Es sollten konkrete Behandlungsoptionen angeboten werden. Bei akuter Eigengefährdung ist eine richterliche Unterbringung mitunter unumgänglich. Bei Kindeswohlgefährdung besteht Meldepflicht. Das Konfrontationsgespräch erfordert eine gute Dokumentation.

Sollte sich die Patientin auf eine Behandlung der artifiziellen Störung einlassen, erfolgt diese **psychotherapeutisch.** Bei **primär somatischer Symptomdarbietung** ist durch die Annahme der Diagnose und das Einlassen auf die psychische Komponente schon ein großer Behandlungsfortschritt erreicht. Ist die Symptomdarbietung **primär psychisch,** besteht die Wahrscheinlichkeit, bereits in einer psychiatrisch-psychotherapeutischen Beziehung zu sein. Da auch hier eine primäre Idealisierung der Behandelnden erfolgt sein dürfte, ggf. auch der oder die Behandelnde in einer projektiven Identifikation verstrickt sein könnte, sollte ein besonderes Augenmerk auf die Beziehungsveränderung gelegt werden. Hier bietet sich die Möglichkeit, psychotherapeutisch die vorherige Inszenierung mit Täuschung und Enttäuschung zum Wohl der Patientin in der Beziehung zu bearbeiten.

Im Folgenden gilt es – je nach therapeutischem Ansatz – das Verhalten gemeinsam zu verstehen, ggf. Traumata oder Lebensbelastungen aufzuarbeiten, die auslösenden und aufrechterhaltenden Faktoren herauszuarbeiten und nach einem individuellen Behandlungsplan zu bearbeiten. Hilfreiche Interventionen sind zudem Behandlungsverträge über eine schrittweise Reduktion des (selbstverletzenden) Verhaltens mit dem Ziel, dieses Verhalten aufzugeben, und die verhaltenstherapeutische Erarbeitung alternativer Verhaltensweisen.

Hilfreich zum Gelingen einer Behandlung erscheinen:

- Stabilität der Patient-Behandler-Beziehung
- Anerkennung des Störungsbildes in seiner Ernsthaftigkeit
- Wertschätzende, nicht verurteilende Haltung gegenüber der Patientin
- Multiprofessioneller Behandlungsansatz mit gemeinsamem Störungsverständnis
- Multimodale Behandlung der Komorbiditäten

Der Einbezug von Familienangehörigen ist sowohl im diagnostischen als auch im therapeutischen Prozess sinnvoll. Intervalltherapie mit wiederholten stationären Intervallen in Kombination mit ambulanter Therapie ist am effektivsten (Freyberger 2015).

Zu **psychopharmakologischen** Behandlungsansätzen liegen derzeit keine kontrollierten Studien oder nur Daten aus Anwendungsbeobachtungen vor (Freyberger 2015). Psychiatrische Komorbiditäten können ggf. psychopharmakologisch behandelt werden.

24.8 Forensische Aspekte und Kinderschutz

Aus kinder- und jugendpsychiatrischer Sicht sind bei der auf andere gerichteten artifiziellen Störung die Kinderschutzaspekte ein hoch relevantes Thema. Dabei stehen Behandelnde vor dem Dilemma, dass die Kinder als Symptomträger vorgestellt werden und u. U. stark und unmittelbar gefährdet sind, die psychische Störung aber bei der Bezugsperson besteht, die nur schwer compliant in Behandlung zu bringen ist.

Sinnvoll zu erwähnen ist hier das Konstrukt **Medical Child Abuse (MCA)**. Es beschreibt eine Form der **Kindesmisshandlung**, bei der unnötige und (potenziell) schädigende medizinische Diagnostik oder Therapie von engen Bezugspersonen an Minderjährigen provoziert wird. Dies trifft auch zu, wenn das medizinische System bewusst dazu „missbraucht" wird, an einem Kind nicht notwendige medizinische Maßnahmen vorzunehmen. Dies kann diagnostische wie therapeutische Interventionen beinhalten. Mit diesem Konstrukt kann kindzentriert verstanden und gehandelt und die herausfordernde Differenzierung von Vorsätzlichkeit, Intention, Grad der Bewusstheit bei der artifiziellen Störung dem notwendigen Schutz des abhängigen Kindes untergeordnet werden (Semrau et al. 2024).

Die Hauptmerkmale des MCA passen entsprechend zu den o. g. Auffälligkeiten:

- Einfordern von nicht notwendiger, evtl. invasiver Diagnostik
- Auffälliger Umgang mit Befunden
- Befund passt nicht zu Aussagen der Bezugsperson
- Bezugsperson lässt sich nicht durch den Arzt beruhigen
- Bezugsperson verhält sich ungewöhnlich gelassen
- Gabe von diversen Präparaten aus nicht nachvollziehbarem Grund

Unter forensischen Aspekten kann man nach Heubrock (2018) die gegen andere gerichtete artifizielle Störung als eine besondere Form der Kindesmisshandlung einordnen und **rechtlich auf zwei Ebenen betrachten:**

- Im Bereich des **Familienrechts** handelt es sich um eine Verletzung der Fürsorge- oder Erziehungspflicht (§ 171 StGB) und um eine Gefähr-

dung des Kindeswohls gemäß §§ 1666, 1666a BGB mit der Notwendigkeit der (zügigen) Einschaltung des Jugendamtes bis hin zur etwaigen Inobhutnahme des Kindes durch das Jugendamt.
- Eine **strafrechtliche Einordnung** ist schwieriger. Wenn das Opfer keine schwere Körperverletzung (§ 226 StGB) oder den Tod erleidet, stehen hier meist eine Misshandlung von Schutzbefohlenen (§ 225 StGB) sowie eine Verletzung der Fürsorge- oder Erziehungspflicht (§ 171 StGB) infrage. In jedem Fall müssen konkrete Tathandlungen geklärt werden.

Genau dieser Tatnachweis gestaltet sich jedoch gerade bei der gegen andere gerichteten artifiziellen Störung sehr schwierig. Mindestens ebenso schwierig ist die Beurteilung der **Schuldfähigkeit,** die daran geknüpft ist, ob der Tatvorwurf überhaupt nachgewiesen werden kann (Heubrock 2018).

LEITLINIEN

Zu artifiziellen Störungen liegen derzeit keine Leitlinien vor.

24.9 Ausblick und Fallbeispiel

Die artifizielle Störung ist eine altbekannte, aber noch immer schwer greifbare Störung. Dies mag an der störungsimmanenten Maladhärenz liegen, welche die Erforschung und Behandlung maßgeblich erschwert. Aber auch der Missbrauchscharakter der Störung (einerseits durch die Schädigung an sich selbst oder an anderen, aber auch an der Beziehung mit den Behandler*innen) mobilisiert starke Abwehr, die dem Verständnis und der weiteren Versorgung im Wege steht. Nicht nur die Betroffenen, sondern auch die Behandelnden werden vor besondere Herausforderungen in der Verarbeitung dieser Störung gestellt.

Insbesondere ist bei der gegen andere gerichteten artifiziellen Störung der Kinderschutz zu beachten. Das Kind ist hier leidtragend in der Störung seiner Bezugsperson, von der es abhängig ist. Der Kinderschutz muss priorisiert und gesichert werden.

Es erscheint notwendig, das Störungsbild sowohl in der psychiatrischen wie auch in nichtpsychiatrischen Disziplinen bekannter und vor allem verstehbar zu machen. Interdisziplinäre Zusammenarbeit schafft meist eine Basis für den Zugang zu Betroffenen. Die ärztliche Herausforderung wird es weiter sein, dieses Störungsbild frühzeitiger zu entdecken, Verstrickungen und Schädigungen zu vermeiden und den Betroffenen eine Behandlung zugänglich zu machen.

Fallbeispiel

Klara (16 Jahre) stellt sich hoch belastet unter Angabe akuter Belastungssymptome in der Rettungsstelle vor. Sie gibt einen Zusammenhang mit Vorfällen im Freundeskreis an, möchte sich dazu nicht weiter äußern. Die Pat. wird in die Obhut der Kindseltern entlassen, mit der Empfehlung einer zeitnahen ambulanten kinder- und jugendpsychiatrischen Vorstellung.

Nach Kurzem erfolgt eine weitere Vorstellung der Pat., dieses Mal mit ausgeprägten Hämatomen am Rücken, an den Flanken und Unterarmen. Zur Genese äußert sie sich zunächst nicht. Als aufgrund des Musters der Verdacht auf Fremdeinwirkung geäußert wird, gibt sie an, die Verletzungen seien ihr durch einen unbekannten Täter zugefügt worden. Genauere Angaben fallen ihr schwer. Sie beteuert immer wieder, sich nicht erinnern zu können. Es wird überlegt, ob sich Klara aufgrund von Dissoziation nicht erinnern kann oder aber den Täter oder die Täterin bewusst nicht nennen möchte oder kann. Aufgrund der ausgedehnten Verletzungsmuster erfährt sie viel Mitgefühl. Die Behandelnden zeigen alle ein hohes Engagement. Die Jugendliche wird stationär aufgenommen, die Familie und das Jugendamt werden involviert, und es wird eine polizeiliche Anzeige empfohlen. Im weiteren Verlauf fällt eine den Angaben und Verletzungsmustern nicht kongruente geringe psychische Belastung der Pat. auf, die Exploration der Übergriffe zeigt sich durch ausweichende und wiederholt abweichende Angaben der Pat. erschwert, sie ist abwechselnd bedrückt, vermeidend oder mutistisch. Eine polizeiliche Aufklärung verweigert Klara nachhaltig.

Es stellt sich auch die Frage möglicher Übergriffe, evtl. im familiären Umfeld, und einem damit verbundenem Schweigegebot, was das Verhalten der Pat. erklären könnte. Der Kinderschutzaspekt rückt zentral in den Fokus. Jedoch sind die Eltern offen, betroffen und kooperativ; sie unterstützen alle Maßnahmen der Klinik sowie die Zusammenarbeit mit dem Jugendamt und der Polizei aktiv, da sie sich die Gewalttaten an ihrer Tochter nicht erklären können. Auch versuchen sie, auf Klara einzuwirken, eine Anzeige bei der Polizei zu stellen. Doch die Pat. lehnt das Involvieren externer Instanzen weiterhin nachdrücklich ab. Es entsteht eine Pattsituation. Weder können die Umstände geklärt und therapeutisch thematisiert werden, noch kann die Sicherheit der Jugendlichen gewährleistet werden.

Klara zeigt sich im stationären Setting unauffällig, es ergibt sich auch kein Anhalt für eine Traumafolgestörung. Bei den in der Behandlung beteiligten Personen entstehen allmählich leise Zweifel an den Angaben der Pat., und erstmals wird die mögliche Differenzialdiagnose einer artifiziellen Störung formuliert und diskutiert. Dabei wird auch die Angst vor einer Fehldiagnose, Unsicherheit, aber auch mögliche Wut und Enttäuschung über die Pat. im Team besprochen.

In einem Elterngespräch wird die Hypothese der Selbstverletzung eingeführt und den Eltern auch die Störungsqualität erklärt. Beide Eltern reagieren entlastet und berichten, dass sie diesen Verdacht selbst schon hatten, sich aber geschämt haben, dies von ihrer Tochter zu denken. Die Mutter erinnert sich zudem, dass Klara vor einiger Zeit bereits über eine gewisse Zeit unerklärbare Symptome gezeigt habe, bei denen sich die Eltern nicht sicher gewesen seien, ob diese vorgetäuscht gewesen seien.

Die Einzeltherapeutin scheint eine gute Beziehung zu Klara etabliert zu haben, sodass sie sich zutraut, in einem vorsichtig konfrontativen Gespräch mit der Pat. über die Möglichkeit selbstzugefügter Verletzungen im Rahmen einer artifiziellen Störung zu sprechen. Klara fühlt sich daraufhin jedoch unverstanden, reagiert aggressiv-vorwürflich und fordert die sofortige Entlassung und kann eine angebotene Weiterbehandlung nicht annehmen. Diesem Wunsch müssen Familie und Behandlerteam bei nicht gegebenen akuten Gefährdungsaspekten folgen. Die Eltern sichern eine gute Zusammenarbeit mit dem Jugendamt zu. Sie sind über die Differenzialdiagnose der artifiziellen Störung aufgeklärt; diese wird auch im Entlassbrief verschriftlicht. Eine ambulante kinder- und jugendpsychiatrische/-psychotherapeutische Weiterbehandlung wird empfohlen, eine Wiedervorstellung angeboten.

Im späteren Verlauf stellt sich die Jugendliche eigenständig in der Rettungsstelle einer anderen Klinik vor.

LITERATUR

American Psychiatric Association. Diagnostisches und Statistisches Manual Psychischer Störungen DSM-IV. 3., unveränd. A. Hrsg. Von Saß H, Wittchen H-U, Zaudig M. Göttingen: Hogrefe 2001.

APA (American Psychiatric Association). Diagnostic and Statistical Manual of Mental Disorders. 3rd ed. revised. Washington, DC: APA 1987.

APA (American Psychiatric Association). Diagnostic and Statistical Manual of Mental Disorders. 5th ed. Washington, DC: APA 2013.

Bass C, Halligan P. Factitious disorders and malingering: challenges for clinical assessment and management. Lancet 2014; 383(9926): 1422–1432.

Bass C, Wade DT. Malingering and factitious disorder. Pract Neurol 2019; 19(2): 96–105.

Benson V, McAlaney J (eds.). Handbook of Social Media Use Online Relationships, Security, Privacy, and Society. Volume 2. London: Academic Press 2024.

Bleckmann S, Neu P. Die artifizielle Störung in der Psychiatrie: Eine Herausforderung für professionelle Helfer. Nervenarzt 2019; 90(5): 524–527.

Burnel A. Recognition and Management of Factitious Disorder. Prescriber 2015; 26(21): 37–39. DOI: 10.1002/psb.1411.

Bütz MR, Evans FB, Webber-Dereszynski RL. A practitioner's complaint and proposed direction: Munchausen syndrome by proxy, factitious disorder by proxy, and fabricated and/or induced illness in children. Prof Psychol Res Pract 2009; 40(1): 31–38.

Dickerman AL, Jiménez XF. Psychosocial and psychodynamic considerations informing factitious disorder. Psychodyn Psychiatry 2023; 51(1): 98–113.

Driver DI, Thomas S (eds.). Complex Disorders in Pediatric Psychiatry: A Clinician's Guide. St. Louis, MO: Elsevier 2018.

Eastwood S, Bisson JI. Management of factitious disorders: a systematic review. Psychother Psychosom 2008; 77(4): 209–218.

Feldman MD. Munchausen by internet: detecting factitious illness and crisis on the Internet. South Med J 2000; 93(7): 669–672.

Feldman MD, Hamilton JC, Deemer HN. Factitious disorder. In: Phillips KA (ed.), Somatoform and Factitious Disorders. Review in Psychiatry Vol. 20 No. 3. Washington, DC/London: American Psychiatric Publishing 2001; 129–166.

Fernandes RL, Garcia SVB, Martins MT, Pereira DR, Mendes MA. Factitious disorder with psychotic symptoms: a case report. Asian J Psychiatry 2020; 54: 102383.

Fernández Lozano M, Santos Carrasco I, Vallecillo Adame C, et al. Conversive and factitious disorders: differential diagnosis based on a case report. Eur Psychiatry 2023; 66 (Suppl 1): S687.

Ferrara P, Vitelli O, Bottaro G, et al. Factitious disorders and Munchausen syndrome: the tip of the iceberg. J Child Health Care 2013; 17(4): 366–374.

Foto Özdemir D. Psychodynamic aspects and clinical approach to the concepts of factitious disorder/factitious disorder imposed on another: a review. Klinik Psikiyatri Dergisi: J Clin Psychiatry 2020; 23(4): 503–517.

Freyberger HJ. Artifizielle Störungen und Münchhausen-Syndrome". PSYCH up2date 2015; 9(5): 297–304.

Fry A, Gergel TL. Paternalism and factitious disorder: medical treatment in illness deception. J Eval Clin Pract 2016; 22(4): 565–574.

Geile J, Aasly J, Madea B, Schrader H. Incidence of the diagnosis of factitious disorders – nationwide comparison study between Germany and Norway. Forens Sci Med Pathol 2020; 16(3): 450–456.

Hausteriner-Wiehle C, Hungerer S. Artifizielle Störungen: Das Vortäuschen von Krankheiten im klinischen Alltag. Dtsch Arztebl 2020; 117(26): 452–459.

Heubrock D. Das Münchhausen-by-proxy-Syndrom: Probleme bei der familienrechtlichen Begutachtung bei einer seltenen Form der Kindesmisshandlung. Rechtspsychologie 2018; 4(3): 331–351.

Jafferany M. Handbook of Psychodermatology: Introduction to Psychocutaneous Disorders. Cham: Springer International Publishing 2022.

Joest K, Feldmann RE, Bohus M. „Dialektisch-Behaviorale Therapie (DBT) bei einer Patientin mit artifizieller Störung – Behandler- und Patientenperspektive". Psychiatr Prax 2012; 39(3): 140–145.

Kanaan RA. Functional neurological disorder, factitious disorder, and the missing health care workers. Eur J Neurol 2024; 31(6): e16263.

Kapfhammer H-P. Artifizielle Störungen. Nervenarzt 2017; 88(5): 549–570.

Khalil AA, Torbey J, Akoury-Dirani L, Alameddine RM. Difficult diagnosis of factitious disorder. BMJ Case Rep 2022; 15(7): e244699.

Langer R. 'The Kindness of Strangers': the influence of social media on the construction of factitious disorder imposed on another. Int J Criminol Sociol 2022; 9: 171–181.

Lawlor A, Kirakowski J. When the lie is the truth: grounded theory analysis of an online support group for factitious disorder. Psychiatry Res 2014; 218(1): 209–218.

Mathis SB, Bone CR, Haliburton JR. Factitious disorder imposed on self after being a victim of factitious disorder imposed on another. J Acad Consult Liaison Psychiatry 2022; 63: S187–S188.

Meadow R. Munchausen syndrome by proxy: the hinterlands of child abuse. Lancet 1977; 2(8033): 343–345.

Möller H-J, Laux G, Kapfhammer H-P (hrsg.). Psychiatrie, Psychosomatik, Psychotherapie. 5. A. Berlin, Heidelberg: Springer 2017.

Popkirov S. Funktionelle neurologische Störungen: erkennen, verstehen, behandeln. Berlin, Heidelberg: Springer 2020.

Prangenberg J, Aasly J, Doberentz E, Madea B, Schrader H. Factitious disorders in Germany – a detailed insight. Forens Sci Med Pathol 2021; 17(3): 431–436.

Sabeen B, Majekodunmi T, Kapasi A, Bieniek S, Leszkowitz D. A diagnostic dilemma: Is it factitious disorder with nonepileptic seizure or malingering with nonepileptic seizure?" Cureus 2023; 15(5): e39197–e39197.

Sanders MJ, Bursch B. Psychological treatment of factitious disorder imposed on another/Munchausen by proxy abuse. J Clin Psychol Med Settings 2020; 27(1): 139–149.

Semrau G-M, Härlin R, Di Marua C, Schwartländer B, Winter SM. Medical Child Abuse – Ein Leitfaden zur Diagnostik dieser Sonderform der emotionalen und körperlichen Gewalt. Prax Kinderpsychol Kinderpsychiatr 2024; 73(1): 85–109.

Shapiro AP, Teasell RW. Behavioural interventions in the rehabilitation of acute v. chronic non-organic (conversion/factitious) motor disorders. Br J Psychiatry 2004; 185: 140–146.

Sonnenmoser M. Münchhausen-Syndrom im Internet (MSI): Kontrolle über ein eigenes Universum. Dtsch Arztebl 2021; 2.

Strehle E-M. From Munchausen syndrome by proxy to factitious disorder imposed on another: What's in a name? Acta Paediatr 2023; 112(10): 2032–2034.

WHO (Weltgesundheitsorganisation). ICD-10-WHO. Internationale Klassifikation der Krankheiten und verwandter Gesundheitsprobleme. 2019; https://www.bfarm.de/DE/Kodiersysteme/Klassifikationen/ICD/ICD-10-WHO/_node.html (letzter Zugriff: 28.8.2025).

WHO (World Health Organization). International Classification of Disaeases 11th Revision Geneva: WHO 2025; https://icd.who.int/en/ (deutsche Entwurfsfassung: https://www.bfarm.de/DE/Kodiersysteme/Klassifikationen/ICD/ICD-11/uebersetzung/_node.html (letzter Zugriff: 28.8.2025).

Wincewicz K, Sapota-Zaręba K, Nasierowski T. Ganser syndrome – a dissociative disorder or a factitious disorder? A case report. Psychiatria Polska 2022; 56(1): 63–75.

KAPITEL

25 Neurokognitive Störungen (6D7)

Anja Lepach-Engelhardt

Wichtige Neuigkeiten auf einen Blick

- In der ICD-11 wurde die Kategorie „Organische, einschließlich symptomatischer psychischer Störungen" (ICD-10: F0) grundlegend neu organisiert.
- Die deliranten und demenziellen Syndrome, jetzt als „neurokognitive Störungen" (6D7) bezeichnet, sind in einem eigenen Hauptkapitel zusammengefasst. Das „Delir" bleibt in seiner qualitativen Operationalisierung ebenso unverändert wie das Konzept der „leichten kognitiven Störung", an dem sich auch keine grundsätzlichen Veränderungen erkennen lassen (Tebartz van Elst 2024).
- Die „leichte kognitive Störung" wird weiterhin unabhängig von den Demenzen betrachtet, jedoch implizit als mögliche Vorstufe zur Demenz näher eingeordnet. Letztere ist jedoch im Rahmen dieses Kapitels nicht relevant.
- Für das Kindes- und Jugendalter anteilig relevant sind die unter 6D70 aufgeführten Delirfomen, z. B. bei Fieber oder Aufenthalten auf Kinderintensivstationen (Marston und Schnidrig 2021), die unter 6D71 betrachtete leichte neurokognitive Störung vielfältiger neurologischer Ätiologie, bspw. als Folge eines Schädel-Hirn-Traumas, die Diagnose 6D72 Amnestische Störung sowie die vor dem Hintergrund anderer zugrunde liegender Störungen auftretende Diagnose 6E67 Sekundäres neurokognitives Syndrom, z. B. im Kontext

von Hirntumoren. Es ist anzumerken, dass die Trennschärfe zwischen 6D71/6D72 und 6E67 noch unklar erscheint.
- Besonderes Augenmerk verlangen außerdem differenzialdiagnostische Aspekte zum ICD-11-Kapitel 6A Neuromentale Entwicklungsstörungen (➤ Kap. 1) und zu den Aufmerksamkeitsstörungen (➤ Kap. 6) sowie insgesamt eine erweiterte Perspektive auf die kindliche Entwicklung.

Eine Übersicht zum Störungsbild ist ➤ Tab. 25.1 zu entnehmen.

Mit dem Begriff „Neurokognitive Störungen" erfolgt eine Annäherung an das DSM 5, das diese Kategorie schon länger anbietet; es gibt aber auch Unterschiede. Während beide Klassifikationssysteme ähnliche Konzepte und Strukturen für neurokognitive Störungen verwenden, unterscheiden sie sich in der Terminologie und der ätiologischen Subtypisierung. Im DSM-5 wurde der Begriff „Demenz" durch „major neurocognitive disorder" ersetzt (Maier und Barnikol 2014). In der ICD-11 bleibt der Begriff „Demenz" bestehen und wird als Teil der neurokognitiven Störungen klassifiziert, wenn keine konkrete Ätiologie der Demenz bekannt ist (ansonsten im ICD-11-Kapitel 08). Auch wenn Schätzungen zufolge 5 von 100.000 neugeborenen Kindern in der Kindheit oder Jugend eine Demenzsymptomatik entwickeln (Kohlschütter 2013) und es steigenden Forschungsbedarf zum Thema gibt (Djafar et al. 2023), bleiben dafür hauptsächlich verantwortliche Stoffwechselerkrankungen wie die autosomal-rezessiv vererbte neuronale Ceroid-Lipofuszinose (NCL, ICD-11: 5C56.1) seltene demenzähnliche Erkrankungen bei Kindern und Jugendlichen (Bose et al. 2025). Beschreibungen frontotemporaler Demenzen bei Kindern finden sich bisher nur vereinzelt (Terrill und Pascual 2017). Demenzielle Erkrankungen werden daher in diesem Kapitel nicht weiter aufgegriffen.

Bei allen Kategorien dieses Kapitels handelt es sich nicht um alleinstehende Primärkodierungen, sondern die zugrunde liegende hirnorganische Ätiologie ist mitzukodieren. Die Unterscheidung von 6D71/6D72 zu 6E67 „Sekundäres neurokognitives Syndrom"

Tab. 25.1 Neurokognitive Störungen – Übersicht

Definition	Neurokognitive Störungen sind durch Defizite in den kognitiven Funktionen gekennzeichnet, bei denen diese ein Hauptmerkmal darstellen und die eine Verschlechterung eines zuvor erreichten Funktionsniveaus darstellen. Sie sind abzugrenzen von seit Geburt an bestehenden Störungen, neuromentalen Entwicklungsstörungen oder kognitiven Störungen, die im Rahmen von psychischen Störungen auftreten. Die zugrunde liegende Pathologie und Ätiologie sollten, falls diese bestimmbar sind, separat klassifiziert werden.
Manifestationsalter	Nicht von Geburt an, ansonsten abhängig von der zugrunde liegenden hirnorganischen Ursache.
Diagnostik	• Diagnose wird im Kontext einer hirnorganischen Ursache gestellt. • Die Diagnose basiert auf Berichten des Patienten, der Bezugspersonen sowie klinischen Beobachtungen und wird mittels klinischer Bewertungen oder standardisierter kognitiver Tests objektiviert. – 6D71: Leichte neurokognitive Störung: objektiv messbare Beeinträchtigung in mindestens einem kognitiven Bereich – 6D72: Amnestische Störung: objektivierbare Beeinträchtigung der Gedächtnisleistungen
Komorbiditäten	Wird im Kontext der Symptome gestellt
Therapeutische Optionen	• 6D70 Delir: besonders Prävention, Psychoedukation, Elternberatung • 6D71/6D72: kognitiv stimulierende Übungen und Trainings in Einzel- und Gruppensettings, Kompensation durch Ressourcen, Hilfsmittel und alltagsstrukturierende Maßnahmen • Je nach zugrunde liegender Ursache ist eine pharmakologische Behandlung der somatischen Aspekte oder begleitender psychiatrischer Symptomatiken sinnvoll.
Wichtige Leitlinien	• S1-Leitlinie Delir und Verwirrtheitszustände inklusive Alkoholentzugsdelir (DGN 2020a) • S2e-Leitlinie Diagnostik und Therapie von Gedächtnisstörungen bei neurologischen Erkrankungen (DGN 2020b)

liegt also nicht in den zugrunde liegenden Störungen begründet, sondern darin, wie vordergründig die neurokognitive Problematik ist. Auf eine gesonderte Beschreibung zu 6E67 wird verzichtet. Das Kapitel beschränkt sich demnach auf das Delir, die leichte kognitive Störung und die amnestische Störung (➤ Tab. 25.2).

25.1 Delir (6D70)

Ein **Delir ist eine akute und vorübergehende Störung der Aufmerksamkeit, Orientierung und des Bewusstseins, die sich schnell entwickelt und deren Symptome variieren können.** Ursächlich sind Auswirkungen eines medizinischen Zustands, einer

Tab. 25.2 Klassifikation neurokognitiver Störungen* in der ICD-11

Neurokognitive Störungen		Exklusiva (übergeordneter Ebenen)
6D70 Delir	• 6D70.0 Delir aufgrund einer anderenorts klassifizierten Krankheit • 6D70.1 Delir durch psychoaktive Substanzen, einschließlich Medikamente • 6D70.2 Delir durch multiple ätiologische Faktoren • 6D70.Y Delir, sonstige näher bezeichnete Ursache • 6D70.Z Delir, nicht näher bezeichnete oder unbekannte Ursache	• Neuromentale Entwicklungsstörungen (6A00–6A0Z) • Akute Belastungsreaktion (QE84) • Unkomplizierter Trauerfall (QE62)
6D71 Leichte neurokognitive Störung	• Aktuell keine Subkategorien aufgeführt • Diverse Bezüge zu Kapitel 08 und anderen erforderlich	• Neuromentale Entwicklungsstörungen (6A00–6A0Z) • Akute Belastungsreaktion (QE84) • Unkomplizierter Trauerfall (QE62)
6D72 Amnestische Störung	• 6D72.0 Amnestische Störung durch anderenorts klassifizierte Krankheiten • 6D72.1 Amnestische Störung durch psychoaktive Substanzen, einschließlich Medikamente • 6D72.Y Amnestische Störung, sonstige näher bezeichnete Ursache • 6D72.Z Amnestische Störung, nicht näher bezeichnete oder unbekannte Ursache	• Neuromentale Entwicklungsstörungen (6A00–6A0Z) • Akute Belastungsreaktion (QE84) • Unkomplizierter Trauerfall (QE62) • Delir (6D70) • Demenz (6D80–6D8Z) • Leichte neurokognitive Störung (6D71)
Demenz	• Aktuell keine Ziffer aufgeführt • Wird nur bei Demenzen unklarer Ätiologie verwendet	• Neuromentale Entwicklungsstörungen (6A00–6A0Z) • Akute Belastungsreaktion (QE84) • Unkomplizierter Trauerfall (QE62)
6E67 Sekundäres neurokognitives Syndrom	Die diagnostischen Anforderungen einer spezifischen neurokognitiven Störung sind nicht erfüllt, und die kognitiven Beeinträchtigungen sind direkte pathophysiologische Folge eines Gesundheitszustands oder einer Verletzung (z. B. aufgrund eines Hirntumors)	• Akute Schmerzen (MG31) • Somatische Belastungsstörung (6C20) • Chronische Schmerzen (MG30) • Akute Belastungsreaktion (QE84) • Unkomplizierter Trauerfall (QE62)
6E0Y Sonstige näher bezeichnete neurokognitive Störungen	Unklare Restekategorie, nach Möglichkeit zu vermeiden	• Neuromentale Entwicklungsstörungen (6A00–6A0Z) • Akute Belastungsreaktion (QE84) • Unkomplizierter Trauerfall (QE62)
6E0Z Neurokognitive Störungen, nicht näher bezeichnet	Unklare Restekategorie, nach Möglichkeit zu vermeiden	• Neuromentale Entwicklungsstörungen (6A00–6A0Z) • Akute Belastungsreaktion (QE84) • Unkomplizierter Trauerfall (QE62)

* Fettgedruckte Kategorien sind Bestandteil dieses Kapitels.

Substanz (➤ Kap. 11.3.3) oder eines Medikaments, einschließlich des Entzugs, sowie eine Reihe weiterer unklarer Auslöser.

Kennzeichnend sind eine **erhebliche Verwirrung und eine umfassende Beeinträchtigung der neurokognitiven Funktionen** sowie evtl. auch emotionale und verhaltensbezogene Veränderungen, die nicht auf eine psychische Störung oder neuromentale Entwicklungsstörung zurückzuführen sind. Der Schlaf-Wach-Rhythmus kann gestört sein, es kann zu vermehrtem oder reduziertem Schlaf und Einschränkungen der Wachheit kommen (WHO 2022).

25.1.1 Epidemiologie

Es liegen keine zuverlässigen Daten zur Auftretenshäufigkeit bei Kindern vor. Das Delir tritt jedoch häufig bei hospitalisierten Kindern unter 5 Jahren auf und kann insbesondere im Kontext von Narkosen beobachtet werden. Schätzungen zufolge sind **30 % der pädiatrischen Intensivpatienten betroffen** (Marston und Schnidrig 2021); dennoch ist das Delir im Kindesalter deutlich weniger bekannt als im Erwachsenenalter, wo es wiederum besonders bei multimorbiden älteren Personen beobachtet wird. Das Delir kann in drei Subtypen unterteilt werden: hypoaktiv, hyperaktiv und gemischt. Das hypoaktive Delir ist die häufigste und schwerste Form des pädiatrischen Delirs und geht mit dem größten Risiko einher, nicht erkannt zu werden (Dechnik und Traube 2020).

25.1.2 Diagnostik

Marston und Schnidrig (2021) sprechen sich dafür aus, **prinzipiell jedes Kind auf Kinderintensivstationen als delirgefährdet zu betrachten und bereits auf der Ebene von Risikofaktoren präventiv anzusetzen.** Sie empfehlen, z. B. das *Cornell Assessment of Pediatric Delirium* (CAPD), die *Sophia Observation withdrawal Symptoms-Scale and Pediatric Delirium* (SOS-PD) und die *Pediatric Confusion Assessment Method for Intensive Care Units* (pCAM-ICU) einzusetzen.

25.1.3 Ätiologie

Das Delir steht mit längeren Krankenhausaufenthalten, künstlicher Beatmung und erhöhtem Sterblichkeitsrisiko in Zusammenhang. Für eine ausführliche Beschreibung der Risikofaktoren wird auf Traube et al. (2017) verwiesen. Eine hilfreiche Übersicht gibt auch die S2e-Leitlinie zur Prävention und Therapie des pädiatrischen Emergence-Delirs von Ghamari et al. (2019).

25.1.4 Behandlung

Delir bei Kindern ist behandelbar und kann somatisch u. a. durch Optimierung der Sedierungspraktiken und Schmerzkontrolle reduziert werden. Die pharmakologische Behandlung richtet sich primär an die Beeinflussung der somatischen Ursachen. Für eine psychopharmakologische Behandlung des Delirs bei Kindern und Jugendlichen stehen bisher in Deutschland lediglich Medikamente für den „Off-label"-Gebrauch zur Verfügung, deren Einsatz nur unter stationär-kontrollierten Bedingungen empfohlen wird. Eine Übersicht dazu findet sich bei Huscsava et al. (2020).

Wie oben beschrieben, ist die Prävention bereits ein wichtiger Aspekt der Behandlung. Der **„PINCH ME"-Algorithmus** (Marston und Schnidrig 2021) bezieht sich auf Maßnahmen im Klinikalltag. Er beinhaltet Maßnahmen und Kontrollen zu den Aspekten

- **P**ain (Schmerz)
- **I**nfection (Infektionen)
- **N**ight/day (Schlaf-Wach-Rhythmus)
- **C**onstipation/Obstipation (Ausscheidungen)
- **H**ydration (Flüssigkeitszufuhr)
- **M**edication (Medikation)
- **E**nvironment (Umgebungsfaktoren)

Die psychotherapeutische Behandlung beschränkt sich auf **Psychoedukation und Beratung der Angehörigen** zu Risiken und Auffälligkeiten, die beobachtet und erkannt werden sollten, sowie Hilfestellungen für einen unterstützenden Umgang damit.

Gerade der Aspekt der Umgebungsfaktoren ist für die Einbeziehung der Bezugspersonen relevant. Es ist wesentlich, die Bezugspersonen auf das mögliche Auftreten eines Delirs hinzuweisen und sie aufzuklären, wie damit umgegangen werden kann. Viele Eltern sind sehr beunruhigt, wenn sie unvorbereitet mit delirbedingten Veränderungen bei ihren Kindern konfrontiert werden.

Dabei können bereits Kleinigkeiten das Risiko mindern. Eine ruhige Umgebung mit vertrauten (Spiel-) Sachen, Familienfotos oder Musik können ebenso unterstützen wie Orientierungshilfen zur Tageszeit, etwa eine passende Beleuchtung. Eine ruhige, klare Kommunikation aller Beteiligten im interdisziplinären Team inkl. der Eltern, das Vermeiden von Diskussionen über Halluzinationen und das Anbieten von hilfreichen Routinen können sehr entlasten. Eltern können niederschwellig mit Infobroschüren informiert werden und ihre Kinder so durch diese schwierige Zeit begleiten.

LEITLINIEN

- DGN – Deutsche Gesellschaft für Neurologie e.V. (Hrsg.). S1-Leitlinie Delir und Verwirrtheitszustände inklusive Alkoholentzugsdelir. AMWF-Registernummer 030-066. Stand: 05.12.2020; gültig bis: 04.12.2025; https://register.awmf.org/de/leitlinien/detail/030-006 (letzter Zugriff: 29.5.2025).
- Ghamari S, Höhne C, Becke K, Eich C, Kramer S, Hoeft A et al. Prävention und Therapie des pädiatrischen Emergence Delir. Anästh Intensivmed 2019; 60: 445–455. DOI: 10.19224/ai2019.445.

MERKE

Das Delir wird unverändert definiert als eine akut bis subakut auftretende Störung von Aufmerksamkeit, Orientierung und Bewusstsein aufgrund unterschiedlicher Ursachen, bekommt aber im Kapitel Neurokognitive Störungen eine eigenständige Kategorie.

Das Delir im Kindesalter tritt insbesondere bei unter 5-Jährigen auf Kinderintensivstationen relativ häufig auf und verdient mehr Beachtung. Prävention und Behandlung erfordern eine gute interdisziplinäre Abstimmung sowie Aufklärung und Einbeziehung der Bezugspersonen. Zusammenfassend sind eine Information und Sensibilisierung beteiligter Fachkräfte sowie der Bezugspersonen von zentraler Bedeutung. Da die Begleitung eines Delirs auch für die Eltern eine erhebliche Belastung darstellen kann, sollten diese gut einbezogen und beraten werden.

25.2 Leichte neurokognitive Störung (6D71)

Eine leichte neurokognitive Störung zeigt sich durch eine **deutliche Beeinträchtigung in einem oder mehreren kognitiven Bereichen im Vergleich zu dem, was für das Alter und das frühere kognitive Niveau der Person zu erwarten wäre.** Diese Beeinträchtigung stellt eine Verschlechterung im Vergleich zum früheren Funktionsniveau dar.

Die kognitive Beeinträchtigung ist nicht so schwerwiegend, dass sie die Fähigkeit der Person, persönliche, familiäre, soziale, schulische oder berufliche Aktivitäten auszuführen, erheblich beeinträchtigt. Sie ist nicht auf normales Altern zurückzuführen und kann statisch, fortschreitend oder je nach Ursache und Behandlung reversibel sein.

Ursachen für kognitive Beeinträchtigungen können erworbene Erkrankungen des Nervensystems, Traumata, Infektionen, andere das Gehirn betreffende krankhafte Prozesse, die Einnahme bestimmter Substanzen oder Medikamente, Nährstoffmängel oder die Exposition gegenüber Toxinen sein. Die genaue Ursache kann auch unklar sein. Die Beeinträchtigung darf jedoch nicht auf eine aktuelle Substanzintoxikation oder einen Entzug zurückzuführen sein (WHO 2022).

CAVE

Die Formulierung der Kriterien zeigt deutlich, dass kindliche Entwicklungskontexte nicht mitgedacht wurden. Bei Erwachsenen wird hier häufig eine Vorstufe zur Demenz verortet, obwohl diese Kodierung eine vielfältige Ätiologie inkludiert. Bei Kindern und Jugendlichen sind Demenzen wenig relevant, und es muss beachtet werden, dass sich die kognitive Entwicklung schnell verändert und sich eine kognitive Verschlechterung möglicherweise eher in einer stagnierenden oder veränderten Weiterentwicklung bemerkbar macht und daher schwerer zu bemerken ist als bei Erwachsenen, bei denen der Vergleich zum prämorbiden Niveau vorliegt.

Des Weiteren kann die Beeinträchtigung in sozialen und schulischen Bereichen sehr wohl spürbar sein, Leidensdruck verursachen sowie Interventionen und Hilfestellungen erfordern. Es ist kritisch zu hinterfragen, wie aussagekräftig eine Diagnosekategorie sein kann, der nur geringe Auswirkungen auf die Lebenswelt zugesprochen werden. Neurokognitive Störungen stellen bereits einen möglichen Risikofaktor für die Entwicklung und Teilhabe dar. Es zeigen sich teils langfristige Veränderungen des Lern- und Leistungsverhaltens, der Emotionsregulation und des Sozialverhaltens. Vor dem Hintergrund einer kinderneuropsychologischen und entwicklungspsychologischen Perspektive kommt den neurokognitiven Funktionen eine wichtige Rolle als sog. Basisfunktionen zu. Darunter werden vor allem Funktionen wie Aufmerksamkeit und Gedächtnis verstanden, die grundlegend aktiviert werden müssen, um lernbezogene, schulische, oder andere kognitive Alltagsanforderungen erfolgreich bewältigen zu können (Lepach-Engelhardt und Petermann 2019).

Der Verweis auf eine Abgrenzung zu normativen Alterungsprozessen ist für diese Altersgruppen ebenfalls irrelevant. Die Abgrenzung zu neuromentalen Entwicklungsstörungen (➤ Kap. 1) ist erschwert und muss differenzialdiagnostisch Beachtung finden.

25.2.1 Epidemiologie

Die Häufigkeit (leichter) neurokognitiver Störungen variiert je nach zugrunde liegendem Störungsbild (siehe Bezug zu ICD-11 Kapitel 08 Krankheiten des Nervensystems) und ist insbesondere bei Kindern und Jugendlichen bisher unzureichend erfasst. Eine vollständige Darstellung für alle ursächlichen Störungen und Erkrankungen ist im Rahmen dieses Kapitels weder möglich noch sinnvoll. Es wird daher überwiegend auf die entsprechende somatische Literatur und vorhandenen Leitlinien verwiesen. Exemplarisch soll hier lediglich auf ein besonders häufig zugrunde liegendes Störungsbild hingewiesen werden: das Schädel-Hirn-Trauma (SHT), zu dessen Häufigkeit für Deutschland lediglich offizielle Daten aus dem Jahr 2015 vorliegen, die auch Bestandteil der noch aktuellen Leitlinie zum SHT im Kindes- und Jugendalter sind (GNPI 2022). Damals hatte das Statistische Bundesamt 71.516 stationäre Behandlungen bei unter 15-Jährigen erfasst. Leider gibt es bisher keine systematische Erfassung, wie viele der betroffenen Kinder infolge eines SHT neurokognitive Störungen erwerben. Herkenrath (2020) berichtet, dass besonders Kinder unter 5 Jahren überwiegend im häuslichen Umfeld und weniger im Straßenverkehr verunfallen, was einerseits mit einer größeren Zahl leichterer Schädel-Hirn-Traumata und zugleich mit einer hohen Dunkelziffer nicht erfasster oder nicht weiter untersuchter Fälle einhergeht. Für das Alter von 1–2 Jahren beschreibt er zudem einen Anteil von 20 % der SHT mit nicht-akzidentellem Hintergrund, also als Folge von Kindesmisshandlung und sog. Schütteltraumata. In diesen Fällen ist das **Vorliegen multipler Entwicklungsrisiken zu unterstellen, die das Auftreten oder Verstärken von Störungen begünstigen können.**

25.2.2 Diagnostik

Die Diagnose basiert auf Berichten des Patienten, der Bezugspersonen sowie klinischen Beobachtungen und wird mittels klinischer Bewertungen oder standardisierter kognitiver Tests objektiviert. Während in der ICD-10 unter der Ziffer F06.7 Leichte kognitive Störung vor allem subjektive Beschwerden kodiert wurden, ist für den Nachweis der leichten neurokognitiven Störung gemäß ICD-11 **eine objektiv messbare Beeinträchtigung in mindestens einem kognitiven Bereich erforderlich.** Das stärkt die Bedeutung einer fundierten neuropsychologischen Diagnostik.

Die Fragestellungen beziehen sich auf die Ursachen, Folgen und aufrechterhaltenden Bedingungen bestehender Funktionsbeeinträchtigungen. Ebenso wichtig sollte die Ermittlung von hilfreichen Ressourcen sein, um effektive Interventionen anbieten zu können.

Anamnese und Exploration erfassen die üblichen medizinischen, familiären und sozialen Aspekte und ermitteln zu Beschwerden, Problembelastung, Vorerkrankungen, Verlauf, familiären Risiken und Ressourcen sowie zur bisherigen Entwicklung und Behandlungen, inkl. bestehender Medikation.

Da die Diagnose im Kontext einer hirnorganischen Ursache gestellt wird, ist standardmäßig von einer umfassenden medizinischen Diagnostik mittels Bildgebung, Laboruntersuchungen und elektrophysiologischen Maßen auszugehen. Die Abklärung der leichten neurokognitiven Störung erfordert zudem eine neuropsychologische Diagnostik.

Angepasst an Alter, Entwicklungsstand und Möglichkeiten der Kinder und Jugendlichen sollten standardisierte und möglichst aktuell normierte Erhebungsinstrumente eingesetzt werden. Da Verfahren sich ständig weiterentwickeln und überarbeitet werden, wird hier auf eine ausführliche Auflistung verzichtet. Eine umfassende Auswahl findet sich z. B. unter https://www.testzentrale.de. Dabei ist ein **Abwägungsprozess aus zumutbarem Zeitaufwand und Belastungen und einem differenzierten Befundprofil erforderlich.** Eine gründliche Diagnostik ist zwar aufwendig, spart aber erfahrungsgemäß viel Zeit und Ressourcen für nicht-adäquate Interventionen. Die basierend auf Anamnese und Exploration für die Fallkonstellation gewählten Testverfahren sollten dabei in der Regel die folgenden Bereiche berücksichtigen:

- Intelligenz (bevorzugt komplexe Testbatterie, wenn nötig sprachfrei)
- Aufmerksamkeit (funktions- und verhaltensbezogen, z. B. computergestützte Funktionsdiagnostik, DD: AD(H)S, ➤ Kap. 6)
- Gedächtnis (unmittelbare Merkspanne, Abruf nach Verzögerung, Lernverläufe, bevorzugt sowohl auditiv als auch visuell; bevorzugt freier Abruf, ggf. zusätzlich Wiedererkennung)
- Planungs- und Kontrollfunktionen (Exekutivfunktionen) (Arbeitsgedächtnis, Problemlöse- und Planungsaufgaben)
- Wahrnehmung (visuell-räumlich, räumlich konstruktiv; seltener auch auditiv)
- Sprache
- Schulische oder berufsbezogene Fertigkeiten
- Affektivität und Persönlichkeit

Neben der Objektivierung von kognitiven Beeinträchtigungen und dem Ausschluss von Differenzialdiagnosen sind **Verlaufskontrollen ratsam, um Interventionserfolge zu erfassen und eine progrediente Entwicklung möglichst rechtzeitig zu erkennen.**

25.2.3 Ätiologie

Wie oben beschrieben, gibt es vielfältige Ursachen, die einen Bezug zu anderen ICD-11-Kapiteln, insbesondere zu Kapitel 08, bedingen. In ➤ Kap. 25.2.1 wurde stellvertretend für eine Reihe weiterer Ursachen auf Schädel-Hirn-Traumata hingewiesen. Die zugrunde liegende ätiologische Diagnose wird immer mit aufgeführt (z. B. Leichte neurokognitive Störung nach SHT). Bei Kindern und Jugendlichen ist die anteilige Zahl leichterer Schädel-Hirn-Traumata vergleichsweise hoch, und Zusammenhänge mit in der Folge auftretenden und mehrjährig persistierenden psychiatrischen Störungen sind wenig untersucht, aber verschiedentlich beschrieben worden (Max et al. 2016). Dabei wurden, gemessen über einen Zeitraum von 24 Monaten nach leichtem SHT, diverse neurokognitive und verhaltensbezogene Störungsbilder beobachtet, mit teils erheblichen Risiken für die akademische Laufbahn. Wie bereits beschrieben, ist **von einer komplexen Verflechtung verschiedener Entwicklungsrisiken auszugehen, die eine strikte Trennung zu anderen Störungen der Entwicklung unangemessen erscheinen lassen** (Lepach-Engelhardt 2022).

25.2.4 Behandlung

Die in den Diagnosekriterien vorgesehene **geringe Alltagsbeeinträchtigung erscheint nur vor dem Hintergrund einer Abgrenzung zu demenziellen Syndromen mit erheblicher Einschränkung der allgemeinen Alltagskompetenz nachvollziehbar und sollte nicht dahingehend fehlgedeutet werden, dass es keine relevanten Probleme im Alltag gibt.** Vor dem Hintergrund von hirnorganischen Störungen sind häufig Einschränkungen der Verarbeitungsgeschwindigkeit und der kognitiven Flexibilität sowie eine schnellere Ermüdbarkeit zu erwarten, die auch in der Behandlung berücksichtigt werden müssen.

Je nach zugrunde liegender Ursache ist eine pharmakologische Behandlung der somatischen Aspekte oder begleitender psychiatrischer Symptomatiken sinnvoll. Aus dem Bereich der Psychopharmaka könnte dies z. B. Antikonvulsiva beinhalten. Während bei Erwachsenen u. a. Antidementiva, Psychostimulanzien und Antidepressiva zum Einsatz kommen, gibt es dazu bei Kindern noch keine klare Empfehlungslage, und der Einsatz muss im Einzelfall im Rahmen einer umfassenden therapeutischen Gesamtstrategie gründlich abgewogen werden (Huscsava 2020).

Die Behandlung erfolgt in der Regel multimethodal und multiprofessionell sowie abhängig von der Problemkonstellation und Lebenssituation des Patienten. Die Behandlung zielt zum einen auf eine Verbesserung der beeinträchtigten neurokognitiven Funktionen durch **kognitiv stimulierende Übungen und Trainings** in Einzel- und Gruppensettings, zudem auf die **Kompensation durch Ressourcen, Hilfsmittel und alltagsstrukturierende Maßnahmen.** Die Unterstützung bei der Krankheitsverarbeitung und die Aktivierung von Ressourcen zur Bewältigung gehören ebenso dazu wie milieutherapeutische Verfahren zur Unterstützung im Alltag. **Die Beratung und Entlastung von relevanten Bezugspersonen, inkl. von Geschwisterkindern, nimmt einen nicht zu unterschätzenden Stellenwert ein.**

Für Kinder und Jugendliche gibt es bisher insgesamt eine nicht belastbare Evidenzlage, sodass behelfsweise die teilweise ebenfalls in ihrer empirischen Basis noch ausbaufähigen Empfehlungen für Erwachsene zur Orientierung herangezogen werden, bei deren Recherche Kinder und Jugendliche jedoch gezielt exkludiert wurden. Im Folgenden sollen die bisherigen evidenzbasierten Behandlungsempfehlungen für Aufmerksamkeits- und Gedächtnisfunktionen sowie für exekutive Funktionen dennoch überblicksweise benannt werden.

- Für **Aufmerksamkeitsstörungen** haben sich bei Erwachsenen computergestützte Methoden erfolgreich etabliert, zudem können Kombinationen aus funktionsorientierten und metakognitiven Vorgehensweisen angebracht sein. Die Anleitung und das Feedback von Therapeuten wird selbst dann als wichtig erachtet, wenn primär computergestützt gearbeitet wird (DGN 2023).
- Für **leichte bis mittelschwere Gedächtnisstörungen** werden spezifische funktions- oder strategieorientierte kognitive Trainings im Umfang von mindestens zehn Sitzungen sowie der bedarfsweise Einsatz kompensatorischer digitaler Erinnerungshilfen empfohlen (DGN 2020).
- Für **Störungen der Exekutivfunktionen** werden kognitiv übende Verfahren (ggf. auch funktionsübergreifend unter Einbezug exekutiver Funktionen), Arbeitsgedächtnistrainings und Verfahren zur Förderung von planerischem Denken sowie Problemlösetrainings als empfehlenswert bewertet (DGN 2019). Teilweise wird auch eine Kombination mit Verhaltensmanagementansätzen für sinnvoll erachtet.

Die wenigen vorliegenden manualisierten und evaluierten neuropsychologischen Trainings für Kinder und Jugendliche (z. B. Jacobs und Petermann 2013; Lepach und Petermann 2010) kombinieren häufig verhaltenstherapeutische und lernförderliche Prinzipien und gehen über repetitive Funktionstrainings hinaus (Lepach-Engelhardt und Petermann 2019).

Gerade bei Kindern ist die Einbeziehung aller Bezugspersonen in den vielfältigen Lern- und Entwicklungsräumen des Kindes bedeutsam.

LEITLINIEN

Leider sind fast alle Leitlinien nicht aktuell genug, um die Veränderungen in der ICD-11 ideal abbilden zu können. Es fehlen generell noch Studien, die sich an den ICD-11-Kriterien orientieren. Einige Leitlinien sind derzeit in Überarbeitung, aber explizit nicht spezifisch für das Kindes- und Jugendalter gestaltet.

Die folgenden Dokumente stellen einen Auszug der möglichst aktuell veröffentlichten Leitlinien mit Bezug zum Kapitel dar:

- DGN – Deutsche Gesellschaft für Neurologie e.V. (Hrsg.). S2e-Leitlinie Diagnostik und Therapie von Aufmerksamkeitsstörungen bei neurologischen Erkrankungen im Erwachsenenalter. AWMF-Registernummer 030-135. Stand: 15.11.2023; gültig bis: 14.11.2028; https://register.awmf.org/de/leitlinien/detail/030-135 (letzter Zugriff: 19.08.2025).
- DGN – Deutsche Gesellschaft für Neurologie e.V. (Hrsg.). S2e-Leitlinie Diagnostik und Therapie von exekutiven Dysfunktionen bei neurologischen Erkrankungen. AMWF-Registernummer 030-125. Stand: 12.12.2019 (in Überarbeitung); https://register.awmf.org/de/leitlinien/detail/030-125 (letzter Zugriff: 19.08.2025).
- DGN – Deutsche Gesellschaft für Neurologie e.V. (Hrsg.). S2e-Leitlinie Diagnostik und Therapie von Gedächtnisstörungen bei neurologischen Erkrankungen. AWMF-Registernummer 030-124. Stand: 26.02.2020b (in Überarbeitung; https://register.awmf.org/de/leitlinien/detail/030-124 (letzter Zugriff: 19.08.2025).
- Weitere Leitlinien z. B. unter https://dgn.org/leitlinien; https://www.dgkjp.de/wissen/aktuelle-leitlinien/; https://www.gnp.de/fachinformationen/leitlinien

MERKE

Bewertung

Die Einordnung als leichte neurokognitive Störung mit geringer Alltagsbeeinträchtigung sollte nicht fehlgedeutet werden, sondern als Abgrenzung zu einer aus der Perspektive der Demenz gedachten Konzeptionalisierung verstanden werden. Das Konzept der leichten neurokognitiven Störung ist für Kinder und Jugendliche nicht optimal ausgestaltet. Die Verflechtung in die gesamte kognitive wie sozioemotionale Entwicklung wird nicht ausreichend reflektiert, und die Trennschärfe zu anderen Lern- und Entwicklungsstörungen ist zwar formal durch Ausschlusskriterien gefordert, aber in der klinischen Praxis und in den kindlichen Lebens- und Lernumwelten damit wenig realistisch repräsentiert. Eine differenzierte Diagnostik ist daher ebenso bedeutsam wie eine multimethodale und multiprofessionelle Begleitung unter Einbeziehung der Angehörigen.

25.3 Amnestische Störung (6D72)

Bei der amnestischen Störung besteht **eine ausgeprägte Gedächtnisstörung im Vergleich zur Altersnorm und für das allgemeine prämorbide Niveau der kognitiven Funktionen,** die eine Verschlechterung gegenüber dem vorherigen Funktionsniveau der Person darstellt, ohne dass weitere bedeutsame kognitive Beeinträchtigungen vorliegen (WHO 2022).

Defizite bestehen bei der Aneignung, dem Erlernen und/oder dem Behalten neuer Informationen. Zudem kann das Erinnern zuvor gelernter Informationen beeinträchtigt sein, ohne dass Bewusstseinsstörungen, ein veränderter mentaler Status oder ein Delirium vorliegen.

Das Kurzzeitgedächtnis ist in der Regel stärker gestört als das Langzeitgedächtnis. Die Fähigkeit, eine begrenzte Menge an Informationen sofort abzurufen, ist vergleichsweise gut erhalten. Die Gedächtnisstörung ist so schwerwiegend, dass sie zu bedeutsamen Beeinträchtigungen in persönlichen, familiären, sozialen, ausbildungsbezogenen, beruflichen oder anderen wichtigen Funktionsbereichen führt (WHO 2022).

Ursachen können erworbene Erkrankungen des Nervensystems, Traumata, Infektionen, andere das Gehirn betreffende krankhafte Prozesse, die Einnahme bestimmter Substanzen oder Medikamente, Nährstoffmängel oder die Exposition gegenüber Toxinen sein. Die genaue Ursache kann auch unklar sein. Die Beeinträchtigung darf jedoch nicht auf eine aktuelle Substanzintoxikation oder einen Entzug zurückzuführen sein.

Unterschieden wird zwischen Störungen, die direkte pathophysiologische Folge eines Gesundheitszustands sind (6D72.0), und solchen, die auf einen länger dauernden Konsum psychoaktiver Substanzen (➤ Kap. 19.1) zurückzuführen sind (6D72.1).

CAVE

Während das DSM-5 verschiedene Schweregrade von neurokognitiven Störungen differenziert, aber mit den schweren Störungen insbesondere Demenzen adressiert, wählt die ICD-11 einen anderen Weg und unterscheidet leichte neurokognitive Störungen, die verschiedene kognitive Funktionen betreffen können, oder schwer ausgeprägte Störungen, die dann aber exklusiv das Gedächtnis betreffen sollen. Demenzen werden gesondert aufgeführt.
Die Perspektive ist auch hier von der klinischen Bedeutsamkeit demenzieller Prozesse im Erwachsenenalter geprägt. Eine neuropsychologische Perspektive, die unabhängig von Demenzen leichtere oder schwere Ausprägungen von kognitiven Funktionsstörungen, nicht nur das Gedächtnis betreffend, unterscheiden würde, findet sich darin nicht hinreichend wieder. Dies erscheint sowohl im Erwachsenenalter als auch für Kinder und Jugendliche fragwürdig, und aus Sicht der Autorin liegen hier für zukünftige Überarbeitungen des Kodierungssystems noch Chancen zur Verbesserung.

25.3.1 Epidemiologie

Gedächtnisstörungen gehören zu den besonders häufigen Folgen von Schädigungen des Gehirns und sind auch bei Kindern und Jugendlichen von Bedeutung, es liegen jedoch keine belastbaren Daten vor (➤ Kap. 25.2.1).

25.3.2 Diagnostik

Das diagnostische Vorgehen ist in weiten Teilen analog zu dem bei leichten neurokognitiven Störungen. Auch hier sind eine umfassende Anamnese und Exploration sowie eine ausführliche medizinische und (neuro-)psychologische Diagnostik vorzunehmen, wie sie in ➤ Kap. 25.2.2 bereits beschrieben wurde. Neben Überprüfung der Gedächtnisleistungen sind wiederum umfangreiche Testungen notwendig, um die Befunde zu integrieren und Differenzialdiagnosen wie z. B. primäre psychische Störungen ausschließen zu können. Eine ausführliche Darstellung diagnostischer Vorgehensweisen findet sich in der Leitlinie (DGN 2020b) sowie speziell für Kinder und Jugendliche z. B. bei Lepach-Engelhardt (2020, 2022).

Es gibt verschiedene bewährte Tests, die auch für Kinder und Jugendliche normiert sind. Wichtiger als ein spezielles Verfahren ist es zu prüfen, ob die Leitlinien der Diagnostik dort abgedeckt werden können, ob der Test berücksichtigt, dass Kinder keine „kleinen Erwachsenen“ sind, sondern die Materialien an den Entwicklungsstand angepasst wurden, ob Boden- und Deckeneffekte auftreten, wenn Randbereiche von Altersnormen betroffen sind, und die gängigen Kriterien an Testgüte und Testökonomie angemessen sind. **Komplexe Testbatterien bieten im Vergleich zu Einzelverfahren den Vorteil einer einheitlichen vergleichbaren Normierung** (z. B. BASIC-MLT, Lepach und Petermann 2008).

25.3.3 Ätiologie

Amnestische Störungen weisen, wie auch die leichten neurokognitiven Störungen (➤ Kap. 25.2.3), vielfältige Ursachen auf. Dazu gehören neben Schädel-Hirn-Traumata auch Epilepsien (Hoyer et al. 2024), Hypoxie (Poets 2020; Wang et al. 2022) und bei Jugendlichen auch fortgesetzter Substanzkonsum (Squeglia et al. 2009) sowie viele weitere hirnschädigende Einflüsse.

25.3.4 Behandlung

Die Behandlung amnestischer Störungen erfolgt in weiten Teilen analog dem Vorgehen bei weniger schwer ausgeprägten Gedächtnisstörungen (➤ Kap. 25.2.4). Vergleichbares gilt für die weiter oben beschriebenen pharmakologischen Einsatzmöglichkeiten, deren Nutzen im Rahmen der therapeutischen Gesamtstrategie zu beurteilen ist. **Übende Techniken zur gesteigerten Informationsverarbeitung und die Kompensation mit Hilfsmitteln (u. a. Planer, Checklisten, Apps und digitale Tools) sowie unterstützende Alltags- und Organisationsmaßnahmen (z. B. Aufbereitung von Materialien, Schaffen von Routinen oder Ausschalten von Störquellen) sind Möglichkeiten** (Lepach-Engelhardt 2020, 2022). Aufgrund der stärkeren Beeinträchtigung wird neben übenden Verfahren (z. B. REMINDER-Gedächtnistraining für Kinder, Lepach und Petermann 2010) jedoch verstärkt auf kompensatorische Hilfsmittel und Unterstützung bei der Alltagsorganisation zurückgegriffen. **Die Störung trifft auf noch reifende Strukturen; anders als bei betroffenen Erwachsenen geht es nicht primär um einen Abbau vorher voll entwickelter Wissensstrukturen und erworbener Routinen.**

Gerade **bei Kindern und Jugendlichen ist die weitreichende Konsequenz der Gedächtnisprobleme auf die gesamte weitere Entwicklung zu berücksichtigen,** und Folgeproblematiken in Schule, Ausbildung und für die Teilhabe sowie das psychische Wohlbefinden sind im Blick zu behalten. Das erfordert, wie oben beschrieben, ein engagiertes interdisziplinäres Helfersystem. Eine ausführliche Beschreibung von Vorgehensweisen auch unter Einbezug von Alltagsmaßnahmen und Elternberatung findet sich z. B. bei Lepach-Engelhardt (2020, 2022).

LEITLINIEN

DGN – Deutsche Gesellschaft für Neurologie e. V. (Hrsg.). S2e-Leitlinie Diagnostik und Therapie von Gedächtnisstörungen bei neurologischen Erkrankungen. AWMF-Registernummer 030-124. Stand: 26.02.2020b (in Überarbeitung; https://register.awmf.org/de/leitlinien/detail/030-124 (letzter Zugriff: 19.08.2025).

MERKE

Erforderlich sind eine differenzierte Diagnostik sowie eine multimethodale und multiprofessionelle Begleitung unter Einbeziehung der Angehörigen. Erworbene Gedächtnisstörungen haben vielfältige Ursachen und kommen auch bei Kindern und Jugendlichen regelmäßig vor. Die Entwicklungsperspektive ist bei Kindern mitzudenken.

25.4 Ausblick und Fallbeispiel

Das in der ICD-11 etablierte Kapitel „Neurokognitive Störungen" ersetzt die Kategorie „Organische, einschließlich symptomatischer psychischer Störungen" (ICD-10: F0). Die bereits in der ICD-10 geltenden Einschränkungen der Übertragbarkeit auf Kinder und Jugendliche wurden nicht beseitigt. Auch wenn die ICD-11 den Begriff „Neuro-" in einigen Kategorien prominenter hervorhebt, sind diesbezügliche Kriterien nicht von einer differenzierten neuropsychologischen Störungsperspektive angetrieben, sondern orientieren sich in weiten Teilen an Konzepten der Demenz und deren Vorstufen bei Erwachsenen. Solange dies so ist, ist eine **Sensibilisierung für Spezifika des Kindes- und Jugendalters ein wichtiges Anliegen für alle im Diagnose- und Behandlungsprozess Beteiligten, und es darf als Ansporn für die stete Weiterentwicklung der Diagnosesysteme und der Leitlinien dienen.**

Fallbeispiel

Vorstellungsgrund

Anna (12 Jahre und 11 Monate) hat vor 12 Monaten infolge eines Fahrradunfalls ein Schädel-Hirn-Trauma 2. Grades (GSC 10) erlitten. Von der Reha hat sie sehr profitiert und konnte in erfreulich gutem Allgemeinzustand entlassen werden. Testdiagnostisch waren Intelligenz (IQ 106) und Aufmerksamkeitsleistungen unauffällig, eine Überprüfung der auditiv-verbalen Gedächtnisleistungen brachte ebenfalls keinen Befund. Aus der Anamnese ergaben sich keine Hinweise auf Entwicklungsauffälligkeiten vor dem SHT.

Bei der Rückkehr in das häusliche Umfeld liegt der Befürchtungsfokus der Eltern zunächst darauf, Anna auf die Bewältigung von Verkehrssituationen vorzubereiten. Vorübergehende Ängste vor dem Fahrradfahren kann Anna jedoch schnell überwinden. Probleme in der Schule werden anfänglich auf die nachzuholenden Lernrückstände aufgrund der Ausfallzeiten zurückgeführt. Anna hat besonders Schwierigkeiten, sich an visuell präsentierte Unterrichtsinhalte zu erinnern, schriftliche Informationen und mathematische Symbole kann sie nur mit erheblichen Schwierigkeiten behalten, obwohl sie diesbezüglich vor dem Unfall keine Probleme hatte. Im Alltag zeigen sich Schwächen in der räumlichen Orientierung, die von den Eltern zunächst als Ängste vor einem erneuten Unfall gedeutet werden. Die selbstständige Bewältigung von Wegen ist teilweise erschwert.

Diagnostik

Als sich die Schulleistungen trotz Nachhilfe nicht maßgeblich verbessern, erfolgt die Vorstellung zur psychologischen Diagnostik, welche die vorbefundlich unauffälligen Intelligenz- und Aufmerksamkeitsleistungen bestätigt und zudem eine differenzierte Überprüfung der Merk- und Lernfähigkeit (BASIC-MLT) für visuelle und auditive Aufgaben beinhaltet. Diese ergibt ein heterogenes Profil mit unauffälligen auditiv-verbalen Leistungen, sowohl für den unmittelbaren als auch für den verzögerten Abruf. Anna hat keine Schwierigkeiten, sich ansteigende Reihenfolgen von Ziffern und Geräuschfolgen zu merken. Wortlisten mit Pseudowörtern erlernt sie altersangemessen. Das Merken visuell-räumlicher Anordnung und die Reproduktion von Mustern aus dem Gedächtnis gelingt ihr dagegen nur weit unterhalb der Altersnorm, von wiederholter Darbietung profitiert sie gering. Differenzialdiagnostisch können Defizite der visuell-räumlichen Wahrnehmung und von nicht gedächtnisbezogenen räumlichen Konstruktionsleistungen ausgeschlossen werden.

Behandlung

Es wird die Teilnahme an einem Gedächtnistraining im Rahmen einer ambulanten neuropsychologischen Therapie empfohlen, um unter Nutzung der insgesamt guten kognitiven Ressourcen gezielt an den visuell-räumlichen Gedächtnisbeeinträchtigungen zu arbeiten.

Eltern und Lehrkräfte werden beraten, wie sie Anna in Schule und Alltag gut unterstützen können, ohne ihre Autonomieentwicklung zu gefährden. Dabei werden auch spielerische Möglichkeiten wie die Nutzung von Virtual Reality zur Förderung der räumlichen Orientierung thematisiert.

LITERATUR

APA – American Psychiatric Association. Diagnostisches und Statistisches Manual Psychischer Störungen DSM-5. Hrsg. von Falkai P, Wittchen H-U. Göttingen: Hogrefe 2015.

BfArM – Bundesinstitut für Arzneimittel und Medizinprodukte. ICD11 in Deutsch – Entwurfsfassung; https://www.bfarm.de/DE/Kodiersysteme/Klassifikationen/ICD/ICD-11/uebersetzung/_node.html (letzter Zugriff: 19.08.2025).

Bose A, Tripathy K. Batten Disease (Juvenile Neuronal Ceroid Lipofuscinosis) [Updated 2024 Aug 17]. In: StatPearls [Internet]. Treasure Island (FL): StatPearls Publishing 2025 Jan; https://www.ncbi.nlm.nih.gov/books/NBK606097/ (letzter Zugriff: 19.08.2025).

Dechnik A, Traube C. Delirium in hospitalised children. Lancet Child Adolesc Health 2020; 4: 312–321. DOI: 10.1016/S2352–4642(19)30377-3.

DGN – Deutsche Gesellschaft für Neurologie e.V. (Hrsg.). S2e-Leitlinie Diagnostik und Therapie von exekutiven Dysfunktionen bei neurologischen Erkrankungen. AMWF-Registernummer 030-125. Stand: 12.12.2019 (in Überarbeitung); https://register.awmf.org/de/leitlinien/detail/030-125 (letzter Zugriff: 19.08.2025).

DGN – Deutsche Gesellschaft für Neurologie e.V. (Hrsg.). S1-Leitlinie Delir und Verwirrtheitszustände inklusive Alkoholentzugsdelir. AMWF-Registernummer 030-066. Stand: 05.12.2020a; gültig bis: 04.12.2025; https://register.awmf.org/de/leitlinien/detail/030-006 (letzter Zugriff: 19.08.2025).

DGN – Deutsche Gesellschaft für Neurologie e.V. (Hrsg.). S2e-Leitlinie Diagnostik und Therapie von Gedächtnisstörungen bei neurologischen Erkrankungen. AWMF-Registernummer 030-124. Stand: 26.02.2020b (in Überarbeitung; https://register.awmf.org/de/leitlinien/detail/030-124 (letzter Zugriff: 19.08.2025).

DGN – Deutsche Gesellschaft für Neurologie e.V. (Hrsg.). S2e-Leitlinie Diagnostik und Therapie von Aufmerksamkeitsstörungen bei neurologischen Erkrankungen im Erwachsenenalter. AWMF-Registernummer 030-135. Stand: 15.11.2023; gültig bis: 14.11.2028; https://register.awmf.org/de/leitlinien/detail/030-135 (letzter Zugriff: 19.08.2025).

Djafar JV, Johnson AM, Elvidge KL, Farrar MA. Childhood dementia: a collective clinical approach to advance therapeutic development and care. Pediatr Neurol 2022; 139, 76–85. DOI: 10.1016/j.pediatrneurol.2022.11.015.

Ghamari S, Höhne C, Becke K, Eich C, Kramer S, Hoeft A et al. Prävention und Therapie des pädiatrischen Emergence Delir. Anästh Intensivmed 2019; 60: 445–455. DOI: 10.19224/ai2019.445.

GNPI – Gesellschaft für Neonatologie und Pädiatrische Intensivmedizin e.V. (Hrsg.). S2k-Leitlinie Schädel-Hirn-Trauma im Kindes- und Jugendalter. AMWF-Registernummer 024-018. Stand: 14.02.2022; gültig bis: 13.02.2027; https://register.awmf.org/de/leitlinien/detail/024-018 (letzter Zugriff: 19.08.2025).

Herkenrath P. Schädel-Hirn-Trauma bei Kindern. Pädiatrie up2date 2020; 15(2): 171–185. DOI: 10.1055/a-1145–9570.

Hoyer S, Dietz M, Ambrosi-Schneider AS, Krishnasamy N, Buss C, Shing YL, Kaindl AM. Memory consolidation and sleep in children with epilepsy: a systematic review. Pediatr Neurol 2024; 158: 66–70. DOI: 10.1016/j.pediatrneurol.2024.05.020.

Huscsava M, Reinhardt M, Plener PL, Fegert JM, Kölch M. Update Zulassung von Psychopharmaka für Minderjährige in Deutschland und Österreich. Psychopharmakotherapie 2020; 27: 44–52.

Jacobs C, Petermann F. Training für Kinder mit Aufmerksamkeitsstörungen. Das neuropsychologische Gruppentraining ATTENTIONER. 3., veränd. A. Göttingen: Hogrefe 2013.

Jessen F, Frölich L. ICD-11: Neurokognitive Störungen. Fortschr Neurol Psychiatr 2018; 86(03): 172–177. DOI: 10.1055/s-0044-101607.

Lepach-Engelhardt AC. Gedächtnis-Schatzkarte zum Gedächtnispalast. In: Pletschko T, Leiss U, Pal-Handl K, Proksch K, Weiler-Wichtl L (Hrsg.), Neuropsychologische Therapie mit Kindern und Jugendlichen. Praktische Behandlungskonzepte bei neurokognitiven Funktionsstörungen. Berlin: Springer 2020; 117–127.

Lepach-Engelhardt AC. Merk- und Lernfähigkeit im Kindesalter – Voraussetzungen, Störungen und Strategien. Lernen und Lernstörungen 2022, 1–14. DOI: 10.1024/2235-0977/a000385.

Lepach AC, Petermann F. Battery for Assessment in Children-Merk- und Lernfähigkeitstest (BASIC-MLT). Bern: Huber 2008.

Lepach AC, Petermann F. Training für Kinder mit Gedächtnisstörungen. Das neuropsychologische Einzeltraining REMINDER. 2., erw. A. Göttingen: Hogrefe 2010.

Lepach-Engelhardt AC, Petermann F. Verhaltenstherapie in der Kinderneuropsychologie. In: Petermann F (Hrsg.): Kinderverhaltenstherapie. Grundlagen, Methoden und Anwendungen. 6., vollst. überarb. A. Göttingen: Hogrefe 2019; 320–343.

Maier W, Barnikol U. Neurokognitive Störungen im DSM-5. Nervenarzt 2014; 85: 564–570. DOI: 10.1007/s00115-013-3984-4.

Max JE, Friedman K, Wilde EA, et al. Psychiatric disorders in children and adolescents 24 months after mild traumatic brain injury. J Neuropsychiatry Clin Neurosci 2015; 27(2): 112–120. DOI: 10.1176/appi.neuropsych.13080190.

Poets CF. Intermittent hypoxia and long-term neurological outcome: How are they related? Semin Fetal Neonatal Med 2020, 25: 101072. DOI: 10.1016/j.siny.2019.101072.

Sachser C, Plener LP. DSM-5 und ICD-11: Verwendung in der Kinder- und Jugendpsychiatrie und -psychotherapie. In: Fegert J, Resch F, Kaess M et al. (Hrsg.), Psychiatrie und Psychotherapie des Kindes- und Jugendalters. Berlin, Heidelberg: Springer 2020. DOI: 10.1007/978-3-662-49289-5_63-1.

Squeglia LM, Jacobus J, Tapert SF. The influence of substance use on adolescent brain development. Clin EEG Neurosci 2009, 40: 31–38.

Tebartz van Elst L. Neurokognitive Störungen. In: Hölzel L, Berger M (Hrsg.), ICD-11 – Psychische Störungen. Berlin: Springer 2025; 373–380. DOI: 10.1007/978-3-662-67687-5_21.

Terrill T, Pascual JM. Frontotemporal degeneration in a child. Pediatr Neurol 2017; 72: 62–64. DOI: 10.1016/j.pediatrneurol.2017.04.001.

Traube C, Silver G, Reeder RW, et al. Delirium in critically ill children: an international point prevalence study. Crit Care Med 2017; 45(4): 584–590. DOI: 10.1097/CCM.0000000000002250.

Walter H, Husemann R, Hölzel LP. Psychische Störungen in der ICD-11. Ein Gesamtüberblick über die wichtigsten Änderungen Nervenheilkunde 2024; 43(04): 167–178. DOI: 10.1055/a-2216–7277.

Wang X, Cui L, Ji, X. Cognitive impairment caused by hypoxia: from clinical evidences to molecular mechanisms. Metab Brain Dis 2022, 37: 51–66. DOI: 10.1007/s11011-021-00796-3.

WHO – World Health Organization. ICD-11: International Classification of Diseases (11th revision). 2022; https://icd.who.int/en/ (letzter Zugriff: 19.08.2025).

KAPITEL

26 Psychische Störungen oder Verhaltensstörungen in Zusammenhang mit Schwangerschaft, Geburt oder Wochenbett (6E2)

Wichtige Neuigkeiten auf einen Blick

- Die sexuelle Entwicklung ist eines der zentralen Themen in der Lebensspanne von Kindern und Jugendlichen und sollte daher auch in der psychotherapeutischen/psychiatrischen Behandlung aufgegriffen werden.
- Aktuell zeigt sich ein inhomogenes Bild: Sexuelle Erfahrungen finden eher später statt, allerdings kommen Kinder durch Online-Pornografie immer früher mit explizitem sexuellem Content in Kontakt. Vorstellungen von Sexualität leiten sich oft davon ab, und teilweise ist die Kenntnis über Verhütung unzureichend.
- Das führt in der Folge zu Teenagerschwangerschaften und bringt Mädchen, aber auch die Jungen in ihrer Vaterrolle in potenziell belastende Situationen. Es drohen psychiatrische Teufelskreise.
- Relevante psychiatrische Erkrankungen im Zusammenhang mit Schwangerschaft sind ante- und postpartale Depression, Suizidalität der (werdenden) Eltern und Neonatizid bzw. Infantizid.

Eine Übersicht zum Störungsbild ist ➤ Tab. 26.1 zu entnehmen.

Zu den paraphilen Störungen wird auf ➤ Kap. 23 und zur erektilen Dysfunktion beim Einsatz von Antidepressiva auf ➤ Kap. 11.2.5 verwiesen.

Tab. 26.1 Psychische Störungen oder Verhaltensstörungen in Zusammenhang mit Schwangerschaft, Geburt oder Wochenbett – Übersicht

Definition	Die Definition entspricht der des jeweiligen Störungsbildes (siehe z. B. Depression), auf alters- bzw. situationsbedingte Besonderheiten wird nachfolgend eingegangen. Allen Störungsbildern gemein ist der Bezug zur Schwangerschaft bzw. Geburt.
Manifestationsalter	Prinzipiell ab dem Zeitpunkt der Geschlechtsreife denkbar.
Diagnostik	Ausführliche Anamnese, ggf. weiterführende Diagnostik, je nach Symptombild.
Komorbiditäten	Vor allem Depression, Suizidalität, generalisierte Ängste, Paniksymptome, Zwangssymptome.
Therapeutische Optionen	Je nach führender Symptomatik (siehe Störungsbilder), auf Besonderheiten in der Pharmakotherapie schwangerer Patientinnen wird nachfolgend eingegangen
Wichtige Leitlinien	S3-Leitlinie „Peripartale Psychische Störungen" (PERIPSYCH) ist in Entwicklung Leitlinien zur Behandlung von psychischen Störungen während der Schwangerschaft der DGPPN unter www.dgppn.de

26.1 Sexualität und junge Eltern

Daniel Illy

Die sexuelle Entwicklung ist eines der zentralen Themen in der Adoleszenz, sie beginnt jedoch natürlich sehr viel früher, bereits im Kindesalter. Sexualität ist dabei als multifaktorielles Geschehen zu verstehen, bei dem körperliche, psychische und soziale Einflussfaktoren eine Rolle spielen. Lefkowitz und Vasilenko (2014) konnten durch retrospektive Befragungen zeigen, dass sexuelle Fantasien meist im Alter zwischen 11 und 13 Jahren entstehen. Die Erkundung der Sexualität beginnt zunächst beim eigenen Körper, der sich gerade in der frühen Adoleszenz durch den Einfluss der Pubertät massiv verändert. Wann Jugendliche und junge Erwachsene sexuell aktiv zu sein beginnen, ist stark kultur- und zumeist auch geschlechtsabhängig. Es ist dabei mitnichten so, dass die zunehmend früher einsetzende körperliche Reifung (Worthman und Trang 2018) auch eine Beschleunigung des „Erwachsenwerdens" bewirkt. Wie Banaschewski et al. (2019) in einer sehr lesenswerten Übersichtsarbeit darlegen, ist seit den 1990er-Jahren zumindest in den westlichen Industrienationen sogar eine Verzögerung dieses Anpassungsprozesses zu verzeichnen. Dies spiegelt sich auch in aktuellen Zahlen aus Deutschland wider.

Beim Thema Aufklärung lässt sich sagen, dass sich die meisten der Jugendlichen (14–17 Jahre, deutscher Herkunft) aufgeklärt fühlen: Mädchen zu 85 %, Jungen zu 83 % (Stier und Höhn 2017). Natürlich lässt sich hier berechtigterweise fragen, was „ausreichend" bedeutet, aber immerhin: Die Zahlen stimmen recht positiv.

Anders sieht das beim Thema Verhütung aus. Aus eigener ehrenamtlicher Arbeit während des Studiums (Sexualaufklärung an Schulen) kann ich berichten, dass damals die Kenntnis über sexuell übertragbare Erkrankungen und Möglichkeiten der Verhütung teilweise erschreckend war. Jugendliche, überwiegend geprägt durch pornografische Filme (in denen in der Regel keine Kondome benutzt werden), haben bedingt durch diese, zwar häufig sehr genaue Vorstellungen, wie Sex ablaufen soll (mitsamt einer abschließenden Ejakulation auf das Gesicht der Freundin, die das nicht unbedingt möchte), beim von uns damals durchgeführten „Kondomführerschein" bekamen sie es aber nicht auf die Reihe, das Kondom richtig auf dem Holzdildo abzurollen. Während Kinder und Jugendliche früher, in der analogen Zeit, behutsamer an das Thema herangeführt wurden (den ersten „Playboy" mit 12 gelesen", dann mit 14 Jahren Softpornos und Hardcore-Pornos erst mit 16), steht heute bereits wesentlich jüngeren Kindern über teilweise nicht geschützte Smartphones die weite Welt der Sexualität im Internet zur Verfügung. Bereits vorpubertäre Kinder haben deswegen mitunter schon gesehen, was ein „Gang Bang" ist, ohne die entsprechende Reife und damit Rahmungsfähigkeit zu besitzen. Solche Dinge werden dann häufig in Therapien offenbart und sind meist mit Ekel, aber auch Ängsten oder teilweise Wut gegenüber den Erwachsenen besetzt. Dann kann es mitunter schon sehr herausfordernd sein, einem Kind als Therapeut zu erklären, warum eine Frau es schön finden könnte, mit zehn Männern auf einmal Geschlechtsverkehr zu haben, warum das Video, welches das Kind gesehen hat, aber definitiv nicht für ein Kind geeignet ist.

MERKE

Aufgrund der großen Relevanz des Themas Sexualität sollte dies in psychotherapeutischen/psychiatrischen Kontexten (natürlich je nach Stellenwert) aufgegriffen werden. Hier bestehen seitens der Behandelnden oft Vermeidungstendenzen, das Thema mit Minderjährigen aufzugreifen.

Immerhin scheint sich diesbezüglich in den letzten Jahren (meine ehrenamtlichen Erfahrungen stammen von 2007/2008) etwas zu tun. Die Bundeszentrale für gesundheitliche Aufklärung[1] hat diesbezüglich aktuelle Daten vorgelegt (BZgA 2020): Im Alter zwischen 14 und 16 Jahren gaben deutlich weniger Mädchen und Jungen an, über sexuelle Erfahrungen zu verfügen, als noch vor 10 Jahren (also etwa im Zeitraum meiner persönlichen Erfahrungen mit dem Thema). Sexuelle Aktivitäten der unter-14-Jährigen machen nur 4 % aus. Bei den 17-Jährigen hatten 70 % der deutschen und 37 % der ausländischen Mädchen bereits Sex, bei den 17-jährigen Jungen waren es 64 bzw. 59 %. Im Vergleich dazu waren es 2010 ca. 80 % der Mädchen und Jungen deutscher sowie der Jungen ausländischer Staatsangehörigkeit; bei den Mädchen waren es 71 % (BZgA 2020). Auch die Anzahl derjenigen, die Kondome verwenden, scheint sich verbessert zu haben: 86 % der Jugendlichen im Alter zwischen 14 und 17 Jahren verhüten beim „ersten Mal" mit der einzigen vor Schwangerschaft UND Erkrankungen schützenden Methode.

Doch trotz der mutmachenden Zahlen gilt: 86 % sind 100 %! 9 % verhüten gar nicht beim ersten Sex, weitere 4 % mit einer unsicheren Methode (z. B. Coitus interruptus). Das führt in der Folge zu Teenagerschwangerschaften, zu denen Wong et al. (2020) in Kanada recherchiert haben: 4,3 % der Schwangeren waren dort 19 Jahre oder jünger. Bei diesen Müttern fand sich eine höhere Rate an Depressionen während der Schwangerschaft (9,8 % gegenüber z. B. 5,8 % der 20- bis 24-Jährigen). Auch der Konsum von Tabak, Cannabis und Alkohol während der Schwangerschaft war höher –mit Auswirkungen auf die Neugeborenen. Hier zeigte sich ein niedrigerer APGAR-Score nach der Geburt, allerdings kein Effekt auf weitere Geburtskomplikationen.

[1] Die BZgA wurde Anfang umbenannt in Bundesinstitut für Öffentliche Gesundheit (BIÖG).

Ungeplante Schwangerschaften können dabei auch auf bestehende psychiatrische Grunderkrankungen hinweisen: etwa auf eine Manie (➤ Kap. 11.1) oder eine Borderline-Persönlichkeitsstörung (➤ Kap. 22).

MERKE

Gerne werden bei der Thematik die jungen Väter vergessen. Das Abwenden vom Kind und die fehlende Übernahme von Verantwortung können oft auch Ausdruck von Hilflosigkeit sein!

Wer in der eigenen Familie oder am Beispiel von Freunden oder Bekannten miterlebt hat, was die Geburt und insbesondere die Säuglingszeit an Belastungen für Eltern bedeutet, kann sich vorstellen, unter welchen enormen Belastungen insbesondere junge Eltern stehen. Ohne ein stützendes Familiensystem (z. B. eine helfende Großmutter) oder professionelle Hilfen (z. B. Familienhilfe, Beratungsangebote aus der Erziehungs- und Familienberatung) droht ein Teufelskreis. Eigene Belastungen schlagen sich dann womöglich in einem Risikofaktor für die Entwicklung einer psychiatrischen Erkrankung des Kindes nieder. Solche Familien kennt vermutlich jeder, der in der Kinder- und Jugendpsychiatrie tätig ist.

Das wird insbesondere dann relevant, wenn junge Mütter unter psychischen Erkrankungen im Zusammenhang mit der Geburt leiden. Diese sind, anders als die Stressfaktoren, die ein kleines Kind zwangsläufig mit sich bringt, nämlich potenziell reversibel und gut behandelbar. Sie müssen allerdings frühzeitig erkannt werden. Auf dieses Thema wird in ➤ Kap. 26.2 ausführlich eingegangen.

26.2 Psychische Störungen oder Verhaltensstörungen in Zusammenhang mit Schwangerschaft, Geburt oder Wochenbett

Stephanie Krüger

In Deutschland lag die Anzahl der Schwangerschaften bei 15- bis 18-Jährigen im Jahr 2023 bei 5,3 Geburten auf 1.000 junge Frauen (Statistisches Bundesamt 2022). Damit ist diese Zahl im Vergleich zu 2019 deutlich gesunken – hier waren noch 6 Geburten auf

1.000 Minderjährige zu verzeichnen. 20 % der Teenagermütter erwarten bereits ihr zweites Kind. Im Vergleich zu Industrienationen ist die Geburtenrate bei Teenagermüttern in Schwellen- und Entwicklungsländern um das 3- bis 4-Fache erhöht (Schulte 2018; Hilger 2016).

Die Reduktion der Anzahl schwangerer Minderjähriger ist auf verschiedene Faktoren zurückzuführen, dazu gehören neben verbesserter (schulischer) Aufklärung über Verhütungsmethoden und vereinfachtem Zugang zu sexueller Gesundheitsversorgung vor allem ein bei jungen Frauen gewachsenes Bewusstsein bezüglich der Herausforderungen und Konsequenzen von Schwangerschaften im jungen Alter (BiÖG 2025).

Es gibt allerdings auch Faktoren, die für höhere Raten von Teenagerschwangerschaften verantwortlich sind. Die wichtigsten sind kulturell bedingtes junges Heiratsalter, geringe Bildung und soziale Benachteiligung (Rief und Meyer 2020).

Eine Schwangerschaft im Kindes- und Jugendalter hat signifikante Auswirkungen auf das weitere Leben der Schwangeren. Viele Schwangere werden unter Druck gesetzt oder gezwungen, die Schule abzubrechen, was sich negativ auf ihre Bildungs- und Arbeitschancen auswirkt. Des Weiteren leiden die Betroffenen auch unter sozialen Folgen, die mit einer frühen Schwangerschaft in Verbindung stehen: Ein reduzierter Status in der Familie und in der Gemeinschaft, Stigmatisierung, Ablehnung und Gewalt durch Familienmitglieder, Gleichaltrige und Partner sowie Früh- und Zwangsverheiratung sind die häufigsten Aspekte (Fuchs und Haug 2019; Döll und Möller 2020).

Die Anzahl der Schwangerschaftsabbrüche bei den 15- bis 20-Jährigen in Deutschland ist seit 2007 um ca. 41 % zurückgegangen (Döll und Möller 2020; Schulte 2018). Waren es im Jahr 2007 noch 14.989 junge Frauen, die sich für einen Schwangerschaftsabbruch entschieden haben, ist im Jahr 2021 ein Rückgang auf 6.806 Schwangerschaftsabbrüche zu verzeichnen (Statistisches Bundesamt 2022). Die Gründe dafür liegen in verbesserten sozialen Unterstützungsmöglichkeiten, einem offeneren Umgang mit der Thematik und einem besseren Zugang zum Gesundheitssystem für junge Frauen.

Abtreibungen können sowohl positive als auch negative psychische Auswirkungen auf junge Frauen haben. Einige Studien zeigen, dass Teenager, die sich für einen Abbruch entscheiden, häufig Erleichterung empfinden, während andere Frauen nach dem Eingriff an Schuldgefühlen oder Depressionen leiden (Guttmacher Institute 2020).

Teenagerschwangerschaften sind mit höheren Gesundheitsrisiken verbunden. Statistiken zeigen, dass Mädchen unter 18 Jahren ein höheres Risiko für Schwangerschaftskomplikationen und eine erhöhte Mortalität haben (Hilgers 2016; Schulte 2018). Laut einem WHO-Bericht aus dem Jahr 2024 steigt mit geringerem Alter der Mutter das Risiko für Frühgeburten und „Small for date"-Babys. Dieses Risiko ist darauf zurückzuführen, dass die Gebärmutter bei Minderjährigen noch nicht voll ausgebildet ist, da sie meist selbst noch in der Wachstumsphase sind und somit einen hohen Bedarf an Nährstoffen haben, die dann für den Embryo nicht zur Verfügung stehen.

Bestimmte Risikokonstellationen sind bei Teenagerschwangerschaften allerdings seltener als bei anderen Graviditäten. Niedriger sind z. B. – auch wegen fehlender IVF[2]-Schwangerschaften – die Raten von Mehrlingsschwangerschaften und Sectio. Auch Diabetes mellitus und Herz-Kreislauf-Erkrankungen sind bei jungen Schwangeren seltener. Demgemäß ist auch die Rate damit assoziierter neonataler Komplikationen niedriger (WHO 2024).

Der Konsum von Suchtmitteln kann aufgrund von Enthemmung das Risiko für ungeschützten Geschlechtsverkehr und damit ungewollten Schwangerschaften erhöhen (Room and Rossow 2010). Jugendliche, die Suchtmittel konsumieren, sind in reduziertem Maße in der Lage, informierte Entscheidungen über sexuelle Aktivitäten und Verhütung zu treffen. Ein höherer Stresslevel, emotionaler oder Peer-Druck oder ein niedrigeres Selbstwertgefühl kann ebenso eine Rolle spielen.

MERKE

Eine Umfrage unter Teenagern ergab, dass regelmäßiger Drogenkonsum mit weniger Wissen über Verhütung und somit ohne Schutzmaßnahmen beim Geschlechtsverkehr assoziiert war als gelegentlicher oder gar kein kein Konsum (BiÖG 2021).

Schwangerschaften unter dem Einfluss von Drogen oder Alkohol können sowohl für die schwangere Teenagerin als auch für das ungeborene Kind ernsthafte

[2] IVF: In-vitro-Fertilisation

Gesundheitsrisiken mit sich bringen. Ein hoher Alkoholkonsum während der Schwangerschaft kann zu einem fetalen Alkoholsyndrom (FAS) und verwandten Störungen führen. FAS hat verschiedene Schweregrade und kann sowohl mit physischen als auch geistigen Behinderungen des Kindes einhergehen (Mattson et al. 2019; Riley und Chevigny 2021)

Psychische Belastungen finden sich bei minderjährigen Müttern besonders häufig. Nicht selten haben diese einen so erheblichen Schweregrad, dass sie behandelt werden müssen. Die häufigsten Erkrankungen sind Depressionen und Angsterkrankungen (O'Donnell et al. 2005; Wagner und Schreiber 2020; Miller und Forrest 2021).

In Bezug auf Teenagerschwangerschaften finden sich dementsprechend vor allem ante- und postpartale Erkrankungen. Erstere treten vor allem im ersten Trimenon der Schwangerschaft auf, können aber auch über die gesamte Schwangerschaft andauern, Letztere sind definiert als Depression, die sich ab der 6. Woche post partum manifestiert. Affektive Symptome, die direkt bis 6 Wochen post partum auftreten, sind als Baby Blues zu werten. Dieser ist durch hormonelle Fluktuationen begründet und nicht behandlungsbedürftig.

In der ICD-11 sind Syndrome im Zusammenhang mit Schwangerschaft oder Wochenbett (Beginn innerhalb von etwa 6 Wochen nach der Entbindung) aufgeführt, die durch bedeutsame psychische und verhaltensbezogene Merkmale charakterisiert sind. Erfüllen die Symptome die diagnostischen Anforderungen für eine spezifische psychische Störung, sollte diese Diagnose zusätzlich gestellt werden.

26.2.1 Antepartale Depression und Angsterkrankung

15–25 % der schwangeren Teenager entwickeln eine antepartale Depression. Bei erwachsenen Schwangeren liegt die **Prävalenz** antepartaler Depressionen bei 10–15 % (Stokes und Ransom 2022; Smith und Roberts 2023; Lopez und Markman 2020).

Ursachen für das gehäufte Auftreten antepartaler Depressionen sind zum einen das nicht ausgereifte Hormonsystem, zum anderen aber auch soziale Faktoren, wie mangelnde familiäre Unterstützung, soziale Ausgrenzung, Traumatisierung durch die Schwangerschaft bzw. aufgrund sexueller Gewalt, die möglicherweise zu der Schwangerschaft geführt hat (Stokes und Ransom 2022; Smith und Roberts 2023; Lopez und Markman 2020; CDC 2023).

Die **Symptomatik** der antepartalen Depression bei Minderjährigen unterscheidet sich nicht wesentlich von der erwachsener Schwangerer, allerdings kommt es häufiger zu selbstverletzendem Verhalten und Reizbarkeit statt zu gedrückter Stimmung. Suizidalität findet sich bei antepartaler Depression im Teenageralter häufiger als bei erwachsenen Schwangeren (Abdul Rahim et al. 2024; Musyimi et al. 2020; UNICEF 2024).

Die **Therapie** sollte sich aufgrund der fehlenden Zulassung der meisten Psychopharmaka für das Kindes- und Jugendalter auf psychotherapeutische Interventionen und Lebensstilmodifikationen beschränken. Sollte die Symptomatik so schwer sein, dass eine Pharmakotherapie unumgänglich ist, so sind unter den Antidepressiva Escitalopram, Citalopram und Sertralin mit den geringsten Risiken verbunden und können auch in der Postpartalzeit gegeben werden. Zu beachten ist, dass Fluoxetin, das einzige im Kindes- und Jugendalter zugelassene Antidepressivum, mit einem erhöhten Komplikationsrisiko, u. a. für eine pulmonale Hypertonie, assoziiert ist und aufgrund seiner Plazentagängigkeit zu erheblichen neonatalen Adaptationsstörungen führen kann (Grigoriadis und McIntyre 2022; Casanova und Perini 2023; Domingues-Montanari und Bateman 2021; NICE 2020).

Auf der anderen Seite ist eine unbehandelte antepartale Depression mit Geburtskomplikationen und kindlichen Entwicklungsstörungen verbunden. Auch die Häufigkeit von „Schreikindern" steigt mit dem Stresslevel der Mutter in der Schwangerschaft, weil die im mütterlichen Körper gebildeten Stresshormone über die Plazenta auf das Kind übergehen und dessen Entwicklung beeinflussen können. Aus diesem Grund muss eine antepartale Depression behandelt werden (Susskin und Weissman 2019).

In Bezug auf **generalisierte Ängste und Paniksymptome** konnte gezeigt werden, dass im Vergleich zu nicht schwangeren Gleichaltrigen schwangere Teenagermütter mit einer Prävalenz von 40 % ein 4-fach erhöhtes Risiko haben, Symptome dieses Spektrums zu entwickeln (Metzger und Bacchus 2022; Colletti und Mathews 2021; Muir und Weisman 2020).

26.2.2 Postpartale Depression

Postpartale Depressionen sind ein häufiges Problem bei Teenagermüttern. Schätzungen zufolge leiden bis zu 40 % der Teenagermütter innerhalb des ersten Jahres nach der Geburt an einer postpartalen Depression.

Als **Ursachen** werden Überforderung, Unsicherheit, fehlende soziale Unterstützung und mangelnde Zukunftsperspektiven genannt (Paul und Smith 2016; Costello et al. 2019; Redshaw und Langley 2020).

Wie im Erwachsenenalter kann eine postpartale Depression negative Auswirkungen auf die Mutter-Kind-Interaktion, das emotionale und soziale Wohlbefinden des Kindes sowie dessen Entwicklung haben (Stein et al. 2014).

Die **Symptomatik** unterscheidet sich bis auf wenige, aber relevante Aspekte nicht von depressiver Symptomatik außerhalb des Wochenbetts. Zum einen können viele Mütter keine Gefühle für das Neugeborene entwickeln, was zu erheblichen *Schuldgefühlen* führen kann. Komplizierend kommen in > 50 % der Fälle das eigene Kind betreffende *Zwangsgedanken* vor: Hier dominieren Gedanken, das Kind zu verletzen, zu ertränken, zu erstechen oder fallen zu lassen. Dies wiederum hat starke Ängste mit Vermeidungsverhalten zur Folge. *Zwangssymptome* werden meistens nicht freiwillig berichtet, da sie extrem schambehaftet sind. Sie müssen also explizit erfragt werden. Umgekehrt gibt es auch zwanghaftes Verhalten, das sich ebenfalls negativ auf das Neugeborene auswirken kann: Exzessive Reinigungsrituale aus Angst, das Kind könne sich mit einer Erkrankung infizieren, treten hier am häufigsten auf, gefolgt von ständiger Überprüfung der kindlichen Vitalzeichen aus Angst vor plötzlichem Kindstod (Hudepohl et al. 2022; Dennis und Falah-Hassani 2019).

Die Therapie muss bei minderjährigen Müttern vor allem **psychosoziale Interventionen** beinhalten. Diese sollten auch Hilfestellungen im Umgang mit dem Neugeborenen umfassen, um Ängste und Überforderungserleben abzubauen.

Bei schweren postpartalen Depressionen, bei denen eine Kindeswohlgefährdung nicht ausgeschlossen werden kann, ist die Trennung von Mutter und Kind nicht selten unerlässlich (Redshaw und Langley 2020).

Sollte eine **Pharmakotherapie** erforderlich werden, so ist auch hier die fehlende Zulassung der meisten Substanzen bei Minderjährigen zu berücksichtigen. Insofern gibt es auch keine Daten zu deren Wirksamkeit, sodass auf Studien zu postpartalen Depressionen bei erwachsenen Müttern rekurriert werden muss.

Es gibt kein Antidepressivum, das sich in der Therapie der postpartalen Depression bei erwachsenen Müttern besonders bewährt hätte – einzig ist hier der Stillwunsch der Mutter zu berücksichtigen. Die mit dem Stillen kompatiblen Antidepressiva sind Escitalopram, Sertralin und Citalopram. Bei den Neuroleptika sollte im Falle einer **psychotischen Depression** Aripiprazol oder Quetiapin bevorzugt werden (Arifunhera und Mirunalini 2025; DGPPN 2019).

MERKE

Ante- und postpartale Depressionen sind ernsthafte psychische Gesundheitsprobleme, die Teenagermütter betreffen können. Ein umfassender Ansatz, der Aufklärung, psychologische und soziale Unterstützung sowie Zugang zu Gesundheitsdiensten umfasst, ist entscheidend, um die psychische Gesundheit von Teenagermüttern zu fördern.

26.2.3 Suizidalität und Neonatizid/Infantizid

Es ist ausgesprochen schwierig, verlässliche Zahlen zu mütterlicher Suizidalität, erweitertem Suizid und Neo- bzw. Infantizid zu finden, da die Studienlage hier unzureichend ist.

Eine türkische Untersuchung konnte zeigen, dass Mütter, die ihre Kinder töten, grundsätzlich jünger sind und häufiger ungewollt schwanger wurden. Asphyxie war die häufigste Tötungsmethode (Özcanli et al. 2024).

Insgesamt werden als Gründe für diese Handlungen eine Vorgeschichte von Missbrauch oder Vernachlässigung, psychische Erkrankungen, Drogenmissbrauch, mangelnde Erziehungsfähigkeiten und fehlende soziale Unterstützung genannt. Weitere Auslöser sind angespannte zwischenmenschliche Beziehungen, häusliche Gewalt, Verluste, Trennungen, ungünstige Lebensbedingungen, traumatische Ereignisse und finanzielle Schwierigkeiten (Brockington 2017; Stanton 2002).

Teenagermütter haben mit 30 % ein doppelt so hohes Risiko für suizidale Gedanken wie Gleichaltrige, die keine Mütter sind. Die Gründe liegen nicht zwingend in postpartaler Depressivität, sondern vor allem in den bereits diskutierten psychosozialen Aspekten (Rye et al. 2024; Xavier et al. 2018).

26.3 Ausblick und Fallbeispiel

In einer Langzeitstudie gaben Teenagermütter im Alter von 18 bis 24 Jahren im Vergleich zu Gleichaltrigen, die nicht im Teenageralter schwanger geworden waren, **auch Jahre später noch** doppelt so häufig **psychische Gesundheitsprobleme** an. Am häufigsten fanden sich Erkrankungen aus dem affektiven Spektrum (Martinez und Waddell 2018; van Tintelen et al. 2023).

Zusammenfassend bergen Teenagerschwangerschaften ein erhebliches Potenzial für somatische und psychische Probleme. Ein umfassender präventiver Ansatz, der sowohl medizinische als auch psychologische Aspekte adressiert, aber auch konkrete, leicht zugängliche Hilfen zur Unterstützung junger Mütter bietet, ist essenziell, um negative Auswirkungen für die Betroffenen zu minimieren.

Fallbeispiel

Die 15-jährige Isabel stellt sich mit Suizidgedanken in der Notaufnahme der Klinik vor. Sie ist alkoholintoxikiert und zunächst kaum erreichbar, kann sich dann im Beisein einer Freundin jedoch beruhigen. Im psychologischen Erstgespräch schildert sie den Grund der Aufnahme: Sie habe am gestrigen Tag erfahren, dass sie schwanger sei, und daraufhin „den Boden verloren". Isabel hat große Sorge, dass der Vater ihres Kindes nicht ihr aktueller Freund, sondern eine „Partybekanntschaft" im Rahmen einer Beziehungspause vor ca. 2 Monaten sei. Sicher sei sie sich da nicht. Über die ausbleibende Regelblutung habe sie sich bislang keine Gedanken gemacht. Sie habe weiterhin Nikotin und Alkohol (heute in größeren Mengen „als sonst") konsumiert und sei gestern von ihrer Mutter, die auf die Durchführung eines Tests gedrängt habe, zurechtgewiesen worden, nun „endlich Verantwortung für ihr verkorkstes Leben" zu übernehmen. Nach dem für Isabel sehr belastenden Gespräch mit der Mutter habe sie sich bereits überlegt, ihrem Leben ein Ende zu machen. Schließlich könne sie sich nicht vorstellen, wie sie aktuell für ein Kind da sein könne. Seit einigen Wochen schon fühle sie sich traurig und antriebslos. In der Familie gebe es eine genetische Belastung für Depression.

Isabel kann sich auf die freiwillige stationäre Behandlung einlassen. Im Verlauf sistieren die Suizidgedanken, und es wird eine depressive Episode diagnostiziert. Aufgrund der Schwere der Symptomatik wird eine Pharmakotherapie mit Escitalopram empfohlen, Isabel entscheidet sich jedoch dagegen. Sie schafft es, mit dem Rauchen aufzuhören, und trinkt seit der Notaufnahme keinen Alkohol mehr. Nach ausführlicher Beratung, auch zu den Möglichkeiten eines Schwangerschaftsabbruchs, entscheidet sie gemeinsam mit ihrem Freund, das Kind bekommen zu wollen. Der Freund wird über die Möglichkeiten eines Vaterschaftstests aufgeklärt.

Isabel kann nach 8 Wochen stationärer Therapie in die ambulante Behandlung entlassen werden. Es werden noch vor Entlassung engmaschige Verlaufstermine im Schwangerschaftsverlauf und rund um die Geburt vereinbart.

LITERATUR

Abdul Rahim K, Egglestone NJ, Tsagareli IG, Usmani W, Meherali S, Lassi ZS. Mental health outcomes beyond the post-partum period among adolescent mothers: a systematic review and meta-analysis. Health Psychol Behav Med 2024; 12(1): 2305741.

Arifunhera J, Mirunalini R. An update on the pharmacotherapy of postpartum depression. Int J Gynaecol Obstet 2025; 168(3): 933–943.

Banaschewski T, Fegert JM, Freyberger H, Karow A, Reif A, Schaff C et al. Transitionspsychiatrie – Herausforderungen und Lösungsansätze. Fortschr Neurol Psychiatr 2019; 87(11): 608–615.

Brockington I. Suicide and filicide in postpartum psychosis. Arch Womens Ment Health 2017; 20(1): 63–69.

BiÖg – Bundesinstitut für öffentliche Gesundheit. Sexualaufklärung und Familienplanung;

BiÖg – Bundesinstitut für öffentliche Gesundheit. Studie Jugendsexualität und Sexualaufklärung von LSBTIQ* Personen (JuSeOs); https://www.sexualaufklaerung.de/forschung/forschungsfelder/jugendsexualitaet/Forschungsfeld (letzter Zugriff: 19.08.2025).

https://www.bioeg.de/was-wir-tun/sexualaufklaerung-und-familienplanung/ (letzter Zugriff: 19.08.2025).

BZgA – Bundeszentrale für gesundheitliche Aufklärung. Erste Ergebnisse der neuen Befragungswelle BZgA-Studie

„Jugendsexualität“. https://www.bzga.de/presse/pressemitteilungen/2020-12-03-erste-ergebnisse-der-neuen-befragungswelle-bzga-studie-jugendsexualitaet/ (letzter Zugriff: 19.08.2025).

BiÖg – Bundesinstitut für öffentliche Gesundheit. Alkoholkonsum von Jugendlichen in Deutschland. 2021; https://www.bioeg.de/fileadmin/user_upload/PDF/studien/BZgA_Alkoholsurvey_2021.pdf (letzter Zugriff: 19.08.2025).

Casanova MENK, Perini LJK. Safety of selective serotonin reuptake inhibitors in pregnancy: a review of the literature. 2023; 26(1): 19–30.

CDC – Centers for Disease Control and Arch Womens Ment Health Prevention. Teen Pregnancy and Mental Health: Implications for Treatment. Arch Womens Ment Health Prev 2023; 15(3): 213–224.

Colletti G, Mathews JL. Psychosocial factors associated with anxiety in pregnant adolescents: a cross-sectional study. Pediatrics 2021; 147(4): e20200499.

Costello MTF, Guerrero HK, et al. Postpartum depression in adolescent mothers: prevalence, predictors, and impact on infant development. Arch Womens Ment Health 2019; 22(3): 337–344.

Dennis CL, Falah-Hassani K. Epidemiology of postpartum depression: a systematic review. BioMed Res Int 2019; 14(3): 25–38.

DGPPN – Deutsche Gesellschaft für Psychiatrie und Psychotherapie, Psychosomatik und Nervenheilkunde e.V. Leitlinien zur Behandlung von psychischen Störungen während der Schwangerschaft. 2019; www.dgppn.de (letzter Zugriff: 19.08.2025).

Döll L, Möller I. Junge Mütter: Eine qualitative Studie über Lebensverhältnisse und Herausforderungen. München/Halle: Deutsches Jugendinstitut (DJI) 2020.

Domingues-Montanari EMB, Bateman ET. The effects of antidepressants during pregnancy on maternal and neonatal outcomes: a cohort study. Br J Psychiatry 2021; 219(5): 653–659.

Fuchs M, Haug D (Hrsg. Sexuelle Gesundheit bei Jugendlichen. Prävention, Aufklärung und Beratung. Stuttgart: Thieme 2019.

Grigoriadis JMM, McIntyre HJ. Antidepressant use in pregnancy and the risk of adverse outcomes: a systematic review and meta-analysis. Am J Psychiatry 2022; 179(11): 792–804.

Guttmacher Institute. Abortion in the United States. 2020; https://www.guttmacher.org/fact-sheet/induced-abortion-united-states (letzter Zugriff: 19.08.2025).

Hilgers R. Teenagerschwangerschaften: Risiken und Perspektiven. Z Evid Fortbild Qual Gesundhwes 2016; 117: 84–90.

Hudepohl N, MacLean JV, Osborne LM. perinatal obsessive-compulsive disorder: epidemiology, phenomenology, etiology, and treatment. Curr Psychiatry Rep 2022; 24(4): 229–237.

Lefkowitz ES, Vasilenko SA. Healthy sex and sexual health: new directions for studying outcomes of sexual health. New Dir Child Adolesc Dev 2014; 2014(144): 87–98.

Lopez ET, Markman RJ. Influencing factors of depression in pregnant teens: a systematic review. BMC Pregnancy Childbirth 2020; 20(1): 500–520.

Martinez A, Waddell K. Teenage motherhood and mental health: a review of literature. Int J Adolesc Med Health 2018; 34(3): 138–152.

Mattson SN, Bernes GA, Doyle LR. Fetal Alcohol spectrum disorders: a review of the neurobehavioral deficits associated with prenatal alcohol exposure. Alcohol Clin Exp Res 2019; 43(6): 1046–1062.

Metzger S, Bacchus A. Anxiety and depression among adolescent mothers: a qualitative study. J Adolesc Health 2022; 70(5): 777–784.

Miller WC, Forrest JD. Teen pregnancy: an overview of trends and outcomes. J Adolesc Health 2021; 68 (6): 1144–1150.

Muir H, Weisman R. Fear and anxiety in adolescent mothers: implications for maternal and child health. J Matern Fetal Neonatal Med 2020, 33(20): 3350–3359.

Musyimi CW, Mutiso VN, Nyamai DN, Ebuenyi I, Ndetei DM. Suicidal behavior risks during adolescent pregnancy in a low-resource setting: a qualitative study. PLoS One 2020; 15(7): e0236269.

NICE – National Institute for Health and Care Excellence. Mental Health in Pregnancy: Evidence Review on Antidepressants. 2020; https://www.nice.org.uk/guidance/cg192 (letzter Zugriff: 19.08.2025).

O'Donnell L, O'Donnell C, Nair P. Teenage pregnancy, childbearing and mental health: a review of the literature. Int J Adolesc Med Health 2005; 17(2): 115–121.

Özcanl T, Okur I, Poyraz CA, Kocabas¸oğlu N, Aslıyüksek H. Patterns in paternal and maternal filicide: a comparative analysis of filicide cases in Turkey. J Forensic Sci 2024; 69(6): 210–2119.

Paul EH, Smith KH. Teenage parenthood and postpartum depression: a review of the literature. J Adolesc Health 2016; 59(6): 683–688.

Ray JG, Fu L, Austin PC, Park AL, Brown HK, Grandi SM, et al. Teen pregnancy and risk of premature mortality. JAMA Netw Open 2024; 7(3): 2024.

Redshaw KE, Langley SM. The experiences of adolescent mothers with postpartum depression: a qualitative study. Int J Ment Health Nurs 2020; 29(2): 176–185.

Rief W, Meyer T. Teenagerschwangerschaften im internationalen Vergleich: eine Analyse der sozialen und wirtschaftlichen Einflussfaktoren. In: Gesundheitswesen 2020; 82: 487–495.

Riley LS, Chevigny AC. Fetal alcohol spectrum disorders: an update on neurobehavioral implications. Neurosci Biobehav Rev 2021; 126: 179–193.

Room R, Rossow I. The share of deaths attributable to alcohol in the European Union: a comparison of two methods for estimating alcohol-related mortality. Eur J Public Health 2010; 20(1): 38–44.

Schulte K. Teenagerschwangerschaften in Deutschland: eine neue Betrachtung des Themas. Bundesgesundheitsblatt Gesundheitsforschung Gesundheitsschutz 2018; 61(8): 995–1004.

Smith JA, Roberts H. Mental health outcomes in adolescent mothers: a longitudinal study. J Adolesc Health 2023; 72(3): 365–372.
Stanton J, Simpson A.I Filicide: a review. Int J Law Psychiatry. 2002 Jan-Feb;25(1):1–14
Statistisches Bundesamt. Geburtenstatistik. Berichte und Daten zu Geburten, einschließlich Teenagerschwangerschaften. 2022; https://www.destatis.de/DE/Home/_node.html (letzter Zugriff: 19.08.2025).
Stein A, Murray L, Stanley C. The relationship between postpartum depression and mother–infant interactions: a longitudinal study." J Affect Disord 2014; 170: 79–84.
Susskin SI, Weissman MM. Long-term implications of untreated depression during pregnancy on maternal and child health. J Womens Health 2019; 28(9): 1302–1309.
UNICEF. Early childbearing; November 2024; https://data.unicef.org/topic/child-health/early-childbearing/ (letzter Zugriff: 19.08.2025).
Van Tintelen AMG, Bolt SH, Dalmijn E, Jansen DEMC. Life after teenage childbearing: a long-term view on teenage mothers' wellbeing. J Reprod Infant Psychol 2023; 41(4): 470–484.
Wagner CP, Schreiber M. Mental health of adolescent mothers: the importance of integrated support systems. Arch Womens Ment Health 2020; 14: 44–52.
Worthman CM, Trang K. Dynamics of body time, social time and life history at adolescence. Nature 2018; 554(7693): 451–457.
Xavier C, Benoit A, Brown HK. Teenage pregnancy and mental health beyond the postpartum period: a systematic review. J Epidemiol Community Health 2018; 72(6): 451–457.

26

III Versorgungssituation

KAPITEL 27

Daniel Illy

Aktuelles zur Versorgung psychisch kranker Kinder und Jugendlicher in Deutschland

Wichtige Neuigkeiten auf einen Blick

- Der adäquaten Behandlung psychischer Erkrankungen im Kindes- und Jugendalter kommt eine wesentliche Bedeutung zu, insbesondere vor dem Hintergrund einer drohenden Chronifizierung im Erwachsenenalter.
- Die zur Verfügung stehenden epidemiologischen Daten erreichen zwar nicht das belastbare Niveau der Erwachsenenpsychiatrie, durch Kombination verschiedener Studien lässt sich aber ein Ranking der Störungsbilder aufstellen.
- Demnach liegen auf dem ersten Rang Angststörungen (ca. 10,2 %, alle Zahlen auch nachfolgendend gemittelt), gefolgt von Störungen des Sozialverhaltens (ca. 7,55 %) und affektiven Störungen (ca. 4,9 %).
- Die COVID-19-Pandemie hatte negative Auswirkungen auf die psychische Gesundheit von Kindern und Jugendlichen. Breite systemische Daten stehen aktuell für Deutschland noch aus, aber international mehren sich Hinweise insbesondere auf einen Anstieg von Angststörungen und affektiven Störungen.
- Die Versorgung psychisch erkrankter Kinder und Jugendlicher teilt sich in ambulante, stationäre, tagesklinische und stationsäquivalente Behandlung.
- Aufgrund fehlender aktueller Zahlen ist eine Aussage zur Versorgungssituation nur näherungsweise möglich. Insbesondere in der ambulanten Versorgung zeigen sich aber große Defizite.

27.1 Bedeutung psychischer Erkrankungen im Kindes- und Jugendalter

Kindheit und Jugend sind entscheidende Zeitperioden für die psychische Gesundheit des Menschen. Im Alter von 14 Jahren ist ungefähr die Hälfte aller psychischen Lebenszeiterkrankungen bereits manifest, mit 24 Jahren sind es bereits 75 % (Kessler et al. 2005; Lambert et al. 2013). Dabei zeigen sich Unterschiede zwischen den einzelnen Störungsbildern (➤ Abb. 27.1).

Ein hoher Anteil der Angststörungen und Impulskontrollstörungen beginnt bereits im frühen Kindesalter. Aufmerksamkeitsstörungen und die Störungen des Sozialverhaltens treten ebenfalls eher im frühen Kindesalter auf. Affektive Störungen nehmen ab dem frühen Jugendalter zu und zeigen ab dem 13. Lebensjahr bereits eine ausgeprägte Geschlechterdifferenz. Ebenso treten Erstmanifestationen von Schizophrenien ab dem frühen Jugendalter häufiger auf.

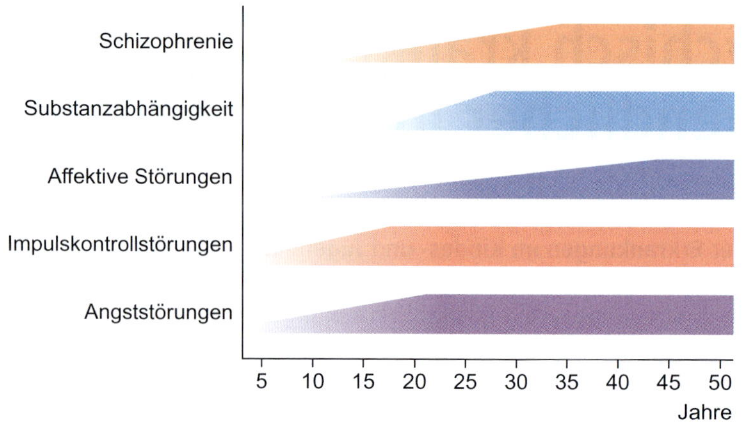

Abb. 27.1 Erkrankungsalter. Die Grafik zeigt, dass sich das Ersterkrankungsalter (x-Achse) je nach Krankheit unterscheidet (Jones 2013). So beginnen Impulskontrollstörungen und Angststörungen beispielsweise früh, und das Zeitfenster für die Entwicklung einer Substanzabhängigkeit ist sehr eng und entspricht ziemlich genau der Adoleszenz (15–25 Jahre). Ungefähr die Hälfte aller Lebenszeiterkrankungen beginnen im mittleren Teenageralter (Kessler et al. 2007). [L231]

Die meisten psychischen Erkrankungen beginnen in der Adoleszenz (Kessler et al. 2012). Psychisch erkrankte Jugendliche (und junge Erwachsene) sind dabei eine besonders vulnerable Gruppe. Sie haben vielleicht keinen Schulabschluss, keinen erlernten Beruf und leiden langfristig unter ihren schwierigen sozioökonomischen Umständen (Clark et al. 2010). Mit einem hohen Risiko werden sie chronisch psychisch krank (Wille et al. 2008). Außerdem erhöht sich ihr Risiko, eine weitere psychische Erkrankung zu entwickeln (Banaschewski et al. 2019). Es handelt sich dabei um psychische Erkrankungen, die vielfach nicht entwicklungsspezifisch entsprechend aufgegriffen werden können. Es ist mitnichten so, dass die zunehmend früher einsetzende körperliche Reifung (Worthman und Trang 2018) auch eine Beschleunigung des „Erwachsenwerdens" bewirkt. Vielmehr ist, wie Banaschewski et al. (2019) in einer sehr lesenswerten Übersichtsarbeit darlegen, seit den 1990er-Jahren – zumindest in den westlichen Industrienationen – sogar eine Verzögerung dieses Anpassungsprozesses zu verzeichnen.

Weltweit leidet jeder siebte 10- bis 19-Jährige (eine Altersgruppe, der sich jeder sechste Mensch zuordnen lässt) an einer psychischen Störung; dies entspricht 13 % der globalen Krankheitslast in dieser Altersgruppe (WHO 2021). Die Mehrheit von ihnen sucht oder erhält keine Hilfe. Suizidalität ist die vierthäufigste Todesursache bei den 15- bis 19-Jährigen. Die Folgen einer unzureichenden Behandlung erstrecken sich bis ins Erwachsenenalter und schränken die Möglichkeiten ein, ein erfülltes Leben zu führen.

Die WHO hat sich vorgenommen, die mentale Gesundheit von Kindern und Jugendlichen stärker in den Fokus zu rücken und beispielsweise die Initiative „Helping Adolescents Thrive" (HAT) ins Leben gerufen. Hier kooperieren WHO und UNICEF zur Stärkung von Strategien und Programmen für die psychische Gesundheit sowie der Vorbeugung psychischer Erkrankungen von Jugendlichen. Auch potenziell gefährdende Verhaltensweisen wie Selbstverletzungen und Substanzkonsumprävention sind Bestandteil der Kampagne.

27.2 Epidemiologie kinder- und jugendpsychiatrischer Erkrankungen in der deutschen Allgemeinbevölkerung

Im Unterschied zur Erwachsenenpsychiatrie war es in der kinder- und jugendpsychiatrischen Forschung bislang schwierig, internationale Multicenterstudien, die mit vergleichbaren Methodiken arbeiten, auf den Weg zu bringen, um klarere Aussagen zur Epidemiologie treffen zu können. Es gibt Leuchtturmprojekte (z. B. Polanczyk et al. 2015), aber insbesondere für den deutschsprachigen Raum ist die Arbeit von Fuchs und Karwautz (2017) zu erwähnen, welche die vor den Veränderungen durch die COVID-19-Pandemie aktuellsten Daten liefert.

Zunächst einmal ist zu erwähnen, dass die Psychiatrie in der Medizin generell eine Sonderstellung einnimmt. Während der medizinische Fortschritt in der Regel dafür sorgt, dass sich die Häufigkeit somatischer Erkrankungen reduziert, sieht es bei den psychischen Erkrankungen vielfach anders aus. Das hat natürlich nicht zwangsläufig damit zu tun, dass alle Menschen psychisch kranker sind als noch vor einigen Jahren; vielfach steigen die Prävalenzzahlen vor allem deshalb, weil genauer hingeschaut wird. Der Umgang mit an ADHS erkrankten Kindern etwa hat sich nur im System Schule in den letzten 30 Jahren drastisch geändert; das zeigt schon der Vergleich mit der eigenen Schulzeit.

Eine Metaanalyse deutscher Studiendaten von Barkmann und Schulte-Markwort (2012) konnte 33 Studien im Beobachtungszeitraum 1953–2007 einschließen und betrachtet damit über 72.000 Kinder und Jugendliche. Hier ergab sich eine Prävalenzrate von 17,58 %. In diesem Rahmen bewegen sich die meisten der vorliegenden Studien.

Ein Ranking der Störungsbilder, etwa bei Fuchs et al. (2013) unter Berücksichtigung der BELLA-Studie (Ravens-Sieberer et al. 2013) im Vergleich mit Ihle (2002), zeigt auf Platz 1 Angststörungen (ca. 10,2 %, alle Zahlen, auch nachfolgende, gemittelt), gefolgt von Störungen des Sozialverhaltens (ca. 7,55 %), affektiven Störungen (ca. 4,9 %) und Aufmerksamkeitsstörungen (ca. 3,3 %); dann werden Substanzkonsumstörungen (ohne vergleichbar belastbare Zahlen) postuliert, gefolgt von den u. a. durch Geschlechtseffekte weniger häufigen Essstörungen, den kontrovers diskutierten Prävalenzzahlen der bipolaren Störungen (➤ Kap. 11.1.1) und der Persönlichkeitsstörungen (mitsamt der aus meiner Sicht zu begrüßenden Prävalenzzunahmen aufgrund des Paradigmenwechsels, diese überhaupt im Jugendalter zu diagnostizieren, um den Patienten eine adäquate Behandlung zukommen lassen zu können). An dieser Stelle sollen unbedingt noch die nicht-stoffgebundenen Süchte herausgehoben werden, die in ihrer Häufigkeit in den kommenden Jahren durchaus mit den Aufmerksamkeitsstörungen werden mithalten können (➤ Kap. 19.2).

EXKURS

Auswirkungen der COVID-19-Pandemie

Der Anstieg der Prävalenzzahlen digitaler Abhängigkeiten erklärt sich insbesondere auch aus den Auswirkungen der COVID-19-Pandemie auf Kinder und Jugendliche und dabei vor allem aus den für Kinder und Jugendliche sehr einschneidenden Maßnahmen (Lockdowns, Homeschooling, fehlende Freizeitmöglichkeiten etc.). Dies zeigt sich auch bei anderen Störungsbildern.

In einer ersten repräsentativen Studie (Ravens-Sieberer et al. 2022) wurde als Ausgangswert die bereits erwähnte BELLA-Studie herangezogen. Zwei Drittel der befragten Kinder und Jugendlichen gaben an, durch die COVID-19-Pandemie stark belastet zu sein. Sie zeigten eine deutlich erniedrigte (15,3 % vs. 40,2 %) gesundheitsbezogene Lebensqualität (HRQoL), eine Zunahme an psychischen Problemen (17,8 % vs. 9,9 %) und ein höheres Angstniveau (24,1 % vs. 14,9 %) als vor der Pandemie. Dies schlug sich im Nachgang auch in den Prävalenzzahlen nieder. Auch wenn hier, analog der Situation vor der Pandemie, eine breite systemische Basis insbesondere für Deutschland fehlt, mehren sich international die Hinweise insbesondere auf einen Anstieg der Angststörungen und der affektiven Störungen (Salanti et al. 2024). Bei vielen Störungsbildern (etwa den schon besprochenen nicht-stoffgebundenen Süchten) gibt es ebenfalls eine gute Studienlage (siehe dazu die jeweiligen Abschnitte zur Epidemiologie der in diesem Buch behandelten Störungsbilder).

27.3 Versorgungssituation (stationär, teilstationär, StäB, ambulant)

Die aktuellsten Zahlen zur Versorgungssituation psychisch erkrankter Kinder und Jugendlicher stammen aus der Krankenhausstatistik von 2022. Gemäß den Angaben des Statistischen Bundesamtes vom August 2024 (Destatis 2024a) stellten psychische Erkrankungen nach Verletzungen und Vergiftungen die zweithäufigste Ursache für stationäre Krankenhausbehandlungen von Kindern und Jugendlichen dar (ca. 19 % der ca. 435.900 Krankenhauspatient*innen insgesamt). Mädchen (24 % aller Behandlungsfälle) werden dabei häufiger aufgrund von psychischen Erkrankungen im Krankenhaus behandelt als Jungen (13 % der Behandlungsfälle). Der in den letzten Jahren unveränderte Trend zu einer steigenden stationären Behandlung nimmt also weiter zu, trotz der Etablierung von alternativen Behandlungsmöglichkeiten (siehe unten).

Einschränkend ist hier allerdings anzumerken, dass sich die oben genannten Zahlen der Krankenhausstatistik zunächst einmal auf Patienten beziehen, die 10 Jahre oder älter sind. Die PEPP-Statistik (Destatis 2024b) führt für den Zeitraum 2022 insgesamt

7.647 vollstationäre Patienten, die jünger als 14 Jahre sind. Die zu Beginn des Kapitels vorgestellten Zahlen der Krankenhausstatistik scheinen sich also nicht zwangsläufig auf eine vollstationäre Behandlung zu beziehen, sondern generell in einem „System Klinik" behandelte Patienten zu beschreiben. Eine dezidierte Auflistung tagesklinisch behandelter Patienten liegt für Deutschland nicht vor, jedenfalls nicht aktuell. 2017 waren laut einer sehr empfehlenswerten Übersicht von Schepker und Kölch (2023) 3.652 tagesklinische Plätze vorhanden. Zudem sind in der aktuellen Krankenhausstatistik Mehrfachbehandlungen innerhalb eines Jahres schlecht zu erfassen (es wurden nämlich stationäre Behandlungsfälle gezählt). Krankenhausstatistik und PEPP-Zahlen sind allerdings scheinbar die einzig belastbaren aktuellen Datensätze – bei aus den genannten Gründen eingeschränkter Vergleichbarkeit. Für die Strukturkategorie „Kinder- und Jugendpsychiatrie, vollstationär" ergeben sich in der PEPP-Statistik insgesamt 38.473 Patienten, legt man die oben genannten Zahlen an, wurden allerdings über 80.000 Patient*innen im Alter von > 10 Jahren in Krankenhäusern behandelt. Die Differenz kann sich nicht ausschließlich aus psychosomatisch nach PEPP abrechnenden Krankenhäusern (hier gibt es keine Altersunterscheidung) erklären. Zur Verbesserung der zukünftigen Versorgung wären umfassendere Studien mit Fokus auf die tatsächliche klinische Versorgung (und nicht nur Behandlungsfälle unter Aussparung ganzer Altersgruppen) wünschenswert.

Zur stationsäquivalenten Behandlung (StäB) ist zu sagen, dass immer mehr Kliniken in Deutschland[1] diese aus Sicht des Autors dieser Zeilen „revolutionäre Behandlungsform" nutzen, die eine systemische Behandlung des jungen Menschen innerhalb seines Umfelds anbietet. Für eine Vertiefung der Thematik siehe Illy (2024).

Was die ambulante Versorgung betrifft, so zeigt sich in der klinischen Praxis ein deutliches Defizit insbesondere bzgl. einer ambulanten psychotherapeutischen Versorgung. Schon die Anzahl der Kinder- und Jugendpsychiaterinnen und -psychiater ist zu niedrig. Insbesondere in strukturschwachen Regionen sind teilweise sehr lange Wegzeiten einzukalkulieren, wenn Betroffene und ihre Eltern überhaupt einen Termin bekommen. Schepker und Kölch (2023) benennen an aktuellen Zahlen die am 21.04.2022 um 10 % verbesserte Verhältniszahl der ursprünglich am 19.08.2022 festgelegten Anzahl von 15.210 Einwohner*innen auf eine Ärztin bzw. einen Arzt. Zudem wird aufgezeigt, dass viele Facharztstellen im ambulanten Bereich unbesetzt sind. Die meisten Kolleginnen und Kollegen sind dabei in sozialpsychiatrischen Praxen tätig.

Ein Blick in die Ärztestatistik von 2023 ergibt 1.375 erfasste niedergelassene oder angestellte ambulant arbeitende Kinder- und Jugendpsychiaterinnen und -psychiater (Bundesärztekammer 2024), und die Anzahl der niedergelassenen Kinder- und Jugendpsychotherapeutinnen und -therapeuten wird auf den Faktor 5 im Vergleich zu den Ärzten geschätzt (Schepker und Kölch 2023). – Bei der Erstellung dieses Kapitels war es für den Autor durchaus überraschend, dass es auch hier keine genauen Zahlen zu geben scheint (die Anzahl der Psychotherapeut*innen in Deutschland scheint nur insgesamt erfasst zu werden; ein Herausrechnen der den Altersbereich der Kinder und Jugendlichen Behandelnden scheint nicht möglich zu sein).

Auch zu den Kosten für das Gesundheitssystem lassen sich aktuell keine verlässlichen Angaben machen. Es bleibt zu hoffen, dass entsprechende Leuchtturmprojekte wie die Arbeitsgruppe „Versorgung psychisch kranker Kinder und Jugendlicher in Deutschland" in Zukunft wieder aktuellere Zahlen aufbereiten können. Die letzte Bestandsaufnahme erfolgte für den Zeitraum 2014–2017.

EXKURS

Meinung

Das gefühlte Versorgungsdefizit ist aus der klinischen Praxis gut zu erkennen. Wenn auf jeden Arzt nur 5 Therapeuten kommen, die in der Regel aufgrund der therapeutischen Arbeit eine deutlich geringere Patientenfrequenz haben (ich sehe allein an einem vollen Ambulanztag 15–20 Patientinnen und Patienten), so können diese rein rechnerisch nicht von 5 Therapeutinnen oder Therapeuten psychotherapeutisch versorgt werden, da diese ja auch noch Patientinnen und Patienten behandeln, die gar keinen Arzt benötigen. Gut, nicht jedes Kind hat einen psychotherapeutischen Bedarf, aber in der Realität bleibt vom „multimodalen Behandlungsmodell" in der Praxis nicht mehr viel übrig. Das führt beispielsweise zu medikamentösen Behandlungsverläufen einer Aufmerksamkeitsstörung, ohne dass den Betroffenen jemals im Rahmen einer Psychotherapie Lernstrategien oder der Umgang mit Impulsivität und Frust vermittelt werden. Der

[1] Im März 2025 waren es in der Kinder- und Jugendpsychiatrie laut unserer bundesweiten Arbeitsgruppe insgesamt 11.

T